Jochen Bockemühl

# Ein Leitfaden zur Heilpflanzenerkenntnis
# Band III

# Ein Leitfaden zur Heilpflanzenerkenntnis
# Band III

Jochen Bockemühl

Herausgegeben von der Naturwissenschaftlichen Sektion
und der Medizinischen Sektion
der Freien Hochschule für Geisteswissenschaft am Goetheanum

Verlag am Goetheanum

Satz und Layout: Georg Iliev, Dornach
Drucken und Binden: Freiburger Graphische Betriebe

ISBN 3-7235-1169-4

# Inhaltsübersicht

# Inhaltsübersicht

## Geleitwort

Mit dem nun vorliegenden dritten Band zur Heilpflanzenerkenntnis ist Jochen Bockemühl konsequent den Weg gegangen, der vom Beschreiben und Praktizieren der goetheanistischen Betrachtungsweise zur Erkenntnispraxis der Heilwirkungen einzelner Heilpflanzen führt. Am Beispiel der drei großen Pflanzenfamilien der Doldengewächse, der Kreuzblütler und der Hahnenfußgewächse hat er damit aber auch für Studierende der Pharmazie und Medizin sowie pharmazeutisch und ärztlich Tätige die Brücke geschlagen zwischen der naturwissenschaftlichen und goetheanistischen Erkenntnismethode einerseits und dem geisteswissenschaftlichen Erkenntnisansatz der Anthroposophie andererseits.

Schon Ende des 20. Jahrhunderts hatte sich unter Fachleuten im Bereich der Genetik, der Neurophysiologie und der Immunologie ein neues Paradigma dahingehend durchgesetzt, dass die primär substratorientierten deterministischen Anschauungen den neuen Konzepten vernetzter offener Systeme weichen mussten, in denen der Kontext als zunehmend wichtig für ein wirkliches Verstehen der Vorgänge und nicht nur der Beschaffenheit des Einzelvorgangs bzw. des singulären Substrats erachtet wird. Damit wird deutlich, dass die Natur des Denkens beides umfasst: sowohl das punktuelle Ausgrenzen eines Details, eines Objektes, als auch das Erfassen des diesem sinngebenden Zusammenhangs, den es implizit voraussetzt, aber gewöhnlich nicht bewusst macht. Wird dieses Denken selbst beim Erkenntnisprozess mitreflektiert und mitempfunden, so kann es die Führung übernehmen zum Ausbilden von Inspirations- und Intuitionsorganen und muss nicht auf der imaginativ-beschreibenden Stufe verharren.

Beobachtung, Denken und behutsames Umwandeln der Begriffe in Wahrnehmungsorgane können so übergeführt werden in eine Heilpflanzenmeditation, die zu einer echten Wesens-

begegnung mit der einzelnen Pflanze im Umkreis der Naturwirkungen und ihrer Familie führen kann. Dies macht zugleich den inneren Zusammenhang mit dem Menschen offenbar. Damit ist auch der Weg gebahnt, der angesichts der von Rudolf Steiner geisteswissenschaftlich erforschten Heilwirkung verschiedener Heilpflanzen einen eigenständigen Erkenntnisvollzug ermöglicht.
Ich wünsche diesem Buch studierfreudige Leserinnen und Leser und hoffe, dass sowohl dieser dritte Band als auch die beiden vorigen bald ins Englische übersetzt werden, um der Ausbildung zum anthroposophischen Pharmazeuten und Arzt als unentbehrlicher Wegbegleiter zur Verfügung zu stehen.
1996 hat Jochen Bockemühl nach ca. 30 Jahren die Leitung der Naturwissenschaftlichen Sektion der Freien Hochschule für Geisteswissenschaft am Goetheanum abgegeben, und es ist zu hoffen, dass er auch in den kommenden Jahren noch weitere Gebiete aus seinem Forscherleben schriftlich niederlegen wird. Insbesondere hoffe ich auf den vierten Band der Heilpflanzenerkenntnis, der den Gesamtzusammenhang der wichtigsten Heilpflanzenfamilien herstellen würde.

Medizinische Sektion am Goetheanum
*Dr. med. Michaela Glöckler*

Epiphanias 2003

Ich habe versucht, einen Weg zu gehen und die sich ergebenden Erfahrungen zu beschreiben.
Die dabei verwendeten Begriffe sind als Richtungsweiser gemeint. Sie wollen dazu anregen, sich selbst auf eine Entdeckungsreise zu begeben, immer offen für neue Wahrnehmungen.

# Einleitung

## Zum Inhalt

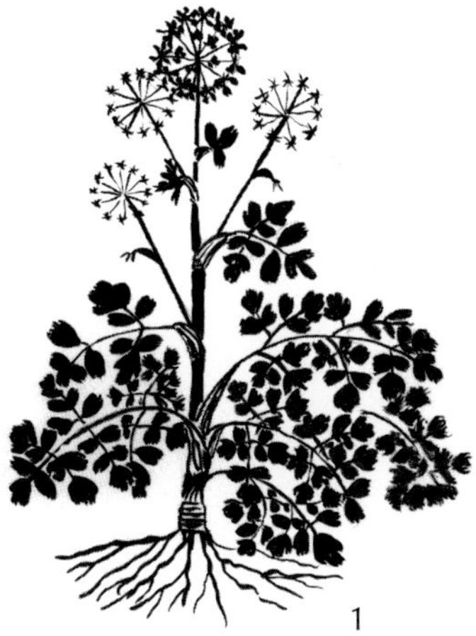

1

Dieser dritte Band des Leitfadens zur Heilpflanzenerkenntnis schließt an die methodischen Schritte der ersten beiden an. Er möchte einen Einblick in die Vielfalt der Bildungsmöglichkeiten und Umgebungsbezüge einzelner in sich recht einheitlicher Familien geben und die Leserinnen und Leser dazu anregen, selbst die Bilder der entsprechenden Pflanzen zu formen und sie innerlich ineinander überzuführen. Die angestrebte erweiterte Anschauung der Familien hängt davon ab, wie weit dies gelingt.
Es werden drei Pflanzenfamilien im Hinblick auf ihre Heilwirkung vergleichend betrachtet: Doldengewächse, Kreuzblütler und Hahnenfußgewächse. Die Betrachtung geht jeweils von einer Pflanzenart aus, die als Vertreter einer Familie gilt. Dann wird schrittweise vergleichend Art für Art hinzugenommen. Durch den Artenvergleich konkretisiert sich der anfangs nur vage gefasste Familienbegriff und erweitert sich zu einem Bild, das die Gestaltungsmöglichkeiten im Sinne von «Verwandtschaft» anschaulich macht.

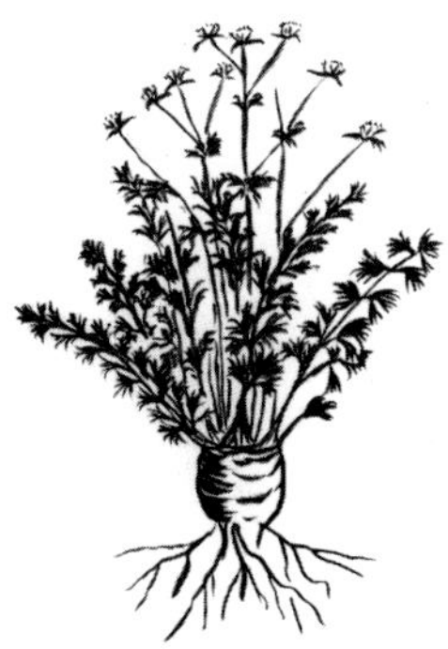

28

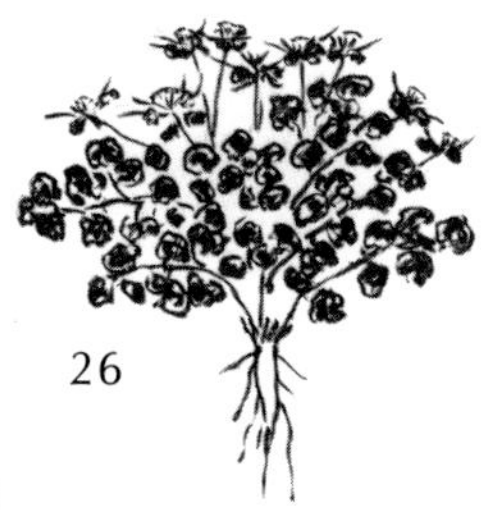

26

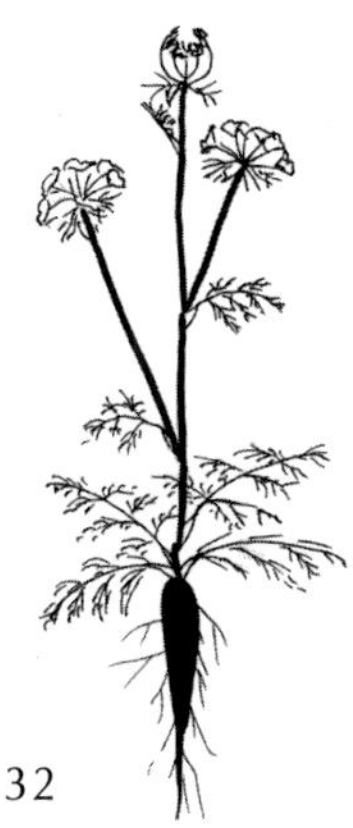

32

Als Ausgangspunkt für das Verständnis der Heilpflanzen einer Familie werden andere Arten verwendet als die allgemein Üblichen. Beispielsweise gehe ich hier für die Doldengewächse
*(Umbelliferae)* von der Erzengelwurz *(Angelica archangelica)* aus, 1
obwohl die Systematiker sich den Sellerie *(Apium graveolens)* 28
als Kennart gewählt haben *(Apiaceae)* und im Englischen landläufig auch von der «Carot»-(Möhren-) oder «Parsley»-(Petersilien-) 32, 26
Familie gesprochen wird.
Mit Sellerie, Karotte und Petersilie wird zwar unmittelbar an gängigen Erfahrungen von Doldengewächsen aus der Küche angeknüpft. Aber sie sind doch recht einseitig, während die Erzengelwurz viel mehr Bildungsmöglichkeiten im Hinblick auf Heilwirkungen erkennen lässt.

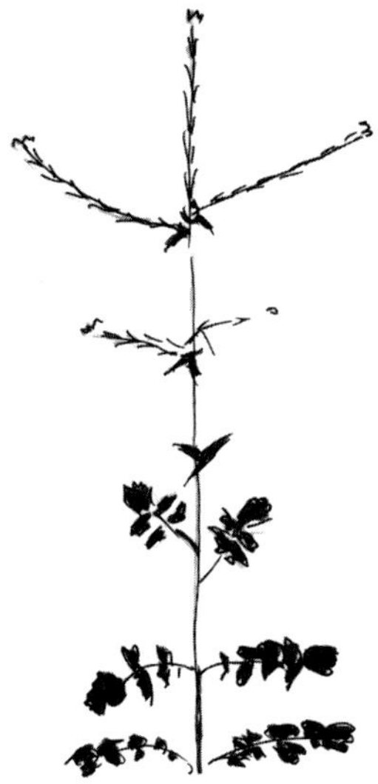
Wegrauke

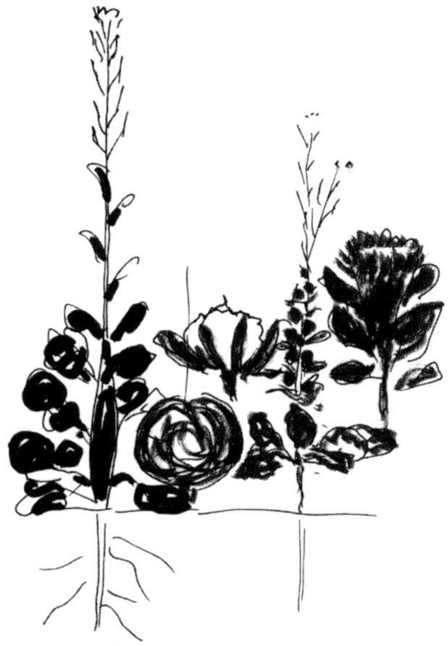
Kohl

158 Bei den Kreuzblütlern *(Cruciferae)* ist Kohl *(Brassica oleracea)* die Typuspflanze *(Brassicaceae)*. Im Englischen wird auch von der Mustard-(Senf-)Family gesprochen. Hier möchte ich von der
112 Wegrauke *(Sisymbrium officinale)*, einer wenig bekannten, aber sehr charakteristischen alten Heilpflanze ausgehen.

Bei den Hahnenfußgewächsen *(Ranunculaceae)* fasse ich die Gattung Hahnenfuß *(Ranunculus)* als ein Ganzes auf, die mit der Vielfalt der Erscheinungsformen die meisten Bildemöglichkeiten der Familie erkennen lässt.

Jede der drei ausgewählten Familien hat ihren Grundcharakter, der im Laufe der Betrachtung zusammen mit der diesem Grundcharakter entsprechenden Betrachtungsweise immer deutlicher werden soll.

Der Hauptteil enthält zunächst familienweise die Artenvergleiche, die durch Skizzen, Literaturhinweise und kurze Randtexte ergänzt sind. Darauf folgt ein Vergleich der Familien.

Im Bildteil werden die behandelten Arten mit Farbbildern, Blattformen und Ähnlichem sowie stichwortartigen Begleittexten vorgestellt. Die Nummern am Rand des Hauptteiles verweisen auf diesen Bildteil und sollen beim Nachschlagen der entsprechenden Stellen die Orientierung erleichtern.

Im Anhang findet sich das Literaturverzeichnis und ein Register der Pflanzennamen mit den deutschen und lateinischen Bezeichnungen.

## Dank

Mein Dank für die Hilfe am Entstehen des vorliegenden dritten Bandes «Ein Leitfaden zur Heilpflanzenerkenntnis» gilt allen voran noch einmal dem monatlichen Arbeitskreis in der Weleda Arlesheim. Denn durch die Beteiligung der Mitarbeiterinnen und Mitarbeiter hatte ich die Gelegenheit, am Anschauungsmaterial meine Auffassungen über die behandelten Heilpflanzen vorzutragen und zu besprechen. Ähnliche Unterstützung erhielt ich in Seminaren an anderen Orten. Im jährlichen Übungskurs für Pharmazeuten und Mediziner im Forschungsinstitut am Goetheanum haben wir in drei aufeinanderfolgenden Jahren die Vertreter der drei hier behandelten Familien näher betrachten und besprechen können. Von den Teilnehmerinnen und Teilnehmern dieser Veranstaltungen, die in diesem Rahmen oder durch Anmerkungen zum Manuskript mitgeholfen haben, möchte ich von pharmazeutischer Seite besonders erwähnen: Andreas Ellenberger, Jürg Himmelsbach, Maja Madörin, Jakob Maier, Marius Schaller, Albert Schmidli, René Schwarz und Leo Zängerle von der Weleda, Schweiz; Gerhard Schaller und Konrad Urech von der Hiscia; sowie Harald Kreisl vom Labor Widar; Andrea D'Angelo, Torsten Arncken, Anita Kreisl, Ruth Richter, Brigitta Schätti vom Forschungsinstitut am Goetheanum; sowie Johanna Lobeck (Bellevue-Apotheke Zürich), die mir diesmal zusammen mit Dr. Camille Gorter besonders bei der Beschaffung von Literatur half.

Wesentliche direkte Unterstützung von ärztlicher Seite durch Mitarbeit oder Anmerkungen zum Manuskript erhielt ich insbesondere von Dr. Michaela Glöckler, Dr. Gottfried Röber, Dr. Gottfried Klemp, Dr. Felix Baur, Dr. Tilmann Feuchtinger, Dr. Johannes Bockemühl; sowie von Dr. Peter Goedings (Chemiker), Dr. Michael Zemp (Botaniker) und Prof. Norbert Pfennig (Mikrobiologe).

Über viele Jahre haben Mitarbeiterinnen und Mitarbeiter im Forschungsinstitut am Goetheanum einzelne Pflanzen unter bestimmten Bedingungen gezogen, Blattreihen festgehalten und Wurzelbilder gezeichnet. Für ihre hingebungsvolle Arbeit, aus deren Fundus viele Beispiele verwendet werden konnten, bin ich neben schon genannten Personen Margarete Kuestermann und Paula Restle besonders dankbar. Auch Material aus Studienjahrsarbeiten von Helga Oberländer und Per Arne Tutturen haben wesentlich zur Bereicherung des vorliegenden Bandes beigetragen. Die Zubereitung all diesen Materials für die Darstellung hat vor allem Silvia Briner in einer sehr einfühlsamen Weise übernommen.

Ohne die Schreibarbeit von Barbara Schmocker, das Lektorieren von Birgit Althaler, die komplizierte Layout-Arbeit von Georg Iliev und deren stetige Hilfsbereitschaft wäre das Buch schließlich nicht zustande gekommen.

# Haupttext

# I Doldengewächse

## Die Bedeutung der Doldengewächse als Heil- und Nahrungspflanzen

Es ist interessant, dass seit der Antike gerade den Doldengewächsen als Heil- und Nahrungspflanzen eine zentrale Bedeutung zugemessen wurde; heute gilt dies nicht mehr im gleichen Maße. Das Wissen um ihre breite medizinische Anwendung ist zu einem großen Teil verloren gegangen. Dass praktisch alle Doldengewächse als potentielle Heilpflanzen aufzufassen sind, lässt sich dagegen gut nachvollziehen, da ihre Wirkung auf den Menschen im Ansatz über Riechen und Schmecken relativ leicht zugänglich ist. Diese Wirkung lässt sich auf dem Hintergrund ihrer Bildungsweise näher charakterisieren.
Noch im Mittelalter hatte man eine ganz andere Beziehung zu den Doldengewächsen. Medizinerinnen und Mediziner waren mit einer Heilpflanze vom regelmäßigen Umgang her vertraut und sahen in ihr ein lebendiges Bild des Schöpfungsgedankens Gottes. Die innere Anschauung von der Heilpflanze war sehr beweglich und umfassend. Diese wurde benannt.
Bei den Doldengewächsen lässt sich dieser mittelalterliche Umgang mit der Heilpflanze schön zeigen.

### Die Meisterwurz des Mittelalters in Zentraleuropa

Die Mediziner des 15./16. Jahrhunderts waren in Mitteleuropa auf der Suche nach einem Allheilmittel in der Pflanzenwelt. Sie kamen dabei auf ein Doldengewächs, das sie *Meisterwurz* nannten. Meisterwurz (*Imperatoria*) war begrifflich noch nicht so festgelegt, wie wenn heute von *Peucedanum osthruthium* ge- 6
sprochen wird. Gemeint war vielmehr eine ganze Gruppe von

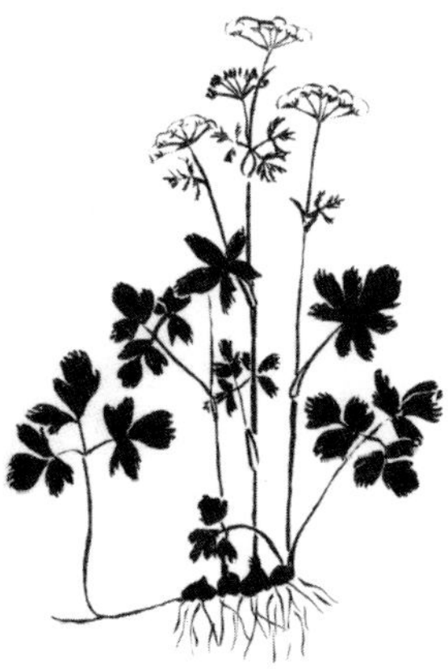

Meisterwurz

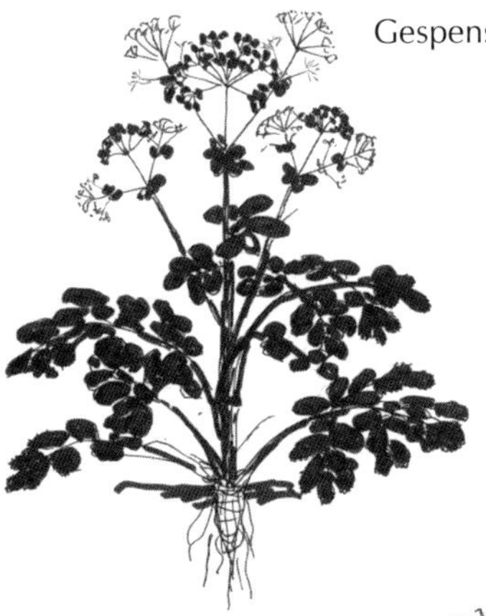
Gespenst-Gelbdolde

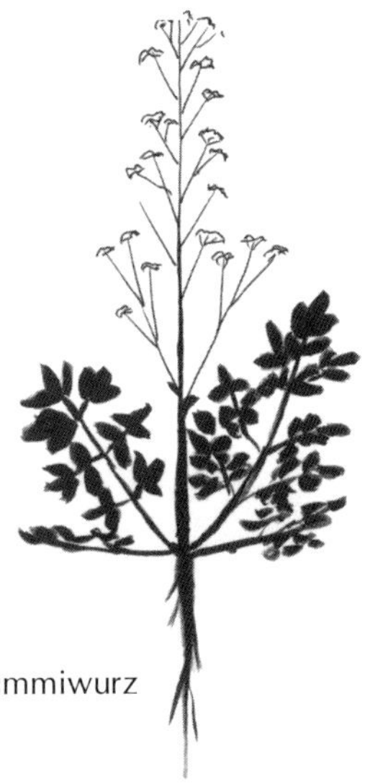
Gummiwurz

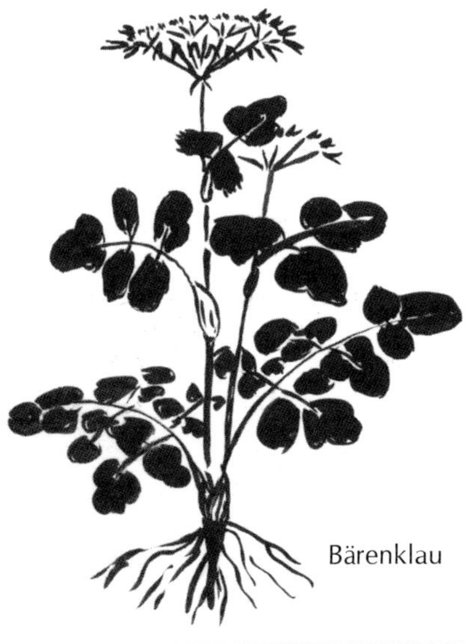
Bärenklau

unterschiedlichen Doldengewächsen. So wurde z.B. die Engel-
2 wurz (*Angelica sylvestris*) «wilde Meisterwurz» genannt, im Ge-
gensatz zur meist in Gärten angebauten echten Meisterwurz.
*Leonhard Thurnisser zum Thurm* beschreibt 1578 in einem Buch
über die Doldengewächse drei Arten von Meisterwurz:
1. Die Meisterwurz dem Männlein = *Imperatoria* (entspricht
heute *Peucedanum ostruthium).* Diese lag Thurnisser offenbar
vor. Er vermutete aber in ihr, wie die Mediziner damals allge-
mein, auch das Smyrnion der Griechen. Nach heutigem Ver-
ständnis handelt es sich bei diesem allerdings um zwei andere
75 mediterrane Arten, um die Gespenst-Gelbdolde (*Smyrnium
olusatrum* L.) mit eher westlicher Verbreitung und um die Durch-
76 wachsenblättrige Gelbdolde (*Smyrnium perfoliatum)* mit eher
östlicher Verbreitung. Die erste, würzig riechende Art war bei
den Römern ein beliebtes sellerieähnliches Gemüse und wurde
im Mittelalter auch nördlich der Alpen angebaut. Von der zwei-
ten Art mit ebenfalls wohlriechendem Kraut und einem schar-
fen, myrrheartig riechenden Rhizom wurden alle Teile als Heil-
mittel gebraucht. Es ist nicht sicher, ob auch diese Art zu der Zeit
von Leonhard Thurnisser schon in Mitteleuropa gezogen wurde,
später wurde sie es jedenfalls.
2. Die Meisterwurz dem Weiblein: *Panax Heracleon* ist ursprüng-
lich eine mediterrane Art, die auch im südlichen Mitteleuropa
angebaut wurde. Sie ist heute als Gummiwurz oder Panaxkraut
78 bekannt und wird in zwei Arten unterteilt (= *Opopanax chironi-
um* und *O. hispidus*). Es handelt sich um stämmige, wie die Erzen-
gelwurz unten breit ausladende Pflanzen. Ihre riesigen Grundblät-
ter haben aber größere, derbere und schärfer geformte gezähnte
Fiederteile als die der Erzengelwurz und der erstgenannten Mei-
sterwurz. Die Stängelblätter sind dagegen sehr klein.
Der die südliche Gummiwurz kennzeichnende Unterschied zur
nordischen Engelwurz und zu der mitteleuropäischen echten
Meisterwurz besteht darin, dass bei der Gummiwurz die großen
Blätter am Boden zurückgehalten werden und der Milchsaft inten-
siver und harziger wird. Er fließt reichlich aus der unten ange-
schnittenen Pflanze und erstarrt zu einer gummiartigen Masse,
die in größeren Mengen geerntet werden kann. Dieses Gummi-
harz wurde für die Medizin vermutlich meist aus dem Süden
nach Mitteleuropa importiert.
3. «Das dritte Geschlecht der Meisterwurz, welches dem Kindt
vergleicht, aber sonst Sphondylion genannt wird», entspricht
4 dem einheimischen Bärenklau (heute *Heracleum sphondylium*
und vielleicht einige verwandte Arten), einer überall in Eurasi-
en verbreiteten, krautigen, sehr variablen Art.

Diese dritte Meisterwurz hat nach Thurnisser mehr Feuchte und weniger Wärme. Sie vereint von Natur aus die Eigenschaften des Männlichen und des Weiblichen, wenn auch unvollkommener ausgeprägt, und ist somit dem kindlichen Leib vergleichbar.
In seinem Buch über die Doldengewächse beschreibt Leonhard Thurnisser in ähnlicher Weise noch weitere Dreiergruppen von Pflanzen der gleichen Familie (im ganzen zwölf). Die Beschreibungen sind zum größten Teil heute nicht mehr nachvollziehbar. Deshalb sei darauf hier nicht weiter eingegangen. Was uns aber doch daran interessiert, ist die imaginative, von vornherein auf den Menschen und auf das Prinzip der Dreiheit im Kosmos und im Menschen ausgerichtete Betrachtungsweise: Sie führte zu bildhaften, für das moderne Bewusstsein vage erscheinenden Begriffen, die aber an den Zusammenhang der inneren Natur der Pflanze mit dem Menschen näher heranführt.

Siehe dazu Lf. I, S. 116–152, Lf. II, S. 22.

### Wandlung der Anschauungsart – Eindeutigkeit und Unbestimmtheit des Artbegriffes bei den Doldengewächsen

Die innerlich bildhafte Anschauungsweise der Heilpflanzen im späten Mittelalter wurde inzwischen von der klaren Artenbestimmung durch äußere Merkmale verdrängt. Warum aber werden systematische Zuordnungen heute noch ständig geändert? So werden z.Zt. viele Arten, die vor kurzem noch zur Gattung Engelwurz *(Angelica)* gerechnet wurden, anderen Gattungen wie Haarstrang *(Peucedanum)* zugeordnet, die ja auch die Meisterwurz mitumfasst. Eine nähere Besinnung auf den Artbegriff zeigt, dass es keine Definition gibt, die eine Art als etwas Feststehendes herausstellen kann. Die Definition der Arten wird zwar zur Unterscheidung der Formen benötigt, aber um Entwicklung denken zu können, müssen die Artgrenzen wieder aufgeweicht werden. Völlig eindeutig ist jeweils nur das einzelne Exemplar, das dem Betrachter vorliegt und das sich sogar nur in einem momentanen Entwicklungszustand befindet. Entwicklung findet dagegen nie in den ausgestalteten Formen statt, sondern nur in den sie verbindenden plastischen Lebenszuständen (siehe Lf. I S. 41).
Ein anderer Grund, warum die Artbegriffe immer wieder in Bewegung geraten, ist, dass mit neuen Einsichten Merkmale verschieden gewichtet werden. Das bedeutet, dass auch heute der Benennung von Arten eine innere Anschauung zugrunde liegt. Diese gibt die Orientierung für die Bewertung der Merkmale. Jeder neue Gesichtspunkt bedingt letztlich einen anderen Artbegriff. Das führt zu Umgruppierungen durch verschiedene Au-

toren. Auch über die taxonomischen Ränge (Arten, Unterarten, Varietäten) bestehen oft unterschiedliche Auffassungen.
So ist keineswegs selbstverständlich, dass eine Ordnung, auf die sich die Systematiker einer bestimmten Zeit schließlich festlegen, auch den hier verfolgten medizinischen Aspekten gerecht wird. Die heute von Systematikern zum Ordnen herangezogenen Unterscheidungsmerkmale wie Fruchtformen, Chromosomensätze oder Inhaltsstoffe haben mit dem Menschen und seiner persönlichen Erfahrung von Gesundheit und Krankheit nur indirekt etwas zu tun.

**Bezug zwischen Pflanze und Mensch**

Wie lässt sich heute an den Pflanzen der Bezug zum Menschen entdecken? In Band I und II des Leitfadens wurde der Versuch gemacht, zu zeigen, wie die Verbindung der Pflanzen zum Menschen heute über zunächst unbewusste Lebenserfahrungen neu gefunden werden kann. Zu den Fähigkeiten der Naturwissenschaft gehört die exakte sinnliche Beobachtung. Anstatt die Wahrnehmungsinhalte, wie heute in der Wissenschaft üblich, durch chemische, molekulare und andere «Erklärungen» wegzuschaffen, können die an der Meisterwurz oder der Erzengelwurz betrachteten Erscheinungen als Bilder mit allen Sinneserfahrungen so nachgeschaffen werden, dass sie das Erleben in die Lebenszusammenhänge einer Pflanze hineinführen. Damit ist gemeint, dass jede Einzelheit, z.B. eine Sprossspitze, bewusst so betrachtet wird, dass sie zum erlebbaren Bild für den räumlich-zeitlichen Zusammenhang einer bestimmten wachsenden Pflanze mit der ihr zugehörenden Umgebung wird. Die aufeinander folgenden Erscheinungen können so miteinander eins werden, dass sich anschaulich ergibt, auf was man sinnlich-übersinnlich blickt. Mit der Aufmerksamkeit auf die eigenen Bewegungen des erlebenden plastizierenden Denkens, die beim Überführen des Bildes einer Pflanze in das einer anderen zu vollziehen sind, entsteht jeweils das geistige Umfeld für die Einsicht in die innere Natur der verschiedenen Heilpflanzen. Zunächst entdecken wir so, wie viele einzelne Tatsachen auf diesem Hintergrund einen bisher nicht beachteten Sinnzusammenhang bekommen.
Eine solche seelische Ausrichtung verbindet uns imaginativ mit der inneren Natur der Heil- oder Nahrungspflanze. Sie ist als imaginative Anschauung (Imagination) nicht vorstellbar, aber Quell vieler möglicher Bildvorstellungen. Je deutlicher die

Imagination gebärdenartig zu sprechen beginnt, desto bewusster werden uns Fähigkeiten des Menschen, die ihr gleichen (Inspiration).

**Ein Weg zum Entwickeln einer umfassenden Anschauung der Doldengewächse**

Im Folgenden möchte ich als Ausgangspunkt für die vergleichende Betrachtung der Doldengewächse ein möglichst umfassendes Bild von der stattlichen Erzengelwurz geben. Wir finden sie als charakteristisches Doldengewächs in den nördlichen Ländern der Erde. Dort dringt sie am weitesten polwärts vor.
Daran anschließend folgen nach geografischen Regionen zusammengefasst die anderen Arten.
Auf dem Weg vom Norden nach Mitteleuropa verändert sich das anfängliche Bild der Doldengewächse in verschiedene Richtungen. Wir finden vor allem Kräuter mit entweder laubigen oder fein gegliederten kerbelartigen Blättern. Die laubigen Kräuter schließen unmittelbarer an die Erzengelwurz an, während die kerbelartigen einerseits überleiten zu den aromatischen Gebirgskräutern und andererseits zu den Arten, die besondere Beziehungen zum Wasser aufnehmen, fleischig werden oder fädige Unterwasserblätter bilden und vielfach zur Giftbildung neigen. Noch weiter gegen Süden hin gibt es wieder zwei Entwicklungsrichtungen. Die stämmigeren Arten verdichten sich so, dass ihre vegetativen Organe in Bodennähe bleiben. Blühen und Fruchten werden intensiver. Die Gummiharzbildung nimmt zu. Die zierlichen Arten sind meist schnellwüchsig und oft sehr aromatische Kräuter. Die Tendenzen der auf diesem Weg auftretenden Arten deuten sich jeweils schon früher an. So nehmen Arten des südlichen Mitteleuropas bereits in südexponierten Lagen Tendenzen südlicher und südöstlicher Klimate vorweg. Weiter im Süden Europas sowie in den Küstenformen kündigt sich dann wieder an, was auf der Südhalbkugel vorherrschendes Bildeprinzip wird. Diese geographischen und Jahreslaufaspekte haben auch einen kulturhistorischen Aspekt.
Wird in diesem Zusammenhang von ätherklimatischen Wirkungen gesprochen, so ist hier das Gesamtklima einer Landschaft und eines Ortes gemeint. Gedeiht eine Pflanze an einem Ort besonders gut, so zeigt das ihre Empfänglichkeit für die besondere Art der Umgebungseinflüsse als Ganzes. Durch ihre Entwicklungs- und Erscheinungsweise bringt sie alljährlich eine bestimmte Antwort auf diese Wirkungen ins Bild. Die so im Lebenszusam-

menhang einer Landschaft, dem Ätherklima, immer wieder neu entstehende Substanz einer Pflanze unterstützt im Menschen die Fähigkeit, sich organisch so zu entwickeln, dass er sich jeweils klimagerecht entfalten kann. Die Substanzwirkungen verschiedener Organe der entsprechenden Pflanzen sind als Medikamente im Sinne dieser Unterstützung zu verstehen.
Derselbe Gesichtspunkt kann auch auf eine Pflanzengesellschaft bezogen werden. Weil jede Art auf ihr eigene Weise die Antwort auf das Ätherklima in die Substanzbildung eingehen lässt, kann sich das, was für die einzelnen Organe einer Pflanzenart gilt, auf verschiedene Arten auffächern. Einerseits spiegelt dabei die Verschiedenheit der Bildungsweisen der Arten die geographischen Unterschiede bezüglich Klima, Boden usw. Andererseits entspricht das, was gespiegelt wird, aber auch den ursprünglichen Lebensverhältnissen der Menschen, deren Konstitution sich in den entsprechenden Gebieten herausgebildet hat. Heute verwischen sich diese Bezüge. Die Bildungsweise der Pflanzen und die Konstitution der Menschen treten oft nicht mehr im direkten Zusammenhang auf. Die Pflanzenumgebung kann manipuliert werden, und die Menschen wechseln zunehmend ihre physische und geistige Heimat.
Eine Erkenntnis der ursprünglichen Zusammenhänge kann aber heute gerade für Mediziner hilfreich sein.

Siehe dazu: J. Bockemühl: «Heimat als individuelle und kulturelle Aufgabe», in B. Pedroli (Hrsg.) Landscape – Our Home / Lebensraum Landschaft, Stuttgart/Zeist 2000.

Es folgen medizinisch-therapeutische Aspekte zur Wirkung der Elemente in Beziehung zu den Temperamenten als Fähigkeiten des Menschen.

## Die Erzengelwurz

### Entwicklungsweise der Erzengelwurz

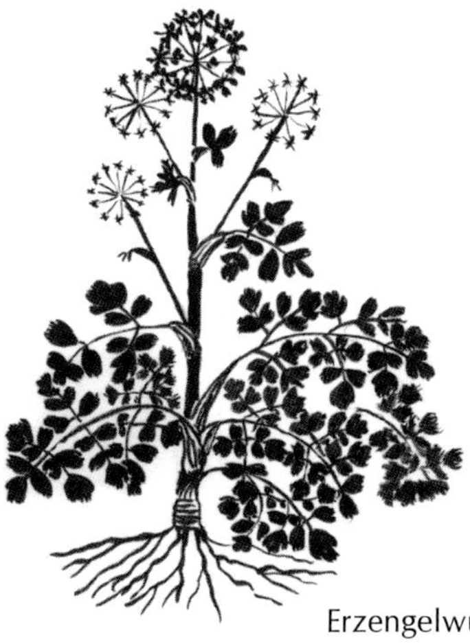
Erzengelwurz

Die Entwicklung der Erzengelwurz aus dem Samen beginnt mit erstaunlich schmalen Keimblättchen und mit breiten, einfachen runden oder dreilappigen, unregelmäßig gezähnten Primärblättern. Die Dreiteilung wiederholt sich in der zunehmenden Fiederung der Folgeblätter immer wieder und bestimmt deren breit-dreieckige Gesamtform. Zum Winter hin entstehende Blätter bleiben wieder kleiner, aber weiterhin grob gegliedert.
Schon der Keimling der Erzengelwurz ist relativ kräftig. Darin liegt ein Vorblick auf seine kräftige, sich später massig entwickelnde Gestalt. Sie braucht angesichts der kurzen Sommermonate bis zu vier Jahre zur Ausbildung ihrer Grundrosette. Von Jahr zu Jahr wird sie immer kräftiger, und die zahlreichen,

breitlappig doppelt gefiederten Blätter werden immer größer (bis zu einem Meter). Mit saftigen Stielen werden diese aus dem Boden herausgeschoben und domartig ausgebreitet.
Während der ausladenden Entfaltung des süßlich aromatischen Krautes bildet sich nach unten ein fruchtartig verdickter Wurzelstock.
Der am Boden zurückgehaltene, schmal gekammerte Spross wird immer dicker, und die ihn ganz umgreifenden Blattscheiden weiten sich zunehmend. Dieser Wurzelstock bleibt sellerieähnlich gestaucht, und zahlreiche neue Wurzeln entspringen an der Grenze zwischen Spross und Wurzel.
Beim Anschneiden der Wurzel tritt ein schleimiger Milchsaft aus, der sich gummiartig verdichtet. Der Geschmack ist «herb aromatisch, scharf gerbend und süßlich». Im Süßen schmeckt man freien Zucker heraus. Aber auch Stärke hat sich gebildet.
Im Jahr des Blühens wächst der röhrige, kräftige, oftmals armdicke Spross übermannshoch auf. Bei jedem sich entfaltenden Stängelblatt schwillt die Blattscheide bis zu Faustgröße an und entlässt erst dann alles Folgende aus ihrer Umhüllung. Haupt- und Seitentriebe treten so schrittweise hervor, bis schließlich auch der Blütenstand erscheint.
Beim Blühen fallen nicht die kleinen, gelblichen Einzelblüten auf, vielmehr imponiert die sich mehr und mehr zur Strahlenkugel gestaltende Dolde mit den ebenfalls kugelstrahligen Döldchen als Ganzes, als eine besondere Art von Blüte. Diese schließt das Erscheinungsbild der großen, stämmigen, warm leuchtenden Pflanze nach oben ab. Stängel und Blattstiele laufen während der Fruchtreife rot an und verholzen.
Die Früchte sind etwas geflügelt und schmecken ähnlich wie die Wurzel aromatisch scharf, mit Anklängen an verschiedene Geruchs- und Geschmacksqualitäten bekannter Doldenblütler (Sellerie, Möhre, Kümmel, Fenchel, Anis und andere).

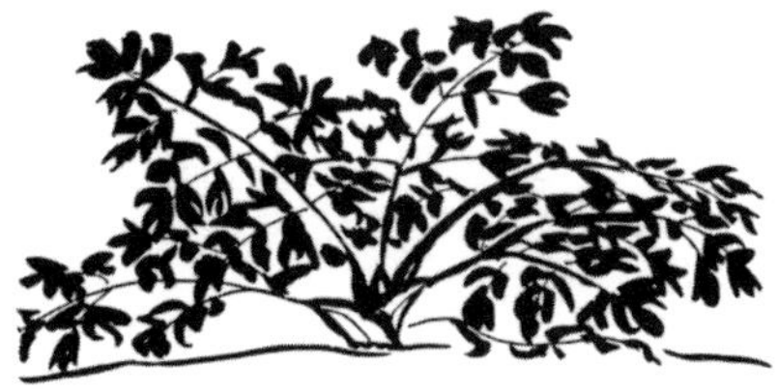

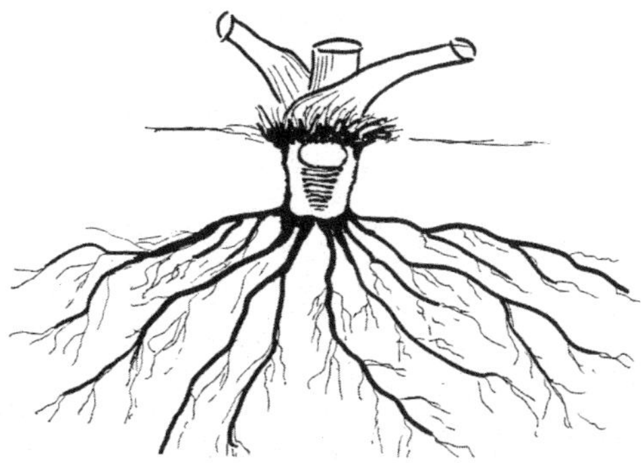

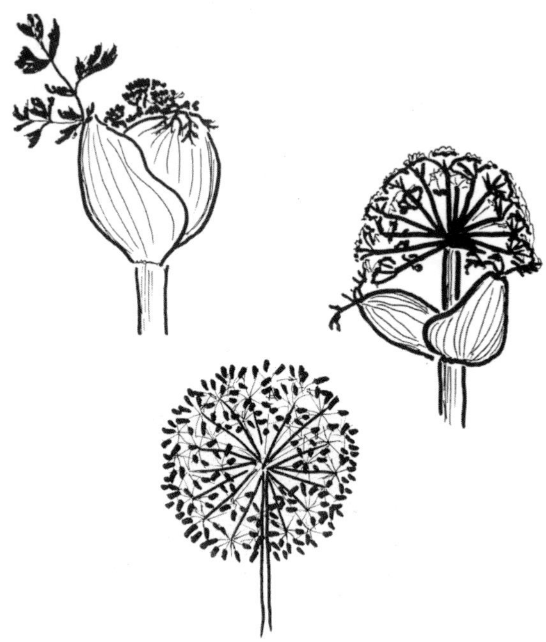

### Erscheinungsbild der Erzengelwurz zwischen Erde und Himmel

Insgesamt macht die Erzengelwurz einen massigen, breiten, aber wohlgeformten Eindruck. Sie wirkt sowohl oben in der Dolde als auch unten im Wurzelbereich gefasst.
Der Blütenstand ist mit seiner nach oben abschließenden sphärisch-kosmischen Form deutlich vom Blatt- und Sprossbereich abgesetzt und öffnet sich zugleich in den vielen Blütchen in die Umgebung. Auch die Wurzel ist vom Spross deutlich abge-

grenzt. Weder können aus der Wurzel neue Sprosse hervorgehen noch aus dem Spross neue Wurzeln. Wie in Umkehrung der Doldensphäre, die sich als ein Ganzes in den Raum stellt, strahlt das Wurzelsystem vom sich verdickenden Wurzelstock nach allen Seiten aus und dringt in das Ganze des feuchten, eventuell auch salzhaltigen Bodens ein.

Die Erzengelwurz schließt mit der Fruchtbildung ihre Entwicklung ab und muss daher mit dem Samen, der schnell seine Keimfähigkeit verliert, neu beginnen.

In der charakterisierten aufrechten und frei in den Raum gestellten, in sich geschlossenen, stämmigen Gesamtgestalt wird im Gegensatz zu einer geselliger sich zusammenschließenden Pflanzenart ein stark eigenständiger Bezug der Erzengelwurz zur Erde anschaubar. Der aufquellend-massige Wuchs ist zugleich durch die Gliederung der Blätter stärker geformt als z.B. beim Rhabarber, der mit einem ähnlich üppigen Wuchs wie die Erzengelwurz an vielen Orten in Skandinavien anzutreffen ist. Auch das Verholzen beim Abwelken geht weiter als beim Rhabarber.

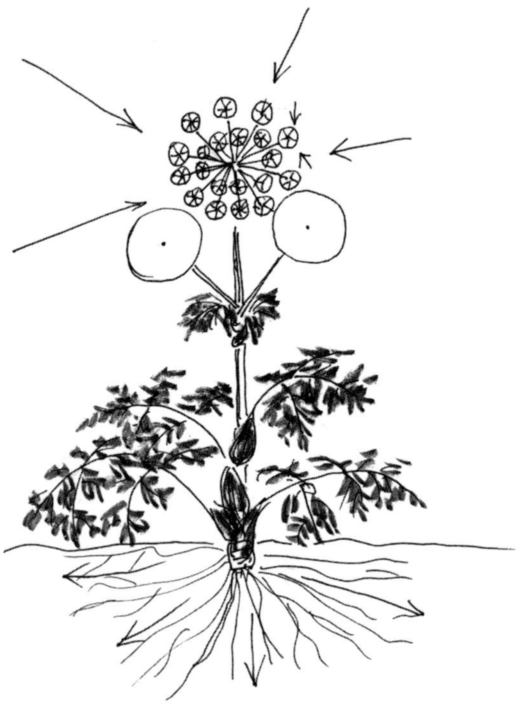

### Entwicklungsgebärde der Erzengelwurz

Wie anfangs ausgeführt, dient die vorangegangene Beschreibung dazu, sich den Entwicklungsgang der Erzengelwurz mit möglichst vielen Einzelheiten bildhaft erlebend mit der Ausrichtung auf ihren natürlichen Lebenszusammenhang in den nördlichen Ländern vor Augen zu führen. Es entsteht so eine sich von Einzelvorstellungen lösende innere Anschauung, durch die immer Neues zum Vorschein kommt. Beispielsweise entsteht Einsicht in die besondere Fähigkeit der Erzengelwurz, im Laufe ihres Lebens in jeweils wenigen Monaten das Licht der langen, hellen Sommertage des Nordens aufzunehmen, durch die ausgedehnte dunkle Winterzeit hindurchzutragen und in massige irdische Gestaltung umzusetzen. Diese Entwicklungsweise zeigt uns, was in die äußere Substanzbildung eingegangen ist, und erweitert unsere Anschauung davon, was im menschlichen Organismus zur Wirksamkeit gebracht werden kann. Sie weist in Richtung einer Kräftigung der seelischen Konstitution, einer stärkeren Formierung der Lebensvorgänge und einer damit verbundenen kräftigen Gestaltung der physischen Organe, so dass Ätherleib, Astralleib und physischer Leib zu Dienern der Persönlichkeit werden. Was von der so charakterisierten, in die innere Anschauung gehobenen Substanz der verschiedenen Organe – dem lappig gefiederten, domartig ausgebreiteten *Blatt*, der sich nach allen

Seiten ausstrahlend mit der Erde verbindenden *Wurzel,* der sphärisch-kosmisch in sich abgeschlossenen *Blütendolde* und der breit geflügelten *Frucht* – ausgeht, ist jeweils ein Aspekt dieser konstitutionskräftigenden Wirkung. Das lässt sich durch Hinzunahme von Geruch und Geschmack weiter verdeutlichen.

## Bildegebärde der Erzengelwurz mit Geschmack und Geruch

Im *Geschmack* kündigt sich allgemein die spezielle Richtung an, in welcher die Pflanze aus dem ätherischen Zustand des Vegetationspunktes in die physische Stoffbildung übergeht und dementsprechend leibliche Wirkungen im menschlichen Organismus herausfordert, die diesen mit seinen seelisch-geistigen Fähigkeiten auf der Erde anwesend sein lassen.

Bei der Entwicklung einer Pflanze entsteht gewöhnlich in ihren grünen Organen erst ein neutraler krautiger Geschmack. Dieser ist bei der Erzengelwurz bereits im jugendlichen Stadium süßlich aromatisch, herb-würzig-fruchtig getönt, d.h. er ist bereits so ausgerichtet, dass er deutlich appetitanregend, speichellösend wirkt. Mit zunehmendem Alter kommt dazu noch eine Schärfe, die etwas an Sellerie erinnert.

Die Verwandlung der Geschmacksrichtungen zum Physisch-Mineralischen hin lässt sich in verschiedene Prozessrichtungen aufgliedern, die zugleich als Wirkensrichtungen im menschlichen Organismus wahrgenommen werden können. Das am Sonnenlicht entstehende Süße (Zucker) weist den Weg von der Substanzbildung der Pflanze in die Stärkebildung.

Ein leicht Herbes, Gerbendes, das in der Pflanze zum Verholzen führt, lässt durch den Geschmack Zusammenziehungs- und Konturierungsfähigkeit im menschlichen Organismus entstehen. Das aromatisch Würzige bringt zum Bewusstsein, wie sich auch das sonst in der Blüte riechend Verduftende in der ganzen Pflanze verinnerlicht, dem Schmecken annähert und dadurch direkter über den Stoffwechselpol auf den menschlichen Organismus wirkt.

In der Wurzel tritt die krautige Komponente des Geschmackes ganz zurück. Aus angeschnittenen Wurzeln quillt eine gelblichweiße, schleimige Milch, die zu dem schon charakterisierten, die ganze Pflanze durchziehenden fruchtigen Geschmack des Wurzelstockes eine brennende Schärfe und etwas Bitteres hinzubringt. Diese Komponente nimmt mit dem Alter der Rosette bis zum Aufschießen des Sprosses in der ganzen Pflanze zu. In diesem Milchsaft verdichtet sich Schleimiges («Schleimzucker»,

Mit «ätherisch» wird hier der glasig-schleimflüssige Zustand einer Substanz wie jener des Keimes oder des Vegetationspunktes bezeichnet. Er erscheint äußerlich eigenschaftslos, mit ihm ist aber die Potenz verbunden, räumliche Erscheinungsformen der Pflanzenart und damit verbunden auch eine Vielfalt von spezifischen Stoffen unter entsprechenden Bedingungen aus sich hervorgehen zu lassen. Diese nur der inneren Anschauung zugängliche Fähigkeit gehört ebenso zur Wirklichkeit der lebendigen Substanz des Keimes oder Vegetationspunktes hinzu wie das, was wir sehen, riechen, tasten, schmecken usw. Diese Fähigkeit wird zwar bei einem Lebewesen immer vorausgesetzt, gewöhnlich aber nicht in ihrer Besonderheit erkannt.

Zucker wird vom menschlichen Organismus so aufgenommen, dass er direkt der Ichorganisation zur Kraftentfaltung dienen kann. Die vom Menschen aufgenommene Pflanzensubstanz liegt zum großen Teil nicht unmittelbar als Zucker vor, sondern z.B. als Stärke, die sich erst bei der Verdauung in Zucker verwandelt. Daher entfaltet sich das Ichstärkende der Pflanze im Menschen auch erst nach und nach.

Fruchtzucker) mit Gummiartigem. Vorher Süßliches im Saft der Pflanze ist zu Rohrzucker und Stärke geworden, und das Aromatische hat einen harzigen Charakter angenommen.
Die Blüte mit ihrem Nektar schmeckt süß, die trockenen Früchte dann wieder ähnlich scharf aromatisch wie die Wurzel, nur klarer. Beim Schmecken einer Frucht spürt man zunächst auf der Zungenspitze etwas Beißendes, das länger anhält. Daneben entfaltet sich etwas Warm-Aromatisches.
Im *Geruch* geht die Pflanze gleichsam über sich hinaus. Sie nimmt z.B. in der Blüte den Weg in eine differenzierte physische Substanz, die uns gegenübersteht. Indem sie nun aber im Geruch «verluftet», spricht sie nicht mehr durch ihre sicht- und tastbare Erscheinungsweise zu uns. Das Bild ihrer besonderen astralen Wirkungen, denen sie entstammt, geht im Verluften in einen Zustand über, in den wir riechend eintauchen. Die eingeatmete Substanz stimmt unser Erleben in einer spezifischen Weise direkter. Wir werden eins mit der besonderen «Astralnatur» der Pflanze.

Mit Astralnatur ist die spezifische Qualität einer Pflanze gemeint, an die wir uns beobachtend und der Bildungsweise nachgehend mit dem Erleben herantasten. Die sichtbare Pflanze ist Bild einer Seelenqualität, die wir als Gebärde zu fassen suchen. Mit dieser «Gebärde» werden wir im Geruch unmittelbar eins. Die Astralnatur einer Pflanze beginnt immer deutlicher zu uns als Gebärde zu sprechen, je mehr es uns gelingt, alle Einzelheiten ihrer Erscheinungsweise in einer inneren Anschauung sachgemäß zusammenzufassen. Es entsteht so ein Organ für das Neuentdecken weiterer Zusammenhänge.

Der in Dolde und Döldchen hochgewölbte, von einem Zentrum ausstrahlende Blütenstand der Erzengelwurz verbreitet um sich einen zarten, süßen, erwärmenden Honigduft. Dieser Geruch verblasst mit der Fruchtbildung, wenn sich Dolde und Döldchen zur Sphäre weiten und in dieser Form erstarren. Man bekommt dann den Eindruck, dass der sich vorher ausbreitende Duft einerseits in das Bild der Strahlenkugel metamorphosiert bzw. sich verdichtet und sich andererseits in der Harzbildung dem Schmecken annähert.
Dem warmen, honigartigen, einhüllenden Geruch der blühenden Erzengelwurz im Höhepunkt ihrer nach außen gerichteten Entwicklung entspricht die Welt, in die man imaginativ durch den Aufbau des Bildes geführt wird, der vorher durch die aufrechte Gestalt, die zum Rötlichen neigende Färbung und die stämmige Entwicklung beschrieben wurde. Was wir als Wirkung durch den herb aromatischen bis scharf gerbenden Geschmack der anderen Organe der Pflanze erfahren, erhält durch das selbst aufgebaute symbolische Bild klarere Konturen. Das imaginative Anschauen lädt zum gebärdenhaften Erleben einer in sich abgeschlossenen, zum Verfestigen hinneigenden Welt ein, aus der heraus sich diese Erzengelwurz nach und nach in der charakterisierten Weise irdisch-stofflich ausgeformt hat und von da aus über den Astralleib auf das Ich des Menschen heilsam befeuernd wirkt.

## Bezug der Erzengelwurz zum Jahreslauf und zum Norden

Vom Jahreslaufaspekt her gesehen ist die Erzengelwurz eine charakteristisch nordische Hochsommerpflanze. Sie blüht nicht nur im Hochsommer, sondern auch ihre ganze Entwicklung ist auf die wenigen warmen, aber lichtreichen Sommermonate konzentriert. Darauf ist sie mit ihrer ganzen Konstitution eingestellt. Sie wurde vor allem in Norwegen, Island und Grönland als teilweise einzige Gemüsepflanze gegessen und vielseitig als Heilpflanze eingesetzt. Deshalb wird sie bis heute z.B. in Island an Naturstandorten besonders gehütet.
Aus der Beschreibung wird deutlich: Zur Zeit des Aufwuchses der Rosette ist die Erzengelwurz eine magenstärkende, Absonderung fördernde Nahrungspflanze, die auch die Aufnahmefähigkeit für die Wirkungen des Lichtes in der dunklen Jahreszeit fördert. Die Wurzel ist zur Zeit vor dem Aufschießen des Sprosses am besten zum Heilen geeignet, weil dann der scharf aromatische harzige Milchsaft am reichlichsten aus den Anschnitten quillt. Der blühende, Wärme ausbreitende und reichlich Nektar absondernde Blütenstand war früher auch als Heilmittel wohl zur allgemeinen Durchwärmung im Gebrauch. Die Wirkung der intensiv herb aromatisch schmeckenden Samen geht wieder in Richtung derjenigen der Wurzel, ist aber etwas klarer, trockener, würziger.

## Heilkraft der Erzengelwurz

Die Heilwirkung der Erzengelwurz besteht im Ganzen gesehen vor allem darin, dem Ich des Menschen die Führung zu geben und dementsprechend seine leibliche Konstitution so zu formen, dass sich die Persönlichkeit darin frei entfalten kann. Sie bringt als Nahrungs- und Heilpflanze insbesondere in die Länder des Nordens die Qualitäten, die die Menschen brauchten, um die dortigen Lebens- und Klimaverhältnisse mit den langen Winternächten zu überstehen. Sie gibt also innere Erwärmung zum Abbau von Angst vor Krankheiten, zur Förderung der Empfänglichkeit für Licht in der dunklen Jahreszeit und z.B. die Kraft, einseitige Fleisch- und Fettnahrung zu bewältigen. All dies spricht *ätherklimatisch* eine deutliche Sprache.
Wenn man die Erzengelwurz früher z.B. auch gegen die Pest einsetzte, dann ging es wohl vor allem darum, seelisch-geistig die Angst vor der Infektion zu nehmen und physisch-ätherisch die Widerstandskraft dagegen zu stärken.

Durch die Zivilisationsverhältnisse sind heute solche geographischen Beziehungen unübersichtlich geworden. Aber eine Besinnung in der hier angestrebten Form kann helfen, die besondere Wirkensweise dieser Pflanze so wiederzuentdecken, dass sie auch mit anderen Indikationen eingesetzt werden kann, um beispielsweise mit einer Abkochung der Wurzel vom Kopf her auf den Unterleib kräftigend einzuwirken oder um Drüsenschwellungen entgegenzuwirken.

### Die mitteleuropäischen Doldengewächse

Vom Norden Europas aus weiter gegen Süden hin nimmt die Vielfalt der Doldengewächse mit jeweils unterschiedlichen Eigenschaften zu. In Mitteleuropa sind die zarteren, krautigeren Arten vorherrschend. Auf dem Hintergrund der gewonnenen Anschauung von der Erzengelwurz betrachtet, lässt sich die Bildungsweise der Arten auf verschiedene Weise charakterisieren, in Reihen ordnen und zum Menschen in Beziehung setzen. Auch Geruch und Geschmack der Organe (Wurzel, Blatt, Blüte, Frucht) ergeben Reihen, auf denen sich besondere Qualitäten steigern oder abschwächen bzw. in den Organbereichen verschieben. Die Linien, die sich dabei der Betrachtung imaginativ ergeben, ergänzen einander.
Während Geruch und Geschmack mehr zu leiblichen und seelischen Erlebnissen führen, geben die imaginativ bewusst gemachten Bildungsweisen diesen Erlebnissen, wie bei der Erzengelwurz beschrieben, eine deutlicher fassbare Kontur. Bei den mitteleuropäischen Doldengewächsen mit ihrem krautigen Wuchs kann man zunächst die robusten, der Erzengelwurz ähnlicheren «Laubigen» mit breiten Blattflächen und die mehr feingefiederten «Kerbelartigen» unterscheiden.

#### Laubige Doldengewächse Mitteleuropas

Noch sehr ähnlich der Erzengelwurz ist die stärker in Mitteleuro-
2 pa beheimatete Waldengelwurz (Brustwurz, *Angelica sylvestris*)
mit vergleichbaren Heilwirkungen. Zur nördlichen gemäßigten
4 Zone gehört charakteristischerweise der Bärenklau (*Heracleum sphondylium*) mit sehr vielgestaltigen, aber vorwiegend lappigflächig ausgebreiteten Blättern, die nicht wie bei der Erzengelwurz in Fiederblättchen gegliedert sind. In den sehr großen Dolden sind die weißen Randblüten auffallend einseitswendig

gestaltet und ordnen sich in ihrem gegenseitigen Verhältnis innerhalb der Döldchen und in deren Verhältnis zur Dolde zu einer «Gesamtblüte» (siehe auch S. 40). In der so blumenartig gebildeten Dolde zeigt sich das Blühen unmittelbar, während die verdichtende Verinnerlichung des Blühens in Richtung Gummiharzbildung viel geringer ist. Etwas Scharf-Aromatisches im Geschmack macht verständlich, dass man aus Samen, Kraut und Wurzel des gewöhnlichen Bärenklaus Medikamente bereitet hat, die in der Wirkung denen der Erzengelwurz ähnlich sind. Der Geschmack der Bärenklaufrucht ist ähnlich intensiv wie jener der Erzengelwurzfrüchte. Auch hier tritt anfangs auf der Zungenspitze etwas Beißendes auf, neben dem sich Aromatisches entfaltet. Dieses ist aber in der Empfindung nicht so warm und einhüllend, sondern strenger, kühler, krautiger. Im Bild des Bärenklaus vereinigen sich der gegenüber der Erzengelwurz nicht so ausgereifte Geschmack mit den weicher geformten Blättern, dem weniger verinnerlichten Blühen und der Fähigkeit, aus der Wurzel nach dem Blühen neu auszutreiben. Die sich daraus ergebende Gebärde kann die Richtung einer möglichen Heilwirkung angeben: In Abwandlung der konstitutionskräftigenden, ichstärkenden Wirkung der Erzengelwurz setzt die des Bärenklaus vermehrt unterstützend an den Lebensprozessen an.

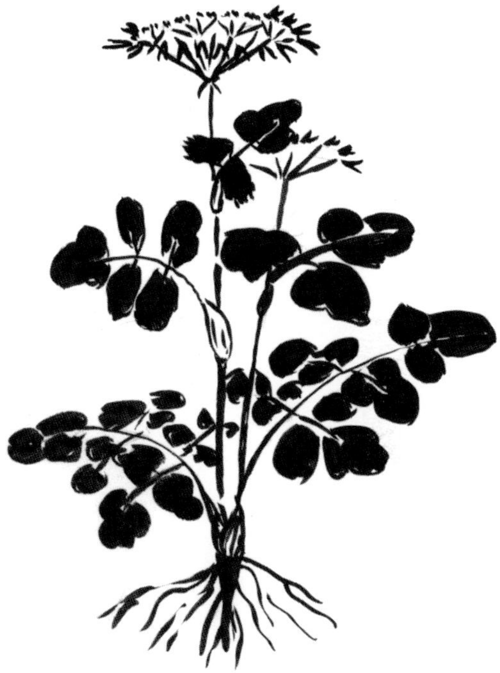

Bärenklau

Junge Blattstängel und Sprosse wurden früher in Salzwasser gekocht und als Gemüse gegessen.

Eine Steigerung dieses Typus, vor allem hinsichtlich der Größe der Gesamtgestalt und der spitzer werdenden Blätter, findet sich
im Riesen-Bärenklau (*Heracleum mantegazzianum*) und einer 5
Reihe von ähnlich großwüchsigen Verwandten, die aus dem Kaukasusgebiet oder dem Orient in mitteleuropäische Gärten eingeführt wurden und verwilderten. Die Früchte des Riesen-Bärenklaus schmecken ähnlich wie die des Wiesen-Bärenklaus, nur schärfer, frisch, kühl, nicht so voll wie die der Erzengelwurz.

Als nächstes gehört zu den laubigen Doldengewächsen Mittel-
europas die Meisterwurz (*Imperatoria*, heute *Peucedanum* 6
*osthrutium* genannt), die im Mittelalter als eine der wichtigsten Heilpflanzen angesehen wurde (siehe Doldengewächse).

Diese Meisterwurz stammt ursprünglich aus subalpinen Hochstaudenfluren der Alpen und Pyrenäen und hat einen schärferen, aber mit der Erzengelwurz vergleichbaren, herb aromatischen Geruch und Geschmack. Sie bleibt kleiner, zierlicher, krautiger als diese. Ihre Blätter sind viel weniger aufgeteilt, zusammengezogener, aber die einzelnen Fiederteile sind ähnlich laubig, flächig und spitz gezähnt wie bei der Erzengelwurz. Der Stängel ist viel dünner und steht steif aufrecht. Die relativ große

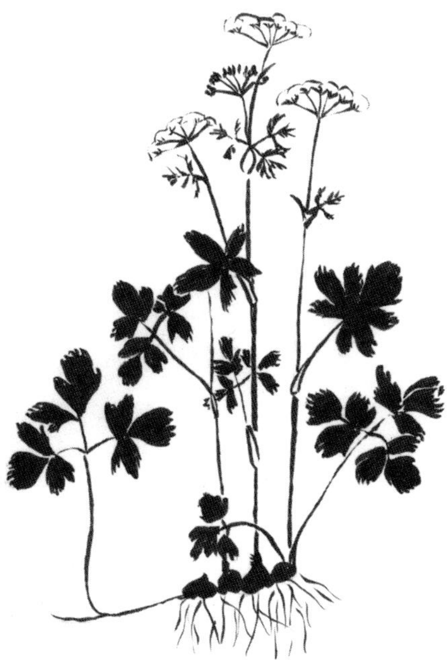

Meisterwurz

Blütendolde breitet sich flach aus, nur die Döldchen sind stärker gewölbt. Mit den weißen Blütchen wirken die Dolden im Ganzen blumiger als die der Erzengelwurz. Sie sind aber nicht wie die der Bärenklau-Arten geformt und duften auch weniger stark. Anders als bei der Erzengelwurz ist auch das knotig ausgebildete Rhizom, von dem auch dünnere Ausläufer ausgehen. Aus beiden kann die Meisterwurz jedes Jahr wieder austreiben und Kolonien bilden.

Die Meisterwurz bildet also eine weniger eindrucksvolle und gewaltige, in sich abgeschlossene Einzelgestalt wie die Erzengelwurz. Sie fügt sich mit ihrem Rhizom und ihrer Schirmform der Dolde stärker in das Gesamtleben der Erde ein.

In dem dicken Rhizom ist das aromatisch gewürzhaft Riechende, das mit zunehmendem Alter die ganze Pflanze durchzieht, besonders konzentriert. Dort bildet sich auch der würzige, beißend bittere Milchsaft, der vor allem im Frühjahr reichlich fließt. Er ist ähnlich dem der Erzengelwurz, aber schärfer. Wie bei dieser konzentriert sich das typische Aroma in klarerer Form nochmals in der trockenen Frucht. Deren Geschmack hat auch
75 Ähnlichkeit mit dem der Gelbdolde (*Smyrnium olusatrum*): Er ist scharf, herb aromatisch, voll und warm.

Die Arten der beiden Gattungen *Angelica* und *Peucedanum* wurden früher zum Teil in einer Gattung zusammengefasst. Nach der heutigen Gliederung, die sich vorwiegend an der Ausbildung der Früchte orientiert, sind die Arten der Gattung *Angelica* stärker nördlich verbreitet und relativ einheitlich. Die in Europa am meisten nach dem Süden vordringende, noch bis vor kur-
3 zem zu *Angelica* gerechnete Art, die Pyrenäen-Engelwurz (heute: *Selinum pyrenaeum* GOUAN), nähert sich in ihrer Bildungsweise den aromatischen Bergwiesenkräutern. Sie bildet damit auch eine Brücke zu den kerbelartigen Umbelliferen Mitteleuropas.

Die Gattung *Peucedanum* umfasst dagegen wesentlich vielgestaltigere Arten mit vorwiegend nach dem Süden hin ausgedehnter Verbreitung und einer Bildungsweise, die stärker den mediterranen Arten entspricht (siehe den Vergleich der Arten, S. 44–46). Die Meisterwurz gehört allerdings ätherklimatisch und morphologisch ganz zu Mitteleuropa. Sie ist mit ihrer natürlichen Verbreitung auf mitteleuropäische Gebirgslagen beschränkt.

Von der Erscheinungsweise der Meisterwurz ausgehend, wenden wir unseren Blick auf weitere krautige Doldengewächse mit breitgefiederten Blättern.

13 Da ist zunächst der Geißfuß (oder Giersch, Baumtropfen; *Aegopodium podagraria*) zu nennen. Er ist eine Pflanze tiefer Lagen und weniger offen für das Licht als die Meisterwurz. Seine Blatt-

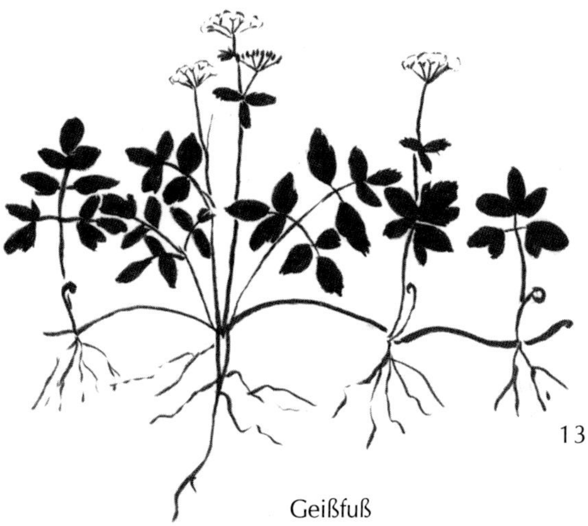
Geißfuß

form ist der Meisterwurz ähnlich, wenn auch nicht ganz so zusammengezogen. Er wächst etwas niedriger und zierlicher. Sein junges Kraut kann als Frühlingsgemüse gegessen werden. Von der Meisterwurz greift der Giersch die dünnen, unterirdischen Ausläufer auf und verbreitet sich damit queckengleich in vernachlässigten, früher bearbeiteten Böden und an Waldrändern. Diese dünnen Rhizome sind sehr vital und schmecken etwas scharf, wenn auch deutlich schwächer als bei der Meisterwurz. Was die Erzengelwurz und die Meisterwurz, jede auf ihre Weise, mit ihren unteren Blättern machen, nämlich den Boden zu überschatten, wird vom Giersch flächendeckend gewährleistet. Es entstehen nicht einmal für sich stehende, sich selbst begrenzende Gruppen wie bei der Meisterwurz. Die weißblühende Dolde ist kleiner und unscheinbarer als bei der Meisterwurz. Die Früchte des Giersch schmecken frisch, angenehm aromatisch und etwas scharf, im trockenen Zustand nur ganz schwach und nicht mehr auf der Zungenspitze beißend. Medizinisch verwendet werden vor allem das Kraut und die Rhizome. Von der Erzengelwurz über die Meisterwurz bis zum Giersch verschiebt sich fortschreitend der Schwerpunkt der mit den genannten Pflanzen verbundenen Qualität in die Erde. Besonders beim Giersch ist dort die Vitalität am stärksten, und die sowohl im gesamten Wuchs als auch im Blühen und Fruchten ausgedrückte Eigenständigkeit geht verloren.

Während der Geißfuß gegenüber der Meisterwurz durch die Intensität des unterirdischen Wuchses verstärkt vegetativ geprägt
und aufgelockerter wirkt, zeigen die zierliche Sanikel (*Sanicula* 14
*europaea)* und die etwas größer, buschig wachsende Sterndolde
(*Astrantia major*) sowie andere *Astrantia*-Arten mit ihren hahnen- 15
fußartig zusammengefassten Blättern einen verdichteteren Charakter. Unterirdisch bilden sie einen scharf schmeckenden Wurzelstock, aus dessen Kopf sich die Pflanzen erneuern, aber keine Ausläufer entstehen. Auch ihre Blütendolden sind wie zu einer Blüte zusammengezogen. Bei der Sanikel, einer Pflanze lichter Wälder, bilden die Blütendolden unscheinbare Köpfchen. Bei der mehr in den Bergen an lichteren Orten beheimateten Sterndolde sind die Hüllblättchen zu einer sternartigen Krone ausgebildet. Gegenüber den vorgenannten Arten Erzengelwurz, Bärenklau und Meisterwurz haben Giersch, Sanikel und Sterndolde nichts mehr von dem stämmig Festen. Die charakterisierte auflockernd verfließende Gebärde des Giersch steht dabei der zusammenfassenden von Sanikel und Sterndolde gegenüber. Das kann einen Ansatz bilden für das Besinnen der Heilwirkung. Die vereinzelt im Wald wachsende Sanikel zeigt in Form und Ge-

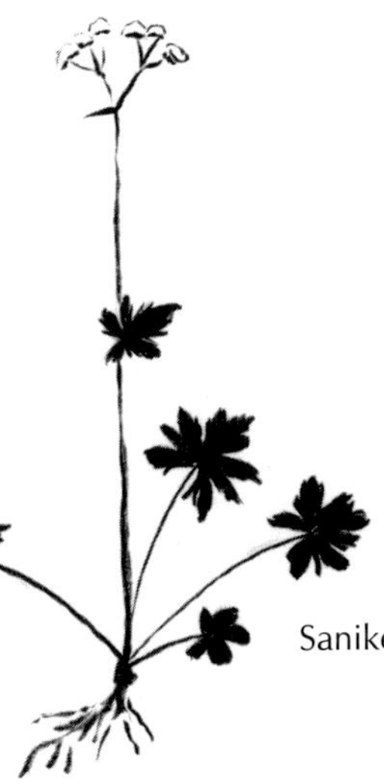

Sanikel

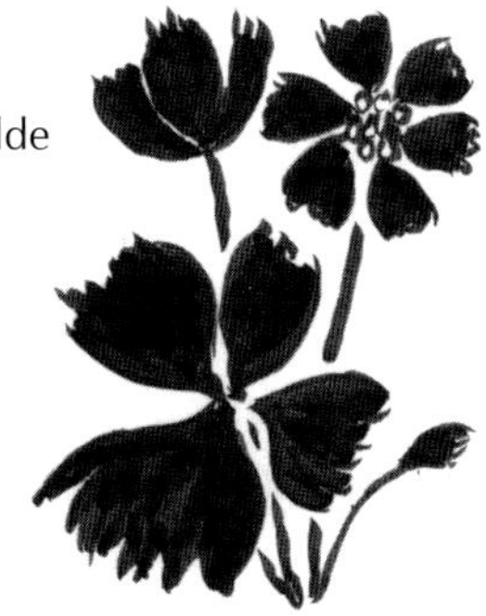
Berg-Schafdolde

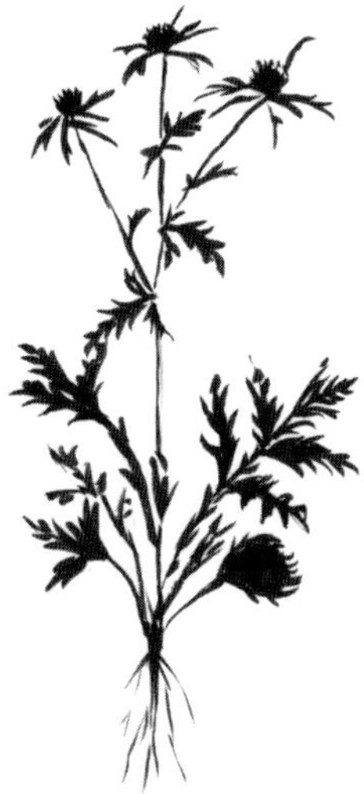
Mannstreu

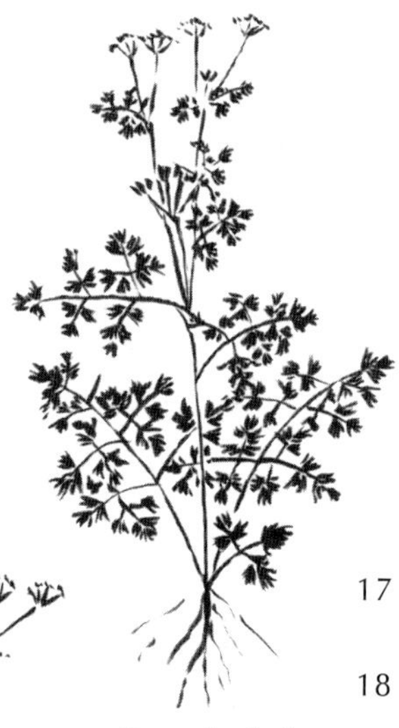
Gartenkerbel

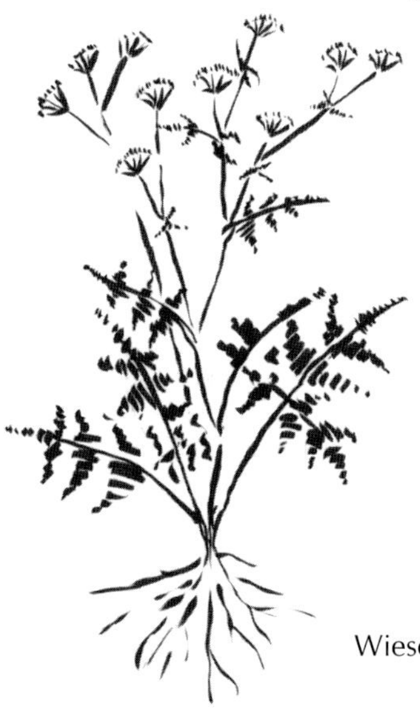
Wiesenkerbel

schmack etwas Dichteres, Dumpferes, die *Astrantia*-Arten dagegen etwas Lichteres.
Von der Art der Blütenbildung aus gesehen, schließen sich hier
103 noch die Berg-Schafdolde (*Hacquetia*) und die Mannstreu-Arten
89–98 (*Eryngium*) an.

**Kerbelartige Doldengewächse Mitteleuropas**

Beim Namen Kerbel hat man wohl gewöhnlich den Garten-
16 kerbel (*Anthriscus cerefolium*) im Sinn. Dieser ist ein einjähriges, überall in Europa angebautes oder verwildertes zartes Kraut. Mit der Erzengelwurz hat er als Doldengewächs eigentlich bloß die Eigenschaft, dass er sich nur aus dem Samen erneuern kann, und die zum Süßlichen neigende Seite des Aromatischen im Blatt gemeinsam. Die würzige Seite des Geschmackes ist jedoch spezifisch anders, eher in Richtung Kümmel. Sonst ist der Kerbel ein zierliches Kraut. Die Fiederblättchen sind beim Gartenkerbel allerdings noch nicht so fein wie bei manchen anderen Kerbel-Arten.
Es gibt in Mitteleuropa eine größere Anzahl untereinander sehr ähnlicher Arten, die sowohl Gift- und Heilpflanzen als auch in Vergessenheit geratene Nahrungspflanzen umfassen. All diese Arten lassen sich zwar bei genauerer Betrachtung an morphologischen Einzelheiten durchaus unterscheiden. Zum Verständnis der Heilwirksamkeit dringt man jedoch erst vor, wenn man Geruch und Geschmack hinzunimmt. So lädt z.B. der süßlich-aromatisch-herbe Geruch des Gartenkerbelkrauts eher ein, dieses zum Würzen einer Suppe zu verwenden, als der widerlich süßliche
17 Geruch des Wiesenkerbels (*Anthriscus sylvestris*), dessen getrocknete Früchte keinen besonderen Geschmack haben. Der Glän-
18 zende Kerbel (*Anthriscus nitida*), der vermehrt im Schatten wächst, hat einen dumpfen, scharf aromatischen, etwas möhrenartigen Geruch, der auch nicht gerade zum Verzehr einlädt. Der
19 Gemeine Kerbel (*Anthriscus caucalis)* ist im Kraut geruchlos. Dagegen schmecken die trockenen Früchte zart aromatisch. Die zuletzt genannten Arten sind trotz oftmals feiner gefiederter Blätter im Vergleich zum Gartenkerbel viel robuster im Wuchs und meistens mehrjährig.
Ganz ähnlich sind die Kälberkropf-Arten wie z.B. der Berg-Kälber-
20 kropf (*Chaerophyllum hirsutum*), dessen Krautgeruch an Reinet-
21 ten-Äpfel erinnert. Der Goldfrüchtige Kälberkropf (*Chaerophyllum aureum*) ist dem Wiesenkerbel im Wuchs ähnlich, wenngleich oft straffer, aufrechter. Er riecht beim Zerreiben des Krautes mild

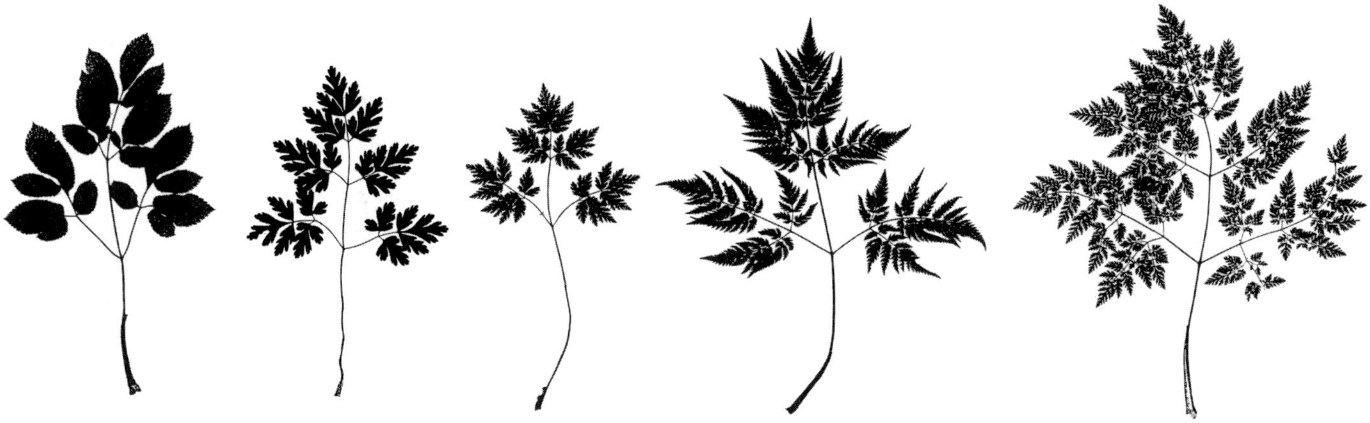

23 20 22 21 24

möhrenartig. Auch die trockenen Früchte schmecken angenehm möhrenartig, zart.

Der Hecken-Kälberkropf (*Chaerophyllum temulum*) hat einen 22
stärker beißenden, möhrenartigen Geschmack. Bei dieser Pflanze empfiehlt es sich, es beim Schmecken bewenden zu lassen, da sie bei reichlicherer Aufnahme betäubend wirken soll. Sie wird deshalb auch Taumel-Kerbel genannt. Potenziert soll sie dagegen eine weckende Wirkung entfalten.

Der Gewürz-Kälberkropf (*Chaerophyllum aromaticum*) riecht 23
insgesamt würziger nach Möhren. Die trockenen Früchte haben einen aromatischen Geschmack, der später zunehmend möhrenartig wird. Die Wurzeln schmecken wie das Bitter-Scharfe am vergrünten Kopf einer Möhre. Die Blätter dieser Art sind allerdings schon nicht mehr kerbelartig, sondern lappig, ähnlich dem Giersch, mit dem man den Gewürz-Kälberkropf leicht verwechselt, wenn man nicht auch auf die Geschmacksunterschiede achtet.

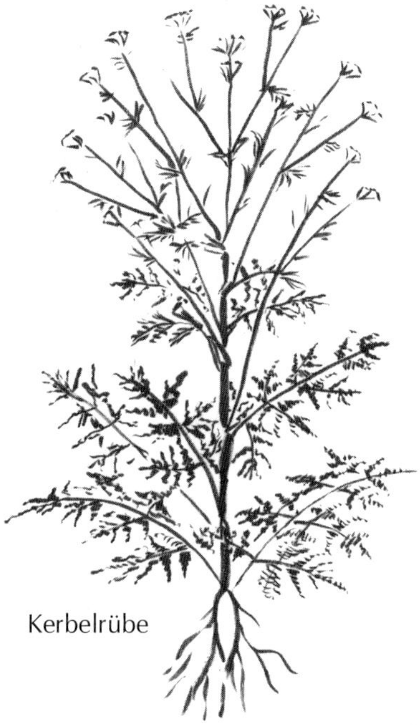

Kerbelrübe

Zu Aspekten der medizinischen Wirkung siehe W. Pelikan, «Heilpflanzenkunde», Dornach 1958.

Wasser-Schierling

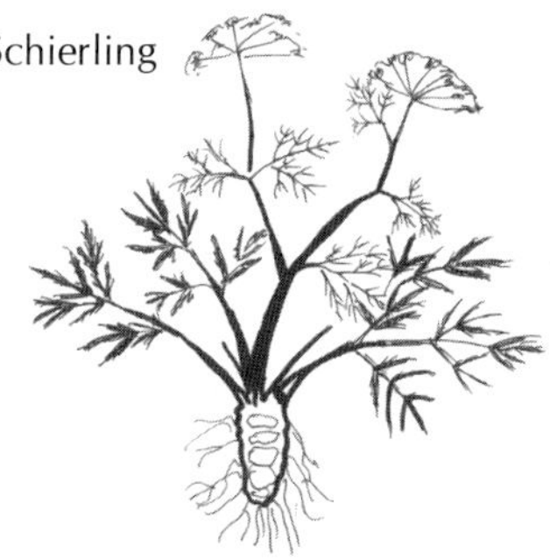

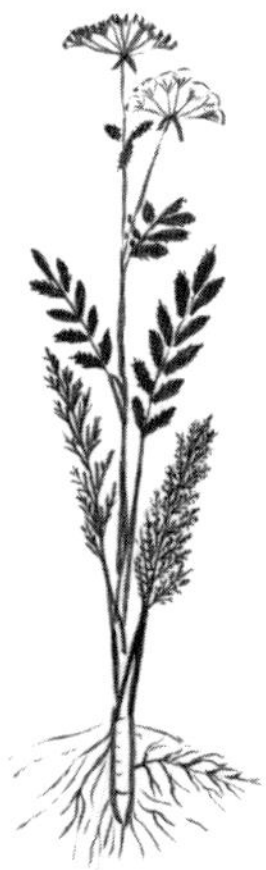

Großer Merk

Weiteres zum Entstehen der Giftigkeit siehe S. 65.

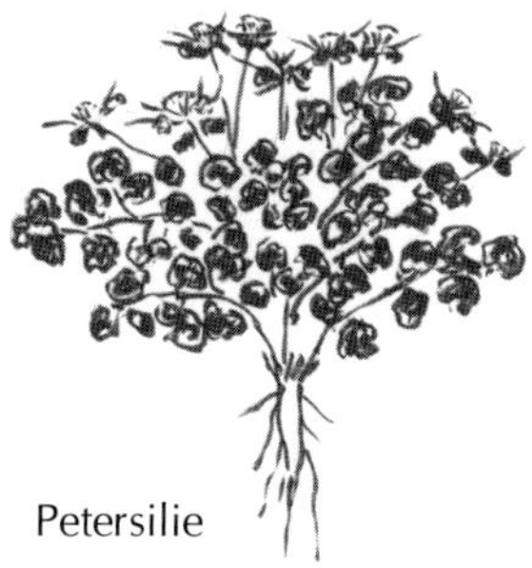

Petersilie

24 Bei der Kerbelrübe (*Chaerophyllum bulbosum*) sind die mehrfach fein gefiederten Stängelblätter unten relativ groß und flächig und werden nach oben zu immer zarter lanzettlich aufgeteilt. Mit zunehmender Verzweigung entstehen nahezu unbegrenzt immer zierlichere und kleinere Dolden. Der Geschmack erinnert im Kraut an Petersilie, im Samen an Kümmel. Wegen der Rübe, die süßlich aromatisch riecht und im ersten Jahr kastanienartig schmeckt, wurde die Art früher angebaut.

In den Formenzusammenhang der Kerbelartigen gehört des Wei-
25 teren der Gefleckte Schierling (*Conium maculatum*), eine der giftigsten Pflanzen überhaupt. Als Unterscheidungsmerkmal werden vor allem die roten bis violetten Flecken am Stängel genannt. Rote Flecken am Stängel gibt es aber auch bei anderen Kerbel-Arten (z.B. Wiesenkerbel und Knollenkerbel u.a.). Wesentlich überzeugender als Unterscheidungsmerkmal sind der widerliche Geruch des gefleckten Schierlings (wie Braunwurz oder Mäusedreck) und vor allem der widerliche, scharf-bittere Geschmack.

110 Ebenfalls sehr giftig sind der Wasser-Schierling (*Cicuta virosa*)
108 und die Früchte und Wurzeln des Großen Merk (*Sium latifolium*). Dieses hoch aufrecht in Gräben und Sümpfen vorkommende Gewächs hat auffallend verschiedene Blattformen.

Entgegen einer landläufigen Meinung sind außer den genannten wenigen giftigen Arten, vor denen man sich sehr in Acht nehmen muss, die meisten einheimischen Umbelliferen nicht ausgesprochen giftig. Selbst die nächste Verwandte des Merk,
109 die Zuckerwurzel (*Sium sisarum*), war z.B. vor Einführung der Kartoffel eine beliebte Nahrungspflanze. Ihre kleinen, kümmelähnlichen Samen schmecken schwach süßlich aromatisch, leicht schleimig mit einem scharfen, möhrenartigen Nachgeschmack.

In der Reihe der «Kerbelartigen» ist auch die Petersilie (*Petrose-*
26 *linum hortense*) mit ihrem etwas scharfen, würzigen Geruch und Geschmack zu nennen.

Die Wildform der Petersilie ist weniger stark gekräuselt als die Blätter der Pflanze, die man gewöhnlich in der Küche verwendet (*Petroselinum crispum*). In der Kultur zeigt sie eine üppige Blattentfaltung (bei der Form *crispum*) und eine Tendenz zur Entwicklung einer dicken, rübenartigen Wurzel (bei der Form *tuberosum*). Dagegen sind die gelblich-grünlichen Blütendolden zwar zahlreich, aber recht unscheinbar. Der eigenartig herb aromatische Geruch und der anfangs süßliche, später bittere Geschmack der Petersilie durchziehen vor allem das Blatt. Der Geschmack der kleinen, in der Form kümmelähnlichen trockenen Früchte lässt das bekannte Petersilienaroma deutlich erkennen.

Er ist scharf, allerdings ohne den krautigen Beigeschmack der
Blätter. Im Vergleich zu Kümmelfrüchten schmecken die Petersili-
enfrüchte weniger scharf und nicht so voll, sondern eher etwas
möhrenartig. Die zum Essen gezüchtete Petersilienwurzel ist dage-
gen viel süßer und schmeckt wie ein sehr süßer, milder Sellerie.
Der ungekräuselten Form der Petersilie ist die Hundspetersilie
(*Aethusa cynapium*) sehr ähnlich. Diese kommt zuweilen mit 27
der Petersilie gemeinsam vor. Der Geruch des frisch geriebenen
Krautes unterscheidet sich jedoch deutlich von dieser. Er wird
als schwach, widerlich, knoblauchartig beschrieben. Die Früch-
te schmecken zunächst unauffällig, dann etwas süßlich aroma-
tisch mit einem stark bitteren Nachgeschmack. Die Hunds-
petersilie gilt als giftig (wie man aus dem Geruch schließen kann,
wirkt sie narkotisch) und war entsprechend als Heilpflanze im
Gebrauch. Der Geschmack der trockenen Früchte ist interessan-
terweise sehr schwach, dumpf aromatisch, etwas süßlich.
Geschmack und Geruch der Petersilie sowie der buschigere
Wuchs der Gesamtpflanze und das schwache Blühen leiten über
zu einer weiteren Gewürz- und Nahrungspflanze, dem Sellerie
(*Apium graveolens*). Er hat etwas flächigere, gefiedertere, viel 28
dicker gestielte Blätter als die vorher genannte Art. Bei dem Sel-
lerie liegt die Betonung noch stärker in der Wurzelausbildung.
Die Blütendolden sind klein, weiß und von überragenden Hüll-
blättchen so durchsetzt, dass sie wie vergrünt erscheinen. Der
Sellerie ist besonders im Vergleich mit der Erzengelwurz interes-
sant. Er hat in der Gestalt die Wurzel und das Krautig-Fleischige
der Erzengelwurz einseitig entwickelt, dafür aber Spross und Blüte
zurückgenommen. Zugleich hat er an Schärfe verloren und wurde
dadurch vorwiegend zur Nahrungspflanze. Die Früchte des
Knollenselleries sind ausgesprochen winzig. In ihnen ist die Schär-
fe des typischen Selleriegeschmackes konzentriert.
Die Pastinake (*Pastinaca sativa*), auch eine alte Nahrungspflanze 31
mit stämmigem Wuchs und zierlich-flächig gegliederten Blät-
tern, ist im Geruch dem Sellerie ein wenig ähnlich, hat aber
wieder größere gelbe Blütendolden. Die rübige Wurzel ähnelt
stärker der Möhre, ist nicht so dick wie der Sellerie und schmeckt
neutraler. Die Früchte der Pastinake sind wieder wesentlich grö-
ßer und geflügelt. Sie schmecken herb aromatisch, etwas an Bä-
renklau erinnernd. Dieser ist jedoch schärfer, kühler, mehr am
Gaumen ansetzend, während sich der Pastinakengeschmack
zunächst mehr vorne im Mund entfaltet und nachhaltiger ist.
Das Aroma erinnert an das des Bärenklaus. Mit dem Bärenklau
teilt die Pastinake oft auch den Standort: sonnige, frische Wiesen
wärmerer, eher niederschlagsarmer Gebiete.

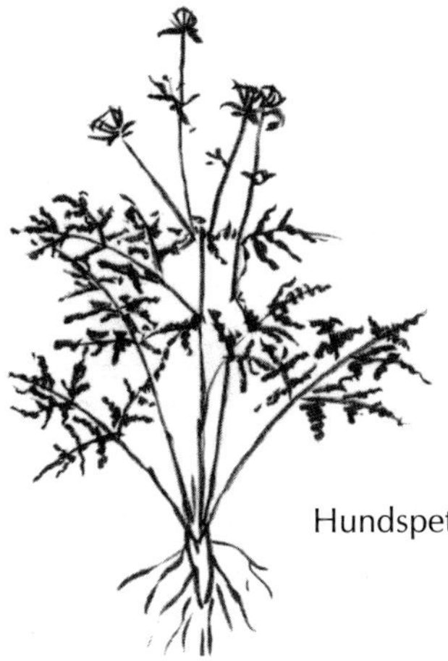
Hundspetersilie

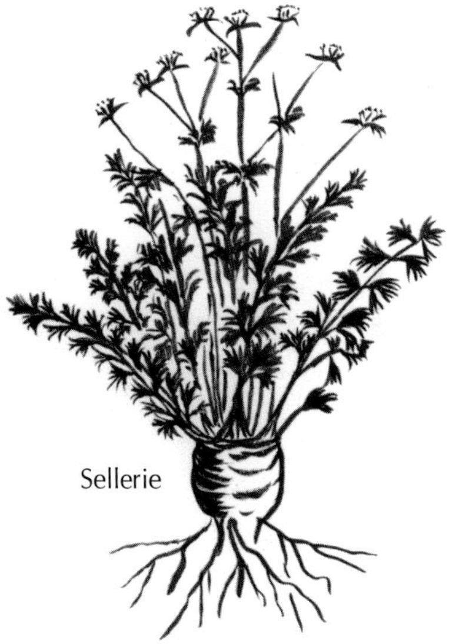
Sellerie

Verwandte des Sellerie mit verstärkter Beziehung zum Wasser, siehe Kap. VII.

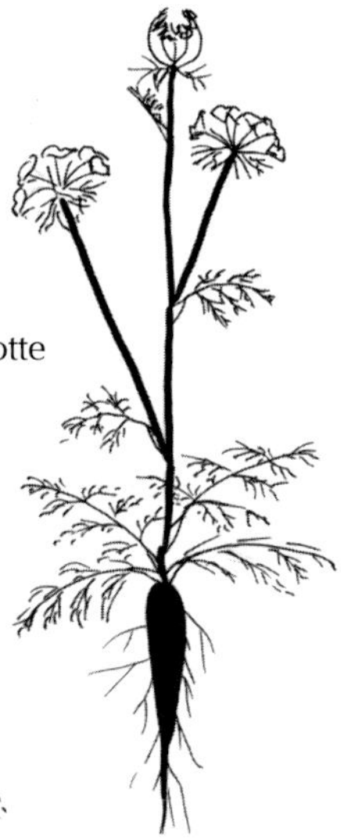

Karotte

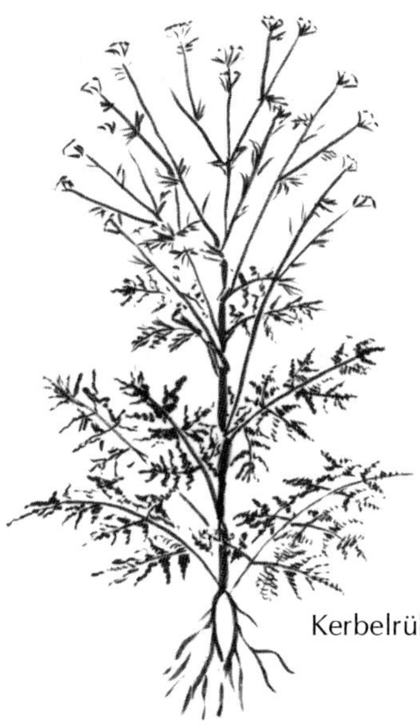

Kerbelrübe

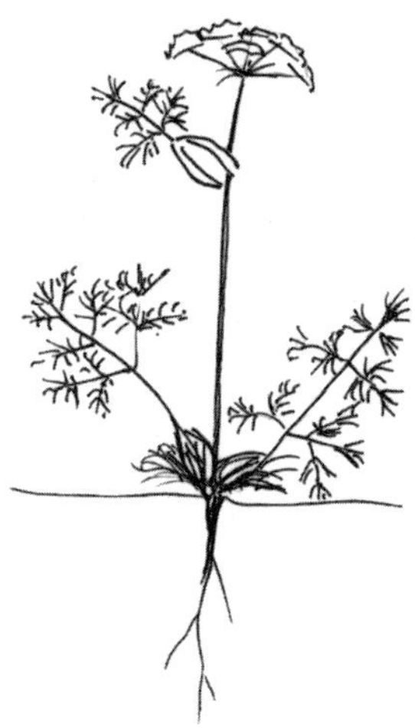

Alpen-Liebstock

Gegenüber diesen Nahrungspflanzen ist die Möhre oder Karotte im Blatt viel zarter. Sie schließt in der Form direkter an die Kerbelartigen an.

Die Wurzel der einheimischen Wildform der Karotte (*Daucus*
32 *carota*) ist nicht so fleischig wie die Kulturform. Sie ist weiß
und schmeckt ausgesprochen scharf, viel weniger süß als die Kulturform. Der «Möhrengeruch», der auch vom Laub ausgeht, wenn man es reibt, ist süßer als der des Selleries. Früchte der Kulturmöhre sind in der Größe denen der Petersilie vergleichbar. Ihr Geschmack ist etwas scharf, bitter und aromatisch, fast wie Eukalyptus, erinnert aber überraschenderweise wenig an den Geschmack der Kulturform!

Es gibt noch einige zartlaubige knollen- bzw. rübenbildende Arten, die in der Rübe oder Wurzelknolle bereits als Wildform neutraler, z.T. nussartig schmecken. Diese wurden vor Einführung der Kartoffel in manchen Gegenden angebaut. Als Bei-
24 spiele sind die schon genannte Kerbelrübe (*Chaerophyllum*
33a *bulbosum*) und der Knollenkümmel (*Bunium bulbocastanum*)
abgebildet. Daneben gehören hierzu noch weitere Kerbelrüben
wie *Chaerophyllum prescotti* und die französische Erdkastanie
33b (*Conopodium majus*).

**Aromatisch würzige Bergkräuter Mitteleuropas**

Im Wuchs noch immer kerbelartig ist die Süßdolde (*Myrrhis*
34 *odorata*), die ausgesprochen nach Anis riecht und schmeckt. Die
Frucht schmeckt im frischen Zustand wie Anis, nur krautiger, und trocken noch etwas aromatisch-süßlich. Sie führt uns wieder stärker zu den ursprünglich mitteleuropäischen Heilpflanzen, die, wie ja auch schon die Meisterwurz, vor allem in den Bergen wachsen. Sie haben meist ein besonders fein gefiedertes Blattwerk, das angerieben jeweils spezifisch stärker und reiner aromatisch riecht als bei den Kerbelartigen der niederen Lagen. Viele davon sind relativ kleinwüchsig. Zu diesen gehören die
36 Mutterwurz, auch Alpen-Liebstock (*Ligusticum mutellina*) genannt,
mit fein gefiederten, stark aromatisch riechenden Blättern, und
35 die Bärwurz (*Meum athamanticum*) mit durchdringend balsa-
misch-würzigem Geruch der getrockneten Wurzel. Die Früchte der Bärwurz sind wie übergroße Kümmelkörner geformt. Sie schmecken im frischen Zustand anfangs leicht fenchelartig süßlich, dann folgt ein balsamisch-würziger Geschmack, wie der Geruch der Wurzel, der weniger scharf ist als Liebstöckel, aber schärfer als Kümmel. Die trockenen Früchte der wieder etwas

größeren, aromatisch riechenden Kümmelblättrigen Silge (*Seli-* 37
*num carvifolia*) schmecken anfangs leicht süßlich, dann schnell
aromatisch, herb-harzig, etwas brennend, nach hinten zum Gau-
men hin wandernd, im Ganzen nicht lange anhaltend. Die
Augenwurz (*Athamantha cretensis*) hat kümmelähnlich langge- 38
streckte, flaumig behaarte Früchte, die schnell scharf aromatisch,
anfangs etwas kümmelähnlich schmecken und dann einen
möhrenähnlichen Nachklang haben. Schließlich gehört zu den
Bergwürzkräutern auch der Kümmel (*Carum carvi*). Er gehört zu 39
den wenigen ursprünglich auch im Norden Europas heimischen
Gewürzpflanzen und bevorzugt in Mitteleuropa bergige Lagen.
Seine gefiederten Blätter wirken trotz ihrer Feinheit verdichtet,
weil die Fiederblättchen besonders stark an die Blattachse und
bei den Stängelblättern auch an den Spross heran rücken. Beim
Stern-Kümmel (*Carum verticillatum*) ist dieses Bildeprinzip im 40
Blatt noch verstärkt. Im Geruch und im dunklen, scharfen Geschmack der Früchte ist die Strenge konzentriert, die das Aroma vieler Doldengewächse begleitet. Im Kraut riecht und schmeckt der Stern-Kümmel kaum. Sein Wurzelgeruch erinnert schwach an Möhren. Nur die Früchte haben den bekannt vollen, scharfen, würzigen Geschmack und den etwas dumpf aromatischen Geruch. Dieser ist anfangs schnell herb aromatisch, etwas stechend auf der Zunge und hinterlässt im Vergehen etwas herb Würziges.

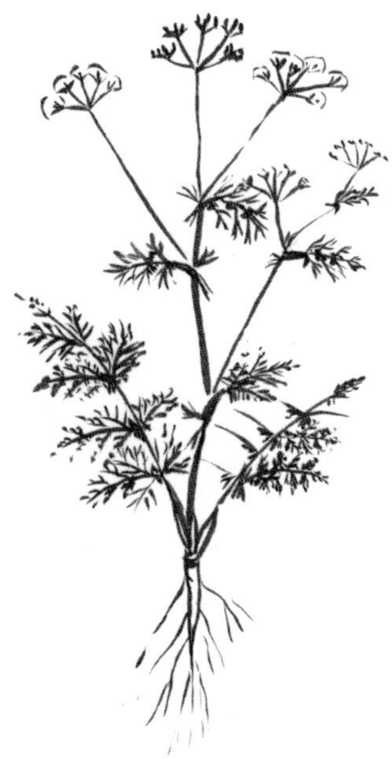

Kümmel

Alle diese Arten gehören zu den alten Heilpflanzen Mitteleuropas, die auf verschiedene Weise krampflösend, appetitanregend, verdauungsstärkend, aber auch milchflussfördernd wirken. Einen wichtigen Beitrag leisten sie heute gewöhnlich nur noch im qualitativ hochwertigen Viehfutter der Alpenweiden, werden aber leider mit zunehmender Überdüngung verdrängt. Eine Neudifferenzierung nach Geruch und Geschmack wäre bezüglich ihrer Heilwirkungen sicher lohnend.

Besinnt man die entsprechenden Bilder der Bergwürzkräuter, so ergeben sich im Vergleich zur Erzengelwurz schon Aspekte für die Heilwirkung. Das Zarte der Bildungsweise des Kümmels wie der anderen Bergwürzkräuter hat die Erzengelwurz nicht, aber in ihrem sehr vielseitigen Geruch und Geschmack ist doch auch etwas Kümmelartiges enthalten. Die Bergwürzkräuter wirken auf den Menschen in unterschiedlicher Weise konstitutionskräftigend und Absonderungen fördernd, was im Einzelnen noch zu differenzieren wäre. Wie Geruch und Bildungsweise imaginativ zeigen, setzt ihre Wirkung aber eher unmittelbar am Astralleib an.

**Übergänge von Mitteleuropa zu wärmeren Klimabereichen**

Im Süden Europas fächern sich Substanzqualitäten, die sich schon an der Erzengelwurz im Ansatz beobachten lassen und die sich in Mitteleuropa in den laubigen und kerbelartigen Formen differenzieren, weiter auf und werden in bestimmten Richtungen verstärkt.

Die Übergänge von den charakteristischen, krautigen, mitteleuropäischen Doldengewächsen zu solchen, die in wärmeren Klimabereichen ihre Qualitäten ausbilden, sind äußerst vielseitig. Sie lassen sich an Arten aufsuchen, deren Verbreitung entweder an wärmeren Orten schon ins mitteleuropäische Florengebiet reicht oder die sich dort wenigstens anbauen lassen. Hier seien einige Reihen angedeutet, die sich morphologisch in Habitus und Blattformen und durch Abwandlungen in Geruch und Geschmack verfolgen lassen.

Die besondere Würze der Kümmelfrüchte findet sich wieder beim
41 Kreuz-Kümmel (*Cuminum cyminum*), einer einjährigen, schnellwüchsigen, zierlichen Pflanze des Mittelmeergebietes. Deren etwas langgestreckte Früchte schmecken kaum kümmelartig, eher warm aromatisch mit einem von den orientalischen Speisen vertrauten Beigeschmack. Die orientalische Komponente ist bei den
42 kugeligen Doppelfrüchten des Korianders (*Coriandrum sativum*) gesteigert, schärfer, dunkler, während das Kümmelartige kaum noch anklingt.

Für diese Reihe erscheint mir bedeutsam, dass sich nach dem Süden zu die Qualität des Geruchs dem der Raute (*Ruta graveolens*) aus dem Mittelmeergebiet annähert. Dieser Geruch des stark riechenden Krautes lenkt die Empfindung in Richtung beruhigend, krampflösend, zum Träumen anregend, ohne das Weckende des Kümmels.

*Blattmetamorphose*

Während der Kreuz-Kümmel als kleine, einjährige Pflanze eher reduziert erscheint, ist der Koriander in seiner Bildungsweise besonders schön. Diese zierliche Pflanze durchläuft mit ihren Blattformen eine weite Spanne von Verwandlungen vom einfachen, runden, flächigen und gestielten Blatt nach dem Keimen in der Rosette bis zu fädig aufgeteilten sitzenden Blättchen nahe der Blüte. Im Vergleich mit anderen Doldengewächsen, sowohl zum Norden hin, wo die Grundblätter den Stängelblättern ähnlicher sind, als auch zum Süden hin, wo die Stängelblätter stark, oftmals bis zum Blattgrund, zusammengezogen sind, zeigt sie eine der vielfältigsten Blattmetamorphosen.

Eine völlig andere, reiche Blattmetamorphose findet sich beim Großen Merk (*Sium latifolium*), siehe Kapitel VII.

Mit einer derart ausgeprägten Blattmetamorphose kündigt sich ein weiterer Aspekt des Überganges von den mitteleuropäischen zu den mediterranen Heilpflanzen an. Eine Reihe solcher Arten kann man mit den in Mitteleuropa heimischen Pimpinella-Arten (*Pimpinella saxifraga, Pimpinella major* und weiter östlich *Pimpi-* 43, 44,
*nella peregrina, Pimpinella nigra*) beginnen. Sie haben eine schö- 45
ne, aber nicht so weitreichende Blattmetamorphose wie der Koriander. Ihre medizinische Besonderheit liegt vor allem in der herb schmeckenden Wurzel. Ihre kleinen Früchte schmecken etwas dumpf-kümmelähnlich mit einem scharfen Nachge-
schmack. Bei den Früchten der Kleinen Bibernelle (*Pimpinella* 43
*saxifraga*) tritt das Kümmelartige erst wie ein wohlig aromatischer Hauch auf. Dann folgt von der Zunge nach hinten verschwindend ein scharfer Nachgeschmack.

Bei der Fremden Bibernelle (*Pimpinella peregrina*) sind die Früch- 45
te anfangs kaum riechend, kaum aromatisch, dagegen schärfer, etwas bitter am Gaumen reizend und nachhaltiger als bei der Kleinen Bibernelle. Nahe verwandt ist der aus dem Süden kom-
mende Anis (*Pimpinella anisum*) mit dem charakteristisch lichte- 46
ren, süß aromatischen, speichellösenden und im Nachklang etwas harzigen Geschmack der Früchte, den wir schon beim Kraut und den frischen Früchten der Süßdolde kennen gelernt haben. Das Aroma der Anisfrucht einer Pflanze aus südlicherer Gegend wird feiner, klarer als das der Süßdolde im Blatt oder der unreifen Frucht, die mehr «krautig tingiert» ist.

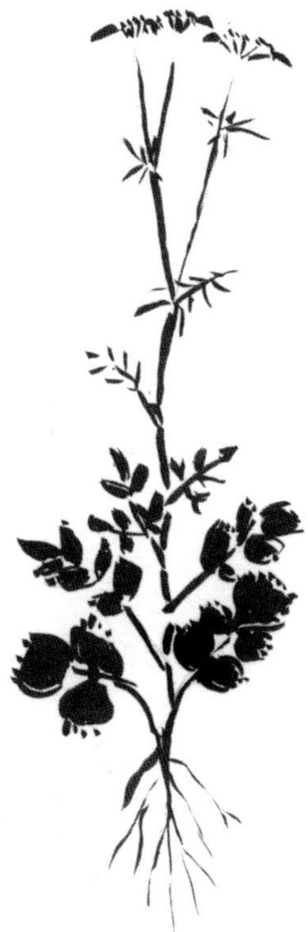

Kleine Bibernelle

Im Geschmack der Erzengelwurzfrüchte ist die Süße der Anisfrucht auch enthalten, aber eher verdeckt. Dagegen fehlt dem Anis die Herbe des Kümmels. Bei ähnlicher medizinischer Wirkensrichtung kann das zur weiteren Differenzierung in der Anwendung dienen. Schon der Geschmack lässt erkennen, wie Anis mehr am Schleimlösenden, der Kümmel mehr am Befeuernden, Auswurffördernden im Stoffwechsel ansetzt. Etwas «Abstoßendes», Weckendes im Anisgeschmack ist innerlicher, verborgener wirksam. Rudolf Steiner vergleicht diese letztgenannte Wirkung meines Erachtens mit der Eisenwirkung im Blut, wenn er imaginativ von «Eisenbestandteilen» in der Anisfrucht spricht, die mit ihrer Wirkung an die Stelle «überentzündlicher Prozesse des Blutes» treten.

Zum Wirkensprinzip des Eisens, siehe Lf. II zu Brennnessel, Seite 157–176.

In die Nähe der Arten mit ausgeprägter Blattmetamorphose gehört auch die schon in der südlichen Schweiz einheimische
Gewürzdolde (*Sison amomum*), die in Kraut und Frucht ange- 47
nehm harzig, gewürzhaft schmeckt und riecht. Interessant ist auch

ein Vergleich der beiden eigentlich schon mediterranen Ammei-
54 Arten. Die Große Knorpelmöhre (*Ammi majus*) beginnt unten
mit breiten, fiederschnittigen, der Sichelmöhre (siehe S. 231/232)
ähnlichen Blättern und geht im wärmeren Klima nach oben zu
feinfiederigen Blättern über. Ihre Früchte schmecken gewürz-
53 haft aromatisch. Bei der Zahnstocher-Ammei (*Ammi visnaga*) sind
die Blätter von vornherein feinfiedrig, schon etwas dem Fenchel
und Dill ähnlich. Die Früchte schmecken stärker gewürzhaft aro-
matisch, etwas bitter, und die stark verholzenden Doldenstrahlen
sind dazu noch harzig aromatisch und offenbar auch desinfizie-
rend (deshalb als Zahnstocher verwendet). Die Früchte lassen
sich als Gewürz verwenden.

*Blumenartige Dolden*

Bei dem aus der Mittelmeerregion stammenden Koriander mün-
det die Blattmetamorphose, im Unterschied zu den großen
blumenartigen Dolden der Bärenklau-Arten, in eine kleine,
blütenähnlich ausgebildete Dolde. Diese Tendenz tritt auch bei
anderen, schon in Mitteleuropa heimischen Arten auf und kann
sich zum Süden hin steigern, z.T. parallel laufend mit dem zu-
nehmend prägnanten Geschmack der Früchte. So schließt sich
an die Gattung *Pimpinella* hinsichtlich der Blattmetamorphose
*Tordylium* an. Bei dem in Mitteleuropa wachsenden Großen
48 Zirmet (*Tordylium maximum*) ist die Blüte noch nicht so auffäl-
lig. Die Früchte schmecken etwas süßlich, dumpf aromatisch.
49 Bei den mediterranen Arten (*Tordylium apulum* und *Tordylium
officinale*) mit schärfer aromatisch schmeckenden Früchten ist
die Dolde aber in ähnlicher Weise wie beim Koriander blüten-
51 artig. Dasselbe gilt für die Dolden der Borstendolde (*Torilis
japonica* und *Torilis arvensis*) mit etwas bitter aromatisch schme-
ckenden Früchten sowie ganz besonders für den Großblütigen
52 Breitsamen (*Orlaya grandiflora*), dessen große, stachelige Früch-
te bitterer und aromatischer schmecken. Beim Strahlen-Hohl-
50 samen (*Bifora radicans*) sind die Dolden ebenfalls blütig, nur
schmecken die Früchte hier kaum.

Was spricht sich in diesem Vergleich im Hinblick auf den Menschen aus? Das Verfolgen der Bildungsweise einer Pflanze, das innere Nachvollziehen von dem, was sich in den Blattformenfolgen zeigt, und Artenvergleiche bringen das Vorstellen so in Bewegung, dass sich durch die eigene Tätigkeit eine Anschauung von der Pflanze bildet, die selbst vorstellungsfrei ist, durch die man sich aber mit der Pflanze so identifiziert, dass man in-

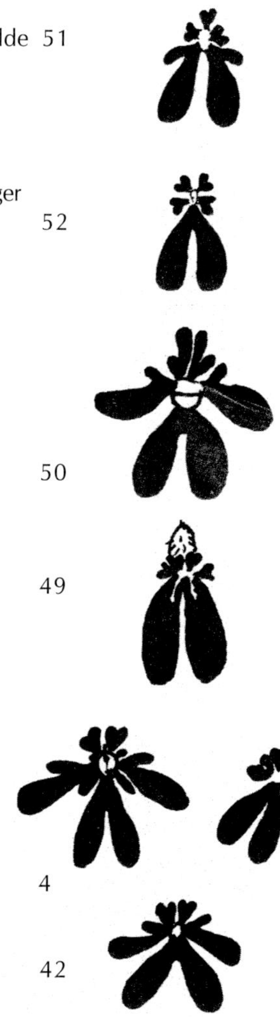


Einzelne Randblüten von «blumenartigen» Dolden

nerlich erfasst, was sie äußerlich durch Einzelerscheinungen hindurch als Gesamtgebärde zeigt. Damit ist der Bezug zum eigenen Wesen, d.h. zum Menschen eigentlich schon hergestellt. Die gewonnene Anschauung lässt sich nicht in der gewöhnlichen Begriffsform mitteilen. Vermittelt werden können nur die symbolischen Bilder, zu denen man auf den verschiedenen Wegen eines inneren methodischen Aufbaues gekommen ist. Das ist aber nur möglich, wenn diese Bilder als Vorstellungen nicht gegenständlich genommen werden, sondern eben als selbst aufgebaute Symbole, die zur Besinnung anregen und den inneren Blick auf das Wesen lenken, mit dem man es zu tun hat. Wenn man so auf das hinblickt, was sich beispielsweise zum Verständnis des Korianders zusammentragen lässt, so kann man zu Folgendem gelangen: In der Entwicklung dieser zierlichen einjährigen Pflanze erscheint in der Folge der Blätter eine vielstufige Metamorphose, die mit fein gezähnten, relativ großflächigen, runden Formen beginnt, zu geschwungenen leierförmigen weiterschreitet und schließlich mehr und mehr über eine luftige Verfeinerung gleichsam in die Umgebung verfliegt. Darauf folgt unvermittelt die auffallend kleine, anmutig strahlende Blütendolde, aus der dann die kugelförmigen Doppelfrüchte hervorgehen. Nimmt man Geruch und Geschmack des Krautes hinzu, die etwas an die der Raute (*Ruta graveolens*) erinnern, dann gewinnt man eine Ausgangsempfindung, um den Übergang zur Frucht in seiner Wirkung besser zu verstehen. Der Weg der Geschmacksempfindung im Vergleich der Früchte führte uns vom Dunklen, streng Würzigen des Kümmels in ein vielleicht als «wolkig» zu bezeichnendes Aroma, das hier mit «orientalisch» zu umschreiben versucht wurde, in dem das Dunkle des Kümmels andeutungsweise nachklingt. Das gibt dem Bild der luftig verfliegenden Metamorphose des Korianders über die strahlend weiße Blüte in die Frucht eine deutlicher seelisch wirksame Richtung.
Es kann nicht oft genug betont werden, dass es bei einer solchen Betrachtung darum geht, sich den Zusammenhang der Erscheinungsweisen der Pflanze auf verschiedenen Wegen innerlich anschaulich werden zu lassen und in der Art des Zusammenstimmens die besondere Gebärde zu entdecken.
Bei der weiter zuvor genannten Pflanze, dem Strahlen-Hohlsamen, ist es beispielsweise anders. Zwar ist die gesamte Gestaltung mit der Blattmetamorphose und die Blütenausbildung dem Koriander ähnlich, wenn auch nicht ganz so ausgeprägt. Auch im Geruch des Krautes, in dem sich beim Koriander der Geschmack der Frucht schon ankündigt, gleichen sich die beiden Arten. Aber die Früchte des Strahlen-Hohlsamens sind an-

ders geformt und haben kaum Geschmack, d.h. es gibt hier nicht die Umsetzung der Gebärde in den Geschmack der Früchte.
Auf verschiedenen Ebenen wird bei dem sehr zierlichen, luftigen, schnellwüchsigen Koriander eine Prozessgebärde Erscheinung, die im starken Gegensatz zur stämmigen, in sich geschlossenen und festigenden Gebärde der Erzengelwurz steht. Im Menschen wird durch den Koriander nicht so sehr die physische Stabilisierung seiner Konstitution angeregt als vielmehr die Empfänglichkeit für Wahrnehmungen im Bereich des Atmosphärischen. Das benötigten Menschen in wärmeren Klimaten des Südens und Ostens ursprünglich zweifellos besonders häufig. Heute, wo sich alle Einflüsse auf den Menschen durchmischen, kann eine solche Anregung aber auch unabhängig vom geographischen Bezug erwünscht sein.

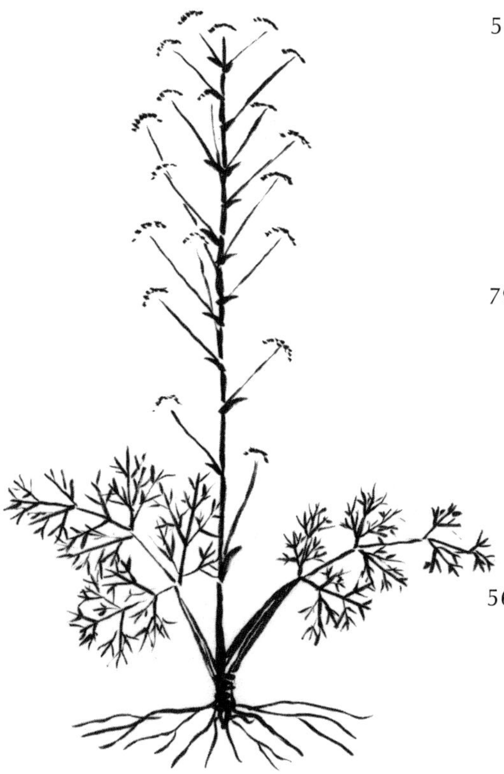
Rutenkraut

*Fenchel und Dill*

Eine nächste Richtung ergibt sich beim Übergang von der süßen
55 Anisfrucht zum Fenchel (*Foeniculum vulgare*). Beide Früchte riechen und schmecken sehr ähnlich, aber der Geschmack der Fenchelfrucht geht doch stärker ins Bittere, ähnlich der Lakritze. Das ist vor allem beim so genannten Bitter-Fenchel oder Gewürz-Fenchel der Fall, weniger bei den Früchten des Knollen-Fenchels. Schon als ganze Pflanze ist der Fenchel im Vergleich zum einjährigen Anis wieder viel größer, kräftiger und ausdauernd. Seine Stängel sind langgestreckt und verholzen relativ stark
79 (schon eher in Richtung der Rutenkraut-Arten *[Ferula]*), und die Blätter sind in der Spreite bereits vom Beginn der Entwicklung an fädig aufgefiedert. Die Fenchelfrucht vermittelt uns durch ihren Geschmack die süßliche Wirkung der Anisfrucht, aber auch die stärker zum Irdischen hin deutende Komponente, die sich ebenfalls in den fester werdenden Sprossen wiederfindet. Beim Knollen-Fenchel sind die Scheiden der grundständigen Blätter zudem durch Züchtung fleischig aufgebläht. Sie geben ein feines, etwas süß schmeckendes Gemüse. Die fädigen Blätter erin-
56 nern in Form und würzigem Geschmack an den Dill (*Anethum graveolens*), der sich somit an die Reihe der Verfeinerung im Blatt anschließt. Der Geschmack der Dillblätter ist jedoch deutlich würziger und die Früchte schmecken sogar kümmelähnlich. Am zuletzt durchgeführten Vergleich wird sichtbar, wie sich sonst auf dem Wege zum Süden die Stängelblätter zunehmend zurückbilden und die Blattmetamorphose wieder schwächer wird. Das Blühen verstärkt sich vor allem durch eine intensive-

re Doldenentwicklung, die zum Verhärten oder Verluften neigen kann. Zugleich gewinnt der Übergang des Aromatischen in die Harzbildung immer mehr Bedeutung.
Andere Übergänge von Mitteleuropa nach dem Süden zu schließen mit ihrer Gestalt und mit Geruchs- und Geschmackseigenschaften wieder direkter an Erzengelwurz und Meisterwurz an. Als Beispiel möchte ich Vertreter der drei Gattungen Laserkräuter (*Laserpitium*), Haarstrang-Arten (*Peucedanum*) und Bergfenchel-Arten (*Seseli*) jeweils untereinander vergleichen.

*Laserkräuter (*Laserpitium*)*

Die Laserkräuter wachsen im Ganzen eher breit gedrungen, weniger hoch. Man kann sie sich wie einen gestauchten Bärenklau vorstellen. Sie zeigen enge Beziehungen sowohl zur Erzengelwurz als auch zur Meisterwurz. Sie gehören ebenfalls zu den alten aromatischen Heil- und Gewürzpflanzen mit Verbreitung in gebirgigen Gebieten vom südlichen Mitteleuropa nach dem Süden und Osten hin. Sie heben sich wie die Erzengelwurz meistens als kräftige, eigenständige Pflanze aus der zarteren Vegetation ihrer Umgebung heraus. Meistens sind sie zwei- bis mehrjährig. Von der Erzengelwurz ausgehend, lassen sich anhand der Laserkräuter Abwandlungen hin zu den Qualitäten der mitteleuropäischen aromatischen Bergkräuter und zu den Qualitäten südlicherer Länder aufzeigen.
Der Erzengelwurz im Wuchs am nächsten steht das südosteu-
ropäische Erzengel-Laserkraut (*Laserpitium archangelicum*). Der 57
aus dem Wurzelstock austretende Milchsaft kann zu einem scharf aromatischen Gummiharz eintrocknen, wie es bei den südlicher verbreiteten *Ferula*-Arten verstärkt auftritt. Die Blätter sind im Schnitt ihrer Fiederteile denen der Erzengelwurz ähnlich, aber deutlich ledriger und stark behaart. Der Spross ist viel dünner. Die Früchte schmecken aromatisch, würziger.
Gaudins Laserkraut (*Laserpitium gaudinii*) wird nicht ganz so groß 58
wie das Erzengel-Laserkraut. Die Fiederteile der grundständigen Blätter bleiben kleiner, sind aber ähnlich unregelmäßig eingeschnitten. Der Geschmack der Früchte ist aromatisch, harzig scharf, leicht bitter. Die Stängelblätter von Gaudins Laserkraut leiten mit ihren schmalen, lanzettlichen Endzipfeln schon zur
beherrschenden Blattform des Berg-Laserkrautes (*Laserpitium siler*) 60
über. Bei diesem wirkt die ganze Pflanze trockener als die breiterblättrigen Arten. Die Blätter sind ledriger. Mit Schmalerwerden der Endblättchen geht eine Veränderung des Geruches der gan-

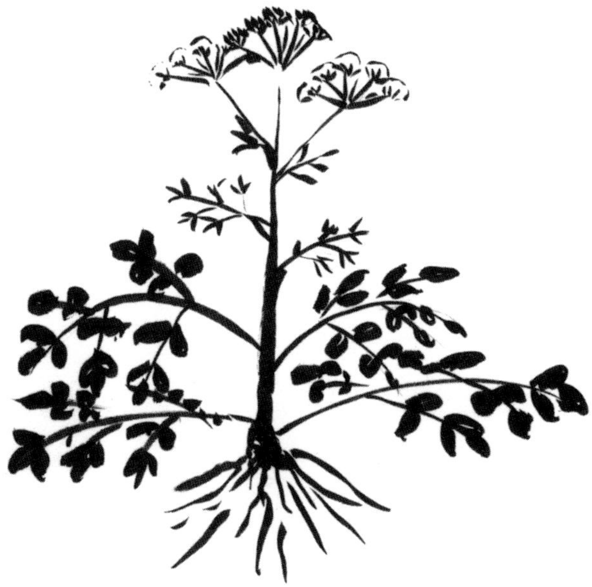
Laserkraut

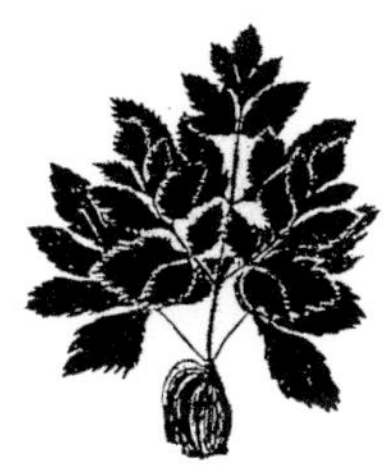
Erzengel-Laserkraut

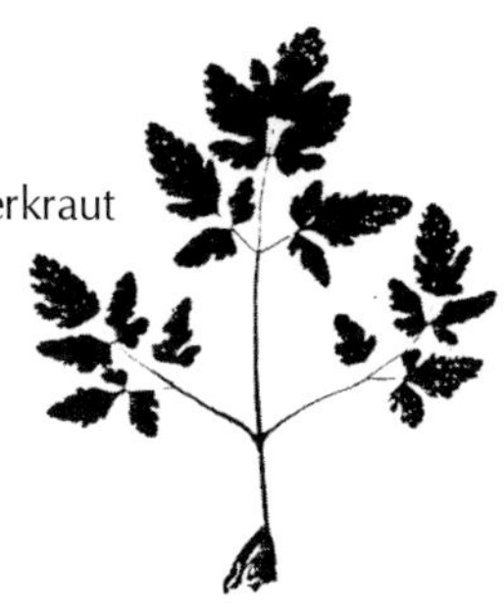
Gaudins Laserkraut

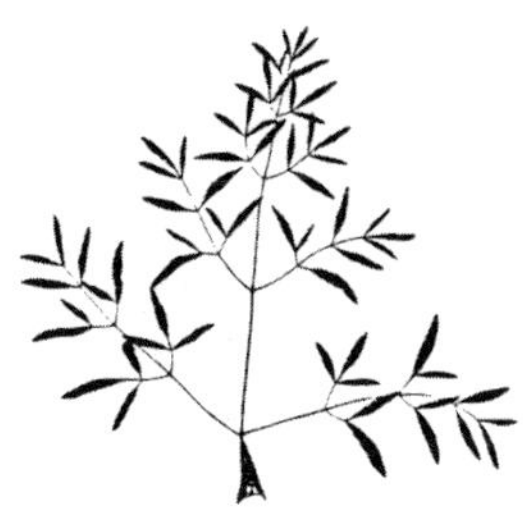
Berg-Laserkraut

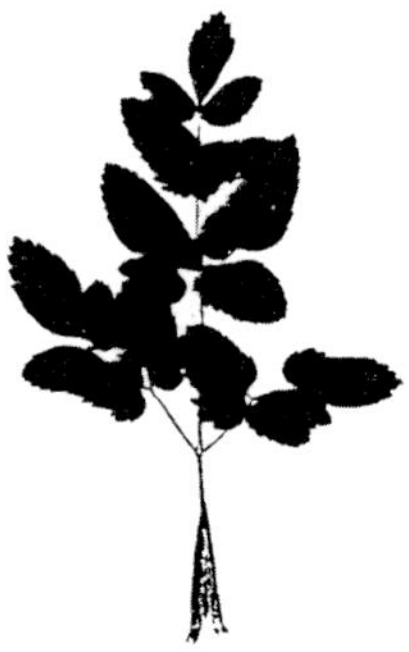

Breitblättriges Laserkraut

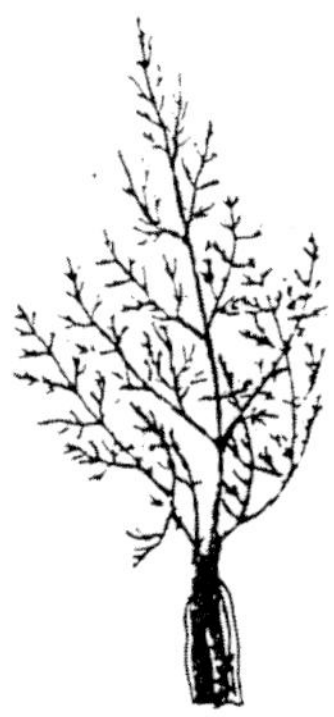

Hallers Laserkraut

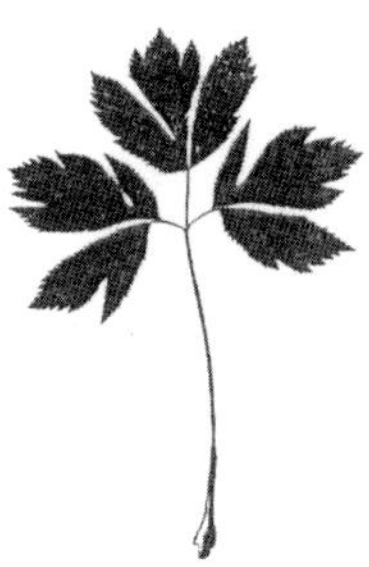

Meisterwurz

zen Pflanze einher. Dieser kommt dem Kreuz-Kümmel am nächs-
ten. Der Geschmack ist anfangs entsprechend, wird dann scharf
und nur schwach bitter. Die Wurzel ist scharf, etwas bitter, aber
wenig milchend.
59 Dazwischen liegt das Breitblättrige Laserkraut (*Laserpitium
latifolium*) mit ledrigen und breiteren, aber schon sehr regelmä-
ßig geschnittenen Endblättchen. Bei dieser Pflanze ist die Wur-
zel milchend (in Richtung Gummiharz) und schmeckt würzig,
scharf, bitter. Die Früchte schmecken im trockenen Zustand ähn-
lich wie die von Gaudins Laserkraut, aber bitterer und schärfer,
begleitet von einem flüchtigen herben Aroma.
Eine Zwischenstellung nimmt auch der noch von Linné zur Gat-
tung *Laserpitium* gerechnete, sehr aromatisch riechende Dreilap-
62 pige Rosskümmel (*Laserpitium trilobum*) mit akeleiartig gefie-
derten Blättern ein, dessen Früchte einen kreuzkümmelähnlichen
Geschmack ähnlich dem Berg-Kümmel aufweisen. Dieser Ross-
kümmel ist nicht zu verwechseln mit dem Gemeinen Rosskümmel
63 (*Silaum silaus*), dessen Blätter zart gefiedert sind und dessen ge-
trocknete Früchte ausgesprochen harzig schmecken, ohne
Anklang an Kümmel. Den alpinen aromatischen Doldengewäch-
sen mit fädig gefiederten Blättern (z.B. der Augenwurz) am ähn-
61 lichsten ist Hallers Laserkraut (*Laserpitium halleri*). Seine Früchte
schmecken deutlich anders als die der anderen Laserkräuter: Sie
sind würzig, «zierlich», aromatisch, leicht harzig, nicht bitter oder
scharf.
Den Laserkräutern ähneln im gedrungenen Wuchs andererseits
64 in unterschiedlicher Weise auch der Striemensame (*Molopósper-
mum peloponnesiacum*) und der Österreichische Rippensame
65 (*Pleurospermum austriacum*). Die Früchte des Striemensamens
schmecken dumpf, würzig, warm, voll und an der Zunge scharf.

*Haarstrang-Arten (*Peucedanum*)*

*Peucedanum* ist eine der artenreichsten Gattungen der Umbelliferen. Sie ist vorwiegend im mediterran-orientalischen Florengebiet reich verbreitet, strahlt aber mit ihren Vertretern nach Mittel- und Nordeuropa sowie nach Sibirien aus. Die Gattung *Peucedanum* hat also im Ganzen eine südlichere Verbreitung als *Laserpitium*. Die südlichen Formen wachsen auch mehr mit einem verhärteten Spross in die Höhe und bilden so einen weiteren Übergang zu den *Ferula*-Arten. Einige Arten finden sich auch im tropischen und südlichen Afrika.

Hinsichtlich der lappig gefiederten, stark gesägten Blätter steht
die schon beschriebene Meisterwurz (*Peucedanum osthrutium*) 6
in dieser Gattung der Erzengelwurz nahe. Letzterer in der Blatt-
form der unteren Blätter noch ähnlicher ist der Riesen-Haarstrang 7
(*Peucedanum verticillare*). Bei der Hirschwurz (*Peucedanum* 8
*cervaria*) hat das Blatt kleinere Fiederblättchen. Die Wurzel ist
stark riechend, schmeckt scharf und ist trockener, weniger
milchend als die der Meisterwurz. Die getrockneten Früchte
schmecken nicht so scharf, aber würzig mit einem etwas ande-
ren Aroma.
Der Berg-Haarstrang (*Peucedanum oreoselinum*) hat kleinere End- 9
fiedern am grundständigen Blatt. Die ganze Pflanze wirkt lufti-
ger, trockener. Wurzel, Kraut und Früchte haben einen ange-
nehm gewürzhaften Geruch und einen ebensolchen, gleichzei-
tig aber bitteren Geschmack.
Hinsichtlich des relativ dicken, aufrechten Sprosses und der gro-
ßen, laubig gefiederten Blätter ist der Riesen-Haarstrang auf an-
dere Weise als die Meisterwurz der Erzengelwurz ähnlich. Diese
bis zu drei Meter hohe stattliche Pflanze ist unten sehr robust,
wird aber nach oben immer luftiger. Die sehr klein werdenden
Stängelblätter und vor allem die Doldenbildung weichen stark
von dem Vergleichsbild ab. Von den zahlreichen zarten Dolden
wachsen jeweils einzelne Strahlen weiter und bilden wieder eine
neue Dolde. Es entsteht dadurch ein sehr großer, luftig durch-
sichtiger Blütenstand, der im starken Gegensatz zu den abge-
schlossenen Kugeldolden der Erzengelwurz steht. Hier geschieht
etwas Ähnliches mit dem Blütenstand wie beim Koriander in der
Blattmetamorphose. Diese Abwandlung der Gestalt gegenüber
der Erzengelwurz sowie der dieser ähnliche, warm aromatische
Geschmack der Früchte ohne das Beißende könnte heute einen
Fingerzeig geben für eine Therapierichtung (siehe auch Kerbel-
rübe, S. 61).
Der Sumpf-Haarstrang (*Peucedanum palustre*) wächst, wie der 10
Name sagt, an feuchten Orten. Er weist mit seinen steifen,
farnwedelartigen Blättern noch in eine andere Richtung. Der
scharfe, würzige Geruch der Wurzel erinnert unangenehm an
Terpentin. Gummi und Schleimzucker im Milchsaft führen hier
offenbar nicht zu erstarrendem Gummiharz.
Auf den Echten Haarstrang (*Peucedanum officinale*) trifft der 11
Name der Gattung am besten zu. Seine Blätter sind pinselartig
fein aufgefiedert und zugleich verhärtet. Sie sind größtenteils
grundständig, während die Stängelblätter sehr klein bleiben und
kaum auffallen. Der aus der Wurzel gewonnene Milchsaft ist
harzig und trocknet in einer dem Ammoniakgummi ähnlichen

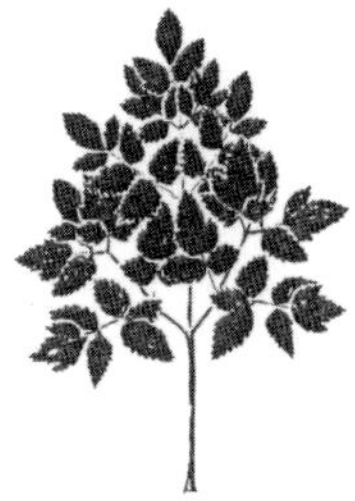
Riesen-Haarstrang

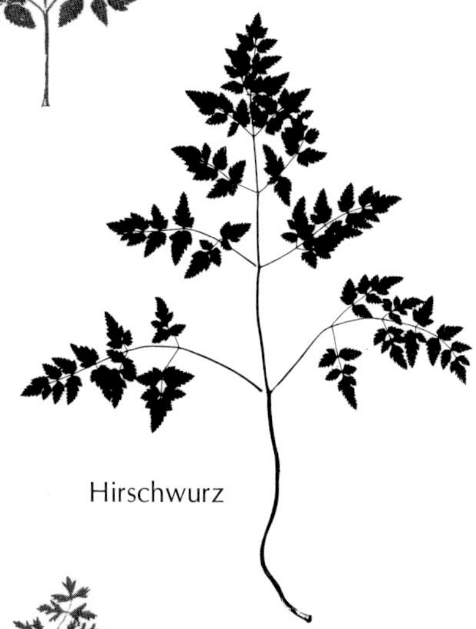
Hirschwurz

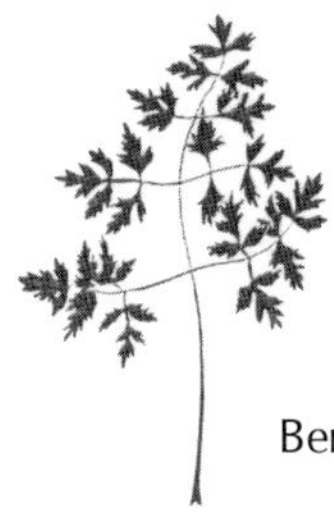
Berg-Haarstrang

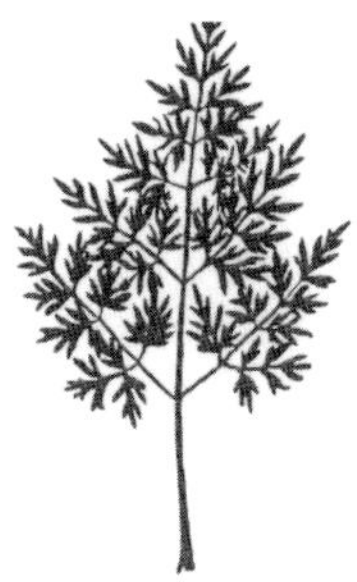
Sumpf-Haarstrang

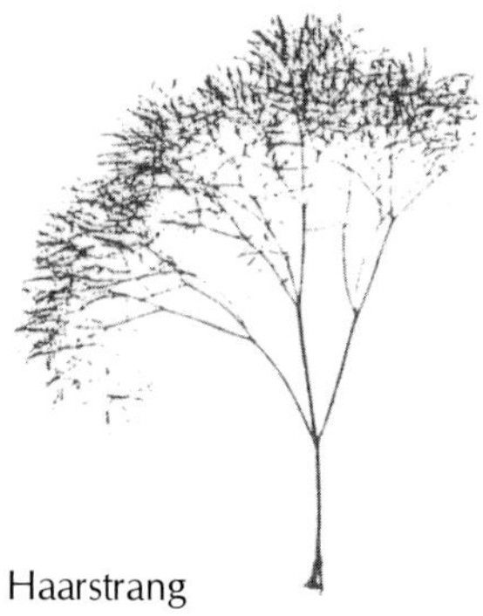
Echter Haarstrang

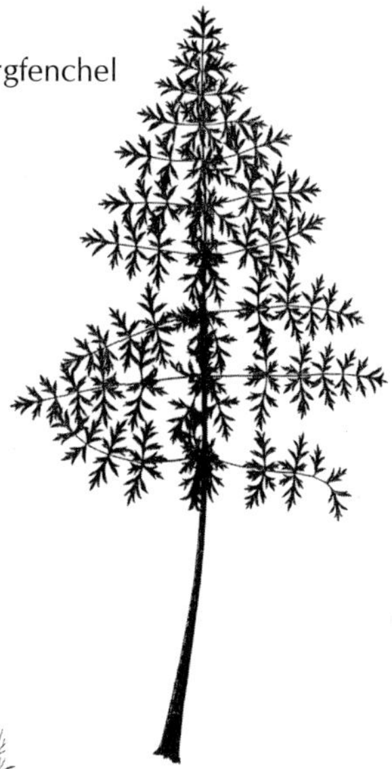
Hirschheil-Bergfenchel

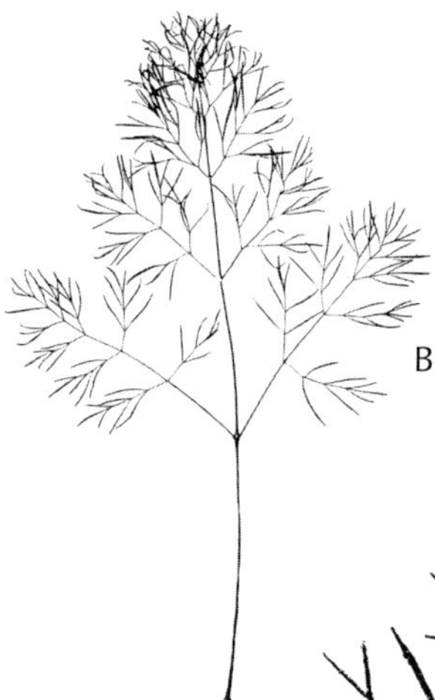
Bergfenchel

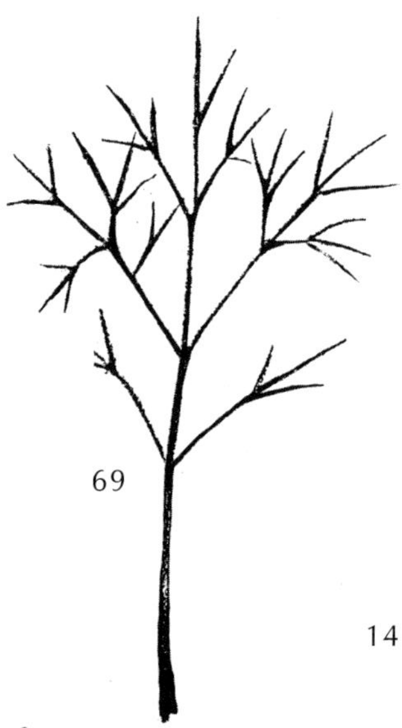
69

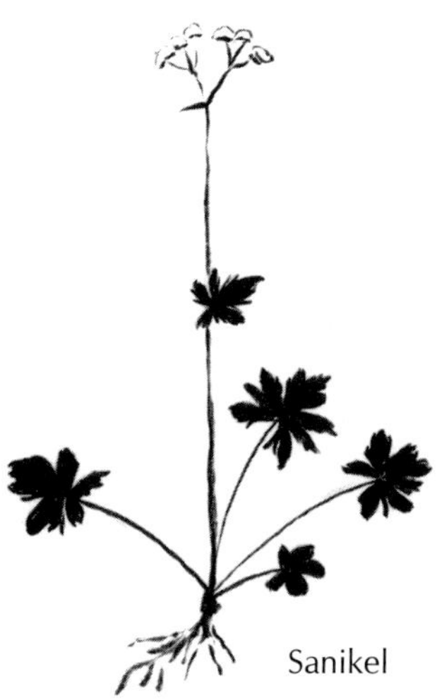
Sanikel

Weise ein. Der Geruch nach Schwefelbalsam kann vielleicht als Übergang vom Liebstöckel zum Stink-Asant aufgefasst werden.

12 Der Blister Bush (*Peucedanum galbanum*) ist ein Vertreter der südafrikanischen Flora mit für die südlichen Länder der Erde typischen stachelspitzigen Blättern.

*Bergfenchel* (Seseli)

Die Bergfenchel-Arten (*Seseli*) zeigen auch interessante Übergänge in wärmere Klimate des Südens hinein. Der Hirschheil-
66 Bergfenchel (*Seseli libanotis*) schließt im Wuchs noch an die Laserkräuter an. Die Früchte schmecken auch, ähnlich wie die des breitblättrigen Laserkrautes, aromatisch, würzig kühl, scharf, nicht in Richtung Kreuzkümmel. Mehrere Dolden sind zum Teil als Blütenstand zusammengefasst. Die Blätter sind relativ robust, fest in der Struktur, zugleich aber kleinflächig gefiedert mit Anklän-
67 gen an den Kümmel in der Blattform. Der eigentliche Bergfenchel (*Seseli montanum*) und mit ihm eine Reihe anderer Bergfenchel-Arten an trockenen Standorten des Südens und Südostens sind dagegen viel kleiner und haben schmalgefiederte Blätter. Die Harzbildung ist bei diesen Arten auffallend, findet aber anders als bei den *Ferula*-Arten mehr im Blatt als in der Wurzel statt. Beim Gouans Bergfenchel (*Seseli gouanii*) ist der Fruchtgeschmack ähnlich würzig wie bei *Seseli libanotis*, aber etwas mehr in Richtung Karotte, leicht süß. Beim Speerblättrigen Bergfenchel (*Seseli rigidum*) sind die Fiederblätter schließlich speerartig steif und spitz. Diese Form erinnert schon an Pflanzenarten der Südhalbkugel (z.B. *Aciphylla* in Neuseeland).

*Übergang zur Schmalblättrigkeit*

Ein weiterer, noch ganz anderer Weg zu Arten in sonnigen, wärmeren Gebieten klingt im vorigen Vergleich bereits etwas an. Er
14 kann in der Blütenform von der Sanikel ausgehen. Diese haben wir als einzelstehende Schattenpflanze im Wald kennen gelernt. Bei ihr sind die Dolden zu einem Blütenköpfchen zusammengezogen, und die Blätter haben eine einfache, flächige, etwas handförmig eingeschnittene Form. Vorwiegend an sonnigen Orten finden wir die relativ kleinen und zarten Hasenohr-Arten (*Bupleurum*) mit völlig ungeteilten, im Extrem grasartigen Blättern und ebenfalls oft dicht zusammengezogenen Dolden.

Das Acker-Hasenohr (*Bupleurum rotundifolium*) ist noch nicht 70
so extrem. Der Geschmack der trockenen und harten, kleinen
Früchte steigt beißend in die Nase. Beim Sichelblättrigen Hasen- 71
ohr (*Bupleurum falcatum*) sind die ersten Blätter noch rundlich,
werden aber zur Blüte hin immer schmaler. Das ebenfalls schmal-
blättrige Hahnenfuß-Hasenohr (*Bupleurum ranunculoides*) 72
wächst mehr in der Rosette, und die zusammengezogene Dolde
ist mit ihren Hüllblättchen so leuchtend gelb, dass sie an eine
Hahnenfußblüte erinnert. Beim Dornigen Hasenohr (*Bupleurum* 73
*spinosum*) wird dieser Typus dornig. Von der Sanikel bis zu den
*Bupleurum*-Arten finden wir vor allem leicht bittere, magen-
stärkende Wurzeln.

Ähnlich schmale, aber gefiederte Blätter mit sichelförmig ge-
sägten und etwas ledrigen, blaugrünen Abschnitten hat die
Sichelmöhre (*Falcaria vulgaris*). Auch hier tritt ein bitterer Ge- 74
schmack in der Wurzel auf, während die Früchte nur schwach
schmecken.

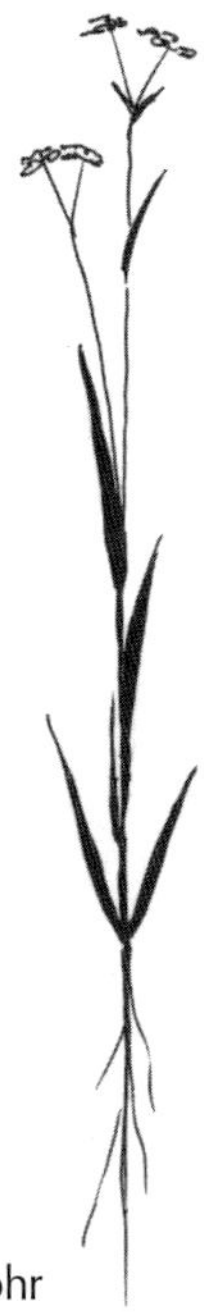

Sichelblättriges Hasenohr

## Die Doldengewächse des Mittelmeerraumes und der südlichen asiatischen Gebiete

Im vorigen Kapitel wurde eine Anzahl von Qualitäten beschrieben, die sich bei den Doldengewächsen gegen wärmere, südlich-kontinentalere Klimagebiete zu ausbilden. Darauf wird im Folgenden weiter eingegangen.

Der Weg nach Süden und Südosten führt auch in der Geschichte weiter zurück. So hat es dort mehrere Doldengewächse gegeben, die wie die Erzengelwurz in Nordeuropa und die Meister-
wurz in Mitteleuropa in einer bestimmten Epoche den Menschen
als Allheilmittel und zum Teil auch als Nahrung gedient haben.
Eine Pflanze, die in spätrömischer Zeit etwa diese Aufgabe er-
füllt hat, war die Gelbdolde in den schon erwähnten zwei Arten
(*Smyrnium olusatrum* und *Smyrnium perfoliatum*). Beide haben 75, 76
auffallend schwarze Früchte. Die Gespenst-Gelbdolde riecht und
schmeckt eher gewürzhaft wie Sellerie, ihre großen Früchte
schmecken schnell scharf, harzig, aromatisch voll. Die Durchwachsenblättrige Gelbdolde hat dagegen etwas stärker Myrrheartiges. Ihre Früchte schmecken schwächer als die der Gespenst-Gelbdolde und eher in Richtung Kümmel. Die Qualitäten beider Gelbdolden sind im Geruch und Geschmack sowohl in der Meisterwurz als auch in der Erzengelwurz, wenn auch eher untergeordnet, enthalten. Für *Thurnisser* (siehe S. 17–19) entspricht die Gelbdolde der «Meisterwurz dem Männlein» (Sal). Die «Meis-

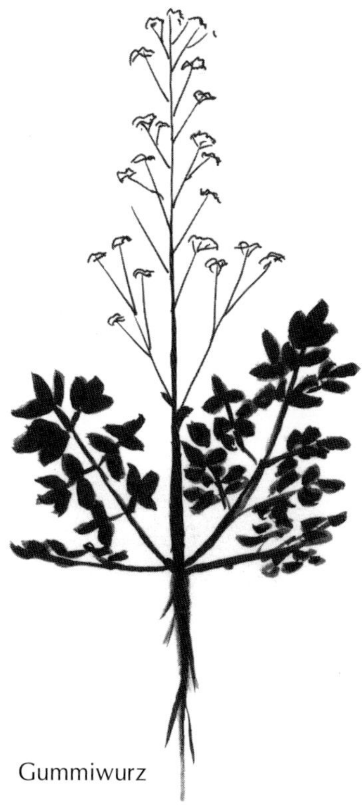

Gummiwurz

terwurz dem Weiblein» (Sulfur) bezieht er demgegenüber auf
78 die (feurigere) Gummiwurz (*Opopanax chironium*), die schon zu den zahlreichen typischen Gummi und Gummiharz liefernden Arten des Südens und Südostens gehört.

77 Liebstöckel (*Levisticum officinale*) nimmt eine deutliche Mittelstellung in einer Reihe ein, die von der Erzengelwurz ausgeht und zu den Gummiharzbildnern der südlichen asiatischen Gebiete überleitet, und ist daher therapeutisch besonders interessant. Er greift die Wurzelqualitäten der Erzengelwurz auf und leitet mit seiner schweflig-würzigen Komponente zu einer Linie der gummi- und harzbildenden Arten im Süden über, die beim Stink-Asant ihre höchste Steigerung erreicht. Die ganze Pflanze ist im Gegensatz zu den letztgenannten Arten noch zart laubig, auch die aufsteigenden Sprosse verholzen praktisch nicht. Die Früchte schmecken krautig, nach hinten zu etwas wie die Erzengelwurz. Das Aromatisch-Würzige und leicht Süßliche kommt etwas hinterher.

Das Schleimige, Gummiartige im Rhizom ist hier noch nicht so stark verdichtet wie bei den letztgenannten Arten. Das zeigt sich ja schon an dem ganzen krautigen Wuchs. Beim Liebstock setzt das mit der Wirkung aller Doldengewächse verbundene, im Zusammenhang mit der Erzengelwurz konstitutionskräftigend, abstoßend, absonderungsfördernd Genannte auch beim astralisch formenden Nervensystem an, aber offenbar im Flüssigen. Es wirkt in Verbindung mit der schwefligen Komponente, die wir vom Geschmack der Suppenwürze gut kennen.

*Ferula siliphium* aus dem alten Libyen, also eine Gummiharz bildende Art des westlichen Asiens, hat anscheinend in der Antike eine ähnliche Rolle gespielt wie die Engelwurz im Norden, die Meisterwurz in Mitteleuropa und die Gelbdolde (*Smyrnium*) in der klassisch römischen Zeit. Von dieser hochgeschätzten Pflanze haben alle Teile, von der Wurzel bis zur Frucht, als Gemüse, Gewürz und Heilmittel gedient. Von ihr stammt auch das libysche Gummiharz. Damit ist auf eine der wichtigsten Qualitäten hingewiesen, die in sommerheißen, trockenen Gebieten mit kontinentalem Klima weiter zunimmt.

78 Eine Vorstellung von diesen Arten können die Gummiwurz
79 (*Opopanax chironium*) und das Gemeine Rutenkraut (*Ferula communis* L.) vermitteln. Letzteres wächst im südlichen Mittelmeergebiet überall in der trockenen Garrigue und in Weiderasen. Die feingefiederten, drahtig-steifen Blätter werden bei uns gelegentlich Blumensträußen zum Auflockern beigefügt. Diese Art ist sehr gummiharzreich, wenn auch nicht so stark wie ihre verwandten südwestasiatischen Arten. Dort, in den Steinwüsten

Vergleichende Schmeckproben mit verschieden zubereitetem Liebstöckel-Rhizom im Rahmen eines Übungskurses im Forschungsinstitut der Naturwissenschaftlichen Sektion am Goetheanum:
Geruch und Geschmack des frischen Liebstöckels durch Suppenwürze («Maggi») bekannt; frisches Blatt riecht aromatisch, schwer und süßlich; beim Zubeißen beim ersten Kontakt Duftwolke des typischen Geruchs wahrnehmbar; Geschmack zudem krautig, frisch, anhaltend; Geschmack der trockenen Früchte geht beim Kosten zum Teil durch Nase, öffnend, schleimlösend, pfeffrig, kaum süßlich; typischer Liebstöckelgeschmack hier besonders konzentriert; die krautige Komponente fehlt allerdings. Frisches Rhizom schmeckt sellerieartig, getrocknetes Rhizom schärfer sellerieartig, weniger süßlich-würzig; bitterer, etwas salzig, schleimig. Dasselbe pulverisiert: vorherrschend süßlich.

Wässriges Mazerat
aus frischem Rhizom: fremd, unspezifisch; aus getrocknetem Rhizom: der typische Geschmack der frischen Ausgangssubstanz kommt durch, etwas schärfer, süßer und zugleich schleimig.

Mazerat mit 15% Alkohol
aus frischem Rhizom: zuerst bitter, süßer als bei wässrigem Mazerat, danach kopfzusammenziehend, zungebetäubend, bitter; aus getrocknetem Rhizom: likörähnlich, süßer, intensiver, schleimiger als beim wässrigen Ansatz; begleitet von einem süßen, faden Geruch. Die Wirkung empfindet man eher hinten Richtung Gaumen, nicht so sehr auf der Zungenspitze.

Dekokt mit 15% Alkohol
aus frischem Rhizom: der Geschmack von «Gemüsesuppe» ist am stärksten präsent; intensiv, feurig; aus getrocknetem Rhizom: typischer Geschmack am intensivsten, süßesten, bittersten, schleimig. «Magenbitter», Geschmack vor allem nach hinten zum Gaumen hin.

Persiens, Afghanistans, im Kaschmir u.a., gedeihen ähnliche, bis
zu fünf Meter hoch aufwachsende Umbelliferen mit fest verhol-
zendem Spross und gefiederten Blättern, deren Wurzeln und
untere Stängelteile schon bei leichter Verletzung eine harz- und
gummireiche Milch abgeben. Aus den mindestens vier Jahre al-
ten, armdicken Wurzeln von *Ferula asa-foetida* wird z.B. ein 80
intensiv schweflig stinkendes Gummiharz (Stink-Asant) gewon-
nen, das krampfstillend wirkt und das auch für Suppenwürzen
verwendet wird.

Zum Schwefel siehe Lf. II, S. 26ff., 68/69.

Andere Beispiele ohne die schweflige Komponente im Aroma
sind Ammoniacum (*Dorema ammoniacum*) und Galbanum. 81
Die vielfältigen Harze dieser Pflanzen wurden nicht nur medizi-
nisch, sondern auch technisch gebraucht.

Im Gegensatz zu den Arten des Südostens mit dem hoch auf-
recht wachsenden Hauptspross gibt es im Mittelmeergebiet auch
Arten, die gleichsam unmittelbar aus dem Boden heraus blü-
hen. Beispiele sind der blaugrüne Faserschirm (*Trinia glauca*) 82
und die Xatardie (*Xatardia scabra*). 83

Wie eine Übertreibung der Erzengelwurz mit ihrer kugelstrahligen
Doldenbildung wirkt die Gargano-Purgierdolde (*Thapsia garga-* 84
*nica*) und noch stärker die Portenschlagiella (*Portenschlagiella* 85
*ramosissima*). Bei dieser sind sogar die doldentragenden Verzwei-
gungen nochmals zu einer Strahlenkugel zusammengefasst. So
wird der gesamte Spross durch das Prinzip der Dolde gestaltet.
Ansätze zu quirlständigen doldentragenden Sprossen gibt es ge-
legentlich schon bei der Erzengelwurz, dem Bärenklau und an-
deren genannten Arten, indem zwei bis mehrere doldentragende
Seitensprosse in der gleichen Höhe, d.h. wie an einem Knoten,
wirtelig entspringen. Auch diese Tendenz wird also zum Süden
hin immer deutlicher.

An den Meeresküsten findet man auch Formen mit sukkulenten
Blättern; den Meerfenchel (*Crithmum maritimum*) und an medi- 86
terranen Küsten die starre Stacheldolde (*Echinophora spinosa*) 87
mit zusätzlich dornspitzigen Endblättern. Beide Pflanzen wer-
den im Jugendstadium gegessen. Der Meerfenchel schmeckt
im Kraut salzig, bitterlich, würzig. Die Früchte riechen etwas
fenchelartig und schmecken so wie das Kraut, nur intensiver.
Das junge Blatt der Stacheldolde hat einen zwischen Möhre
und Petersilie liegenden Geschmack.

Zu den Strandpflanzen gehört auch die Stranddistel (*Eryngium* 88
*maritimum*), deren Blätter nicht sukkulent, sondern im ausge-
wachsenen Zustand ledrig distelartig sind. Die Gattung Manns- 89
treu (*Eryngium*) ist die artenreichste der ganzen Familie. Obwohl
ihre Blätter und ihre zu Blütenköpfen zusammengezogenen Blü-

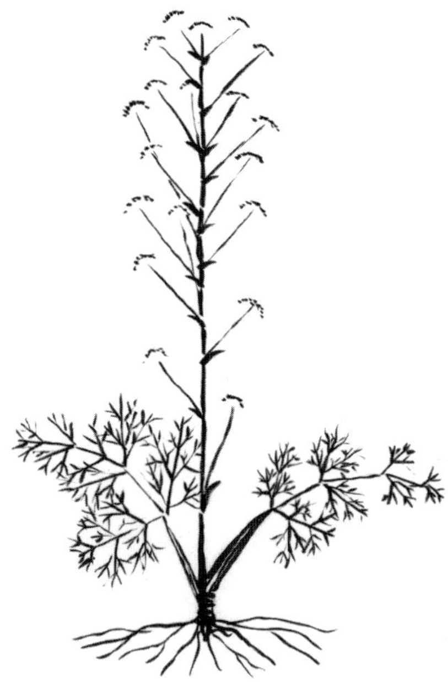

Gemeines Rutenkraut

Faserschirm

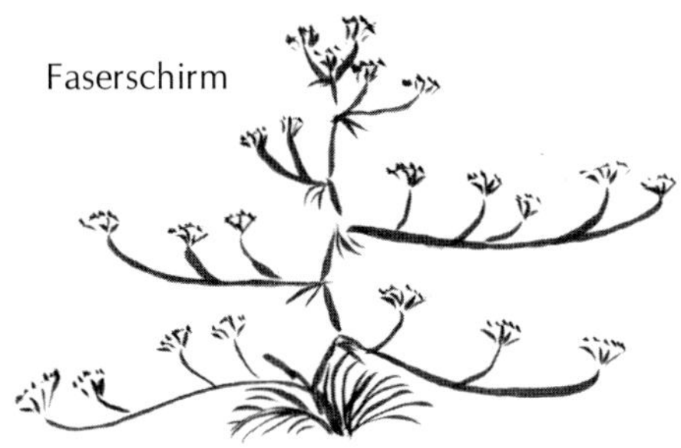

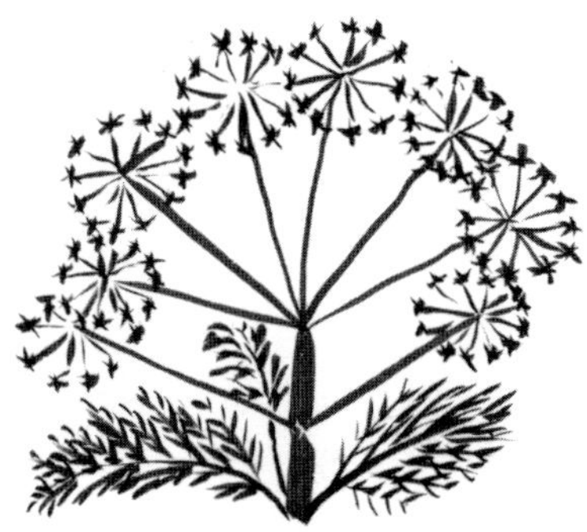

Portenschlagiella

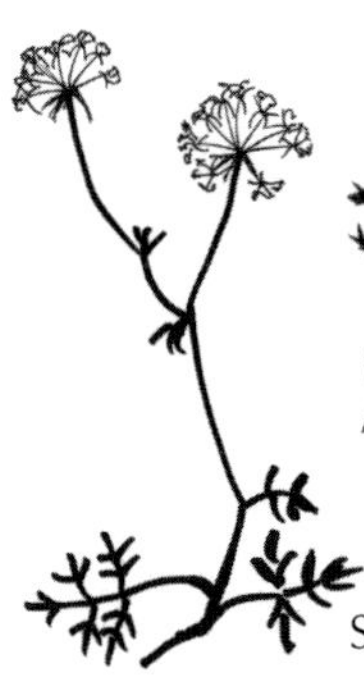

Stacheldolde

ten eher an Disteln erinnern, rechnet man sie zu den Doldengewächsen, weil die Köpfchen eben die Struktur von Dolden haben. Geruch und Geschmack weisen auch sehr deutlich auf die Qualität von Doldengewächsen hin. Von der Stranddistel wurden Wurzel und Kraut im jungen Zustand als Gemüse, die Blätter auch als Salat gegessen. Sie schmecken angenehm süßlich, mit einem möhrenartigen Aroma. Ähnlich ist es mit den hier ausgeführten eurasischen Mannstreu-Arten, vor allem dem Feld-
89 Mannstreu (*Eryngium campestre*), dem Stahlblauen Mannstreu
90 (*Eryngium amethystinum*) und dem Flachblättrigen Mannstreu (*Eryngium planum*). Bei den Arten, bei denen mir die Früchte zum Vergleich zur Verfügung standen (*Eryngium campestre,*
91, 93, 94 *Eryngium giganteum, Eryngium planum, Eryngium bougatti, Eryngium vaniifolium*) ist der Geschmack in unterschiedlicher Weise warm, aromatisch, mild, nicht scharf.

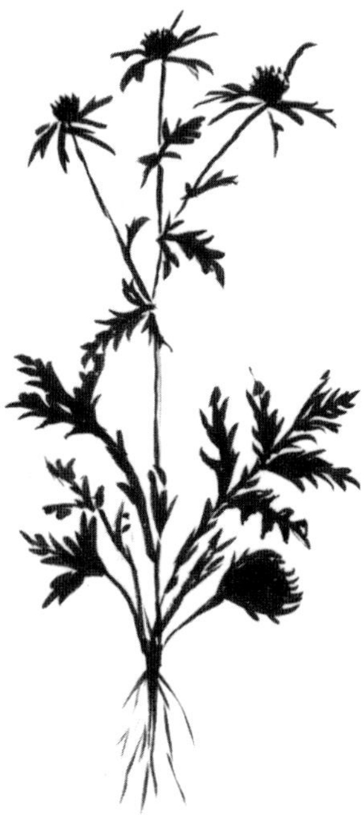

Mannstreu

Die meisten *Eryngium*-Arten werden medizinisch bei Brustkrankheiten angewendet. Sie wirken außerdem harntreibend und wurden zum Teil auch als Aphrodisiakum angewandt.

Von der Blattform her lassen sich zumindest von den eurasischen Arten in der Gattung *Eryngium* ähnliche Reihen aufstellen, die einem allgemeinen Metamorphosetypus entsprechen.

**Doldengewächse der Südhalbkugel**

Noch weiter im Süden, zunächst in den Tropen, gibt es nur wenige dort einheimische Doldengewächse, am ehesten in den Gebirgen, z.B. in Kenia.

Vom Aspekt der Umkehrung des Jahreslaufes wäre zu erwarten, dass auf der Südhalbkugel in Richtung Südpol wieder ähnliche Formen wie hier auftreten. Eine solche «Spiegelung» des Nordens im Süden der Erde gibt es aber nicht. Die am weitesten auf den Kontinenten nach dem Süden und bis zur Antarktis vordringenden Doldengewächse weichen zumeist weit ab von dem Grundtypus der Umbelliferen, wie wir ihn uns aus der Kenntnis der nördlichen Flora bilden. Am ehesten findet man den Anschluss bei den Mannstreu-Arten.

Im Gegensatz zu den meisten übrigen Umbelliferen-Gattungen mit dem Schwerpunkt ihrer Verbreitung auf der Nordhalbkugel hat diese Gattung ihren Verbreitungsschwerpunkt in Mexiko und
95–98 Südamerika. Der Yuccablättrige Mannstreu (Rattle Snake Master, *Eryngium yuccifolium*) steht für einen Typus, der in Amerika häufig vorkommt.

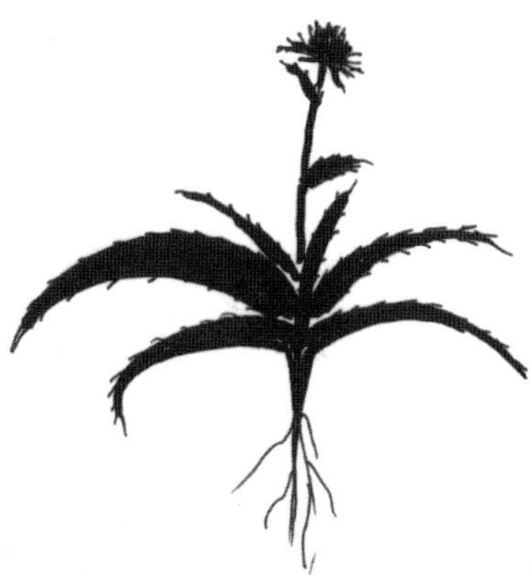

Rattle Snake Master

Die Stachel- oder Speerblättrigkeit ist auch für andere Doldenblütler der Südhalbkugel bestimmend. Selbst wenn Arten des Südens noch zu Gattungen im Norden gezählt werden, so sehen sie eben doch deutlich anders aus. So gibt es in Neuseeland eine Art, die bis vor kurzem noch zu *Angelica* gerechnet wurde (*Gingidium montanum*), die stachelspitzige Blätter hat und im Kraut 99
und Früchten dem Anis sehr ähnlich schmeckt und riecht, wobei die Früchte verglichen mit Anis anfangs stärker aromatisch, mit einer der Erzengelwurz ähnlichen Schärfe schmecken. Das Süße folgt später. Entsprechend ist es mit Peucedanum-Arten in Südafrika, z.B. Blisterbush (*Peucedanum galbanum*). Auch dieser hat stachelspitzige Blätter.

In den Südkontinenten endemische Arten sind also ausgesprochen stachelspitzig, wie die *Aciphylla*-Arten in Neuseeland, z.B. die abgebildete *Aciphylla pinnatifida* und die winzige *Aciphylla* 100, 101
*simplex*. Noch weiter südlich, nahe der Antarktis (Südamerika, Falklandinseln) wachsen ähnliche Arten in Form von Polsterbüschen. Diese verharzen zu steinharten meterhohen Hügeln, auf denen die winzigen stacheligen Pflänzchen über Jahrhunderte Jahr für Jahr ganz langsam weiterwachsen (siehe *Bolax glebaria*). 102

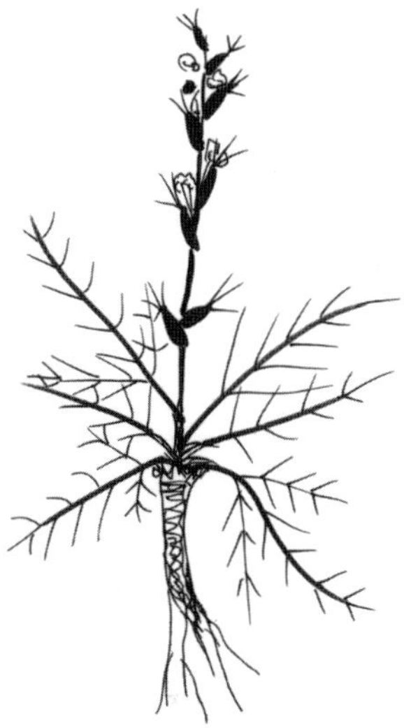

*Aciphylla pinnatifida*

## Zusammenfassung der Doldengewächse vom geographischen und historischen Aspekt im Verhältnis zum Menschen

Aus geographischer und historischer Sicht ergibt sich – vor allem von Norden nach Süden – ein regional gegliedertes Gesamtbild. Ganz im *Norden Europas* stand dem Menschen als naturgegebene Nahrungs- und Heilpflanze vor allem die Erzengelwurz zur Verfügung. Daneben kommt auch die Brustwurz mit ähnlicher Verwendung und als Gewürz der Kümmel vor. Ebenfalls im Norden konnten eventuell noch Kleine Bibernelle, Giersch, Gefleckter Schierling und Wasserschierling als Heilpflanzen am Ort genutzt werden. Erst ganz im Süden Skandinaviens gibt es zusätzlich u.a. Sanikel, Sterndolde, Stranddistel und Bärenklau. Außerdem sind dort im Süden in früherer Zeit schon die Meisterwurz als Heilpflanze und einige knollenbildende Umbelliferen wie der Knollenkümmel eingeführt worden.

In *Mitteleuropa* stand, wie ausgeführt, im Mittelalter die Meisterwurz als Allheilmittel im Zentrum des Interesses, schon begleitet von der ganzen Fülle heilwirksamer krautiger Doldengewächse vorwiegend aus dem Gebirge. Nach dem Süden zu differenzieren und verschieben sich die Qualitäten weiter und teilen sich

noch auf eine größere Anzahl von Arten auf. Diese wurden zum Teil auch in Mitteleuropa eingeführt, soweit es das Klima erlaubte. Darunter sind insbesondere die meisten Gemüsepflanzen aus der Umbelliferen-Familie wie Sellerie, Petersilie, Möhren, Liebstöckel, Fenchel zu nennen. Das gemäßigte Klima war für die Entwicklung der Gemüsepflanzen förderlich. Dagegen war bei den extrem sommerheißes Klima benötigenden Arten der Anbau in Mitteleuropa nicht möglich, aber die Drogen (vor allem Gummiharze, Stink-Asant u.a.) wurden weithin gehandelt.
Im Mittelmeergebiet war die «Meisterwurz» der spätrömischen Zeit die Gelbdolde (*Smyrnium*) mit den auffallend schwarzen Früchten. Im Vordergrund stand vermutlich die Gespenst-Gelbdolde (*Smyrnium olusatrum*). Diese hat im ganzen Wuchs viel Ähnlichkeit mit der Erzengelwurz. Ihre Stängel sind allerdings nicht so kräftig und die Strahlen der Dolde mit ihren Döldchen erscheinen mehr vereinzelt. Die Gesamtdolde ist nicht so kugelstrahlig wie bei der Erzengelwurz.
Für das warme Mittelmeergebiet sind sonst typisch einerseits schnellwüchsige, kleine, zarte einjährige Arten wie Koriander und Kreuz-Kümmel, andererseits solche, die sich stark verdichten, gleichsam unmittelbar aus dem Boden heraus blühen oder mehrere Kugelblütenstände doldenartig zusammenfassen. Die stark gummiharzbildenden Arten, die sich dann in den südwestasiatischen Steppen besonders ausformen, sind im Mittelmeergebiet bereits durch das Gemeine Rutenkraut (*Ferula vulgaris*) vertreten. Unter den Arten mit luftig feinfädig gefiederten Blättern hat der Fenchel ebenfalls den Rutenkräutern ähnliche, aufrechte, verholzende Sprosse.
Schließlich gab es noch früher, d.h. in der Antike, eine solche vielseitig heilende und wohl auch nährende «Meisterwurz» (*Ferula siliphium*) vom Typus der Rutenkräuter.

Mit der Betrachtung dieser südlichen und südöstlichen Doldengewächse kommen wir bezüglich ihrer Beziehung zum Jahreslauf in eine ganz andere Welt. Im Gegensatz zur Erzengelwurz, die nur im nördlichen Sommer wächst, befinden sich diese Arten gerade dann in Ruhe. Sie entwickeln sich jeweils nur im Frühjahr und Herbst, durch den Winter nur dort, wo diese milde sind. Aber meistens sind die Winter des kontinentalen Klimas dort sehr kalt. Sie kommen im Blühen und Fruchten gerade dann an ein Ende, wenn die Erzengelwurz höchstens neu zu wachsen beginnt. Mit dem Verholzen einher geht die Verdichtung der aromatischen Qualitäten in die Harz- und Gummibildung. Wenn man bedenkt, wie noch heute die Menschen des Südens und

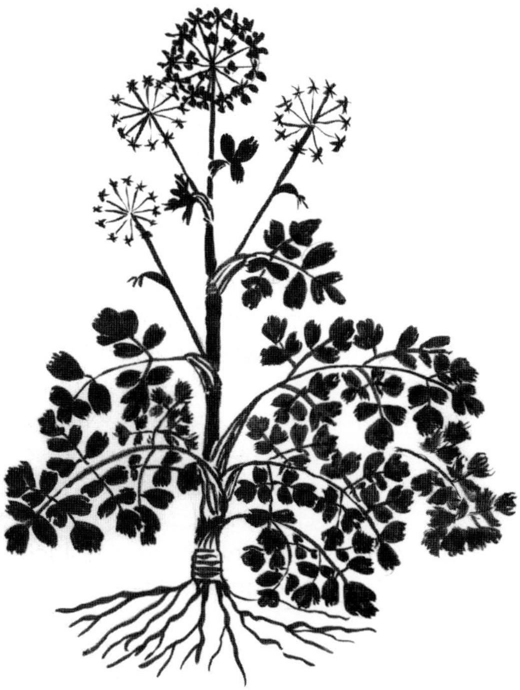

Erzengelwurz,
«Meisterwurz» des Nordens

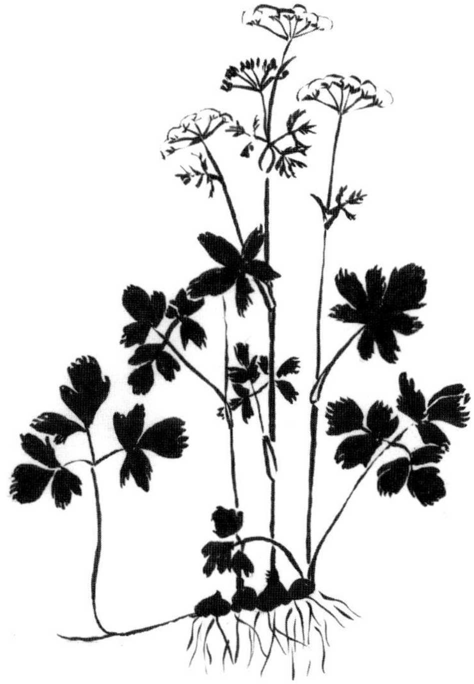

Meisterwurz des Mittelalters in Mitteleuropa

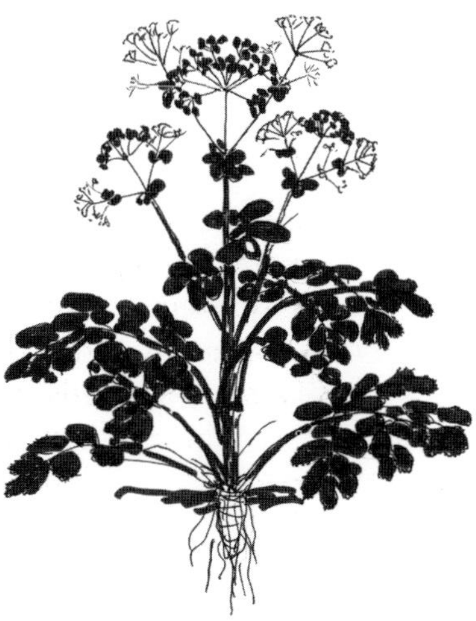

Gelbdolde,
Meisterwurz der spätrömischen Zeit

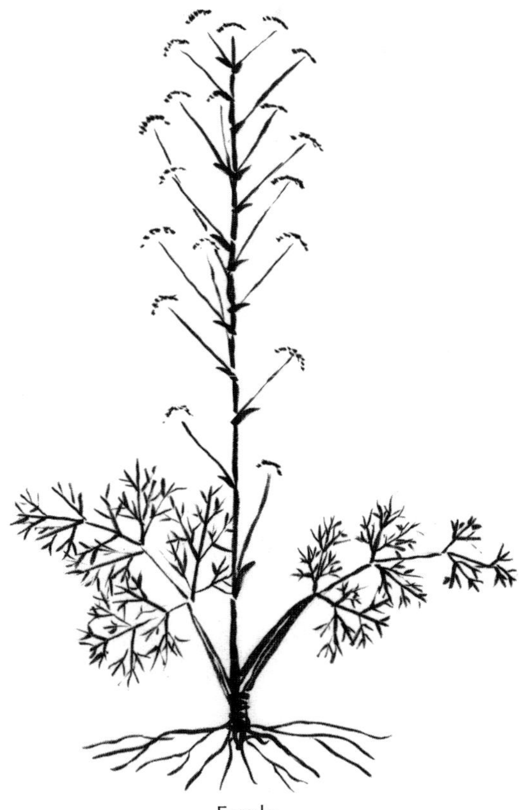

Ferula,
Meisterwurz in der Antike

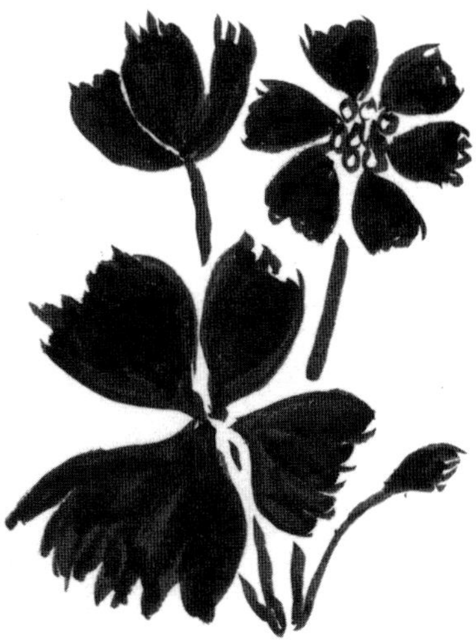

Berg-Schafdolde

Südostens offenbar viel schärfere, befeuernde Gewürze brauchen als die Mitteleuropäer, so kann man begreifen, wie die dort wachsenden Pflanzen mit ihrer Vielfalt von Aromen und scharfen Substanzen gerade geeignet sind, den Menschen die Kraft zu geben, den heißen Klimaverhältnissen zu widerstehen. Sie helfen, ihre ganz anders als im Norden geartete Konstitution für die Entfaltung ihrer Persönlichkeit zu befestigen. Das kann aufgegriffen und für die Medizin nutzbar gemacht werden.

Die Doldengewächse können im Ganzen als «Hochsommerpflanzen» charakterisiert werden. Doch es muss auch die geographische Situation berücksichtigt werden. Die Erzengelwurz und die Doldengewächse sommertrockener heißer Gebiete bilden in dieser Hinsicht Gegensätze: Die Erzengelwurz wächst und blüht tatsächlich nur zur Zeit des Höchststandes der Sonne, während z.B. *Ferula*-Arten nur im Frühjahr und Herbst und höchstens noch den Winter hindurch wachsen.

Es ist bemerkenswert, dass es in der Familie der Doldengewächse trotz dieser generellen Charakterisierung als «Hochsommerpflanzen» eine Art gibt, die dem Typus der Frühjahrsblüher folgt. Das ist die in den Ostalpen und in den Karpaten in lichten Wäl-
103 dern vorkommende Berg-Schafdolde (*Hacquetia epipactis*), eine niedrige Pflanze mit auf den ersten Blick erdbeerartigen Blättern und einer dicht gedrängten Dolde, die wie *eine* Blüte von fünf bis sechs grünen kelchartigen Blättern eingerahmt erscheint.

## Medizinisch-therapeutische Aspekte in Beziehungen der Doldengewächse zu den Elementen Erde, Wasser, Luft, Feuer

### Temperamente als Fähigkeiten

Im Zentrum einer jeden medizinischen Erkenntnis und jeder therapeutischen Maßnahme steht die menschliche Individualität und deren Verhältnis zu ihren Leibesgliedern.

Auch wenn man sich das oft nicht bewusst macht, wird das Besondere eines Menschen in jeder echten Begegnung implizit mitgesehen. Ohne das würde niemand einen Menschen so ansprechen, dass er eine individuelle Antwort erwartet. Es geschieht in einer Art von intuitivem Vorgriff auf ein zu erkennendes Individuelles, das sich auf verschiedene Weise kundtun, aber auch maskieren kann. Das Individuelle eines Menschen teilt sich jeweils durch einen mehr allgemeineren Charakter mit, der in erster Annäherung als eine besondere «Mischung» der vier Tempe-

ramente aufgefasst werden kann, d.h. als eine bestimmte Art, seelisch in den vier Elementen zu leben. Es geht hier um ein Zusammenwirken des Seelenleibes mit dem Lebensleib. In Leitfaden II auf Seite 45 ff. wurde ein Weg gezeigt, wie die eigenen unterschiedlichen Bezüge zu den Elementen im Sehen einer Landschaft bewusst gemacht werden können. Die Elemente sind so gesehen unterschiedliche Sichtweisen der Welt, auf die die Menschen – je nach Temperament – in ihrem Wahrnehmen und ihrem Umgang eingestellt sind.
Die innere Natur der Elemente bildet die Grundlage für besondere Fähigkeiten, sich über das Ätherische dem Geistigen zu nähern.
Beim *Melancholiker* herrscht die Sichtweise des Festen vor, d.h. im Vordergrund des Bewusstseins steht z.B. das gegenständlich Getrennte, mit dem er sich identifiziert und das er auch kritisch betrachtet. Zugleich wird im Isoliertsein des eigenen Wesens das Sterben stark erlebt. Damit ist eine besondere Fähigkeit zum bewussten Erfassen des über den Tod hinaus gehenden Geistigen verbunden (Lebensäther).
Das Bewusstsein des *Phlegmatikers* lebt mehr im Flüssigen, d.h. im Zusammenhänglichen, das aus dem Umkreis heraus sich nach innen ständig wiederholend in Wellen und Wirbeln ausformt und wieder ins Allgemeine verfließt. Damit ist die Fähigkeit verbunden, klanglich bzw. chemisch-ätherische Zusammenhänge bewusst zu erfassen.
In der Weltanschauung des *Sanguinikers* dominiert das atmosphärische Wahrnehmen, das mit dem Erleben ganz in die Umgebung eintaucht, jede Änderung in der Erscheinungswelt neu ergreift und so immer wieder anderes erlebt (Luft). Damit ist die besondere Veranlagung verbunden, sich immer wieder neu auf das geistig Bildhafte der Erscheinungen einzulassen (Lichtäther).
Der *Choleriker* sieht vor allem das Befeuernde, Begeisternde oder Erzürnende, das von jeder Erscheinung, die geistig verinnerlicht wird, ausgeht.
Um die innere Natur der Substanz einer Heilpflanze, d.h. auch deren Wirkung auf den Menschen, zu begreifen, werden gerade diese Fähigkeiten gebraucht, von denen hier beim Menschen die Rede war. Jeder benutzt sie – ohne es vielleicht zu wissen –, wenn er von dem Wirken der Elemente und des Ätherischen ernstlich spricht.
In früheren Zeiten handhabte man das instinktiver. So hatten Naturwissenschaftler der Goethe-Zeit offenbar allgemein noch eine imaginativere Anschauungsweise in der vergleichenden Betrachtung als heute, z.B. eine Gesamtanschauung der Atmo-

Vgl. «Verfeinerung der Säfte» bei Goethe, siehe Lf. II, S. 44f.

Zitat aus Johann Carl Leuchs «Anleitung zur Eingewöhnung und zum Anbau ausländischer Pflanzen» aus dem Kapitel «Einfluss beyder Climate auf die Pflanzen» (gemeint ist das warme, südliche gegenüber dem gemäßigten Klima, Anm. J.B.):

Aus dieser Verschiedenheit beyder Climate folgen nachstehende Einflüsse auf die Pflanzen:
In den Gegenden der Wendekreise können die Pflanzen wegen der größern Wärme hinlänglich Nahrungstheile, selbst aus einem verhältnismäßig schlechten Boden* ziehen; es werden dort wegen der großen Hitze alle Nahrungssäfte der Pflanzen mehr ausgearbeitet** und besonders die feineren, edlern Theile leichter und in größerer Menge erzeugt. Es giebt dort viele Gewächse, die scharfe, wohlriechende, gewürzhafte Theile enthalten; was bey uns Schleim bleibt, wird dort Zucker; ...
Das stärkere Sonnenlicht macht ferner die Farben lebhafter, feuriger, dunkler.
Die regelmäßige Feuchtigkeit und die starke Erregung des Pflanzenlebens macht die Pflanzen, welche nur etwas vor den brennenden Strahlen geschützt sind, und auf nicht zu troknem Boden stehen, saftreicher, ihre Fasern wegen des schnellen Wachsens schwammiger und weicher, diejenigen aber, welche mehr der Wärme und Trokenheit ausgesetzt sind, trokner und härter.

*) In Indien wachsen, nach Le Groux de Flaix, auf dem sandigsten, dem Anschein nach ganz unfruchtbaren Boden alle Pflanzen in größter Fülle, wenn es ihnen nur nicht an Feuchtigkeit fehlt. Dies hat den ebengenannten Gelehrten (und die Hindus) zu der Meinung bewogen, dass bloß das Wasser die Pflanzen ernähre.
**) Auch bey uns zeigt die Hitze diesen Einfluss in den verschiedenen Jahreszeiten; die ersten Frühlingsgewächse haben *wässerige, seifen-*

sphäre des hiesigen Klimas, die sie dann mit der Atmosphäre wärmerer Klimate verglichen. Dann versuchten sie, die Bildungsweise der Pflanzen, mit denen sie vertraut waren, in diese Atmosphäre zu versetzen. Dadurch entdeckten sie Verwandlungsweisen in den Bildetendenzen, die *unmittelbar einleuchten.*
Ein gutes Beispiel dafür findet sich in Johann Carl Leuchs «Anleitung zur Eingewöhnung und zum Anbau ausländischer Pflanzen» (Nürnberg 1821), vgl. nebenstehendes Zitat.

Je mehr die Wissenschaftler später bestrebt waren, das so Gefundene mit den Begriffen der modernen Naturwissenschaft zu beweisen, desto mehr verlor sich ihre innere Anschauungsfähigkeit, die es nun gilt, sich auf dem Wege der imaginativen, inspirativen und intuitiven Erfahrung neu zu erarbeiten.

### Innere Natur der Substanzen bei Doldengewächsen (und Bezug zum Menschen)

In dem Maße, in dem es gelingt, sich in die Sichtweisen der Temperamente einzuleben und die genannten Fähigkeiten für die Anschauung der Pflanzenbildung bewusst zu machen, entsteht eine Einsicht in die innere Natur der Substanzen und deren Wirkensweise im Menschen.
Im Folgenden soll gezeigt werden, wie das für die Doldengewächse allgemein und für einzelne von den ausführlicher behandelten Arten im Speziellen aussehen kann.
Die meisten Doldengewächse erregen – vor allem im blühenden Zustand – schon beim ersten Anblick eine spezifische Aufmerksamkeit durch die Gebärde ihrer Bildungsweise. Wodurch sie sich aus der umgebenden Vegetation so deutlich herausheben, ist nicht leicht allgemein zu sagen. Meistens sind es die von einem Punkt ausstrahlenden Blütenstände, die mehr oder weniger dreiecksförmigen bis zu farnartig gefiederten Blätter oder eine bei jedem Blattansatz etwas abgewinkelte Sprossachse.
Schon eine ästhetische Betrachtung eines Wiesenkerbels, einer Erzengelwurz oder eines Korianders im Verhältnis zu ihrer Umgebung führt das erlebende Anschauen in dieses Gemeinsame, aber auch in einen Vorblick auf ganz unterschiedliche seelische Ausrichtungen, die sich in der Gebärde verkörpert haben. Näher an eine Einsicht in diese Beziehungen führt ein sorgfältiger symbolischer Bildaufbau einzelner Pflanzen, in dem jede Einzelheit als Teil des Ganzen gesehen wird. So etwas wurde z.B. bei der Erzengelwurz (S. 22–28) und dem Koriander (S. 40–42) ausführlicher

beschrieben. Man braucht die intuitive Fähigkeit des Cholerikers, um im ersten Eindruck die stämmige, erdverbundene, in sich abgeschlossene Gebärde der Erzengelwurz und die zarte, sich luftig ausbreitende des Korianders zu erfassen. Der erste Eindruck beim Anblick der Pflanze darf nicht erstarren. Er kann die Wärme des Interesses befeuern und die Aufmerksamkeit auf die entsprechende Ausrichtung lenken.

Verbindet sich die Fähigkeit des *Melancholikers* bewusst mit der des *Cholerikers*, so wird die Aufmerksamkeit darauf gerichtet, dass es sich hier nicht allein um seelisch-geistige, befeuernde Bilder handelt, sondern dass die Pflanzen als materielle Gegenstände, d.h. die jeweiligen Substanzen, ganz aus diesem Seelisch-Geistigen heraus entstanden sind und deshalb auf die Sinne, d.h. alle Organe des Menschen, wirken können. Die Fähigkeit des *Sanguinikers*, das Seelisch-Geistige in den vielfältigen Erscheinungen für die unterschiedlichen Sinne zu erkennen und zu erleben, zeigt uns, wie an der zu einem Ende gekommenen fertigen Substanz das entsprechende Seelisch-Geistige wieder wirksam werden kann. Die Wirkung einer spezifischen Substanz auf den menschlichen Organismus wird unmittelbar einsichtig, wenn sie in ihrem Entstehungszusammenhang gehalten wird. Die so gewonnene erste Einsicht bildet einen guten Ausgangspunkt für die dadurch geweckten imaginativen Fähigkeiten des *Phlegmatikers*, im eigenen Wesen sich auf die Entwicklungsverläufe einzulassen. Das imaginative Anschauen wendet sich den aufeinander folgenden Bildungen im Leben der Pflanze zu und achtet dabei auf die rhythmisch im Zusammenhänglichen, Ätherischen verlaufenden Lebensprozesse im Wechsel zwischen äußerer Erscheinung und verwandelter Potenz. Diese kommen im beweglichen Denken zur Anschauung.

Bei der Erzengelwurz kommt dabei z.B. der über Jahre ausgedehnte Bildungsprozess der mächtigen Rosette zum Erlebnis, der lange Zeit über den Winter in der unterirdischen Knospe zurückhält und dann im späten nordischen Frühjahr in die gewaltigen großen Blätter und in den aufsteigenden, wenig verzweigten Spross aufschießt, um sich zum Schluss in den kugeligen Dolden und den herb aromatischen, etwas gerbend scharfen Früchten zusammenzuziehen. Derweilen verdickt sich das Rhizom und bildet den charakterisierten, den Früchten ähnlich schmeckenden Milchsaft. Eine vegetative Fortsetzung dieses Prozesses gibt es hier nicht.

Beim Koriander verlaufen die Lebensprozesse ganz anders. Er kommt im selben Jahr zum Blühen, in dem er aus dem Samen keimt. Die Metamorphose dieser zierlichen Pflanze wird in vie-

*hafte, auflösende Säfte.* Die später bey größerer Sonnenwärme wachsenden sind *trokner, gehaltreicher, mehliger.* Man vergleiche das Veilchen mit der Aster, die Kirsche mit dem Herbstapfel, das Gemüse vom May und Juny mit dem vom August und September. In Persien bemerkt man dasselbe an den Melonen; die im Frühling reifenden sind wässerig und geschmacklos, die später reifenden zuckersüß. Das Zuckerrohr z.B. enthält in Westindien größtentheils krystallisirbaren, in kältern Ländern bloß Schleimzucker. Die Weintraube, das Johannisbrod und überhaupt alle Baumfrüchte sind in Egypten weit süßer als in Italien, und hier wieder süßer als in Deutschland. Aus den Maysstengeln, die in Süddeutschland noch viel krystallisirbaren Zucker enthalten, erhält man in Norddeutschland fast bloß Schleimzucker. – Eben so kann die Einwirkung der Sonne auf die Bildung der gewürzhaften Theile bewiesen werden. Alle unsere Gewürzpflanzen werden in heißen Jahren gewürzhafter als in andern; mehrere Pflanzen, die in nördlichen Ländern keinen Geruch haben, erhalten ihn, wenn sie nach Süden versetzt werden, und verlieren ihn wieder, wenn man sie in kältere Länder zurückbringt.

Siehe auch Lf. I, S. 61–65.

len anmutigen Schritten schnell durchlaufen und mündet oben in eine größere Anzahl kleiner, blumiger, flacher Blütendolden. Sowohl im Kraut als auch in den würzigen Früchten entsteht das zum Wachträumen anregende Aroma.
Mit dem imaginativen Anschauen lebt man sich in die Prozessgebärde ein, die von einer durchgehenden Geistigkeit ausgeht und sich zunehmend im Zusammenhang mit den entsprechenden Umgebungsbezügen panoramaartig, d.h. gleichsam atmosphärisch, in der Seele des Erkennenden offenbart.
Um sich das zum Erlebnis zu bringen, bedarf es der in jedem Menschen veranlagten inspirativen Fähigkeiten des *Sanguinikers*. Das wird für das Verständnis der Heilwirkungen auf den Menschen verbindlich, wenn sich das Selbsterleben des Erkennenden mit diesem Erleben in dem physisch verfolgbaren Prozess findet, der von der wachsenden Hauptachse bzw. dem Sprosssystem ausgeht. Die Art, wie alle Bildungen der Pflanze aus dieser physischen Repräsentanz des durchgehend zusammenfassenden Prinzips entfaltet werden, kann zum Bewusstsein bringen, was in die Substanzbildung tatsächlich eingeht. Es zieht sich beim Weiterschreiten in den Samen wieder zurück. Jeder Entwicklungsschritt der Pflanze wird so zum Ausdruck eines Aspektes der Wirkung einer Pflanzensubstanz auf den Menschen. Durch den ganzheitlichen Entstehungszusammenhang der Pflanze hat die Substanz einen makrokosmischen Bezug zum Mikrokosmos des menschlichen Organismus mitbekommen, den es bei der medizinischen Anwendung im Bewusstsein zu halten und im pharmazeutischen Prozess substantiell zu bewahren gilt.
Im Zusammenwirken der Elemente zeigt sich ein durchgängiger Stil, der bei jeder Pflanzenart anders ist und in charakteristischer Weise Änderungen im Laufe ihrer Entwicklung bestimmt. Wie dieses Zusammenwirken vor sich geht, zeigt sich an der Knotenfolge des Sprosssystems, aus dem die einzelnen Organe entstehen.
Besonders aufschlussreich sind dabei die Übergänge:

- in der Formenfolge der Blätter am Spross selbst,
- von da aus die Umstülpung nach unten in die der Erde zugewendete Wurzel,
- die Umstülpung nach oben in die sich als Ganzes gestaltende Blüte
- und schließlich in die Zusammenfassung von Frucht und Samen.

Diese Übergänge sollen im Folgenden im Hinblick auf die Besonderheit der Doldengewächse betrachtet werden. Die Metamorphose in den Blattformenfolgen verläuft bei vielen Doldengewächsen ähnlich wie bei anderen Blütenpflanzen. Die keimende und anfänglich wachsende Pflanze zeigt im Ausbreiten ihrer noch kaum gegliederten Blattspreiten, wie sie das von der Erde aufsteigende Flüssige in sich aufnimmt und mehr oder weniger massig und flächig selbst erdverwandt wird.

Während die Blätter in dieser Richtung von innen her größer werden, verwächst die Wurzel umgekehrt, d.h. gleichsam von außen kommend, mit der Erde. Beim Übergang zum Schossen setzten in der Blattformenfolge die Verfeinerung der Strukturen und die Zusammenziehung ein. Die Verfeinerung der Strukturen lässt die Formen «durchsichtiger», atmosphärisch sprechender werden. Das kann als Ausdruck der Wirkung des Luftelementes aufgefasst werden. Die Strukturen werden dabei steifer und gelegentlich bis zur Stacheligkeit gesteigert.

Die Zusammenziehung im Prozess der Blattmetamorphose strebt einem Nullpunkt zu, einem Durchgangspunkt, nach dem auf einer anderen Ebene anstelle der Aufeinanderfolge der Formen eine ganzheitliche Gestaltung erscheint. Das ist gewöhnlich die Blüte. Als Blüte wird hier generell aufgefasst: eine Gesamtgestalt, die gebärdenhaft die innere Natur der Pflanzenart bildhaft offenbart. Das kann auf vier Ebenen geschehen:

- auf der Ebene der Form, als Zusammenfassung einer Anzahl von verschieden gestalteten Blattorganen wie bei einer Einzelblüte oder einer Kompositenblüte;
- auf der Ebene der Farbigkeit, die von der morphologischen Blütenform unabhängig auftreten kann;
- auf der Ebene des rein Atmosphärischen als Duft, in den man wahrnehmend unmittelbar eintaucht;
- auf der Ebene des Übergangs zur Frucht- und Samenbildung.

Letztere sondert sich als Ganzes aus den Umgebungswirkungen heraus. Die Fruchtform ist zwar oftmals typisch und wird daher zur Artbestimmung herangezogen. Sie zeigt aber wenig von dem, was in den Bildmöglichkeiten der Art liegt. Trotzdem umfasst gerade der Same, geistig konzentriert, künftige Bildemöglichkeiten.

Den Doldengewächsen gemeinsam ist, dass der Entwicklungszustand der Blüte vor allem auf der letztgenannten Ebene erreicht wird, und zwar nicht in der Einzelblüte, sondern in einer besonderen Gestalt des ganzen Blütenstandes: Ein Zentrum, von dem gleichwertige Sprosse ausstrahlen, ist hier das einheitsbildende Prinzip, das in vielen Abwandlungen erscheinen kann. Das morphologisch als Blüte anzusprechende, meistens unscheinbare Einzelgebilde ordnet sich dem auf verschiedene Weise unter. Die Dolde als das ausdrucksvoll sprechende «Blütengebilde» dieser

Gewächse hat meistens wenig von der zarten Hinfälligkeit und Farbigkeit sonstiger Blüten, z.B. des Klatschmohns, sondern wird besonders irdisch, d.h. sie erstarrt häufig in einer gleichsam geometrischen Form. Diese wird gekrönt durch die trockenen Früchte, die mit dem Samen eine Einheit bilden. Das Aromatische verfliegt kaum in die Umgebung, sondern konzentriert sich in die Pflanze hinein, meistens besonders in die Früchte und die Wurzel.

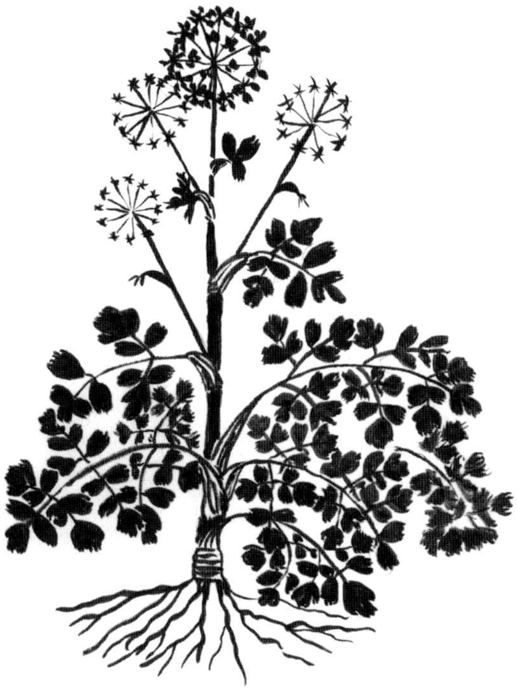

Erzengelwurz

*Die Erzengelwurz im Zusammenspiel der Elemente*

Die Wirkung des Erdenelementes, die in die Substanzbildung der Erzengelwurz eingegangen ist, kommt zunächst in ihrer Stämmigkeit und ihrer Neigung zum Verholzen zum Ausdruck. Im wässrig quellenden Ausbreiten der großen Rosette zeigt sich ebenfalls Erdenverwandtschaft. Während sich der Spross in die Aufrechte streckt, hält sich die Erzengelwurz bei jedem Verfeinerungsschritt in der Metamorphose der Formen aufquellend zurück, bis schließlich in der doppelten Dolde ein warm gefärbtes und warm duftendes Ganzes erscheint, das alle Blütchen eines Blütenstandes zusammenfasst. Dolde und Döldchen der Erzengelwurz sind dazu veranlagt, fruchtartig in die Gestalt einer Strahlenkugel hinein zu «reifen».

Das sie vereinende Zentrum erscheint wie von der Peripherie einstrahlend entstanden. Es ist Ansatzpunkt eines atmosphärischen Raumes, der gegenüber demjenigen, den ein Kristall gestaltet, umgestülpt erscheint.

Beim Betrachten eines Kristalls wird uns der eigene Anteil am Kristallraum leiblich bewusst. Wir begreifen diesen besonderen Raum, indem wir uns gleichsam mit unserem ganzen Leib in seine Dimensionen hineinstellen. Der Erlebnisanteil beim Betrachten des Sphärengebildes ist dagegen atmosphärisch. Der Kristallraum wird mit dem Leib in den drei Dimensionen erlebt. Die Strahlenkugel lenkt die Beobachtung auf die Umgebung, d.h. auf die Sphäre, in der wir uns mit dem anschauenden Denken bewegen und Ganzheitliches erfassen. Trotzdem lässt sich die Erzengelwurz bis in den Blütenstand hinein im Festwerden ganz irdisch-leiblich erleben, im Gegensatz zu einer anderen farbigen und duftenden Blüte, etwa einer Lilie oder dem Klatschmohn, deren Bilderleben uns ihre Stofflichkeit vergessen lässt, aber auch schon im Gegensatz zu vielen sehr zarten Doldengewächsen.

Die gewöhnlich bei Letzteren mehr schirmartige Dolde stellt sich bildhaft zwischen Erde und Umkreis: Das Zentrum ist unten erdenverwandt, der Schirm oben gleicht sich dagegen mehr dem umgebenden Umkreis an. In diesem Sinne ist die Erzengelwurz auch mit ihrem kosmisch kugelig abgeschlossenen Substanzanteil der Dolde wie eine Frucht ganz auf der Erde angekommen und zugleich individualisiert. Das Luftig-Aromatische ist wie bei den meisten Doldengewächsen ganz nach innen genommen mit Betonung von Wurzel und Frucht. Dort konzentriert sich auch das Feurige. Entsprechend befeuernd wirkt die Frucht auch auf den Menschen.

*Die Kerbelrübe*

Ein anderes Substanzgebilde zeigt sich in der blühenden Kerbelrübe. Das stämmig Aufrechte und die Neigung, im Spross von unten herauf zu verholzen, ist wie bei der Erzengelwurz. Aber schon die aufquellend sich ausbreitenden Rosettenblätter sind feiner gegliedert. Im Aufstreben zur Blüte ist das schrittweise Zurückhalten der Knospe nur angedeutet. Die Verfeinerung in der Metamorphose der Blattformen steigert sich zu einer Neigung, fädig wie in Luft aufzugehen. Auch die Sprossverzweigungen und die zahllos entstehenden Dolden folgen dieser Verfeinerungs- und Auflösungstendenz. Selbst die Dolden schließen sich nicht ganz, sondern einzelne Strahlen können durchwachsen und auf höherer Ebene noch feinere Dolden entstehen lassen. Die Geschlossenheit der Erzengelwurz fehlt bei der Kerbelrübe im Blütenbereich völlig. 24

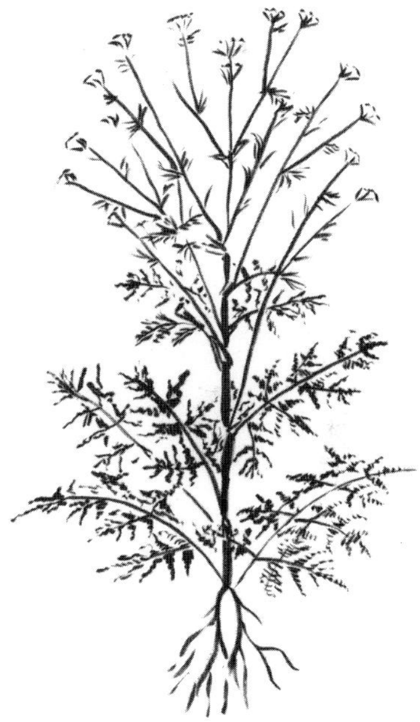

Kerbelrübe

Parallel dazu hat sich im Wurzelbereich eine Rübe gebildet, aus der sich das Aromatische und die Schärfe zurückgezogen haben. Daher kann die Wurzel besonders gut zur Nahrung dienen. Die sich aus dem Bild der Pflanze ergebende Wirkung auf den Menschen ist weniger abschließend, befestigend, sondern von einem irdisch Festen ausgehend auflockernd an die Umgebung sich hingebend.

*Zusammenhang von Geruchs- und Geschmacksrichtungen mit Luft und Wasser*

Ähnliche Tendenzen im Wuchs wie die Kerbelrübe zeigt der schon erwähnte Riesen-Haarstrang (*Peucedanum verticillare*). Bei dieser südlicheren Art bildet sich in den Früchten ein warm aro- 7

Siehe S. 43.

matischer Geschmack, dem aber das Scharfe der Erzengelwurzfrüchte weitgehend fehlt.

Weiter entfernt von dem irdisch Stämmigen sind die oberirdisch sehr zierlich gebildeten Umbelliferen-Arten mit der Neigung, im Blatt zu «verluften». Sie bilden nicht wässrige, sondern nussartig
33a schmeckende Rüben oder Knollen, z.B. die Erdkastanie (*Bunium bulbocastanum*). Die *Bunium*-Arten werden gerade von diesem Gesichtspunkt aus mit Recht in die Nähe des Wiesenkümmels mit seinen luftig gefiederten Blättern gestellt. Die Früchte der Erdkastanie schmecken auch kümmelartig.

Die Wurzel des Kümmels riecht dagegen möhrenartig. In der Kultur quillt der Kümmel wie die Karotte im Kraut auf, und die Wurzel wird wässriger und essbar. Zugleich nähert sich die Rübe des Kümmels im Geschmack der Pastinake.

Möhrenartiger Geschmack und Geruch haben offenbar eine Affinität zu einem Wässrigen, das vom Innern her die Pflanze aufquellen lässt und sich im Älterwerden verdichtet. Bei der wilden Möhre ist wie beim Kümmel das Laub sehr luftig. Mit dem Saftigerwerden der Rübe durch Züchtung und Kultur wird der Geschmack dann entsprechend milder und das Laub quillt stärker krautig auf.

Eine noch stärkere Verbindung mit dem Wasserelement, bei dem die Nahrungspflanze auch durch Aufquellen von innen her entsteht, deutet sich mit sellerieartigem Geschmack und Geruch an. Die Wildform des Selleries ist nicht wie die der Möhre an mehr trockenen Orten zuhause, sondern am Meeresstrand bzw. an sumpfigen, oft salzhaltigen Orten.

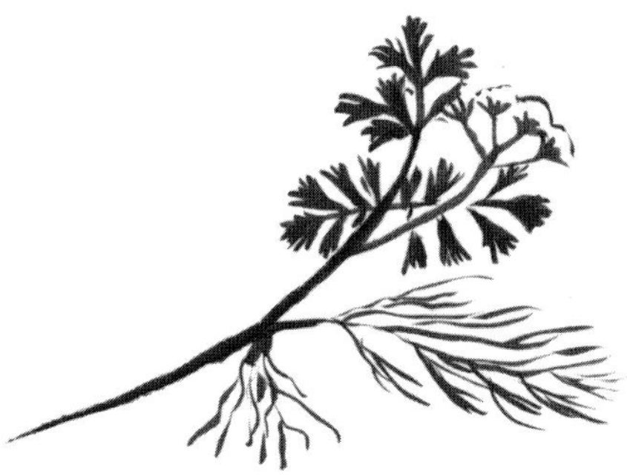

Flutender Sellerie

*Übergänge zum Wachstum im Wasser als Umgebung*

30 Ein naher Verwandter des Selleries, der Flutende Sellerie (*Apium inundatum*), geht tatsächlich ins Wasser und bildet in diesem wie manche andere im Wasser lebende Blütenpflanze (z.B. *Myriophyllum*, *Utricularia*) fädig aufgeteilte Blätter.

Der Flutende Sellerie hat eine ähnliche Art wie manche Hahnenfuß-Arten (z.B. *Ranunculus aquatilis*), unmittelbar hervorgerufen durch das Wachstum unter Wasser oder über Wasser zweierlei Blattformen zu bilden. Dies kommt bei den Umbelliferen in mehreren Gattungen vor, z.B. auch bei der Flutenden Rebdolde
104, 105 (*Oenanthe fluviatilis*), beim Wasserfenchel (*Oenanthe aquatica*)
108 und beim Großen Merk (*Sium latifolium*). Dieser Tendenz scheint also ein allgemeines Bildeprinzip zugrunde zu liegen.

Wenn zu Beginn des Kapitels am Beispiel der Kerbelrübe von Blättern gesprochen wird, die sich gleichsam luftig auflösen, so sind die entstehenden, fädig gefiederten Blattformen der genannten Unterwasserformen oftmals auf den ersten Blick sehr ähnlich. Wodurch ergibt sich diese Ähnlichkeit bei dem offensichtlichen Unterschied der elementaren Umgebung und worin besteht bei genauerer Betrachtung doch auch in der Bildungsweise ein grundsätzlicher Unterschied?

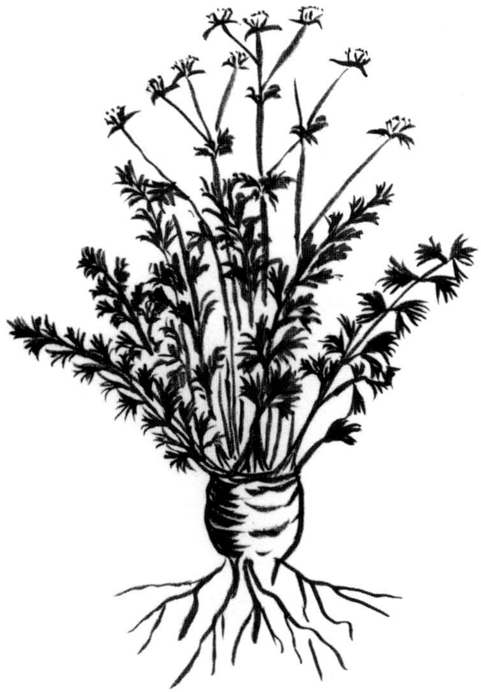

Sellerie

*Übergangsformen vom Wasser zum Land*

Vergleicht man nur Abbildungen oder gepresste Blattformen von gefiederten Blättern, so scheint kein wesentlicher Unterschied zu bestehen, außer dass die Unterwasserfiederung meist noch feiner ist als die der Luftblätter. Sobald man allerdings die fädigen Unterwasserblätter aus ihrer Umgebung nimmt, fallen sie in sich zusammen, während sich die fädigen Luftblätter mehr oder weniger steif halten und bei näherer Betrachtung fast etwas sukkulent wirken, d.h. durch den Innendruck des Wassers gestrafft.
Bei dem Wasser-Hahnenfuß kann man Übergänge zwischen den fädigen Wasserblättern, die sich gleichsam in die Umgebung hinein auflösen, zu rundlichen Schwimmblättern studieren, die sich gleichsam selbst begrenzen; von innen her breitet sich die Spreite aus und bildet eine der Wasseroberfläche entsprechend abgeschlossene Fläche aus. Die jeweils durch eine Ader repräsentierten Fäden der Wasserblätter verkürzen sich, werden zu Randspitzen und verschwinden schließlich im rundlichen Blattrand. Bei den Wasserblättern findet keine Anastomose der Adern statt, während diese in den Schwimmblättern miteinander im Blattrand verschmelzen, d.h. anastomosieren.

Unter Anastomose ist das Zusammenhängen der Adern am Blattrand zu verstehen. Das Thema der Anastomose bei Unterwasserblättern hat Goethe in § 24/25 seiner «Metamorphose der Pflanzen» schon angesprochen.

Beim Flutenden Sellerie liegen die in der Luft entwickelten Blätter zwar nicht der Wasseroberfläche auf, aber sie werden doch flächig. Nur die verlängerten, nach außen gerichteten langen Spitzen könnte man noch als «Erinnerung» an die Fädigkeit der Unterwasserblätter auffassen. Ihre Steifheit zeigt aber bereits die Umkehrung, in der das Wässrige von innen her straffend wirkt.
Die Form der Fiederblättchen des Echten Selleries ist diesen Luft- 28
blättern ähnlich.
Eine Zwischenstellung nimmt der Kriechende Sellerie (*Apium* 29
*repens*) ein. Hier zeigt sich noch ein anderer Zusammenhang. Wenn das Wasserelement die ganze Pflanze ergreift, so wächst diese horizontal. Zugleich verschwindet die mit der Aufrechten verbundene Blattmetamorphose.

30 Der Flutende Sellerie *(Apium inundatum)* folgt im Wuchs dem strömenden Wasser. Nur Luftsprosse wachsen nach oben.

Der Kriechende Sellerie wächst an nassen Orten und bleibt mit dem Hauptspross am Boden. Nur die Blattachsen und die Blütenstiele stellen sich aufrecht. Diese kriechende Wuchsform findet sich bei dem ebenfalls feuchte Orte bewohnenden Wassernabel
111 (*Hydrocotyle vulgaris*), einer extrem gebildeten Umbellifere mit
Tellerblättern. Zieht man wieder den Vergleich mit dem Echten Sellerie, so fällt auf, dass er zwar aufrecht, aber nicht sehr hoch und eher buschig wächst und die Blüte zum Vergrünen neigt.

Dem Flutenden Sellerie ist die Flutende Rebdolde (*Oenanthe
104 fluviatilis*) sehr ähnlich, sowohl im gesamten Wuchs als auch im
Aussehen der zweierlei Blattformen. Auch hier ist ein Vergleich der Arten innerhalb der Gattung aufschlussreich. Der nahe ver-
105 wandte Wasserfenchel (*Oenanthe aquatica*) hat ebenfalls zweier-
lei Blattformen: fädige Blätter unter Wasser und spärlich gefiederte Blätter in der Luft, allerdings mit rundlichen Fiederabschnitten, die etwas embryonal wirken. Die gesamte blühende Pflanze ragt aufrecht aus dem Wasser heraus und ist mit einem wässrig verdickten, senkrechten Wurzelstock mit dem schlammigen Untergrund verbunden.

Noch immer im feuchten, sumpfigen Untergrund wächst die steif
106 aufrechte Röhren-Rebdolde (*Oenanthe fistulosa*) mit merkwür-
digen, gleichsam verkümmerten oder embryonalen Blattspreiten.

Das Motiv der Luftblätter der Flutenden Rebdolde (und der Sellerie-Arten) wird in den grundständigen Blättern von einer mehr im Mittelmeergebiet heimischen Landpflanze, der Bibernell-
107 Rebdolde (*Oenanthe pimpinelloides*), aufgegriffen. Die Abschnitte
ihrer Stängelblätter werden nach oben zu immer schmaler. So gleichen sich die Blätter als Ganzes dem Standort entsprechend denen von Hasenohr-Arten oder der Sichelmöhre an und werden zur Blüte hin schließlich nahezu fädig-schmal. In der Erde werden von der Bibernell-Rebdolde Wurzelknollen gebildet, die, wie auch das Kraut, medizinisch als Diureticum verwendet wurden. In den genannten schmalen Blattformen kündigen sich Tendenzen der immer fädiger werdenden Luftblätter anderer Umbelliferen wie Fenchel und Dill an.

Reiht man die Blattmetamorphosen der genannten Rebdolden aneinander, so zeigen sich darin alle Übergänge vom fädigen Blatt, das sich in die Wasserumgebung einfügt, zum selbständig Fläche bildenden, in dem das Wasser schon von innen her wirksam ist, zu den feinfädigen Luftblättern, die sich mit dem von innen her wirkenden Wasser steif halten.

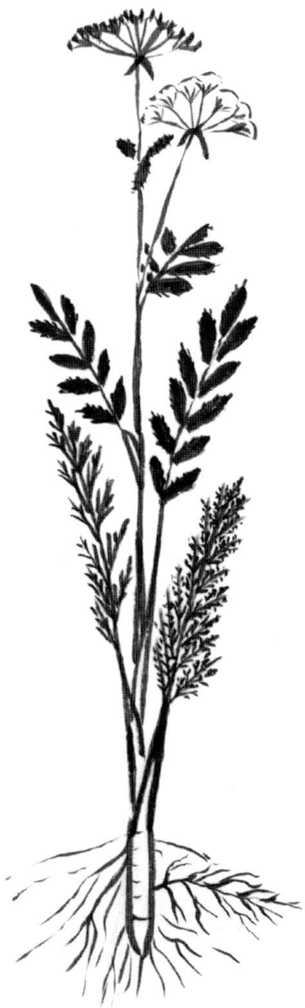

Großer Merk

Besonders eindrucksvoll sind die Formverwandlungen beim Großen Merk (*Sium latifolium*). Auch dieser wächst aufrecht und ist 108
mit einem verdickten, schwammigen Wurzelstock im sumpfigen Untergrund verwurzelt. Hier gibt es durch und durch fädige Unterwasserblätter und an der Luft zahlreiche Übergangsformen von doppelt feingefiederten unteren Blättern mit wässrig gequollenem Blattstiel bis hin zu einfach gefiederten mit einfachen flächigen und gesägten, fast ledrig wirkenden Fiederteilen. Feingefiederte «Luftblätter» fehlen hier.
Inmitten der Übergangsformen des Großen Merk gibt es auch solche, die dem Wasser-Schierling (*Cicuta virosa*) sehr ähnlich 110
sind. Diese sehr giftige Pflanze bildet keine typischen Unterwasserblätter aus. Sie wächst aufrecht, im ganzen buschig mit vorwiegend schmal gefiederten, tief eingeschnittenen Fiederblättern. Die unter Wasser wachsende Grundachse ist dickfleischig und enthält große Luftkammern. Sie riecht etwas würzig und stark betäubend. Beim Anschneiden entlässt sie einen hellgelben, an der Luft dunkler werdenden, harzig aromatischen Saft. Während auch im Wasser wachsende Blütenpflanzen immer nur über dem Wasser blühen, wird hier beim Wasser-Schierling also das luftig blütenartig Aromatische in die Wasserumgebung hereingeholt.

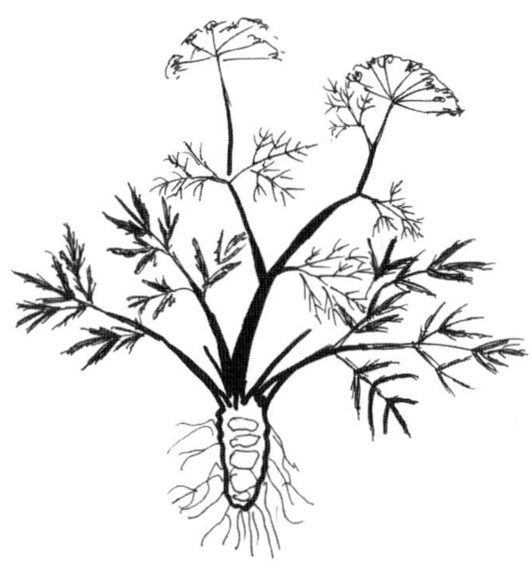

Wasser-Schierling

*Verlagerung der Elementewirkungen*

Giftbildung hängt oft mit Verschiebung der Elementewirkungen zusammen. Unter den genannten, im Wasser wachsenden Arten holen die aufrecht wachsenden Arten Luft nicht nur nach innen, sondern mit Hilfe von Luftkammern im Spross auch unter die Wasseroberfläche. Bei der Erzengelwurz ist diese Fähigkeit, Lufträume im Spross zu bilden, durch eine schmale Kammerung der Grundachse bereits angedeutet. Bei den entsprechenden Wasserpflanzen wie dem Wasserschierling und dem Großen Merk sind diese Kammern dann mehr oder weniger aufgebläht. Damit verbunden ist oftmals eine Tendenz zur Gift- bzw. Alkaloidbildung. Eine Verschiebung in der entgegengesetzten Richtung besteht darin, dass die von unten kommende Tendenz zum wässrigen Aufquellen durch die Wirkung des Stickstoffprinzips zu einseitig wird. In mäßiger Weise führt diese dazu, dass die Pflanze sich von ihrer Umgebung stärker abschließt und mehr oder weniger neutrale Nahrungsmasse ausbildet. In der Steigerung entsteht wieder Giftiges, wie es sich z.B. beim Gefleckten Schierling und generell, etwa beim Spinat, durch Stickstoffüberdüngung bildet.

Siehe Lf. I, S. 66, Lf. II, S. 60.

Zusammenfassung zur Wirkung der Elemente wie Duft und Harzbildung

Die gestaltete Substanz einer Pflanze im Luftraum entsteht immer von innen aus dem Flüssigen heraus. Im Aufquellen und Ausbreiten wird sie massig, dem Irdischen verwandt. Das geschieht vor allem in Erdennähe. Indem sich die Pflanze nach oben von der Erde entfernt, gelangt sie mehr unter den Einfluss des Luftelementes. Das zeigt sich atmosphärisch. Diese Entwicklung kommt zunächst in der Verfeinerung und Verdichtung der Strukturen zum Ausdruck, dann aber auf der Stufe des Blühens auch in der ganzheitlichen Gestaltung, Färbung und im Duft.
In Frucht- und Samenbildung wird Wärmewirkung, d.h. das, was als Trieb alle Organe entstehen ließ, nach innen gewendet. Wärme wird «gesammelt», neue Bildemöglichkeit wird frei. Wächst eine Pflanze unter Wasser, so verlieren die Blätter ihre Gestalt und lösen sich algenartig in zahlreiche einzelne Fäden auf. Die Verfeinerung der Blätter an der Luft und das Fädigerwerden der Unterwasserblätter sind Formtendenzen, die sich im Ergebnis nur auf den ersten Blick ähnlich sind. Während vom Wasser umgebene Blätter eher unbegrenzt wachsen (bei manchen Arten bis zu zwei Meter) und, an die Luft geholt, in sich zusammenfallen, enden die dünnen, luftigen Fiederteile immer in begrenzten Spitzen, die von innen her mehr oder weniger steif bleiben und offenbar sukkulent werden (wie beim Meerfenchel gesteigert).
Die fädigen Unterwasserblätter bilden mit dem Wasser eine Einheit. Was als sichtbares Blatt erscheint, ist auf die Adern reduziert, die nicht, wie sonst im Blatt, miteinander anastomosieren. Anstelle der Begrenzung der Blattform übernimmt gleichsam die Oberfläche des Wassers diese Funktion.
An Übergängen von Wasser- zu Luftblättern entsteht zunächst eine flächige, die Adern begrenzende Form, die sich erst nach oben zu am Spross wieder aufgliedert und fädig verfeinern kann. Dann bleibt aber das flächenbildende, begrenzende Prinzip mit den Adern untrennbar verbunden (z.B. obere Blätter der Kerbelrübe, aber auch Dill, Fenchel).
In Verbindung mit dem Einfluss des Wassers und dem Hereinholen der Luft entsteht oft auch Giftiges, wie z.B. beim Wasser-Schierling und beim Großen Merk. Die Giftigkeit des Gefleckten Schierlings lässt dagegen eher an eine umgekehrte Verschiebung denken.
Von der Giftigkeit des Wasser-Schierlings ist mit der Verlagerung der Luft ins Wasser und Alkaloidbildung nur ein Aspekt charak-

terisiert. Ein zweiter wird deutlich, wenn man auf die Ausbildung des Aromatischen blickt. Das Atmosphärische der Blüte kann seinen Ausdruck finden in einer charakteristischen Struktur oder Gesamtgestaltung, aber auch in Farben oder im Duft. Das kann unabhängig voneinander geschehen. So kann ein luftig fein gegliedertes Blatt wie bei Dill und Fenchel, unter den Bergwurzkräutern beim Alpenliebstock oder bei der Süßdolde beim Zerreiben aromatisch riechen. Es kann aber auch wenig oder gar nicht riechen. Wird das Aromatische wie beim Wasser-Schierling in Organen gebildet, die unter Wasser wachsen, entsteht eine zweite Art von Giftigkeit, die sich in diesem Fall mit der erstgenannten verbindet. Bemerkenswert sind unter diesem Aspekt auch Beziehungen zwischen Blatt und Wurzel. Den luftigen, aromatisch duftenden Blättern der Bergwürzkräuter entsprechen scharfe, bittere Wurzeln bzw. Rhizome.
Bei der Kerbelrübe verströmt das zerriebene Blatt kaum Duft und die Wurzel schmeckt ziemlich neutral.
Beim Riesen-Haarstrang (*Peucedanum verticillare*) hat die Gesamtgestalt viel Ähnlichkeit mit der Kerbelrübe: Sie ist unten stämmig verholzend und nach oben zu in Blättern und immer feiner werdenden Dolden luftig aufgelockert. Dabei ist der Schritt von den Formen der grundständigen Blätter zu den sehr zurückgehaltenen Stängelblättern noch größer. Hier schmecken aber die Wurzeln gerade eher aromatisch scharf und eignen sich gar nicht als Gemüse.

**Duft und Harzbildung**

Bei den Doldengewächsen durchzieht ein aromatischer Geruch auf verschiedene Weise die ganze Pflanze. Er nimmt, wie gezeigt, häufig nach dem Süden und zu wärmerem Klima hin zu. Meistens konzentriert sich das Aromatische besonders in den Früchten. Auch hier zeigt sich, wie sich Blütenartiges zur Frucht hin verschiebt. Eine Konzentration in Rhizom und Wurzel hängt meistens damit zusammen, dass sich das Duftende in Harzbildung verdichtet. Das findet sich – wie schon ausgeführt – besonders bei den südlich und südöstlich beheimateten Umbelliferen, beginnt aber bereits bei der Erzengelwurz. Diese Tendenz setzt sich bis zur Antarktis hin fort, wo z.B. *Bolax glebraria* stark verharzte, steinharte Hartpolstersträucher bildet, die wegen ihres hohen Harzgehaltes ein gutes Brennmaterial abgeben.

## II Kreuzblütler

Die Kreuzblütler sind wie die Doldengewächse eine morphologisch und in Geruch und Geschmack sehr einheitliche Familie. In diesem Rahmen sind sie erstaunlich vielfältig und in unterschiedlichsten Lebensräumen bis in den höchsten Norden und in Bergeshöhen verbreitet. Wie bei den Doldengewächsen gibt es unter den 3000 Arten (verteilt auf 350 Gattungen) eine Anzahl bekannter Heil- und Nahrungspflanzen und eine weit größere Zahl von Pflanzen, die früher ebenfalls genutzt wurden, deren Gebrauch aber nahezu vergessen ist. Ihre Wirkung auf den Menschen teilt sich uns schon durch Geruch und Geschmack mit.
Die hier vorgestellte Auswahl soll unser Bild von den Kreuzblütlern so erweitern, dass die besonderen Fähigkeiten deutlich werden, die sie dem Menschen in unterschiedlichen Varianten durch ihre Vertreter vermitteln können.

### Die Wege-Rauke als Leitpflanze für die Kreuzblütler

Die Wege-Rauke (*Sisymbrium officinale*)zeigt eine sehr vielgestaltige Verwandlung ihrer Blattformen vom Keim bis zur Blüte. 112
Diese Blattformen sind gleichsam die Fußstapfen der Entwicklung der sinnlich-übersinnlichen Pflanze, deren innere Natur uns im Hinblick auf ihren Zusammenhang mit dem Menschen interessiert. Die Wege-Rauke ist mit ihrer Bildungsweise als Ausgangstypus besonders geeignet, weil sie als Heilpflanze innerhalb der Kreuzblütler eine ähnliche Mittelstellung einnimmt wie die Wegwarte (*Cichorium intybus*) unter den Korbblütlern. Sie vereint im Ansatz die Bildungsmöglichkeiten der Kreuzblütler mit ihren unterschiedlichen Wirkungen auf den Menschen auf harmonische Weise. Diese Wirkungen entstehen nach und nach im Laufe ihrer Entwicklung bis zur Blüte und Frucht.

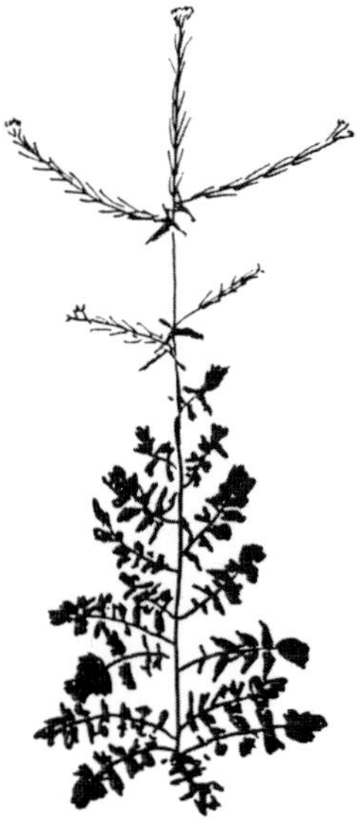

Wege-Rauke

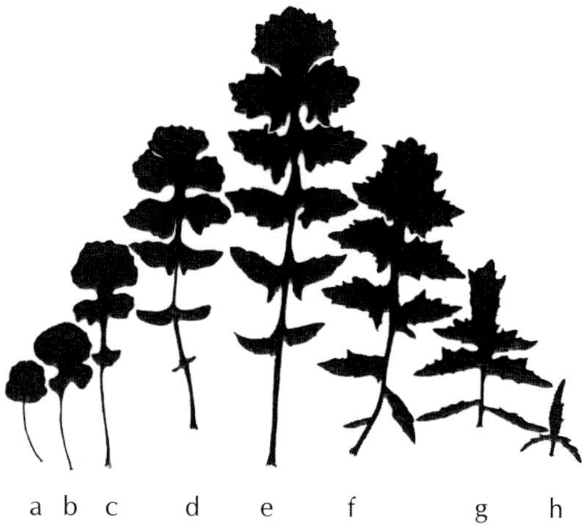


Blattfolge der Wege-Rauke (Auswahl)

Wandel der Gesamtgestalt der Wege-Rauke
und jeweils vorherrschende Blattform,
Aussaat im Mai
Typisches Blatt, ganze Pflanze im April

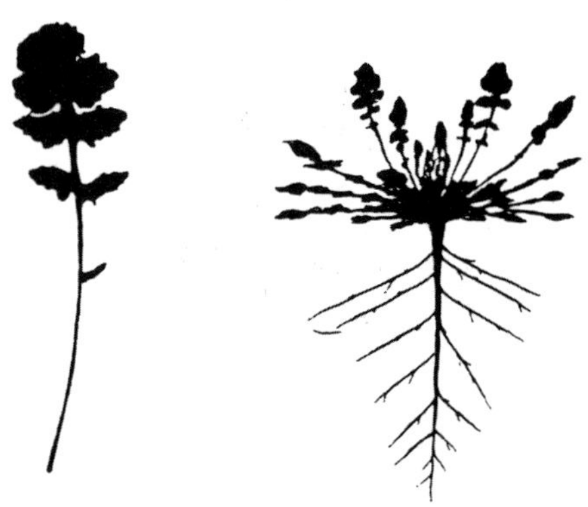

**Entwicklungsphasen der Wege-Rauke**

Die Wege-Rauke bildet nach dem Keimen mit den Primärwürzelchen und den Keimblättern zunächst einfache, rundlich gestielte Blattformen. Aus der Spreite gliedern sich in der Folge der Blätter zum Blattgrund hin unregelmäßige rundliche Fiederlappen ab. Diese ordnen sich nach und nach paarweise und rücken voneinander ab. Der Rand des Endblättchens wird wellig. Zwei seitliche Ecken bilden sich heraus. Auch die dem Endblättchen nächsten Fiederlappen beginnen sich lappig zu gliedern, während die nach unten hin entfernteren immer schmaler und spitzer werden. Auf dem Wege der Ausgliederung der Fiederteile tritt im Ganzen immer wieder das Motiv der geschwungenen «Leierform» auf. Was in der Peripherie des ganzen Blattes zunächst rundlich wellig erschien, wird zunehmend spitzer. Auf dem Höhepunkt der Ausdehnungsphase sind die Blätter im Ganzen schmal mit Fiederpaaren, die nach unten zu immer lockerer auseinander stehen. Das Endblatt bleibt relativ groß.
Bis dahin entwickeln sich die Blätter in der Rosette. Beginnt die Entwicklung bereits im Herbst, so erfolgt schon in der Rosette ein Art von Zusammenziehung und eine erneute Ausdehnung im Frühjahr mit weiteren Rosettenblättern. Danach beginnt der Hauptspross sich zu strecken, und die Blattformen gehen in die zur Blüte leitende Zusammenziehungsphase über: Sie werden schrittweise im Ganzen kleiner, die Spreitenteile zunehmend spitziger. Die zum Blattgrund hin vorrückenden Fiederteile werden weniger und sind zum Teil wieder alternierend und schmaler gestreckt. Schließlich sind die letzten Blätter vor der Blüte nur noch kurz gestielt mit einem schmalen, gezähnten Endblatt, von dem unten zwei noch schmaler langgestreckte Seitenfiedern steif abstehen.
Die Wurzel ist einfach und nicht besonders verdickt. Die Blätter schmecken kresseartig, leicht bitter. Zu den Spitzen der Blütentriebe hin wird der Geschmack zunehmend schärfer und bitterer. Die winzigen Samen sind scharf und bitter. Die Wurzel schmeckt dagegen schwach rettichartig, aber nicht bitter.

**Blattmetamorphose und Metamorphose der Gesamtgestalt**

Mit der Verwandlung der Blattform einher geht die Verwandlung der ganzen Pflanze. Das zeigt, wie der Teil und das Ganze im Laufe der Entwicklung immer zusammenhängen. Während der Rosettenentwicklung wächst die Pfahlwurzel in die Tiefe,

und die Grundblätter breiten sich in rhythmischer Folge nach allen Seiten aus. Sie werden immer größer, flächiger, die Gliederung nimmt zu. Vor allem streckt sich die ganze Blattachse mit dem Blattstiel (März bis April). Wenn sich dann der Hauptspross streckt und die Blätter in die Zusammenziehungsphase übergehen, entfaltet sich die Pflanze noch relativ breit und buschig nach oben (Mai). Mit den letzten schmalen Laubblättchen beginnt das Strecken und Blühen des Hauptsprosses und der fast rechtwinklig wegstrebenden Seitentriebe (Mai/Juni). Der Eindruck des Schmalen dieser Triebe bei der Wege-Rauke wird noch unterstützt durch die eng an den Spross angelegten Schoten.
Die Blüten an der Spitze bleiben winzig und fallen nur durch ihre gelbe Farbe auf.

im Mai

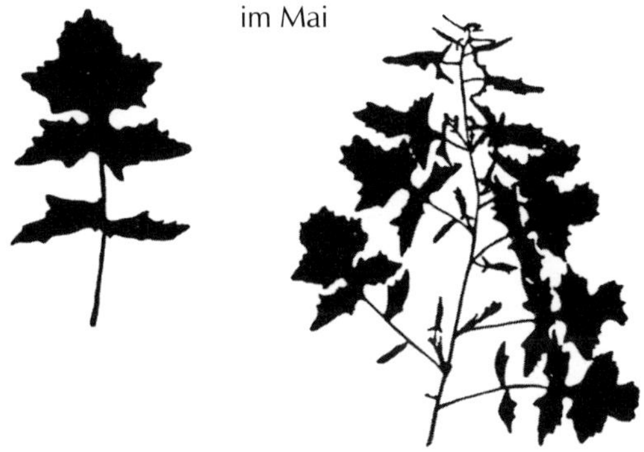

im Juni

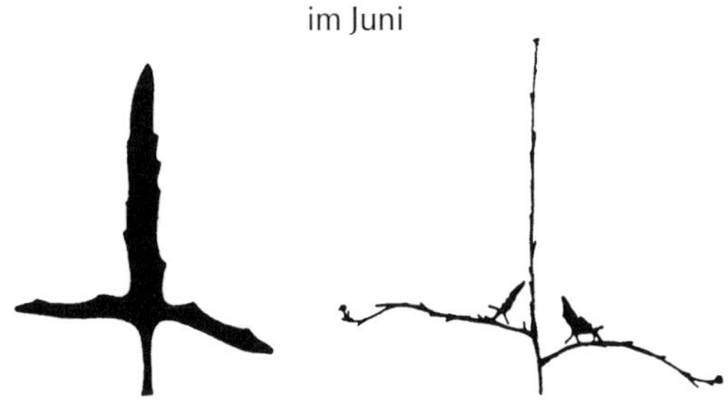

**Die Zeit im Abbild der Blattformenfolgen**

In jedem Stadium kann man alle Blattformen, wie sie gerade sind, pressen und bekommt dabei eine Blattreihe, die im Prinzip alle Eigenschaften der Ausdehnung und Zusammenziehung einer klassischen Blattmetamorphose in der beschriebenen Weise zeigt. Das erscheint zunächst vielleicht überraschend. Es ist dies aber nur ein Ausdruck dafür, dass sich im unsichtbaren Lebensprozess der Pflanze, durch den sie nach und nach in Erscheinung tritt, zwei gegenläufige Ströme begegnen (siehe Lf. I, S. 40–43). Daran wird erkennbar, warum man sagen kann, dass die Pflanze während ihrer Entwicklung nicht nur räumlich, sondern auch zeitlich immer ein Ganzes bildet.
In der Aufbauphase ist die Pflanze mit Ausgestaltung und Tätigkeit der grünen Blätter nach außen in ihre Umgebung gewendet. Über dem Grün erscheint die Blüte auf einer höheren Ausdrucksebene. Sie wird zum Bildausdruck ihrer inneren Natur.
Wie bei vielen Kreuzblütlern wird das Blühen von der Wege-Rauke recht flüchtig fortschreitend durchlaufen.
Die darauf folgende Fruchtbildung ist ein Prozess, der sich nach innen wendet. Er tut sich wieder durch grüne Organe kund. Jetzt ist es vor allem die Tätigkeit des Grüns der fertigen oberen Blätter und der sich bildenden Früchte, die das weitere Blühen sowie die Frucht- und Samenbildung nach innen unterstützt. So umgreift die Tätigkeit des Grüns die gesamte Zeitgestalt. Bei der Wege-Rauke werden diese Früchte allerdings nicht blattartig, wie dies beim Hirten-Täschelkraut der Fall ist, sondern stängelartig und legen sich dicht an den Stängel an (siehe dazu Lf. II, S. 177–186).

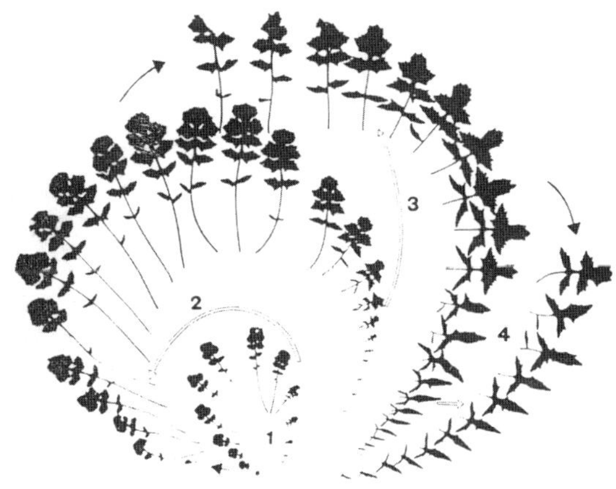


Zur Zeitgestalt
Die Gegenläufigkeit des Wachstumsvorgangs der einzelnen Blätter zur Metamorphose der fertigen Blattform ist im Bild durch die Pfeile gekennzeichnet.
(Siehe Lf. I, S. 40–43.)
Die Blattreihe der Wege-Rauke (*Sisymbrium officinale* L.), in Abständen von je einem Monat festgehalten (1–4)

### Bildungsweise der Wege-Rauke und ihre Beziehung zum Menschen

Die sehr wandlungsfähige Bildungsweise der Wege-Rauke strebt nicht auf eine abgeschlossene, bleibende Gestalt hin. Die wenigen gelben Blütchen zeigen zwar den bei allen Kreuzblütlern starr festgehaltenen Bau, sind aber wenig auffällig. Blühen ist ein sich über lange Zeit hinziehendes Durchgangsstadium an der Spitze der sich ständig verlängernden, in mehreren Richtungen ausstrahlenden, dünnen Triebe mit ihren eng anliegenden Schötchen.

Die Wege-Rauke verströmt keinen Duft. Der flüchtige, stechende Geruch und Geschmack, die sich erst beim Zerstören der Gewebe bilden, ziehen sich durch alle Entwicklungsstadien hindurch. Im jungen, krautigen Rosettenstadium ist die Wege-Rauke wüchsig und wirkt zugleich noch zierlich, zart. In diesem Stadium ist der Geschmack noch kresseartig, erfrischend und die Pflanze kann als antiskorbutisch wirksame Beigabe zum Frühlingssalat gegessen werden. Daneben bemerkt man in diesem Stadium auch schon eine leicht bittere Komponente, die sich im Laufe der Entwicklung in den grünen Blättern bis zur Blüte hin steigert. Das Bittere ist jeweils an der Spitze der steif ausstrahlenden Blütentriebe am stärksten. Es taucht später in den Samen wieder auf. Mit der Steigerung des Bitteren in der blühenden Zone läuft eine das Herz anregende Wirkung einher. Diese zeichnet sich durch die Besonderheit aus, dass sie sich in der Entwicklung der ganzen Pflanze zusammen mit einer stoffwechselbefeuernden, erfrischenden und blutreinigenden Komponente gebildet hat. Dieser Zusammenhang bleibt gewahrt, wenn man die Pflanze nicht in Einzelsubstanzen zerlegt. Er kann für die Therapie wesentlich werden.

In Leitfaden II wird der Versuch gemacht, das Hirten-Täschelkraut und seine Wirkung im Zusammenhang mit dem Menodoron aus einem Zusammenspiel der Lebensprozesse des Wachstums und der Hervorbringung zu verstehen: Das Wachstum setzt sich so in die *Hervorbringung* fort, dass deren eine Richtung, die dem eigenen Wesen *Ausdruck* gebende Gestalt im Blühen, nur gleichsam nebenbei erfolgt, und die andere, die *Reproduktion*, sich verselbständigt. Eine Art von Blühen wird als Sulfurprozess in den Lebensvorgängen der Pflanze (siehe Lf. II, S. 26ff.) zurückgehalten und in die Keimbildung übergeleitet.

Der Verlauf der Lebensprozesse der Wege-Rauke hat mit dem des Hirten-Täschelkrautes manche Ähnlichkeit, ist aber doch charakteristisch anders. Die Wege-Rauke geht schon in den Blattformen in eine reichhaltigere Gestaltung und ausdrucksvollere Metamorphose als das Hirten-Täschelkraut mit seinen ungegliederten oder nur einfach zähnig gefiederten Blättern. Die fruchttragenden Triebe sind straffer geformt, mit den Schötchen zusammengehalten und verteilen sich nicht so locker in «blattartige» Früchte wie dort. Im Ganzen hat die Wege-Rauke nicht die samenartige Verhaltenheit des Hirten-Täschelkrautes, die vor allem im milden Geschmack zum Ausdruck kommt. Die Wege-Rauke gestaltet sich viel beweglicher in die Umgebung. Geruch und Geschmack metamorphosieren sich dementsprechend. Sie wirken erst stoffwechselbefeuernd, dann stoffwechselkräftigend und schließlich herzanregend. Bei den rasch aufeinander folgenden Blüten der Wege-Rauke findet weder ein Anhalten auf einem strahlenden Höhepunkt noch ein flüchtiges Erreichen und Durchlaufen dieses Zustandes statt, sondern eher ein rhythmisch wiederholtes Aufblühen und Aufleuchten in den feinen gelben Blütchen.

Bei anderen *Sisymbrium*-Arten sind ähnliche Wirkungen bekannt oder zu erwarten. Gerade wo sich viele Ähnlichkeiten in Geruch und Geschmack zeigen, ist es wichtig, die Bildungsweise so hinzuzunehmen, wie es in Kapitel IV von Leitfaden II, «Erkennen der Pflanzensubstanz durch Sehen, Riechen, Schmecken und Tasten» (S. 35–39), skizziert ist, um sich vom Ganzen her an die spezifischen Wirkungen heranzutasten. Geruch und Geschmack sind meist mehr oder weniger stechend, verbunden mit nahe beieinander liegenden Geschmacksrichtungen, wobei sich die Richtungen kohlartig, meerrettichartig, rettichartig, kresseartig einigermaßen unterscheiden lassen. Hinzu kommt Bitteres. Durch eine vergleichende Betrachtung des charakteristischen Formenwandels der Arten innerhalb der Gattung und über die Gattungsgrenzen hinaus bekommen diese imaginativ aufgefassten Geruchs- und Geschmacksrichtungen eine weitere Differenzierung.

## Einseitigkeiten in der Gattung *Sisymbrium* und bei Kreuzblütlern allgemein

Obwohl die Blattformen der Kreuzblütler oft stark variieren, ist der Verlauf der Formverwandlung in der Blattfolge arttypisch und geht einher mit Änderungen von Geschmack und Geruch. Im Vergleich mit der Wege-Rauke greifen andere Kreuzblütler-Arten jeweils ein Formmotiv auf und führen die Verwandlung in einer charakteristischen Richtung weiter. Von jeder Stufe in der Folge der ersten unteren Blätter bis hin zu den obersten Stängel-

In den Randskizzen dieses Kapitels gehört das schwarzausgefüllte Blatt der Blattfolge der Wegwarte an.

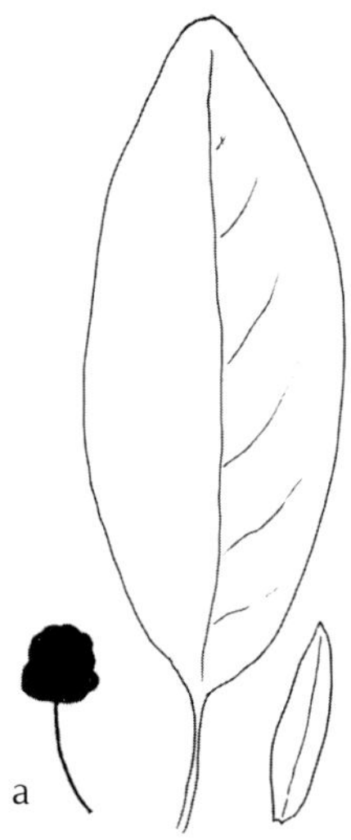


Vergrößertes Grundblatt, gesteigerte Vitalität und stechende Schärfe in der Wurzel, Reduktion in der Blüte

Intensiveres Blühen und Duften, Zurückgehen der Schärfe in der Wurzel

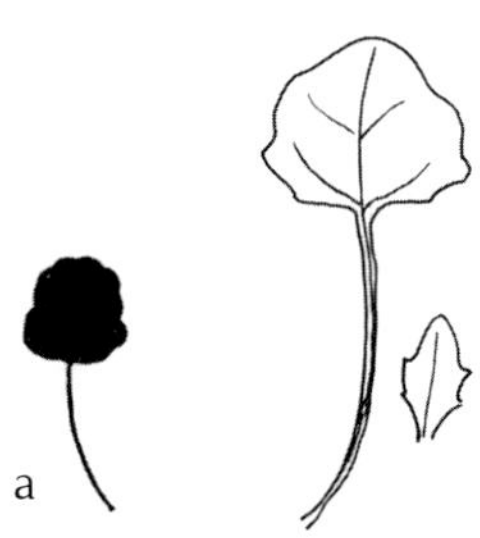


Wintergrüne, rundliche Formen im Blatt, erfrischender, stechend scharfer Geschmack

blättern vor der Blüte gibt es solche Abwandlungsrichtungen, die auch andere, für den Gebrauch als Heil- und Nahrungspflanzen wesentliche Veränderungen mit sich bringen. Schon in derselben Gattung lassen sich solche Linien auffinden. Aber Ähnliches wiederholt sich auch über Gattungen hinweg.

Denkt man sich die Form der Primärblätter der Wege-Rauke gewaltig ausgedehnt, gestreckt und vergröbert, so ist die Pflanze leicht mit dem Großen Ampfer (*Rumex obtusifolius*) zu verwechseln. Bleiben die Blätter in der Folge einfach, wenn auch kleiner
113 und immer zugespitzter, so hat man die Steife Rauke (*Sisymbrium strictissimum*) vor sich. Diese Einseitigkeit in der Blattausbildung geht wie beim Großen Ampfer, der zu einer ganz anderen Familie, den Polygonaceen, gehört, einher mit der Ausbildung eines sehr vitalen Rhizoms. Während die Wege-Rauke an relativ trockenen Orten wächst und sich ein- bis zweijährig aus dem Samen entwickelt, wächst die Steife Rauke an feuchteren Orten und kann sich auch aus dem Rhizom vegetativ erneuern. Dieses verdickt sich stärker als beim Ampfer und schmeckt und riecht sehr scharf meerrettichartig. In einer verwandtschaftlich entfernteren
122 Gattung, beim Echten Meerrettich (*Armoracia rusticana*), wird sowohl dieses Formprinzip als auch das Stechende im Geruch und Geschmack ins Extrem geführt, während die Blüten oftmals
141 verkümmern. Aber auch die Breitblättrige Kresse (*Lepidium*
140 *latifolium*), also eine der Garten-Kresse (*Lepidium sativum*) nahestehende Art, bildet ähnliche Blätter aus und entwickelt in der Wurzel, aus der sich die Pflanze erneuern kann, einen starken, meerrettichartigen Geruch und Geschmack. Beide Arten können in der Therapie und in der Küche den Meerrettich ersetzen.
179 Die Nachtviole (*Hesperis matronalis*) hat ebenfalls am Stängel ähnliche Blätter, aber die Grundblätter sind nicht so groß, ledrig und gestielt wie bei den vorher genannten Arten. Hier sind das Meerrettichartige in Geruch und Geschmack sowie die Regenerierfähigkeit der Wurzel nicht so ausgeprägt. Stattdessen sind die Blüten groß, blumenartig ausgebildet und duften. Hier handelt es sich also um «Verschiebungen» in polare Richtungen: Der Meerrettich steht für schweflige Schärfe und Vitalität der Wurzel und verkümmernde Blüten, die Nachtviole für schönes Blühen und Duften und weniger scharfe und vitale Wurzeln.

Arten, die sich unter dem Aspekt der Primärblattform von der Wege-Rauke ableiten lassen, wachsen meistens an feuchten Or-
123 ten und bleiben im Winter grün. Das Löffelkraut (*Cochlearia officinalis*) entwickelt vor allem etwas fleischige, wie im Frühstadium der Wege-Rauke «embryonal» geformte Blätter. Die Wurzel bleibt dünn und der Übergang zur Blüte unauffällig. Kresse-

artige Schärfe findet sich vor allem im Blatt. Bei älteren Blättern kommt eine leicht bittere Komponente hinzu.

Viele früh blühende, kresseartig schmeckende Kreuzblütler wie
die Brunnen-Kresse (*Nasturtium officinale*) und die meisten 124
Schaumkräuter (*Cardamine*) gehen von einer gestielten rundli- 126–132
chen Anfangsform zu einer Fiederung über, die im Rosettenbereich wie eine Wiederholung der Anfangsform wirkt. Erst in Blütennähe werden die Fiedern der sehr spärlich vorhandenen Stängelblätter in unterschiedlicher Weise etwas gestreckter und etwas gezähnt oder gelappt. Die Brunnenkresse hat unter den genannten Arten den klarsten, erfrischendsten Kressegeschmack. Bei den Schaumkraut-Arten kommt zum Teil auch etwas Bitteres hinzu.

Die Knoblauchs-Rauke (*Alliaria petiolata*) schließt auf andere 125
Weise an die Frühformen der Wege-Rauke an, indem sie die Blätter rundlich-wellig ausweitet und bogig zurückwendet. Zur Blüte hin werden die Blätter nur etwas zugespitzter. Vor allem im Frühjahr riechen die zerdrückten Blätter wie beim Bärlauch, der an ähnlichen halbschattigen Orten wächst, etwas knoblauchartig. Dieser Geruch ist deutlich milder und zugleich dumpfer und spezifischer als der der Brunnen-Kresse. Die Wurzel schmeckt scharf wie beim weißen Rettich. Gegenüber dem wässrig-schlafferen Löffelkraut ist die Knoblauchs-Rauke straffer, eleganter geformt und wächst steifer aufrecht. Dieses Geformtere kommt auch im Geruch und Geschmack zum Ausdruck. Das antiskorbutisch Wirksame ist bei ihr stärker als beim Löffelkraut.

Die Blattmetamorphose der Wege-Rauke schreitet von den einfachen Formen über rundliche, oft unregelmäßig gelappte, schnell weiter zu regelmäßigeren, charakteristischer geformten. Auch keine der anderen *Sisymbrium*-Arten verweilt länger im Unbestimmten, rundlich Quellenden dieses Übergangs. Dagegen gibt es gerade unter den Nahrungspflanzen der Kreuzblütler viele Arten, die sich da anschließen lassen, z.B. Kohl- und Senf-Arten. Sie wirken gegenüber den zarten Anfangsformen der Wege-Rauke gewaltig aufgequollen und massig. Die Schärfe im Blatt, konzentriert sich eher im Samen. Etwas Süßliches kommt hinzu. Beim vergehen des Krautes schweflig-stinkiger Geruch.

Von den daran anschließenden, reicher fiederspaltigen Blättern der Wege-Rauke lassen sich außer den schon genannten Arten, Brunnen-Kresse und Schaumkraut, die schon etwas stärker und
spezifischer gegliederten Formen der Barbarakräuter (*Barbarea* 148
*vulgaris, Barabarea verna*) ableiten. Auch der Raukenkohl (*Eruca* 149
*sativa*) könnte hier angeschlossen werden. Das Charakteristischer- 154
werden der Formen erfolgt parallel zu einem Charakteristischer-

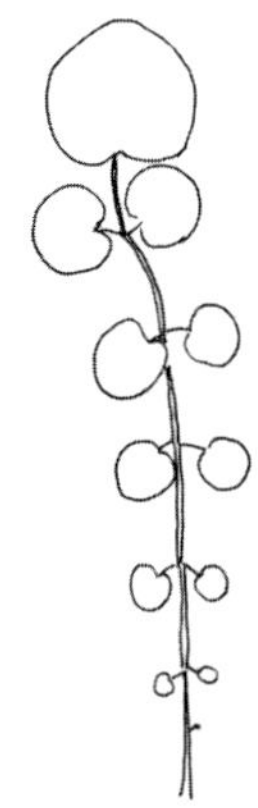

Wiesen-Schaumkraut

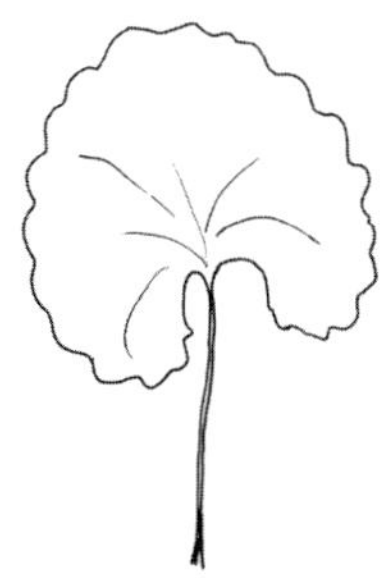

Knoblauchs-Rauke

Rundlichere, unregelmäßig gelappte Formen, milder Geschmack – Übergang zur Nahrungsbildung

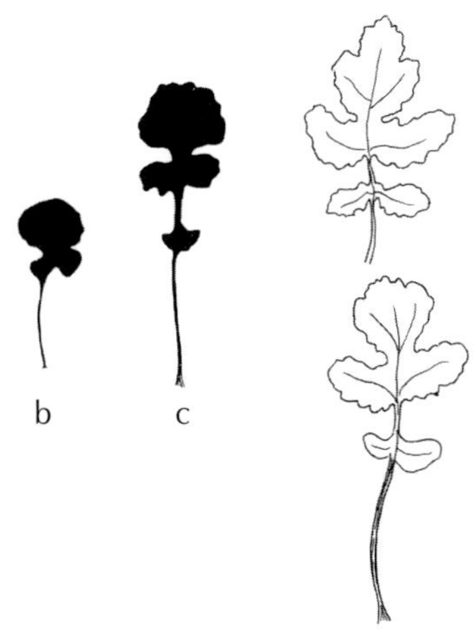

Zunehmende Vielfalt der krautig betonten Arten, Weiterführen des Kresseartigen

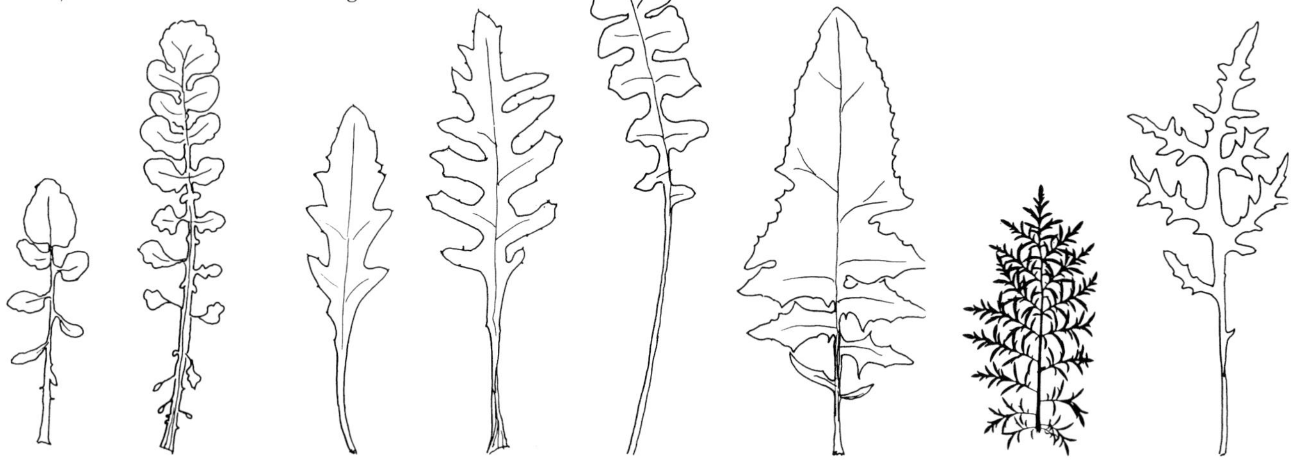


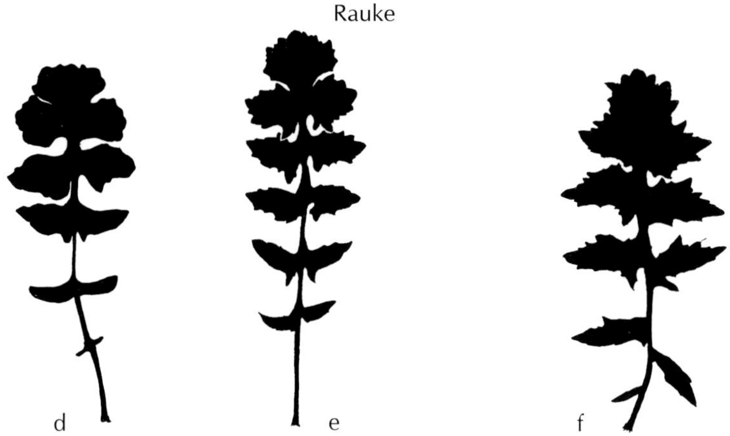


werden des Geschmacks gegenüber dem reinen Kresse-Geschmack.

Die spezifischer werdende Formung der Fiederteile führt auch zu einer größeren Vielfalt innerhalb der Gattung *Sisymbrium*.
114 An den Anfang kann man die Niederliegende Rauke (*Sisymbrium supinum*) stellen, deren Blätter an das Gemeine Greiskraut (*Senecio vulgaris)* erinnern. Am reichsten und feinsten ausgebildet ist die Auffiederung bei der früher zu *Sisymbrium* gerechneten Be-
120 sen-Rauke (*Descurainia sophia*), im weiteren auch bei der Garten-
140, 154 Kresse (*Lepidium sativum*), dem schon genannten Raukenkohl
150–153 (*Eruca sativa*) und den Sumpfkressen (*Rorippa*). Auch hier wird das Kresseartige im Geschmack von einer artspezifischeren Komponente begleitet.

In einer anderen Weise mit etwas prägnanteren, dem Rainfarn
ähnlichen Spitzen weitergeführt sind die Blattformen bei *Hugue-* 121
*ninia (S.) tanacetifolia*. Schärfer spitze Zähnung gibt es auch schon
bei einfacheren Formen, z.B. bei kohlartig gelappten Formen
wie dem Weißen Ackersenf (*Sinapis arvensis*). 167

Die Schlaffe Rauke (*Sisymbrium irio*) ist im Blatt der Wege-Rau- 115
ke sehr ähnlich. Die Fiederteile der Stängelblätter bleiben zahlreicher, breiter, zugespitzter bis zum Beginn des Blütenstandes und rücken sehr eng zusammen. Die dünnen langen Schoten bleiben aber nicht wie bei der Wege-Rauke dicht am Stängel, sondern biegen sich nach außen. Der Geschmack des Krautes ist dem der Wege-Rauke ähnlich.

Die Österreichische Rauke (*Sisymbrium austriacum*) sowie ganz 117
besonders die Hohe Rauke (*Sisymbrium altissimum*) setzen die 118
Verfeinerung der Blattformenfolge in einem gefiederten Stadium nach oben hin fort.

Die Hohe Rauke ist besonders reich und dünn verzweigt. Sowohl durch die fädig gefiederten Stängelblätter als auch durch die nach außen gebogenen, langen, dünnen Schoten wirkt die ganze Pflanze sehr luftig. Die Pflanze wächst meistens an trockenen, relativ kahlen Orten. Verwelkt und zusammengekugelt kann sie als Ganzes vom Wind weit fortgetragen werden.

Bei sehr vielen Blütenpflanzen erreicht die Blattformenfolge zur Blüte hin das Stadium eines einfachen, schmal zugespitzten Blättchens. Ein solches erreicht die Wege-Rauke nicht. An dessen Stelle treten gleichsam ihre dem Stängel anliegenden Früchte. Dagegen haben viele auffallend und reich blühende Kreuzblütler unserer Steingärten gerade nur oder fast nur solche sehr einfachen schmalen Blätter ohne eine auffallende Metamorphose von den Primärblättern an. Diese Formen lassen sich am besten an die
schmalen, blütennahen Zusammenziehungsstadien der Östlichen 119
Rauke (*S. orientale*) anschließen. Zwar entfalten Grund- und untere Stängelblätter dieser Raukenart eine reiche Fiederung, ähnlich der Wege-Rauke. Jene wird aber in Blütennähe völlig reduziert.

Besonders bemerkenswert in der sehr vielfältigen Gruppe der betont blumenartigen Kreuzblütler mit ausschließlich ungeteil-
ten, schmalzipfligen Blättern ist der Goldlack (*Erysimum cheiri*), 182
denn hier geht von der Gesamtpflanze verstärkt ein bitterer Geschmack und eine herzanregende Wirkung aus, die der von Digitalis ähnlich ist und die wir in abgewandelter Form vom blühenden Spitzenbereich der Wege-Rauke schon kennen gelernt haben.

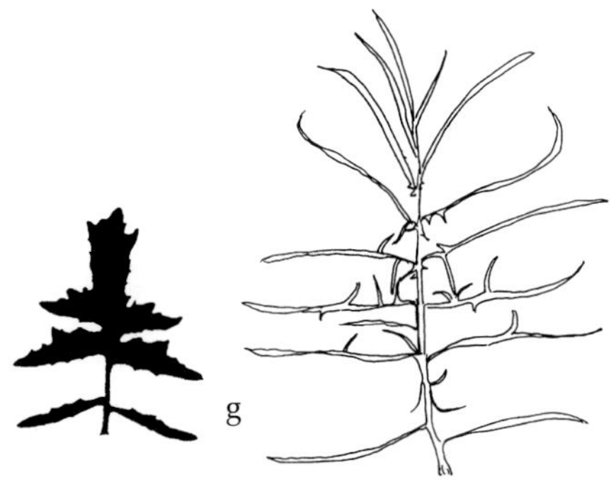


Hohe Rauke

Schmale, einfache Blattformen, intensiveres Blühen, stärkere Neigung zu bitterem Geschmack

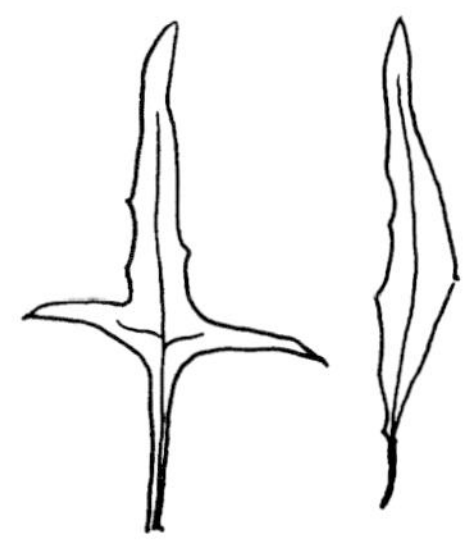

Östliche Rauke

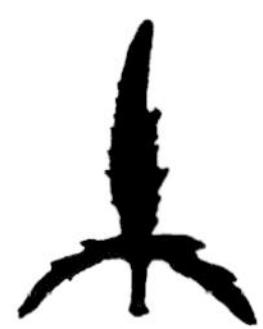

h

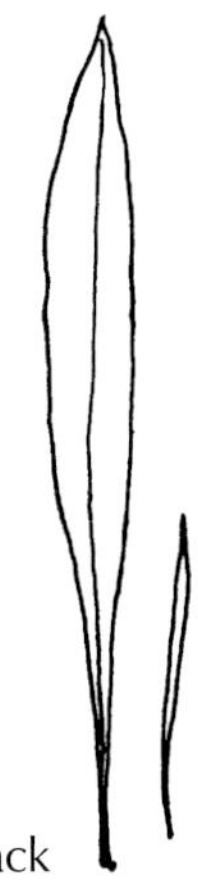

Goldlack

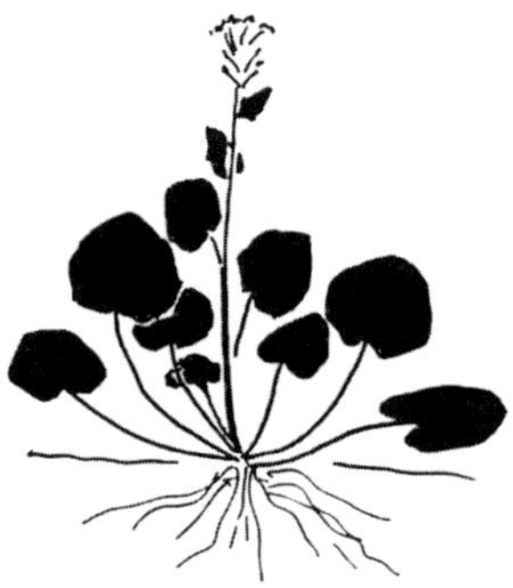

Löffelkraut
Schärfe im Blatt

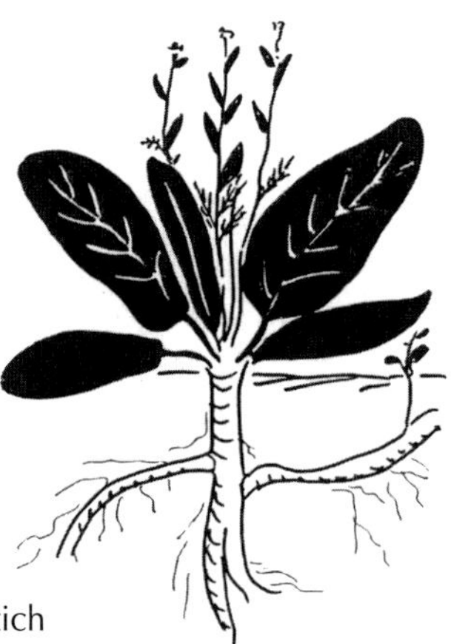

Meerrettich
Schärfe in der Wurzel

## Genauere Übersicht über Gattungen der Kreuzblütler

Eine erste Ordnung der Kreuzblütler-Arten anhand der Blattformenfolgen der Wege-Rauke, wie sie in den vorangegangenen Vergleichen beschrieben wurde, gibt einen guten Eindruck des Flüssigen in den Formen der vegetativen Organe dieser Familie. Sie wird der folgenden Betrachtung als vorläufige Orientierung zugrunde gelegt. Um an das Besondere der Gattungen und Arten heranzukommen, ist es wichtig, auch die Grenze dieser Betrachtungsweise zu erleben und zu beachten. Allerdings zeigt auch diese charakteristische Ausprägung der Kreuzblütler-Arten fließendere Übergänge als die Doldengewächse.

Die einzelnen Gattungen können jeweils eine große Variationsbreite haben und vieles wiederholen, was wir im Zusammenhang mit den Rauken kennen gelernt haben. Darüber hinaus ist es aber auch notwendig, einen Sinn für den durchgehenden charakteristischen Bildungsstil der jeweiligen Arten zu entwickeln.

123 Beim Löffelkraut ist dieser Bildungsstil noch sehr einfach. Es liebt feuchte Orte. Seine Schärfe ist wie bei der Brunnen-Kresse im weichen, etwas fleischigen Blatt konzentriert, aber nicht so stechend wie beim Meerrettich und zudem etwas bitter und gerbend. Bei der noch häufiger im Wasser wachsenden Brunnen-Kresse ist der Kressegeschmack erfrischender.

Löffelkraut und Meerrettich wurden früher in einer Gattung zu-
122 sammengefasst. Der Meerrettich nimmt insofern eine Sonderstellung ein, als am Übergang von den sehr großen ganzrandigen oder gezähnten Blättern zu den Stängelblättern meist plötzlich viel kleinere, schmal fiederschnittige Formen auftreten, die in der Folge wieder in schmale, ungefiederte Blätter übergehen. So etwas tritt in der Pflanzenwelt vor allem an sumpfigen Standorten auf (z.B. *Marrubium*, siehe auch beim Großen Merk).

Der scharfe, brennende Geschmack des Meerrettichs, der schon beim Riechen in die Nase sticht, ist den meisten Menschen bekannt. Bei Entzündungen im Nasennebenhöhlenbereich erfährt man die Wirkung aggressiv, aber doch wohltuend. Presst man die geraspelte Wurzel aus, so breitet sich der stechende Geruch vollständig in die Umgebung aus. Der zurückbleibende Saft schmeckt mild und hat nichts mehr von der ursprünglichen Schärfe.

**Schaumkräuter**

Die Schaumkräuter (*Cardamine*) umfassen zahlreiche Arten, die
weltweit verbreitet sind. Schon sehr früh im Jahr erscheinen in
Mitteleuropa die kleinen, zierlichen Rosetten des Behaarten 126
Schaumkrautes (*Cardamine hirsuta*), z.B. auf der offenen Erde
von Gartenbeeten. Im Februar beginnt es mit winzigen, oft redu-
zierten weißen Blütchen zu blühen. Diesen folgen schnell über
längere Zeit Früchte, die im Vertrocknen ähnlich wie Spring-
kraut zerplatzen und die winzigen Samen im Umkreis verstreu-
en. Dieses schnellwüchsige Kraut ist wie viele andere Kreuzblüt-
ler sehr anpassungsfähig an extreme Standorte. Seine zierlichen
Rosetten sind ab Oktober über den ganzen Winter auf Beeten
anzutreffen. Das Kraut der jungen Rosette schmeckt und riecht
wie das vieler Schaumkraut-Arten erfrischend, kresseartig, dabei
etwas süßlich. Es kann im Salat mitgegessen werden. Die Samen
schmecken schärfer als das Kraut und wirken harntreibend.
Bekannter ist das größere Wiesen-Schaumkraut (*Cardamine* 127
*pratensis*), das in den Wiesen etwa gleichzeitig mit dem Löwen-
zahn blüht. Die Blattmetamorphose an den Stängelblättern ist
ausgeprägter. Die Entwicklung erstreckt sich vom Samen bis zur
Blüte über zwei Jahre. Meistens vermehrt sich die Art aber auch
vegetativ. Aus allen Blattachseln, vor allem aber aus den am Boden
liegenden Rosettenblättern können neue Pflänzchen sprossen.
Das Wiesen-Schaumkraut zeigt somit eine ähnliche Repro-
duktivität im Blatt wie der Meerrettich in der Wurzel. Das Kraut
schmeckt den Winter über frisch kresseartig, wenn es älter wird
etwas stechender, aber nicht süßlich wie das Behaarte Schaum-
kraut, sondern mit einem leicht bitteren Beigeschmack. Diese
Komponente wird beim Bitteren Schaumkraut (*Cardamine amara*) 128
stärker. Trotzdem kann man das auch antiskorbutisch wirkende
Kraut dieser Arten mit Genuss im Frühjahrssalat essen.
Das Spring-Schaumkraut (*Cardamine impatiens*) und das Wald- 129, 130
Schaumkraut (*Cardamine flexuosa*) sind sehr zarte Waldpflänz-
chen. Sie sind im Geschmack der Garten-Kresse ähnlicher.
Das Alpen-Schaumkraut (*Cardamine alpina*) und das Reseda- 131, 132
blättrige Schaumkraut (*Cardamine resedifolia*) sind Arten, die sich
durch winzigen Wuchs extremen Standorten im Gebirge anpas-
sen können. Das Alpen-Schaumkraut wächst an feuchteren Or-
ten mit sehr kleinen, löffelkrautähnlich geformten Blättern, das
Resedablättrige Schaumkraut hat meistens leierförmige Blättchen
und dringt auf Felsschutt und in Felsspalten vor.
Als anders geartete Extremformen unter den Schaumkräutern
möchte ich, um den Umfang der Gattung anzudeuten, noch das

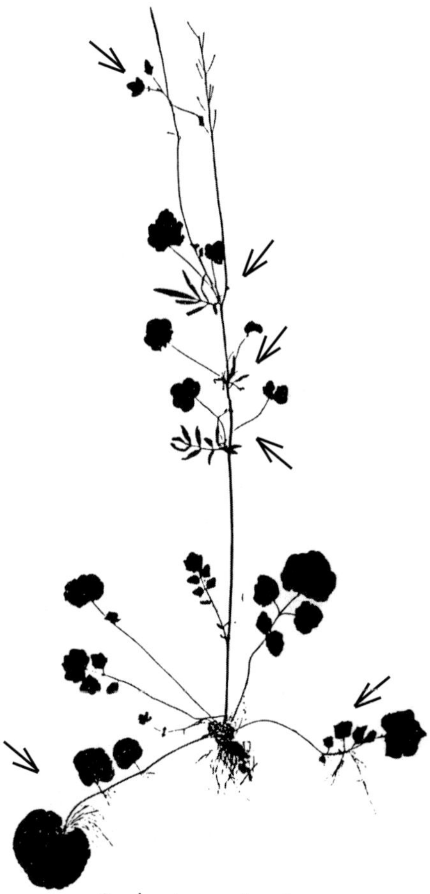

Cardamine pratensis
an verschiedensten Stellen Ableger bildend
(siehe Pfeile)

134 an feuchten Orten wachsende Haselwurzblättrige Schaumkraut (*Cardamine asarifolia*) nennen. Es hat große runde Blätter, die durch ihre Beschaffenheit vielleicht eher an die Sumpfdotterblu-
135 me erinnern. Eine südamerikanische Art, das Gänsefußblättrige Schaumkraut (*Cardamine chenopodiifolia*), gibt der Forschung mit seinen zweierlei Blüten und Früchten über und unter der Erde interessante Rätsel auf.

Zu den Schaumkräutern werden heute auch wieder die Zahnwurz-Arten (früher *Dentaria*) gezählt. Meist handelt es sich dabei um weiß bis rosa blühende, mehrjährige Frühlingsblüher mit relativ großen, schmal gefiederten, gezähnten Blättern. In schatti-
136b ger Lage in Buchenmischwäldern trifft man vermehrt die Fingerblättrige Zahnwurz (*Cardamine pentaphylla*), besonders im Jura
136a an ähnlichen Standorten die Fiederblättrige Zahnwurz (*Cardamine heptaphylla*) und die sehr ähnliche, mehr im Süden behei-
137a matete, gelblich blühende Kitaibels Zahnwurz (*Cardamine kitaibelii*). Hinzu kommt die stärker östlich verbreitete Weiße oder
137b Quirlblättrige Zahnwurz (*Cardamine enneaphylla*). Diese Arten bilden ein Rhizom, dessen Form dem des Salomonssiegels gleicht, das intensiv (nach Zahnarzt) riecht und wie Meerrettich schmeckt. Für die Quirlblättrige Zahnwurz ist die frühere medizinische Verwendung belegt. Die anderen Zahnwurz-Arten sind ihr sehr ähnlich. Sie wachsen im Frühjahr, dem Buschwindröschen gleichend, mit drei bis vier Blättern und den Blüten aus dem Boden
138 und bleiben relativ niedrig. Die Zwiebel-Zahnwurz oder Knöllchentragende Zahnwurz (*Cardamine bulbifera*) wächst dagegen etwas höher auf und zeigt eine deutliche Blattmetamorphose. Ihre Besonderheit sind die Brutknöllchen, die sich wie bei der Feuerlilie in den Blattachseln bilden und aus denen sich die Art vermehren kann.

139 Eine nahe Verwandte der Schaumkräuter, die Wiesen-Schaumkresse (*Cardaminopsis halleri*) ist bemerkenswert, weil sie als Kies- und Schotterpionier Zink und Blei im Boden anzeigt («Erzpflanze» oder «Galmei-Pflanze») und Zink besonders anreichern kann.

### Die Gartenkresse und ihre Verwandten

140 Die Gartenkresse (*Lepidium sativum*) gehört zu den Arten mit zarten, reich gegliederten Blattformen. Schon die Form der dreiteiligen Keimblätter bildet eine Seltenheit unter den Kreuzblütlern. Das Kraut schmeckt und wirkt erfrischend. Die Samen schmecken scharf und bitter. Wie bei vielen anderen Kresse-Arten gilt das Bittere als fiebersenkendes Mittel.

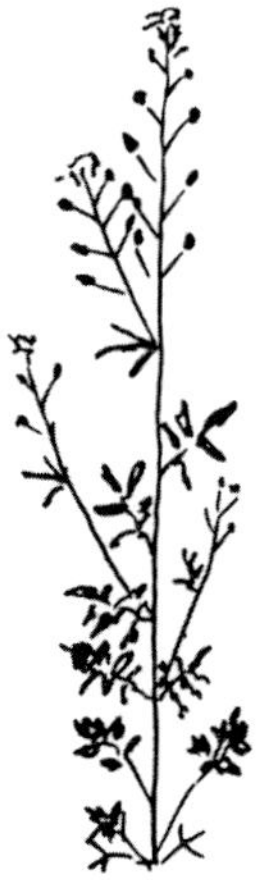

Gartenkresse

Unter den mit der Garten-Kresse verwandten Arten gibt es ebenfalls viele extreme Formen. Die Breitblättrige Kresse (*Lepidium* 141 *latifolium*) wurde schon im Vergleich mit dem Meerrettich genannt. Die Feld-Kresse (*Lepidium campestre*) hat normalerweise 142 einfache, gezähnte Blätter, die unten auch fiederschnittig sein können. Nach oben zu sitzen sie dicht gedrängt am Stängel mit einfachen, der Alpengänse-Kresse (*Arabis alpina*) ähnlichen Blättern. Sie sind als Gemüse und Salat verwendbar.

Die Stink-Kresse (*Lepidium ruderale*) gehört zu den vielen Sonder- 143 formen unter den Kreuzblütlern. Sie zeigt durch die Intensität ihres Geruches ammoniakhaltige Böden an (möglicherweise bei Überdüngung). Sie ist mit der Blattform der Garten-Kresse am ähnlichsten. Die Virginische Kresse (*Lepidium virginicum*) hat 144 wieder einfachere Blätter. Sie wurde aus Nordamerika zu Heilzwecken eingeführt. Das frische Kraut riecht und schmeckt wie Garten-Kresse. Es wurde medizinisch bei Skorbut, Wassersucht und Verschleimungen der Lunge eingesetzt. Merkwürdig wirkt die Durchwachsene Kresse (*Lepidium perfoliatum*) durch den 145 plötzlichen Übergang von zarten, kamilleähnlich fiederteilig geformten Grundblättern zu etwas fleischigen, völlig glattrandigen, den aufrechten Stängel herzförmig umfassenden Blättern. Als Standort werden für die Schweiz Schuttplätze angegeben. Ich fand ein Exemplar am Ufer eines Salzsees in Ostgeorgien und habe den Eindruck, dass dieser eigentümliche Wuchs mit dem auf dem Boden verkrustenden Salz in Zusammenhang steht. Auch der kresseartige Geschmack der Blätter war in diesem Fall etwas salzig getönt.

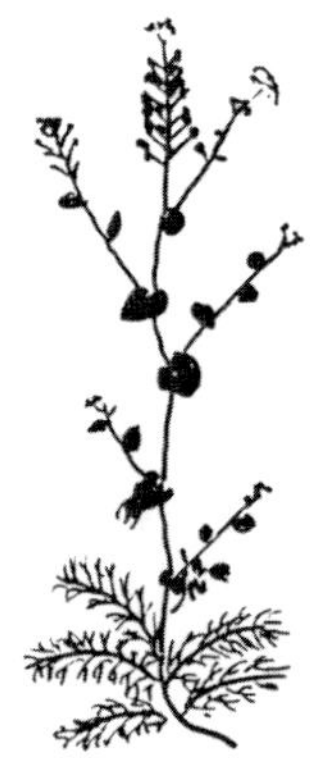

Durchwachsenblättrige Kresse

Der den *Lepidium*-Arten nahestehende Niederliegende Krähen- 146 fuß (*Coronopus squamatus*) ist ebenfalls salzliebend. Die Pfeil- 147 Kresse (*Cardaria draba*, früher auch zu *Lepidium* gerechnet) hat eine gewisse Ähnlichkeit mit der Feld-Kresse. Allerdings kommen die Blüten mehr doldenartig zusammen.

### Barbarakräuter und Sumpfkressen

Die krautig-wüchsigen Barbarakräuter (*Barbarea vulgaris, Barbarea* 148, 149 *verna* und *Barbarea intermedia*) sind nach der heiligen Barbara benannt und wurden früher zum Heilen von Wunden verwendet. Heute werden sie aber als kresseähnlicher, etwas bitter schmeckender Salat gegessen. In der reichen Fiederung der leicht sukkulenten Grundblätter vereinigen sich quellende und spitzige Tendenzen.

150 Die gewöhnliche Sumpfkresse (*Rorippa palustris*) und die Wildkresse (*Rorippa sylvestris*) wachsen wie die meisten heimischen *Rorippa*-Arten an feuchten sumpfigen Orten. Sie haben stark fiederschnittige Blätter, welche die Formtendenz z.B. der Barbarakräuter wie auch der Wege-Rauke aufgreifen und die Tendenz, etwas aufquellend und spitziger zu werden, weiter ausschmücken. Der Bezug zum Wasser ist eher in Zusammenhang mit der Brunnenkresse zu sehen, mit der die *Rorippa*-Arten früher auch zusammengefasst wurden. Der Kressegeschmack der Gewöhnlichen Sumpfkresse unterscheidet sich nicht besonders von denen
151 ähnlicher Arten wie der Wildkresse (*Rorippa sylvestris*) und der Ufer-Sumpfkresse (*Rorippa islandica*).

152, 153 Die Wasserkresse (*Rorippa amphibia*) sowie die Österreichische Sumpfkresse (*Rorippa austriaca*) zeigen in Blattform und vegetativer Vermehrungsfähigkeit – hier allerdings aus kriechenden, sich reichlich bewurzelnden Sprossen – Anklänge an den Meerrettich. Die Wasser-Kresse bildet zum Teil auch von unten herauf kammförmig geteilte Blätter. Allerdings ist die Wurzel dünn und nicht so scharf wie die des Meerrettichs.

**Raukenkohl**

Eine alte Heil-, Gemüse- und Würzpflanze, die heute wieder für
154 Salatmischungen in Mode kommt, ist der Rauken-Kohl (oder Saat-Ölrauke) (*Eruca sativa*). Dieser ist sehr wüchsig und bildet schöne, relativ große, fahl hellgelbe Blüten mit dunkelroter Äderung. Die sehr variablen Blattformen schließen sich am nächsten den Sumpfkressen an. Sie sind zu Anfang langgestielt, einfach, mit nur leicht welligem Rand. In der Folge gehen sie dann aber meistens schnell in eine reiche Fiederteilung mit einer mehr oder weniger welligen Zähnung über. Der Geschmack des Krautes ist etwas milder als bei den Sumpfkressen.

155 Der Raukenkohlähnliche Doppelsame (*Diplotaxis erucoides*) ist im Gesamteindruck, wie der Name schon sagt, dem Rauken-
156 Kohl ähnlich. Extremer in der Blattform ist der Schmalblättrige Doppelsame (*Diplotaxis tenuifolia*). Von ihm ist eine vielseitige medizinische Nutzung bekannt. Auch wird das recht scharf schmeckende Kraut in Südfrankreich als Salat gegessen.

## Kohl und Senf

Die heute am vielfältigsten verwendeten Kreuzblütler sind die
Kohl-Arten. Die meisten heute gebräuchlichen Gemüsearten sind
durch Züchtung aus *einer* Wildform hervorgegangen, von der
man annimmt, dass sie dem heutigen Wild-Kohl (*Brassica olera-* 158
*cea*) glich. Mit der starken Vergrößerung der eher fleischigen,
mehr oder weniger embryonal geformten Blätter ist gegenüber
all den verschiedenen Rauken- und Kresse-Arten auch der Ge-
schmack mild geworden. Die abgebildeten Beispiele zeigen eine
Reihe von bekannten Gemüsearten vom Kohlrabi bis zum Broc-
coli, bei denen jeweils ein Bereich der oberirdischen Pflanze
besonders üppig aufquellend ausgebildet ist und eine eigene Ge-
schmacksrichtung hat. Nimmt man die Blattreihen hinzu, so fällt
auf, dass die vorherrschende typische Blattform im Prinzip mit
diesen Bereichen korreliert.
Medizinisch wird der Kohl (meist die Blätter des Weißkrautes)
heute noch für Umschläge gebraucht, die entzündungshemmend
und den Stoffwechsel beruhigend wirken. Frischer Kohlsaft als
Diät wirkt in gleicher Richtung und soll auch krebsvorbeugend
sein.
Angesichts der gewaltigen Variabilität des Gemüsekohls ist es
bemerkenswert, dass es offenbar nicht möglich ist, daraus als
Gemüse geeignete Rüben zu züchten. Auch zur Ölgewinnung
aus dem Samen scheint der Kohl nicht besonders geeignet zu
sein. Dagegen wurden aus den beiden Arten, die für die Ölgewin-
nung ergiebig sind – Rübsen (*Brassica rapa*) und Raps (*Brassica* 159, 160
*napus*) – zahlreiche mild schmeckende Rübenvarianten gezüch-
tet. Die schärferen Rüben wie Rettiche und Radieschen stam-
men nicht aus der Gattung *Brassica,* sondern von *Raphanus sati-* 165
*vus* ab. Diese Art ist verwandt mit dem Wilden Hederich (*Rapha-* 164
*nus raphanistrum*), dessen Samen wie jene des Ölrettichs früher
auch zur Ölgewinnung dienten.
Medizinisch und auch als Speisewürze bedeutsam sind außer-
dem die verschiedenen Senf-Arten. Der Schwarze Senf (*Brassica* 161
*nigra*) wird oft für hautreizende, kreislauffördernde Umschläge
verwendet. Weniger bekannt sind aus der Gattung *Brassica* noch
der Sarepta-Senf (*Brassica juncea*) und der Langrispige Kohl (*Brassi-* 163, 162
*ca elongata*), der in Ungarn als Ölpflanze angebaut wurde. Heu-
te wird Senf vor allem aus dem Weißen Senf (*Sinapis alba*) gewon- 166
nen, während der Acker-Senf (*Sinapis arvensis*) eher als Gründün- 167
ger in der Landwirtschaft gebraucht wird. Aus dem Samen des
Ackersenfes zubereiteter Senf ist weniger schmackhaft.

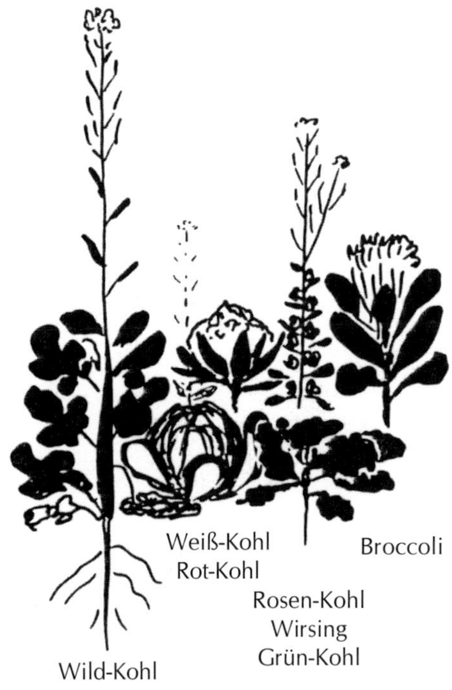

Krautige Gemüse, keine Rüben

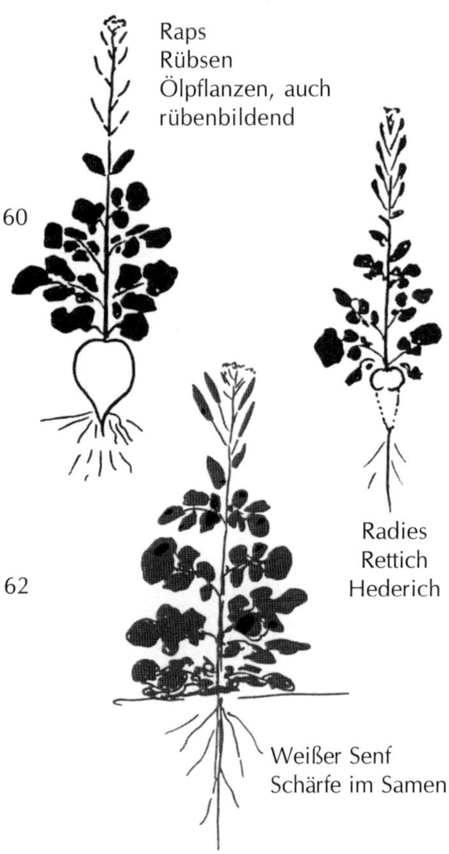

168 Eine zierliche Pflanze, die gelegentlich auch zur Ölgewinnung angebaut, aber auch zu Heilzwecken verwendet wurde, ist der Saat-Leindotter (*Camelina sativa*). Dieser leitet durch seine Blattformen schon über zum Hirten-Täschelkraut.

**Täschelkräuter**

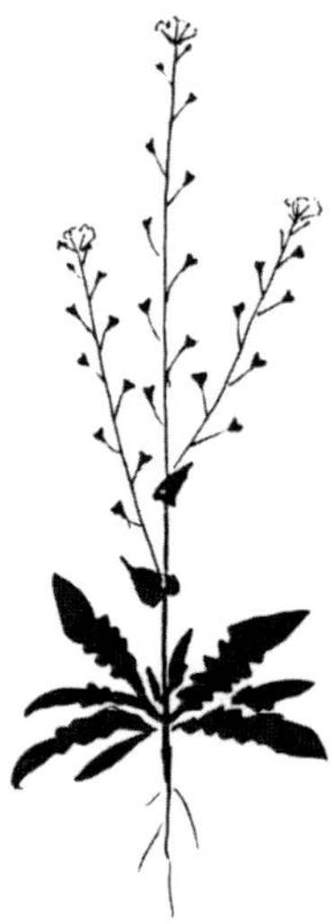

Hirten-Täschelkraut

169 Das Hirten-Täschelkraut (*Capsella bursa-pastoris*) wurde schon in Band II des Leitfadens zur Heilpflanzenerkenntnis näher behandelt. Seine Blätter sind schmal, unten oft auch fiederschnittig. Besonders auffallend ist die Art, wie die Blütenstandsachse während des ständigen spärlichen Blühens an der Spitze immer weiter wächst und zahllose dreieckige Früchte bildet, an denen man die Pflanze am besten erkennt. Mit dieser extremen Blüh- und Fruchtweise steht das Hirten-Täschelkraut den *Iberis*-Arten gegenüber, deren Blüten sich besonders auffallend in einer Dolde blumenartig ordnen, während das Weiterwachsen der Blütenstandsachse und die Ausbildung der Früchte viel unauffälliger sind. Die medizinische Verwendung kann beim Hirten-Täschelkraut nicht aus einem starken Geruch oder Geschmack abgeleitet werden, die auf die Wirkung hinweisen würden. Es schmeckt mild, leicht kohlartig und ist nahezu geruchlos. Es wird deshalb gelegentlich auch als Gemüse gegessen. Unter den Täschelkräutern (*Thlaspi*), die dem Hirten-Täschelkraut ähnlich sind, gibt es dagegen einige Arten, die gerade durch starken Geschmack und Geruch auffallen und wohl gerade deshalb medizinisch ge-
170 braucht werden. Das Acker-Täschelkraut (*Thlaspi arvense*) hat knoblauchscharf schmeckende Samen, Blätter nur leicht knob-
171 lauchartig. Beim Lauch-Täschelkraut (*Thlaspi alliaceum*) riecht die ganze Pflanze, wie die Knoblauchs-Rauke, nach Knoblauch. Von den anderen, oft kleinwüchsigen Arten, die meistens auch
172 essbar sind, sei vor allem noch das Voralpen-Täschelkraut (*Thlaspi alpestre*) genannt. Dieses ist wieder eine Sonderform, die als «Erzpflanze» bekannt ist und u.a. auf Zink- und Blei-Abraumhalden wächst. Es kann vor allem Zink anreichern.

**Hungerblümchen**

174 Das schnellwüchsige einjährige Frühlings-Hungerblümchen (*Erophila verna*), vermutlich von Natur aus der winzigste aller Kreuzblütler, wird als Heilpflanze ähnlich wie das Hirten-Täschelkraut eingesetzt. Es wurde früher zur Gattung der Felsenblümchen (*Draba*) gerechnet. Diese Gattung umfasst sehr viele, vor allem

ausdauernde, kleinwüchsige Arten, die bezüglich Heilwirkung nicht besonders erwähnt werden. Das Immergrüne Felsenblüm- 175
chen (*Draba aizoides*) blüht im Jura in südexponierter Lage schon im Januar oder Februar leuchtend gelb.
Die ebenfalls sehr schnell und kleinwüchsig wachsende Scho- 176
ten-Kresse (*Arabidopsis thaliana*) ist durch ihre Eignung als Versuchspflanze u.a. für Vererbungsexperimente ähnlich berühmt geworden wie unter den Tieren die Obstfliege *Drosophila*.

### Mond- und Nachtviolen – Blühen und Duften

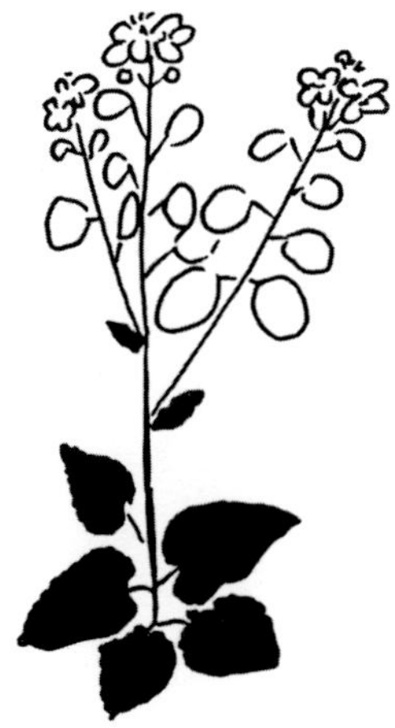

Mondviole

Die meisten der zahlreichen blumenartig schön blühenden Kreuzblütler haben einfache, ungeteilte, höchstens gezähnte Blattspreiten. Bei ihnen treten neben dem kresse- oder kohlartigen Geruch und Geschmack oft spezifischere Wirkungen auf. So gibt es einige Arten, die nicht nur schön blühen, sondern auch stark duften. Die rötlichen Blüten der Wilden Mondviole (*Lunaria redi-* 177
*viva*) sind wohlriechend. Die Mondviole in unseren Gärten (*Luna-* 178
*ria annua*) duftet beim Aufblühen am Abend und nachts veilchenartig. Die breit herzförmigen Blätter, die Wurzel und die Samen schmecken rettichartig und deutlich bitter. Die Samen enthalten fettes Öl. Sie wurden früher arzneilich für Umschläge (wie Senf) verwendet.
In ähnlicher Weise blüht und duftet die ebenfalls an feuchten Orten wachsende Nachtviole (*Hesperis matronalis*). Die an trocke- 179
nen Orten wachsende Trübe Nachtviole (*Hesperis tristis*) duftet 180
nach Hyazinthen. Samen der drei letztgenannten Arten haben spezifische Wirkungen, denen man noch näher nachgehen müsste.
Durch den aufrechten Wuchs, den reich verzweigten Blütenstand mit sattgelben Blüten sowie die bläulich-grünen Blätter und die herabhängenden, braunvioletten, geflügelten Früchte fällt der Waid (*Isatis tinctoria*) besonders auf. Die Form der Blät- 181
ter ist jener der Nachtviole ähnlich. Die aus dem Kaukasusgebiet eingeführte Pflanze wurde im 8. Jahrhundert in Mitteleuropa bei Hofe zum Grün- und Blaufärben verwendet. Aber schon beim Eroberungszug Caesars gegen England 540 v. Chr. haben sich die Britannier vor dem Kampf die Körper zur Abschreckung mit dem Saft des Waid blau gefärbt. Die blaue Farbe ist jener der Indigopflanze ähnlich und wie diese sehr stabil.
An sonnigen Orten zwischen Felsen und altem Gemäuer treffen wir den Goldlack (*Erysimum cheiri*) mit seinen schönen, großen, 182
goldgelben bis braunroten Blüten an. Er stammt ursprünglich

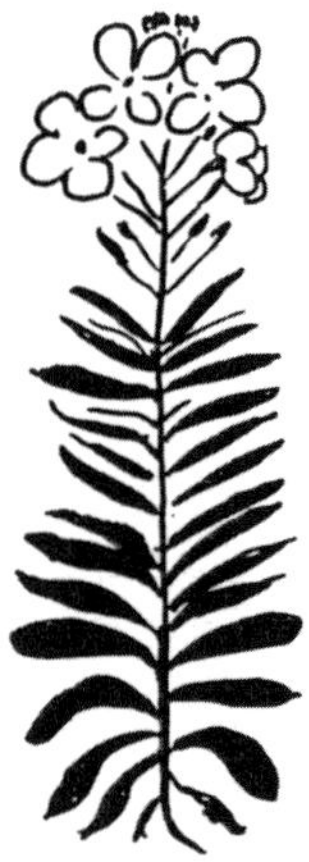

Goldlack

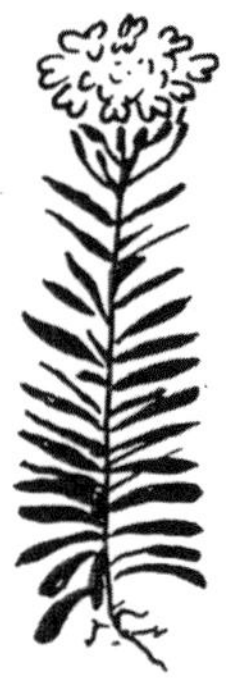

Schleifenblume

aus dem Mittelmeergebiet und wurde nicht nur als Gartenpflanze,
sondern auch als Heilpflanze gepflegt, die als herzanregendes
Mittel auch heute noch Beachtung verdient. Die Wirkung soll
digitalisähnlich sein, aber ohne die Nebenwirkungen von Digi-
talis. Deshalb gehört der Goldlack mit der Wege-Rauke zu den
einzigen beiden Kreuzblütler-Arten, die in Deutschland als giftig
gelten. Beim Goldlack ist es die ganze Pflanze, bei der Wege-
185 Rauke vor allem die blühende Triebspitze. Der Acker-Schöterich
(*Erysimum cheiranthoides*) bildet hinsichtlich der relativ kleinen
Blüten eine Überleitung von den *Sisymbrium*-Arten zum Gold-
lack. Auch andere *Erysimum*-Schöterich-Arten scheinen nicht
ganz harmlos zu sein. So soll der Bleiche Schöterich oder die
183 Gänsesterbe (*Erysimum crepidifolium*) auf Gänse tödlich wirken.
184 Der Graue Schöterich (*Erysimum diffusum*) wurde bei Herzinsuffi-
zienz eingesetzt. In der Schweiz wird außer den genannten Ar-
188 ten der Bittere Bauernsenf (*Iberis amara*) als giftig bezeichnet. Er
wurde vor allem als Bittermittel für den Magen eingesetzt. Ob
das Bittere im Geschmack auch hier mit einer Herzwirksamkeit
zusammenhängt, sei dahingestellt. Diese Art kam aus dem östli-
chen Mittelmeergebiet als Ackerunkraut. Die meisten Bauern-
senf-Arten unserer Steingärten stammen ebenfalls aus dem Mittel-
meergebiet. Das im Bildteil gezeigte Beispiel des Doldigen
189 Bauernsenfs (*Iberis umbellata*) zeigt die typische doldenartige
Anordnung der Blüten. Wenn sich die Blüten von innen her-
aus erneuern, wachsen die äußeren Kronblätter länger aus und
verstärken dadurch den Eindruck der Ganzheit des Blütenstan-
des. Die sich beim Abwelken der äußeren Blüten jeweils bil-
denden grünen Früchte rücken nach unten und werden dann
höchstens als Hülle der Gesamtblüte gesehen.

### Gänse- und Steinkressen

Die schön weißblühenden Spielarten der Gänsekresse unserer
Steingärten werden zu der in Europa auch wild vorkommen-
193 den Alpen-Gänsekresse (*Arabis alpina*) gerechnet. Ihre Blatt-
formen sind wie bei den meisten Arten der Gattung einfach, oft
gezähnt, behaart oder kahl. Geschmack und Geruch sind et-
was kresseartig scharf, aber auch bitter. Unter den ausdauern-
den Formen der Gänsekressen gibt es viele Zwergformen wie
195 die Zwerg-Gänsekresse (*Arabis bellidifolia*) und die Bläuliche
196 Gänsekresse (*Arabis caerulea*), die hoch in die Alpen und weit
nach Norden vordringen.

Zu den vielen, meist schön gelbblühenden Steinkresse-Arten (*Alyssum*) aus dem Mittelmeer- und Alpengebiet ist Ähnliches zu sagen wie zu den Gänsekressen. Ihre Blätter sind meistens schmal, lanzettlich mit nur geringem Formenwandel vom Keim zur Blüte.
Die Friauler Steinkresse (*Alyssum petraeum*), die der hier abge- 197b
bildeten Berg-Steinkresse (*Alyssum montanum*) sehr ähnlich ist, 197a
galt im Altertum als Mittel bei Nieren- und Lungenleiden.
Die Echte Schildkresse (heute: *Fibigia clipeata*) soll nach Hegi 198
das «Alyssum» des Dioscurides sein, das bei «Hundswut» (=Tollwut?) und Hautausschlägen verwendet wurde.

**Brillenschötchen**

Das Brillenschötchen (*Biscutella laevigata*) fällt in den Bergen 199a
durch seine hellgelben Blüten auf, die an einem fast blattlosen, langen, oben verzweigten Stängel sitzen. Später folgen die ebenfalls auffälligen brillenähnlichen Schötchen. Die Rosettenblätter der Pflanze sind schwach fleischig, schmal, leicht gezähnt. Sie schmecken dumpf und kresseartig. Die Samen haben kaum einen Geschmack. Eine mögliche medizinische Verwendung liegt bei der Sonderstellung in der Bildungsweise nahe. Die Blätter
der sehr ähnlichen *Biscutella apula* wurden früher jedenfalls zur 199b
Wundheilung verwendet.

**Sonderformen**

Eine Sonderstellung in Blattform und Gesamtgestalt nimmt der
recht unscheinbare Weiße Ackerkohl (*Coringia orientalis*) mit 200
seiner thyreostatischen Wirkung ein.
Ähnlich wie bei den Doldengewächsen finden sich daneben
auch typische Strandformen, so der Meerstrand-Kohl (*Crambe* 201
*maritima*) mit einigen Unterarten sowie der Meersenf (*Cakile* 202
*maritima*). Beide sind etwas fleischig und scharf. Sie werden wie die entsprechenden Doldengewächse als Salat gegessen und sind auch gegen Skorbut wirksam.
Eine ausgesprochene Wasserform ist die Pfriemen-Kresse (*Subula-* 203
*ria aquatica*). Die ganze Pflanze wird leicht übersehen, weil sie ausgesprochen klein bleibt. Sie hat nur pfriemliche Rosettenblätter und kann sowohl über als auch unter Wasser blühen.
Unter den Kreuzblütlern gibt es meines Wissens keine Art, die unter Wasser fädig aufgeteilte Blätter bildet wie bei Dolden- und Hahnenfußgewächsen.

## Geographische Aspekte

Die Kreuzblütler haben ihre Hauptverbreitung auf der Nordhemisphäre der Erde mit Schwerpunkt im Mittelmeergebiet. Sie gehören zu den Blütenpflanzen, die am weitesten zum Nordpol und in die Hochgebirge vordringen. Viele Arten sind aber heute über die ganze Erde verbreitet.

Geht man über das Mittelmeergebiet mehr nach Süden, so findet man immer weniger dort einheimische Kreuzblütler-Arten. Einige besondere Formen seien hier genannt. Sehr auffallend ist
206 *Anastatica hierochuntica*, eine der Pflanzen, die man «Rose von Jericho» nennt. Sie lebt in Wüstengebieten, kugelt sich beim Eintrocknen zusammen und kann so als Ganzes vom Wind verweht werden. Wird sie wieder angefeuchtet, breitet sie sich wieder aus und verstreut ihre Samen. Die Mutterpflanze wächst dann aber nicht weiter.

Im Süden Nordamerikas gibt es Formen, die von denen im Süden Europas und in Nordafrika stark abweichen. Dazu zählt die
204 südkalifornische Desert Candle (*Caulanthus inflatus*), leuchtend gelb blühend in einem Blütenstand, der in seiner Form einer
205 Kerze ähnelt. Die Prince's Plume (*Stanley pinnata*) trockener Orte im nordamerikanischen Süden hat eine merkwürdig verdickte, gelbfarbene Blütenstandsachse, aus der viele weiße Einzelblüten hervorkommen.

In den Tropen sind einheimische Kreuzblütler spärlich. Außer einigen von der Nordhemisphäre aus auf ruderale Standorte über die ganze Erde verschleppten Arten wie Rauken und dem Hirten-Täschelkraut gibt es im Wesentlichen nur wenige, vorwiegend kleinwüchsige Gebirgsformen. Ähnlich ist es in Neuseeland, wo in den Bergen Zwergformen der Gattung *Cardamine* vorkommen und wenige buschförmig wachsende Arten, von denen eine der Gattung *Lepidium* zugeordnet wird. Außerdem
207 wächst dort die sehr kompakte Penwiper Plant (*Notothlaspi rosulatum*).

In Südafrika gibt es zarte, grasartig wachsende *Heliophila*- und
209 *Brachycarpaea*-Arten, die kleinen Graslilien oder Nelken-Arten vergleichbar sind und vielleicht als typisch für eine eigene Wuchsform der Südhemisphäre angesehen werden können.

Jedenfalls erfolgt der Formenwandel über die Erde bei den Kreuzblütlern anders als bei den Doldengewächsen. Die Doldengewächse dringen, wie ausgeführt, mit der Erzengelwurz gerade mit einer sehr stämmigen und großblättrigen Form weit nach dem hohen Norden vor, entfalten sich in der nördlich gemäßigten Zone in einer größeren Vielfalt, um nach dem Süden zu

gedrungener zu wachsen, wobei sich die Verholzung und Gummiharzbildung verstärkt, oder sie werden kleine, aromatisch-würzige, Früchte bildende Kräuter.
Weiter nach dem Süden der Erde zu tritt das Dornige, Speerartige stärker in den Vordergrund.
Bis zum äußersten Süden verbindet sich diese Tendenz mit strauchigem Zwergwuchs und noch stärkerer Harzbildung. Unter den Doldengewächsen gibt es zwar auch einige Arten, die sehr klein wachsen können, so die Mutterwurz (*Ligusticum mutellina* oder *Ligusticum muttelinoides*) in den Alpen und alpinen Gebirgen Europas. *Oreomyrrhis rigida*, die in Neuseeland im Küstengebiet von Nelson wächst, wird in der Literatur als daumennagelgroß beschrieben; ebenso *Lignocarpa carnosula*, die als Sukkulente wie ein zusammengezogener Meerfenchel (oder eine Starre Stacheldolde) aussieht.
Kreuzblütler haben in besonderem Maße die Fähigkeit, unter extremen Bedingungen vereinfachte Zwergformen auszubilden. Viele Arten existieren überhaupt nur als Winzigformen (beispielsweise das Hungerblümchen), die von allen Blütenpflanzen am 174
weitesten im Norden, auf höchsten Gebirgsstandorten oder unter magersten Bodenverhältnissen gedeihen.
Bei diesen Zwergformen sind die Organe auf ein Minimum reduziert. In der Entwicklung einer Pflanze erscheinen zwar Blüte und Frucht erst am Ende. Sie gehören aber doch von Anfang an als Zielrichtung hinzu. So kann die sich entwickelnde Pflanze noch so klein sein und winzigste, vereinfachte Blättchen bilden. Bei genügend Licht wird sie dennoch wenigstens eine Blüte und eine Frucht mit vielleicht nur einem Samen ausbilden (siehe 126
*Cardamine hirsuta*).
Für die Heilwirkung hat man damit auch einen Hinweis auf die besondere Kraft, vor allem in den Lebensprozessen fortzuschreiten, auch wenn das Irdisch-Physische nur geringe Stütze dafür geben kann.

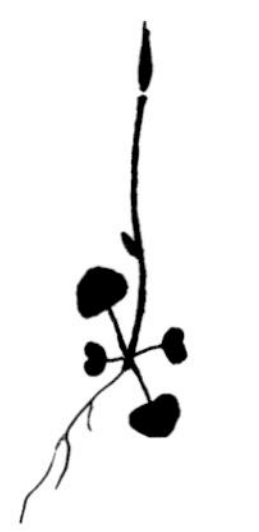

«Minimalausführung»
*Cardamine hirsuta 1:1*

**Kreuzblütler im Jahreslauf**

Wo das krautige Wachstum in den Niederungen oder im Gebirge bei der geringsten Frühjahrserwärmung in Gang kommt, sind die einheimischen Kreuzblütler dabei (Behaartes Schaumkraut, Hungerblümchen u.a.). Diese Pflänzchen blühen recht unscheinbar, werden leicht übersehen und fallen, wie das Hirten-Täschelkraut, oft erst durch ihre Früchte an den immer länger werdenden Fruchtstandsachsen auf. Viele Kreuzblütler überwintern auch

mit weichen, grünen Blättern. An feuchten Standorten sind diese eher fleischig, wie bei Löffelkraut, Brunnen-Kresse und anderen Kresseartigen, an trockeneren Standorten auch behaart.
Im Steingarten des Frühjahrs entfalten die meist aus dem Süden oder aus Hochgebirgen herangeholten Arten ihre vielfältige Pracht: Blaukissen, Arabis-Iberis-Arten, Goldlack u.a.
Eine blühende Löwenzahnwiese Ende April, Anfang Mai ist selten ohne Wiesen-Schaumkraut zu sehen. Selbst die stattliche, rosarot blühende Mondviole gehört zu den im Garten relativ früh blühenden Kreuzblütlern. Das Blühen kann sich bei manchen Arten (wie *Capsella*) über lange Zeit hinziehen. Kreuzblütler, die normalerweise erst im Hochsommer oder später zu blühen beginnen, gibt es aber eigentlich nicht. Sogar die erst im Frühsommer blühenden, größerwüchsigen Kreuzblütler wie der Raps haben sich trotzdem mit Schnellwüchsigkeit, relativ früh einsetzendem Blühen über längere Zeit und mit dem bald einsetzenden sukzessiven Fruchten etwas vom Stil des Frühjahrsblühers bewahrt.
Zu einer anderen, vor allem im Wald vorkommenden Form von Frühjahrsblühern gehören auch die schon erwähnten Zahnwurz-Arten. Mit einem Rhizom ausdauernd, bereiten sie ihre Blüte schon zum Herbst hin vor. Im Frühjahr schieben sie innerhalb weniger Tage ihre Blütenknospen und wenige Blätter aus der Erde herauf und blühen im unbelaubten lichten Frühjahrswald. Mit dem Dunkelwerden des Waldes welken sie schnell wieder ab, verstreuen ihre Samen und ziehen sich ins Rhizom zurück. Unterirdisch wird derweil die Knospe für das nächste Jahr vorbereitet.
Buschwindröschen vertreten diesen Typus unter den Hahnenfuß-Gewächsen sehr streng. Sie bilden nur drei Blätter in gleicher Höhe am Stängel und eine Blüte. Nur vereinzelt mitwachsende Grundblätter können den vorbereitenden Prozess der Blütenknospe für das nächste Jahr unterstützen. Innerhalb des folgenden Monats sind dann alle oberirdischen Teile verrottet.
Die Zahnwurz-Arten haben sich von ihrem Kreuzblütlercharakter insofern etwas bewahrt, als sich mehrere Blüten nacheinander öffnen und ins Fruchten übergehen, während sich der Spross noch einige Zeit weiter streckt.

## Zusammenfassende Charakteristik der Kreuzblütler

Die Kreuzblütler keimen und wachsen im Allgemeinen sehr schnell. Viele sind ein- bis zweijährige, zum Teil sehr winzige Kräuter, manche sind Stauden. Selten findet man kleine Halbsträucher, Sträucher und nur ein einziges, bäumchenartiges Gewächs in Trockengebieten. Sie beginnen recht früh zu blühen. Damit wird zwar das krautige Wachstum des jeweiligen Sprosses abgeschlossen, aber das Blühen und Fruchten kann sich im Gegensatz zu den Doldengewächsen an diesem Spross längere Zeit fortsetzen. Die grünen, wachsenden Früchte übernehmen dann Blattfunktion. Die Blütenform ist sehr starr. Sie variiert nur insofern, als einzelne Elemente reduziert sein können.

Man unterscheidet heute ca. 350 Gattungen mit 3000 Arten. Sie sind vorwiegend auf der Nordhalbkugel verbreitet, aber auch im Süden gibt es einzelne eigenständige Gattungen. Von allen Blütenpflanzen dringen die Kreuzblütler am weitesten polwärts und entsprechend auch in die höchsten Lagen der Hochgebirge. In den Tropen gibt es an einheimischen Kreuzblütlern ausschließlich Hochgebirgsformen, in den Niederungen höchstens eingeschleppte Ruderalpflanzen.

Die Wirkung der Kreuzblütlersubstanz folgt wie ihre Bildungsweise einem gemeinsamen Typus. Dieser erscheint bei den einzelnen Arten abgewandelt. In der Gebärde, wie sich die Pflanze in ihre Umgebung hineinbildet, spiegelt und verdeutlicht sich bildhaft in einem Sinnzusammenhang, was man durch Geruch, Geschmack und andere Wirkung erfährt.

Was sich mit Riechen und Schmecken bei den Kreuzblütlern wahrnehmen lässt, weist in die gleiche Richtung wie der frühjahrsartige Stil ihrer Bildungsweise. Alle haben in irgendeiner Abwandlung den frischen, scharfen Geschmack und Geruch: am schärfsten und reinsten beim Meerrettich in der Wurzel, bei Brunnen-Kresse und Garten-Kresse im Blatt und beim Senf im Samen anzutreffen, am schwächsten beim Hirten-Täschelkraut. Dazwischen liegen die Kohl-Varianten. All dies wird erst wahrnehmbar, wenn man die Pflanzen quetscht.

Geruch und Geschmack haben nichts aromatisch Duftendes. In der Nase bemerkt man vor allem die stechende, aber auch die atembefreiende Wirkung und die Flüchtigkeit des Geruchs. Auf Haut und Schleimhäute wirkt die stechende Komponente durchblutungsanregend und antibiotisch und in der milden Form des Kohls als Umschlag beruhigend. Ihre gute antiskorbutische Wirkung haben die Kreuzblütler mit einigen anderen Frühjahrsblühern gemein. Innerlich wirken sie auch antibiotisch, z.B. bei Infektionen der Harnwege.

Wo ein stärker Bitteres hinzukommt, kann dies einerseits den Magen stärken, andererseits kann damit eine digitalisähnliche Wirkung auf das Herz zusammenhängen.

**Aspekte der Inhaltsstoffe**

Spricht man von den wirksamen Stoffen, so meint man die so genannten «Inhaltsstoffe». Das legt die Vorstellung nahe, dass die Stoffe in der lebenden Pflanze so fertig vorliegen. Die typischen stechend riechenden Senföle der Kreuzblütler liegen aber in der Pflanze nicht fertig vor. Sie bilden sich erst durch Zersetzen der schwefelreichen Senfölglycoside durch Myosin, das aus speziellen Sekretschläuchen frei wird. Diese Stoffe sind bei jeder Kreuzblütler-Art zwar etwas verschieden, aber doch relativ einheitlich. Sie wirken in der beschriebenen Weise schleimhautreizend. Antiskorbutische Wirkungen werden mit einem hohen Vitamin-C-Gehalt in Zusammenhang gebracht, eine gute digitalisähnliche Wirkung auf das Herz mit schwefelfreien Glycosiden (Goldlack und andere *Erysimum*-Arten, Rauken, *Coryngia* und einige andere Arten). Selten sind Alkaloide, z.B. im Samen der Mondviole, vielleicht auch in Goldlack und Verwandten. Ätherische Öle finden sich nur in geringen Mengen, vor allem bei schön blühenden Arten wie Mondviole, Nachtviole, Goldlack. Selten sind außerdem Flavonoide; Saponine scheinen ganz zu fehlen. In den Samen werden hingegen bei den meisten Arten reichlich fette Öle gebildet, gerade auch bei Pflanzen, die weit im Norden wachsen.

## III Hahnenfußgewächse

Mit der Betrachtung der Hahnenfußgewächse wird eine dritte Familie der Blütenpflanzen zum Vergleich hinzugenommen, die in vieler Hinsicht wieder sehr anders ist als Doldengewächse und Kreuzblütler.

In dieser Familie sind nicht nur die Blattformen sehr vielfältig, sondern auch die Blüten. Gemeinsam sind Letzteren nur die einfachen, meist unverwachsenen Organe. Die Blütenhülle kann einheitlich oder mehr oder weniger deutlich in Kelch und Krone gegliedert erscheinen. Die Zahl der Blütenhüllorgane in einem Kreis kann auf 3, 4 oder 5 festgelegt oder aber beliebig sein. Außer zahlreichen Staubfäden und Früchten gibt es meistens noch zwischen Kron- und Staubblättern verschieden geformte, Nektar absondernde Organe (Nektarien).

Entwicklungsgeschichtlich werden die Blütenorgane der Arten verschieden gedeutet. So werden die meisten gelben oder weißen Kronblätter in der Gattung Hahnenfuß (*Ranunculus*) von Nektarien abgeleitet, während die morphologisch gesehen eigentliche Krone meistens als grüner Kelch erscheint. Sumpfdotterblume und Trollblume haben dagegen nur Kronblätter und weder Kelch noch Nektarien. Darüber hinaus gibt es Blüten, die als Ganzes entweder einfach oder kompliziert strahlig gebaut sind wie die Akelei oder zweiseitig symmetrisch wie Eisenhut und Rittersporn.

Die oft zahlreichen trockenen Früchte entstehen oberständig, meistens einzeln, aber gelegentlich auch verwachsen, und enthalten je einen oder viele Samen. Seltener sind Beeren.

Wohl lassen sich anhand solcher Merkmale Gruppierungen finden und zu Gattungen zusammenfassen. Häufig sind aber schon hier die Übergänge gleitend. Besonders Artgrenzen verschwimmen, je genauer man sie zu ziehen bestrebt ist. Charakteristische Eigenschaften einer Art können auch spontan bei anderen Arten

auftauchen. So spricht man von einem natürlichen Austausch von Eigenschaften über Art- und Gattungsgrenzen hinweg. Das gab Anlass, nach einem entsprechenden Genaustausch zu suchen. Bei *Ranunculus auricomus, Helleborus, Aquilegia, Pulsatilla, Aconitum* und *Delphinium* wurde dieser genauer untersucht und gefunden. Viele andere Arten, bei denen die genetischen Untersuchungen fehlen, zeigen ein ähnlich vielfältiges Erscheinungsbild. So wird bei Hahnenfußgewächsen die Frage, was eine Art eigentlich ist, besonders auffällig zum Problem.
Erstaunlicherweise sehen Systematiker trotz dieser Sachlage gerade diese Familie als besonders natürlich an. Woher kommt dieser Eindruck? Es gibt im Gegensatz zu den Doldengewächsen und Kreuzblütlern hier kaum «festhaltbare» Merkmale wie z.B. eine stereotyp immer wiederkehrende Blütenform, durch die die Familie gekennzeichnet werden könnte. Es sind eben nicht primär die «Merkmale», sondern bei der Beschäftigung mit den Hahnenfuß-Gewächsen entsteht die Anschauung einer gemeinsamen «Hahnenfußbeschaffenheit», die in jedem Exemplar zwar immer verschieden, aber in ihrer überschaubaren Einfachheit immer wieder deutlich repräsentiert erscheint. Auf solche Erfahrungen hat sich Goethe mit dem, was er «Urpflanze» nannte, gestützt.
Es ist nicht zufällig, dass sich eine von Goethe überlieferte Skizze zur Metamorphose der Pflanzen offenbar auf einen Hahnenfuß bezieht. Denn an den Hahnenfußgewächsen lassen sich Gesetzmäßigkeiten der Verwandlung in den verschiedenen Organbereichen besonders anschaulich studieren. Trotz aller Beweglichkeit bleibt in ihnen die Grundgliederung der Pflanze in Blattbereich, Blüte, Frucht/Same und Wurzel immer deutlich.
Jedem dieser Bereiche entspricht eine ihm eigene Zuwendungsweise und damit eine dadurch bestimmbare Beziehung zum Menschen.

**Verschiedene Zuwendungsweisen**

Die Blattfolge einer Hahnenfußart erscheint dem Betrachter unmittelbar als eine Bewegung, in der die einzelnen Formen eigentlich nur die Richtung weisen und einen Rhythmus angeben, der mit den Wirkungen der Umgebung in bestimmter Weise zusammenklingt (Lebensformtypen). Vergleichbares haben wir bei den Doldengewächsen und Kreuzblütlern schon kennengelernt.
Besinnung auf das, was sich da unsichtbar verwandelt, führt zur Anschauung eines «Urorgans», das bei jeder Metamorphose-

betrachtung mehr oder weniger stillschweigend vorausgesetzt wird. Dieses «Urorgan» wird oft als «Blatt» bezeichnet. Es umfasst aber bei genauerer Betrachtung auch Fähigkeiten der vegetativen Pflanze wie Spross- und Augenbildung, die entsprechend mit verwandelt werden.
Auch die Wurzelbildung gehört zu diesen Fähigkeiten des Urorgans, aber ihre Ausrichtung in die dunkle Umgebung bedeutet eine völlige Umstülpung gegenüber der Blattbildung (siehe Lf. II, S. 23ff.). Sie bedarf zum Verständnis schon einer Zuwendung, die der Pflanze wahrnehmend ins Unbekannte, Abgesonderte der Erde folgt.
Bei Hahnenfußgewächsen sind die Wirkungen meist sehr einfach. Oft wird die Hauptwurzel durch sprossbürtige Wurzeln ersetzt, und zu Rhizom- oder Knollenbildungen kommt es meist vom Spross her.
In der charakterisierten Anschauung des Urorgans ist die Blüte nun gar nicht enthalten. Man muss eine Blüte schon kennen, wenn man sie aus mehreren Urorganen komponiert verstehen will. Das ist aber nur ein Aspekt. Grundlegend ist, dass man sich einer Blüte anders zuwendet als einer Blattfolge und ihre zusammenfassende Gebärde bemerkt. In vollem Gegensatz zur Wurzel erscheint sie als ein Bild, das die Pflanze als Ganzes umfasst. Dieses Ganze weckt eine Empfindung, als Ergänzung zur äußeren Erscheinung, wie Bild und Nachbild.
Bei den Hahnenfußgewächsen lässt sich die Einheit «Blüte» nicht wie bei Doldengewächsen und Kreuzblütlern durch eine immer gleichbleibende morphologische Ordnung charakterisieren. Eine Anemonenblüte ist anders komponiert als eine Akeleiblüte und diese wieder anders als eine Eisenhutblüte. Gemeinsam ist ihnen nur ihre Einfachheit. Umso sprechender ist aber die Gebärde, die sich jeweils durch sie zu erkennen gibt.
So ergibt die anfängliche Betrachtung einer Pflanze zunächst zwei für die Einsicht in deren innere Natur notwendige Zuwendungsweisen, durch die Grundbeziehungen zum Menschen sprechen:

- In der Blüte und Gesamtgestalt erscheint das Wesen der Pflanze als in die Substanz geronnenes Bild. In der Anschauung formt sich das zur Gebärde, in der Saiten der eigenen seelischen Natur anklingen.
- Durch die Lebensformen spricht sich aus, in welcher Weise sich die Pflanze durch die entsprechende Gebärde mit der Lebensumgebung in Beziehung setzt. Diese Lebensumgebung ist beim Menschen seelisch-geistiger Natur. Besonders diese Zuwendungsweisen werden hier für die Betrachtung der Hahnenfußgewächse gewählt.

Wie schon in Band II des Leitfadens ausgeführt (siehe besonders das Kapitel über Sal – Merkur – Sulfur – Asche), sind noch zwei weitere Zuwendungsweisen zum vollen Verständnis der Pflanze und ihrer Beziehung zum Menschen notwendig:

- Im Eingehen auf die Art, wie sich die Pflanze über die Wurzel mit der Erde verbindet und entsprechend physische Gestalt annimmt, kommt zum Ausdruck, wie die Pflanzensubstanz das Bewusstsein des Menschen unterstützen kann.
- In Frucht- und Samenbildung wird einsichtig, wie sie sich aus den Erdenverhältnissen heraushebt und doch Erdenwesen bleibt. (Damit im Zusammenhang steht die Nahrungsbildung, die den Leib zum Träger des Ich werden lässt.)

Die Hahnenfußgewächse bieten für das Einleben und Studieren der ersten beiden Zuwendungsweisen am meisten, bezüglich Wurzeltätigkeit, Frucht- und Samenbildung bereits weniger und bezüglich Nahrungsbildung am wenigsten.

### Wirkungen über Riechen und Schmecken

Riechen und Schmecken sind Wahrnehmungen, die uns noch unmittelbarer in die Beschaffenheit einer Pflanze hineinführen und Wirkungen der Pflanzensubstanz erfahren lassen. Aber dabei geht etwas vom Abstand für das Erkennen verloren, den man zunächst braucht, um zu wissen, auf was sie sich beziehen.
Bei den Hahnenfußgewächsen sind Gerüche selten. Aber im Geschmack deutet sich etwas an, das mit unterschiedlichen Betonungen immer wieder auftritt. So gibt es bei den meisten Arten im Geschmack des Krautes neben dem «Krautigen» eine süße und eine schnell oder langsam sich entwickelnde, lange anhaltende, scharf beißende Komponente. Der beißend schmeckende Saft ist schwächer oder stärker giftig. Das Beißende, das sich aus der frischen Substanz bei der Zerstörung der Gewebe erst entwickelt, wirkt auf Haut und Schleimhäute also mehr oder weniger stark reizend und in seiner Steigerung oft auf das ganze Nerven-Sinnes-System schmerzlindernd bis lähmend. Es kann aber auch den Weg für Heilungsprozesse freimachen. Konzentriert eingenommen führt der Saft zu Erbrechen und anderen Folgeerscheinungen. Diese Wirkungen des frischen Krautes verschwinden allerdings auch leicht wieder beim Trocknen oder anderen Verarbeitungen, wenn man nicht besondere Vorkehrungen trifft, um sie für die Therapie zu erhalten.
Außerdem gibt es eine bittere Komponente im Geschmack, die meist von einer Wirkung auf Herz und Kreislauf begleitet wird.

Auch diese Wirkung erfolgt vor allem über Haut und Schleimhäute. Sie kann als Steigerung des «Beißenden» aufgefasst werden. Aromatisches tritt in den Hintergrund. Die meisten Hahnenfußgewächse wirken in Form frischer, wässriger Lösungen oder vorsichtig getrocknet als Pulver auch insektizid, z.T. allgemein antibiotisch.
Es gibt keine typischen Nahrungspflanzen unter den Hahnenfußgewächsen.

## Der Hahnenfuß als Ausgangspunkt für die Betrachtung der Familie

Jedes Frühjahr begegnet uns die «Butterblume» mit ihren leuchtend gelb glänzenden Blüten wie einzeln ausgestreut an Waldrändern und an sommerschattigen Orten. Mit Abnehmen der Löwenzahnblüte finden wir sie auf vielen Wiesen und Weiden, auf Äckern, im Gebirge, an Trockenstellen oder an Wassergräben. Erst bei genauem Hinsehen zeigen sich im Grün unterschiedliche Arten von Strukturen und Wuchsgebärden, während die Blüten zunächst einander sehr ähnlich sind. Die Blattformen umkreisen trotz ihrer Vielfalt meistens ein Thema, den «Hahnenfuß».
Die Gattung Hahnenfuß (*Ranunculus*) lässt sich nahezu wie *eine Art* betrachten, die sich in eine Vielzahl von oftmals durch gleitende Übergänge verbundene Lebensformen typisch aufgliedert. Von den Systematikern werden je nach Gewichtung der Eigenschaften 400 bis 900 Arten unterschieden, die sich über die ganze Erde verteilen, aber vorwiegend in der gemäßigten und subpolaren Zone der nördlichen Hemisphäre vorkommen.
Unsere heimischen Vertreter bilden meistens mehrere einfache, einzeln verteilte gelbe oder weiße Blüten. Erst in wärmeren Klimaten wie der Mittelmeerregion gibt es auch leuchtend rot blühende Formen.

### Der Gelbblühende Hahnenfuß

Wie begegnet uns der Hahnenfuß im Jahreslauf und an spezifischen Standorten?
Als erstes im Jahr erscheinen aus dem feuchten Boden die einfachen Blätter des Scharbockskrautes (*Ranunculus ficaria*), zugleich mit den ähnlichen Primärblättern anderer Hahnenfüße. Sie bedecken schnell den vom Vorjahr offen gebliebenen Boden unter Gesträuch und Stauden von Gärten und Waldrändern. Dazwi-

210

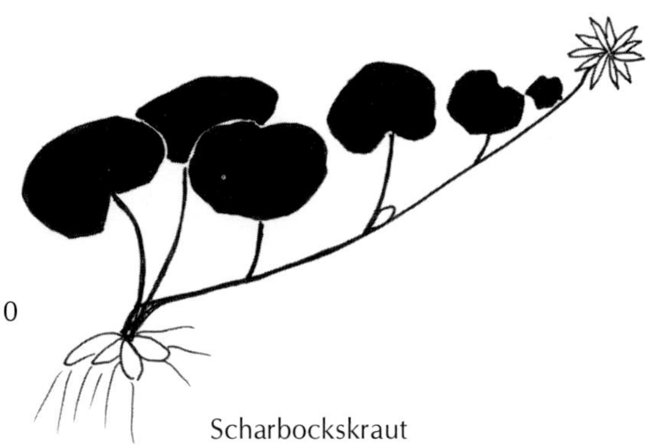

Scharbockskraut

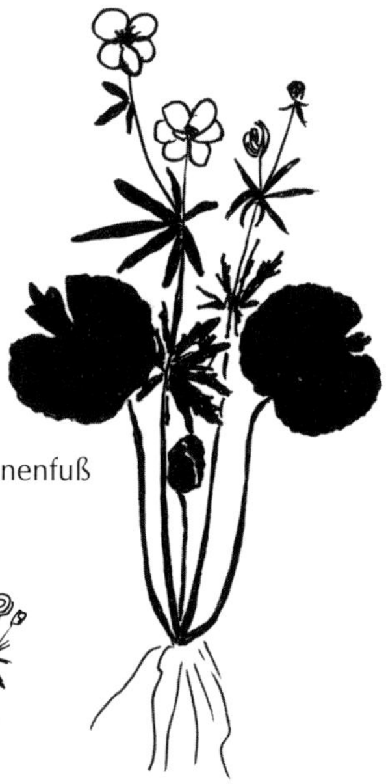

Gold-Hahnenfuß

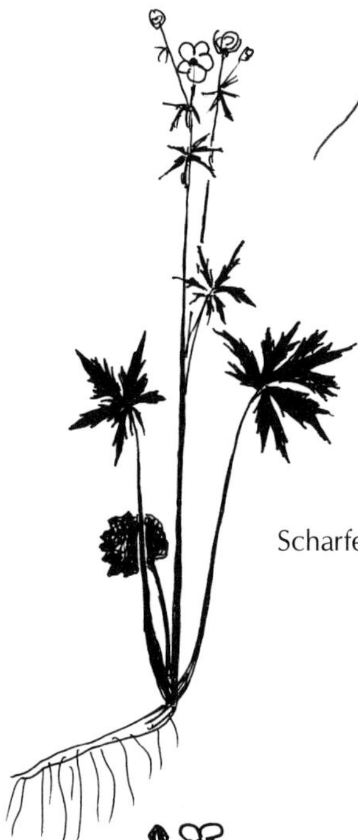

Scharfer Hahnenfuß

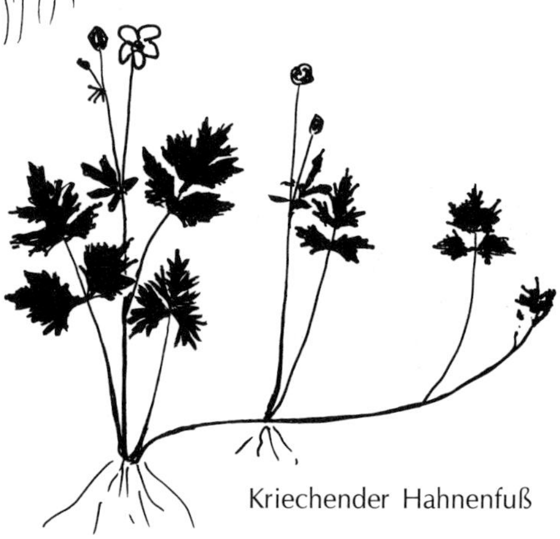

Kriechender Hahnenfuß

schen leuchten bald die vielstrahligen hellgelben Blütensterne an kriechenden, etwas aufsteigenden Sprossen hervor. Schon im Mai, wenn sich die umgebende Vegetation entfaltet, beginnt das Scharbockskraut herbstlich zu welken und die inzwischen an Wurzeln und aus Blattachseln gebildeten Brutknöllchen dem Boden zu übergeben. Im jungen Zustand schmeckt das Kraut süßlich-krautig, später etwas beißend.

Ungefähr zur gleichen Zeit breitet sich im lichten Frühlings-
211 buchenwald neben dem Buschwindröschen der Gold-Hahnenfuß (*Ranunculus auricomus*) aus. Er beginnt mit größeren, rundlichen, am Ende etwas eingeschnittenen Blättern, denen sprunghaft wenige, schon den aufrechten Stängel umfassende, in schmale Zipfel aufgeteilte Blätter folgen. Noch während die leuchtend sattgelben, halbkugeligen Blüten erscheinen, treiben einzelne grundständige runde, nur leicht gezähnte Blätter nach. Diese bleiben länger als die Blütensprosse frisch und bereiten unter der Erde in ihren Achseln den Trieb für das nächste Jahr vor.

Die jungen Triebe des Gold-Hahnenfußes schmecken deutlich süßer als die des Scharbockskrautes. Langsam setzt jedoch ein leicht beißender, länger anhaltender Nachgeschmack ein.

212 Inzwischen beginnt der Hahnenfuß in den Wiesen als Scharfer Hahnenfuß (*Ranunculus acris*) emporzuwachsen. Er streckt sich schneller als das umgebende Gras mit wenigen Stängelblättern und nimmt dabei eine Gestalt an, die sich später gut in die hohen Gräser einfügt. Die Variation seiner typischen, entfernt dem Fuß eines Hahns gleichenden, eingeschnittenen Blätter ist bei gleicher Gesamtgestalt sowohl an einem Ort als auch in verschiedenen Gegenden Europas sehr groß (siehe S. 356f.). Die Erneuerung erfolgt über ein mehr oder weniger sich streckendes Rhizom.

Das beim Schmecken sich schnell einstellende Beißende des Krautes wird bereits im Namen angesprochen. Bei den allerersten Blättern im Frühjahr ist diese Schärfe allerdings oft noch wenig spürbar. Die Blattformenfolge des Scharfen Hahnenfußes wird oft als Musterbeispiel für eine Metamorphose im Blattbereich gezeigt. Charakteristisch sind dabei die wenigen Stängelblätter.

In lückenhaften Wiesen und Weiden oder im Gartenland stellt sich der Kriechende Hahnenfuß (*Ranunculus repens*) ein und
214 übernimmt mit seinen sich an jedem Knoten bewurzelnden Ausläufern schnell alle offengelassenen Flächen. Er blüht etwa zur gleichen Zeit wie der Scharfe Hahnenfuß. Seine Blätter haben gestielte, nach außen vielspitzige Fiederteile und schmecken leicht scharf.

Die Blätter des Knolligen Hahnenfußes (*Ranunculus bulbosus*) 215 sind ähnlich wie der Kriechende Hahnenfuß, aber im Ganzen meist rundlicher und behaart. Man trifft ihn in trockenen Wiesen an. Er bildet eine Sprossknolle, mit der er wie eine Zwiebel blattlos überwintert und Trockenzeiten übersteht. Die Knolle schmeckt auch im Winter schnell beißend scharf, die Blüte dagegen weniger und leicht süß.

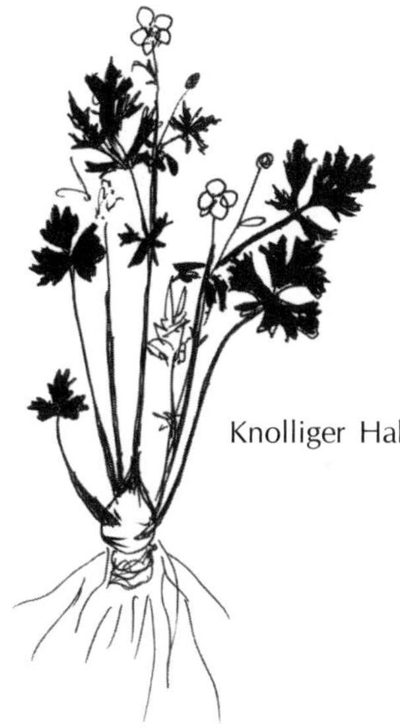
Knolliger Hahnenfuß

Interessant ist ein Zusammenhang zwischen der Blattform und dem Wuchs der ganzen Pflanze. Die Stängelblätter haben beim Knolligen Hahnenfuß eine Tendenz, vom Blattgrund her gestielte Blätter auszutreiben. Diese Blattform ist wie ein Bild für die Fähigkeit der ganzen Pflanze, verstärkt von der Knolle aus seitlich aufsteigende Triebe zu entwickeln. In einer Pflanze, bei der man solche grundständigen Seitentriebe vorfindet, bilden die Stängelblätter vom Blattgrund her zahlreichere Fiederblätter (siehe Bild).

Ein anderes, wohl typisches Beispiel für diese zwiebelähnliche Lebensform ist eine Pflanze von einem extrem trockenen Standort mit sehr großer Knolle, der wenige dünne Stängel mit kleinen Blättern und verkümmerten Blüten entspringen.

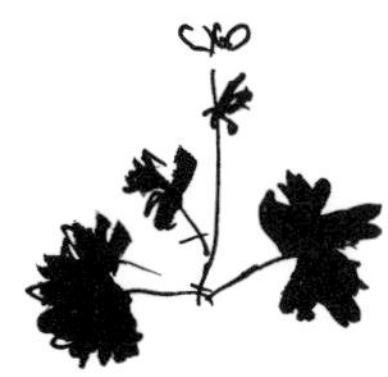
Berg-Hahnenfuß

Etwas später blüht im Gebirge der Berg-Hahnenfuß (*Ranunculus* 213 *montanus*). Dieser wirkt mit seinen vielen Spielarten wie ein vereinfachter kleiner Scharfer Hahnenfuß. Seine Blüten sind allerdings größer und dunkelgelb leuchtend, eher wie beim Gold-Hahnenfuß. Er nimmt eine interessante vermittelnde Stellung auch zu den anderen Hahnenfuß-Arten ein. So bildet er oft eine Sprossknolle aus, die der des Knolligen Hahnenfußes ähnlich ist, wenn auch etwas langgestreckter. Der Geschmack dieser Knolle ist bei den Exemplaren, die ich im Blühzustand schmecken konnte, wie auch das ganze Kraut mild und hat kaum etwas Beißendes. Hierin ist der Berg-Hahnenfuß also wieder dem Gold-Hahnenfuß ähnlich.

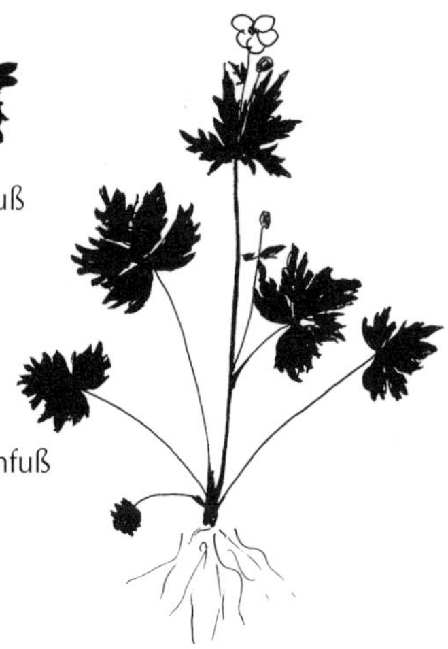
Wolliger Hahnenfuß

Zum Sommer hin, wenn sich der Wald schon weitgehend geschlossen hat, blüht auf Lichtungen der Wollige Hahnenfuß 216 (*Ranunculus lanuginosus*). Dieser hat gewöhnlich flächigere, behaarte Blätter. Ähnlich ist auch der Hain-Hahnenfuß (*Ranunculus* 217 *nemorosus*). Bei beiden tritt das Beißende im Geschmack nur andeutungsweise auf. Der seltenere, auch zur *Ranunculus-nemorosus*-Gruppe gezählte Vielblütige Hahnenfuß (*Ranunculus* 218 *polyanthemos*) wächst an sonnigeren Orten und hat im Gegensatz zum Hain-Hahnenfuß tief geschlitzte Blätter.

Auf Äckern und anderen oft gestörten Orten stellen sich einjährige Arten ein, wie der Sardische Hahnenfuß (*Ranunculus sardous*) 219 mit weichen, rundlich-flächigen, gegenständigen Blättern an

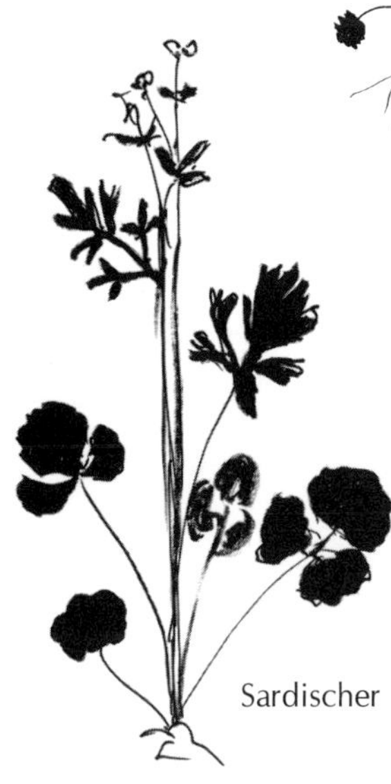
Sardischer Hahnenfuß

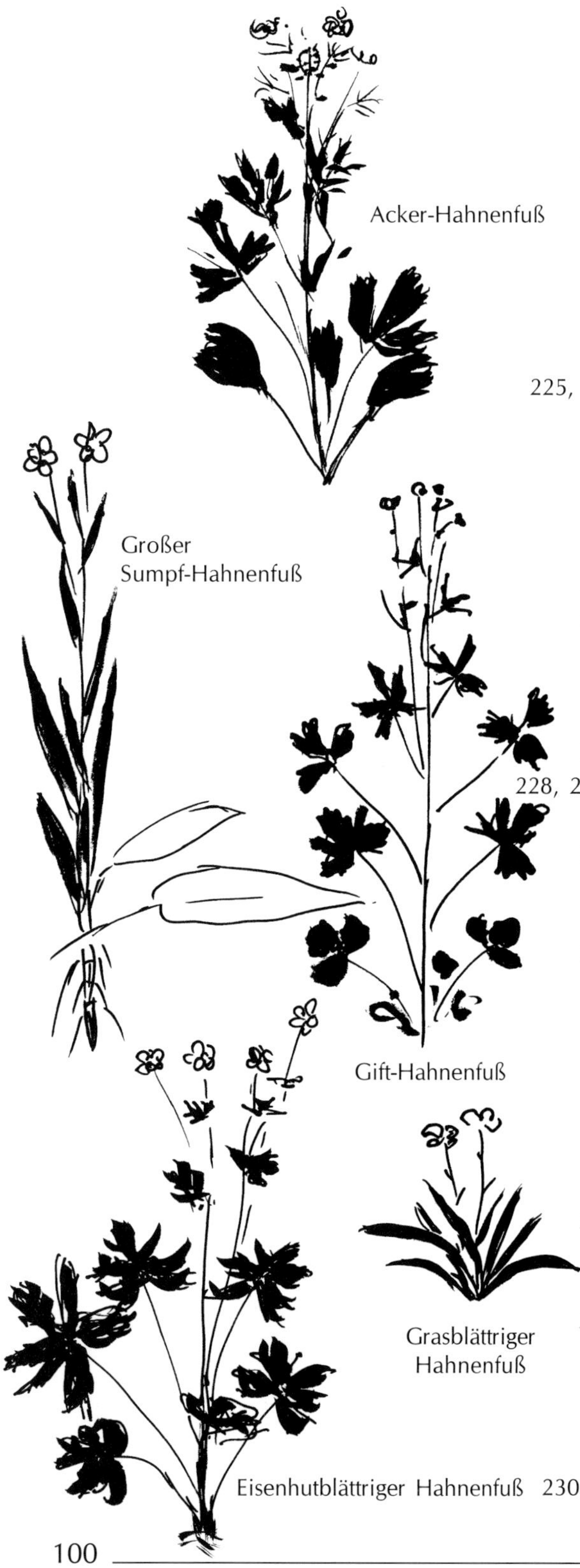


221 feuchteren Stellen, und der Acker-Hahnenfuß (*Ranunculus arvensis*) mit etwas langgezogenen, später schmal-spitzigen Blättern, an trockeneren Standorten.
220 An gelegentlich überschwemmten Orten findet man den Gift-Hahnenfuß (*Ranunculus sceleratus*) mit vorwiegend etwa dreilappigen Blättern und abgerundeten Zipfeln, die schon den Schwimmblättern der (weißblühenden) Wasser-Hahnenfüße ähneln (siehe S. 377). Die beißende Schärfe seines Krautes gilt als besonders giftig. Mit seinen oberen Blättern leitet er zu schmalblättrigen Formen über wie dem wassernah wachsenden Gro-
225, 226 ßen und Kleinen Sumpf-Hahnenfuß (*Ranunculus lingua, Ranunculus flammula*) sowie dem Wurzelnden Hahnenfuß (*Ranunculus reptans*).

Der Acker-Hahnenfuß leitet einerseits mit seinen stacheligen
222 Früchten zum Stachelfrüchtigen Hahnenfuß (*Ranunculus muricatus*) mit flächigen, kaum eingeschnittenen Blättern und andererseits mit seinen schmal aufgeschlitzten Blättern zum Illyrischen
223 seits mit seinen schmal aufgeschlitzten Blättern zum Illyrischen
224 Hahnenfuß (*Ranunculus illyricus*) und zum Grasblättrigen Hahnenfuß (*Ranunculus gramineus*) über. Letzterer wächst im Gegensatz zu den wasserliebenden Arten auf kalkreichen, trockenen Standorten im Gebirge.
227 Extremere Blattformen gelbblühender Arten sind *Ranunculus mil-*
228, 227b *lefoliatus, Ranunculus falcatus* und *Ranunculus pedatus* (siehe Blattformen, S. 375). Noch eigentümlicher ist die abgebildete Art
239 *Ranunculus haastii* von Neuseeland, die dort mit flechtenartigen, auch zeitweise austrocknenden Blättern auf Felsschutt wächst.
Eine Steigerung der gelben Blütenfarbe findet sich beim großblü-
229 tigen Asiatischen Hahnenfuß (*Ranunculus asiaticus*), der in einer dunkelgelben und einer leuchtend roten Form im Mittelmeergebiet anzutreffen ist.

### Weißblühende mitteleuropäische Hahnenfüße

Dem Grasblättrigen Hahnenfuß sehr ähnlich ist der Pyrenäen-
233 Hahnenfuß (*Ranunculus Kuepferi*). Dieser ist weißblütig und wächst gerade nicht auf Kalk, sondern auf kalkarmen Trockenrasen. In alpinen Lagen, ebenfalls trockenheitsliebend ist der
234 Herzblättrige Hahnenfuß (*Ranunculus parnassifolius*) mit breiteren, einfachen, parallelnervigen Blättern.
Die meisten anderen weißblütigen Formen lieben die Feuchte oder das Wasser. So trifft man an sonnigen bis halbschattigen Standorten im Gebirge die einander ähnlichen Arten Eisenhutblätt-
230a, b riger Hahnenfuß (*Ranunculus aconitifolius*) und Platanenblättri-

ger Hahnenfuß (*Ranunculus platanifolius*), die hoch aufwachsen. Der Alpen-Hahnenfuß (*Ranunculus alpestris*) und der Glet- 231
scher-Hahnenfuß (*Ranunculus glacialis*) mit fleischigen Blättern 232
bleiben niedrig und dringen in höhere Lagen vor, Letzterer bis zur Grenze des ewigen Schnees.

Ebenfalls weißblütig sind die Hahnenfußvertreter, die mit ihren Blättern in und auf dem Wasser wachsen. Davon seien hier nur drei hervorgehoben, zwischen denen eine Vielzahl von Formen
vermitteln: der Efeublättrige Wasser-Hahnenfuß (*Ranunculus* 235
*hederaceus*), der Wasser-Hahnenfuß (*Ranunculus aquatilis*) und 236
der Flutende Hahnenfuß (*Ranunculus fluitans*). Davon bildet der 237
Efeublättrige Hahnenfuß efeuartige, aber oft auch einfach rundlich-nierenförmige, etwas gekerbte, in diesem Rahmen sehr variable Blätter. Er wächst am Boden kriechend und sich an den Knoten bewurzelnd an feuchten, teilweise überschwemmten Orten. Die Blätter des Flutenden Hahnenfußes bleiben wie die horizontal schwimmenden Sprosse ganz untergetaucht in fließenden Gewässern. Sie werden mit ihren fädig aufgeteilten Spreiten mehrere Meter lang.

Für die Formen mit sowohl untergetauchten fädigen Unterwasserblättern als auch flächig gespreiteten Schwimmblättern sind hier Übergangsbildungen des Wasser-Hahnenfußes wiedergegeben.

Eine auffallende weißblütige Hahnenfußart von Neuseeland sei hier noch erwähnt, um die Fülle der möglichen Bildungsweisen zu verdeutlichen: Wegen ihrer großen, vielblättrigen Blüten wird
diese stattliche Pflanze Mount-Cook-Lilie (*Ranunculus lyallii*) 238
genannt. Sie wächst an feuchten Orten im Gebirge der Südinsel auf ca. 1000 Metern. Ihre großen, tellerförmigen, grundständigen Blätter gleichen eher denen einer Kapuzinerkresse als einem uns bekannten «Hahnenfuß».

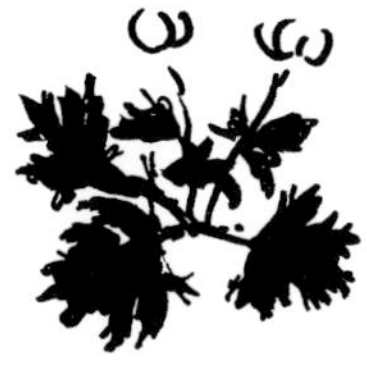

Alpen-Hahnenfuß

Efeublättriger Hahnenfuß

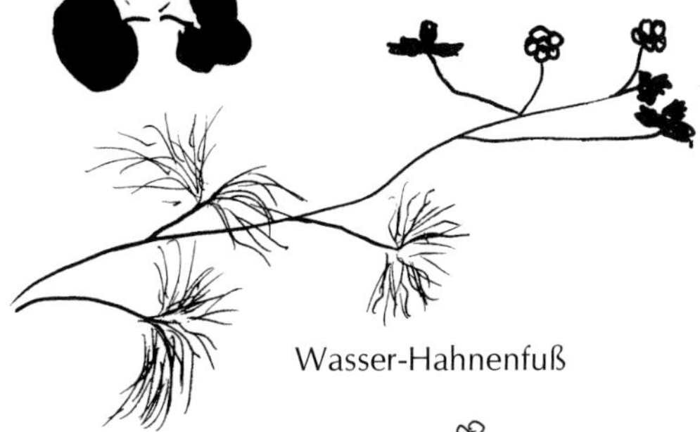

Wasser-Hahnenfuß

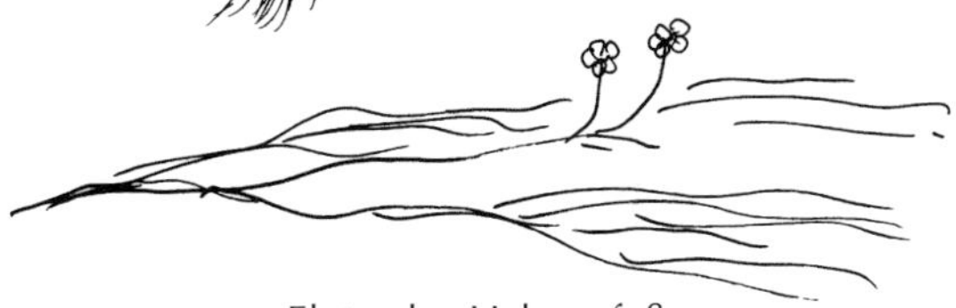

Flutender Hahnenfuß

Die abgebildeten Beispiele zeigen den amphibischen Aspekt des Hahnenfußes. Einen solchen haben wir bei den Doldengewächsen schon kennen gelernt (siehe Nr. 104–111 sowie S. 62ff.). Bei den Kreuzblütlern, die ja oft auch einen starken Bezug zu wässrigen Standorten haben, fehlt offenbar dieser Metamorphose-Aspekt.

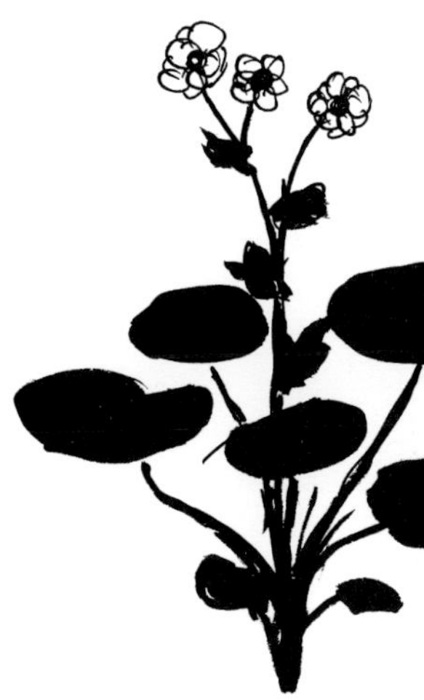

Mount-Cook-Lilie

**Auf der Suche nach den Wirkungen, die vom Hahnenfuß ausgehen**

Hahnenfuß wird heute kaum therapeutisch angewendet. Wegen seiner beweglichen Einheitlichkeit kann er aber gerade als ein gutes Übungsbeispiel für das Verständnis gelten, wie die im Naturzusammenhang entstehende Pflanzensubstanz mit dem individuellen Lebenszustand eines Menschen in Beziehung gebracht werden kann. Die Einheitlichkeit liegt in der Art, wie die Blüten einzeln, verstreut im frischen Grün der Umgebung, oft etwas kühl aufglänzen. Sie sind gerundet, in der Fünfzahl geordnet, in ihren Gliedern gut überschaubar, und sondern Süße, aber keine

aromatisch differenzierten Gerüche ab. Diese einfache Gebärde ist Bild der jugendlichen Seele, in ihrer Gliederung schon voll veranlagt, aber noch nicht selbst durchdrungen.
Beweglichkeit und Vielfalt der Gestaltung findet sich im Grün. Darin spiegeln sich die vielen Lebensräume, in denen man sie antrifft. Was bedeuten uns diese zeitlichen und räumlichen Umgebungen, in die sich die Hahnenfüße auf unterschiedlichste Weise hineinfügen? Sich einerseits in die Atmosphäre dieser Umgebungen hineinzustellen und andererseits mit diesen Atmosphären der jeweiligen Bildungsweise nachzugehen, kann im Zusammenhang mit dem Geschmack des Krautes auf eine Wirkensrichtung im Menschen hinweisen.
Im Naturverlauf des Jahres, dem wir selbst folgen, erleben und erkennen wir nacheinander Lebensvorgänge wie Sprießen, Wachsen, Entfalten, Blühen, Fruchten, Reifen, Welken, Rotten usw. Sie sind Ausdruck der Jahreszeitenwirkungen. In der Pflanze lebt in individualisierter Form ein Abbild dieser Verwandlungsfolge, das sie im Prozess der Substanzbildung aktuell mit den Lebensprozessen des Erdenortes in Einklang bringt. So ergibt sich der imaginativen Anschauung, wie Lebensvorgänge an jedem Ort und zu jeder Zeit unterschiedlich wirken. Es werden Kräfte erfahren, aus denen die Substanz der entsprechenden Pflanze hervorgegangen ist und die im Menschen einseitige Störungen oder entsprechende Gegenwirkungen hervorrufen können (siehe dazu Blattreihen von Jahreslauf-Aussaaten).
Obwohl die Hahnenfußarten oft schon früh im Jahr blühen, sind nicht alle ausgesprochene Frühjahrsblüher. Offenbar besteht aber ein Zusammenhang der Ausbildung weniger Stängelblätter mit der Neigung, gegenüber anderen Blütenpflanzen am jeweiligen Standort im Aufwachsen schneller zum Blühen zu kommen. Interessanterweise ist diese Tendenz in der Konstitution der Hahnenfüße tief verankert. Das verbindet sie mit vielen Frühjahrspflanzen (z.B. dem Behaarten Schaumkraut, siehe S. 89ff.).
Sät man beispielsweise den einjährigen Sardischen Hahnenfuß zu verschiedenen Zeiten im Jahr aus, so vermehrt oder vermindert sich die Zahl der grundständigen (Rosetten-)Blätter gewaltig. Am geringsten ist sie dann, wenn die Saatzeit in die Nähe seiner normalen Blühzeit (Mai/Juni) rückt. Die Zahl der Stängelblätter bleibt jedoch zu jeder Saatzeit im Wesentlichen gleich.
Hinzu kommt, dass Hahnenfüße vor allem dann blühen, wenn an den entsprechenden Orten und in der entsprechenden Situation der Grundgebärde entsprechend das Wachstum besonders intensiv ist und das Blühen vieler anderer, oft differenzierterer Pflanzen erst folgt. So krönt im Frühjahr der Gold-Hahnenfuß

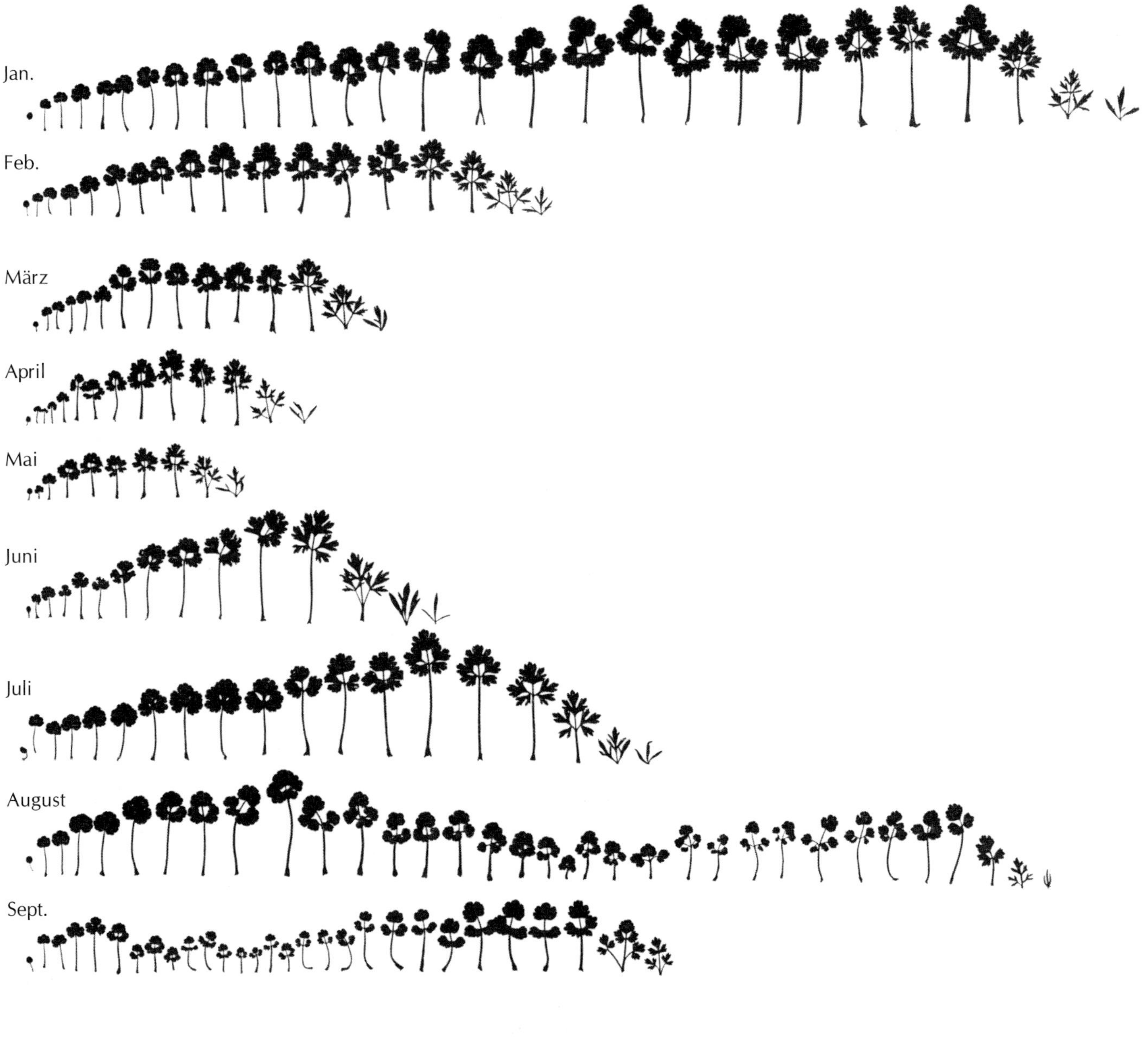


*Ranunculus sardous*
Monatliche Aussaaten

das Wachstum an sommerschattigen Waldstandorten, wo vorher nur das Buschwindröschen erschien, später aber z.B. Einbeere, Haselwurz, die Weißblütige Teufelskralle, die Vielblütige Weißwurz usw. mit ihrer Blüte folgen. Das Scharbockskraut kennzeichnet ähnliche Standorte unter Sträuchern und Beetstauden, wo dann auch das herbstliche Welken und Rotten schon im Mai beginnt.

Der Scharfe Hahnenfuß blüht, wenn die Wiese nach der Löwenzahnblüte in die Höhe zu wachsen beginnt, d.h. am Anfang einer Zeit, wo das Wachstum der Wiese am intensivsten ist. An Standorten, wo die Wiese – vor allem im Sommer – stärker austrocknet, tritt der Knollige Hahnenfuß an seine Stelle.

Die einjährigen Formen wie der Sardische und der Acker-Hahnenfuß blühen zu der Zeit, wenn das Getreide am intensivsten ins Kraut schießt. Soweit nur einige Beispiele.

Blühen bedeutet bekanntlich, dass eine Pflanze ihren Entwicklungshöhepunkt erreicht hat, also das Stadium, in dem der Charakter ihrer inneren Natur am meisten in das sinnliche Erscheinungsbild auseinandergelegt ist. Die Natur des Hahnenfußes ist daher geprägt durch die Zeit des intensivsten Wachstums der Vegetation – man kann auch sagen, der intensivsten «Ausatmung» des Erdenlebens am jeweiligen Ort –, nicht aber dann, wenn die Ausatmung an ihr Ende gekommen ist. Das entspricht der Zeit im Jahr, in der wir generell die Neigung haben, nicht nur Einzelpflänzchen zu beachten wie im frühen Frühjahr, sondern wo wir beginnen, uns erwartungsvoll mehr gesamthaft auf die Vegetation einzustellen, unseren Sinn in das hineinzusenden, was alles noch in eine Fülle von Erscheinungen drängt.

Das kann wiederum im Zusammenhang mit dem gesehen werden, was man im Schmecken als Wirkung erfährt. Hier kommen vor allem zwei Komponenten in Betracht: Das Krautig-Süße lässt sich als allgemein anregend erfahren. Daneben tritt aber beim Hahnenfuß immer auch etwas Beißendes, Abweisendes auf, manchmal nur zart und langsam im Nachgeschmack, manchmal aber auch schnell und sehr intensiv, alles andere übertönend. Das Beißende setzt beim menschlichen Organismus an Grenzflächen an, wo sich das Lebensgefühl nach außen wendet und abgrenzt, d.h. an der Haut und an Schleimhäuten. Es lässt den Astralleib stärker eingreifen. In intensiverer Form stört es offensichtlich von außen die Lebensvorgänge des Organismus. An den verbrennungsähnlichen Rötungen, Blasenbildungen der Haut usw. und an den Abwehrreaktionen der Stoffwechselorgane zeigt sich, wie sich die eigenen Lebensprozesse nicht dagegen durchsetzen können. In milderer Form kann das Beißende auf der Haut

den Weg für Wundheilung, d.h. zur Neubildung der Eigengestalt, frei machen. Bei Einnahme ist die Nachwirkung zu beobachten, die Lebensvorgänge beeinträchtigen oder zu Gegenwehr anregen kann.
Achtet man im Zusammenhang mit Wuchs, Umgebungsverhältnissen und örtlicher Jahreszeit der Vegetation auf die Art, wie, wann und wo das Beißende im Geschmack auftritt, so kann das Hinweise darauf geben, wie man es therapeutisch einsetzen kann. Das frische Kraut des Scharfen Hahnenfußes schmeckt in der Blühzeit besonders schnell und intensiv beißend. Die ersten Blättchen im Frühjahr schmecken dagegen oft viel milder. Beim Knolligen Hahnenfuß konzentriert sich das Beißende mehr in der Knolle und bewahrt sich dort durch den ganzen Winter.
Der fast zur gleichen Zeit blühende, sich immer wieder an den Knoten erneuernde Kriechende Hahnenfuß lebt sich viel mehr – in gewisser Weise ähnlich dem Scharbockskraut – im Vegetativen aus und schmeckt viel milder, fast wie der Gold-Hahnenfuß und die älteren Blätter des Scharbockskrautes und bekommt erst im leisen Nachgeschmack etwas Abweisendes. Für das Bestimmen der Richtung der therapeutischen Anwendung eines Hahnenfußes wäre es daher wichtig, im konkreten Fall die oft recht variable Geschmacksrichtung nach diesen Kriterien zu prüfen.

## Besprechung der einzelnen Grundtypen der Hahnenfußgewächse

Von der Formenvielfalt der Hahnenfüße heben sich andere Typen ab, die vor allem durch ihre Blüten, aber auch durch ihren Wuchs beeindrucken. Innerhalb dieser Typen finden wir oft wieder ähnliche Formen im Blatt.

Die unterschiedlichen Typen bilden die Grundlage der Systematik für die Gliederung in Gattungen und deren Beziehungen. Im Weiteren lässt sich so auch die ganze Fülle der bedecktsamigen Blütenpflanzen von dieser Familie aus betrachten. Deshalb stellt man die Hahnenfußgewächse gern in die Nähe des Anfangs einer hypothetischen Evolutionsreihe. Die begrenzenden morphologischen Merkmale für die Systematik finden sich meist am deutlichsten bei Blüten und Früchten, spiegeln sich aber auch in der Bildungsweise der ganzen Pflanze.

### Sumpfdotterblume und Seerosen

Noch im Frühjahr, an feuchten offenen Stellen, wo vielleicht ein Bächlein rieselt, trifft man die Sumpfdotterblume (*Caltha palustris*) 241
mit ihren großen, sattgelben Blüten an. Die fünf Blumenblätter wirken wärmer, weicher. Sie sind nicht so glatt, manchmal fast kühl-glänzend wie eine Butterblume. Kelchartige Hülle und eigentliche Nektarien fehlen.
Der Geschmack des Krautes ist süßlich-krautig, ihm folgt langsam ein etwas beißender Nachgeschmack, der wie bei vielen Hahnenfußarten als etwas die Stoffwechselvorgänge Beeinträchtigendes einige Zeit anhält.

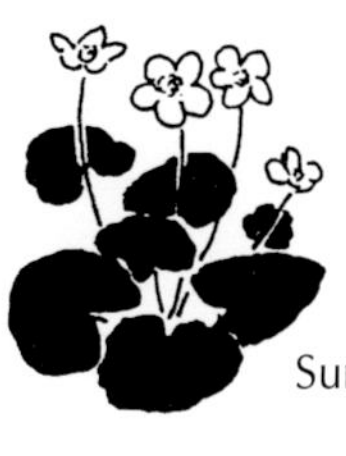
Sumpfdotterblume

Wie anders eine Sumpfdotterblume in Neuseeland aussehen kann. Goblets. Maßstab 1:1

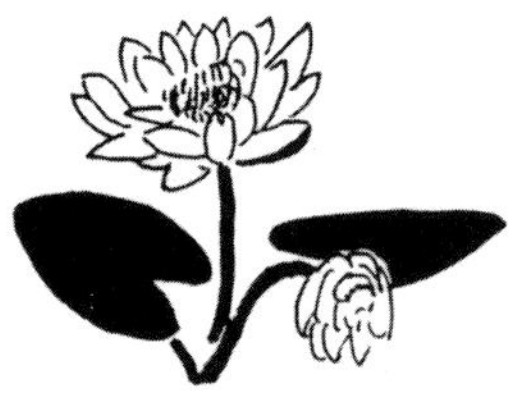

Seerose

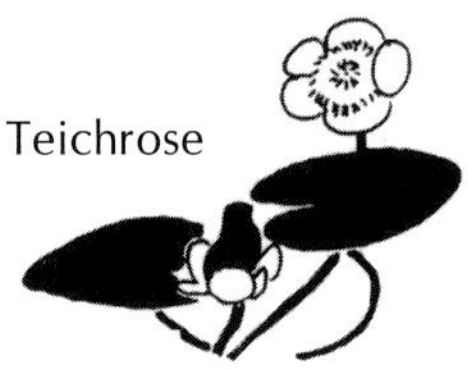

Teichrose

Die einfachen, rundlichen, etwas fleischig glänzenden Blätter vermitteln zwischen den viel kleineren des Scharbockskrautes und den größeren Schwimmblättern der Seerosen, die man im weiteren Sinne noch den Hahnenfußgewächsen angliedern kann. Hier besteht offenbar auch ein Zusammenhang mit dem Bezug zum Wasser: das Scharbockskraut auf dem feuchten Frühjahrsboden, die Sumpfdotterblume am oder im seichten Wasser, die Blätter aber noch frei getragen.
Die im Boden von etwas tieferen Gewässern wurzelnden Seerosen *Nymphaea* und *Nuphar* haben Schwimmblätter ähnlicher Form und etwas unterschiedlicher Aderung. Auch bei den Blütenblättern fällt eine Beziehung auf: Beim Scharbockskraut häufiger, bei der Sumpfdotterblume nur gelegentlich, vermehren sich die Blumenblätter über die Fünfzahl hinaus. Bei der Seerose
243 (*Nymphaea*) ist die Zahl der Blütenhüllblätter viel größer, und es besteht eine geringe Tendenz zur Abgrenzung von Organen einzelner Kreise. Leicht Kelchblattartige gehen gleitend in Kronblatt-
244 artige und in Staubblätter über. Bei der Teichrose (*Nuphar*) ist die Abgrenzung etwas deutlicher. Auf die oft fünf gelben Blütenblätter folgen wieder zuerst Nektarien und dann Staubblätter.

### Unterschiedliche Beziehungen der Hahnenfußgewächse zum Wasser

Mit Sumpfdotterblume und Seerose ist eine Möglichkeit der Pflanze angesprochen, mit dem Blatt die Eigenart des Wassers aufzugreifen, Oberflächen zu bilden.
Bei den Wasserhahnenfüßen finden wir die entsprechende Schwimmblattbildung, das heraufgehobene, das Wasser verinnerlichende und verselbständigende Luftblatt sowie die feinfädigen Unterwasserblätter, deren Begrenzung sich gleichsam auflöst.
Bei entsprechenden Doldengewächsen gibt es die Zwischenstufe der Schwimmblätter nicht. Die fädigen Unterwasserblätter gehen dort in der Blattfolge unmittelbar in flächige Luftblätter über (siehe S. 63ff.).
Zum Schwimmblatt der Wasserhahnenfüße zeigt der aufrecht im Wasser wachsende Gift-Hahnenfuß eine deutliche Parallele. Zur Blüte hin gehen bei ihm die Blätter in schmale Zipfel über. Auf diesem Hintergrund werden auch die wassernah wachsenden schmalblättrigen Formen wie *Ranunculus lingua* und *Ranunculus flammula* verständlich und mit den entsprechenden Doldengewächsen vergleichbar.

Die Unterwasserblätter finden eine Parallele bei *Nymphaeaceen* mit den fädigen Blättern der *Ceratophysella*-Arten (siehe Suchantke, Andreas: Das Blatt – «der wahre Proteus», in Die Drei, Juni 1983, Stuttgart).
Therapeutisch könnte es eine Bedeutung haben, ob ein Blatt sich fast ins Wasser hinein verliert oder ob es dieses ganz verinnerlicht.

### Die Anemonen

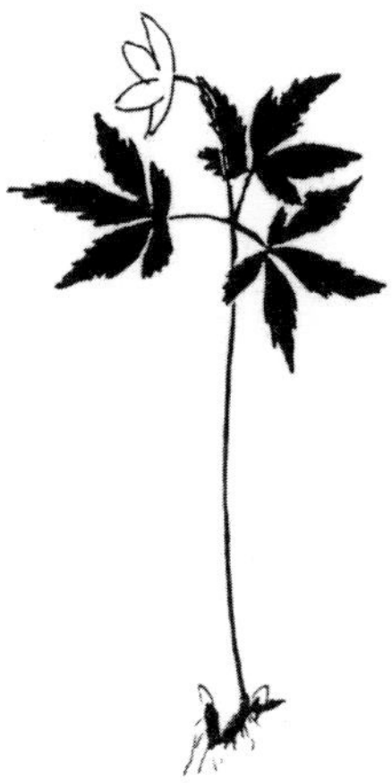

Busch-Windröschen

Einen nächsten auffallenden Typus unter den Hahnenfußgewächsen bilden die Anemonen. Bei ihnen ist die Tendenz der Hahnenfüße, nur wenige Blätter am Stängel zu bilden, verstärkt und verändert: Drei Stängelblätter stehen auf gleicher Höhe manchmal fast kelchartig zusammen, aber doch mit deutlichem Abstand von der Blüte. Die Anemonenblüte ist einfacher, strahliger und variabler als die der meisten Hahnenfußarten.
In niederen Lagen in den Wäldern Europas am weitesten verbrei-
245 tet sind das Busch-Windröschen (*Anemone nemorosa*) und das
246 Gelbe Windröschen (*Anemone ranunculoides*). Sie sprießen
noch vor den Hahnenfüßen unmittelbar mit ihren Blüten aus dem Boden und stehen dann in Kolonien zusammen, die mit ihren quirlständigen Blättern am blühenden Stängel den Waldboden bedecken. Daneben entstehen nur noch vereinzelte grundständige Blätter. Die Substanz der unterirdischen Knospe am Rhizom für den Austrieb im folgenden Jahr wird also weitgehend durch die drei Stängelblätter aufgebaut. Samenreife sowie Welken und Rotten der oberirdischen Teile gehen so schnell, dass man oft schon nach ein bis zwei Wochen nichts mehr davon findet.
Wenn sich beim Buschwindröschen nebeneinander ganze Gruppen beispielsweise durch ihre Blattform, durch rötliche Färbung der Blätter oder vermehrte Anzahl der Blütenblätter von anderen Gruppen unterscheiden, so sieht man daran, wie die jeweils gleichartigen Pflänzchen aus einem gemeinsamen, verzweigten Rhizom entstanden sind. Dieses breitet sich wie ein unterirdischer Baum über viele Jahre aus. Sein Alter lässt sich nicht bestimmen, weil ältere Teile längst zu Humus geworden sind.
Im Ganzen bietet die Erscheinungsweise des Busch-Windröschens der imaginativen Anschauung ein Bild eines noch jugendlicheren, unabgeschlosseneren Seelenzustandes als der Hahnenfuß. Es erscheint jedes Jahr sehr schnell, um auch wieder schnell zu verschwinden.

Die Busch-Windröschen haben einen beißenden Nachgeschmack, der aber krautiger und viel weniger intensiv und nachhaltig ist als das Kraut von *Pulsatilla vulgaris*, von der noch die Rede sein wird. In der Erscheinungsweise der vielen anderen Anemonen ist die für das Buschwindröschen charakterisierte Grundgebärde mehr oder weniger deutlich wiederzufinden.

Andere, mehr im Offenen wachsende Anemonen wie das Große
247a Windröschen (*Anemone sylvestris*) entwickeln zahlreiche grundständige Blätter im Jahr vor der frühlingsnahen Blüte oder einige noch im selben Jahr kurz vor der Blüte. Sie wirken auch meist stärker ausgeformt als die Busch-Windröschen.

Wie bei den Hahnenfüßen variieren die Blattformen der Anemonen innerhalb der Arten und von Art zu Art sehr stark. Die Blattfor-
247b men einer in Dornach gezogenen, als *Anemone serbicus* bezeichneten Anemonenart könnten auch von einem Scharfen Hahnenfuß stammen. Allerdings waren die drei winzigen Stängelblätter deutlich quirlständig, wenngleich sehr verschieden geformt. Besonders auffallend ist die Verschiebung des Verhältnisses zwischen Grund- und Stängelblättern.

247c Beim Monte-Baldo-Windröschen (*Anemone baldensis*) und der
247d Kanadischen Anemone (*Anemone canadensis*) steigert sich die Größe der grundständigen Blätter in der Folge bis zu den laubblattähnlichen, relativ langgestielten Stängelblättern und erreicht dort den Höhepunkt ihrer Flächenausdehnung. Im Gegensatz
248 dazu ziehen sich beim Narzissenblütigen Windröschen (*Anemone narcissiflora*) mit dichten, flächigen, grundständigen Blättern die Stängelblätter stark zusammen und bekommen Hochblattcharakter. Über diesen entsteht ein ganzer Strauß von Blüten. Eine Annäherung der Gebärde in der Blüte an einfache Lilienarten ist hier vielleicht am deutlichsten.

247e Die Bach-Anemone (*Anemone rivularis*) ist ausdauernd wie die vorher genannten Arten. Sie kann aber schon im Jahr der Aussaat zum Blühen kommen. Sie ist ein besonders gutes Beispiel für eine Steigerung der Zusammenziehung der Stängelblätter.

249 Die Japanische Anemone (*Anemone hupehensis*) in unseren Gärten lässt sich viel Zeit, um ihre großflächigen Blätter auszubilden. Sie blüht erst sehr spät im Jahr und trägt so die jugendliche Gebärde des Blühens in den Sommer. Als Anemone erkennt man dieses über einen Meter hoch wachsende Hahnenfußgewächs erst richtig, wenn man die drei oder vier quirlständigen Blätter erkennt, von denen aus sie sich zunächst verzweigt. Sie bildet dann jeweils vor der Blüte nochmals drei quirlständige Blätter. Im Gegensatz zu den im Frühjahr blühenden, beißend

schmeckenden Anemonen schmeckt das Blatt der Japanischen Anemone ganz mild, krautig.
Die Pazifischen Anemonen (*Anemone multifida* sowie *Anemone critina*) erinnern mit ihren feiner gefiederten Blättern schon 247f, g
an *Pulsatilla*-Arten. Die Kap-Anemone (*Anemone tenuifolia*) ist 250a
eine der wenigen Anemonen der Südhalbkugel. Durch ihre stachelspitzigen Grundblätter fällt die Ähnlichkeit mit den Blattformen von *Eryngium*-Arten auf. Eine solche ist auch schon bei
der *Anemone caroliniana* angedeutet. Besteht hier bezüglich der 250b
Beziehung zwischen Nord und Süd eine Parallele zu den Doldengewächsen? Einheimische Anemonenarten sind weiß- oder gelbblütig. In wärmeren Ländern werden sie oft variabler in der Farbe (blaut, violett, rot).

### Winterling und Leberblümchen

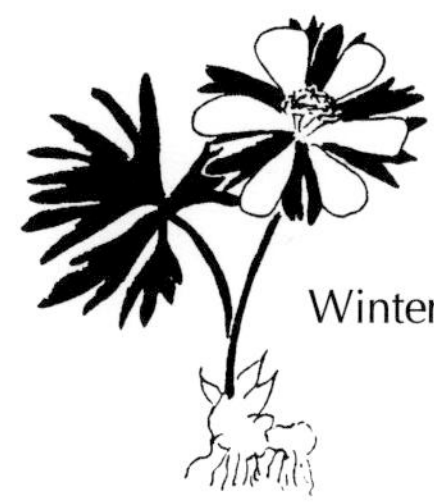

Winterling

Der anemonenähnliche Winterling (*Eranthis hyemalis*) blüht 252
schon vor dem Busch-Windröschen an sonnig-trockenen Hängen, z.B. Weinbergen, die auch im Sommer überschattet werden. Er treibt auch nur ein grundständiges Blatt nach oder mit der Blüte und bildet unterirdisch eine Knolle, mit der er trockene Zeiten und den Winter überdauert. Die Wirkung, die von der Knolle des Winterlings ausgeht, ist offenbar ähnlich jener, die
das Kraut des Frühlings-Adonisröschens auf den Flüssigkeits- 256
organismus des Menschen hat.
Einen ähnlichen Lebensformtyp wie die Anemonen vertritt auch
das Leberblümchen (*Hepatica nobilis*). Bei ihm sind die drei ein- 251
fachen Stängelblätter zum Kelch der Blüte geworden. Der Geschmack der im Laufe des Jahres immer ledriger werdenden Blätter ist mild anstatt beißend wie bei den meisten Anemonen.

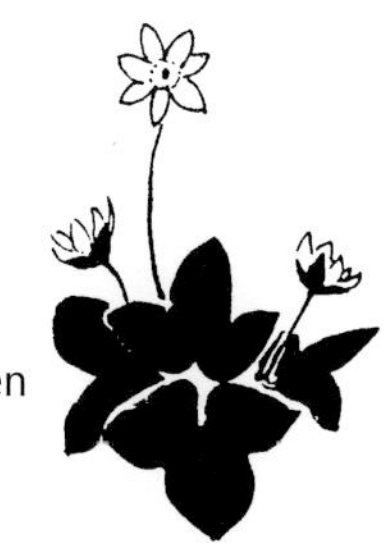

Leberblümchen

### Die Kuhschellen (Küchenschellen)

Wie das Leberblümchen wurden früher auch die Kuhschellen oder Küchenschellen zu den Anemonen gerechnet. Diese unterscheiden sich von den Anemonen durch meist staubblattähnliche Nektarien und zur Fruchtzeit fadenförmig verlängerte Griffel mit abstehender Behaarung. Letztere verbinden die Kuhschellen mit den zum Verholzen neigenden Weinreben (*Clematis*). Die Gewöhnliche Kuhschelle (*Pulsatilla vulgaris*) erscheint auch sehr
früh im Jahr an sonnigen, trockenen Orten. Ihre außen bräunli- 253a

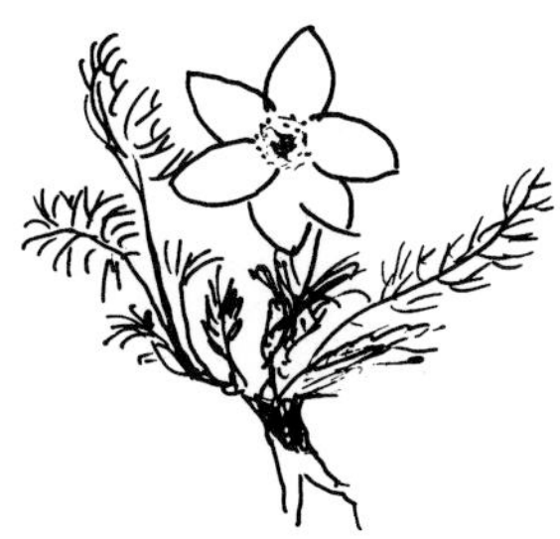

Kuhschelle

chen Blüten leuchten dunkelviolett mit gelbem Zentrum auf, wenn sie an der Sonne ihr Inneres zeigen.
Aus ihrer Erscheinungsweise spricht das Jugendliche, Einfache der Anemonen, zusammen mit einer Art von Vorblick auf eine innere Reife.
Traditionell gilt diese Form als die Heilpflanze in dieser Gruppe. Inzwischen unterscheidet man eine Reihe von Unterarten: die
253c blasse Frühlings-Anemone (*Pulsatilla vernalis*) ist dafür ein Bei-
254 spiel. Die Alpen-Anemone (in der gelbblühenden Form auch Schwefel-Anemone *[Pulsatilla alpina ssp. apiifolia]* genannt) setzt sich dagegen deutlich ab. Sie blüht später.
Die *Pulsatilla*-Arten sind im Blatt feiner und luftiger gegliedert als die meisten Anemonen. Zahlreiche grundständige Blätter bilden übers Jahr einen Busch, der von den Federbüscheln der Früchte überragt wird. Der beißende Geschmack der Blätter, den wir auch bei Anemonen in unterschiedlicher Weise vorfinden, wirkt bei *Pulsatilla vulgaris* besonders scharf und «trocken». Er wird nicht von etwas Süßem oder, wie beim Frühlingsadonis, von einem krautigen Begleitgeschmack «eingehüllt».

## Golden Seal

Einen weiteren Frühjahrsblüher aus nordamerikanischen Misch-
255 wäldern, Golden Seal (*Hydrastis canadensis*), möchte ich hier anschließen, da dieser heute auch in Mitteleuropa als Heilpflanze verwendet wird. Er entwickelt meist ebenfalls drei flächig gelappte Stängelblätter, die aber nicht wie bei den Anemonen in gleicher Höhe ansetzen.

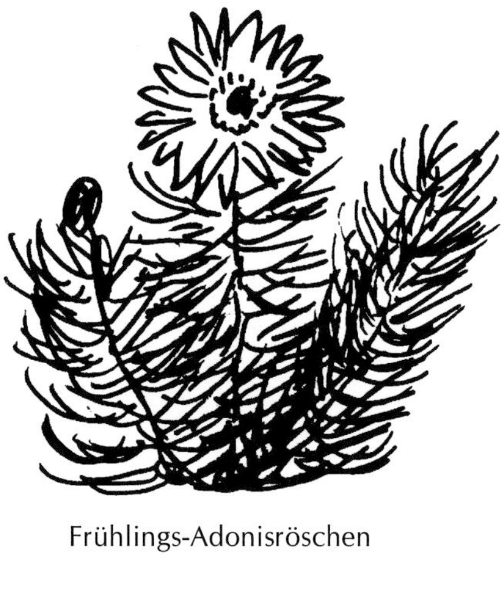
Frühlings-Adonisröschen

## Adonisröschen

Einen anderen Typ von Frühjahrsblühern, die aus der Frühjahrsnässe an sommertrockenen, sonnigen Orten mehr im kontinen-
256 talen Klima wächst, vertritt das Frühlings-Adonisröschen (*Adonis vernalis*). Dieses mehrjährige Kraut treibt aufrechte Stängel mit einer größeren Anzahl von fädig gefiederten Blättern aus einem kräftigen Wurzelstock hervor, die teils in einer gelb leuchtenden, vielstrahligen Blüte enden und teils steril bleiben.
Der Geschmack der Blätter ist stark beißend, aber «umhüllt» von einer krautig-süßlichen Komponente, nicht so «trocken» wie bei den Kuhschellen.

Die beschriebene Wuchsart des Frühlings-Adonisröschens findet sich in ähnlicher Weise auch beim Eisenhut. Obwohl dieser in der Blüte ganz anders geformt und erheblich giftiger ist, haben beide eine Wirkung auf das Herz gemeinsam, wenn auch auf verschiedene Weise. Stellt man den Eisenhut dem Frühlings-Adonisröschen gegenüber, so könnte man dieses als eine im Frühjahr blühende Pflanze mit dem Charakter einer Hochsommerpflanze auffassen. Die einjährigen Sommer-Blutströpfchen (*Adonis aestivalis* und *Adonis flammea*) und das Feuerrote Blutströpfchen (*Adonis annua*) sind rotblühend. Sie kommen aus dem Mittelmeergebiet und wachsen gelegentlich an Ruderalstellen und im Acker. Auch hier ist der Blütenstängel reich beblättert. Die Blätter sind ähnlich fein gefiedert wie beim Frühlings-Adonisröschen, und auch der Geschmack des Krautes ist ähnlich. 257a, c 257b

### Schwarzkümmel

Vom Aspekt der feingefiederten Blätter her kann man die Schwarzkümmelarten (*Nigella*) hier einfügen. Sie nehmen aber insofern eine Sonderstellung ein, als der Geschmack der Blätter nicht das bei den Hahnenfußgewächsen verbreitete Beißende hat. Sie schmecken krautig süß, und die Früchte sind auf verschiedene Weise aromatisch würzig. Hier deutet sich eine interessante Beziehung zu den aromatischen Doldengewächsen an. 258–260

### Trollblume

Die Trollblume (*Trollius europaeus*) ist den Hahnenfußarten schon durch die Blattform wieder viel ähnlicher. Sie wächst im Gebirge, mehr sommernah. Eine kleine, kugelige, grüne Knospe schwillt immer mehr an und wird zu einer gelb leuchtenden, aus zahlreichen Kronblättern zusammengesetzten, kaum geöffneten Blütensphäre. Sie geht als Ganzes von einem grünen Kelch- in ein Kronenstadium über. 261

Im Ganzen wirkt die Trollblume wie ein konzentrierter und dabei embryonal bleibender Hahnenfuß. Der Geschmack hat nichts von dem Beißenden der Hahnenfüße. Vor allem die Blüte schmeckt krautig-süß.

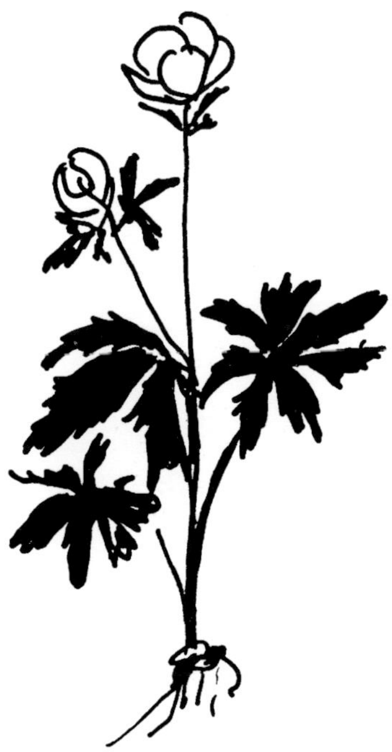

Trollblume

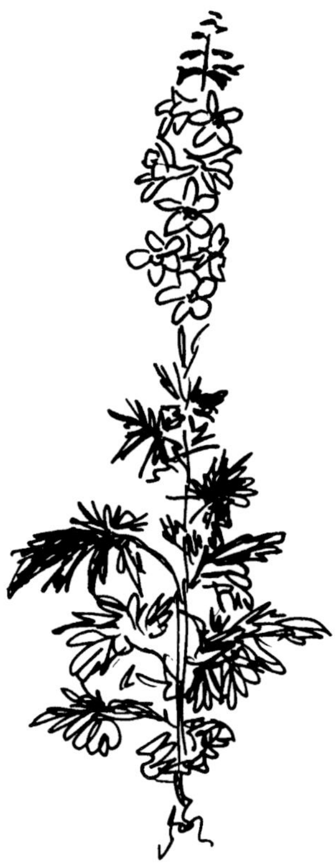

Aufrechter Rittersporn

**Rittersporn und Eisenhut**

Vorwiegend in feuchten Hochstaudenfluren im Gebirge und zum Sommer hin begegnen wir den Eisenhutarten und seltener dem Rittersporn. Diese sind in der Blüte sehr charakteristisch geformt, zeigen aber in der Vielfalt der Blattformen große Ähnlichkeiten mit den Hahnenfußarten. Beide unterscheiden sich von diesen durch einen mehr oder weniger dicht zusammengehaltenen Blütenstand und eine sehr charakteristische Blütenform. Während Hahnenfußarten allgemein vorwiegend grundständige und sehr wenige Stängelblätter ausbilden, finden wir grundständige Blätter bei Rittersporn und Eisenhut hauptsächlich im Jahr des Keimens, während die aufrechten blühenden Stängel viel dichter beblättert sind. Sowohl im Blühen als auch in ihrer Lebensform sind sie so als ausgesprochene Hochsommerpflanzen charakterisiert (siehe die Ähnlichkeit der Lebensform mit dem Frühjahrs-Adonisröschen).

*Rittersporn*

Rittersporn fällt durch seine seitlich gewendete Blüte mit einer einfachen, fünfzähligen Hülle und einem Sporn auf. Von den ca. 400 Arten, die über die Nordhemisphäre mit Schwerpunkt in Asien verbreitet sind, ist der dunkelblau blühende Aufrechte
262a Rittersporn (*Delphinium elatum*) die einzige in Gebirgslagen Mitteleuropas heimische Art. Er hat in seiner Erscheinungsweise nichts Jugendliches. Die Gebärde ist sehr streng. Etwas stark Verinnerlichtes, Zurücknehmendes öffnet sich aber im Gegensatz zum Eisenhut in die Umgebung. So hat die Gebärde auch nicht das Abwehrende des Eisenhutes. Andere *Delphinium*-Arten erscheinen, meistens in gezüchteten Formen, in unseren Gärten.
Die Grundform der Blätter in dieser Gattung variiert in ähnlicher Weise wie bei den Hahnenfußarten. Der Aufrechte Rittersporn nimmt in dieser Hinsicht eine Mittelstellung ein. Die gezeig-
262c ten, kaum eingeschnittenen Einzelblätter stammen von *Delphinium vestitum*. Die Blätter des in Südeuropa vorkommenden
262b *Delphinium staphisagria* gehen am Stängel nach und nach in fünf schmale Zipfel über, wie beim Aufrechten Rittersporn erst in Blütennähe. Weiter nach oben zu werden die Blattzipfel bis auf einen reduziert. Sie bleiben bis zum Blütenstand relativ lang
262d gestielt. Die Blattauswahl von *Delphinium jumanense* ist jener des Vielblütigen Hahnenfußes (*Ranunculus polyanthemus*), aber

auch dem Violettblütigen Eisenhut (*Aconitum violaceum*) aus dem Himalayagebiet sehr ähnlich.
263 Der in Südfrankreich vorkommende Schlitzblättrige Rittersporn (*Delphinium fissum*) bildet ähnlich wie Eisenhut jährlich eine Sprossknolle aus. Er leitet mit seinen Blattformen zu den (oft auch zu *Delphinium* gerechneten) *Consolida*-Arten mit ähnlich gespornten, zum Teil lockerer verteilten Blättern über. Diese sind vor allem im Mediterrangebiet über Kleinasien bis Zentralasien
264 verbreitet. In Mitteleuropa stellt sich der Acker-Rittersporn (*Consolida regalis*) oft in Getreide und Hackfrüchten ein. Der in Gärten gezogene, aber von dort auch verwilderte zierliche Garten-Rittersporn (*Consolida ajacis*) stammt aus Südeuropa. Seine Blattformenfolge erinnert an das Frühlings-Adonisröschen. Die Gebärde der Consolida-Arten ist ähnlich der des Aufrechten Rittersporns, aber viel leichter, luftiger, gleichsam fröhlicher.

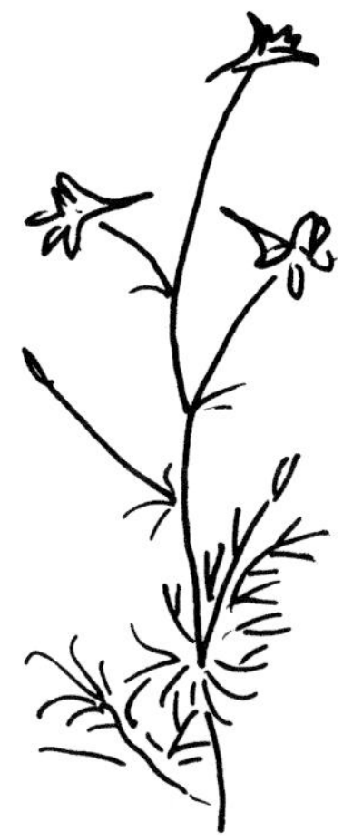

Acker-Rittersporn

*Eisen- und Sturmhut*

Ebenso vielgestaltig mit Verbreitungsschwerpunkt in Asien sind die Eisenhutarten. Sie sind allerdings auch in Europa mit sehr variablen Arten vertreten. Von den fünf die Blüte umhüllenden farbigen Blättern ist das obere (der «Hut») auf verschiedene Weise helmartig gewölbt.
265a, b Der Blaue Eisenhut (*Aconitum napellus*) gilt als Sammelart mit vielen Unterarten, die oft gleitend ineinander übergehen. Durch seine Erscheinungsweise besonders in der einfachen, kerzenartigen Form mit den von der Umgebung abgeschlossenen, dunkelblauen, gerundeten Blüten spricht etwas streng in sich Verschlossenes, Abwehrendes. In Europa ist er eine der giftigsten Pflanzen. Das Gift der frischen Pflanze wird schon über die Haut aufgenommen.
Mit dem Austrieb der Blätter und Blütensprosse aus der Knolle des Vorjahrs beginnt die Tochterknolle zu wachsen. Ihre Giftigkeit nimmt bis zum Beginn der Ruheperiode im Herbst stark zu. Treibt diese Knolle dann im Frühjahr aus, so nimmt ihre Giftigkeit zum Blühen und zum Abwelken wieder ab. Das Kraut ist zur Zeit des Wachstums ebenfalls sehr giftig. Schon beim Hantieren damit kann es zu schweren Vergiftungen kommen.
Die mitteleuropäischen Eisenhut-Arten – der Blaue Eisenhut (*Aconitum napellus*) und der Rispige Eisenhut (*Aconitum paniculatum*,
265c manchmal zu *Aconitum variegatum* gerechnet) sowie der Gescheckte Eisenhut (*Aconitum variegatum*) – blühen blau, violett oder weißviolett, der Wolfshut (*Aconitum vulparia*) mit mehre-

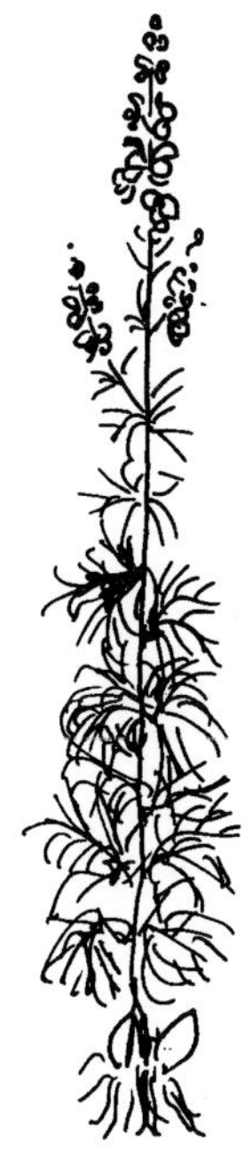

Blauer Eisenhut

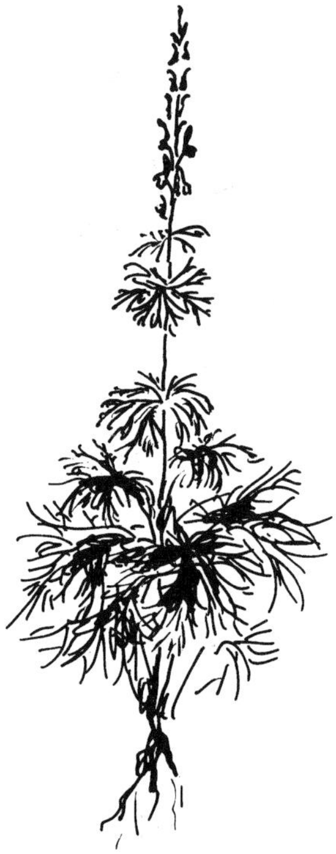

Nordischer Sturmhut

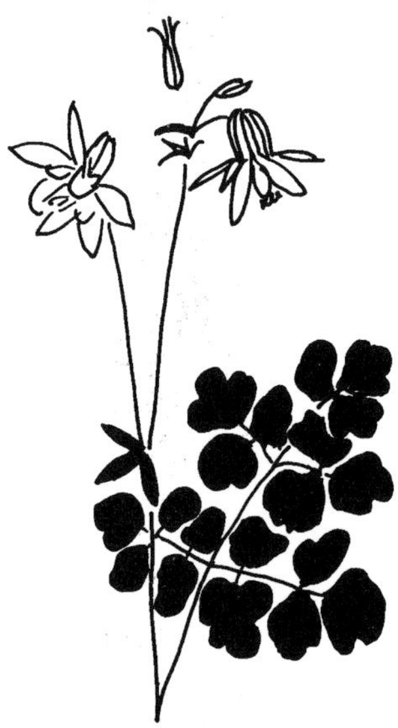

Akelei

ren Unterarten und der Blassgelbe Eisenhut (*Aconitum anthora*) hellgelb bis grünlichgelb. Linné hat die gelblich blühenden Eisen-
267 hutarten unter dem Namen *Aconitum lycoctomum* mit dem Nordischen Sturmhut zusammengefasst. Dieser blüht weißlich, rosa oder bläulich-violett und wird heute allein unter diesem lateinischen Namen geführt.

Die hellblühenden Arten (mit Ausnahme des Blassgelben Eisenhuts) sind ähnlich giftig wie der Blaue Eisenhut. Sie bilden aber keine ausgesprochene Knolle (siehe Bild). Der Gescheckte Eisenhut gilt wie der Blassgelbe als weniger giftig.

Jacob Maier verdanke ich das abgebildete kleine Exemplar von
265d *Aconitum violaceum* aus dem Himalajagebirge aus ca. 4000
265e Metern Höhe, und die Kopie von *Aconitum heterophyllum* stammt von einer indischen Art. Daraus wird auch beim Eisenhut die Variationsbreite der Bildungsweisen deutlich. Wenigstens innerhalb der *Aconitum*-Arten scheint es so zu sein, dass Arten mit ungeteilten Blättern deutlich weniger giftig sind als die der *Aconitum-napellus*-Gruppe mit den feiner gegliederten Blättern, zu denen auch *Aconitum violaceum* gehört.

**Akelei**

268 Die Akeleien wirken mit ihrer nach unten geneigten Blüte, gebildet aus fünf Hüllblättern und den oft anders gefärbten, Nektar absondernden Spornen, sehr elegant. Akeleiblätter sind meistens doppelt gefiedert, die Fiederteile dünn gestielt, mehrfach eingeschnitten, nach außen abgerundet. Für die charakteristische Blattform habe ich unter den Hahnenfußarten nichts Vergleichbares gefunden. Die vorwiegend grundständigen Blätter bilden einen Busch, aus dem sich die nach oben verzweigenden blühenden Stängel mit wenigen kleinen Blättern herausheben. In der Erscheinungsweise liegt als Ganzes etwas Liebliches, Weiches, Lockeres und doch in sich abgeschlossen Geformtes, wenn auch nicht so weitgehend wie beim Blauen Eisenhut. Das Kraut schmeckt kaum beißend und ist nur schwach giftig.

**Wiesenraute**

Die Wiesenrauten mit ihren grundständigen Blättern schließen an die Akeleien an. Sie wirken im Wuchs etwas starrer und blühen später im Jahr. Sie bilden eine Blüte mit fünf einfachen, unauffälligen, meist schnell abfallenden Hüllblättern. Was man

von der Blüte sieht, sind oft nur die zahlreichen Staubblätter und fädigen Narben, die sich ganz der Luft hingeben und vorwiegend vom Wind bestäubt werden. Auch durch die Blattform spricht etwas viel Luftigeres als bei der Akelei. Während sich die Blätter der Akelei am Stängel aufsteigend in wenigen Schritten stark vereinfachen und vor allem grundständige Blätter entfaltet werden, fiedern sich die zahlreichen Stängelblätter der Akelei-
blättrigen Wiesenraute (*Thalictrum aquilegifolium*) sehr viel fei- 269a
ner auf. Die Blattbeispiele zeigen, wie dasselbe für viele andere
*Thalictrum*-Arten, die oft gleitend ineinander übergehen, gilt. 269b
Beim Zerreiben des Krautes vieler Wiesenrauten wird Blausäure 270
frei.

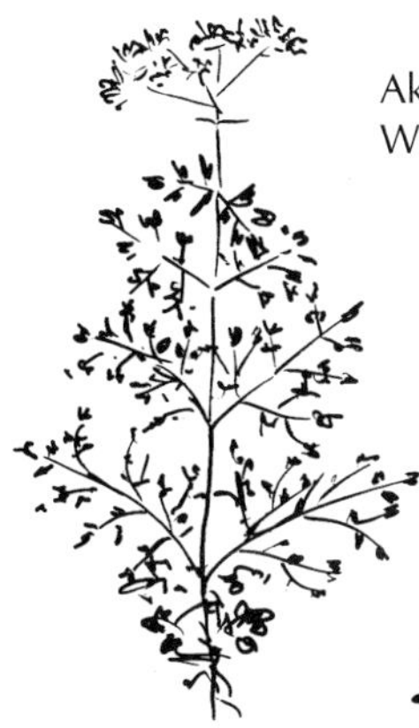


### Waldrebe

Die Waldreben sind uns als Kletterpflanzen bekannt. Sie fallen besonders auf, wenn sie die Waldränder mit ihren wolligen
Fruchtständen wolkig überziehen, wie die Gemeine Waldrebe 271
(*Clematis vitalba*), oder wenn sie mit prächtigen Blüten an Hauswänden oder Torbögen ranken. Es gibt allerdings auch einige
frei aufrecht wachsende Arten wie die Aufrechte Waldrebe (*Cle-* 272
*matis recta*). Die einzige einheimische Waldrebe, die in der Blüte schon etwas von der Schönheit von Arten wärmerer Klimate
verrät, ist die Alpenrebe (*Clematis alpina*). 273

Eigenarten der Waldreben sind gegenständige Blätter, verholzende Stängel und Blüten, in denen die Vierzahl vorherrscht. Alle drei Merkmale weisen auf etwas Starres in ihrer Konstitution hin, obwohl sie sich meist nicht alleine aufrecht halten können. Die Blätter sind weniger durch ihre Form beweglich als vor allem durch die sich bei Berührung krümmenden Stiele der Fiederblättchen und der Mittelachse, die sie zum Ranken befähigen. Die langgestreckten, gefiederten Griffel an den Früchten sind denen der Kuhschellen ähnlich. Die Blattformen schließen oftmals an Wiesenrauten an. Der Geschmack der Blätter hat deutlich das Beißende der Hahnenfüße.

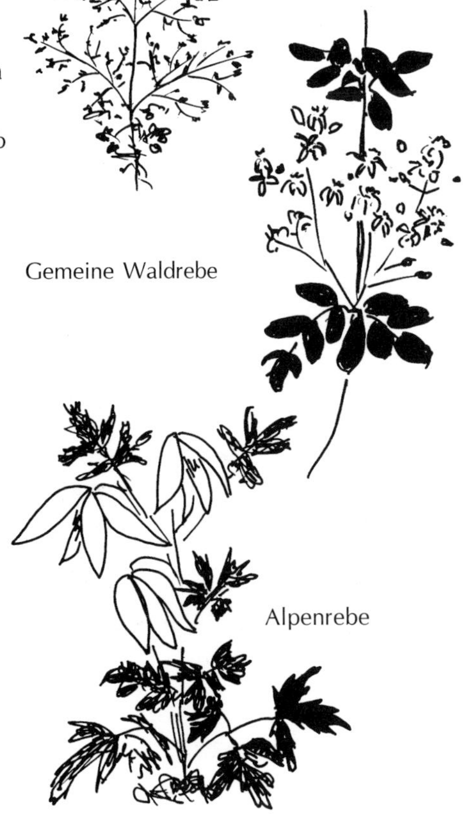


Bei der Darstellung der Blattfolgen der Waldreben ist jeweils nur eines der gegenständigen Blätter abgebildet (siehe S. 426f.).

### Christophskraut

Eine offenbar nicht rankende Waldrebe hat Blätter, die vergrößerten Primärblättern der Gemeinen Waldrebe gleichen. Von die-
sen aus lässt sich der Zusammenhang zum Christophskraut (*Actaea* 274
*spicata*) verstehen. Seine groß ausgebreiteten, wenigen gefieder-

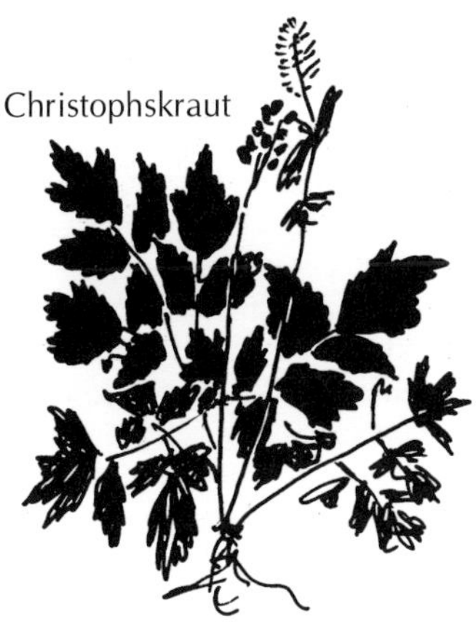

ten Stängelblätter sind im Typus dem Wald-Geißbart (*Aruncus dioecus*) ähnlich, der auch an ähnlichen Waldstandorten wächst. Das Christophskraut hat im Gegensatz zu allen anderen Hahnenfußgewächsen ausnahmsweise Beeren.

### Wanzenkraut

275 Das osteuropäische Stinkende Wanzenkraut (*Cimicifuga europaea*)
276 und die nordamerikanische Trauben-Silberkerze (*Cimicifuga racemosa*) sind dem Christophskraut ähnlich. Sie haben aber einen schmalen, aufrechten Blütenstand mit winzigen Blütchen, trockene Balgfrüchte sowie viel stärker gefiederte Blätter. Beide Arten blühen spät im Jahr und sind wie Eisenhut und Rittersporn prägnanter ausgeformt als beispielsweise die Anemonen- und Hahnenfußarten. Die Gebärde spricht durch die zierlich schmalen Kerzen, die den von den Blättern breit umhüllten Raum überragen.

### Christrose und andere Nieswurzarten

277 Die Bildungsweise der Christrose (*Helleborus niger*) kann in erster Annäherung mit typischen Frühjahrsblühern wie Busch-Windröschen und Kuhschelle verglichen werden. Sie erscheint allerdings schon in der Mittwinterzeit mit ihrem ein- bis zweiblütigen Spross aus der Erde. An diesem Spross sitzen außerdem nur zwei gegenüber den Laubblättern stark vereinfachte Hochblätter. Aus dem Rhizom folgt danach meist ein grundständiges Laubblatt. Unterirdisch verborgen entsteht in dessen Achseln eine Knospe aus wenigen Niederblättern, in der sich der Blütenspross für den nächsten Winter vorbereitet. Wächst die Christrose aus dem Samen, so bildet sich nach den Keimblättern von Jahr zu Jahr jeweils nur ein Blatt. Die Spreite des ersten Laubblattes ist meist dreiteilig. Zwischen den folgenden Blättern (jeweils nach einem Jahr) wachsen unterirdisch ein bis mehrere Niederblätter. Nach und nach fiedert sich die Spreite der von Jahr zu Jahr aufeinander folgenden Laubblätter schrittweise zu den Seiten hin weiter auf, während sich die Mitte zurückhält. So entsteht ein «fußförmiges» Blatt. In der Fußform kommt eine stärkere Zurückhaltung im sich streckenden Blatt zum Ausdruck als in der von einem Punkt ausstrahlenden, «handförmigen» (z.B. Scharfer Hahnenfuß) oder gestreckten Form des Fiederblattes (z.B. Schwarz-Kümmel). Die Übergänge von einem zum anderen Formtyp sind gleitend.

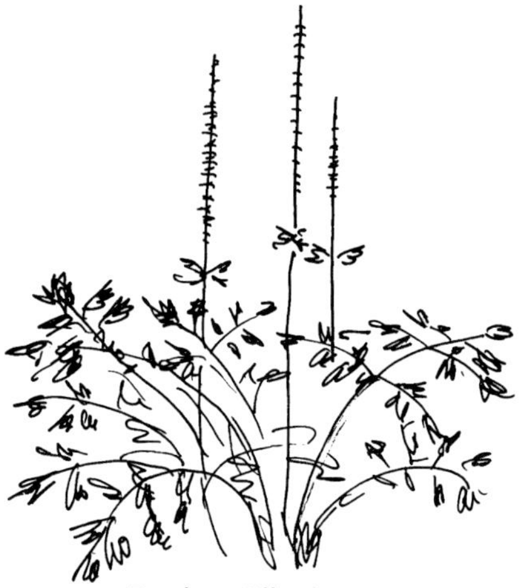

Trauben-Silberkerze

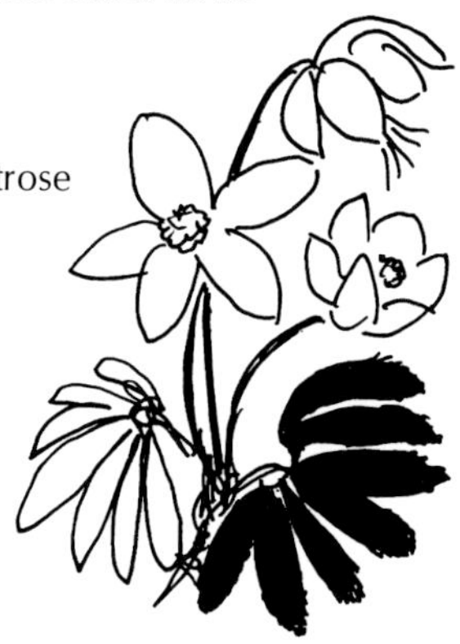

Christrose

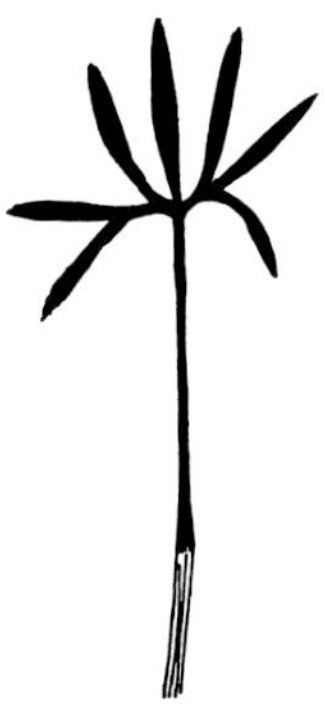

Die typisch «pedate» Form ist beim Hahnenfuß selten. Ich fand sie in typischer Weise nur bei *Ranunculus pedatus*. Diese zierliche Form steht dem Illyrischen Hahnenfuß nahe. Sie bildet in den Boden hinein Wurzelknöllchen. Eine Blattform, die in diese Richtung weist, hat auch *Aconitum violaceum*, ein sehr kleiner, in ca. 4000 Metern im Himalaja wachsender Eisenhut, der wie der mitteleuropäische Blaue Eisenhut jährlich in die Erde hinein eine Knolle bildet. In der Form des Blattes liegt eine Geste, wie sie in der Gesamtgestalt des Knolligen Hahnenfußes, der sich besonders in die Knolle hinein konzentriert, wiederzufinden ist und in den Stängelblättern abgewandelt erscheint.

Was es bedeutet, in einer solchen Weise im Winter zu blühen, also in der Zeit, wo sich die Vegetation in Knospen und Samen zusammenzieht, kann in der etwas abgewandelten Bildungsweise der Stinkenden Nieswurz (*Helleborus foetidus*) genauer studiert 278
werden. Sie begegnet uns im Januar/Februar blühend im lichten Buchenwald, vor allem an Südhängen in den Jurabergen. Über einem dunkelgrünen Busch aus schmalzipfligen Blättern erhebt sich ein leuchtend hellgrüner, locker verzweigter Blütenspross, an dem man die einfachen, lappigen Stängelblätter von den glockig herabhängenden Blüten kaum unterscheiden kann. Oft haben die Blüten noch einen schmalen, braunrötlichen Saum, der aber nicht wie eine Blütenfarbe erscheint.

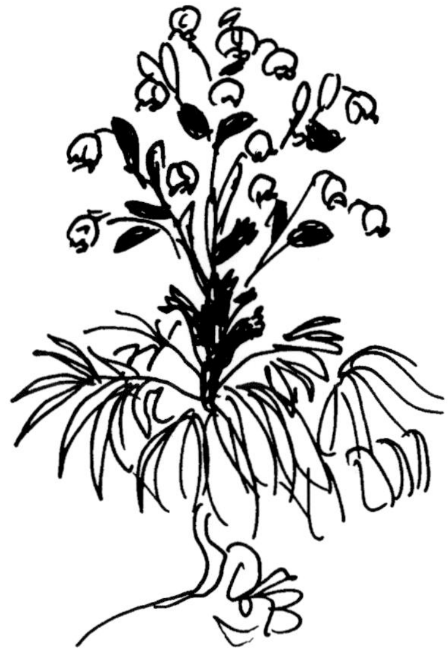

Stinkende Nieswurz

Die erste Entwicklung bis zu diesem blühenden Zustand erstreckt sich wie bei der Christrose über mehrere Jahre (siehe J. Bockemühl, «Elemente und Äther-Betrachtungsweisen der Welt», Stuttgart 1977). Die Blattmetamorphose beginnt auch hier mit einem ersten dreiteiligen Blatt. Dann folgen immer mehr Blätter, bei denen das Charakteristische der Blattform immer deutlicher wird: in der Mitte zurückhaltend und nach den Seiten sich ausbreitend ein Gliederungszentrum mit zunehmender Zahl von Fiederblättchen. Diese Form erhält sich in der Folge mit wenig Variationen bis zum Übergang zu den eigentlichen Stängelblättern. Es werden keine unterirdischen Niederblätter bzw. Knospen gebildet, welche die oberirdisch erscheinende Blattfolge untergliedern. Im Frühjahr werden die Fiederteile der Spreiten breiter, größer und zum Herbst hin wieder etwas schmaler und kleiner. Im November beginnt sich aus dem Busch der lang ausdauernden grünen Blätter der hellgrüne Spross hervorzuschieben, um unmerklich in den Winter hinein zu wachsen. Dabei wird die starke Verwandlung und nieder- bzw. hochblattartige Zusammenziehung der Blattform in einen sich ausbreitenden Blattgrund deutlich, die schon den Übergang zur Blütenbildung einleitet.

Die folgenden Formen am Stängel gleichen eher Kelch- als Laubblättern. In dieser zusammengezogenen Form machen sie in der Folge in der Winterzeit eine weitere Ausdehnung und Zusammenziehung durch, ehe die Endblüte des Hauptsprosses folgt. Fünf einfache Hüllblätter bilden Kelch und Krone zugleich. Sie bleiben ebenso grün wie bei vielen Pflanzen der Kelch, und sie verhalten sich wie blütennahe Laubblätter, d.h. sie bleiben über das eigentliche Blühen hinaus grün, so dass man den Übergang zum Fruchten kaum erkennt. Die Früchte haben ebenfalls Blattcharakter. Es sind nach den Seiten abstehende Schoten.

Die Wurzeln bleiben dünn, zunächst mehr oberflächlich die Erde durchdringend. Der obere Teil des aufstrebenden Sprosses verdickt sich rhizomartig, legt sich auf den Boden. Die anfängliche Hauptbewurzelung bleibt bestehen. Erneuerungstriebe folgen im Allgemeinen aus dem unteren Sprossabschnitt, während der fruchtende Spross in den Sommer hinein abstirbt.

Gegenüber der in die Erde hineingezogenen Christrose ist die Stinkende Nieswurz also mit ihrer Entwicklung über die Erdoberfläche heraufgehoben. Der Spross legt sich mit seinem älteren Teil auf die Erdoberfläche, so dass die dicht übereinander entspringenden Laubblätter dem Boden nahe bleiben. Während oben neue Blätter hinzuwachsen, sterben unten die älteren ab. So bleibt die Pflanze der Erde nahe verbunden und über das ganze Jahr grün.

Die ganze Pflanze mit ihrer heraufgehobenen, sich sphärisch abgrenzenden Rosette verharrt übers Jahr in einer Art von Winterzustand. Anstelle des Blühens in den Sommer hinein haben wir es hier mit einem sehr verhaltenen Blühen zu tun, das zwar als solches von der Erde weg gerichtet ist, aber beweglich den ganzen Spross als Blütenstand umfasst. Es ist ein «Winterblühen», das der Jahreszeit entsprechend winterlich zurückgehalten, embryonal unbestimmt aufzufassen ist und das sich auch zeitlich schwer festlegen lässt.

Die Christrose ist als ganze Pflanze der Stinkenden Nieswurz gegenüber stärker, d.h. mit dem verzweigten Spross als Rhizom in den Boden hineingezogen. Nur einzelne Laubblätter kommen über die Erde. Dazwischen werden andere als Niederblätter «hochblattartig» ausgebildet, auf die dann im Winter die blühenden Sprosse folgen. Bei genauer Betrachtung lässt sich bei der Christrose in der Blattfolge vom letzten Niederblatt in der Erde und dem recht ähnlichen Hochblatt vor der Blüte noch ein Stängelblatt dicht am Boden entdecken, das etwas größer ist und manchmal an der Spitze Ansätze zu einer Spreite zeigt. Es gibt also auch hier nach der Zusammenziehung in die Erde den Ansatz zu einer neuen Ausdehnung und Zusammenziehung, die auf «winterliche Art» in die Blüte überleitet.

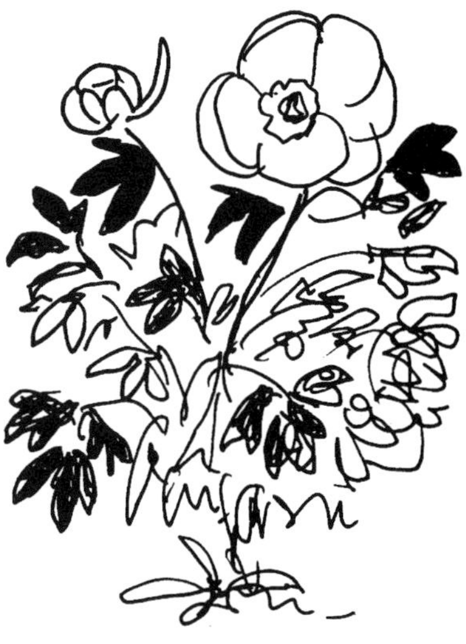

Pfingstrose

### Nieswurz und Pfingstrose

280 Wie die Nieswurzarten hat die Pfingstrose (*Paeonia officinalis*) einen sehr einfachen Aufbau. Ihre Organbildung ist sehr beweglich, so dass auch bei der Wildform Laubblätter gleitend in Blütenorgane übergehen und deren Zahl variieren. Die Entwicklung eines Jahrestriebes folgt einem Entwurf, durch den die Zahl der Organe bis in die Blüte hinein und die Gliederung der Blattfor-

men schon im Vorjahr vorbereitet waren. Wie bei vielen Frühjahrsblühern werden sie in einem herausgeschoben und entfaltet; nur dauert der Prozess viel länger.
Vom Samen her werden über Jahre immer mehr und reicher gegliederte Blätter gebildet. Nach den jeweils die Knospe deckenden Niederblättern entsteht dann immer erst das größte Laubblatt, gefolgt von den Metamorphoseschritten einer Zusammenziehung, die nach ca. sechs Jahren schließlich in die Blütenorgane überleiten (siehe J. Bockemühl, «Elemente und Äther-Betrachtungsweisen der Welt», Stuttgart 1977).
Die Blüte der Pfingstrose erscheint am Ende des Frühjahrs, erhebt sich nicht sehr weit über den sich rundenden Busch der Blätter und bekommt eine daraus herausleuchtende Farbe und einen zarten Duft. Danach zieht sich die ganze Vitalität in verdickte rübige Wurzeln und unterirdische Knospen zurück.
Im Blühstadium bildet sie gleichsam das sommerliche Gegenbild zur Stinkenden Nieswurz. Das Rot der Blüte leuchtet hier ebenso aus dem frühsommerlichen Grün wie das Hellgrün der Nieswurz aus der Winterumgebung. Im Ganzen lässt sich die Pfingstrose als eine verspätete Frühjahrspflanze auffassen, die sich damit schon den Sommerpflanzen annähert. Ein Gegensatz besteht auch zwischen dem kontinuierlich buschigen Weiterwachsen der Nieswurz und dem Wechsel zwischen gewaltigem, buschartigem Ausbreiten in den Sommer hinein und starker Konzentration in die Wurzel im Rhythmus des Jahreslaufs bei der Pfingstrose.

Die Blattformen der Pfingstrose lassen sich zwar (nach Hagemann) vom pedaten Typus ableiten. In der Art, wie sich das größte Blatt ausbreitet, liegt jedoch kein Ausdruck des Zurückhaltens wie bei der Nieswurz.

## Wirkensweise der Hahnenfußgewächse

Anhand der geschilderten Beziehungen der Bildungsweise der verschiedenen Typen von Hahnenfußgewächsen zur räumlich-zeitlichen Umgebung können wir nun versuchen, im Anschluss an die Ausführungen zu den Hahnenfußarten die Beziehungen zum Menschen deutlicher herauszuarbeiten. Um sich die Verhältnisse zum Erlebnis zu bringen und darin mit dem Verständnis weiter zu kommen, wird die eigene seelische Orientierung in den Jahreszeiten aufgesucht (siehe Lf. I, S. 76ff.).
Der Sommer regt dazu an, sich mehr nach außen hinzugeben. Wenden wir uns da der Sinneswelt zu, so zeigt uns die Vegetation ihre größte Vielfalt.
Bei der blühenden Pflanze ist unsere Aufmerksamkeit sommerlich auf die sichtbare Gestalt, Färbung usw. gerichtet. Wir bilden

daran eine Vorstellung der besonderen Pflanze im Vergleich mit anderen.
Gewöhnlich ziehen wir uns im Winter mehr ins Haus zurück. Was wir bezüglich der Pflanze bedenken, ist zu dieser Zeit größtenteils nicht sichtbar. Wir müssen uns an die anderen Jahreszeiten erinnern, wenn wir das, was in der Erde ruht, begreifen wollen. Wir sind also auch mit unserem Bewusstsein mehr nach innen auf das Geistige gerichtet (wie die Substanzen im Samen auf den geistigen Umkreis!).
Für das Verständnis von Samen und Knospe müssen wir den Begriff der Pflanze schon gebildet haben, um die volle Wirklichkeit zu erfassen. Es geht da um eine innere Anschauung, die alle Bildungsmöglichkeiten umfasst, nicht um die einzelnen Vorstellungen, wie man sie sich an der Wahrnehmung bildet. Charakteristisch ist dabei, dass ein Blühen in den Winter hinein sich samt der Überleitung durch die Blattformen «embryonaler» ausdrückt. Es sagt mehr nach innen aus denn nach außen. Wenn wir uns im Winter den Naturerscheinungen zuwenden, sind wir immer noch in einer winterlichen Verfassung und haben es draußen vorwiegend mit den Ruhezuständen der Pflanzen zu tun – oder eben mit den Erscheinungsformen der Nieswurz, die gleichsam auf winterlich zusammengezogene Weise blüht, d.h. dem Winter entsprechend sich «sommerlich» zum Bild gestaltet. Ähnlich ist es bei Busch-Windröschen und Kuhschelle.
Entsprechend kann man sich nun z.B. mit Hilfe des Seelenkalenders von Rudolf Steiner sukzessiv auf die unterschiedlichen Beziehungen der eigenen Seele zur jeweiligen Situation einlassen und beachten, wie dies an jedem Ort und mit jeder Pflanzenart anders stofflich konkret wird.
Durch dieses Aufsuchen des inneren Bezuges erhält man einen Hintergrund für die Anschauung der spezifischen Rhythmen der Lebensformtypen und dafür, wie sie das, was im Ausdruck der Gattungs- (oder Familien-)typen liegt, in die physische Substanzbildung überführen. Davon gehen die Wirkungen auf den Menschen aus. Was wir sinnlich betrachten, sind Bilder, die uns zeigen, wie – bei jeder Pflanze anders – die irdischen und kosmischen Wirkungen in der Substanzbildung zusammenkommen.
Die Gattungs-/Familientypen haben als seelisch-geistige Gebärden auch einen Bezug zum Jahreslauf, werden daraus allein aber nicht verständlich. Sie weisen auf verschiedene geistige Ausrichtungen der Wirkung hin, wie unsere Organe uns zu verschiedenen Weltbeziehungen bringen. Am deutlichsten ist dies bei den Sinnesorganen, aber auch die inneren Organe sind so zu verstehen (siehe Lf. II, S. 29ff.). Die durch eine einfache Grundgliede-

rung charakterisierte Familie der Hahnenfußgewächse bildet Typen, die sich in Abwandlungen von einfachen, hinsichtlich ihrer Organe noch nicht festgelegten Blüten äußern. Der Hahnenfuß nimmt darin eine Mittelstellung ein.
Bei den Hochsommerpflanzen wie Eisenhut, Rittersporn usw. fällt die Differenzierung der Typen leichter, so wie unsere Sinnesbeziehungen zur Welt offensichtlicher sind. Die Differenzierung der Winter- und Frühjahrstypen wie *Pulsatilla, Adonis, Helleborus* muss demgegenüber innerlicher geschehen, entsprechend den Weltbeziehungen durch unsere inneren Organe.
Einige weitere Gegenüberstellungen, die zu eigenen Anschauungen anregen mögen, seien hier noch an den Schluss der Hahnenfußgewächse gestellt:

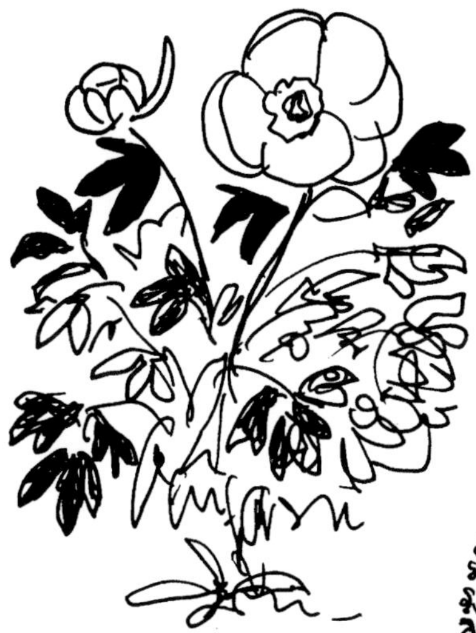

Pfingstrose

### Pfingstrose und Eisenhut

Gegenüber der Pfingstrose als verspäteter Frühjahrspflanze, die ihre bildenden Kräfte im Jahreslauf besonders gut beherrscht, können die typischen Sommerblüher wie Eisenhut und Rittersporn vollkommen anders aufgefasst werden. Die Blattmetamorphose, die auf den Samen folgt, und jene am blühenden, meist steif aufrechten Spross zeigen jeweils deutlich eine Ausdehnung und eine Zusammenziehung über viele Schritte. Die Blüten sind in ihrer Form charakteristisch festgelegt und meist in aufrechten Blütenständen zusammengefasst. Sie gehen also ganz mit dem Rhythmus des Jahreslaufes und erreichen auf dem Höhepunkt ihre eigentümliche Ausgestaltung.
Der kleine violettblühende Eisenhut aus dem Himalaja mit seinen zurückhaltenden Blattformen wurde bereits erwähnt. Er kann wegen der sehr kurzen Vegetationszeit als eine frühjahrsblühende Hochsommerpflanze aufgefasst werden.

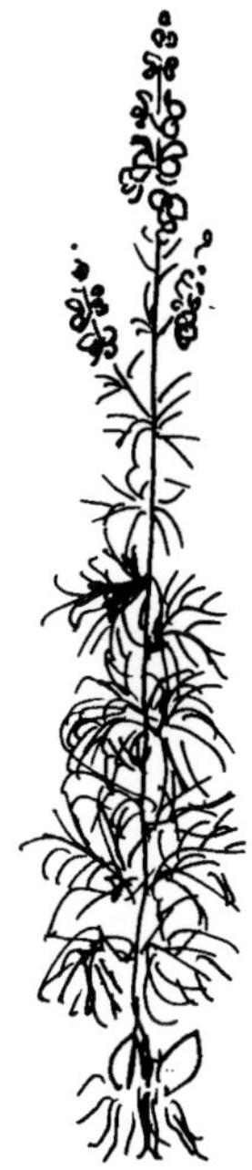

Blauer Eisenhut

### Eisenhut und Frühlings-Adonisröschen

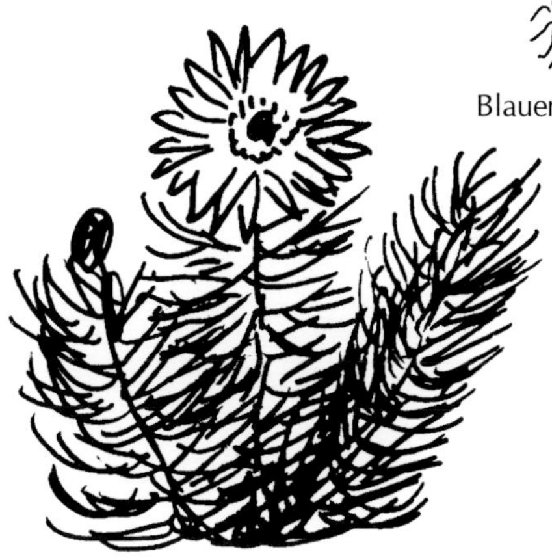

Frühlings-Adonisröschen

Anders verhält es sich beim Frühlings-Adonisröschen. Es hat im Gegensatz zum fest geformten Eisenhut eine typisch bewegliche Frühjahrsblüte, ist aber im Wuchs doch den Sommerblühern mit vorwiegend zahlreichen Stängelblättern ähnlich. Gemeinsamkeit besteht also in einer Betonung der rhythmischen Ausbildung der Blattorgane. Von daher begreife ich eine gemeinsame Wirkung auf das Herz. Die gegensätzliche Richtung, aus der die Wirkung kommt – beim Eisenhut über das Nerven-Sinnes-System, bei Adonis über den Flüssigkeitsorganismus – , spricht sich dagegen im Bild der Blüte aus.

**Kuhschelle und Wanzenkraut**

Eine ähnliche Gegenüberstellung bietet sich auch für die Kuhschelle und das Wanzenkraut an. Beide wirken entkrampfend bei Menstruations- und Schwangerschaftsbeschwerden, aber offenbar auch von zwei verschiedenen Seiten her kommend, wenn man der Betrachtung die Gebärden zugrunde legt: eine dem Licht entgegengetragene, sich weit öffnende, leuchtende Tiefe bei der Kuhschelle und das fein senkrecht nach oben aufragende der Blütenkerze des Wanzenkrautes.

**Christophskraut und Wiesenraute**

Die Wirkung des Christophskrautes ist offenbar wieder etwas anders zu beurteilen als die des ihm nahestehenden Wanzenkrautes. Seine Gebärde ist in allem gegenüber der luftig durchstrukturierten Wiesenraute weicher. Die Überlieferung medizinischer Auffassungen lässt ahnen, dass man bei Unterleibsstörungen besonders den Gegensatz der Geschlechter im Bild dieser beiden Pflanzen sah.
Das Christophskraut wird den Unterleibsstörungen der männlichen Organisation, das Wanzenkraut denen der weiblichen Organisation zugeordnet.

## Zusammenfassender Vergleich der drei Familien

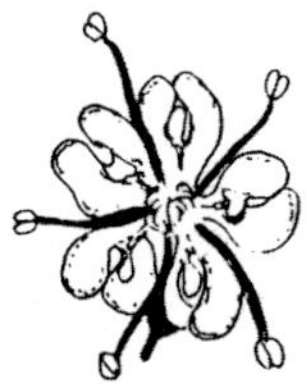

Doldengewächse

Doldengewächse blühen vermehrt zum Sommer hin. Ihre Gestalt wird abgeschlossen durch einen Blütenstand, der auf einen Punkt konzentriert ist, von dem die Dolde ausstrahlt. Meistens wiederholt sich dieses Zentrieren und Ausstrahlen noch einmal in den Döldchen, an deren Endpunkten die fünfstrahligen Blütchen den Abschluss bilden.
Die Blütchen fallen nicht als Einzelne auf. Aber sie können sich – bezogen auf das Zentrum der Dolde – unterschiedlich formen, so dass diese ganzheitlich als Blume erscheint. Der Fruchtknoten trägt die Griffel auf einem rundlich-kugeligen Polster, das Nektar ausscheidet.

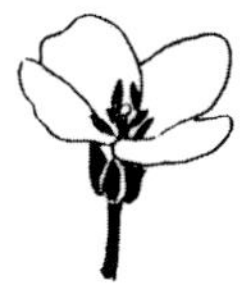

Kreuzblütler

Kreuzblütler blühen demgegenüber eher frühlingsnah, mit, vereinfacht gesagt, vierzähligen Blütchen von immer gleichem Bau. Der Blütenstand setzt sich auch deutlich als Ganzes von dem vegetativen Spross ab. Er entfaltet sich über dem obersten Laubblatt. Zu Beginn der Blütenstandsentfaltung strahlen auch da die Blütenstiele doldenartig von einem Punkt aus. Aber dieser «Punkt» beginnt sich bald zu strecken und lässt an seiner Spitze immer neue Blütenstrahlen entstehen. Auch hier kann, aus vielen Blütchen eine Gesamtblume entstehen. Weil diese sich im Gegensatz zur statischen Doldenblume ständig von innen heraus erneuert, macht jedes anfangs sternförmige Einzelblütchen eine Metamorphose durch, indem es zum Rand hin immer größer wird und nach innen klein bleibt.

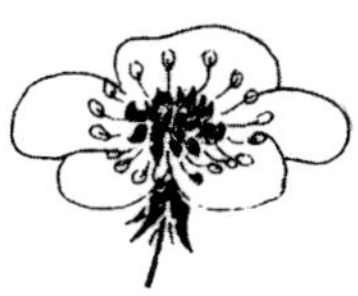

Hahnenfußgewächse

Die Hahnenfußgewächse fallen uns meist schon früh im Jahr gerade durch schöne, einfache, gelb-weiß oder im Süden auch rot oder blau leuchtende Einzelblüten auf. Erst die zum Sommer hin blühenden Arten lassen ihre dann oft zweiseitig symmetrischen Blüten mehr kerzenartig zusammen. Eine strahlige Gesamtblume im vorher beschriebenen Sinne entsteht nicht. Was die Blüte ausmacht, ist als Ganzes immer deutlich zu erkennen, ob-

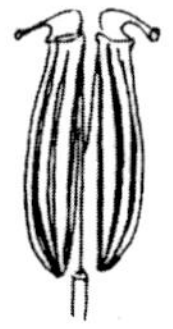

Doldengewächse

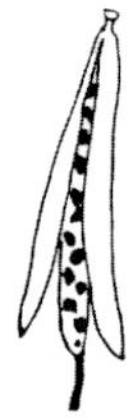

Kreuzblütler

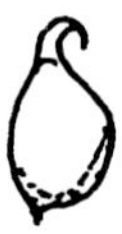

Hahnenfußgewächse

wohl ihre einzelnen Organe in Bildungsweise und Funktion sehr verschieden sein können. Zwischen den Hülle bildenden Blättern (in Kelch und Krone gegliedert oder nicht) und den Staub- und Fruchtblättern gibt es oft noch sehr verschieden geformte Nektar absondernde Organe (Nektarien), oft mit Zwischenformen in der einen oder anderen Richtung.

Die Früchte der Doldengewächse sind ebenfalls zweiteilig. Die beiden Teile umhüllen jeweils nur einen Samen und bleiben dicht geschlossen.

Die sich nach dem Verblühen ausbildenden größeren Früchte der Kreuzblütler bleiben an der immer deutlicher hervortretenden Blütenstandsachse zurück und übernehmen zeitweise Blattfunktion. Die vertrocknende zweikammerige Frucht platzt auf und entlässt meistens mehrere Samen.

Hahnenfußgewächse können sehr unterschiedliche Früchte bilden. Meist trocknen sie als Schoten mit Samen oder als einsamige Früchtchen mit unterschiedlichen Anhängen. Selten sind Beeren.

Die Blätter der Doldengewächse sind meistens fiederteilig und im Gesamtumriss mehr oder weniger dreieckig. Ihr verbreiteter Blattgrund umhüllt die Knospe und den Spross.

Bei den Kreuzblütlern sind die Blätter eher gestreckt und geschwungen (leierförmig) fiederschnittig. Der Blattgrund ist nicht verbreitert und lässt Knospe und Spross frei. Winzige Nebenblättchen werden bei jedem Blatt angelegt, aber schon in der Jugendentwicklung wieder abgeworfen.

Die Blätter der Hahnenfußgewächse sind ebenfalls sehr vielgestaltig. Die Spreite ist meist vom Zentrum ausstrahlend hand- oder fußförmig geteilt, fiederig oder äußerlich ungegliedert.

Der Spross der Doldengewächse kann sehr dick werden und verholzen. Meistens ist er im Inneren der Internodien hohl und an den Knoten geschlossen, sodass die Grundachse oft eng gekammert ist.

Bei den Kreuzblütlern ist demgegenüber der Spross zunächst durchgehend fleischig, kann später auch holzig werden, bildet dann aber nicht ein luftgefülltes Rohr ähnlich dem Bambus.

Die Sprosse der Hahnenfußgewächse sind meist krautig, können aber auch verholzen.

Die Wurzel der Doldengewächse wie auch die der Kreuzblütler kann sehr fleischig werden. Jene sind aber oft wie die ganze Pflanze von aromatisch-harzigem Milchsaft durchzogen, der den Kreuzblütlern ganz fehlt. Statt dessen gibt es dort den stechenden Geschmack, den wir vom Radieschen oder Meerrettich kennen und der die ganze Pflanze durchzieht.

Bei den Hahnenfußgewächsen ist die Wurzel meist einfach. Bei mehrjährigen Arten werden Rhizome, Spross- oder Wurzelknollen gebildet, in denen sich oft beißend Giftiges konzentriert.
Zur menschlichen Nahrung dienen bei den Doldengewächsen neben würzenden Früchten und Blättern, z.T. durch Züchtung besonders entwickelt, Wurzeln, Blattscheiden und junge Blätter und Blattstiele, bei den Kreuzblütlern Wurzeln, verdickte Sprosse und Blütenstände sowie gewaltig vergrößerte Blattknospen. Von sehr vielen Arten kann man die jungen Blätter als Salat oder als Salatwürze wie Kresse essen. Die Samen dienen als Würze oder zur Ölgewinnung.
Zur Nahrung dienen Hahnenfußgewächse nicht. Die meisten sind in spezifischer Weise giftig. Ausnahmen sind junges Scharbockskraut als Zusatz zum Frühlingssalat und die würzenden Samen des Schwarzkümmels.
Bei den Doldengewächsen waren wir von der Betrachtung der abgeschlossenen Gestalt der Erzengelwurz im Norden ausgegangen mit ihren mächtigen, breit ausladenden, gefiederten Blättern, mit ihrem verholzenden Spross, dem zur Strahlenkugel erstarrten Blütenstand und dem ausgeformten Aromatischen mit der Neigung zur Gummiharzbildung. Dieses Bild haben wir erweitert durch die krautigen und kerbelartigen mitteleuropäischen Vertreter, die Alpenwürzkräuter und schließlich über die mediterranen Formen durch die extrem gummiharzreichen Arten südasiatischer Steppen. Zum Südpol der Erde hin steigert sich dann noch stacheliger oder speerartiger Wuchs.
Für die Betrachtung der Kreuzblütler waren wir von der Wegerauke ausgegangen, die in ihrer Entwicklung verschiedene, für die Kreuzblütler typische Heilwirkungen zur Erscheinung bringt. Die Hahnenfußgewächse wurden durch eine vergleichende Betrachtung der Ranunculusarten eingeleitet, in deren Bildungsvielfalt die verschiedenen Richtungen der Lebensformen besonders gut erscheinen. Jede Gattung ist durch eine eigene Blütengestalt charakterisiert (siehe das Bild auf der nächsten Seite).
Die durch Doldengewächse angeregten Fragen zielen nicht nur darauf, wie und wo das Aromatische bis Scharfe und das Gummiharzbildende, Herbe und Verholzende ausgebildet sind, sondern auch, welchen Charakter diese Qualitäten bei ihnen haben. Aroma der Früchte, der Blätter oder Wurzeln sowie Geschmack, Geruch und Beschaffenheit der Pflanzengummi und Harze von Doldengewächsen können z.T. sehr intensiv schmecken und riechen, sind aber nie völlig abweisend, sondern eher das Ich und den Leib stützend. Sie sprechen bei jeder Art eine recht spezielle Sprache, welche die Sinne anregt und das Erleben in jeweils

# Zusammenfassender Vergleich

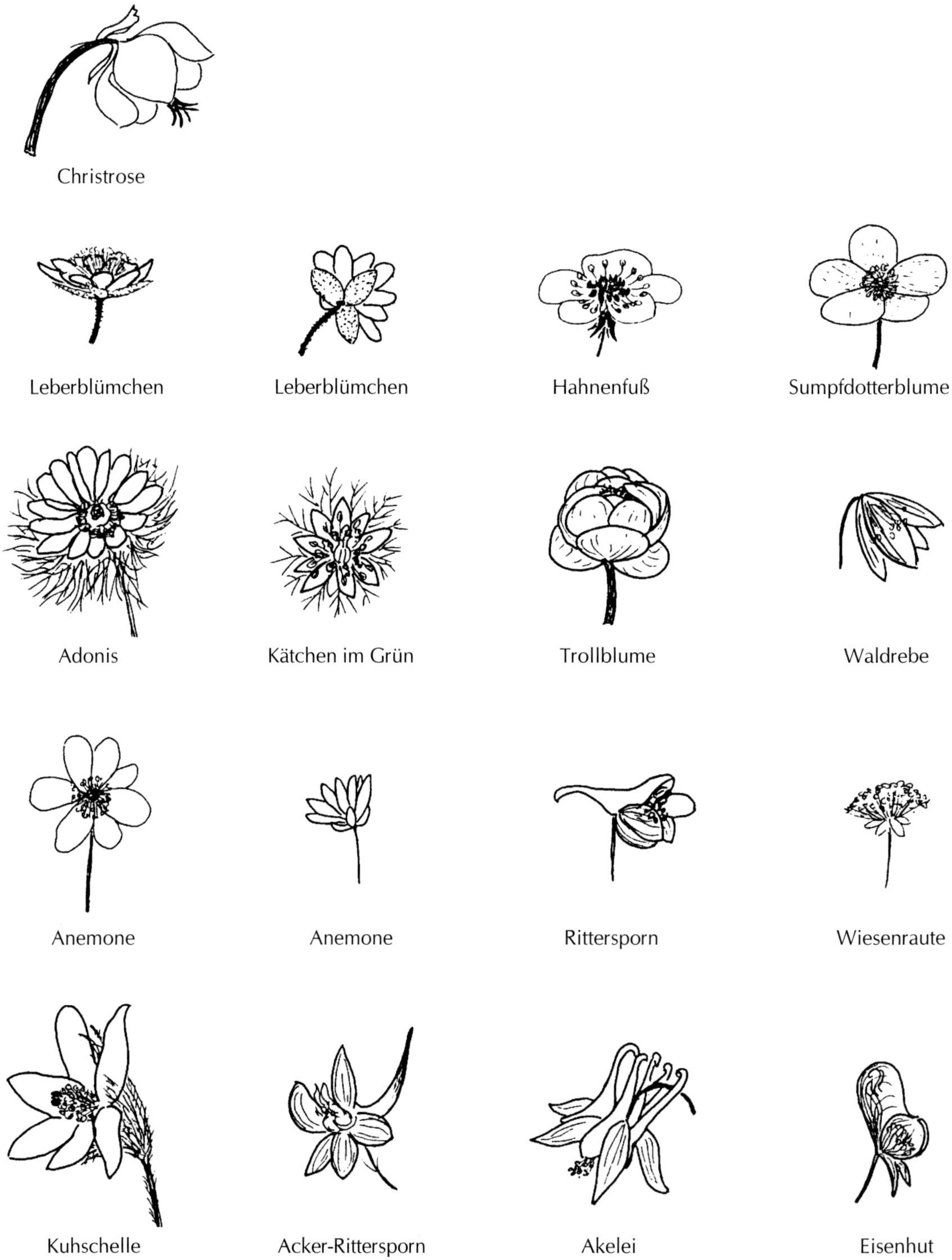


Vielfalt der Blütenformen bei den Hahnenfußgewächsen

bestimmte Stimmungen versetzt. Vom Stoffwechsel her über das Nerven-Sinnes-System wird dadurch der Astralleib besonders angesprochen und spezifisch zur Aktivität gereizt.
Bei den Arten der Kreuzblütler sind Geruch und Geschmack untereinander viel ähnlicher. Sie können sehr scharf, schweflig beißend schmecken und stechend riechen wie Meerrettich, Senf oder verschiedene Kressen, oder mild wie z.B. Hirten-Täschelkraut oder Kohl. Hinzu kommt bei vielen Arten eine bittere Komponente. Die Geruchs- und Geschmacksrichtungen fallen eher durch ihre Aktivität auf, die z.B. dem Stoffwechsel bei der Nahrungsaufnahme Überwindungskraft verleiht, oder sie hilft, schädliche Wirkungen abzuweisen.
Die aromatischen Substanzen der Doldengewächse können flüchtig sein, aber sie liegen meist schon von der Pflanze in viele Einzelsubstanzen aufgegliedert fertig ausgeformt bereit, eher vergleichbar mit der Erscheinungsweise einer Blüte, die beim Aufblühen im Wesentlichen fertig ausgeformt ist. Die im Stoffbildungsprozess sulfurisch-flüchtigen Qualitäten der Kreuzblütler entstehen dagegen erst bei der Bearbeitung der Pflanze.
Hahnenfußgewächse riechen im Allgemeinen kaum. In der Blüte zeigen sie meist eine besondere Beziehung zur Süße durch eigene nektarabsondernde, den Kron- und Staubblättern gleichgestellte Organe. Auch im Geschmack des Krautes geht meist etwas Süßes voran. Bei vielen Arten folgt aber etwas stark Beißendes, Abweisendes, das zumindest im lange anhaltenden Nachklang nie ganz fehlt. Dieses Beißende bildet sich auch erst beim Zerstören der Gewebe und kann beim Trocknen milder werden. Mit der Süße wird zunächst das Ich angesprochen. Das Beißende wirkt unmittelbar über Haut und Schleimhäute auf das Nervensystem reizend, schmerzend, lähmend und lässt Ich und Astralleib stärker in den ätherischen und physischen Leib eingreifen.
Bei den Vertretern der drei Familien werden oft ähnliche Wirkungen angegeben. Es ist ein Anliegen des vorliegenden Leitfadens, diese Wirkungen jeweils auf dem Hintergrund der generellen Wirkensrichtung, die von den Familien und von der Gesamtgebärde der Arten ausgeht, zu betrachten. Er möchte damit zu einer spezifischen Differenzierung von Richtungen in der Intention beim Anwenden der Heilsubstanzen anregen.
Hautreizende Wirkungen von Meerrettich und Senf sind unterschiedlich durch ihre Herkunft aus Wurzel und Samen. Beide wirken aber ähnlich, den Stoffwechsel unterstützend.
Hautreizende Wirkungen, die von der Knolle des Knolligen Hahnenfußes oder der des Eisenhuts ausgehen, sind nicht nur in der Intensität verschieden, sondern gemeinsam auch ganz an-

ders als die von Kreuzblütlern, indem sie direkt am Nerven-Sinnes-System ansetzen.
Entsprechend sind Wirkungen von Kreuzblütlern (Wege-Rauke, Goldlack) auf das Herz anders zu beurteilen als bei Hahnenfußgewächsen (Adonis, Eisenhut) oder Doldengewächsen (z.B. sind bei Zahnstocheramei, Feldmannstreu und Pastinake Herzglycoside nachgewiesen).
Wundheilung und Giftigkeit werden bei Vertretern aller drei Familien als Wirkung angegeben. Auch bei diesen muss mit jeweils sehr unterschiedlichem Charakter gerechnet werden. Der Begriff «giftig» ist ja auch viel zu generell. Das zeigt sich schon an den unterschiedlichen Vergiftungsbildern (im Extrem z.B. Gefleckter Schierling und Eisenhut).

# Bildteil

## Erläuterungen zu den Bildern und Begleittexten

Der Aufbau des Bildteils folgt weitgehend der Reihenfolge der im Haupttext genannten Pflanzen (siehe die Nummernhinweise am Rand des Haupttextes).
Die Farbbilder wurden von Jochen Bockemühl angefertigt. Die Blattformen sind mehrheitlich Kopien von Herbarexemplaren und nur in Einzelfällen gezeichnet. Vollständige Blattfolgen vom Keim bis zur Blüte des Hauptsprosses (oder eine Auswahl) stammen meist von Exemplaren, deren Entwicklung im Forschungsinstitut am Goetheanum oft über mehrere Jahre beobachtet wurde. Der Maßstab bei besonders großen Blättern ist an einem Blattabschnitt 1:1 oder am grünen «Hintergrundsblatt» abzulesen.
Die Texte zu den Bildern sind folgendermaßen gegliedert:

- Höhe der blühenden Pflanze in Zentimetern
- ⊙ Entwicklungszeit vom Samen zur Blüte in maximal einem Jahr
- ⊙⊙ – ⊙⊙⊙⊙ Entwicklungszeit vom Keimen bis zur Blüte in ca. 2, 3, 4 oder mehr Jahren. Regeneration jeweils nur durch Samen. Erst jeweils im letzten Jahr schießt der Spross in die Höhe, blüht, fruchtet und stirbt ab.
- ♃ Ausdauernde Pflanzen, die aus Wurzelstock oder Rhizom wieder austreiben
- ♄ – ausdauernde, verholzende Pflanze, die aus dem Stamm austreiben kann
- I–XII Blühmonat
- Standortansprüche, Höhenlage und Verbreitung
- medizinisch-therapeutische Hinweise.

Die Beschreibungen beschränken sich auf Stichworte. Detailliertere Angaben finden sich in weiterführender Literatur, auf die wir uns gestützt haben (siehe Literaturverzeichnis im Anhang).

Die medizinisch-therapeutischen Hinweise beziehen sich auf früher oder heute gebräuchliche Anwendungen, wie sie in der Literatur zu finden sind. Für diese Zusammenstellung wurden vor allem zwei Werke verwendet: Gustav Hegi, «Flora von Mitteleuropa» 1958–1966 und Hagers «Handbuch der pharmazeutischen Praxis». Wo sich in Letzterem ausführliche Beschreibungen finden, sind auch die entsprechenden Seiten angegeben. Außerdem stellte mir freundlicherweise René Schwarz seine Sammlung entsprechender Angaben aus verschiedenen Quellen zur Verfügung.
Die medizinisch-therapeutischen Angaben in den Begleittexten zu den Bildern sind wegen ihrer unterschiedlichen Herkunft und der implizierten Anschauungsweise heterogen. Sie bilden nicht die Grundlage für die vergleichenden Betrachtungen im Haupttext, die an Erfahrungen appellieren, die von den Leserinnen und Lesern selbst gemacht werden sollen.
Bei Angaben aus älteren Texten ist es interessant zu beobachten, dass Begriffe wie «Stockungen im Unterleib», «Skrofulose», «reizend», «eröffnend», oder auch Krankheitsbegriffe vorkommen, die zum Teil noch Anfang des 20. Jahrhunderts in Gebrauch waren, heute jedoch kaum mehr verstanden werden. Sie können einen neuen Sinn erhalten, wenn sie stärker auf eine Anschauung des Gesamtmenschen bezogen werden. In der Art, wie sie verwendet wurden, zeigt sich, dass sie imaginativ zu verstehen sind. So kann z.B. «eröffnend» im Zusammenhang mit einer Geburt oder mit dem Lösen von Steinbildungen gebraucht werden, und «Stockungen im Unterleib» beziehen sich nicht nur auf physische Vorgänge, sondern auch auf seelische. Im konkreten Fall ist daher erst herauszufinden, in welchem Bereich der menschlichen Organisation der Schwerpunkt der krankhaften Einseitigkeit liegt. Danach hat sich dann die speziellere Wahl der Pflanzenart und deren Organteile für die Therapie zu richten.

**1 Erzengelwurz *Angelica archangelica* L.**
100–250 cm ⁘ VI–VIII

Nördliche Länder, feuchte, humusreiche Orte, Ufersäume, halbschattige Waldränder.
Dringt von allen Doldengewächsen am weitesten in den Norden vor. Charakteristischer stämmiger Wuchs; alte Nahrungs- und Heilpflanze der Nordländer, vielleicht durch Völkerwanderung nach Mitteleuropa gekommen; in Antike unbekannt. Vom halbschattigen zum Sonnenstandort und zum Küstensaum kleiner werdend, stärker rot anlaufend, relativ mehr Blütendolden. Entsprechend nehmen auch Aroma und Schärfe

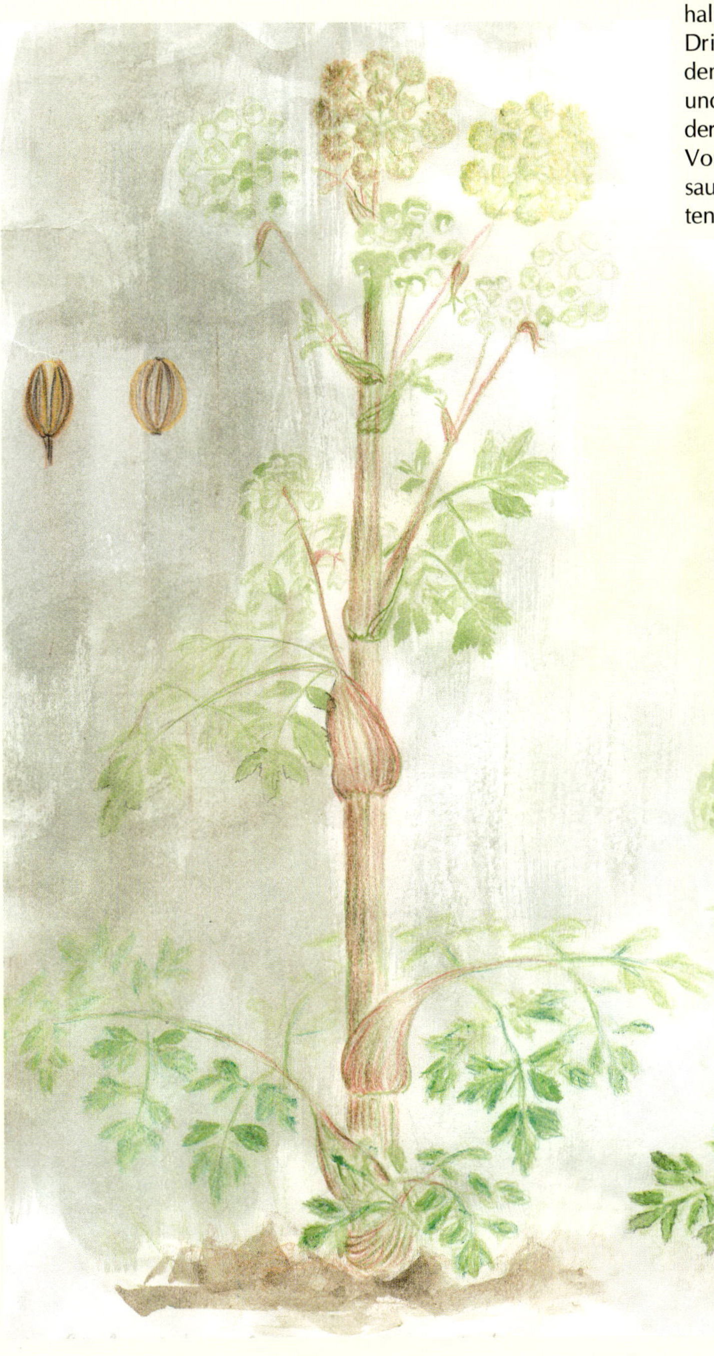

Halbschatten
Järna, Schweden

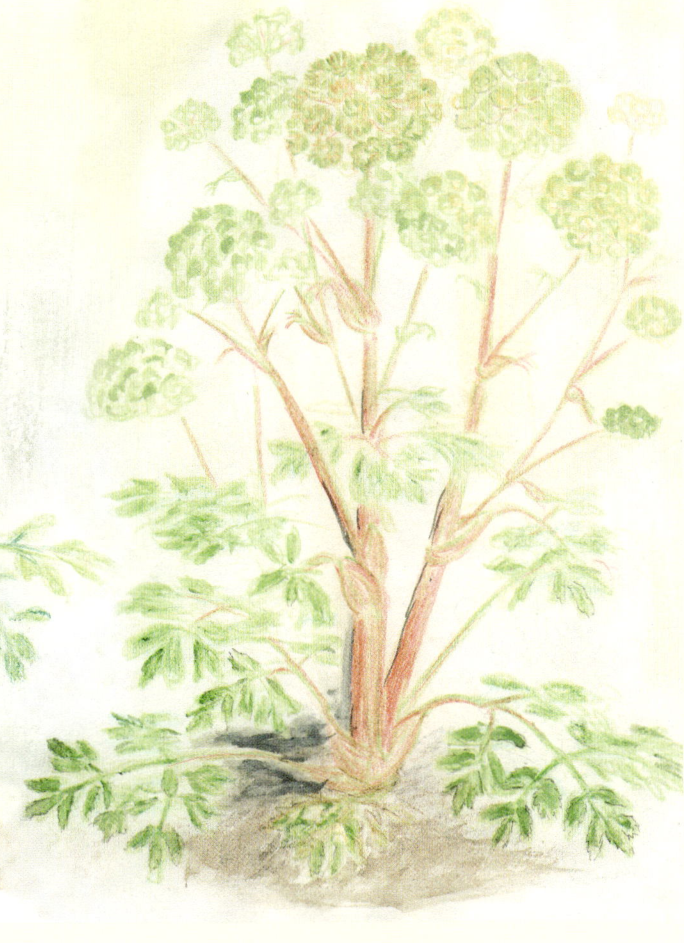

Licht

zu. Küstenform heute als eigene Unterart (*Angelica archangelica ssp. litoralis*) aufgefasst.
Auf Island nach Bo Mossberg, *Den Nordiska floran* (1997), vor allem Küstenform; diese ist auf dem skandinavischen Festland nur direkt im Küstensaum verbreitet; die andere (ssp. *archangelica f. norwegica*) im südlicheren Teil Norwegens vorwiegend im Gebirge, mehr nördlich auch bis zur Küste hin. In Skandinavien zudem die eher mitteleuropäische Wald-Engelwurz (*Angelica sylvestris*).
Immunstabilisierend, schmerzstillend und sedativ; Wurzel: Anwendung bei Appetitlosigkeit, Verdauungsbeschwerden, Bronchitis («Brustwurz»), Menstruationsbeschwerden; bei Lymphdrüsenschwellungen, Mumps, Angina, Lymphstauungen; zur Milchflussförderung und Appetitanregung; Frucht: bei Fieber, Erkältungen, Harnwegsinfektionen.
Kandierte Blattstiele in Frankreich und Österreich als Zuckerwerk; Früchte zum Würzen von Likören (Benediktiner).

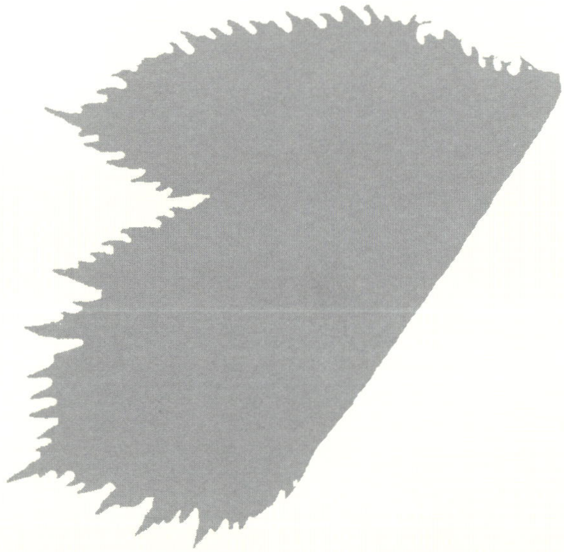

Abschnitt einer Blattfieder 1:1 als Maßstab

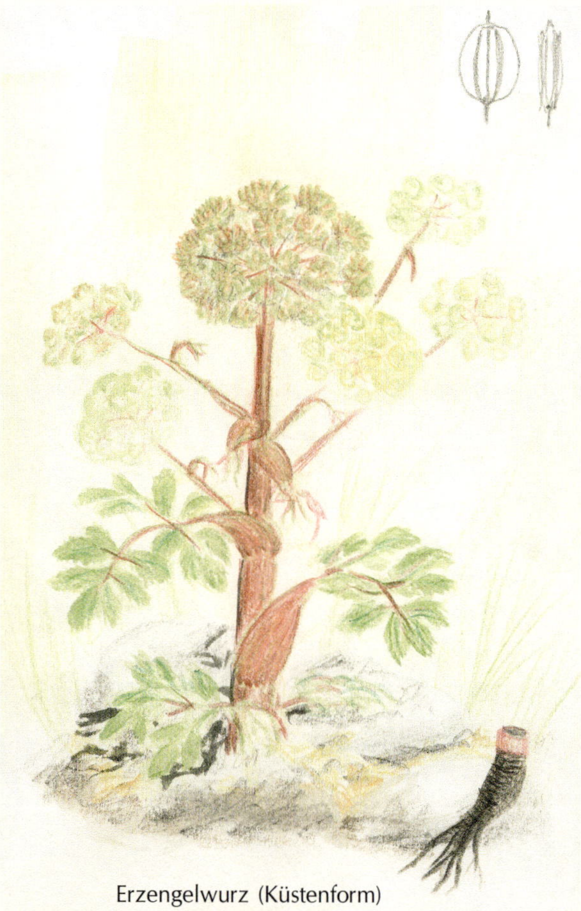

Erzengelwurz (Küstenform)

Folge der Blätter des Haupttriebes, Entwicklung über vier Jahre

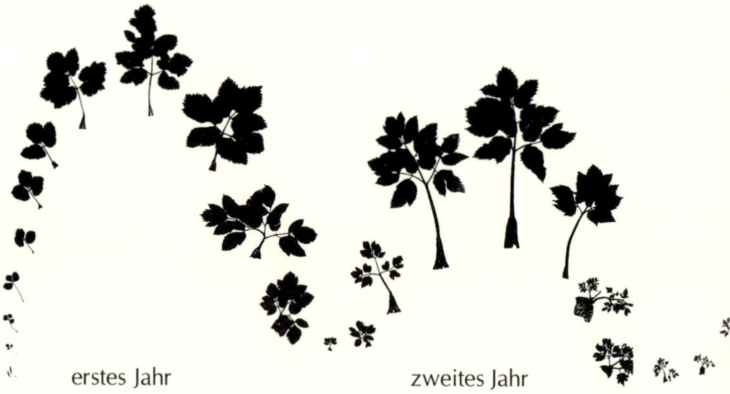

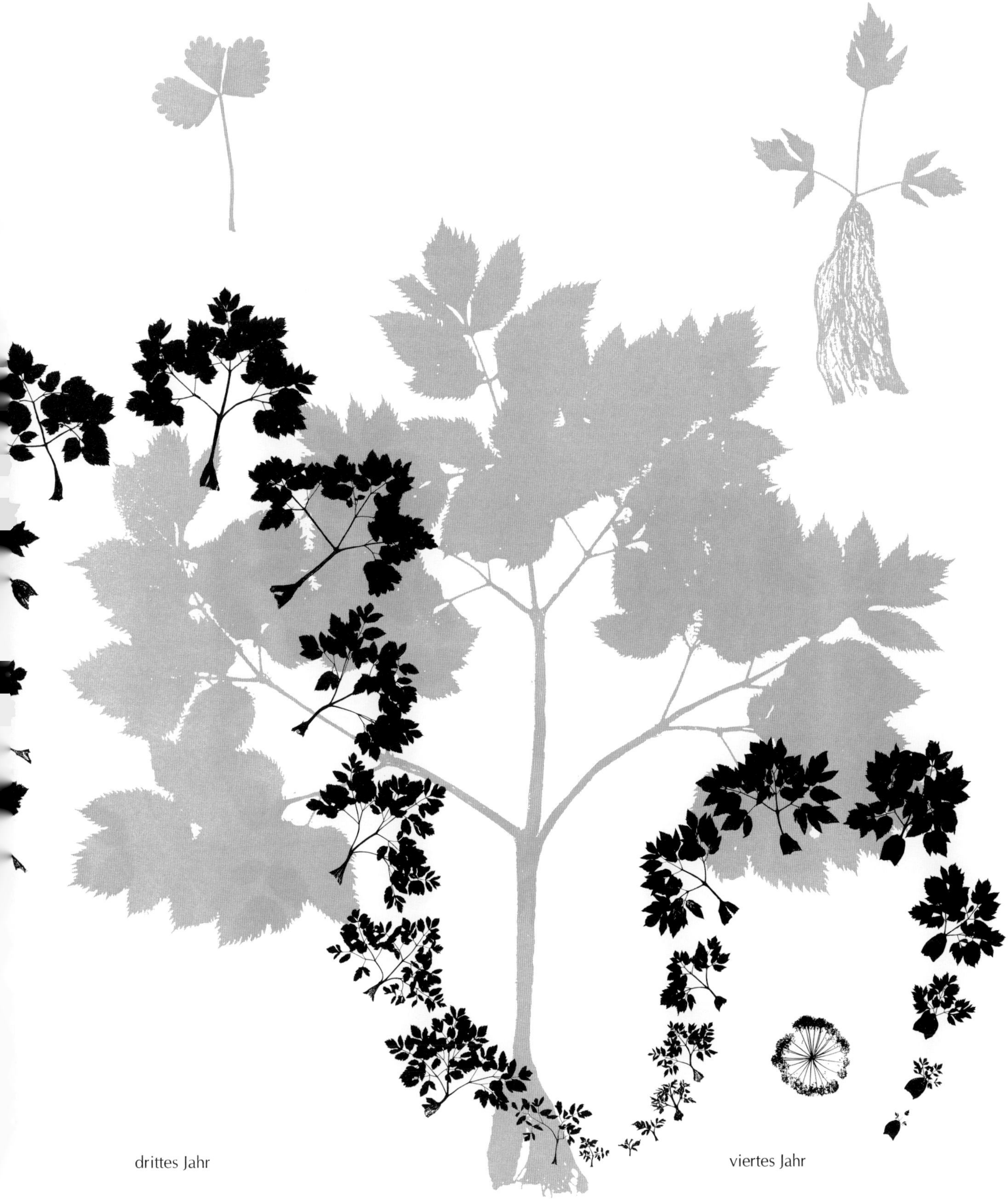
drittes Jahr
viertes Jahr

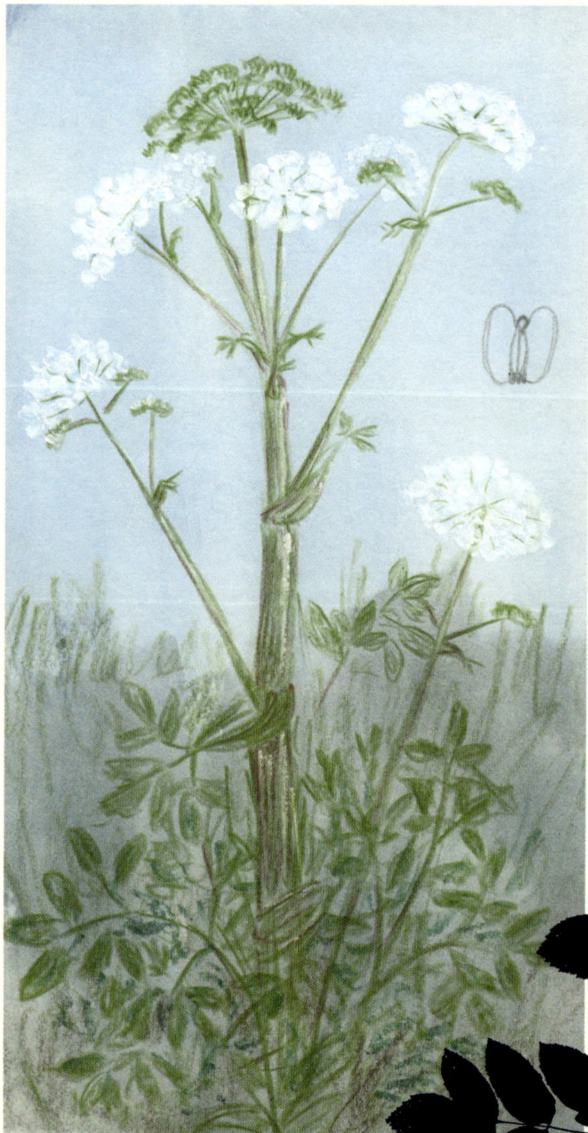

**2 Wald-Engelwurz (Brustwurz)** ***Angelica sylvestris*** **L.**
100–200 cm ♃ VII–VIII

Auch wilde Meisterwurz genannt. Auf Feuchtwiesen an Bachuferfluren, im Halbschatten, von der Ebene bis ins Gebirge, formenreich in Nord- und Mitteleuropa vom Ural bis zum Balkan, Sibirien, Kanada.
Weniger abgeschlossen als echte Engelwurz. Kann sich wie Bärenklau aus Wurzelstock erneuern. Blütenstand mit weißen bis rötlichen Blüten halbkugelig aufgewölbt.
Geschmack der Früchte ähnlich Erz-Engelwurz, aber weniger voll, spitzer, mit leicht bitterem Beigeschmack. Wurzel weniger milchsaftführend.
Therapeutische Wirkung ähnlich *A. archangelica*. Wenig angenehmer, schwächerer Geruch und Geschmack.
Junge Stängel in Salzwasser gekocht auch als Gemüse.

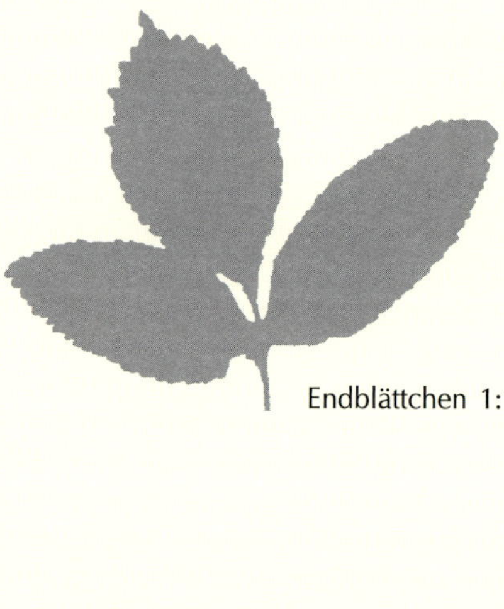

Endblättchen 1:1

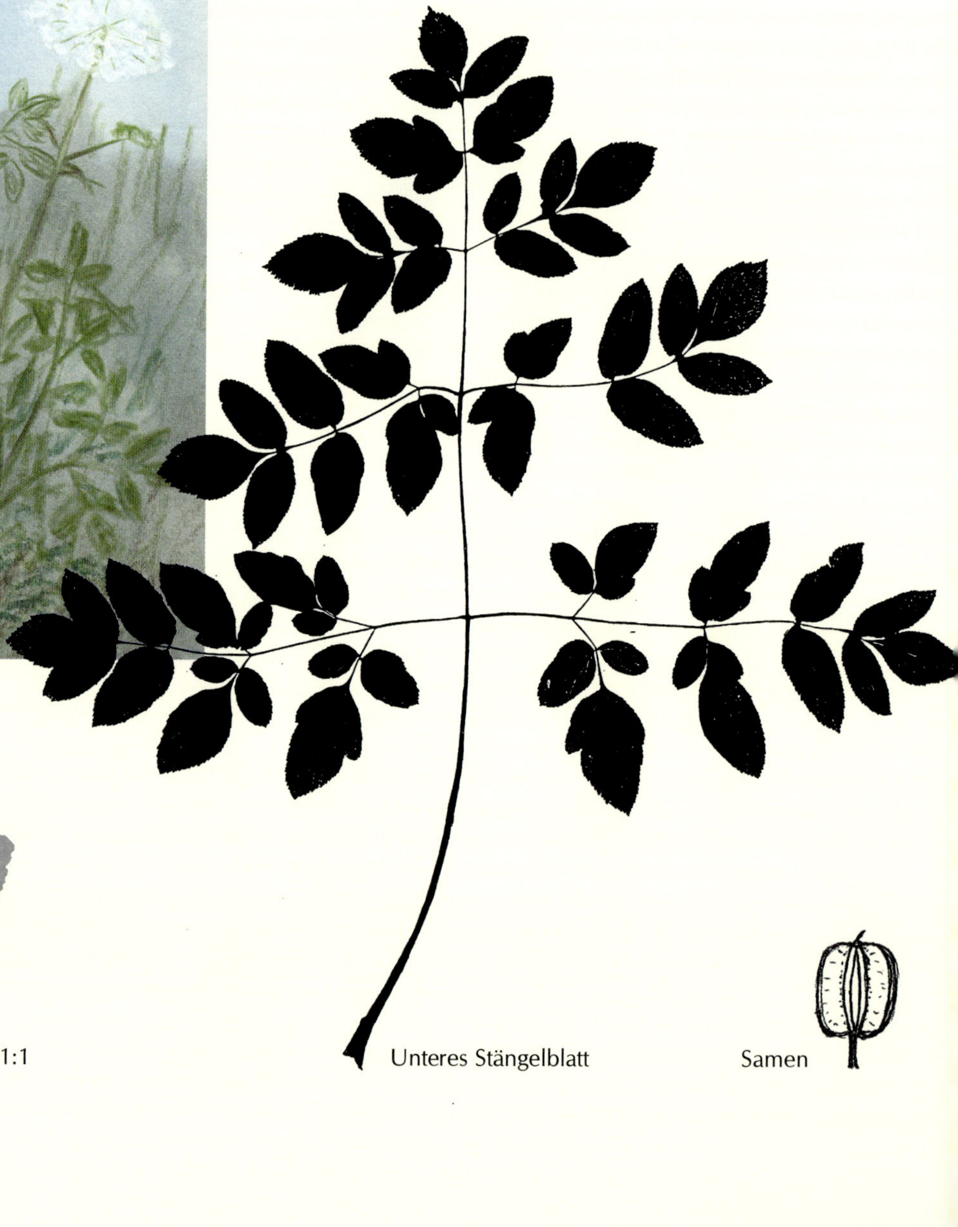

Unteres Stängelblatt

Samen

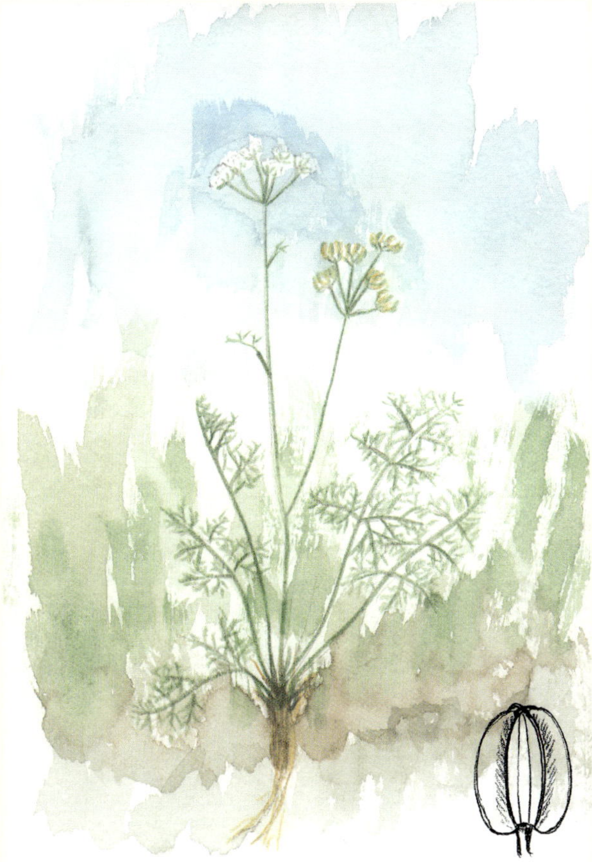

**3 Pyrenäen-Engelwurz *Angelica pyrenaea* L. Sprengel, heute *Selinum pyrenaeum* (L.) Gouan**

10–30 cm ♃ VI–VIII

Kalkarme, nassfeuchte, magere Bergwiesen in Vogesen und Nordwestspanien; am weitesten in Europa nach Süden vordringend. Im Gegensatz zu den meisten mehr oder weniger stämmigen Angelica-Arten ist diese klein und den Bergwürzkräutern sehr ähnlich.
Vertritt in Vogesen in entsprechender Pflanzengesellschaft *Ligusticum mutellina* und gilt wie diese als Futterwürzpflanze.

Die **Gattung *Angelica*** in der heutigen Umgrenzung umfasst ca. 50 Arten, größtenteils im nordischen Florenreich verbreitet. Am weitesten polwärts vordringende Doldengewächse. In Mitteleuropa außer den genannten Arten *Angelica palustris* (Besser) Hoffm. Medizinische Bedeutung nicht bekannt.
Drogenliefernde Angelica-Arten aus China und Japan: *Angelica acutiloba* (Sieb et Zucc.) Kitagawa, *A. dahurica* (Frisch ex Hoffm.) Benetz et Hook F., *A. pubescens* Maxim, *A. sinensis* (Oliv.) Diels.
*Angelica atropurpurea* L. aus dem Osten Nordamerikas scheint *A. archangelica f. litoralis* sehr ähnlich.
Siehe Hager, S. 91–125.

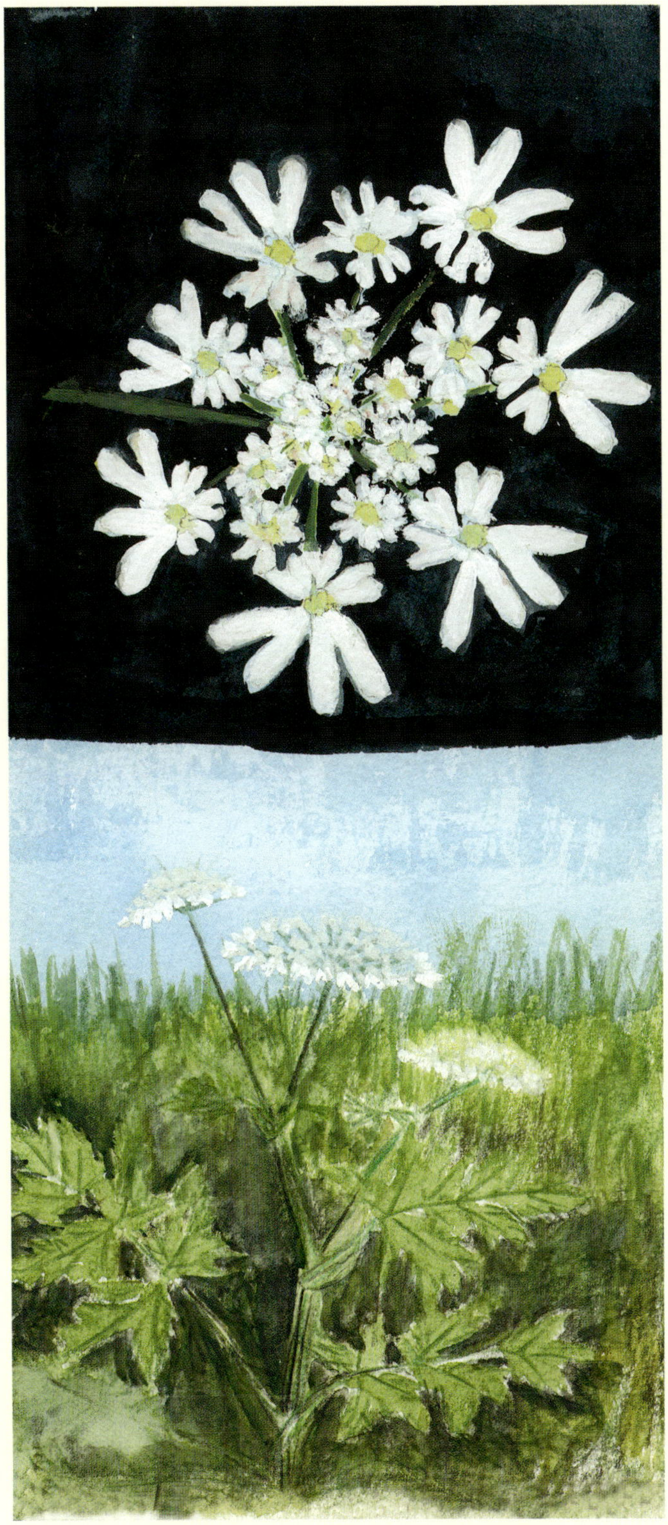

Wiesen-Bärenklau

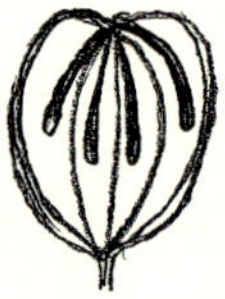

Samen

## 4 Wiesen-Bärenklau *Heracleum sphondylium* L.

80–150 cm ⊙–♃ VI–IX

Gedüngte Frischwiesen und -weiden; in vielen Formen in ganz Europa, Asien, südlich bis zum Atlas, weniger in Nordamerika.

Dolde formt sich gegenüber Echter Engelwurz und Meisterwurz durch zweiseitige Symmetrie der Einzelblüten als Ganzes zu Blume; leicht dumpfer Duft. Rauhaarige Blätter sehr vielgestaltig, schmecken anfangs süßlich, später scharf; Wurzelstock sehr vital; kann immer wieder austreiben. Keine Ausläufer wie bei Giersch oder Meisterwurz. Trotz Vitalität imponiert Bärenklau wie seine z.T. viel größeren Verwandten als Einzelpflanze ähnlich der Erzengelwurz.

Schwierige Abgrenzung der Art von verwandten Formen, da meiste Merkmale wenig beständig. Bärenklau ist eine der drei Meisterwurz-Arten von Thurnisser (siehe S. 17ff.).

Verwendung nach Dioscurides und Mathioilius: Leberleiden, Gelbsucht, Epilepsie, Schlangenbisse. Volksmedizinisch: Muskelkrämpfe, Verdauungsstörungen, Psoriasis. Blütensaft bei eiternden Ohren und Geschwüren; gering expectorierend; kann phototoxisch wirken (Wiesendermatitis). Ätherische Öle v.a. in Blattoberfläche und Frucht, am wenigsten in Wurzel. Blattstängel in Salzwasser gekocht als Gemüse.

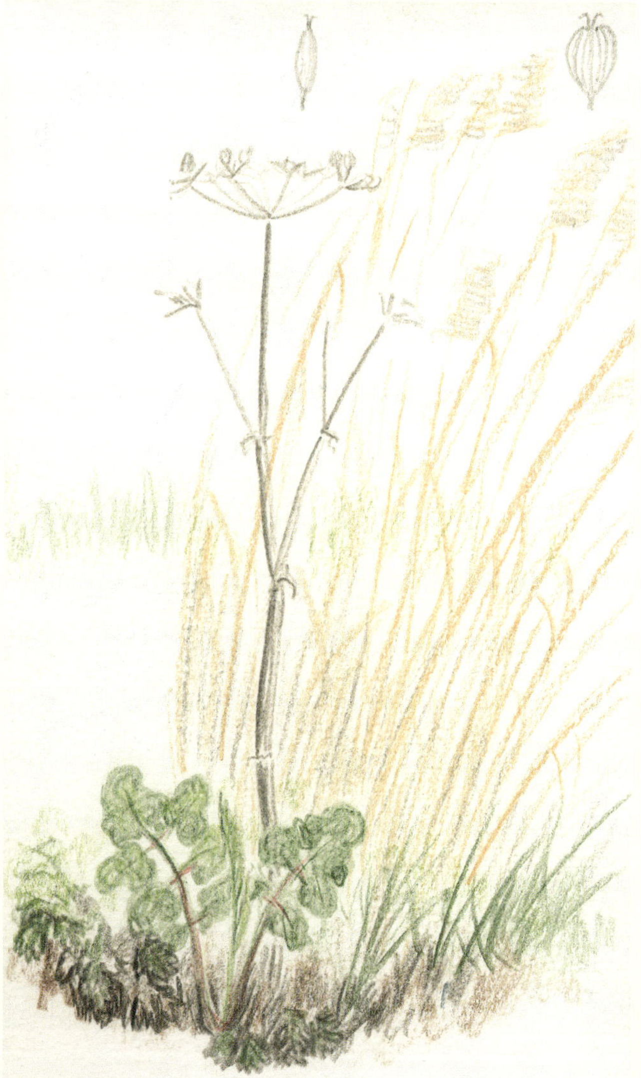

Wiesen-Bärenklau, Winterzustand

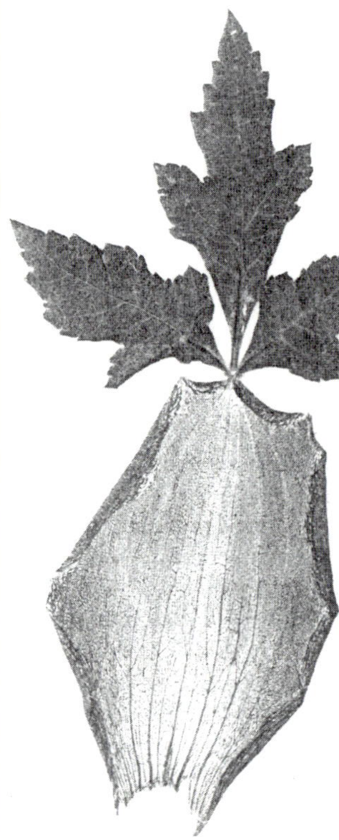

Oberstes Stängelblatt 1:1

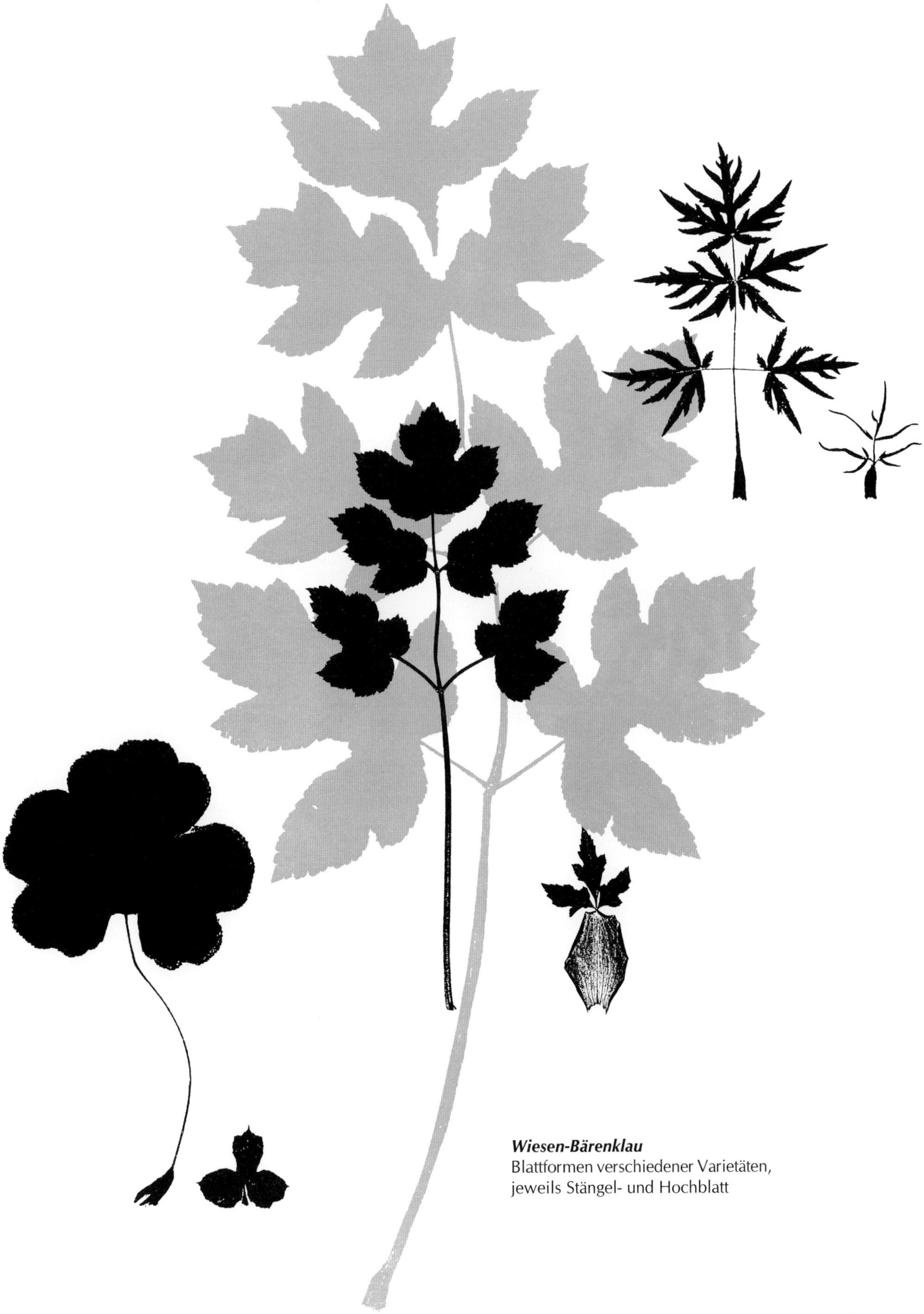

***Wiesen-Bärenklau***
Blattformen verschiedener Varietäten, jeweils Stängel- und Hochblatt

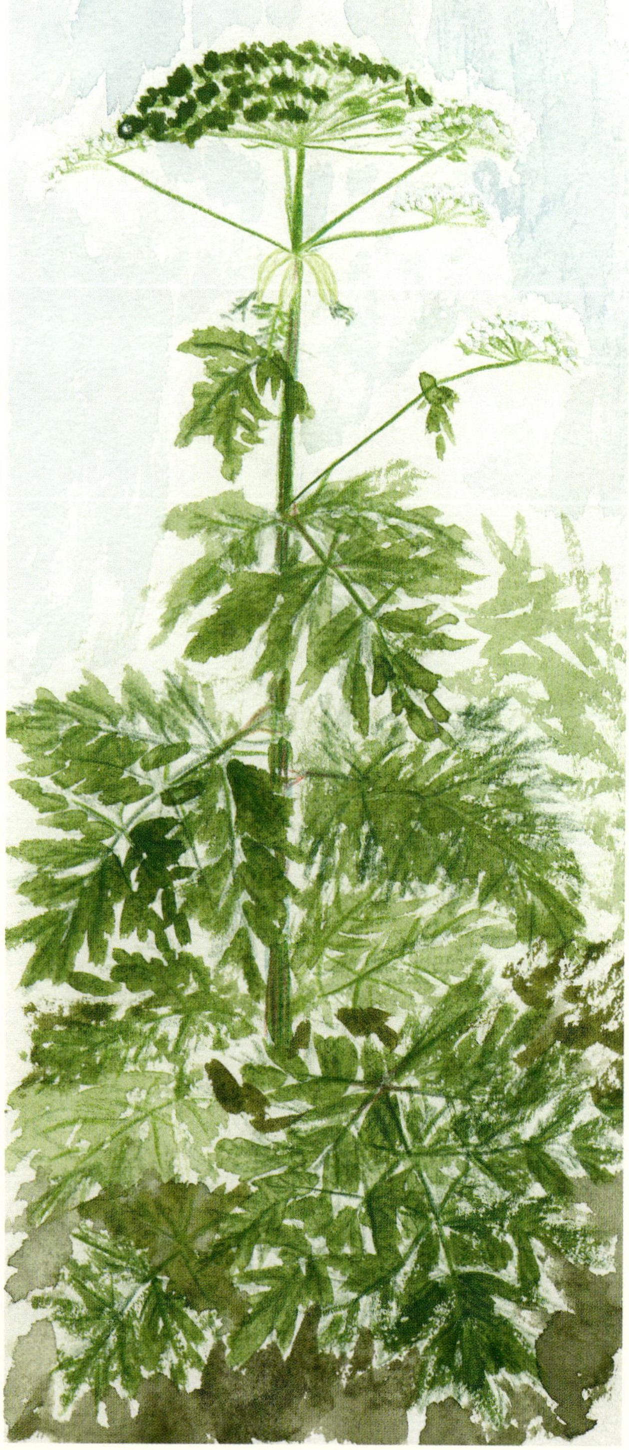

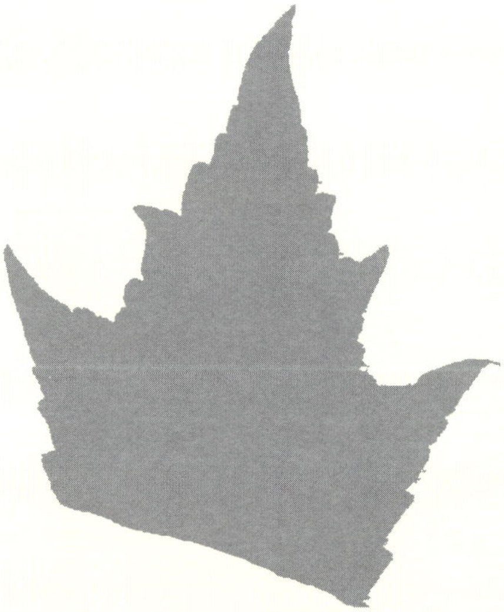

5 **Riesen-Bärenklau *Heracleum mantegazzianum* (L.) Somm. et Lev. (ähnlich *H. Persicum* Derf.)**

über 300 cm ⊛

Ursprünglich aus dem Kaukasus. In weiten Teilen Europas verwildert. Nach Anis/Fenchel riechend. Sehr dekorativ; durch auffallende Phototoxizität in Verruf geraten.

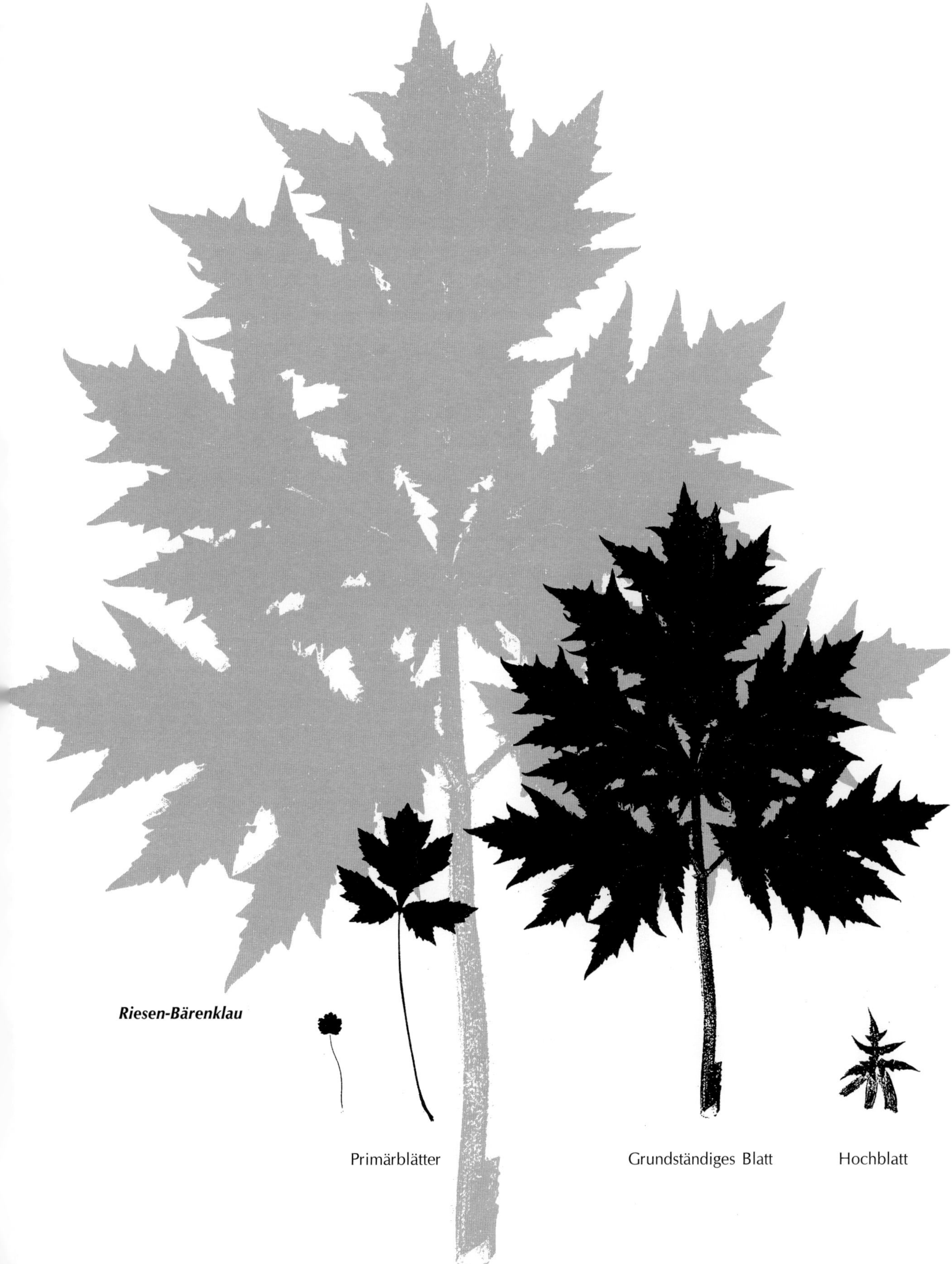
***Riesen-Bärenklau***
Primärblätter
Grundständiges Blatt
Hochblatt

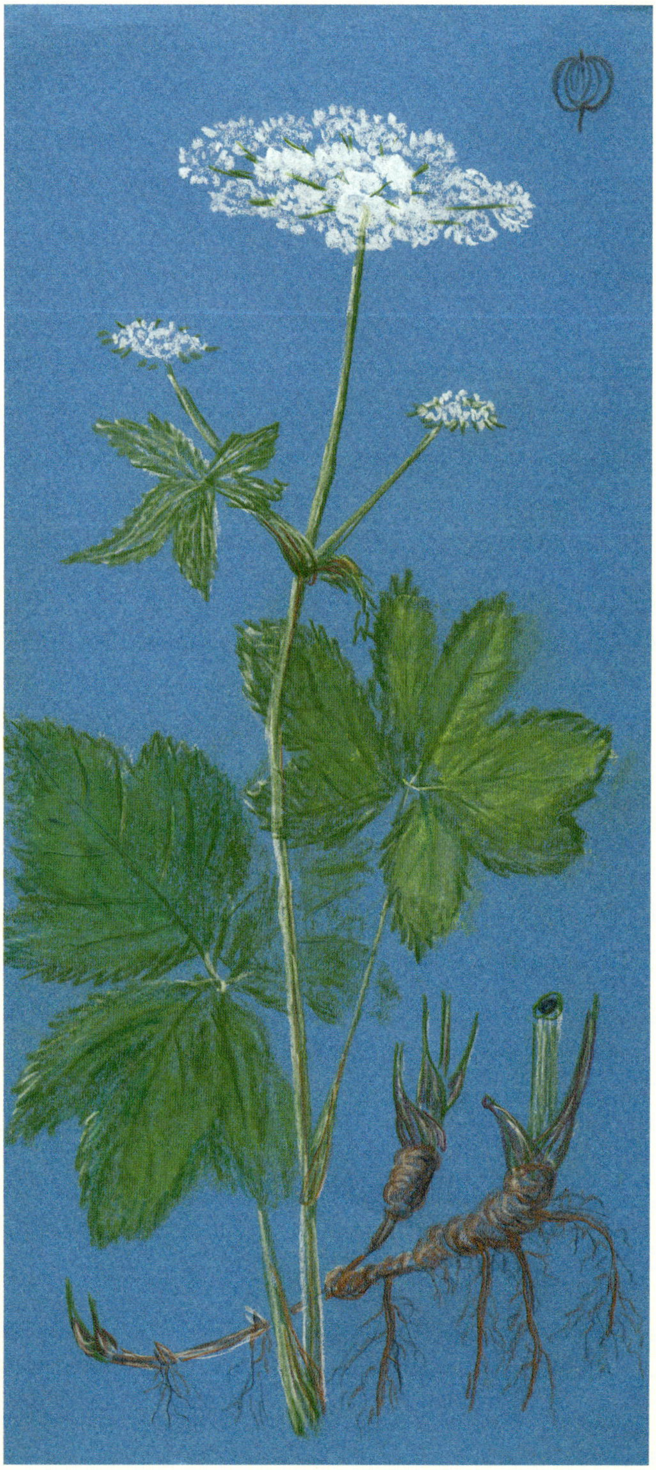

### 6 Meisterwurz *Peucedanum ostruthium* (L.) Koch
bis 60 cm ♃ VII–VIII

Auch Imperatoria genannt. In subalpinen Hochstaudenfluren und Gebüschen von 1400 bis 2700 Meter, ursprünglich nur in Alpen und Pyrenäen, in weiten Gebieten Europas vor allem in Gebirgslagen verwildert. Kommt weder in Arktis noch in Gebieten mit mediterranem Klima vor, ist also typisch krautige, mitteleuropäische Pflanze.
Aromatisch gewürzhaft durchdringender Geruch, beißend bitterer Geschmack mit würzig aromatischem Beigeschmack wie Möhre oder Sellerie in ganzer Pflanze, aber besonders in Milchsaft führenden, verdickten Rhizomen.
In Antike nicht bekannt. Seit 15./16. Jahrhundert überall in Mitteleuropa als Allheilmittel angebaut; vor allem bei Appetitlosigkeit, Magenverstimmung, Verdauungsstörungen, auch bei Gicht und Rheuma. Wirkt harntreibend und leicht sedativ.
Für Fische giftig. Kann unter Umständen «Wiesendermatitis» erzeugen.

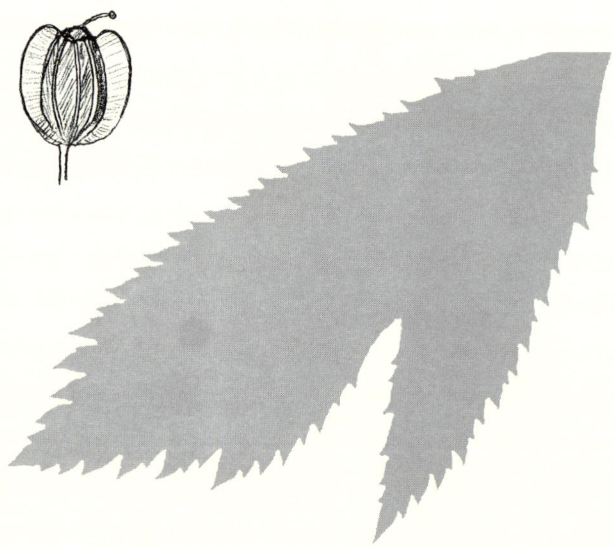

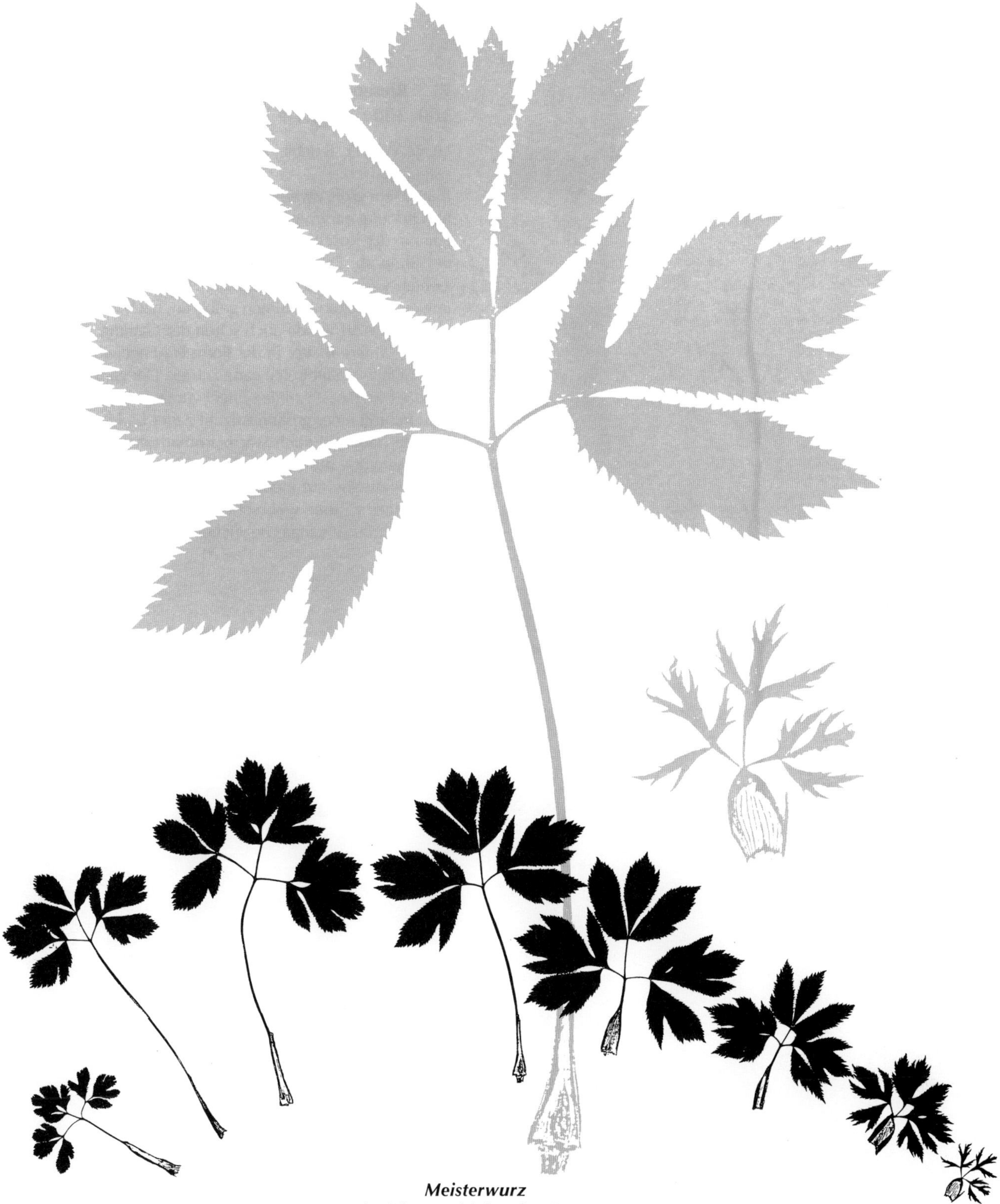

***Meisterwurz***
Blattfolge am blühenden Spross

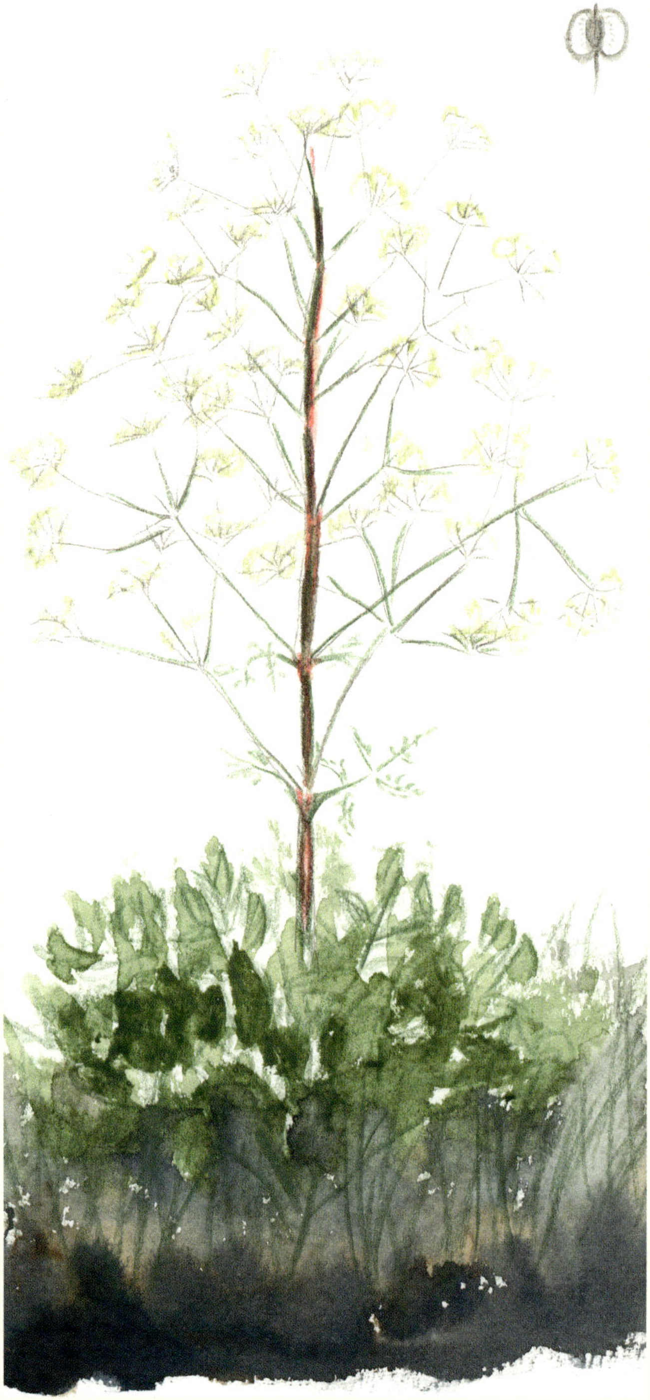

## 7 Riesen-Haarstrang *Peucedanum verticillare* (L.) DC.

100–300 cm (∷) VII–VIII

Lichte Wälder, feuchte, buschige Hänge, kollin-subalpin, südosteuropäisch.
Blätter sehr groß, zwei- bis dreifach gefiedert, Teilblättchen letzter Ordnung eiförmig, grob gesägt. Die Art wächst drei bis vier Jahre in der Rosette und stirbt meistens wie Archangelica nach der Blüte ab. Dicke, steif aufrechte Stängel oben quirlig verzweigt. Dolden zart, mit langen Stielen, quirlig angeordnet, ungleich vielstrahlig. Blüten gelbgrün, nach faulem Fleisch riechend. Die Art wurde auch schon der Gattung *Angelica* zugeordnet. Untere Blätter in der Form Erz-Engelwurz am ähnlichsten, Stängelblätter treten ganz zurück. Der ganze obere Spross wirkt im Gegensatz zur Erz-Engelwurz wie ein sehr luftiger Blütenstand mit einer großen Anzahl zarter Dolden.
Früchte haben ähnlich warm-aromatischen Geschmack wie Erz-Engelwurz, nur weniger beißend auf Zungenspitze.
Keine Hinweise auf medizinale Verwendung dieser auffallenden Pflanze, aber wahrscheinlich, zumal früher auch als *Peucedanum officinale* bezeichnet.

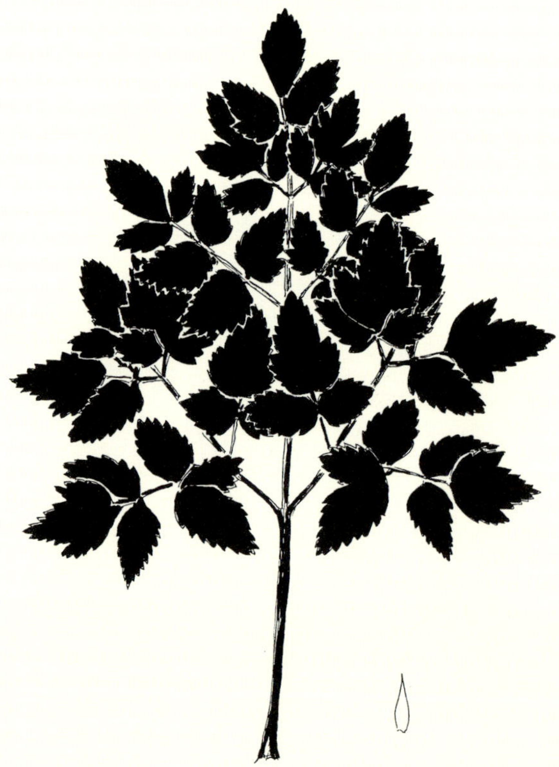

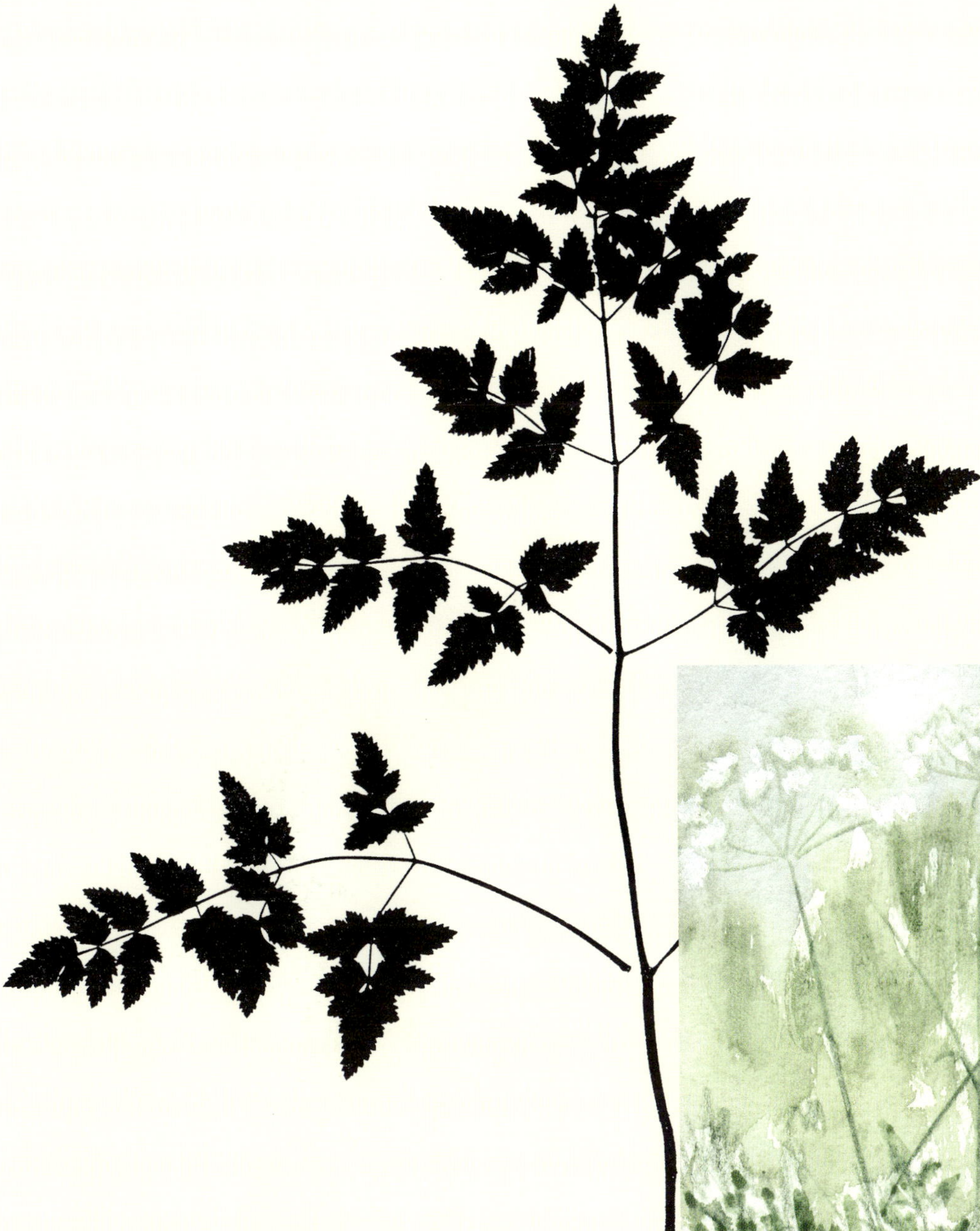

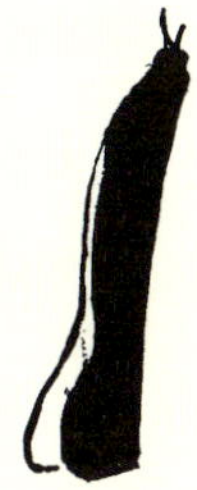

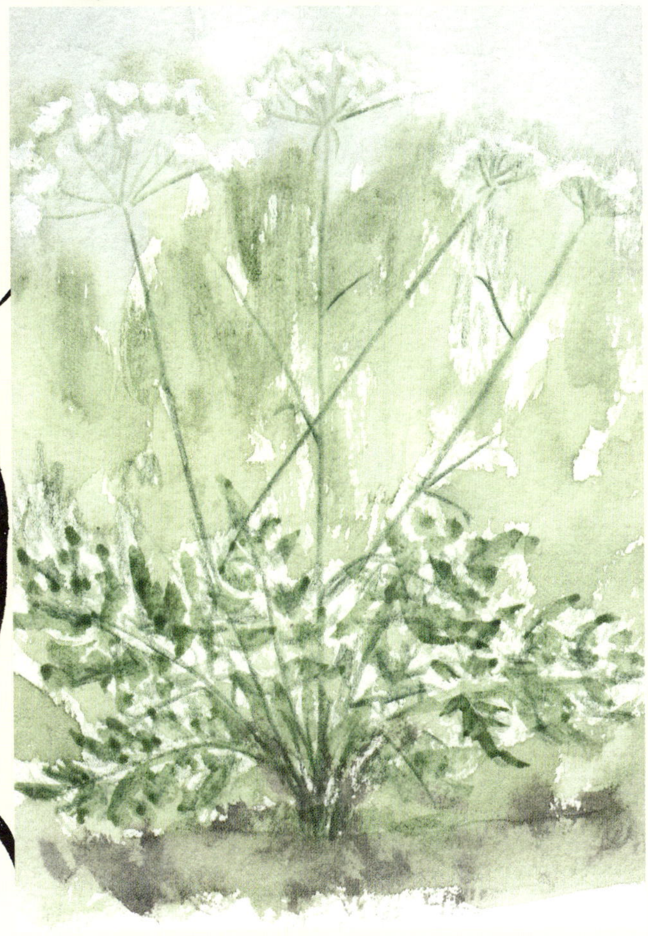

**8 Hirschwurz *Peucedanum cervaria* (L.) Lapeyr.**
30–100(–150) cm ♃

Sonnige, buschig-felsige Hänge, lichte Mischwälder, bis 800 Meter, mittel- und südeuropäisch, oft vergesellschaftet mit *P. oreoselinum*. Grundachse dickwalzlich, faserschopfig milchend. Stängel gerillt, oberwärts spärlich verästelt, fast blattlos; untere Blätter hell, mehrfach fiederschnittig, ledrig, bis 50 Zentimeter lang. Dolden groß.
Wurzeln und Früchte stark riechend und schmeckend. Wurden therapeutisch verwendet bei Magen- und Unterleibsbeschwerden, Wassersucht, Gicht. Früher oft auch angebaut.

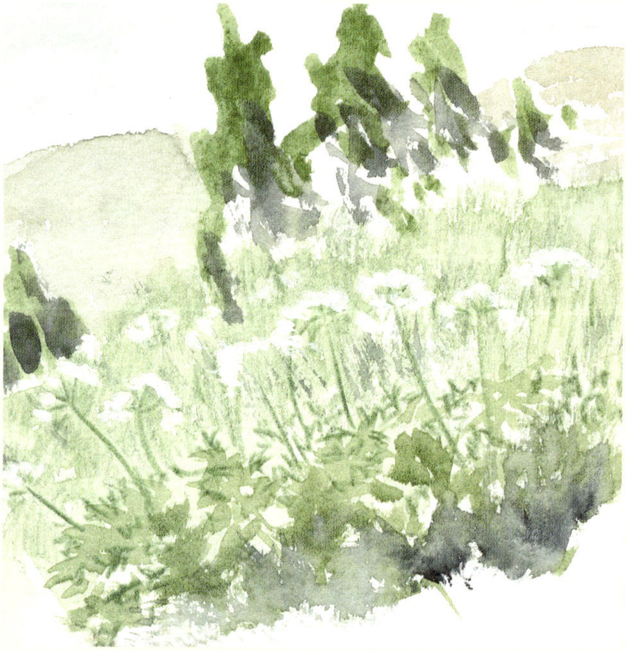

**9 Berg-Haarstrang *Peucedanum oreoselinum* (L.) Moench.**

30–100 cm ♃

Trockene Wiesen, Gebüsche, lichte Wälder, vorzugsweise auf Kies- und Sandboden von Südschweden bis Südeuropa, Balkanländer, Mittel- und Südrussland. Gilt als Trockenanzeiger, bleibt niedriger im Wuchs, Dolden heben sich deutlicher vom grundständigen Kraut ab als bei Meisterwurz.

Wurzel, Kraut und Früchte riechen angenehm gewürzhaft, schmecken ebenso, zugleich aber auch bitter. Geruch und Geschmack klarer als bei Meisterwurz.

Sekretverbessernd, Stockungen im Unterleib behebend, diuretisch.

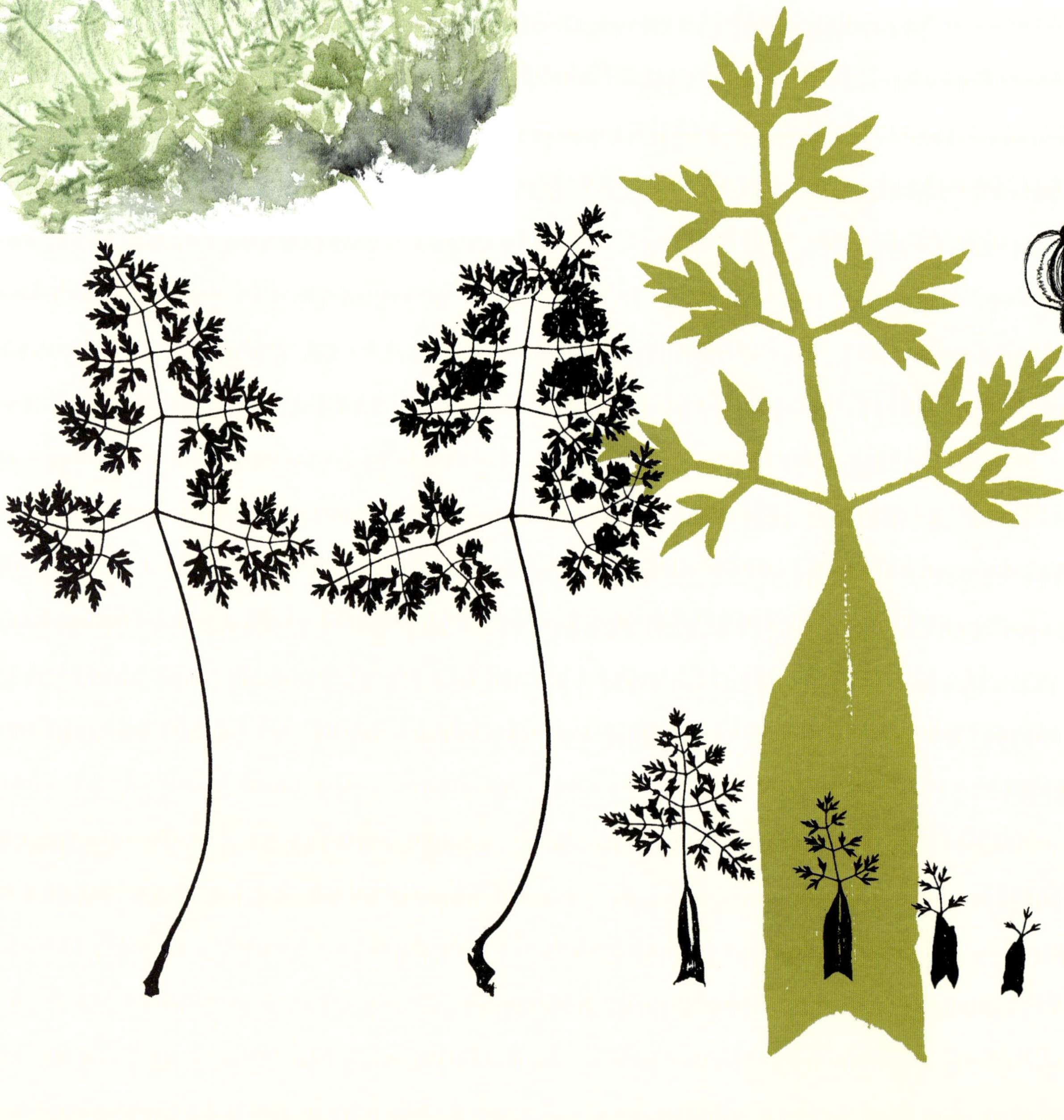

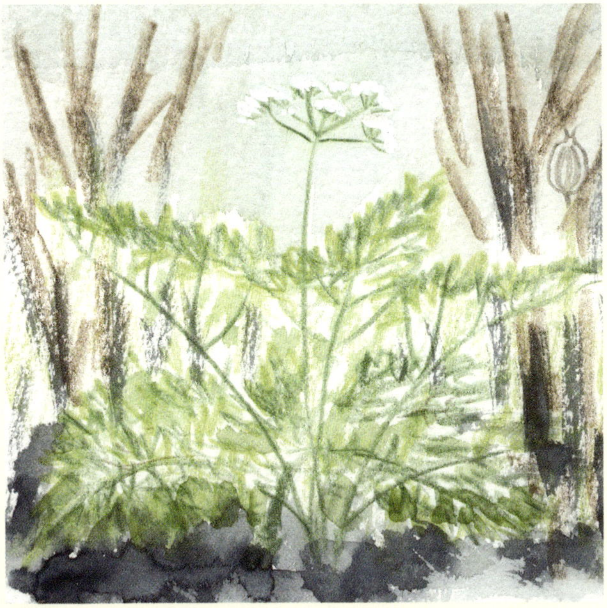

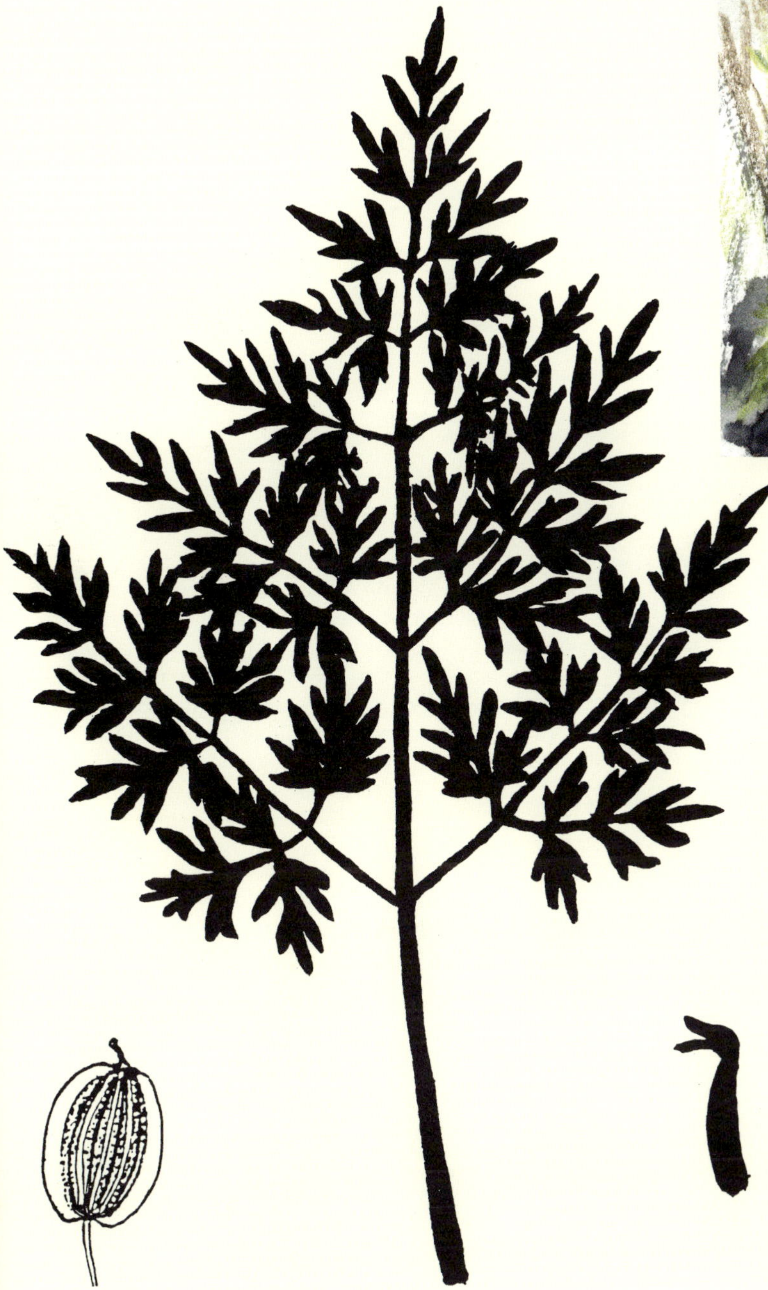

Unteres Stängelblatt und Hochblatt

**10 Sumpf-Haarstrang *Peucedanum palustre* (L.) Moench.**

30–100 cm ♃

Europäisch-sibirische Art; geht noch weiter ins Feuchte als Meisterwurz. Blätter feiner geteilt, wie Adlerfarn, aber fester.

Gummi- und schleimzuckerreiche Wurzel ist weichharzig und gelbfärbend; riecht stark, nicht angenehm, etwas terpentinartig; schmeckt scharf-gewürzhaft bitter, zuletzt brennend.

Wurde therapeutisch bei Epilepsie verwendet, auch als Ingwer-Ersatz.

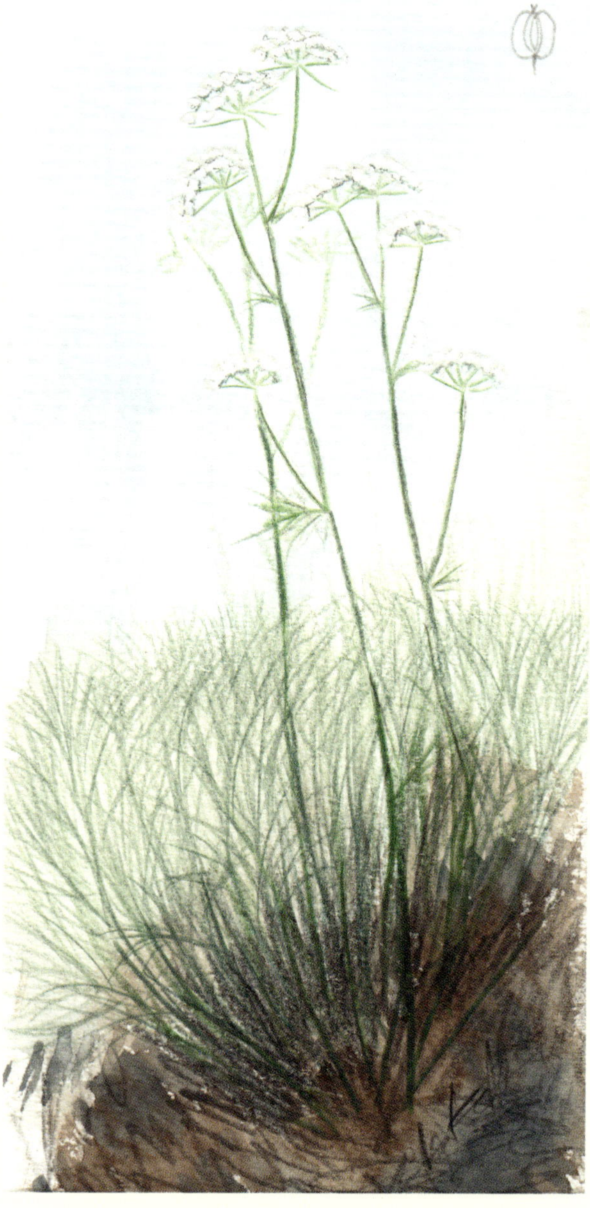

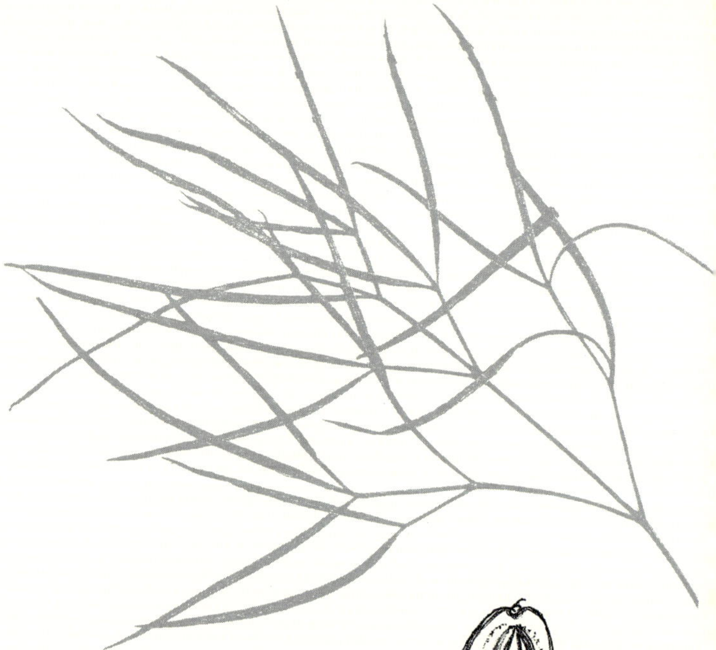

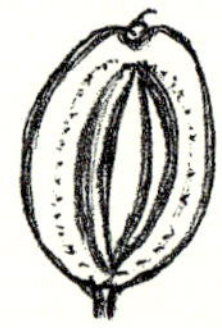

**11 Echter Haarstrang *Peucedanum officinale* L.**
50–120 cm ♃ VII-VIII

Heute selten gewordene Art; auf Kalkmagerrasen im südlichen und westlichen Mitteleuropa und im nördlichen Mittelmeergebiet. Gilt als Wechseltrockenheits- und Tonzeiger. Wurzel schmeckt scharf, etwas bitter, brennend aromatisch. Scheidet bei Verletzungen u.a. Gummiharz aus (ähnlich Ammoniakgummi). Gegenüber mitteleuropäischen Pflanzen in Bildungsweise südöstlichen Arten ähnlich. Wurzel früher ähnlich verwendet wie Meisterwurz und Berg-Haarstrang.

Auswahl aus der Blattfolge
vom Keim bis zur Blüte über sechs Jahre

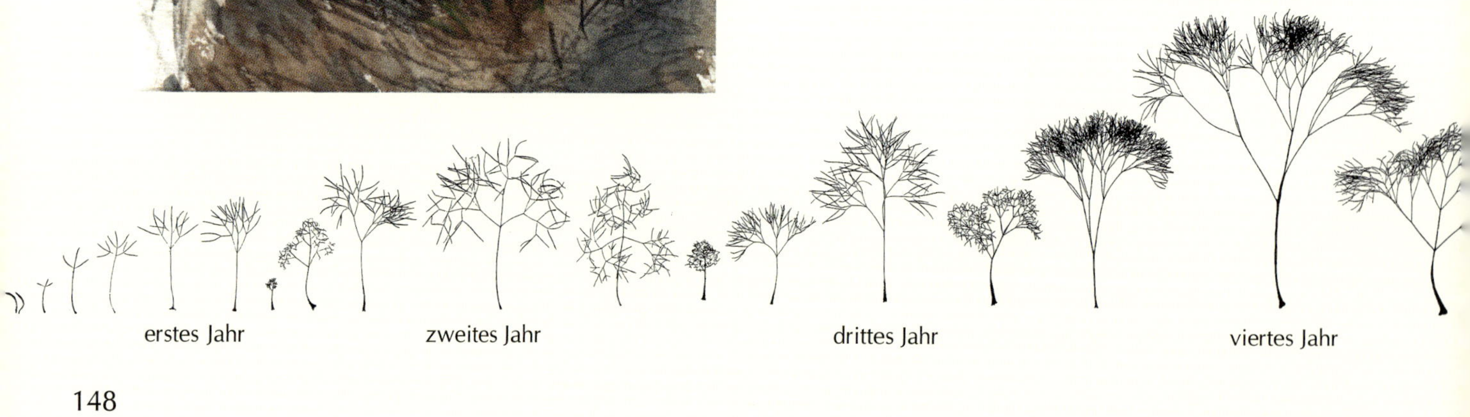

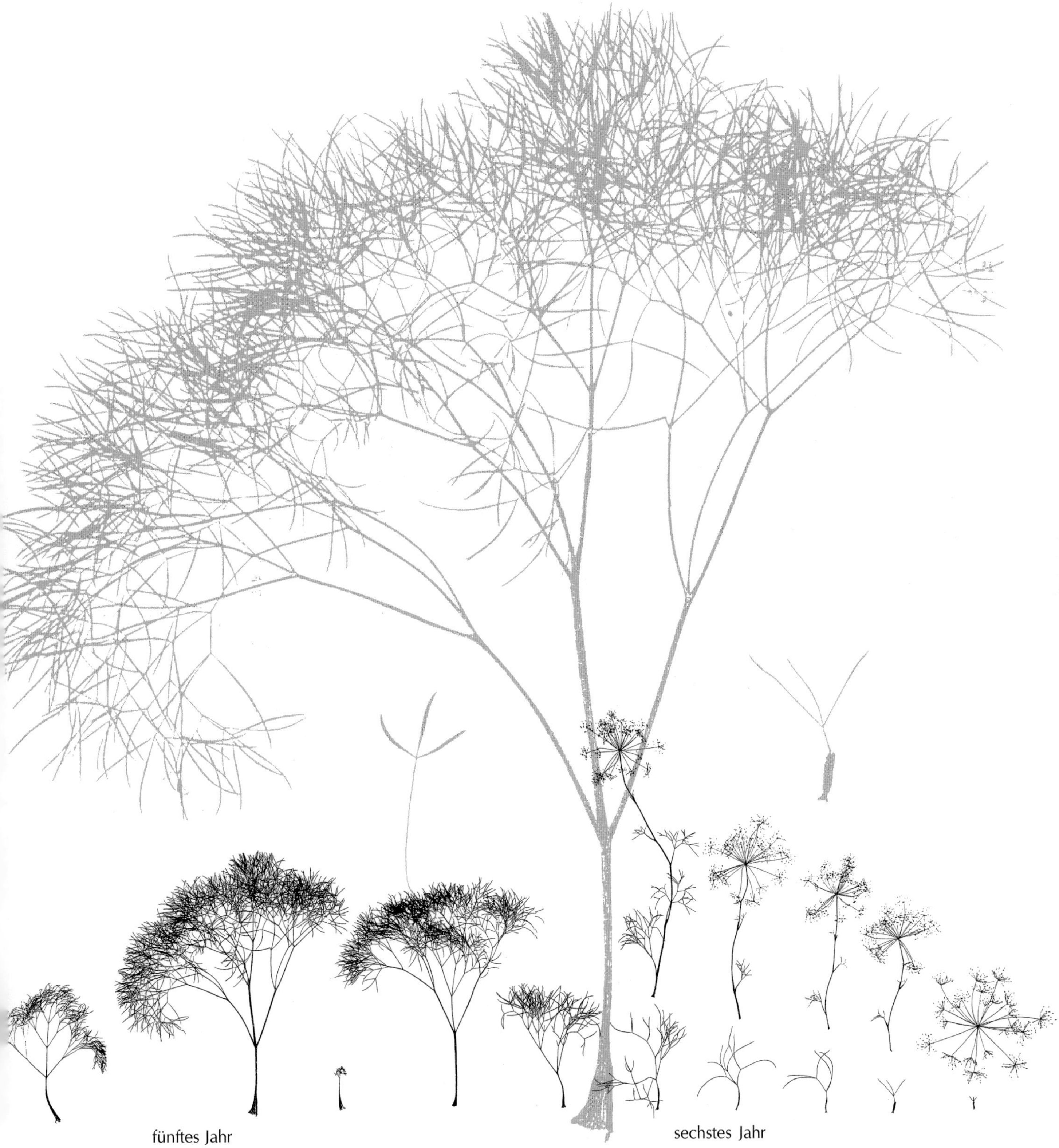
fünftes Jahr
sechstes Jahr

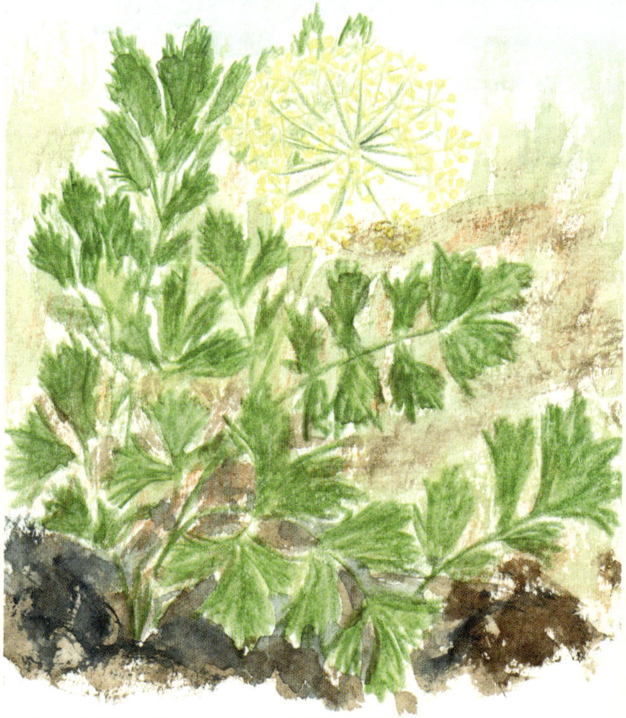

**12 Blister Bush *Peucedanum galbanum***

Diese Art sei als Beispiel gezeigt, wie sich die Bildungsweise zur Südhalbkugel hin abwandelt. Es ist eine südafrikanische Form mit typischen stachelspitzigen, ledrigen Blättern wie bei den Eryngiumarten.

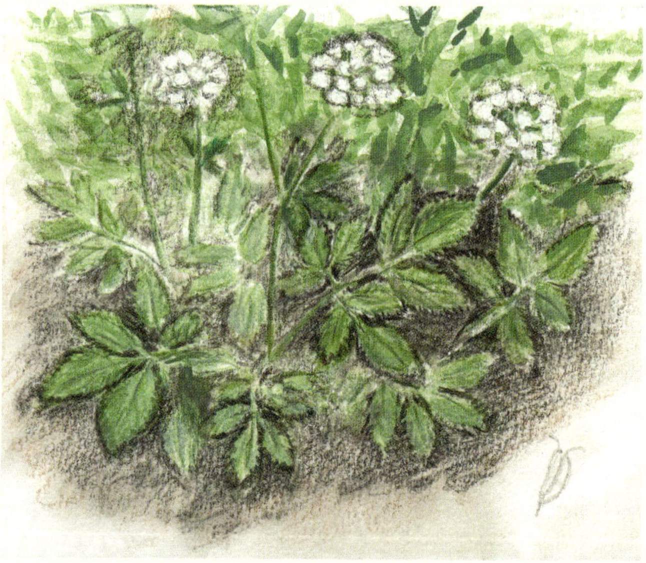

**13 Giersch, Geißfuß *Aegopodium podagraria* L.**
50–80 cm ♃ V–VII

Halbschattige Staudensäume an Gehölzen und Gärten in ganz Mitteleuropa.
Ähnlich gelappte, gezähnte und gefiederte, aber viel weichere Blätter als Meisterwurz. Kraut riecht schwach aromatisch, etwas möhrenähnlich. Blütendolden sind weiß, wenig auffallend; das Rhizom, aus dem sich die Pflanze vorwiegend erneuert und ausbreitet, bleibt dünn.
Geruch der Früchte angenehm aromatisch, Geschmack etwas brennend scharf, aber viel weniger als bei Meisterwurz.
Seit dem Mittelalter als Heilpflanze und Gemüse verwendet.
Bäder und Auflagen gegen Hämorrhoiden, zerquetschte Blätter aufgelegt schmerzstillend. Innerlich bei Vergiftungen (auch Insektenstichen) und bei Podagra. Kraut kann im Frühjahr als Gemüse gegessen werden, mit zunehmendem Alter immer schärfer.
Von den zwei europäisch-sibirischen Arten der Gattung kommt nur die genannte in Mitteleuropa vor (siehe auch *Chaerophyllum aromaticum*!).

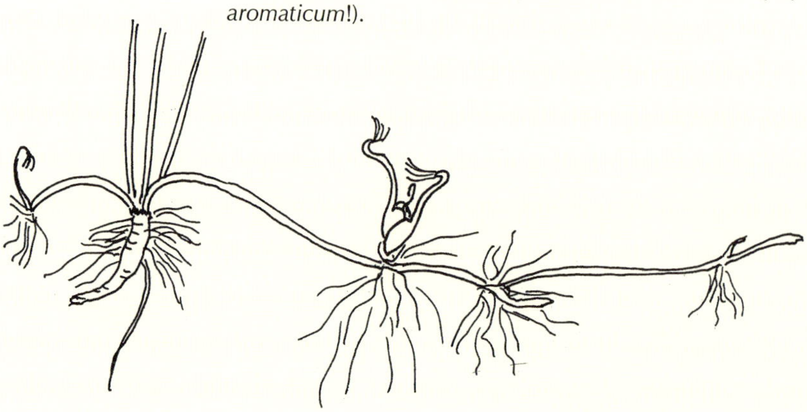

Rhizom des Gierschs

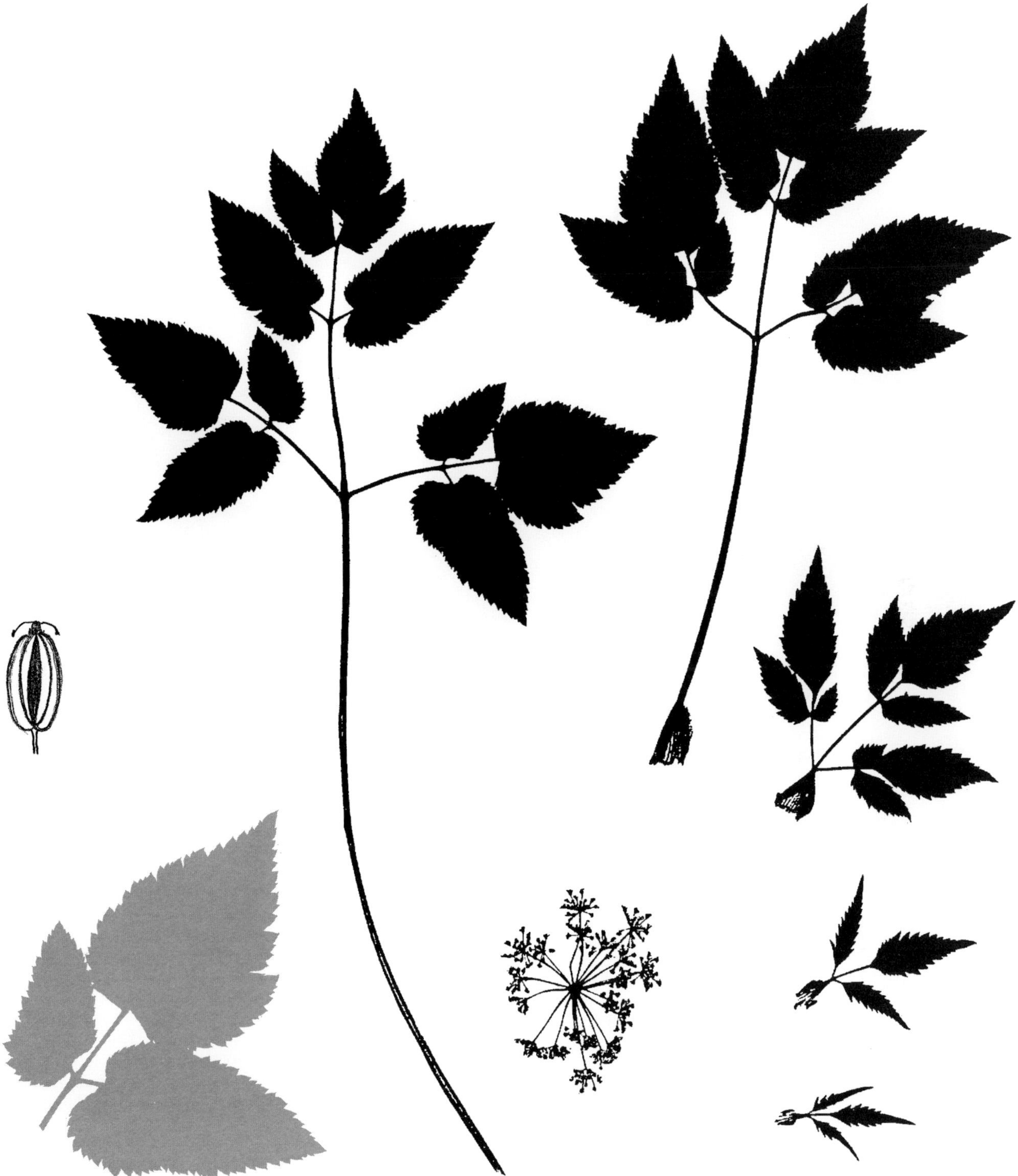

***Giersch***
Blätter vom blühenden Spross

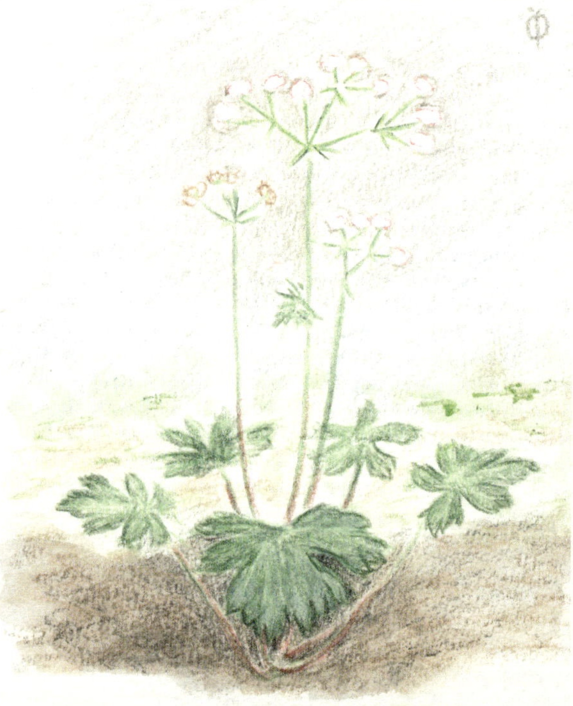

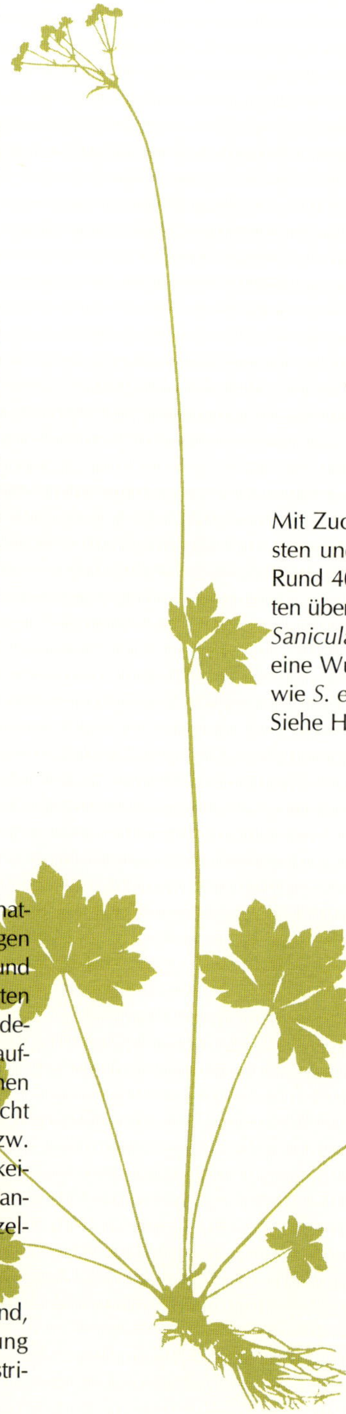

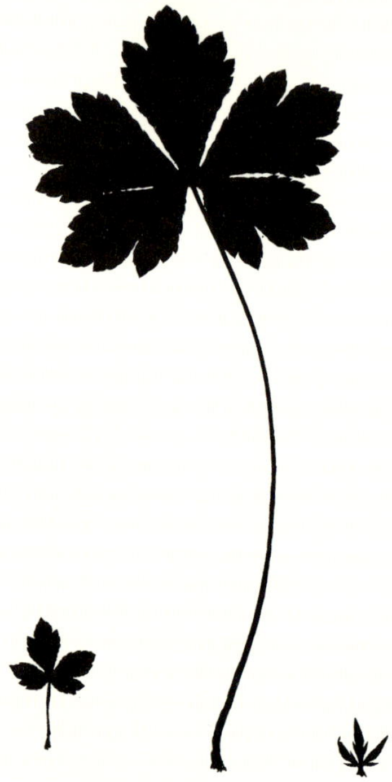

Mit Zucker und Honig schleimlösend bei Husten und Bronchitis.
Rund 40 ähnliche Arten in bewaldeten Gebieten über die ganze Erde verteilt.
*Sanicula marilandica* aus Nordamerika liefert eine Wurzeldroge mit ähnlichen Eigenschaften wie *S. europaea*.
Siehe Hager, S. 594–599.

**14 Wald-Sanikel *Sanicula europaea* L.**
20–40 cm ♃ V–VI

Vor allem in Edellaub-Mischwäldern und überall auf beschattetem Humusboden in Europa (bis 1700 Meter), in Gebirgen von Kleinasien bis ins tropische Afrika (bis 2500 Meter) und ans Kap sowie bis Ostasien. Das kleine Kraut bildet Rosetten mit hahnenfußartig zusammengezogenen Blättern, aus denen dünne, wenig beblätterte, verzweigte Blütensprosse aufsteigen. Ende Frühjahr erscheinen kleine, einfache Döldchen als weiße bis rosa Einzelblüte. Erneuerung aus waagrecht wachsender faseriger Grundachse. Blätter und Wurzel bzw. Rhizom schmecken scharf, zusammenziehend, enthalten keinen Milchsaft und sind nicht harzig. Diese unscheinbare Pflanze imponiert in der lückigen Vegetation durchaus als Einzelexemplar.
Geruch wenig spezifisch, Geschmack leicht bitter.
Wurzel und blühendes Kraut adstringierend, expectorierend, antiexsudativ, antimikrobiell, antimykotisch. Anwendung äußerlich bei Eiterungen, Furunkulose, innerlich bei Gastritis, Schleimhautentzündungen, Lungenblutungen.

**15 Große Sterndolde *Astrantia major* L.**

30–90 cm ♃ VI–VIII

Gebirge, Gebüsche, Bergwiesen von Nordwestspanien über Süd- und Mitteleuropa bis zum Kaukasus; mehrere Unterarten mit einem reichlich bewurzelten Rhizom. Blätter handförmig geteilt, verschieden stark gelappt oder eingeschnitten. Einfache kleine Dolden am Ende der verzweigten dünnen Triebe erscheinen besonders blütenartig durch kelchartige spitze Hüllblätter, z.T. weiß bis rosa gefärbt. Das Blütenprinzip macht hier die Dolde verstärkt zur Blüte, greift aber nicht so in die Gesamtgestalt ein wie bei Erzengelwurz.

Krautdroge: Erkrankungen der Atmungsorgane, Blutungen im Magen-Darm-Trakt und vor allem bei schlecht heilenden Wunden.

Insgesamt neun bekannte Arten: Vorwiegend in Gebirgsländern von Mitteleuropa, Kleinasien, Kaukasien. In Mitteleuropa zwei der großen Sterndolde ähnliche Arten (*A. carniola* und *A. bavarica*) mit jeweils beschränkter Verbreitung sowie die zierliche Kleine Sterndolde *A. minor*.

Siehe Hager, S. 417–420.

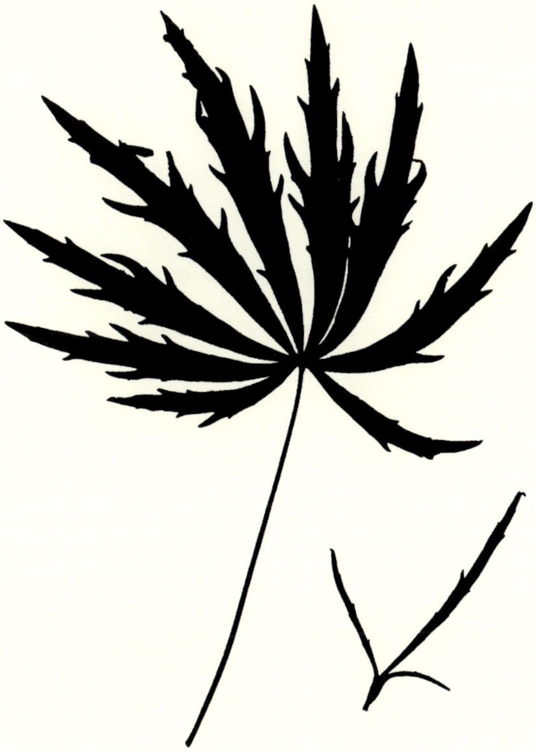

***Kleine Sterndolde 1:1***

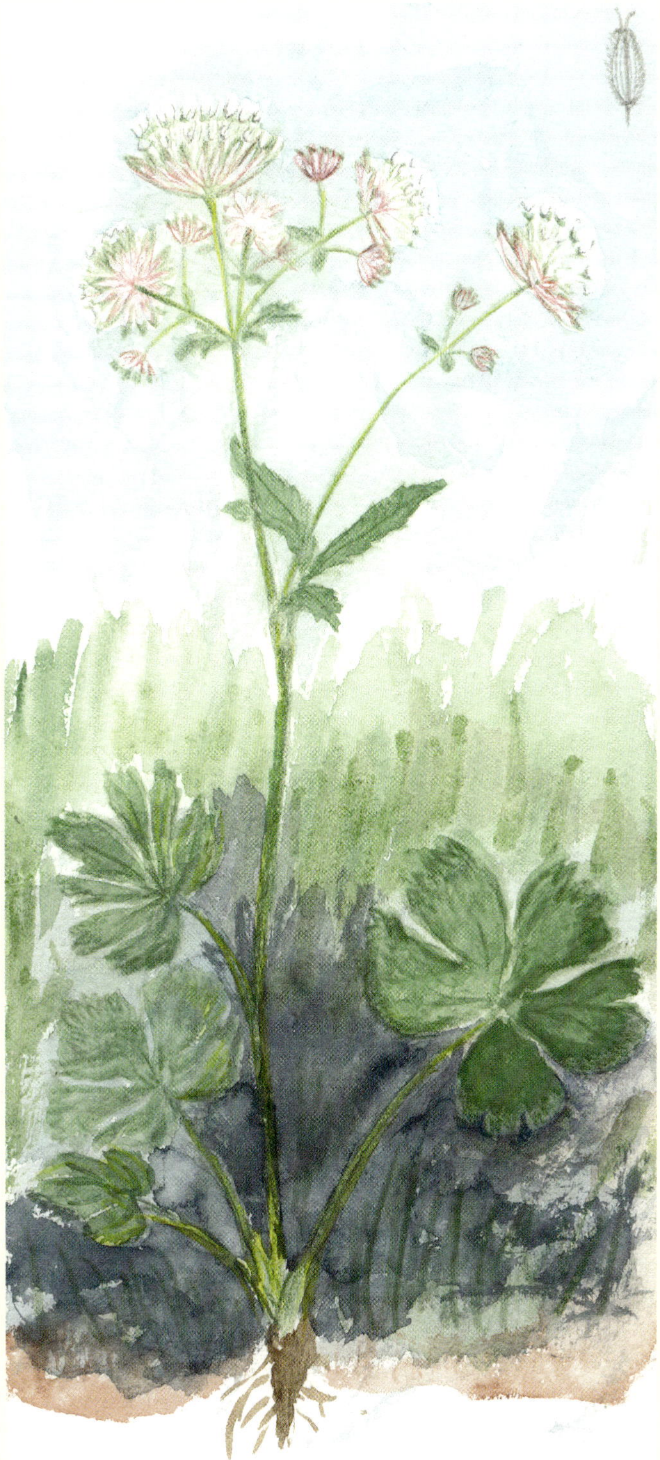

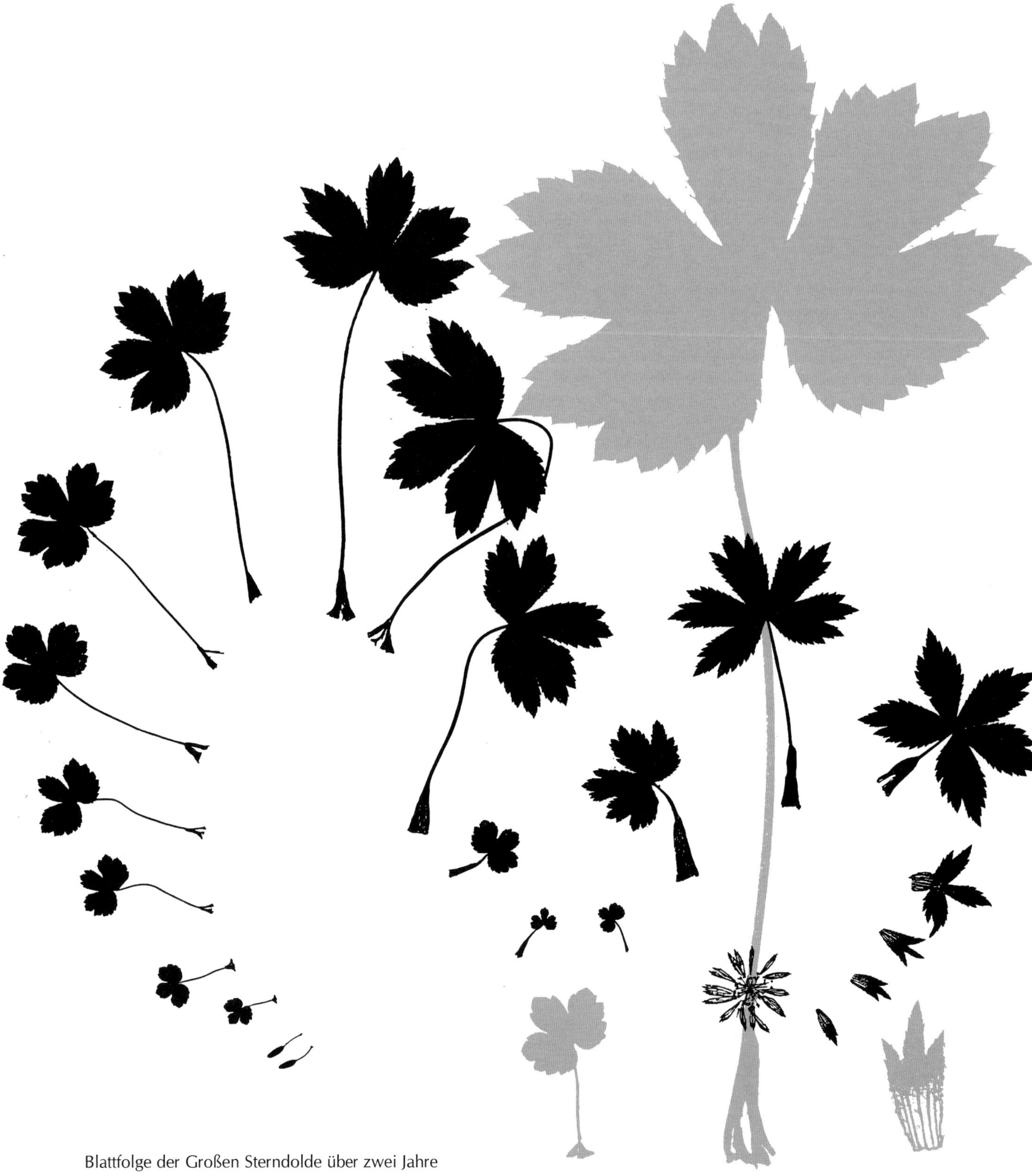

Blattfolge der Großen Sterndolde über zwei Jahre

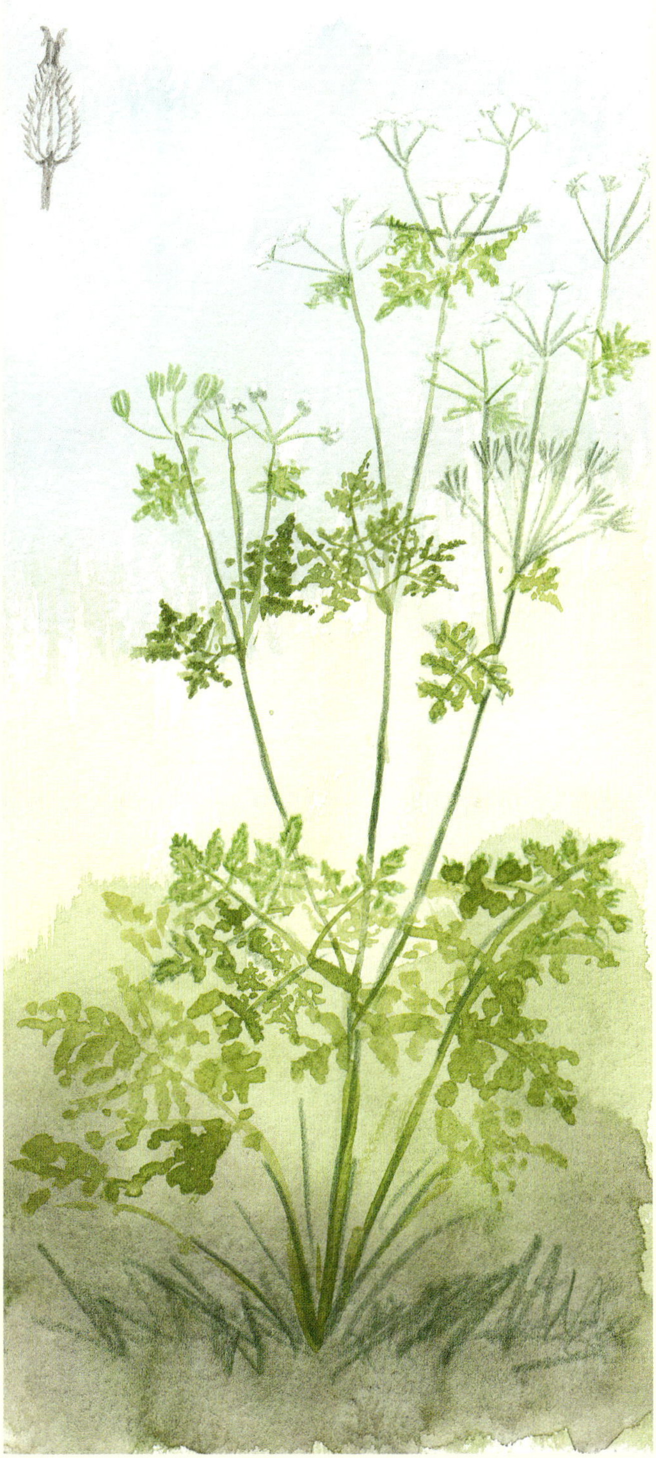

**16 Gartenkerbel *Anthriscus cerefolium* L.**
30–60 cm ⨀ V–VI

Hausumgebung, Weinberge, Unkrautfluren, Hecken, Waldränder, kollin. Ursprünglich vermutlich aus Westasien. Zart hellgrünes Kraut mit eigentümlich süßlich aromatischem Geruch und leicht würzig bitterem Geschmack. Wurzel weiß, dünn spindelförmig, riecht nach Anis. Blüten winzig an jeweils wenigen Doldenstrahlen.
Schon bei den Römern benutzt, seit dem 16. Jahrhundert in Mitteleuropa angebaut als Gewürzkraut, auch zu Frühjahrskuren.
Zur Blütezeit gesammeltes, getrocknetes Kraut und Früchte leicht reizend, auflösend, zerteilend, harntreibend. Ausgepresster Saft wurde bei Wassersucht, Ekzemen, Unterleibsstockungen gebraucht, auch äußerlich angewendet.

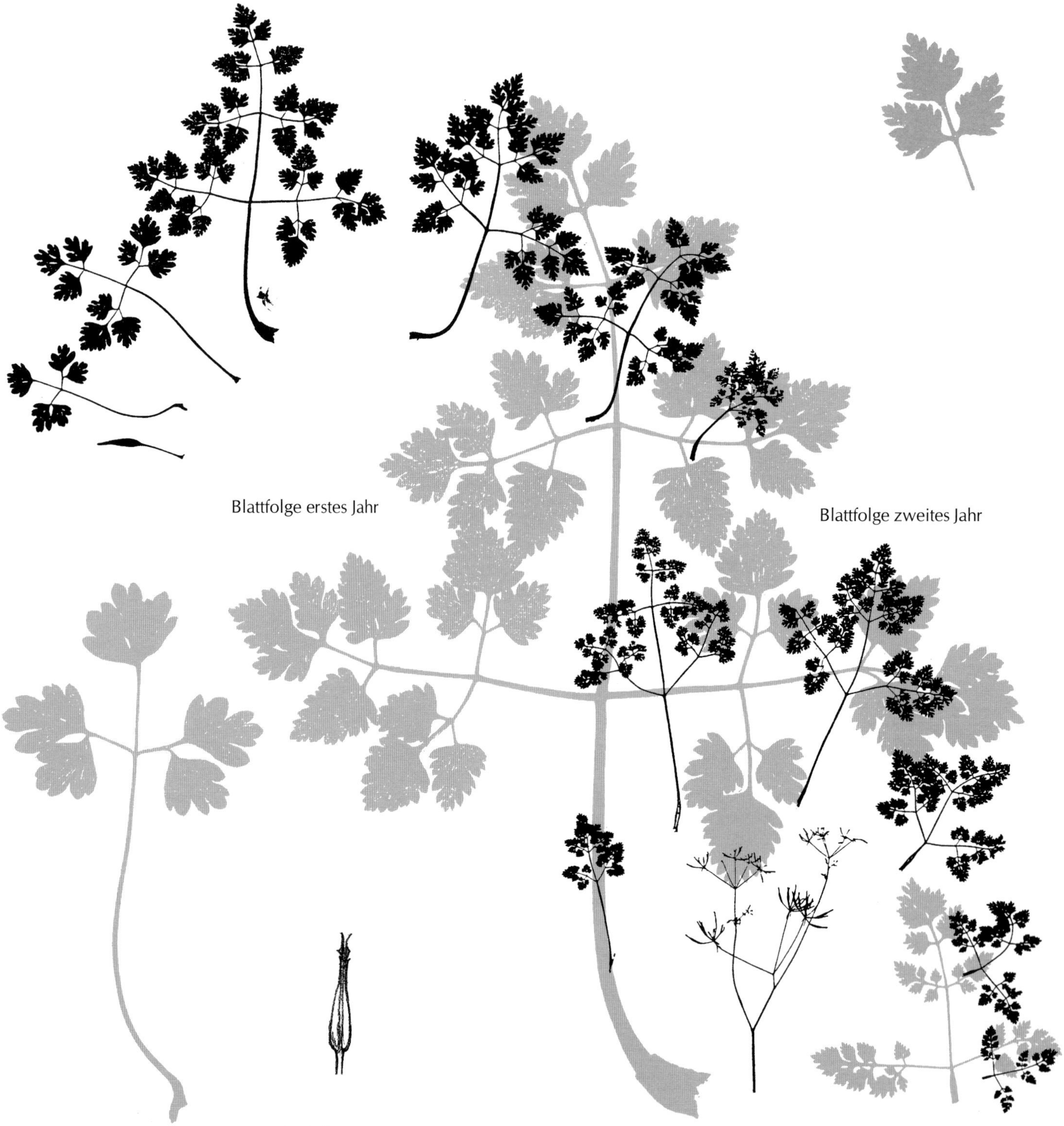


***Gartenkerbel***
Blattfolge vom Keim zur Blüte über zwei Jahre

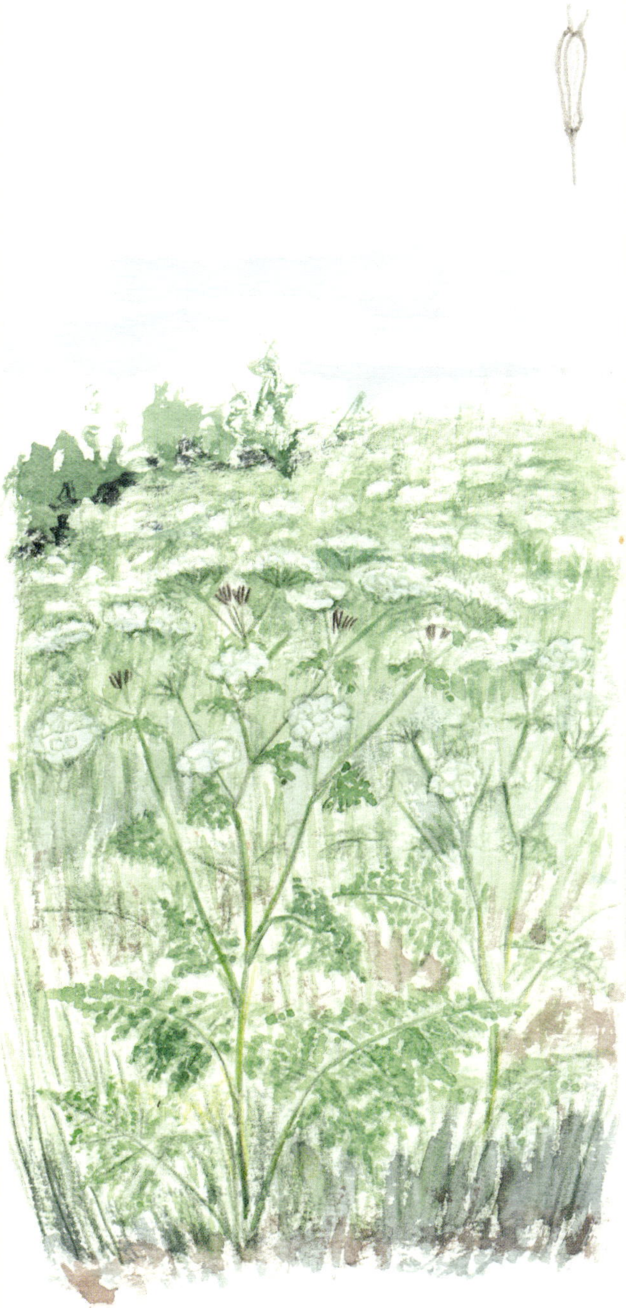

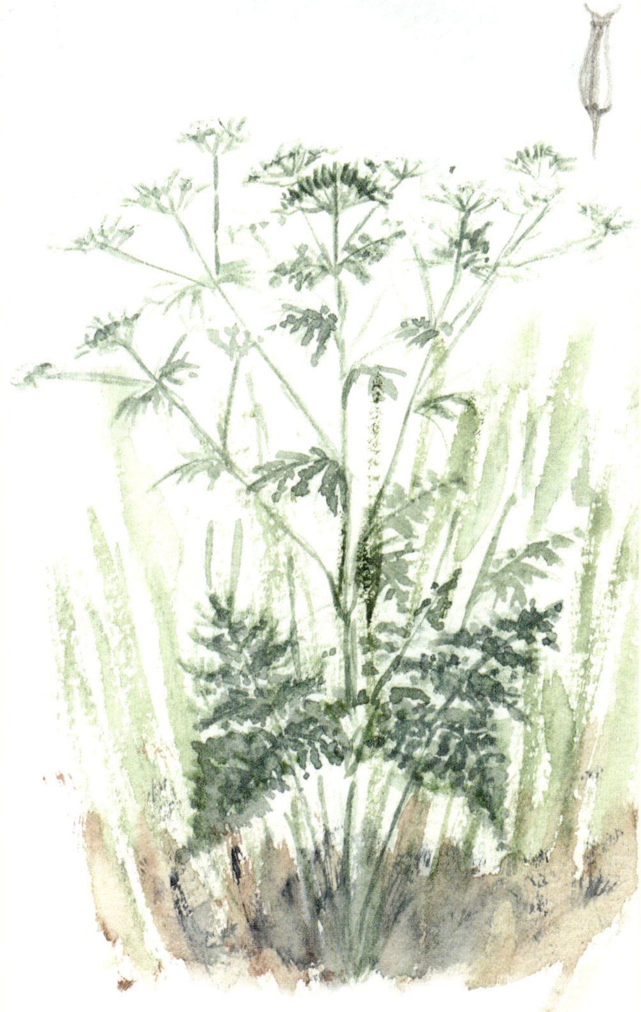

**17 Wiesen-Kerbel *Anthriscus sylvestris* L.**
50–150(–210) cm ♃ IV–VIII

Auf gedüngten Wiesen weit verbreitet, wesentlich robuster als Garten-Kerbel, vor allem in Nord- und Mitteleuropa. Blüten weiß. Pflanze riecht widerlich süßlich.
Steht hier als Vertreter vieler Kerbel- und Kälberkropf-Arten, deren Verbreitung auf Wiesen in Mitteleuropa durch zu intensive Düngung erheblich zugenommen hat.

**18 Glänzender Kerbel *Anthriscus nitida* (Wahlenb.) Hazs**
50–150 cm V–VI

Feuchte Schluchten in Buchen- und Ahornwäldern, montan-subalpin; mittel- bis südeuropäisch. Ähnlich wie Wiesen-Kerbel (*Anthriscus sylvestris* L. Hoffm.), aber Blätter glänzend, Blüten weiß, Kraut unangenehm aromatisch riechend, etwas möhrenartig. Von Kühen gern gefressen.
Frühere medizinische Verwendung unsicher.

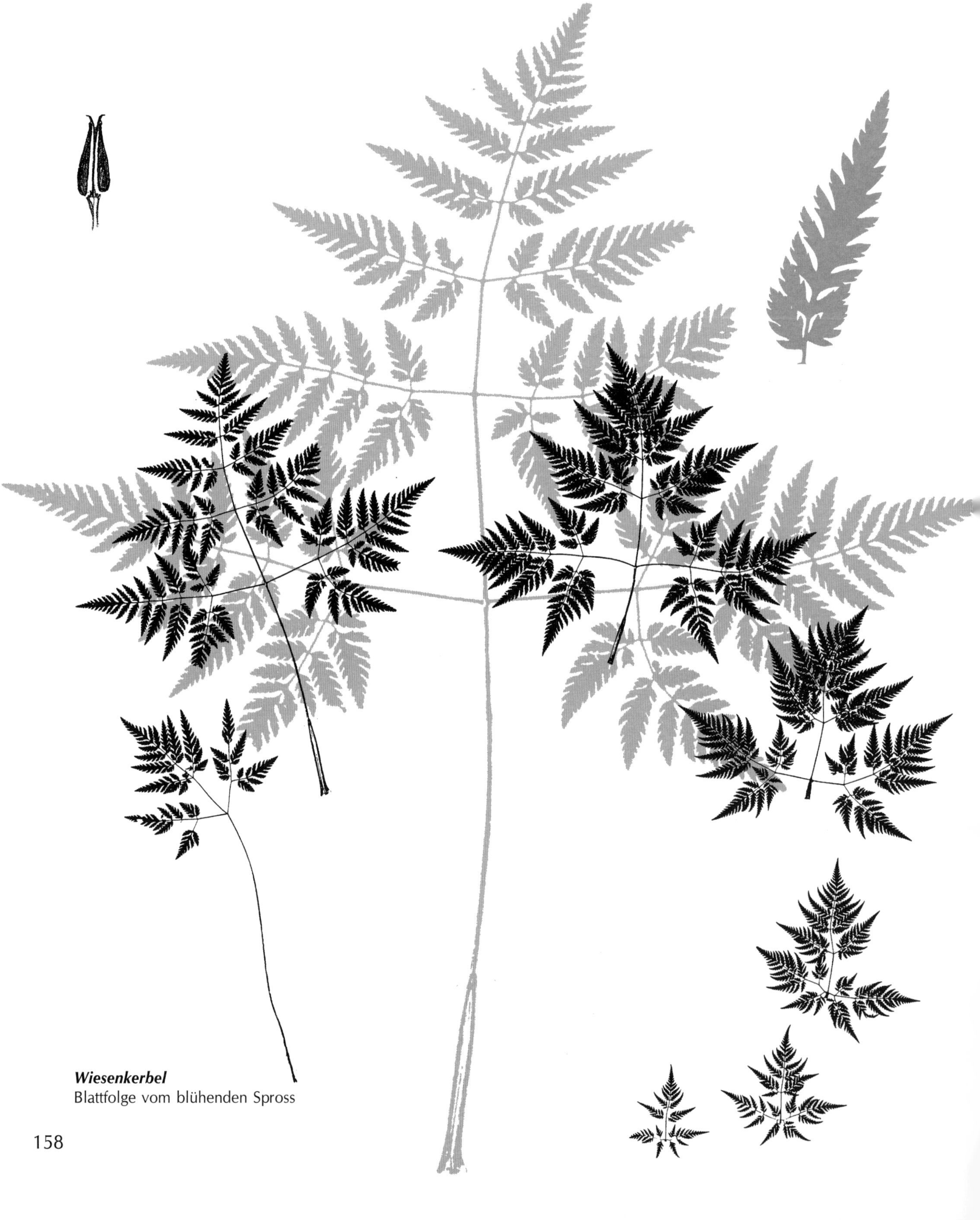

***Wiesenkerbel***
Blattfolge vom blühenden Spross

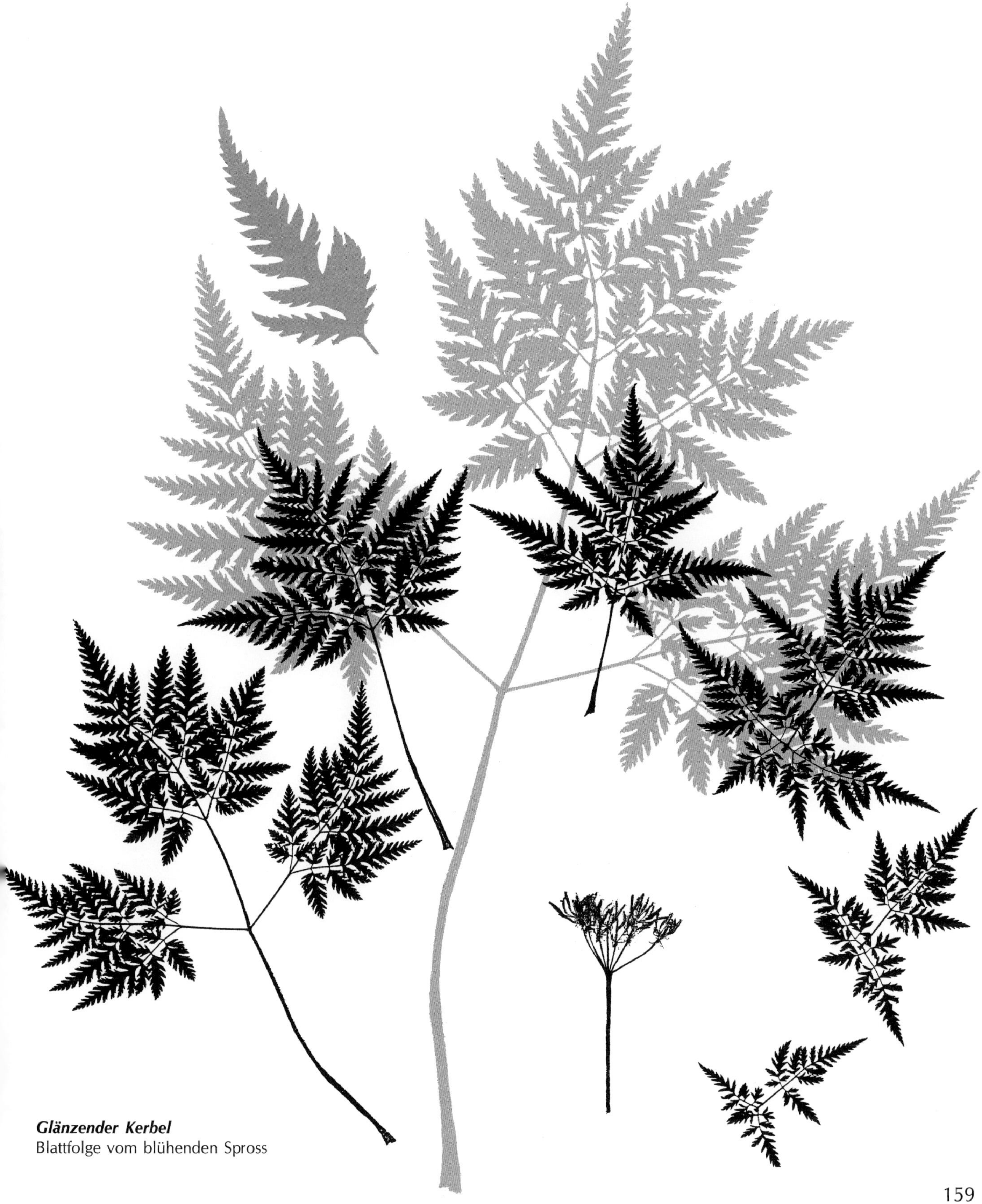

***Glänzender Kerbel***
Blattfolge vom blühenden Spross

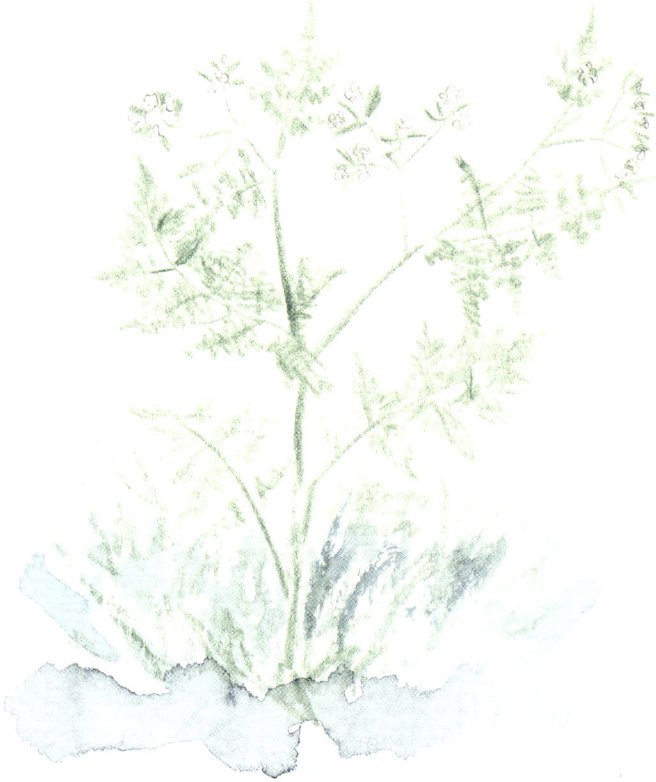

**19 Gemeiner Kerbel *Anthriscus caucalis* M.B.**
20–80 cm ♃ V–VI

Wegränder, Ödland, kollin. Ursprünglich südeuropäisch. In fast ganz Europa bis Sibirien verbreitet. Blüten an spärlichen Dolden, Klettfrüchte. Hinsichtlich Geruch wohl die neutralste der Kerbelartigen. Kraut riecht nicht aromatisch, wird vermutlich nicht medizinisch verwendet.

Die **Gattung *Anthriscus*** ist der folgenden nahe verwandt. Sie umfasst ca. zwölf europäische und orientalische Arten; darunter zählen einzelne zu den bekanntesten mitteleuropäischen Wiesenunkräutern.

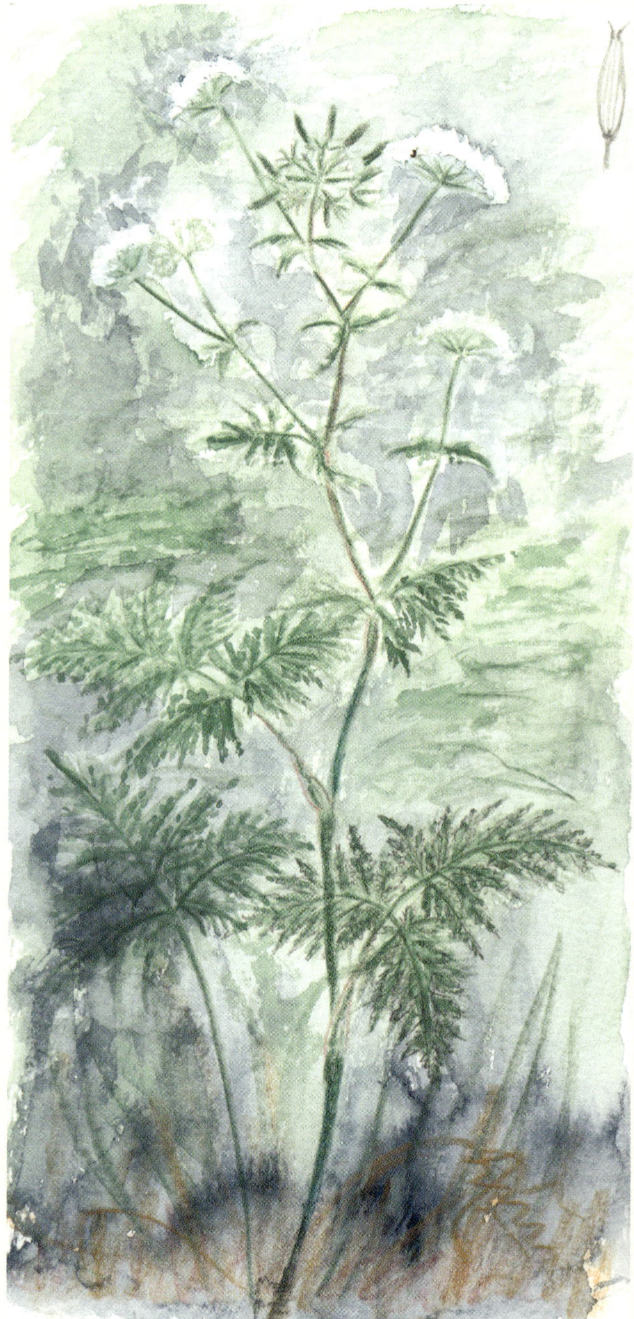

**20 Berg-Kälberkropf *Chaerophyllum hirsutum* L.**
20–120 cm ♃ V–VIII

Feuchte, schattige Orte, an Ufern in nassen Wiesen, Hochstaudenfluren (kollin) montan, alpin. Geruch des Krautes an Reinetten-Äpfel erinnernd.

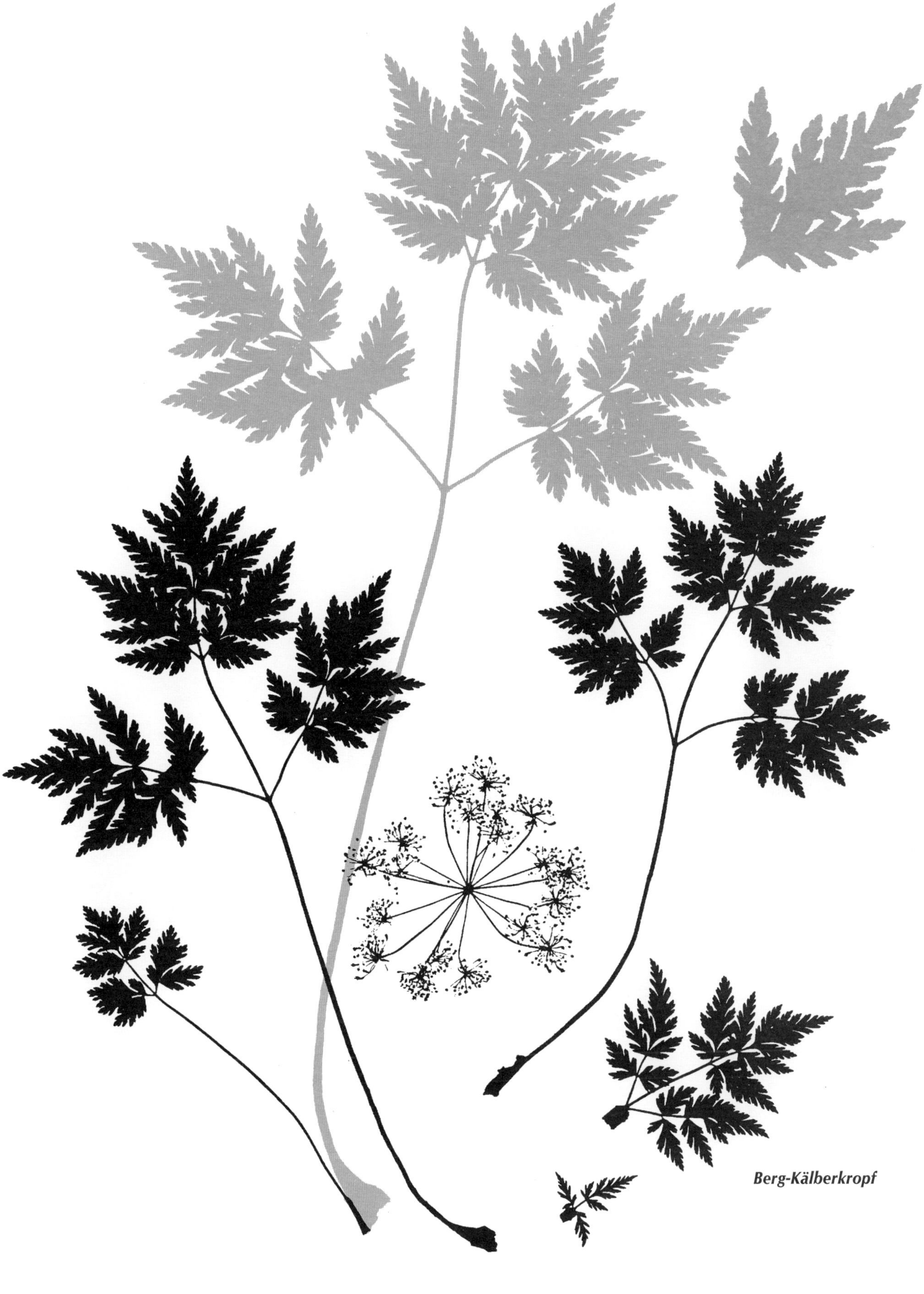

*Berg-Kälberkropf*

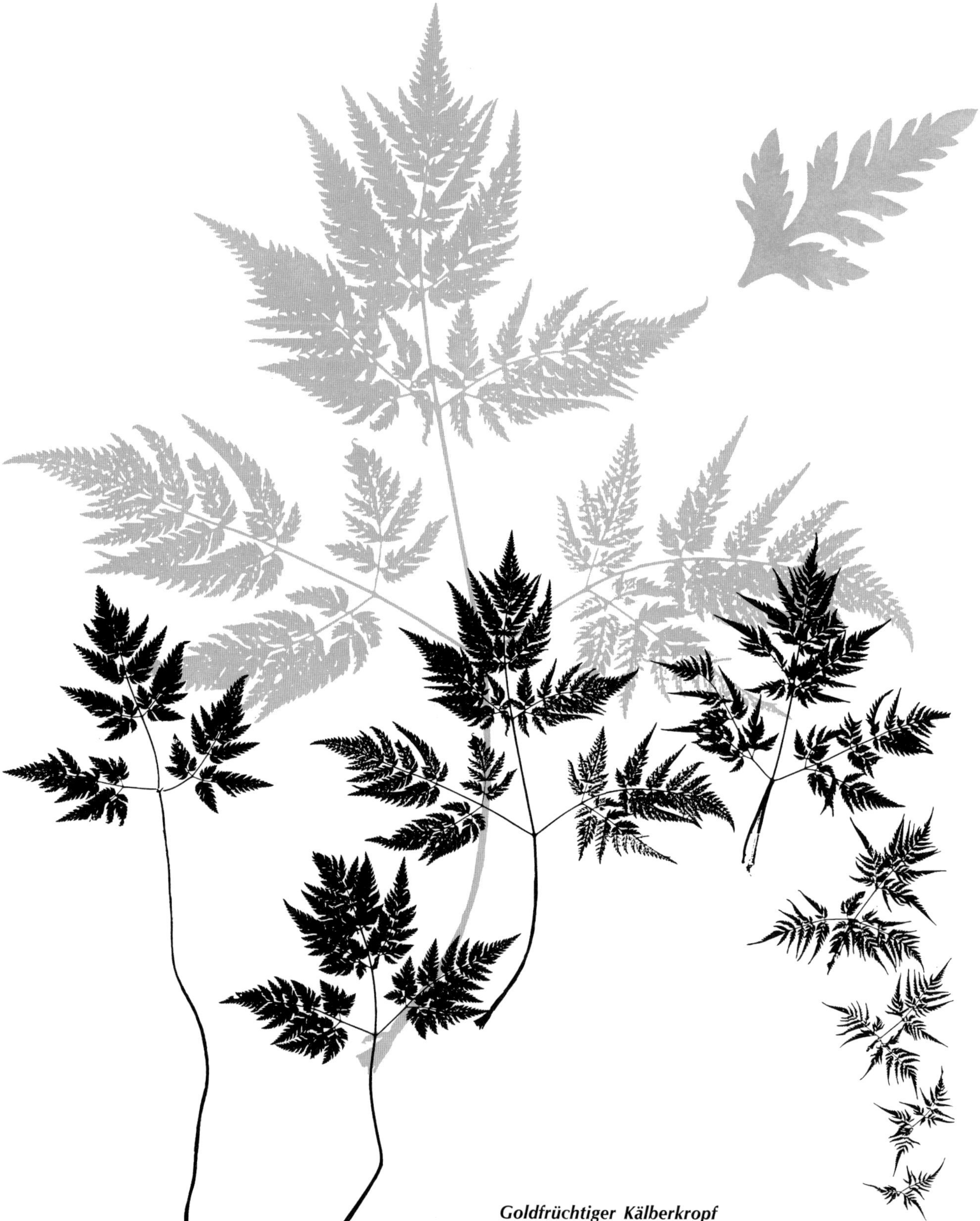

*Goldfrüchtiger Kälberkropf*

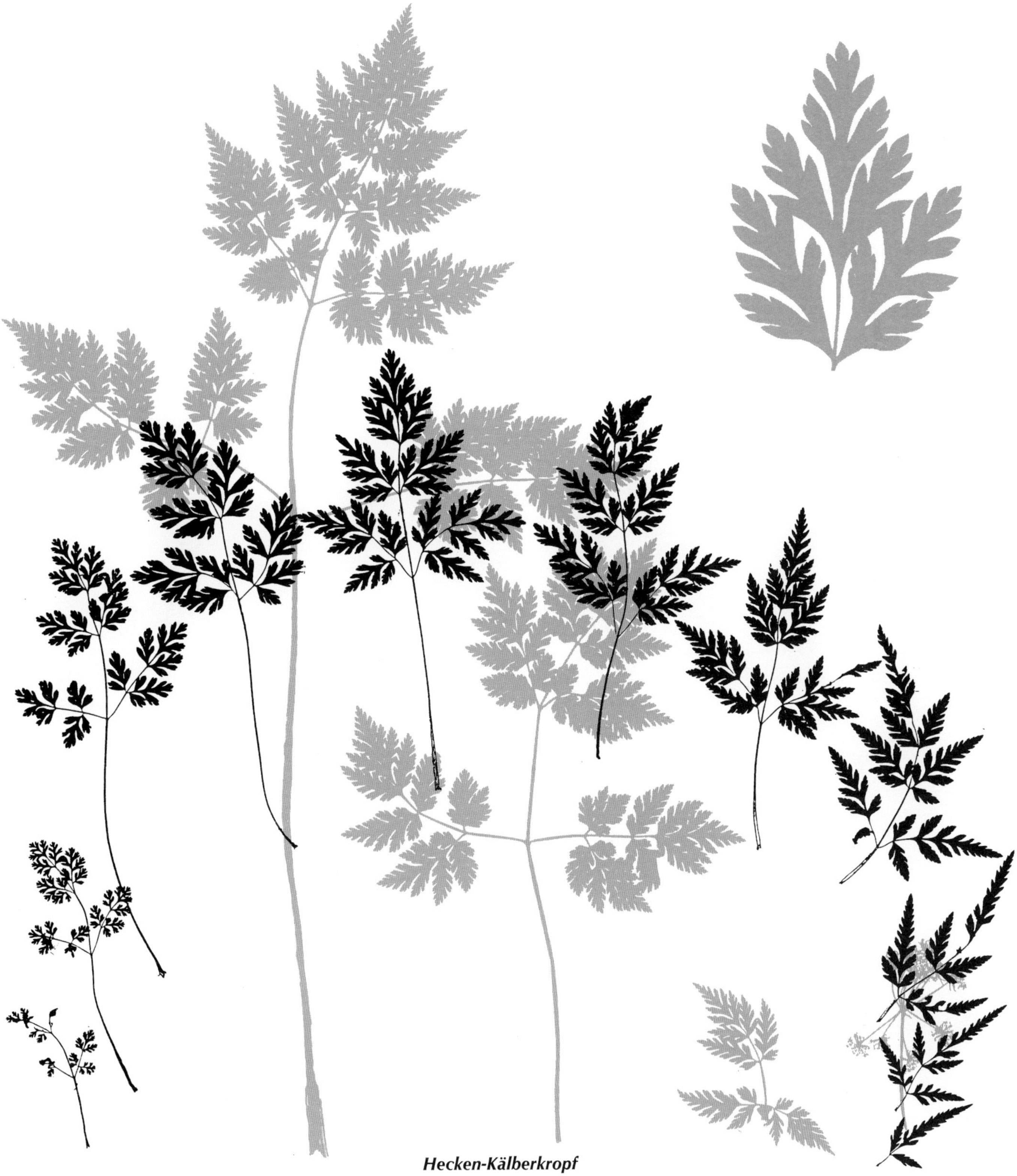

*Hecken-Kälberkropf*

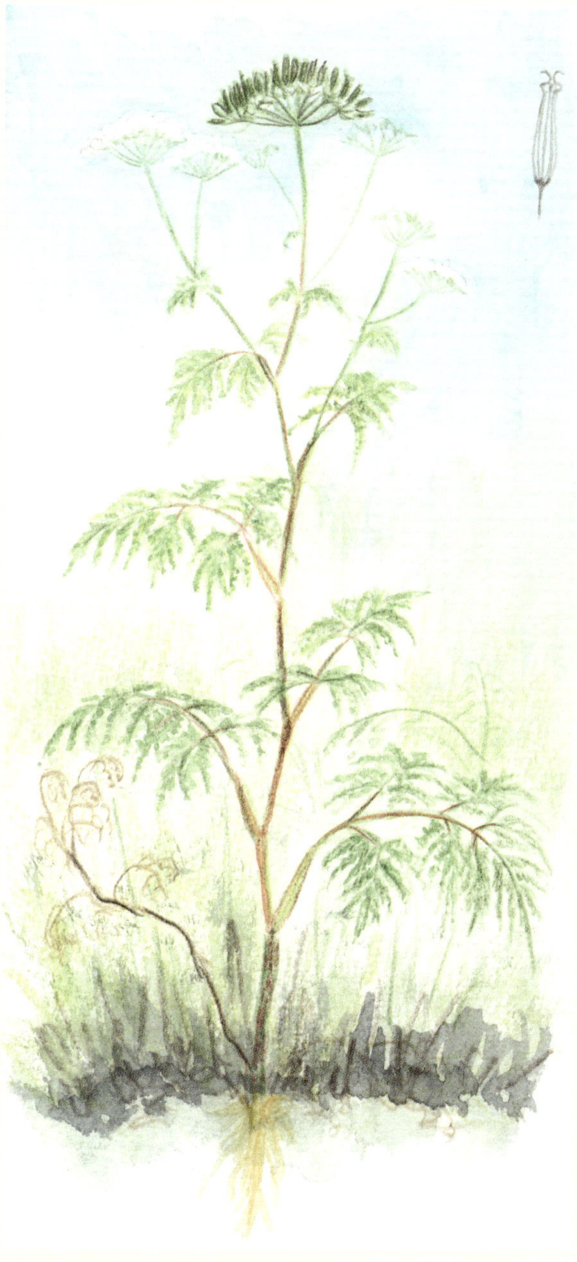

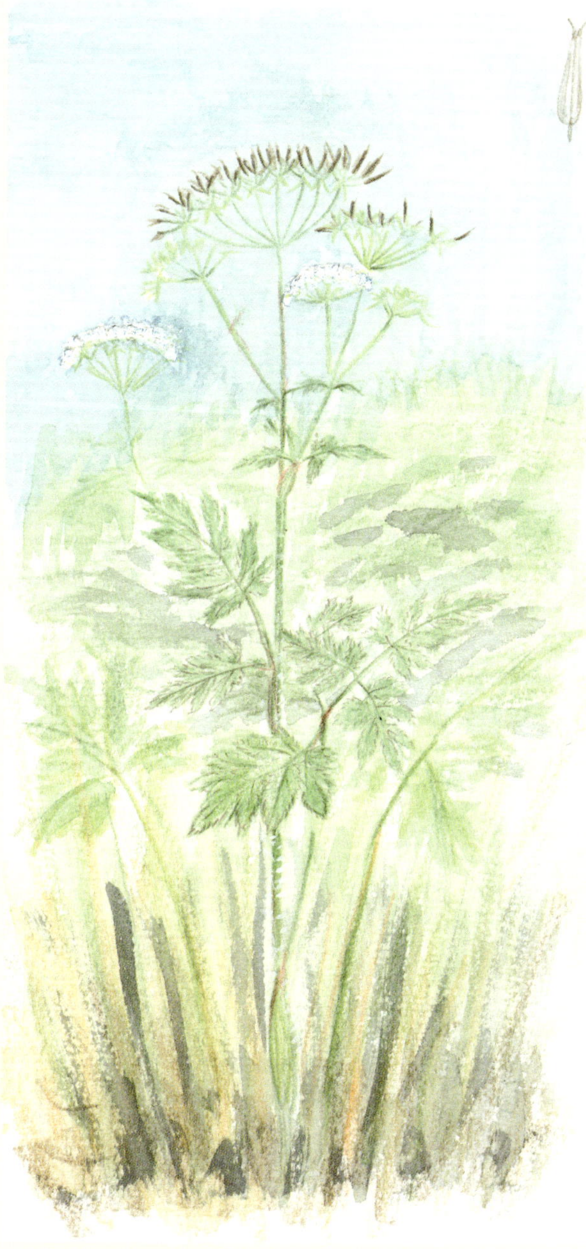

**21 Goldfrüchtiger Kälberkropf *Chaerophyllum aureum* L.**
60–130 cm ♃

Mittel-, Süd- und Osteuropa in Gebirgsgegenden. Im Wuchs dem Wiesen-Kerbel sehr ähnlich, riecht aber beim Zerreiben möhrenartig, schmeckt eher neutral krautig. Blüten duften dumpf süßlich. Ihre nach der Außenseite der Dolde gerichteten Kronblättchen sind etwas vergrößert.
Gutes aromatisches Viehfutter.

**22 Hecken-Kälberkropf *Chaerophyllum temulum* L.**
30–100 cm ⊙ und ⊙⊙ V–VII

Gebüsche, Waldwege, Schuttplätze, kollin, montan, Auen, schattig-feucht. Stängel unter den Blättern angeschwollen, oft rot gefleckt, Blätter zweifach gefiedert, Blüten weiß, selten rosa oder gelblich.
Der Hecken-Kälberkropf gilt als schwach giftig (= Betäubender Kälberkropf oder Taumelkerbel)

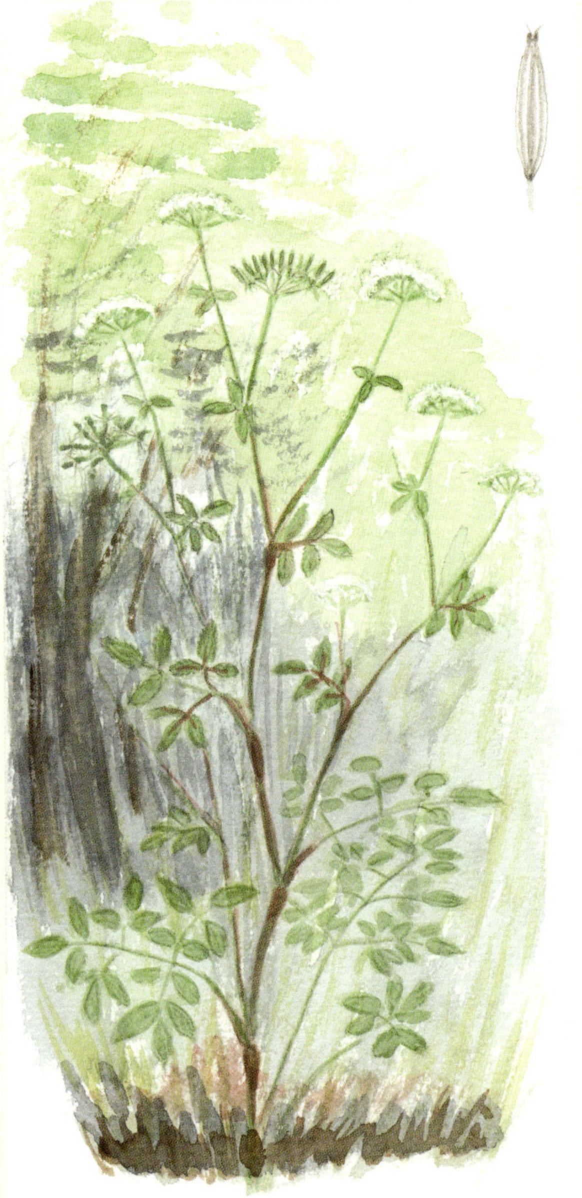

**23 Gewürz-Kälberkropf *Chaerophyllum aromaticum* L.**
50–200 cm ♃ VI–VIII

Bevorzugt halbschattige Staudensäume an Gehölzen, stickstoffliebend, oft vergesellschaftet mit Giersch. Vorwiegend osteuropäisch; ausdauernd; hat gewürzhaften Möhrengeruch. Große Ähnlichkeit mit Giersch, wächst aber höher und breitet sich nicht durch Ausläufer aus, sondern erneuert sich direkt seitlich aus Wurzelstock.

Wurzel besonders scharf, mit der scharfen Komponente einer vergrünten Möhre. Frucht im Geschmack dagegen eher Giersch ähnlich.

Früher wohl als Gewürz verwendet, evtl. auch therapeutisch, z.B. bei Oxyuren.

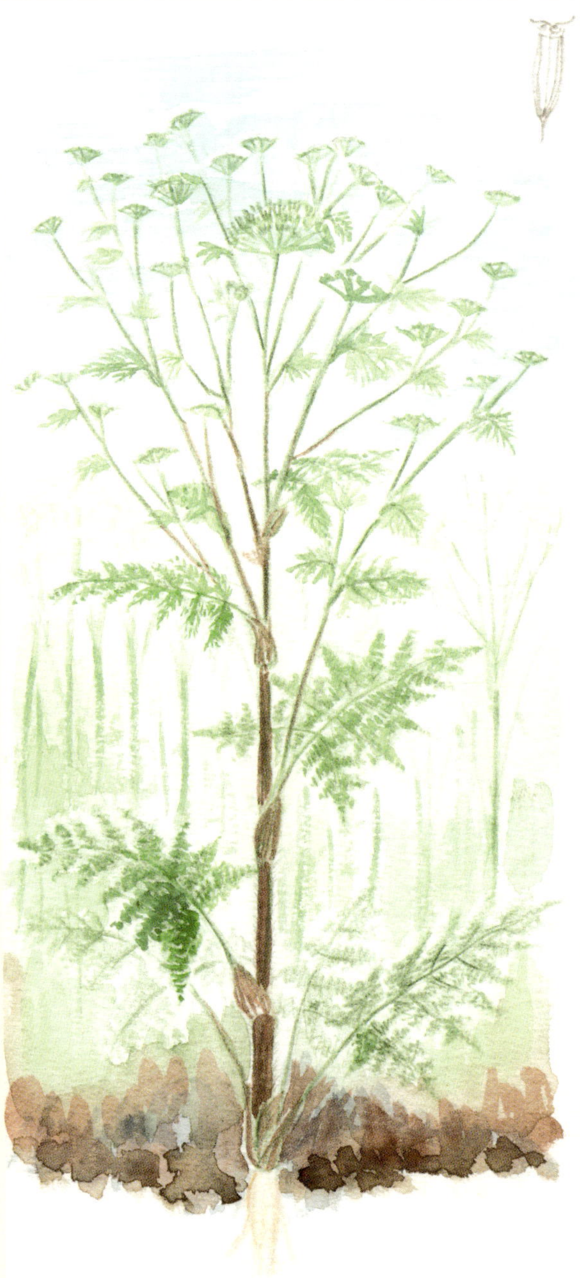

**24 Kerbelrübe (Rüben-Kälberkropf) *Chaerophyllum bulbosum* L.**
80–180 cm ⊙ VI–VIII

Halbschatten von Staudensäumen an Gehölzen, in ausdauernden Stickstoff-Krautfluren. Blätter 3–4fach gefiedert, unten groß und grob, nach oben zu am Stängel immer feiner, dillartig. Wie bei vielen Kälberkropf-Arten verzweigt sich Spross nach oben aus jeder Blattachsel immer feiner und bildet nach der ersten Dolde ständig weitere, die immer kleiner und zarter

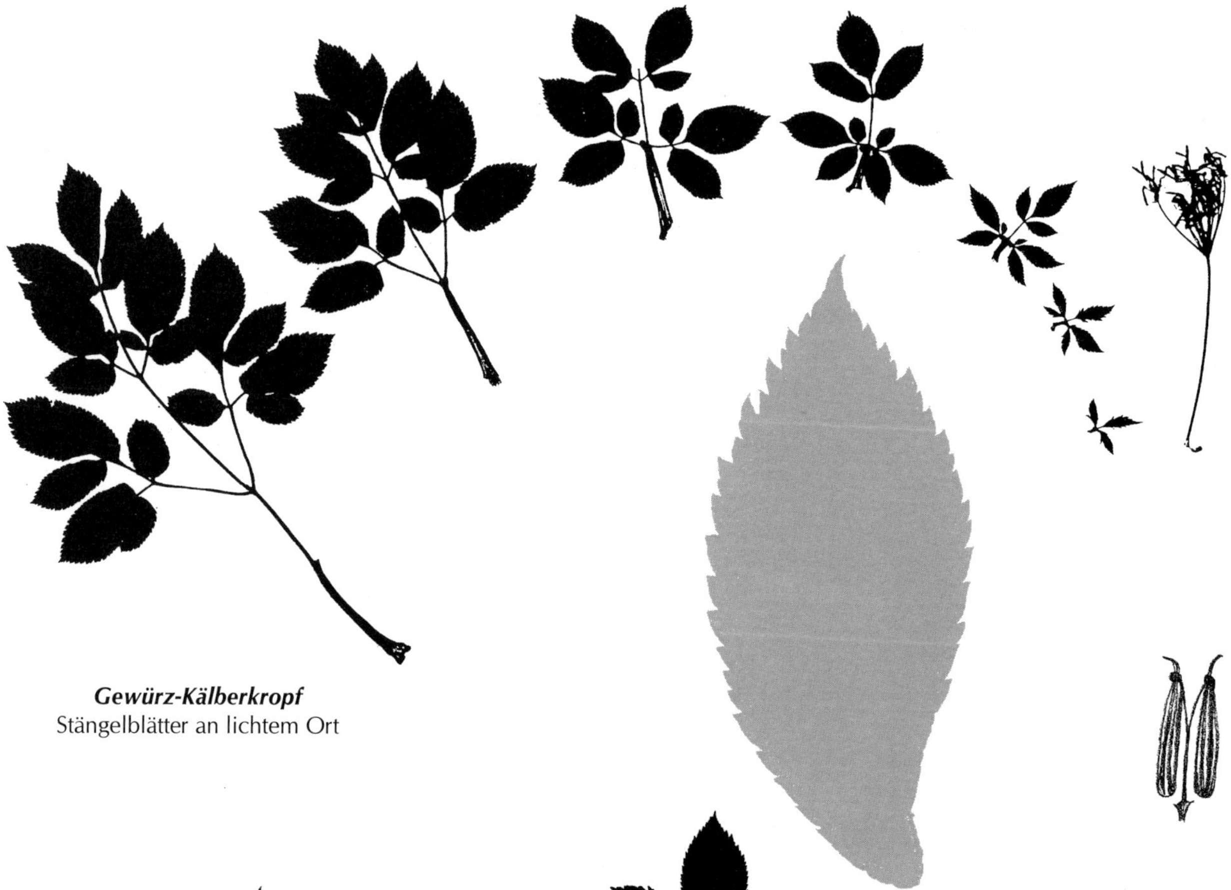

***Gewürz-Kälberkropf***
Stängelblätter an lichtem Ort

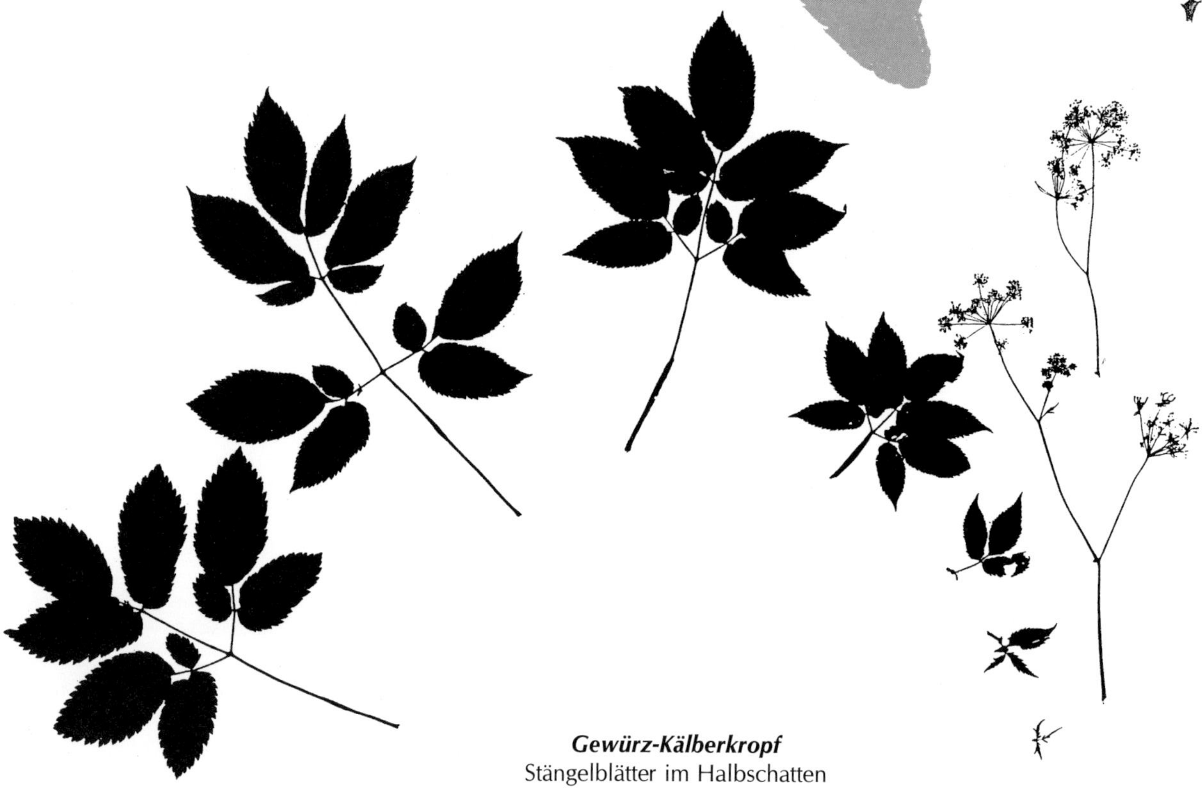

***Gewürz-Kälberkropf***
Stängelblätter im Halbschatten

werden. Obere Seitendolden entspringen oft auf gleicher Höhe, gelegentlich wachsen Doldenstrahlen so aus, dass sie am Ende wieder Dolden mit Döldchen bilden; Wurzelknollen süßlich aromatisch, kastanienähnlich.
In deutschen Gärten vor Einführung der Kartoffel angebaut. Ernte der Knolle im Spätsommer des ersten Jahres. In Sand eingeschlagen im Dezember bester Geschmack, nach Frost (roh) wie Haselnüsse. Blätter wie Petersilie oder als Salat, Frucht wie Kümmel. Nach Blühen verholzt der Stängel, Rübe schmeckt möhrenartig.
Es gibt noch andere *Chaerophyllum*-Arten, die essbare Knollen bilden, z.B. *Ch. prescottii* (siehe auch *Bunium*).

Kälberkropf-Arten sind meistens durch etwas angeschwollene Stängel unterhalb jedes Blattes charakterisiert. In der **Gattung *Chaerophyllum*** werden ca. 36 Arten zusammengefasst, mit Verbreitung über die nördlich gemäßigten Gebiete der Erde. Außer den mitteleuropäischen Arten *Ch. bulbosum* und *Ch. temulum* wird nur noch eine indische Art (*Ch. villosum*) als Droge gehandelt.
Medizinische Verwendung dieser und anderer *Ch.*-Arten. Siehe Hager, S. 798–800.

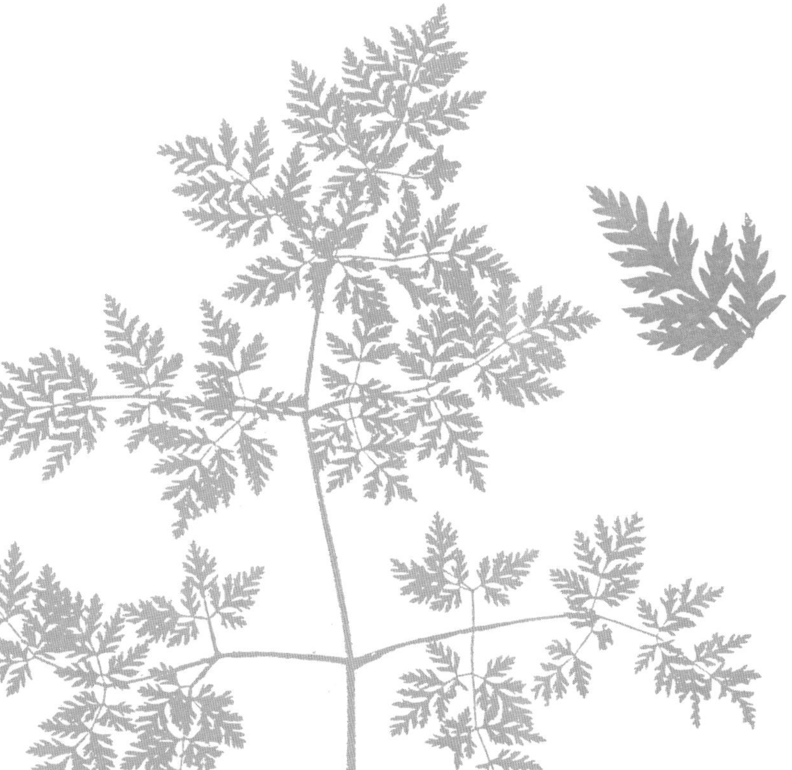

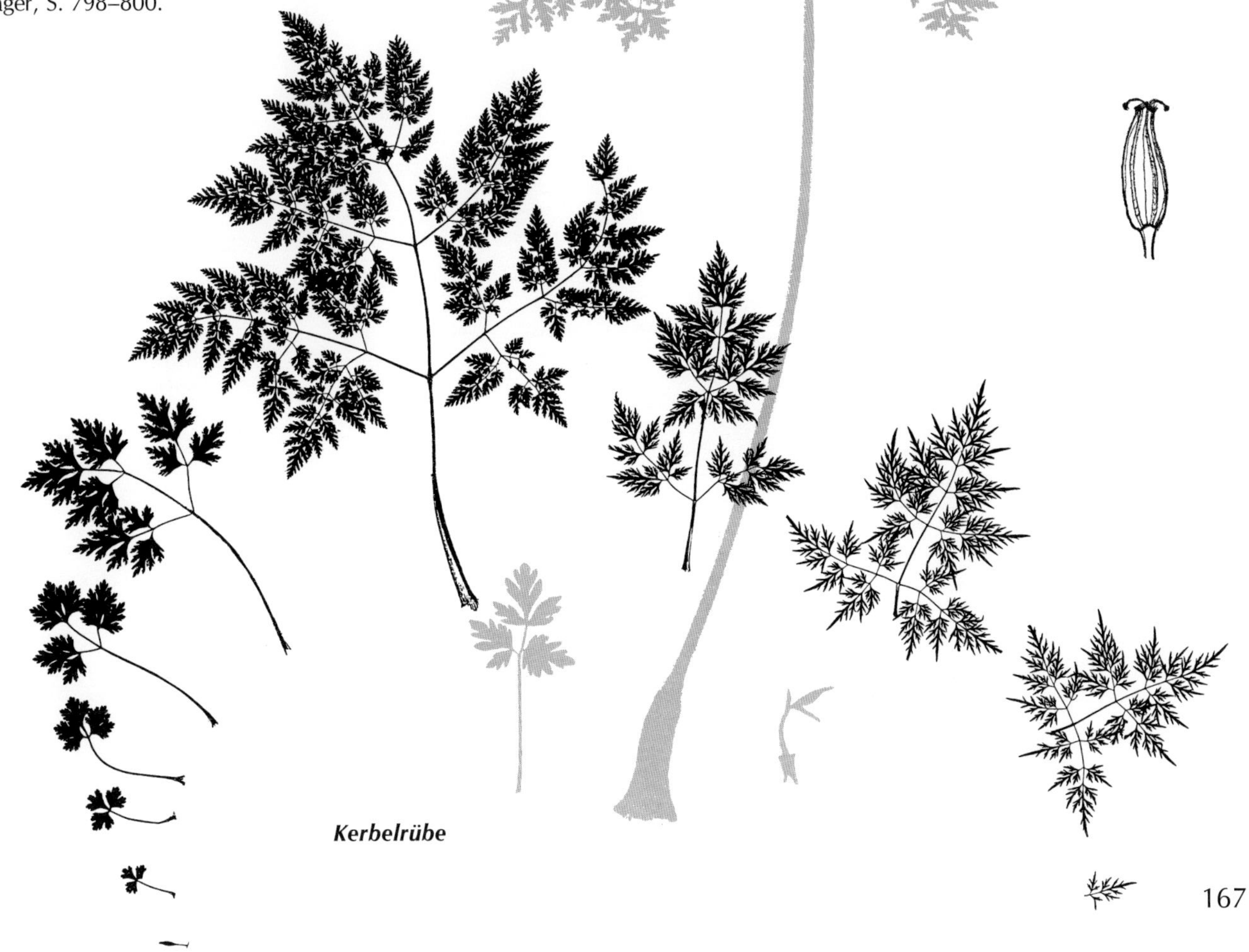

***Kerbelrübe***

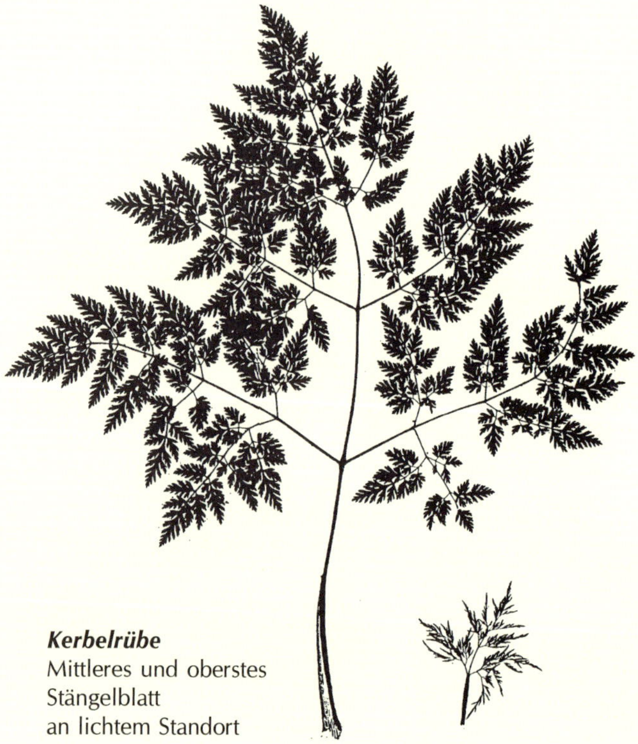

***Kerbelrübe***
Mittleres und oberstes
Stängelblatt
an lichtem Standort

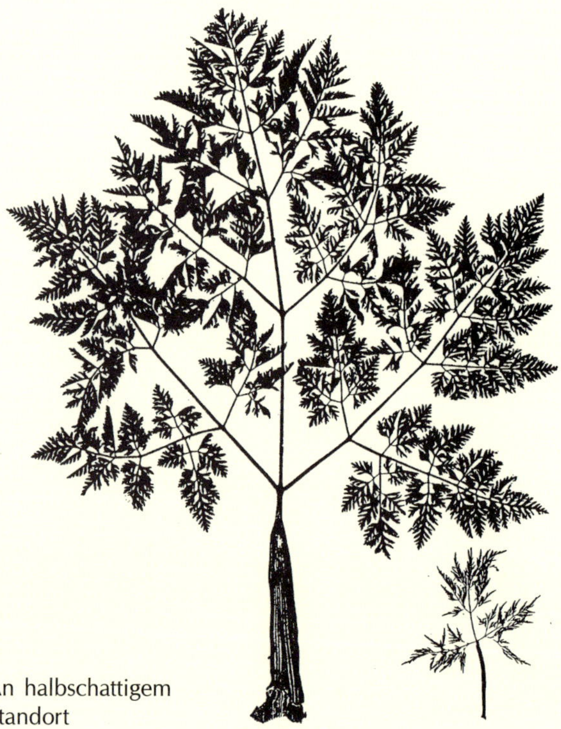

An halbschattigem
Standort

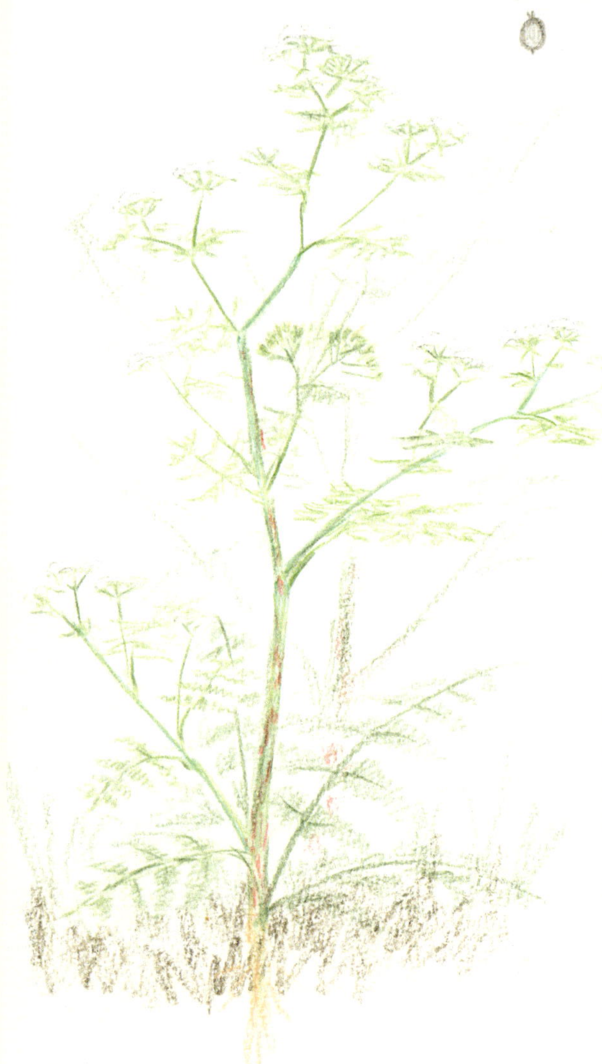

**25 Gefleckter Schierling *Conium maculatum* L.**
50–250 cm (••) VI–IX

In ausdauernden Stickstoff-Krautfluren mit Beifuß und Kletten. Euroasiatisch, vielleicht früher in Mitteleuropa aus Süden eingeschleppt.
Reiht sich mit seinem Wuchs unauffällig in die Kerbel-Artigen ein. Unterscheidet sich von diesen durch widerlichen, mäusedreck-, braunwurzähnlichen Geruch. Geruch kann aber je nach Untergrund etwas variieren oder stark zurücktreten. Die im Namen hervorgehobenen roten Flecken am Spross gibt es auch u.a. beim Knollen-Kerbel. Blüten weiß.
Seit dem Altertum als krampflösendes, schmerzstillendes Mittel (0,5–1 g Coniin gelten als tödliche Dosis; am meisten konzentriert in unreifen Früchten).
Anwendung potenziert bei Schwindel, Brustschmerzen, Depressionen, Prostatitis, Hypochondrie, Impotenz und Lymphdrüsenschwellungen.
Siehe Hager, S. 970–975.

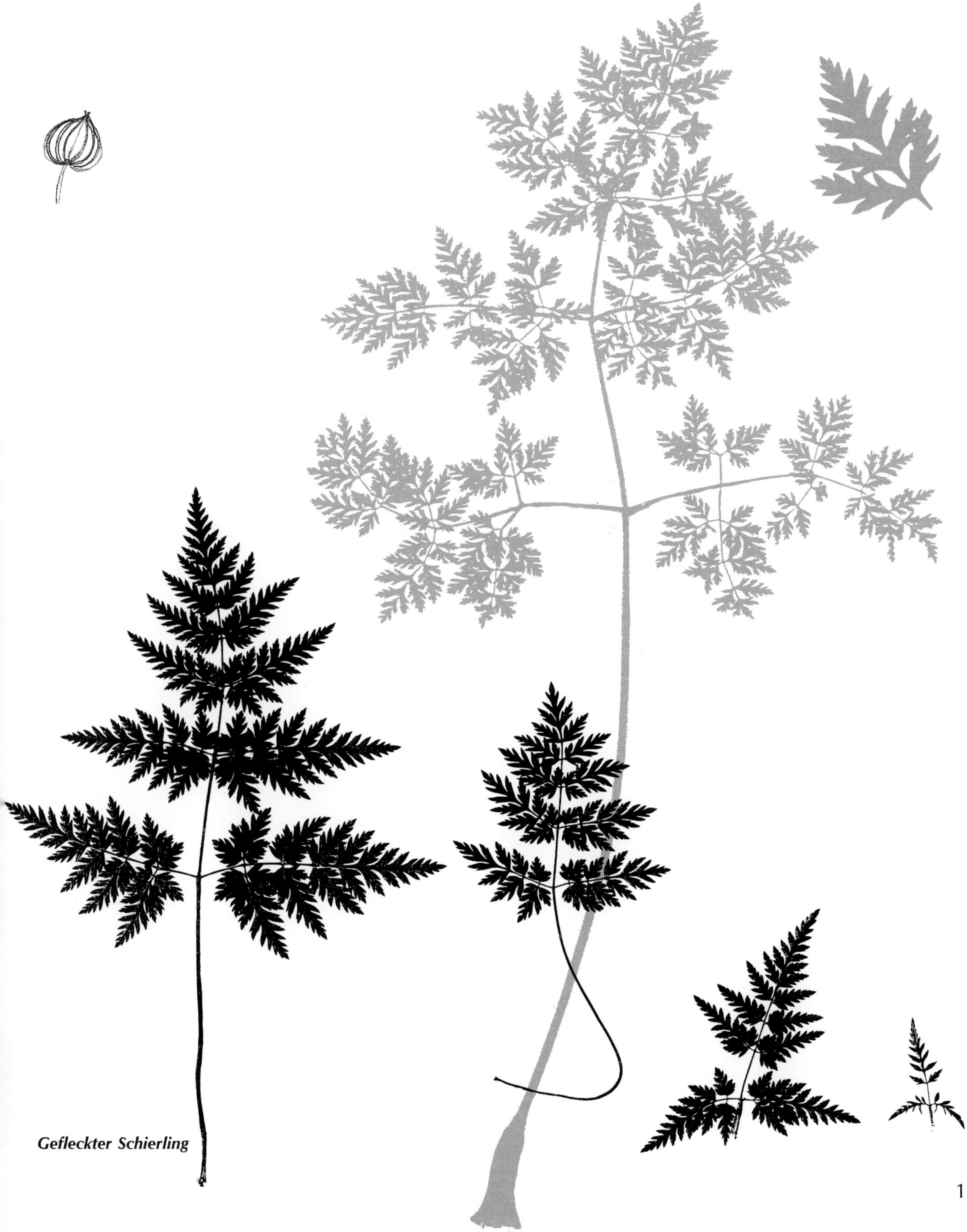

*Gefleckter Schierling*

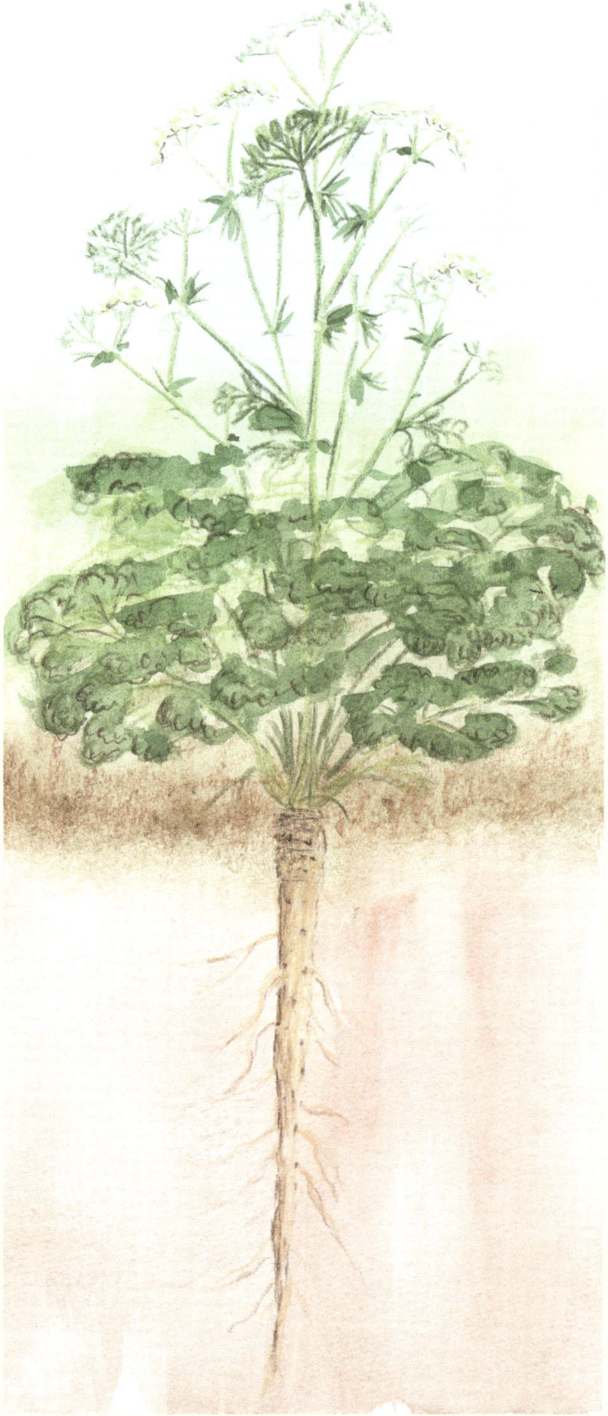

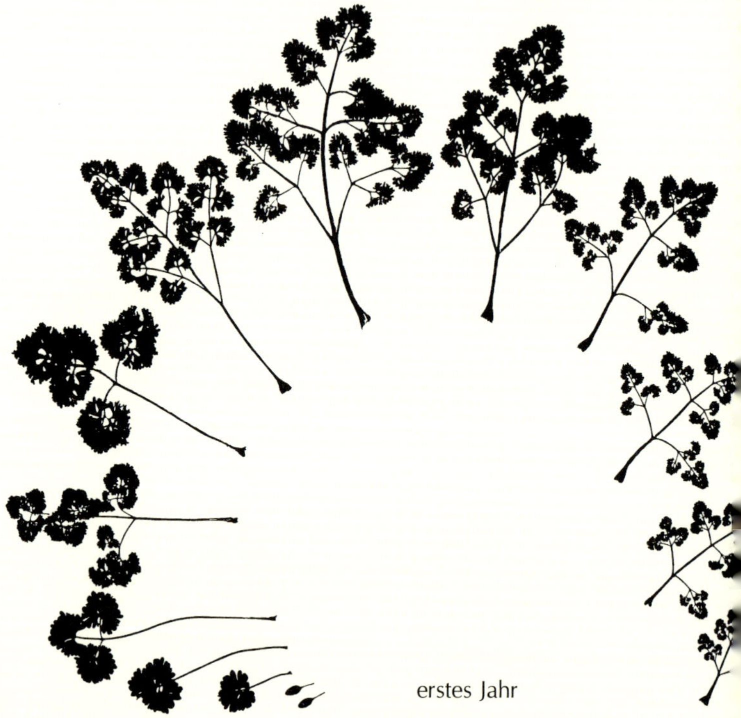


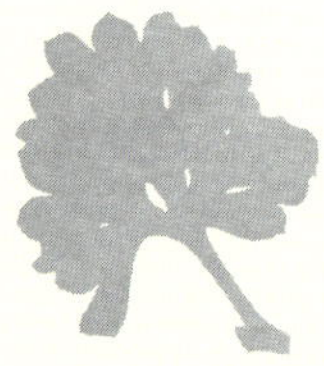

**26 Petersilie *Petroselinum crispum* (Mill) Ä.W. Hill**
30–80 cm ♃ VI–VII

Heimat südliches und westliches Mittelmeergebiet; sonst angebaut, verwildert. Wurzel: Geruch eigenartig aromatisch, Geschmack anfangs süßlich, später bitter. Frucht: Geruch würzig, Geschmack würzig, etwas scharf.
Als Heilmittel seit Griechenzeit im Gebrauch. Wirkung harntreibend, erregend auf Gebärmutter. Seltener als Magenmittel, bei Blähungen und Menstruationsbeschwerden.
Kraut heute vorwiegend Würze. Öl hat Reizwirkung auf Darm. Reines Apiol zu hoch dosiert verursacht Abort, schädigt Niere, Leber, Herz.
Wurzelpetersilie (*P. tuberosum*) gleicht im Blatt vermutlich mehr ungekräuselter Wildform. Ist Züchtung, die als Gemüse gegessen wird.
Siehe Hager, S. 105–119.

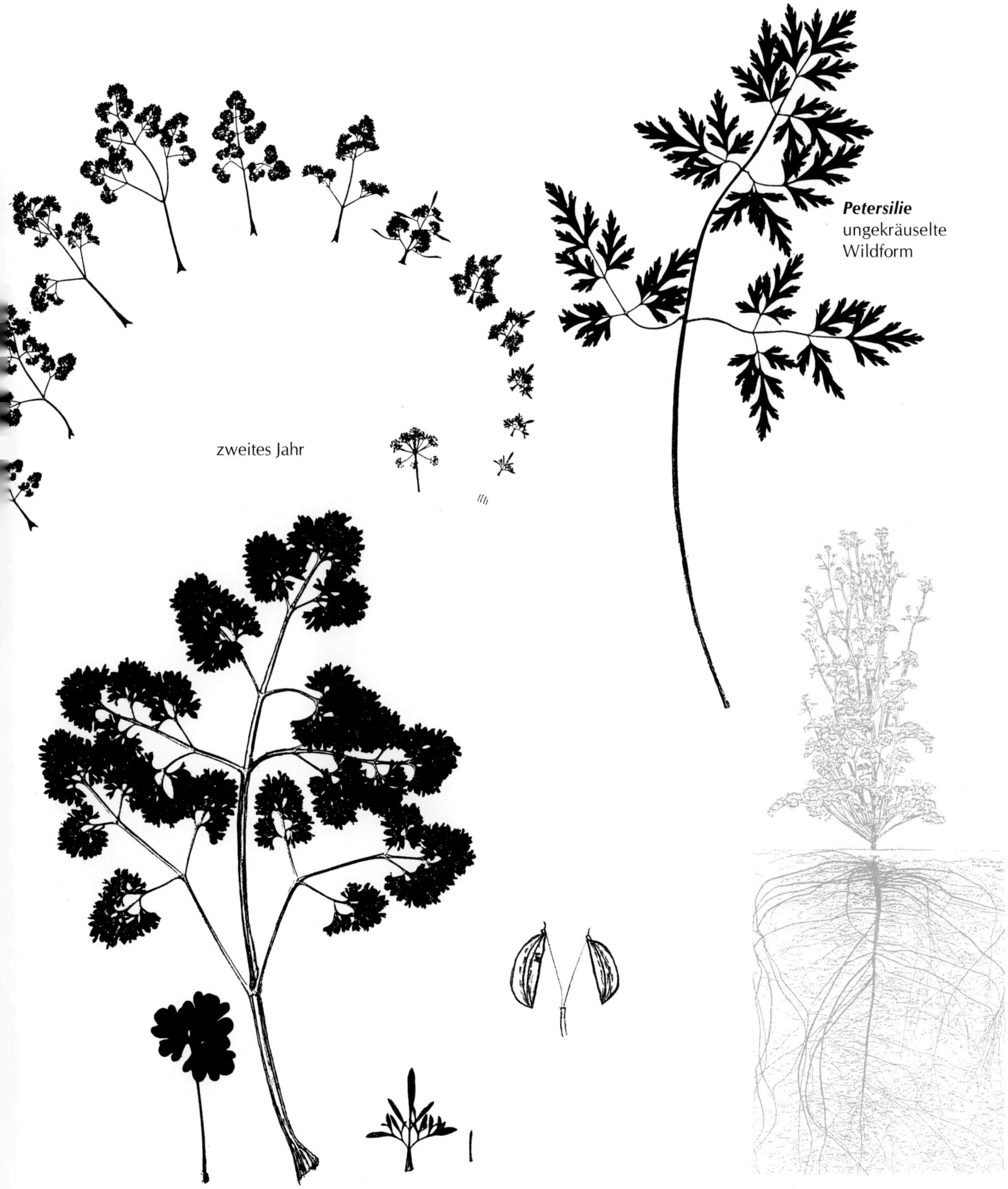
zweites Jahr
**Petersilie**
ungekräuselte
Wildform

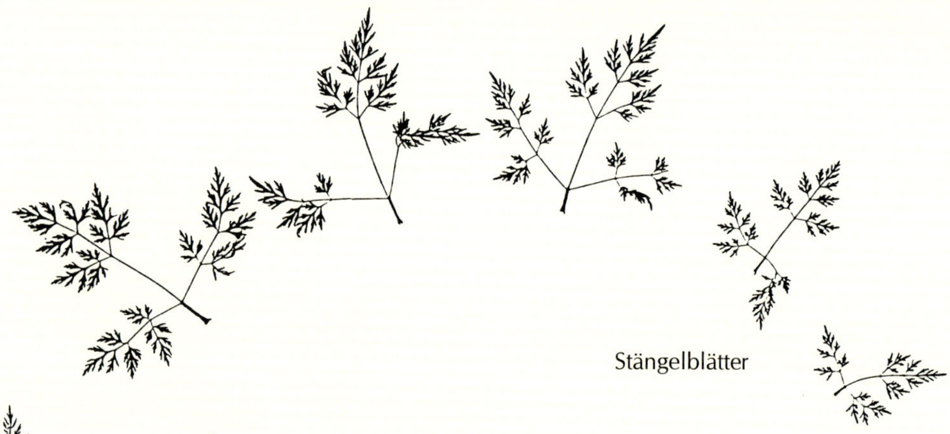


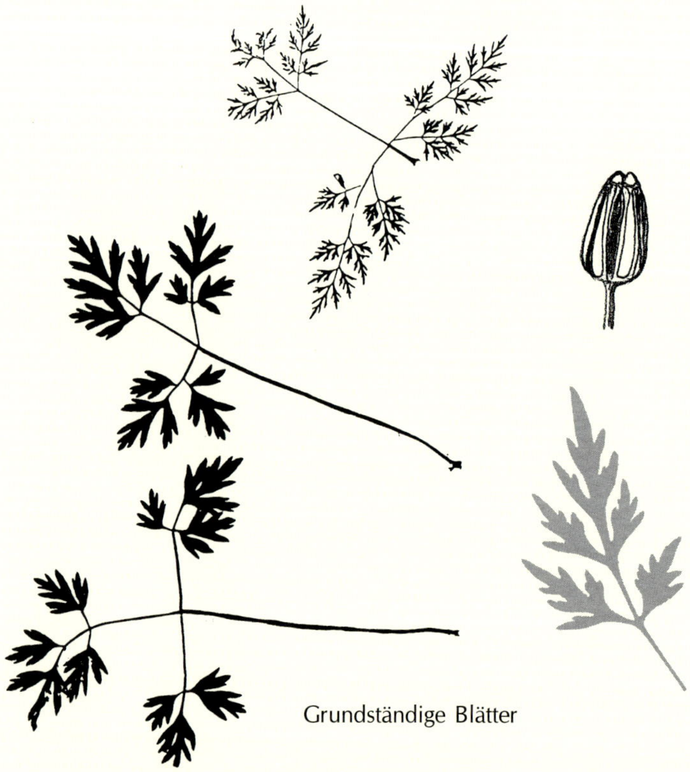


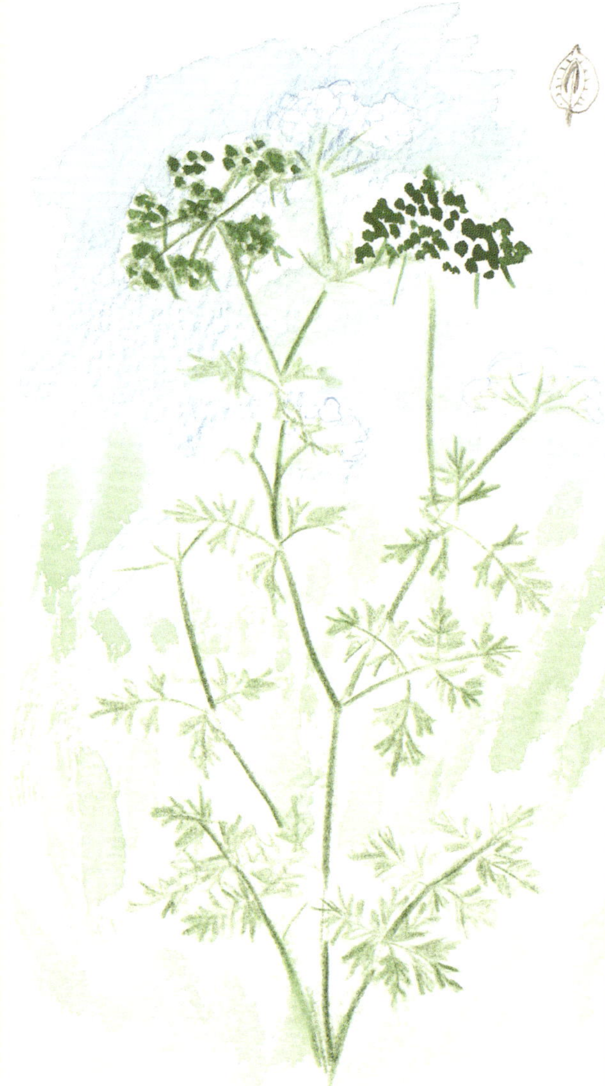

**27 Hundspetersilie *Aethusa cynapium* L.**
10–100 cm ⊙ VI–VIII

Schutt- und Ackerunkrautfluren, Weinberge. Kulturbegleiter seit Jungsteinzeit. Europäisch.
Blätter der Petersilie (vgl. die Blätter der ungekräuselten Petersilie [*P. tuberosum*]) sehr ähnlich, haben aber starken Glanz auf Blattunterseite. Geruch des frisch zerriebenen Krautes schwach widerlich, knoblauchartig anstatt würzig wie bei Petersilie.
Medizinisch beruhigend, auflösend, bei Verdauungsstörungen, Leber-Gallen-Störungen, auch gegen Milchunverträglichkeit bei Kindern und Konzentrationsschwäche eingesetzt.
Gilt als Giftpflanze (narkotisch-scharf), ist aber weniger giftig als *Cicuta virosa* oder *Conium maculatum*.
Siehe Hager, S. 122–126.

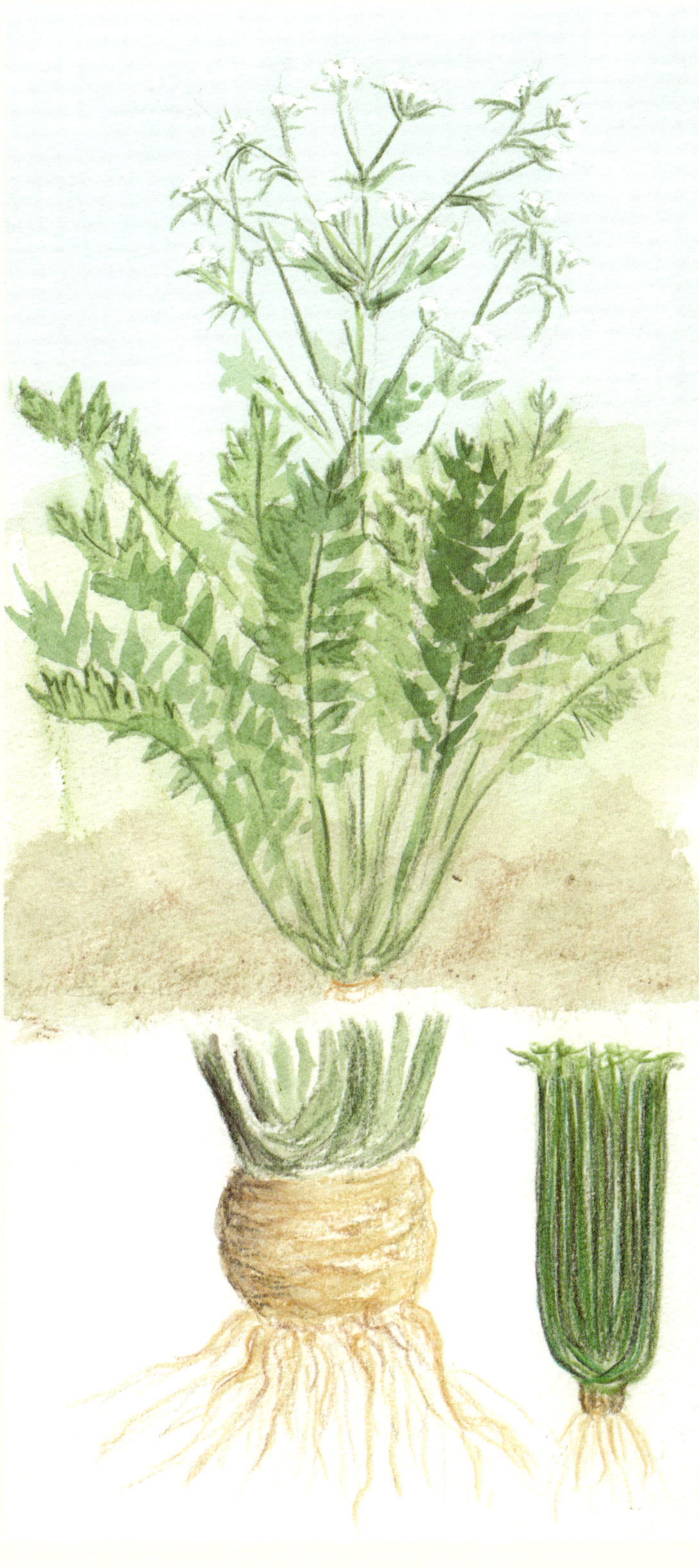

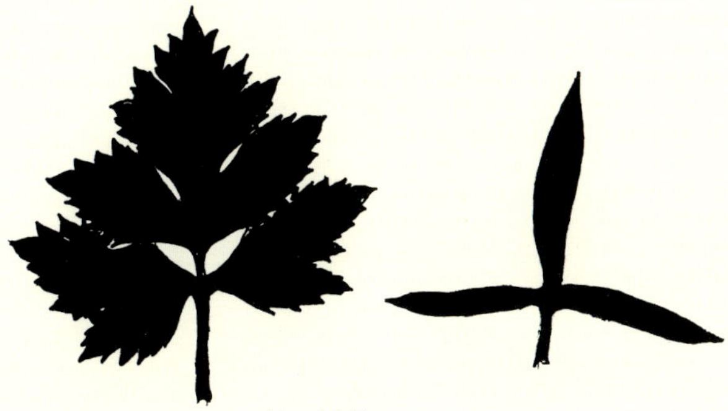

Hochblätter

Blattfolge im ersten Jahr, siehe nächste Seite

**28 Echter Sellerie (Eppich)** ***Apium graveolens*** **L.**
30–80 cm ⊙ VI–IX

Wildform in lückigen Pionier-Staudenfluren an Küste und Salzstellen des Binnenlandes. Hat von Erz-Engelwurz Wurzelstock und Essbares am Kraut einseitig ausgebildet. Der wohlbekannte, würzige, etwas scharfe Geruch und Geschmack bleibt auch beim Trocknen erhalten. In Früchten besonders konzentriert. Aus dem Wurzelstock austreibende Blütensprosse sind zwar aufrecht, aber verfestigen sich kaum; die unscheinbaren, wie verfrüht wirkenden Dolden heben sich nicht stark vom Kraut ab.
Als mitteleuropäische Kulturpflanze aus Süden kommend. Bereits im alten Ägypten, Griechenland und bei Römern bekannt. Öl aus Früchten und Kraut zum Würzen verwendet (Selleriesalz). «Erhitzendes» von Wurzel, Kraut und Früchten wirkt diuretisch, bei Blasen- und Nierenleiden, als Adjuvans bei Gicht und rheumatischen Beschwerden, auch bei «nervöser Unruhe». Wurzel mit Zucker angesetzt dient als Hustenmittel.
Gezüchtete Formen: Knollensellerie, *var rapaceum* (Miller) C.; Stielsellerie, *var dulce* (Miller) Pers.

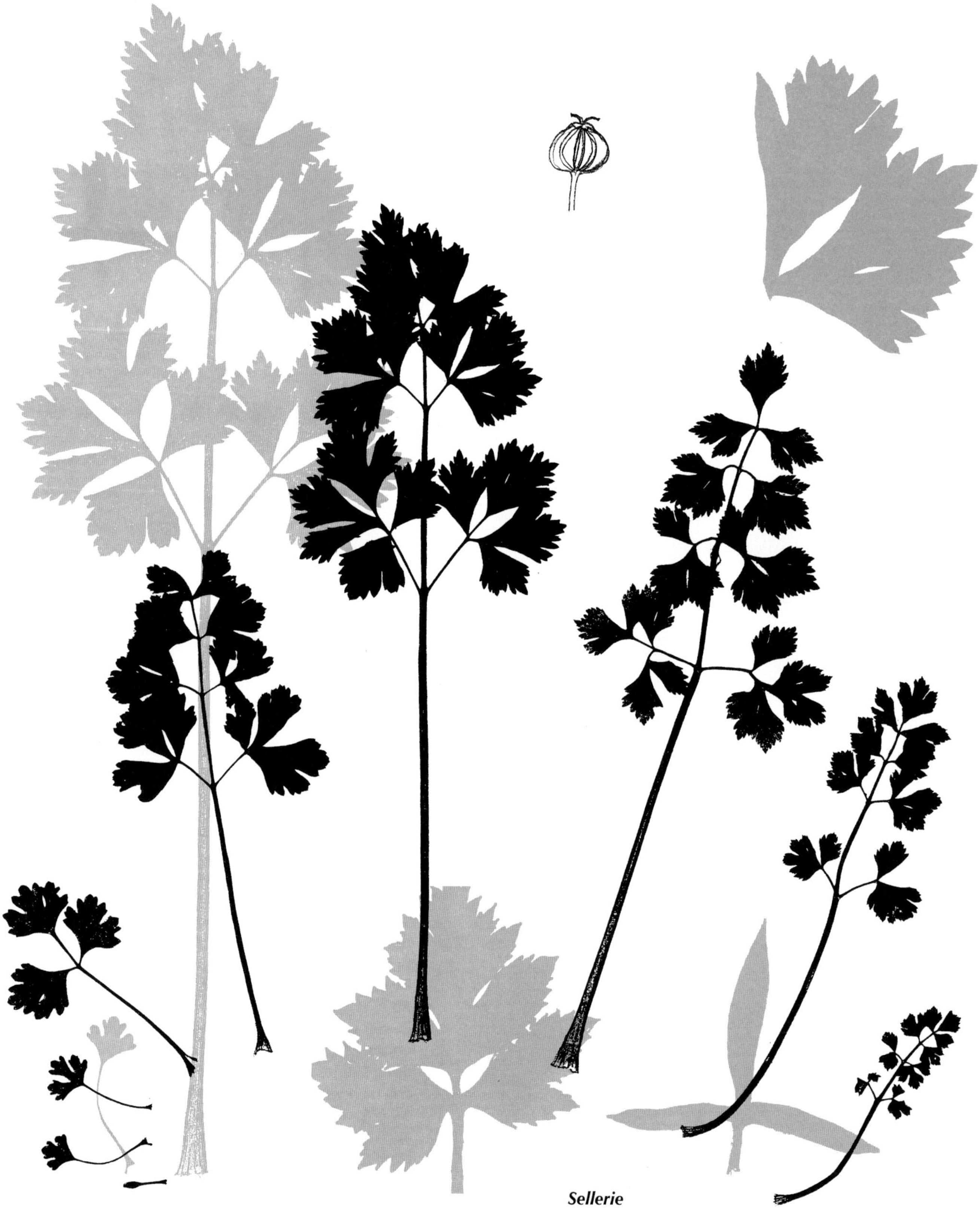

***Sellerie***
Blattfolge im ersten Jahr

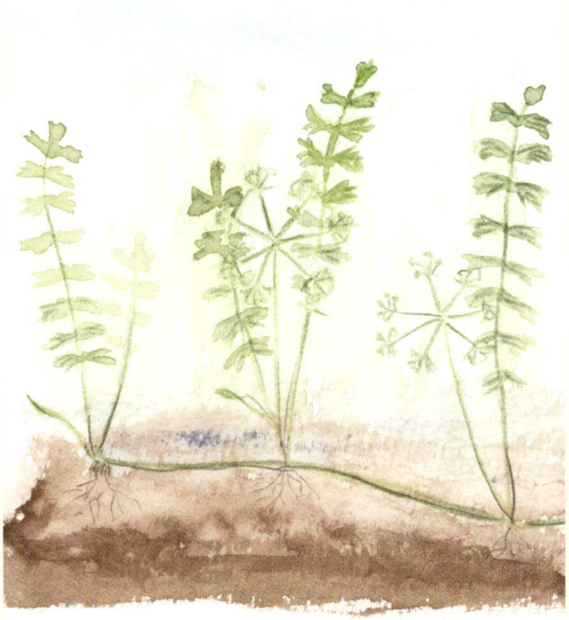

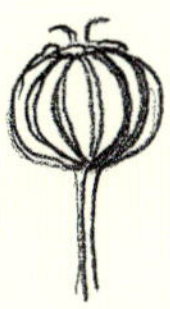

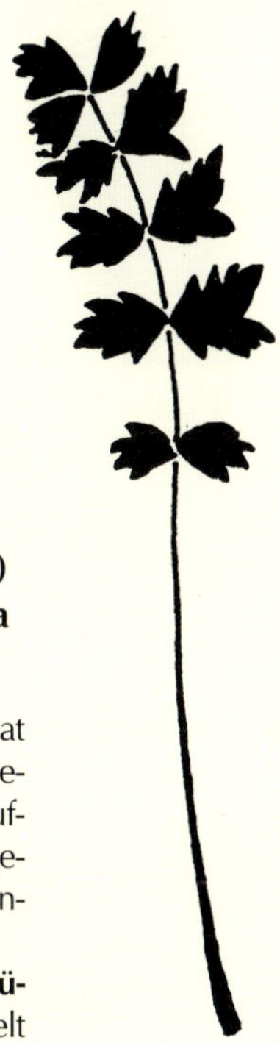

**29 Kriechender Sellerie (Eppich) *Apium repens* (Jacq.) Lagasca**
10–30 cm ♃ VII–IX

In Sumpfgräben kriechende Sellerieart; hat Vertikale mit ihrem Hauptspross aufgegeben. Das wässrige Gewächs hat nur aufrecht stehende Blätter mit horizontal gestellten Fiederteilen und aufrechte Doldenstiele (siehe auch Wassernabel, 111).
Der ebenfalls etwas fleischige **Knotenblütige Sellerie (*Apium nodiflorum*)** entwickelt seine unscheinbar kurzgestielten Dolden zwischen relativ großen Stängelblättern. Wirken wie blattachselständig.

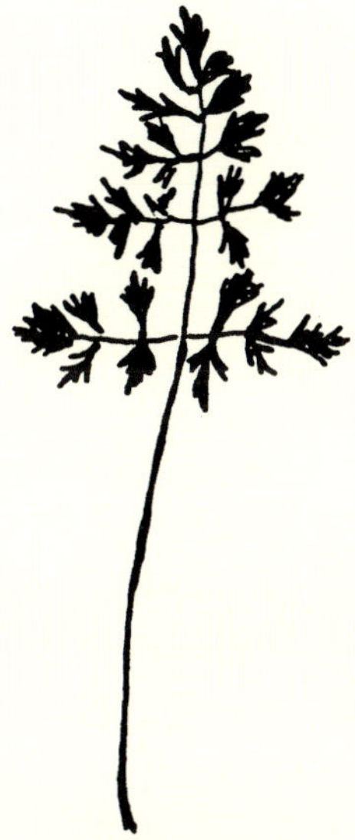

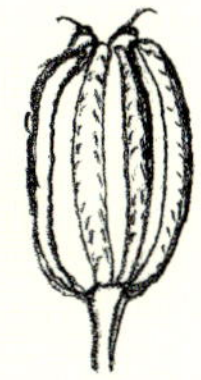

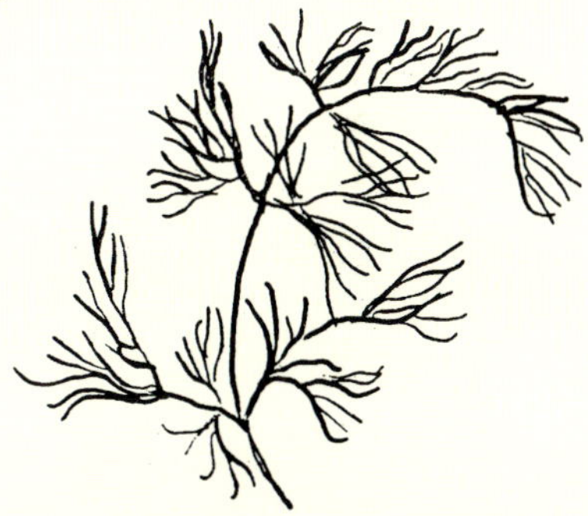

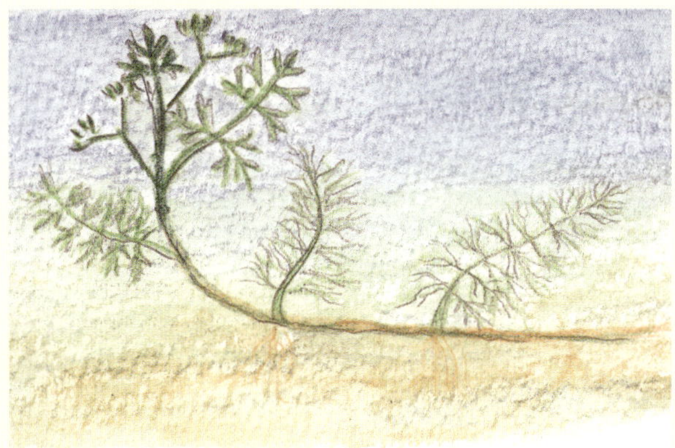

**30 Flutender Sellerie (Eppich) *Apium inundatum* (L.) Reichenb. fil.**
15–60 cm ♃ VI–VII

Strandgesellschaften, zeitweise überflutete Tümpelränder, nährstoff- und basenarm. In Konsistenz wässrig sukkulent. Diese nahe Verwandte des bekannten Selleries ist besonders interessant wegen unterschiedlichen Blättern unter und über Wasser. Zeigt in verstärktem Maße Bezug der Gattung zu Wasser (siehe S. 62ff.).

Die **Gattung *Apium*** umfasst ca. 20 Arten, die von den südlichen Florenreichen über die Gebirge der Tropen bis zum nordischen Florenreich verbreitet sind.
Siehe Hager, S. 291–301.

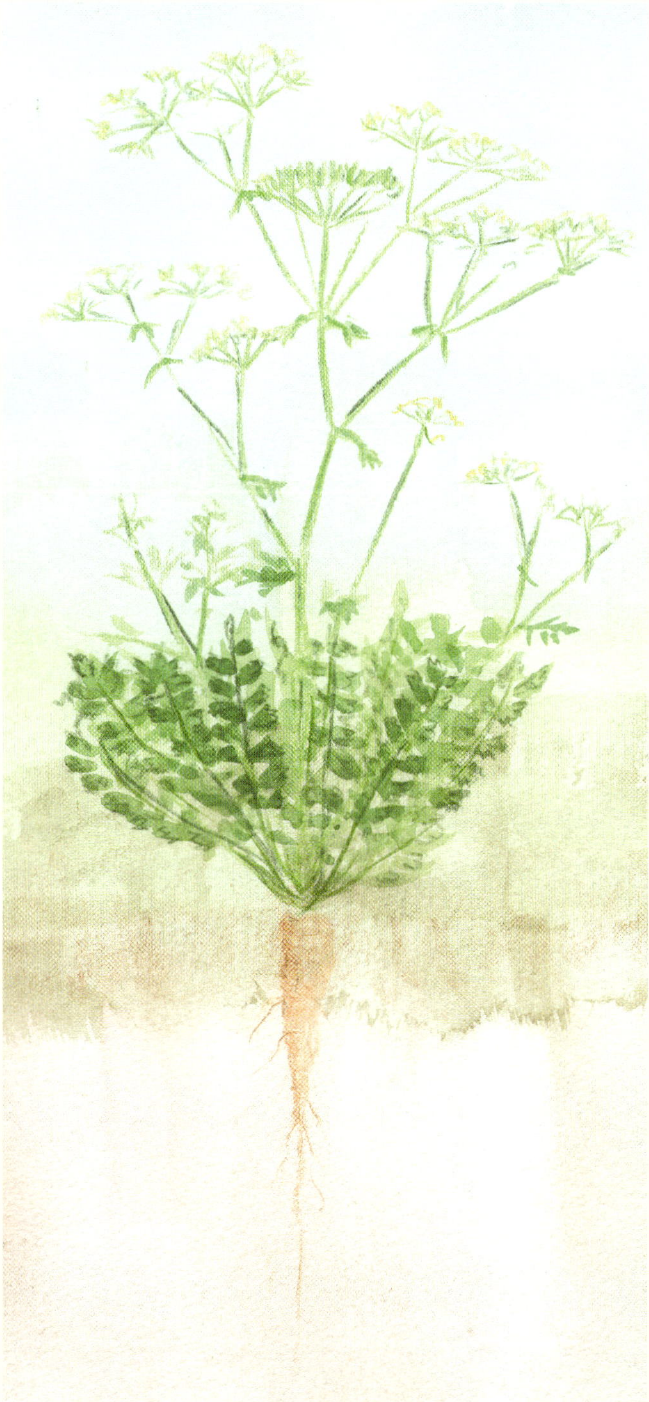

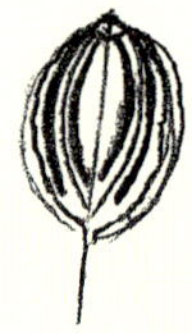

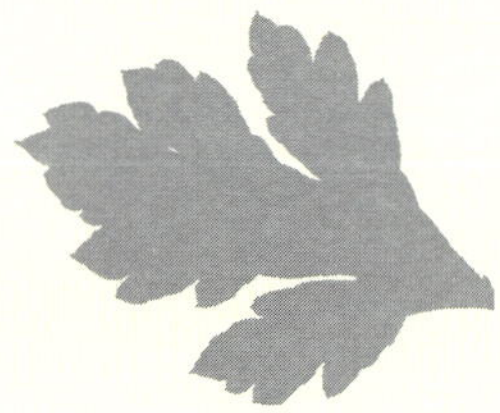

### 31 Pastinake *Pastinaca sativa* L.

40–100 cm (••) VII–IX

Ausdauerndes Ruderalgewächs in Honigkleefluren in Stromtälern tieferer und höherer Lagen bis in Zentralalpen. Wurzel in der Wildform dünn, holzig, riecht scharf und schmeckt bitter, in der Kulturform dick und weich, riecht etwas nach Möhren, schmeckt süßlich, z.T. etwas scharf.
Dient kultiviert als Wurzelgemüse. Seit Altertum bekannt, wurde z.T. mit Karotte verwechselt. Neben Wurzelgemüse auch junge Stängel und Blätter als Spinat essbar.
Wurzel und Früchte harntreibend, schmerzstillend.

Man rechnet, dass zur **Gattung *Pastinaca*** rund 14 Arten gehören, die sowohl *Peucedanum* als auch *Heracleum* nahe stehen. Viele der für Mitteleuropa aufgeführten Arten sind aber offenbar nur Formen von *P. sativa*. Verbreitung: Europa, Kleinasien, Kaukasus, Sibirien.
Siehe Hager, S. 49–52.

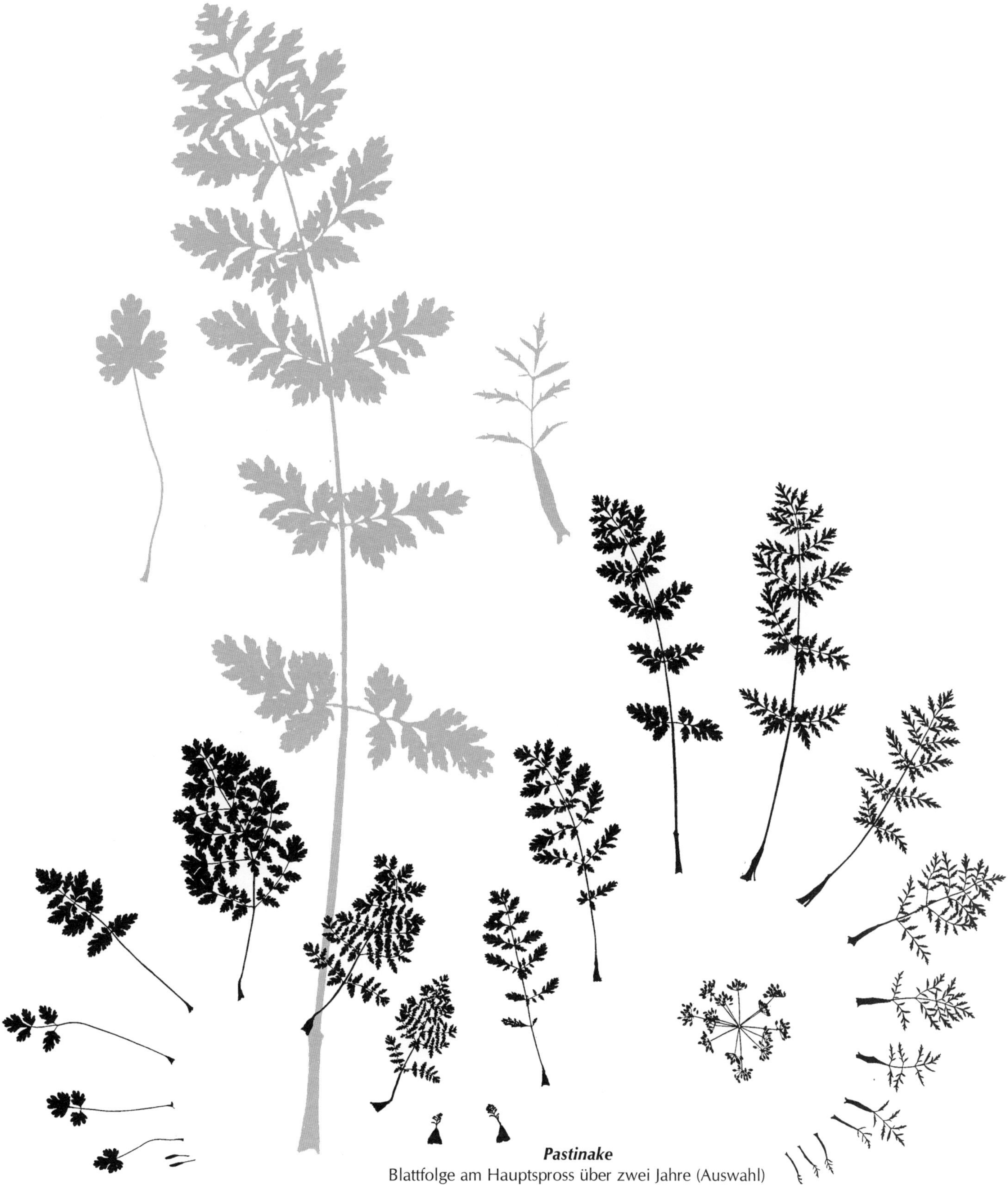

***Pastinake***
Blattfolge am Hauptspross über zwei Jahre (Auswahl)

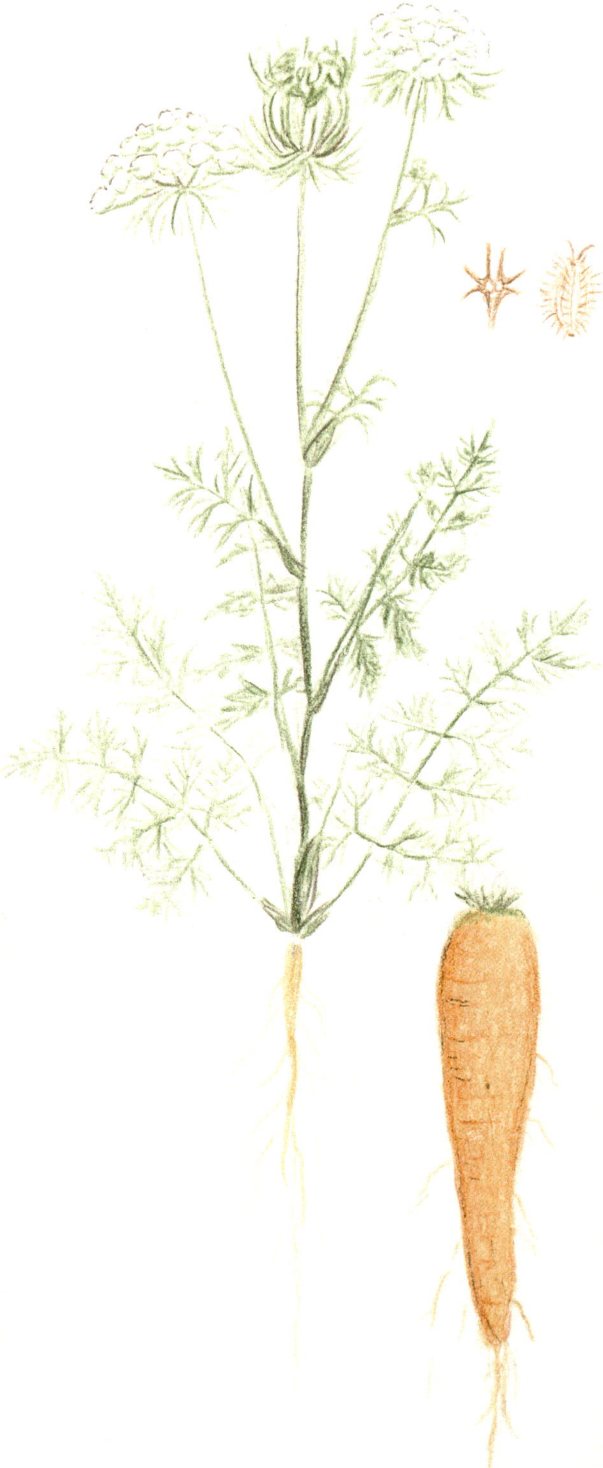

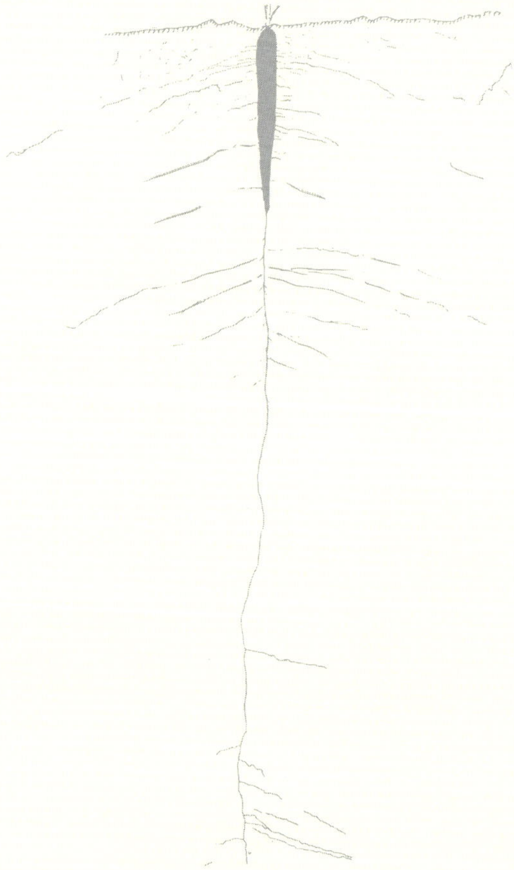

**32 Möhre/Karotte *Daucus carota* L.**
50(–90) cm ⊙ VI–IX

Wild in ausdauernden Ruderalgesellschaften von Ebene bis etwa 1100 Meter. Kulturform (evtl. auch Wildform) ursprünglich mediterran. Blätter kerbelartig gefiedert; Auffallende Blütendolde mit meistens einer schwarzroten Zentralblüte. Doldenstrahlen biegen sich nach Blüte zusammen (ähnlich wie bei *Ammi visnaga*), feinfädig gefiederte Hüllblättchen strecken sich außen herum.
Bekannter, gewürzhafter Geruch und bitterlich-scharfgewürzhafter Geschmack durchziehen ganze Pflanze; Wurzel bei Kulturform abgemildert, süß. Kulturform aus mediterranen und asiatischen Unterarten entwickelt, seit Altertum als Gemüse angebaut.
Medizinisch dienen frisch geriebene Wurzeln gegen Oxyuren. Frühere Anwendungen ähnlich anderen Umbelliferen (Blätter/Früchte).

Die **Gattung *Daucus*** umfasst ca. 60 schwer abgrenzbare Arten, vorwiegend im Mittelmeergebiet und Orient, aber auch über die ganze Erde verstreut. Die Sammelart *D. carota* ist inzwischen in allen Kontinenten verwildert.

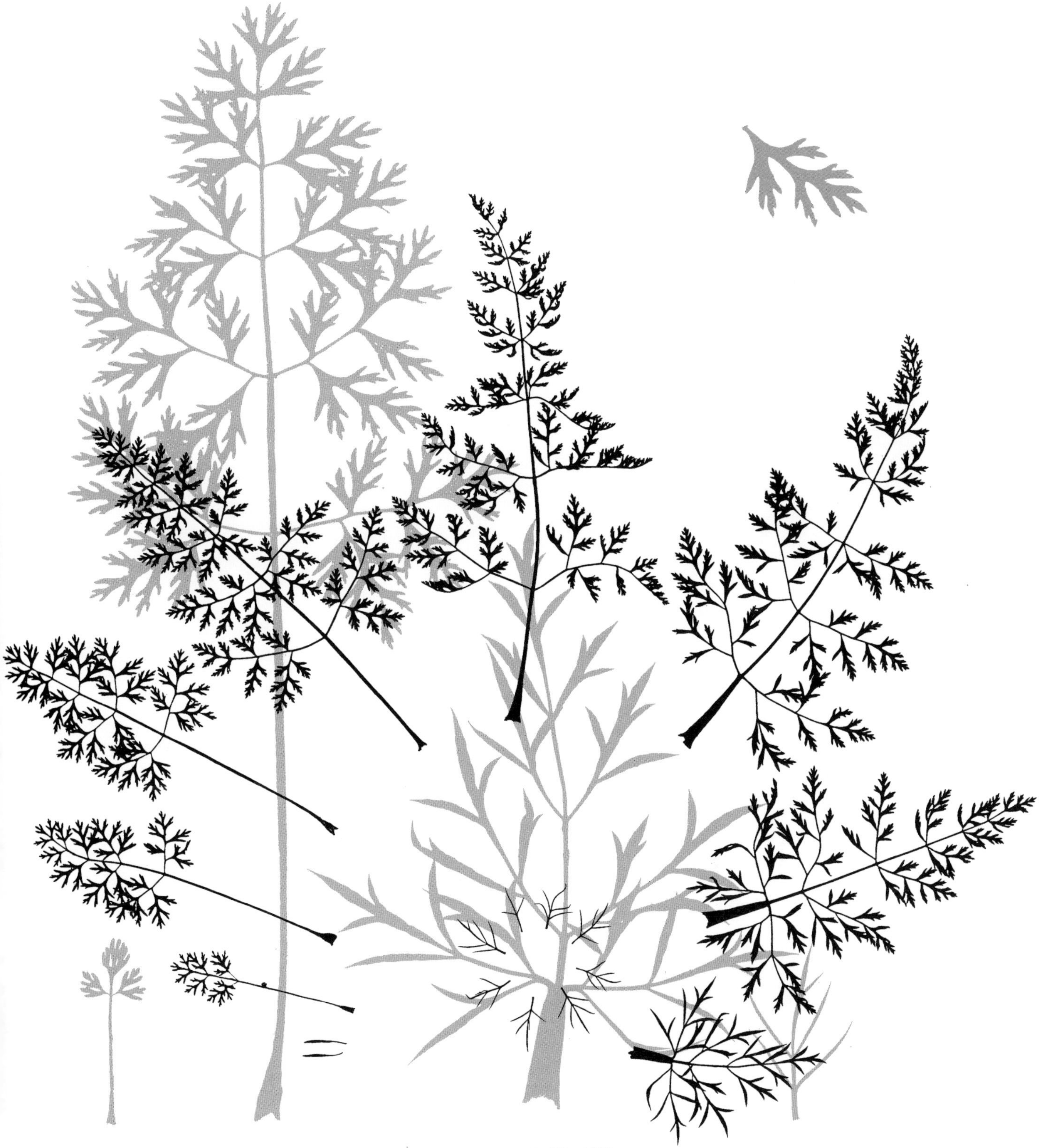

***Wilde Möhre***
im ersten Jahr bis zur Blüte

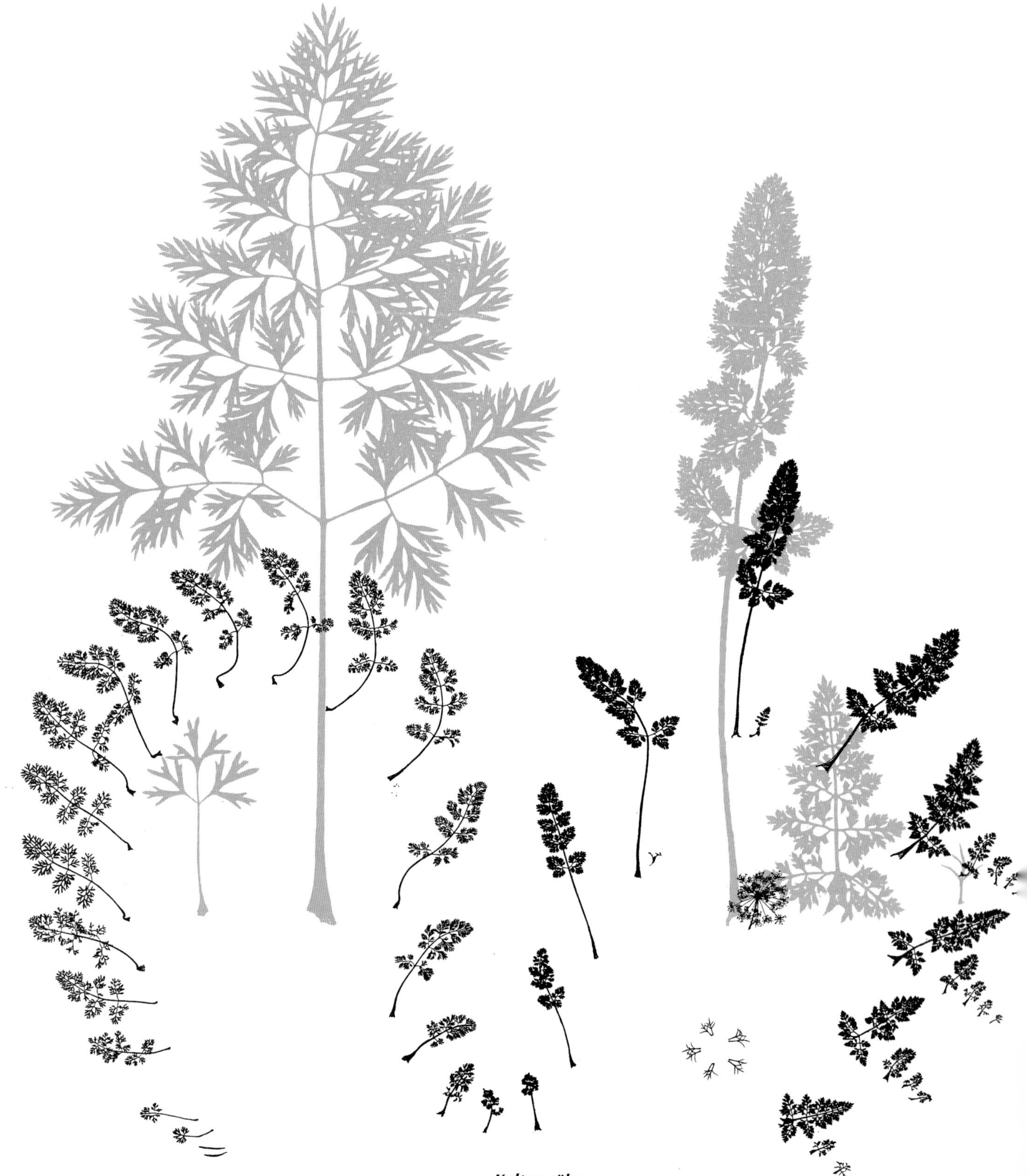

***Kulturmöhre***
im ersten und im zweiten Jahr

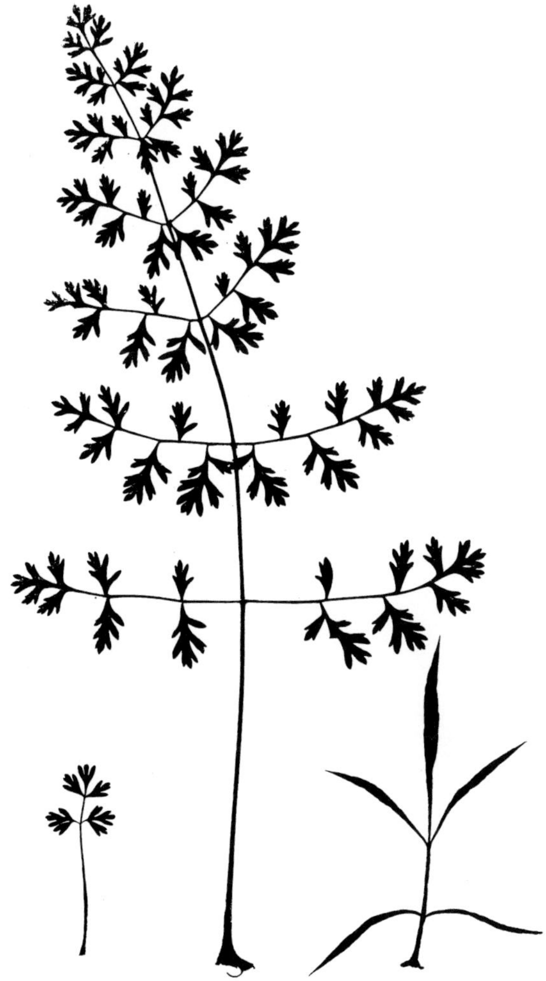

*Daucus maritimus*

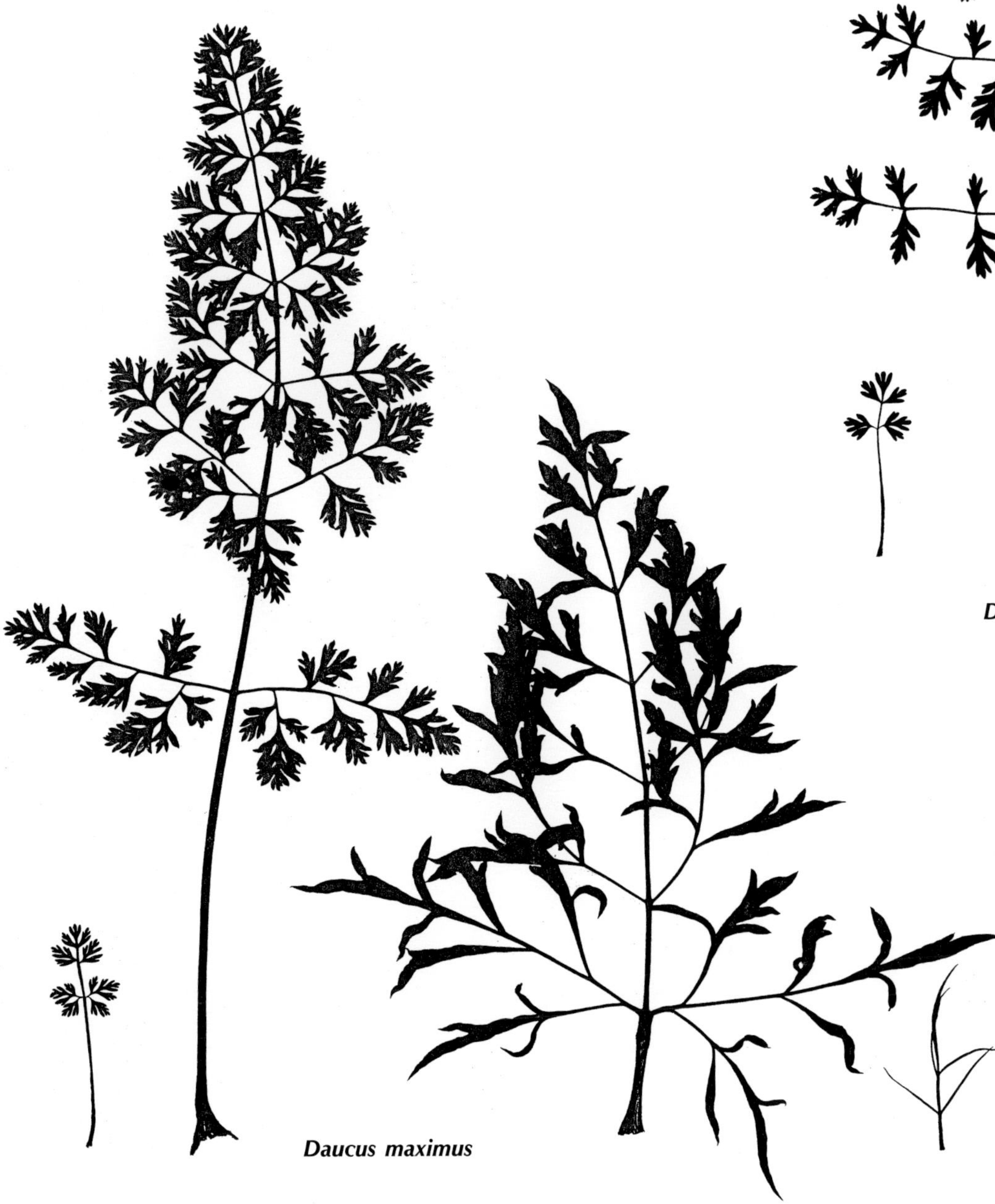

*Daucus maximus*

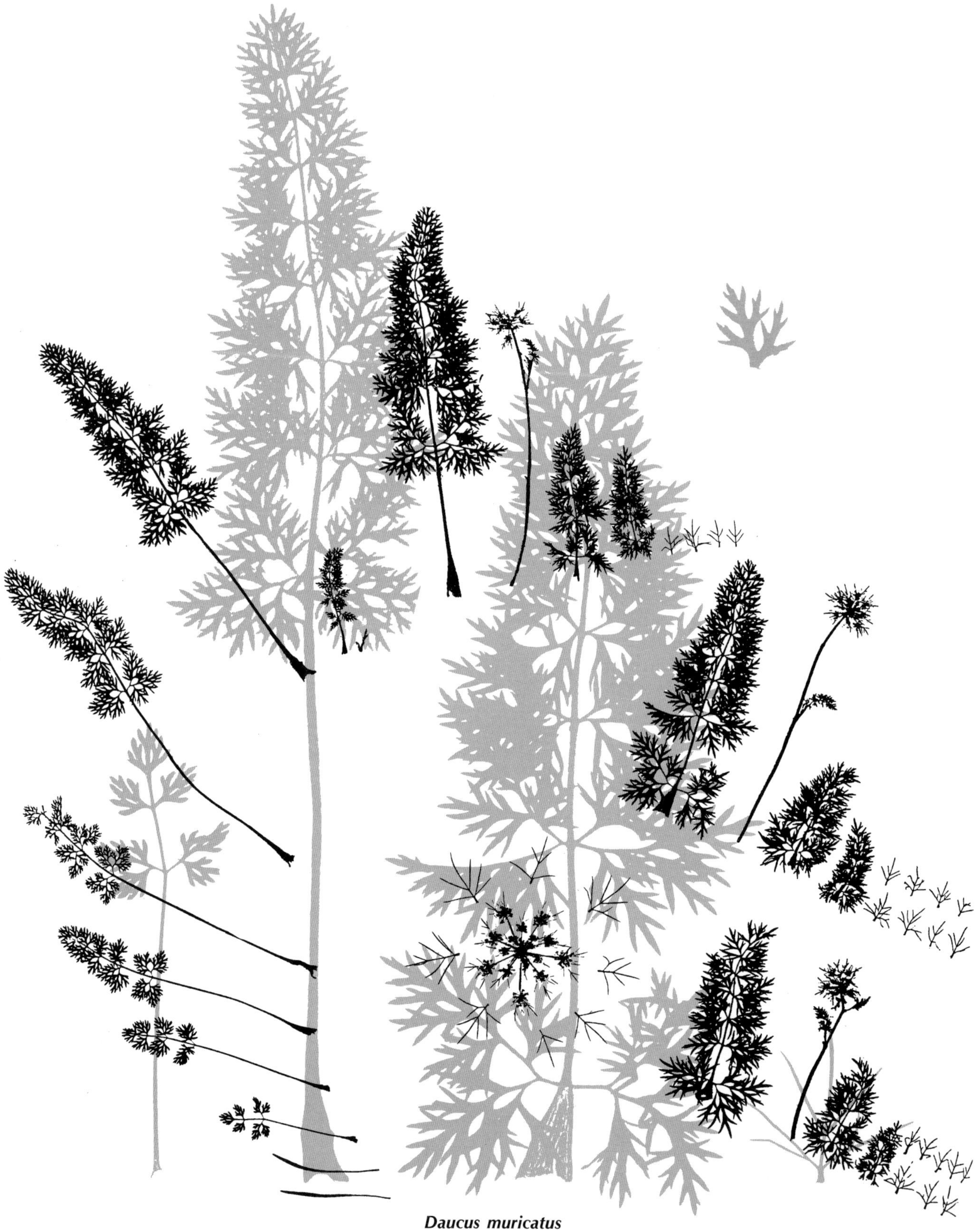

***Daucus muricatus***
einjährig

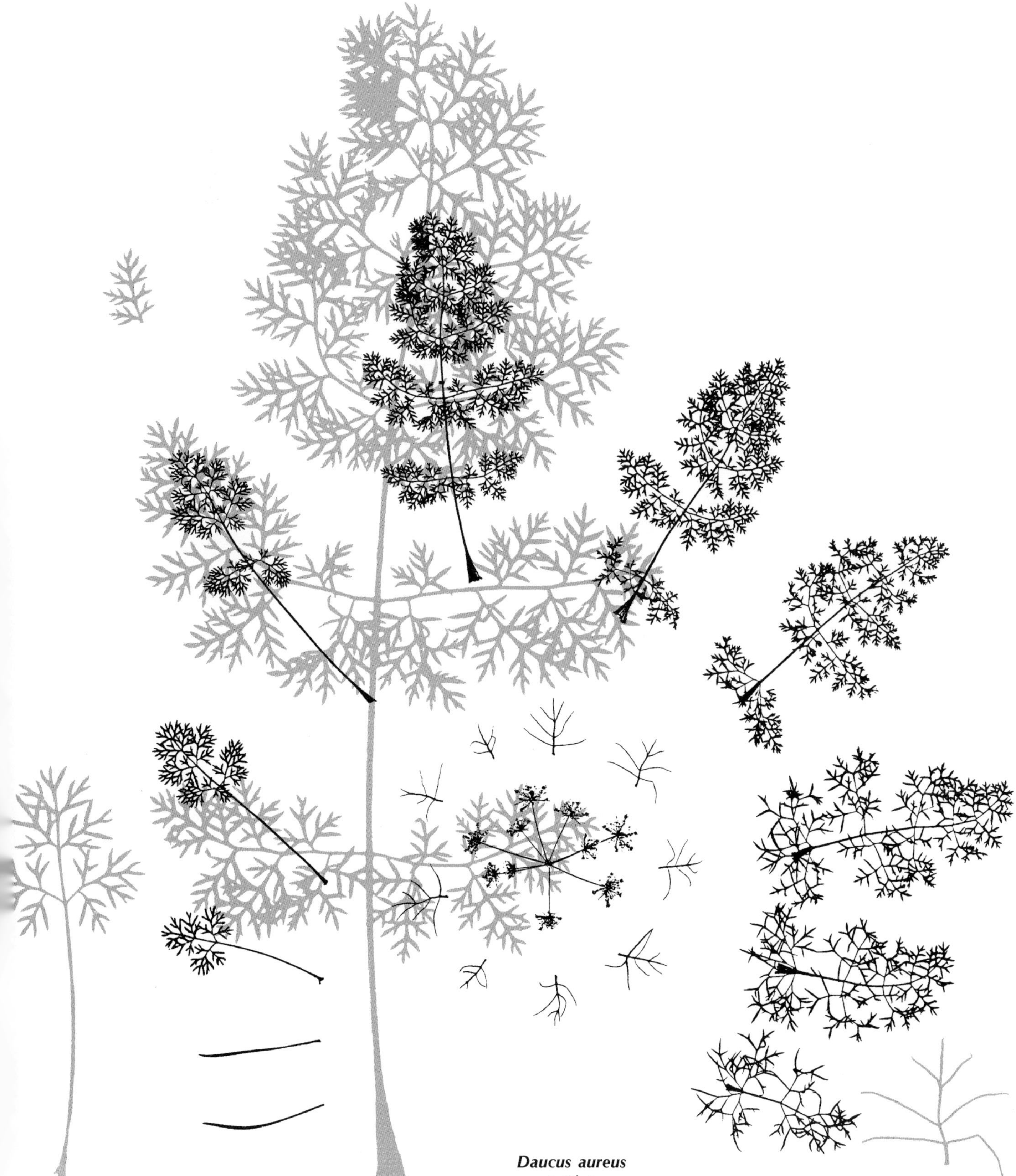

***Daucus aureus***
einjährig

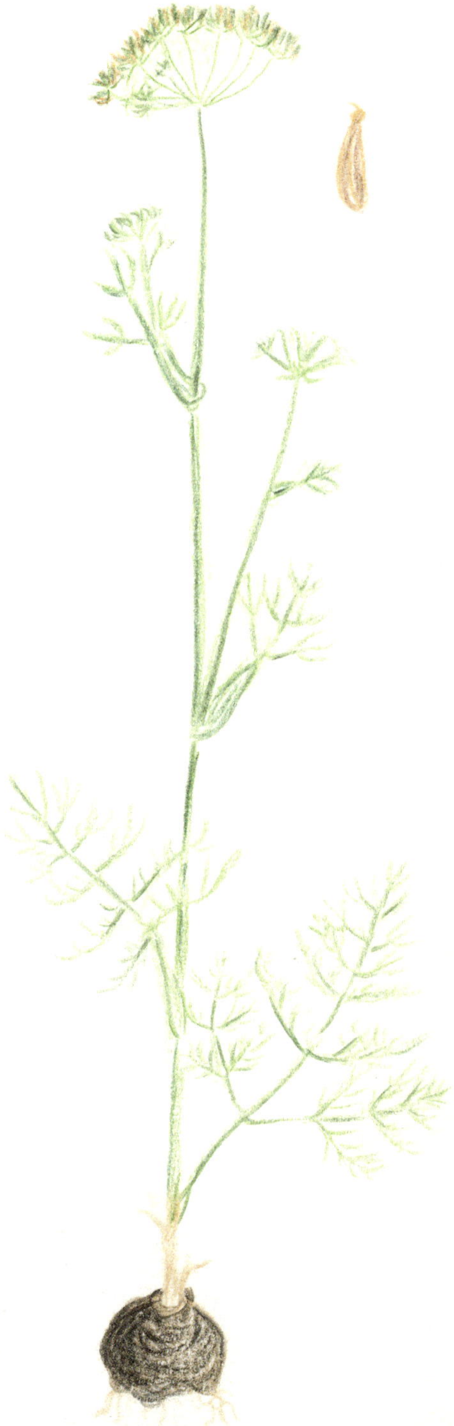

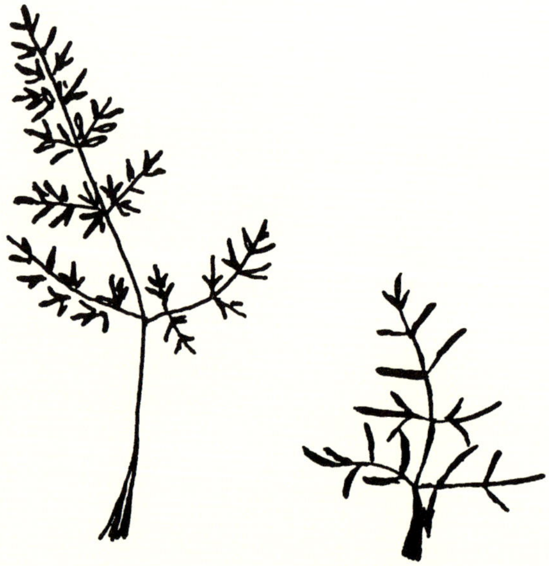

**33 a) Knollenkümmel (Erdkastanie) *Bunium bulbocastanum* L.**

40–60 cm ♃ V–VII

An Weg- und Ackerrändern, selten auch halbschattig. Südwesteuropäisch. Ganze Pflanze zart mit feingefiederten Blättern. Knollen hasel- bis walnussgroß, wohlschmeckend, roh oder wie Kastanien geröstet, gekocht oder als Salat. Kraut und Blüte wie Petersilie, Frucht wie Kümmel schmeckend.
Medizinisch als Adstringens (ähnlich *Conopodium*) und als blähungstreibendes Mittel.

Zur **Gattung *Bunium*** zählen zahlreiche essbare knollenbildende Arten, außerdem die französische Erdkastanie *Conopodium majus*. Drogenliefernde Arten (außer der genannten): *Bunium cylindricum*, *B. persicum* (jeweils Früchte). Insgesamt gibt es ca. 50 *Bunium*-Arten im Mittelmeergebiet, in Westeuropa und Nordasien und 20 *Conopodium*-Arten.
Siehe Hager, S. 577f.

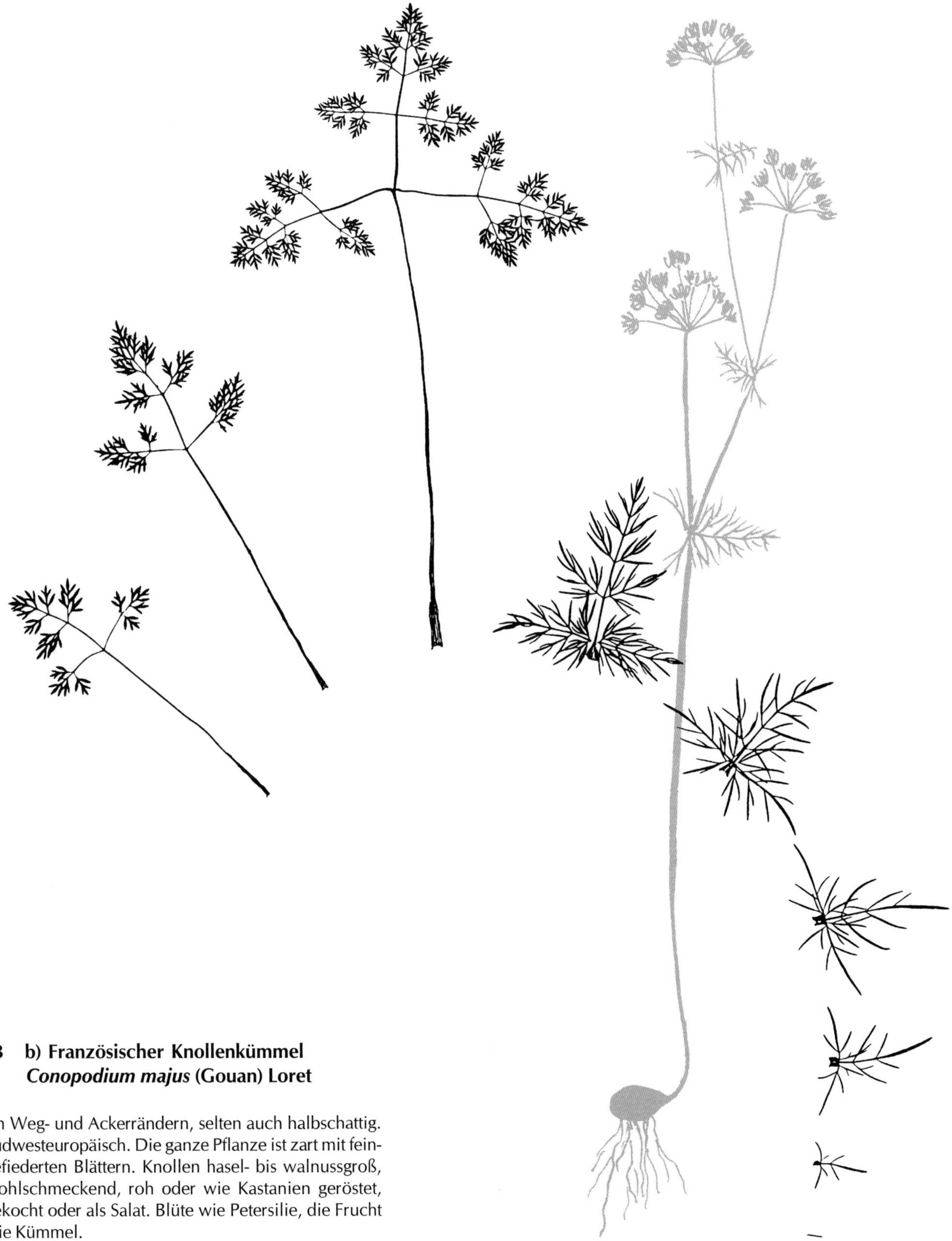

**33 b) Französischer Knollenkümmel**
***Conopodium majus* (Gouan) Loret**

An Weg- und Ackerrändern, selten auch halbschattig. Südwesteuropäisch. Die ganze Pflanze ist zart mit feingefiederten Blättern. Knollen hasel- bis walnussgroß, wohlschmeckend, roh oder wie Kastanien geröstet, gekocht oder als Salat. Blüte wie Petersilie, die Frucht wie Kümmel.

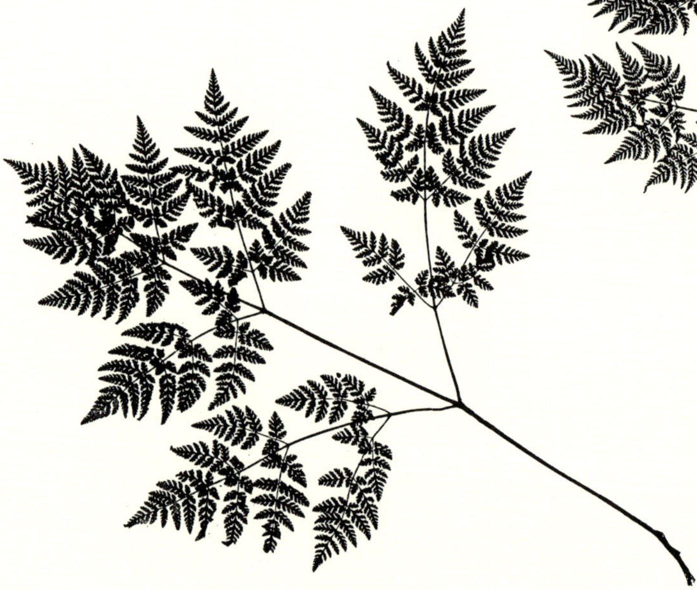

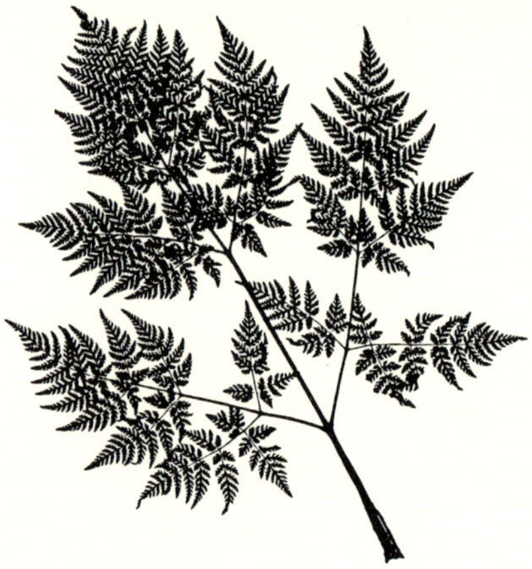

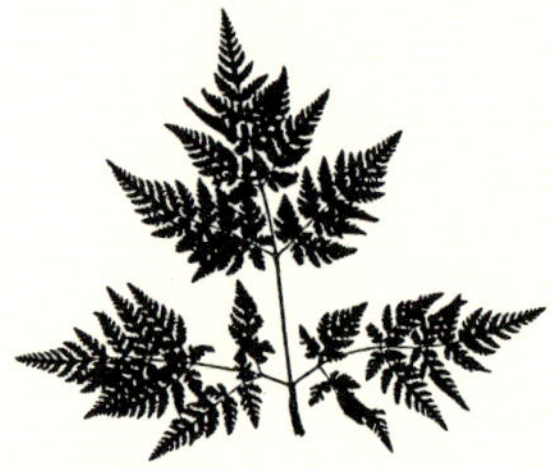

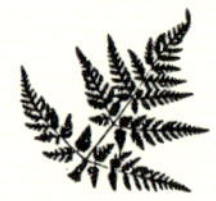

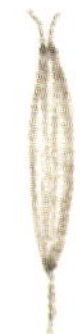

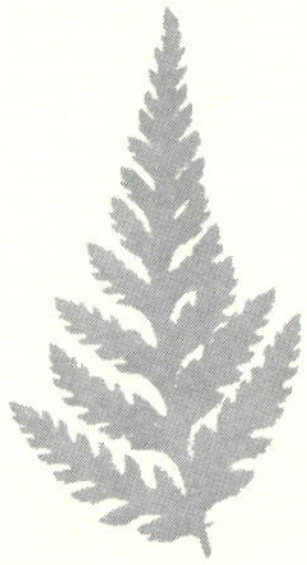

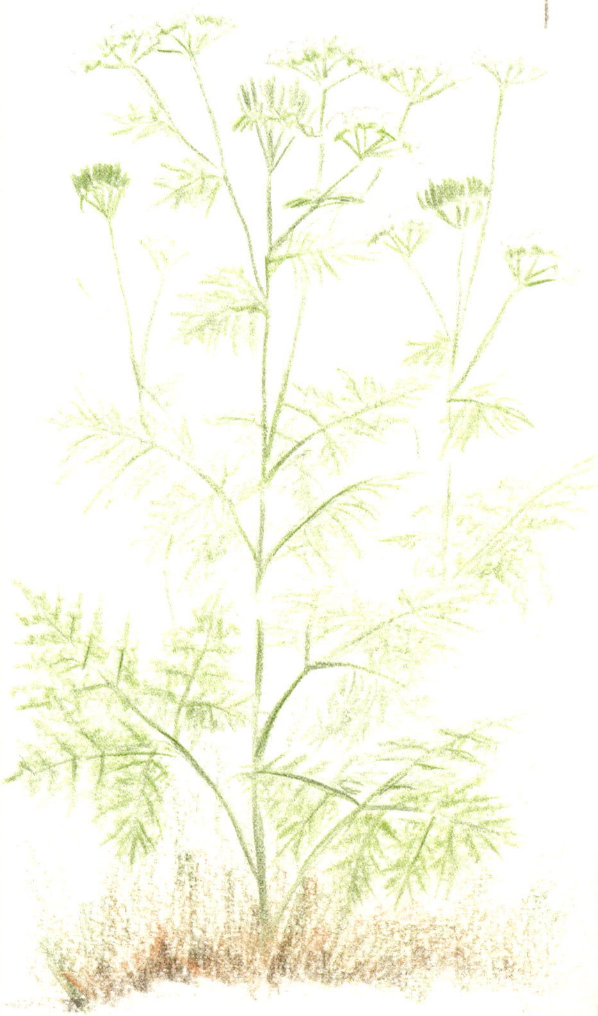

**34 Süßdolde *Myrrhis odorata* (L.) Scop.**
50–120 cm ♃ V–VII

Verwildert an Wald- und Heckenrändern, montan in ganz Europa bis in den Kaukasus verbreitet. Alle Teile der Pflanze riechen und schmecken süß wie Anis, aber etwas weniger klar, d.h. etwas krautiger als Anisfrüchte.
Als Speisewürze wie Garten-Kerbelkraut verwendet. Gutes Milchfutter für Kühe.
Therapeutische Anwendung: milchbildend, magenstärkend.

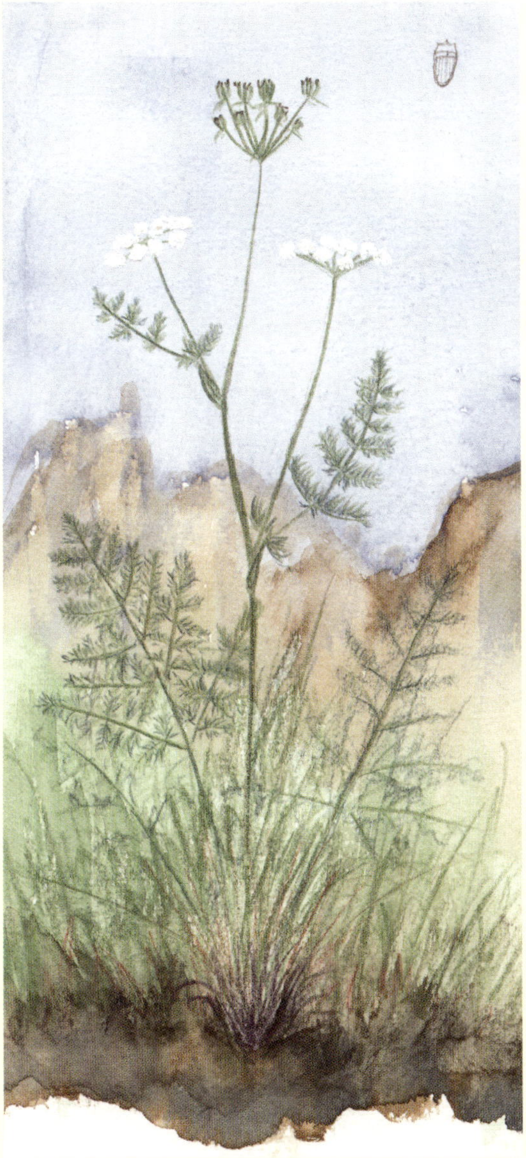

## 35 Bärwurz *Meum athamanticum* Jacq.

15–60 cm ♃ V–VIII

Bergwiesen, magere Weiden. Im europäischen Mittelgebirge bis alpin. Bergpflanze mit fein gefiederten Blättern; getrocknet besonders in Wurzel und Frucht durchdringend balsamisch-würziger Geruch (fenchel- und bockshornkleeähnlich) und scharfer bis brennender Geschmack.
Schöne Gartenzierpflanze.
Therapeutische Anwendung bei Frauenkrankheiten (der Gebär- oder «Bärmutter!»), Fluor albus, Hysterie, auch Aromaticum, Stomachicum und bei Katarrh.

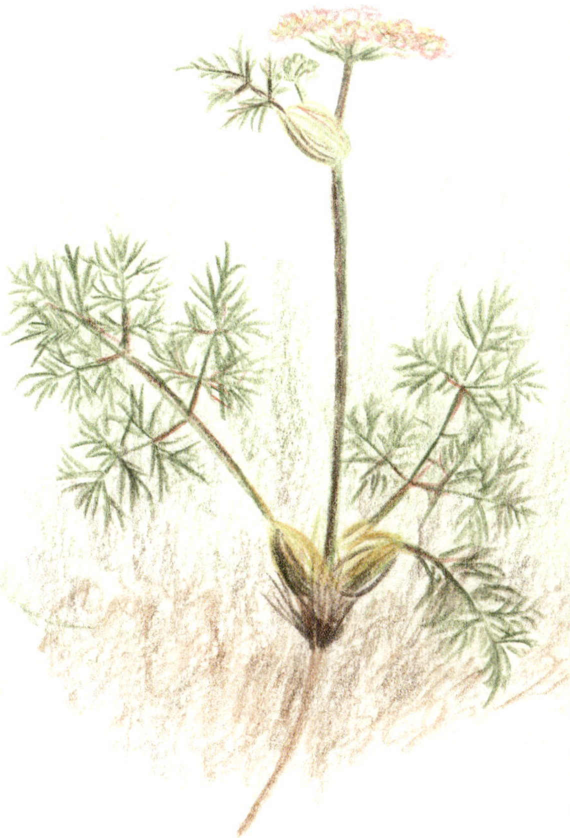

## 36 Alpenliebstock (Mutterwurz) *Ligusticum mutellina* (L.) Crantz

10–20(–50) cm ♃ VI–VII

Magerweiden, montan-alpin bis 2400 Meter.
Kleine, zierliche Pflanze mit aromatisch riechenden Blättern und relativ großer kompakter Dolde. Schwer davon zu unterscheiden ist Zwerg-Mutterwurz (*Ligusticum mutellinoides*).
Gute Futterpflanze zur Milchbildung.
Medizinisch ähnliche Eigenschaften wie Bärwurz (*Meum athamanticum*). Magenstärkend, bei Verstopfung, Kolik, Aufblähen, Aufstoßen, bei Leber-, Nieren-, Blasenkrankheiten, Vergiftungen, Verschleimung der Lungen. Alpen-Liebstock wirkt auf den Darm wie *Calamus* erwärmend. Kraut frisch wie Petersilie, getrocknet erwärmender Tee.

Die **Gattung *Ligusticum*** umfasst 40–50 Arten im nordischen Florenreich (davon 20 in Nordamerika); einige Arten in Chile, Neuseeland). *Ligusticum mutellina* und *Ligusticum mutellinoides* haben eine Sonderstellung in der Gattung und stehen *Meum* besonders nahe.

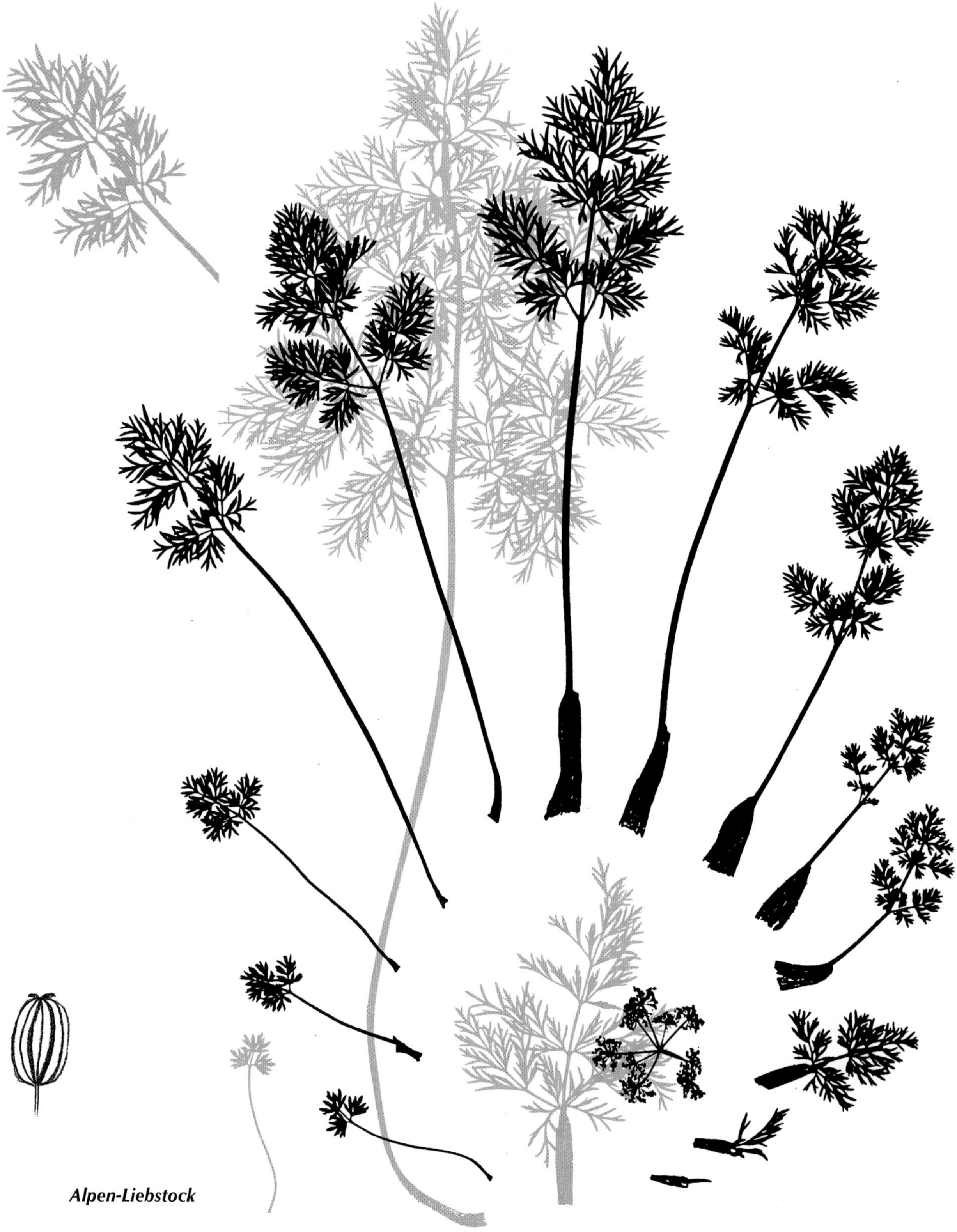

*Alpen-Liebstock*

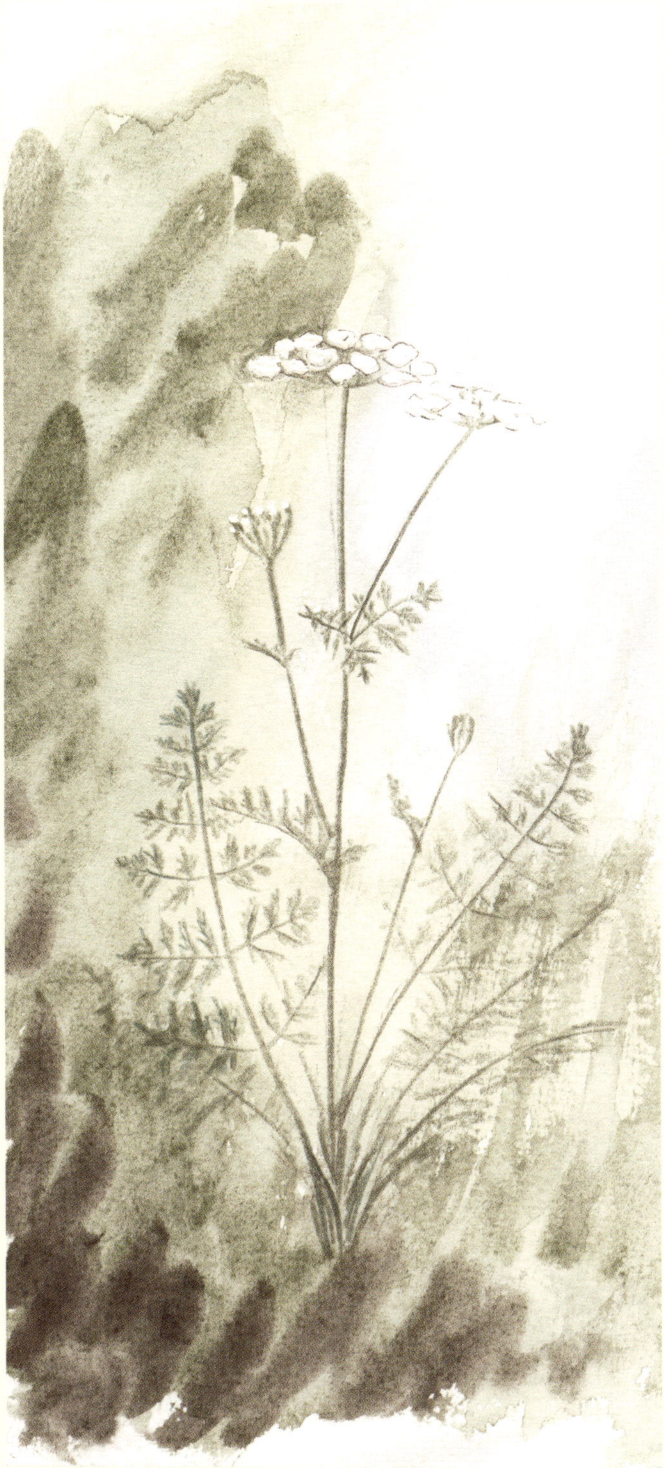

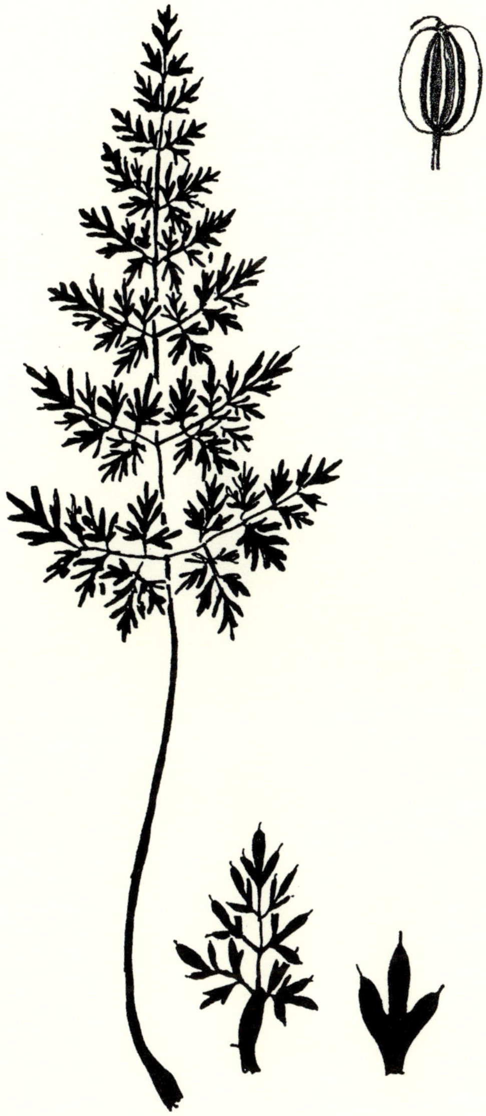

**37 Kümmelblättrige Silge *Selinum carvifolia* L.**
30–100 cm ♃ VII–IX

Feuchte Wiesen, Flachmoore, Bachufer; kollin, montan; eurasisch-nordamerikanisch.
Aromatisch; magenstärkend, harntreibend.
In Europa nur eine Art.

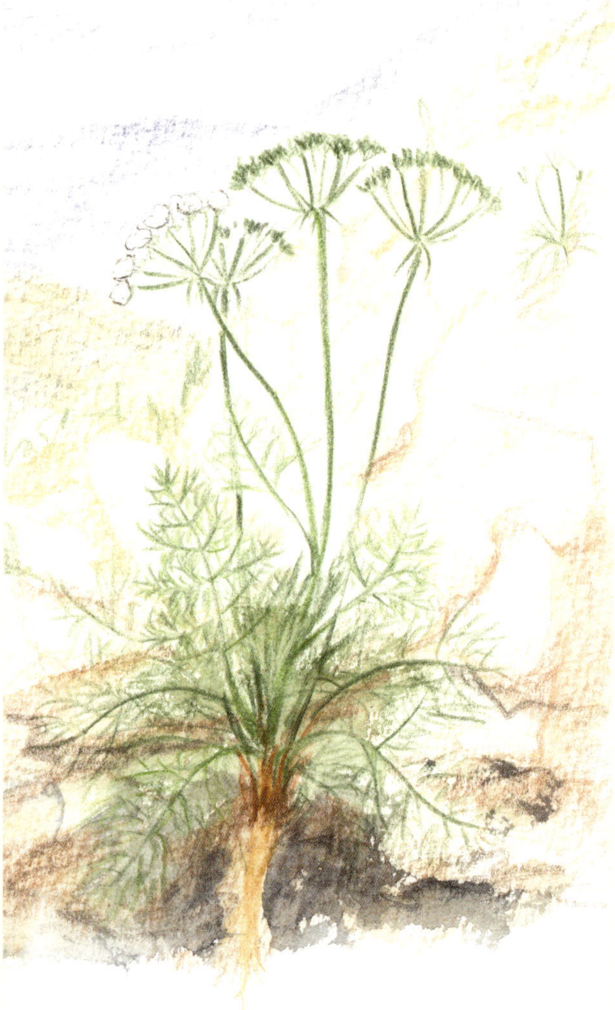

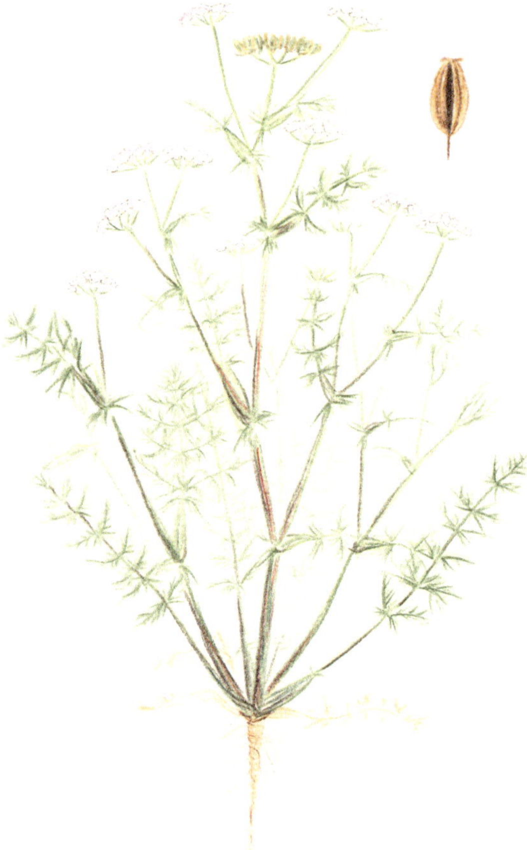

**39 Wiesen-Kümmel *Carum carvi* L.**
30–50(–80) cm ⊙ IV–VI

Gedüngte Frischwiesen, vor allem Nordosten. Im Süden vorwiegend im Gebirge, Alpen bis 1860 Meter. Eurosibirisch.
Luftig wirkende Pflanze, 2–3fach gefiederte Blätter mit tief eingeschnittenen, schmalspitzigen Endblättchen. Fiedern zweiter Ordnung entspringen jeweils dicht an Blattachse. An der Basis der Scheiden der Stängelblätter jeweils ein Fiederpaar, das wie Nebenblätter wirkt (Blattfolge siehe S. 192).
Wurzel milde, ohne Milchsaft, riecht möhrenartig. Würziges Aroma wie bei manchen anderen luftig gebildeten Doldengewächsen (z.B. Kerbelrübe, Dill) im Samen konzentriert, hier aber besonders klar (s. auch Kreuzkümmel, Koriander).
Früchte entkrampfen Magen-Darm-Gebiet; vor allem bei Blähungen, ungenügender Fettverdauung, zur Anregung der Drüsensekretion, aber auch bei nervösen Herzstörungen.
Im gleichen Sinne seit Urzeiten in Nord- und Mitteleuropa als Speisewürze.

Die **Gattung *Carum*** steht *Bunium* (s. Erdkastanie) sehr nahe und wurde auch schon mit dieser zusammengefasst. Im engeren Sinne umfasst sie ca. 25 Arten in Europa, Nordafrika, dem extratropischen Asien und Nordamerika. In Mitteleuropa wächst außer *Carum carvi* nur noch *C. verticillatum* (Sternkümmel).

**38 Alpen-Augenwurz *Athamanta cretensis* L.**
10–40 cm ♃

Wächst in Krummholzstufe der Alpen auf Kalkgeröll und -felsen; mittel- und südeuropäisch. Feingefiederte Blätter, rübiger Wurzelstock, aus dem sich Pflanze erneuert.
Riecht und schmeckt stark gewürzhaft und schließt sich in Bildungsweise den mitteleuropäischen Gebirgsheilpflanzen an. Früchte reizendes, magenstärkendes Mittel, zur Beförderung der Menstruation, gegen chronischen Husten.
Verwandte Arten im Mittelmeergebiet, z.B. *A. macedonica* (L.) Sprengel aus Griechenland, sind ähnlich in Bildungsweise und Gebrauch.

Die **Gattung *Athamanta*** umfasst ca. neun Arten, größtenteils in den osteuropäischen Gebirgen, zwei in Persien beheimatet.

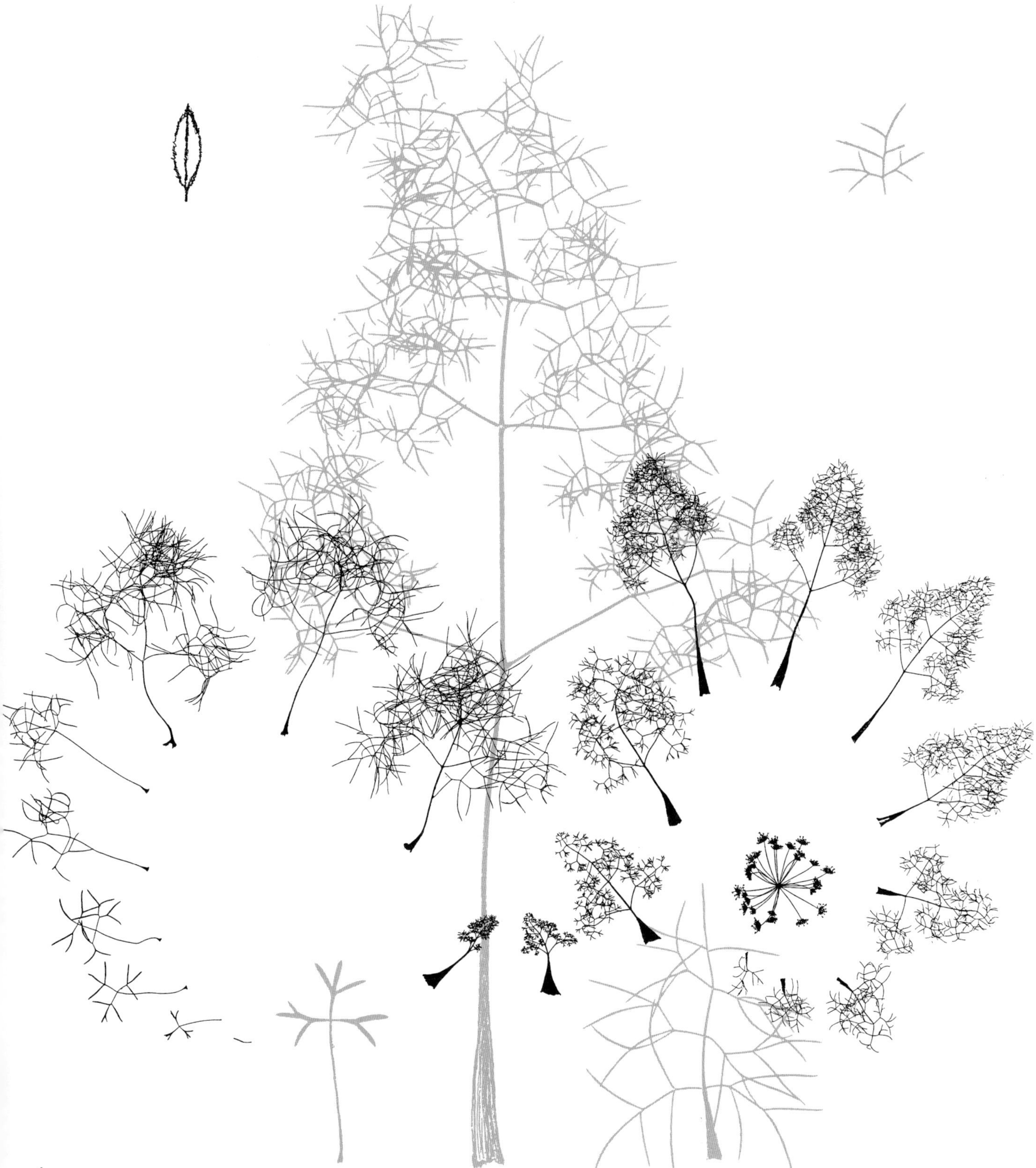

***Augenwurz***
Blattfolge am Haupttrieb über zwei Jahre

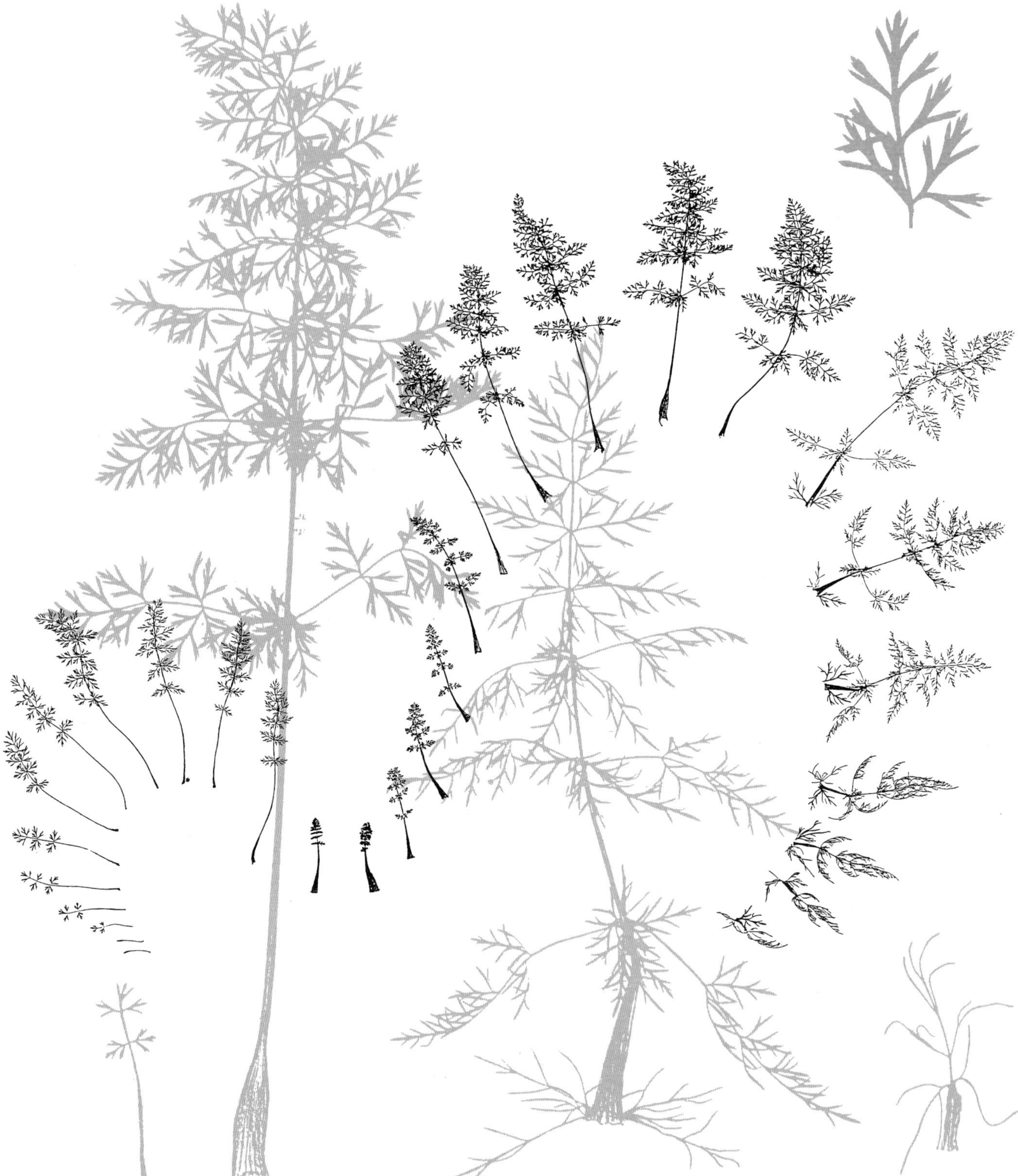

***Wiesen-Kümmel***
Blattfolge am Haupttrieb über zwei Jahre

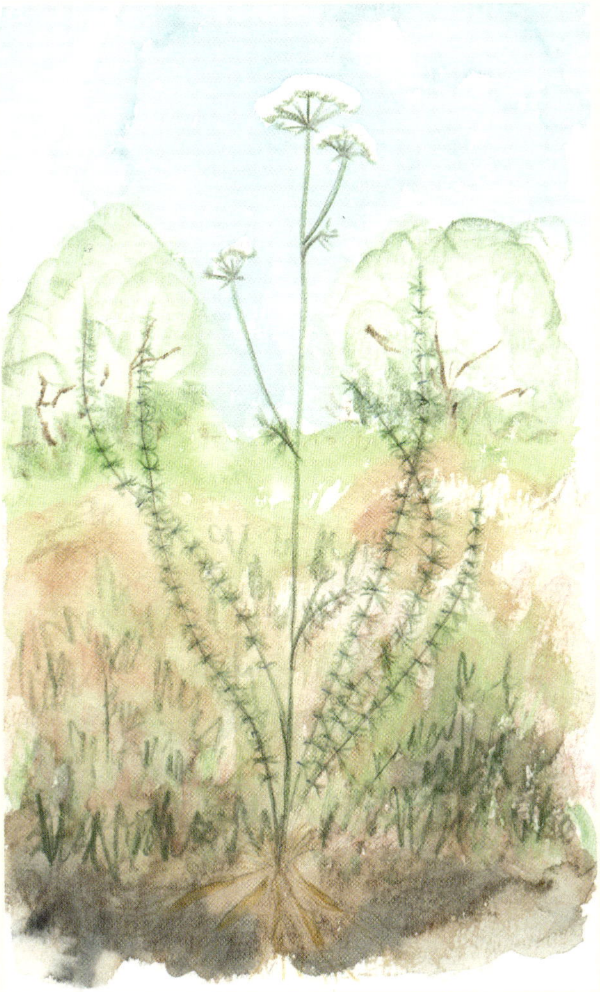

## 40 Sternkümmel oder Quirlzipfliger Kümmel *Carum verticillatum* L. Koch

40–80 cm ♃

Wächst als Seichtwasserpflanze des atlantischen Bereichs mit quirlzipfligen Blättern in subalpinen, wechselnassen, moorigen, kalkarmen Waldbinsenwiesen. Licht-(Halbschatten)-Pflanze. Blätter haben Ähnlichkeit mit denen der Bärwurz.
Es gibt unterschiedliche Land- und Wasserformen vom Sternkümmel (siehe Hegi V, S. 1188). An der Wurzel werden Knollen gebildet (Überleitung zu den amphibischen Arten und Bezug zu den Elementen, siehe S. 63ff.).

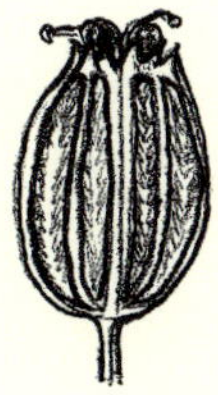

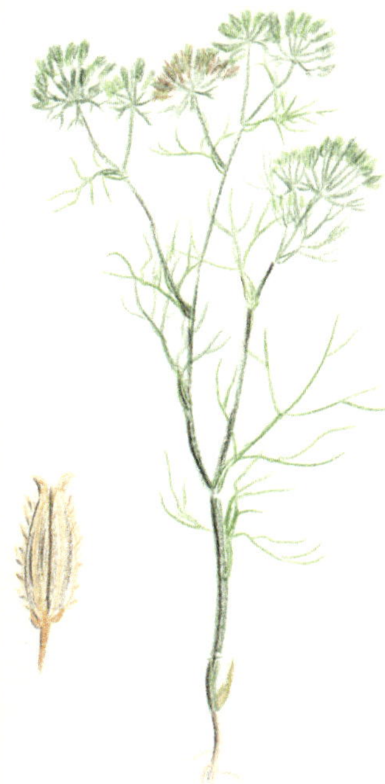

## 41 Kreuzkümmel *Cuminum cyminum* L.

15–50 cm ⊙

Kleines, zierliches Pflänzchen; von Arabern in westliches Mittelmeergebiet gebracht.
Geschmack der Früchte ist offensichtlich mehr Geruch; stärker als beim Wiesenkümmel, «orientalischer», eher in Richtung Koriander.
Wirkung stärker als beim Kümmel karminativ, herzstärkend, atmungsaktivierend.

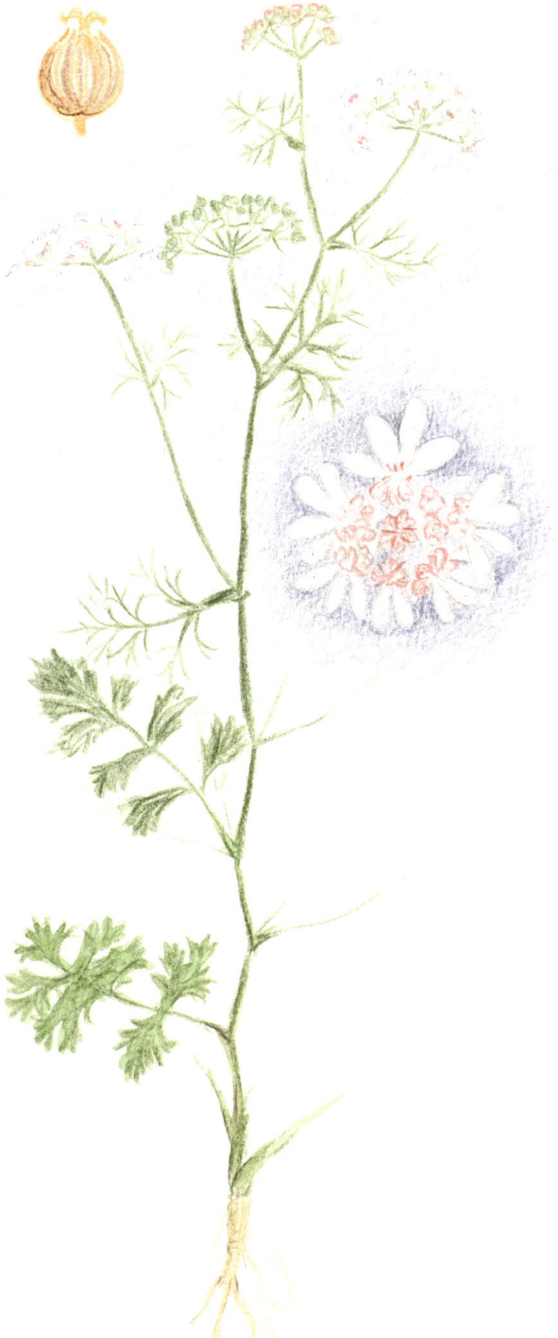

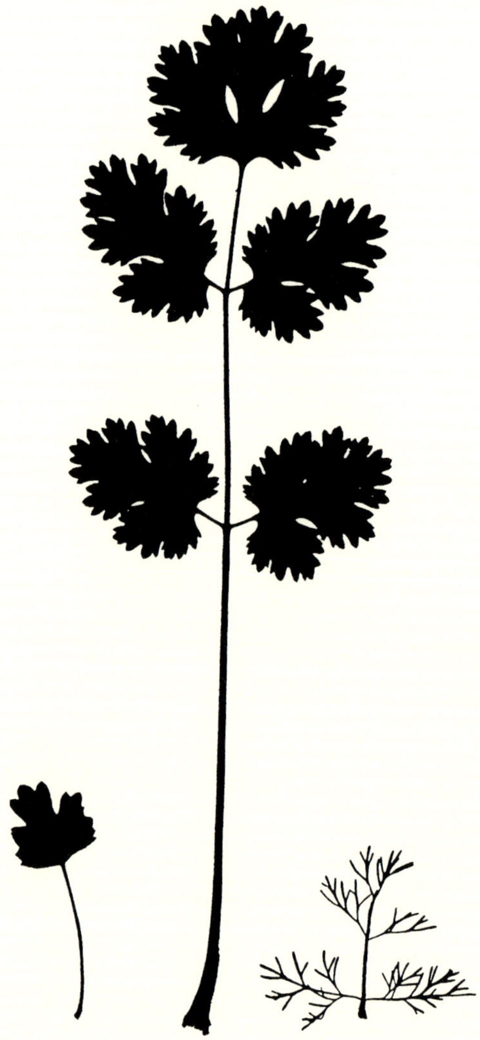

**42 Koriander *Coriandrum sativum* L.**
20–50 cm ⊙ VI–VII

Angebaut, wärmeliebend, ostmediterran.
Zierliche Pflanze; eine der schönsten Blattmetamorphosen unter den Doldengewächsen. Bilateral-symmetrische Form der Randblüten fasst Dolde zu strahlender Gesamtblüte zusammen.
Ganze Pflanze riecht würzig, etwas «orientalisch». Das Aroma konzentriert sich besonders in den Samen.
Kraut und Früchte vor allem als Speisewürze gebraucht. (Zum Bild, das auf medizinische Wirkung hinweist, siehe S. 40ff.)

In der **Gattung *Coriandrum*** gibt es nur eine zweite, nichteuropäische Art.
Siehe Hager, S. 996–1001.

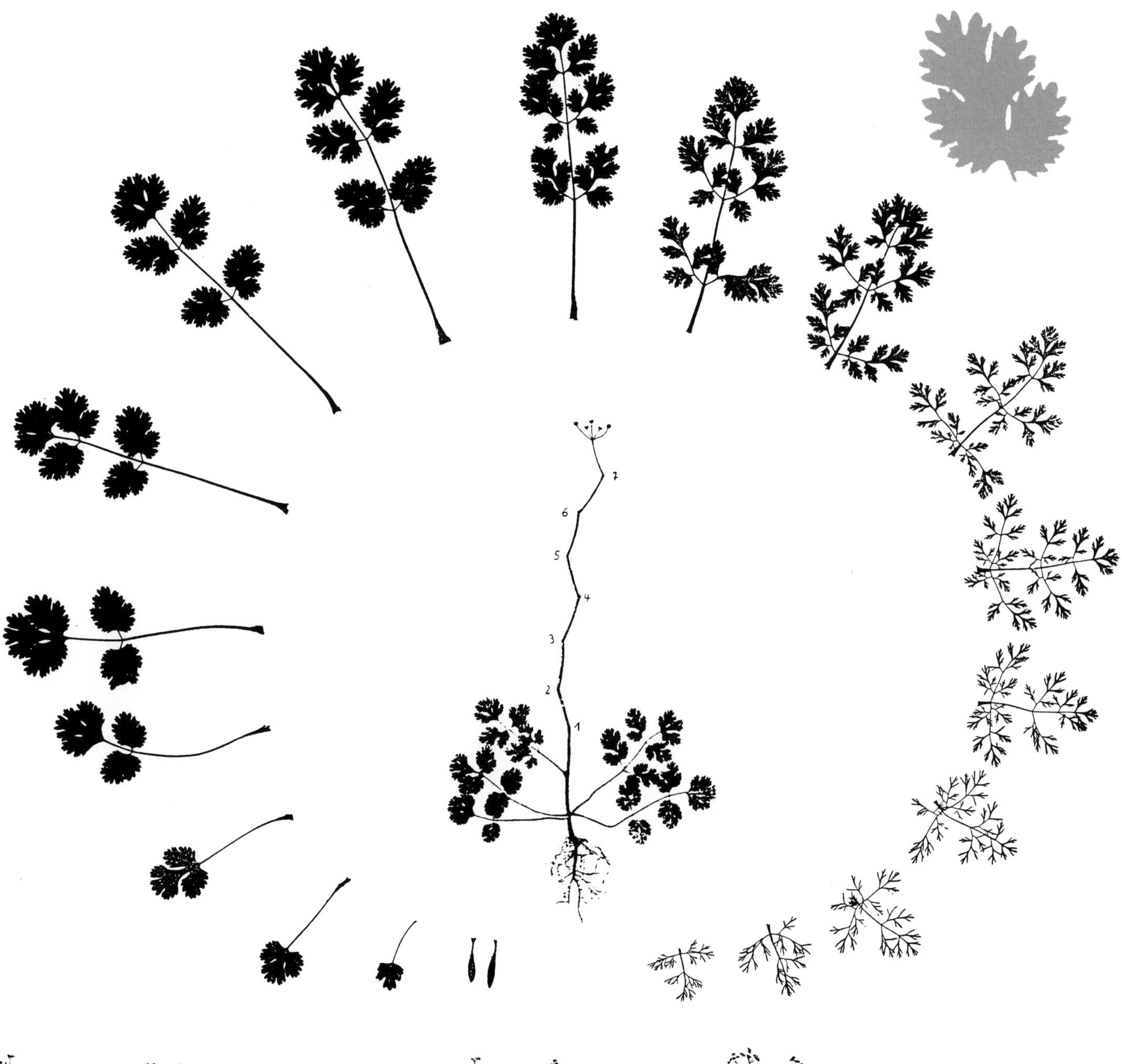


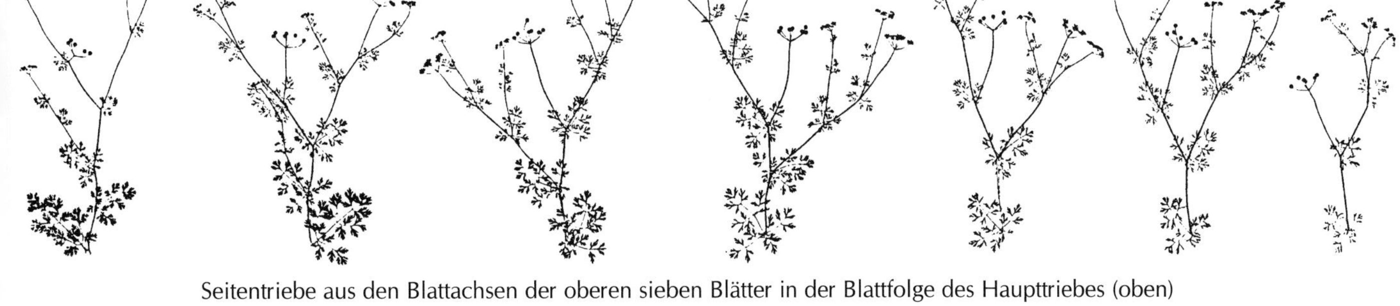

Seitentriebe aus den Blattachsen der oberen sieben Blätter in der Blattfolge des Haupttriebes (oben)

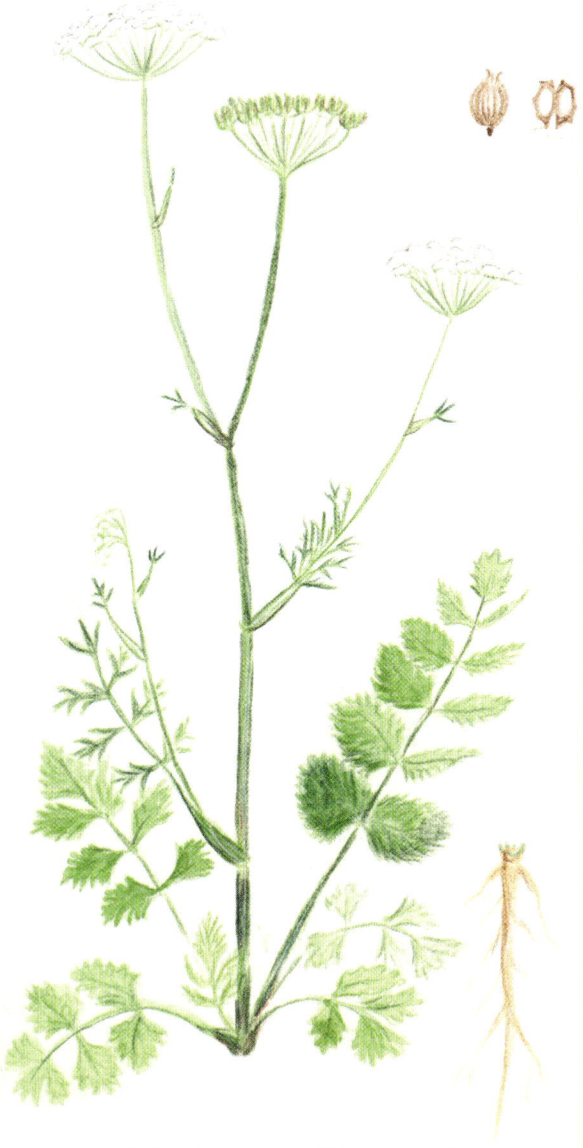

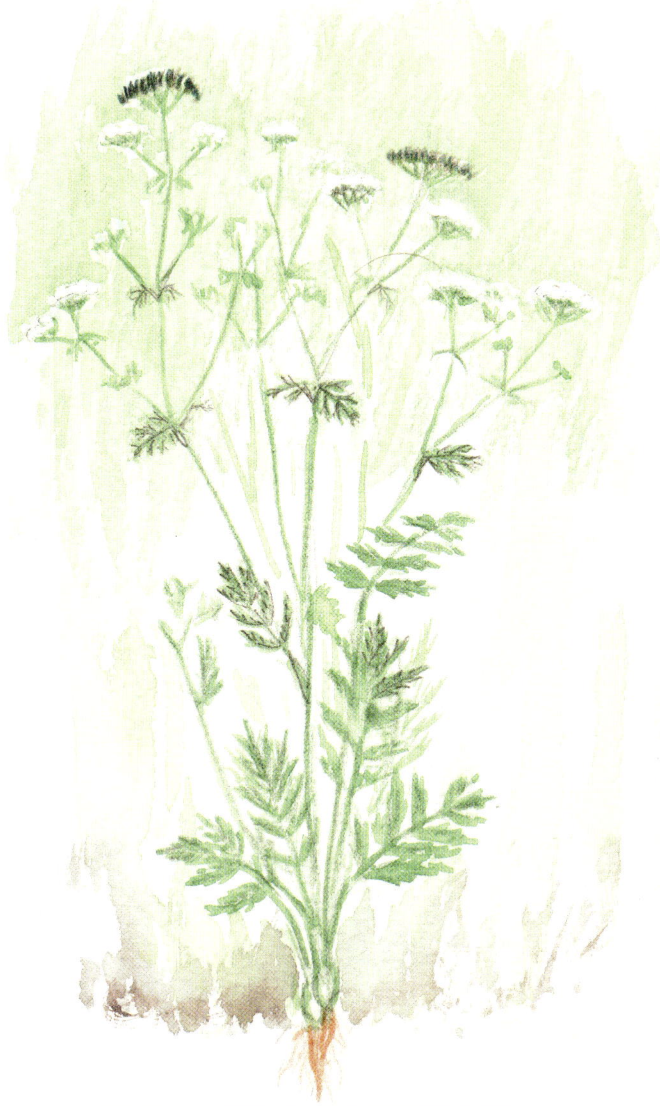

**43 Kleine Bibernelle *Pimpinella saxifraga* L.**
15–50 cm ♃ VI–X

Sehr formenreich. In Kalk-Magerrasen; zeigt schöne Blattmetamorphose.
Wurzel riecht und schmeckt würzig, mit scharfem beißendem Nachgeschmack (Bitterdroge, Bocksgeruch).
Aus der Antike nicht bekannt, seit dem (8.) 16. Jahrhundert gehören diese und die folgende Art in Mitteleuropa zum ständigen Arzneischatz. Schleimlösend (Gurgelmittel), magenstärkend.

**44 Große Bibernelle *Pimpinella major* L. Huds.**
40–100 cm ♃ VI–IX

Auf nicht zu stark gedüngten Frischwiesen. Blüte zart, süß duftend. Wurzel zuerst schwach aromatisch schmeckend, dann anhaltend sehr scharf. Sie ist im ganzen Wuchs plumper als die Kleine Bibernelle, aber doch sehr ähnlich – auch in der medizinischen Verwendung.

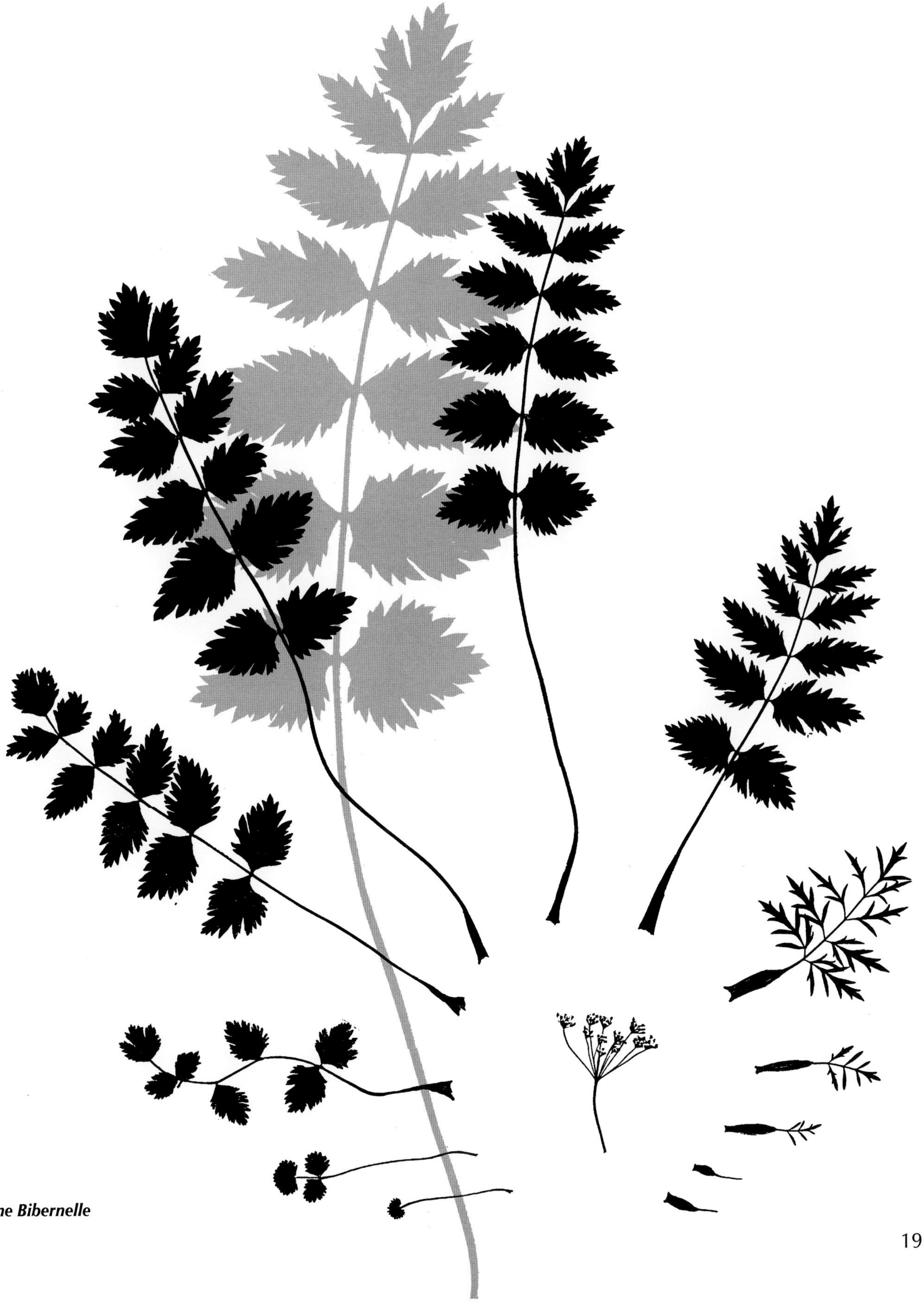

*Kleine Bibernelle*

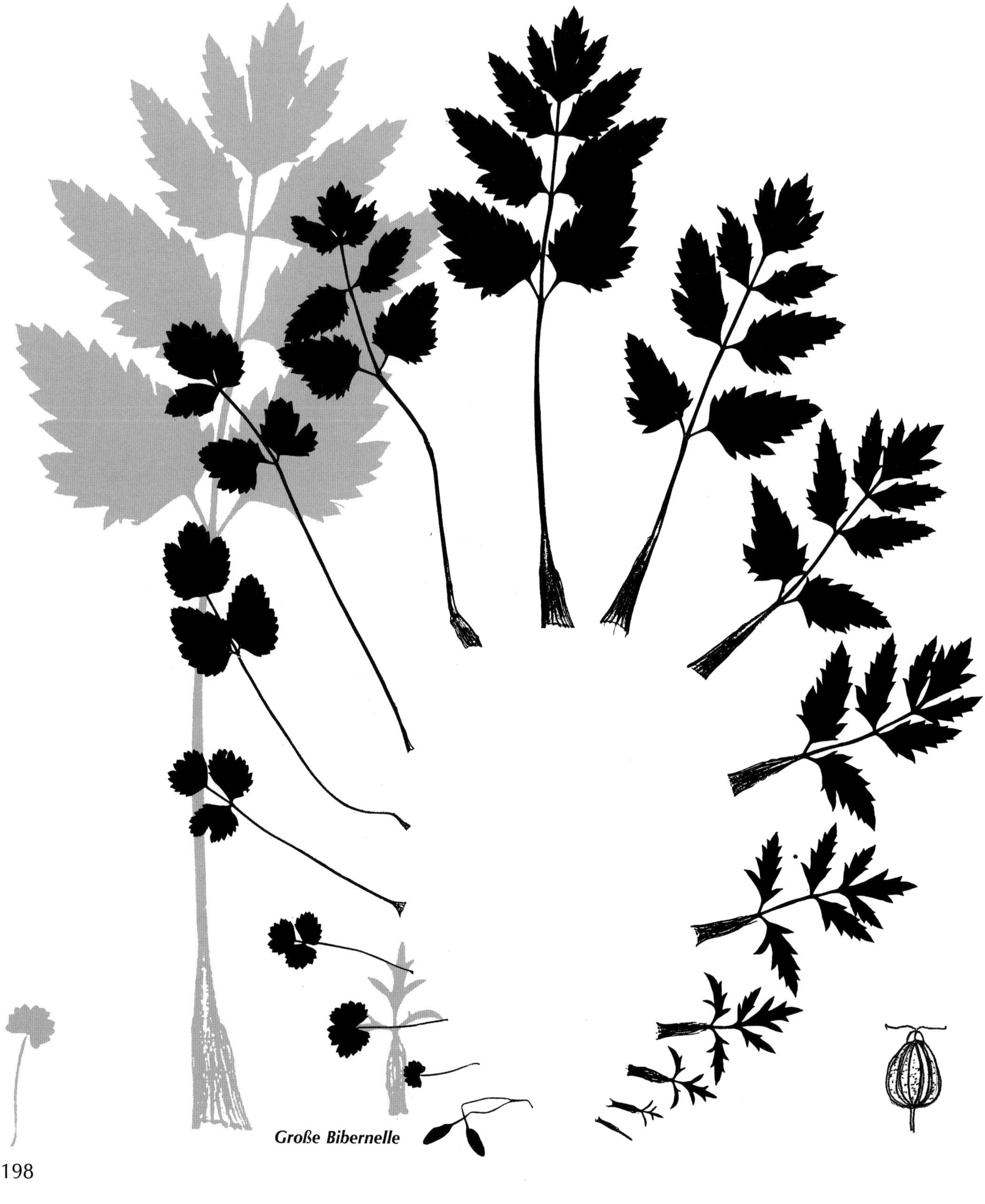

*Große Bibernelle*

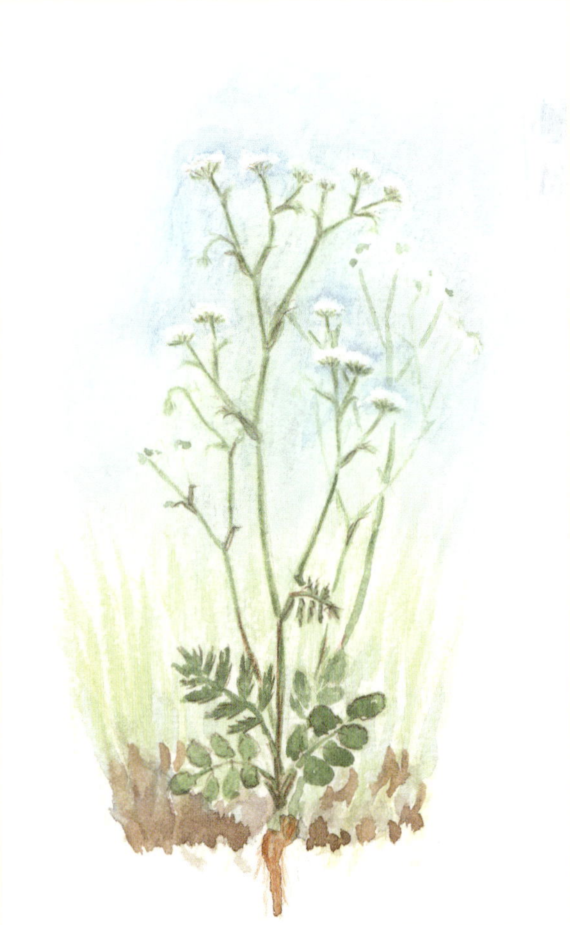

**45 Fremde Bibernelle *Pimpinella peregrina* L.**
120 cm ♃

Südosteuropäisch. Mit etwas ledrigeren Blättern als die vorigen Arten, diesen aber recht ähnlich. Auch die medizinische Verwendung ist ähnlich wie bei anderen Pimpinella-Arten.
Bei der ähnlichen, aber zottig behaarten **Schwarzen Bibernelle (*P. nigra* Mill.)** wird die Wurzel im Anschnitt mehr oder weniger stark blau.

**46 Anis *Pimpinella anisum* L.**
15–50 cm ⊙ VII–VIII

In Mitteleuropa nur angebaut, wärmeliebend.
Im Gegensatz zu den anderen Pimpinella-Arten einjährig.
Frucht: Geruch würzig süßlich, Geschmack gewürzhaft, süßlich, angenehm.
Schon aus ägyptischer Zeit bekannt als Gewürz.
Als Heilpflanze krampflösend, blähungstreibend, auswurffördernd, milchflussfördernd (auch östrogene Wirkungen).
Appetitanregend.

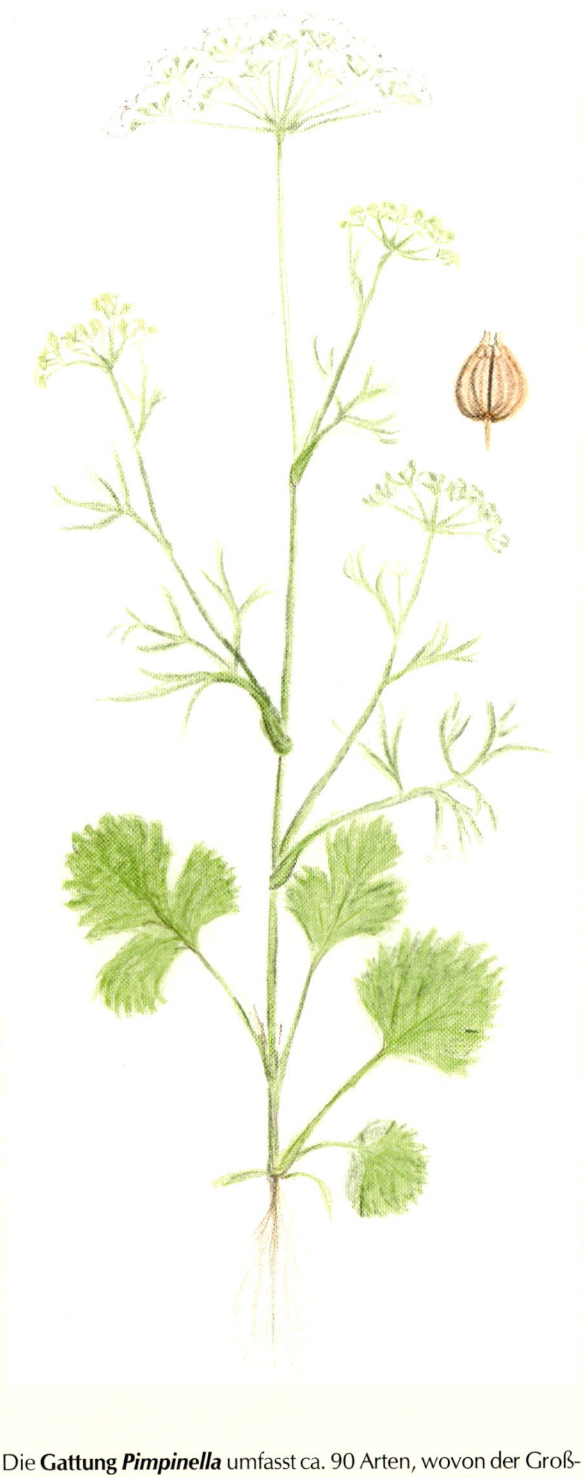

Die **Gattung *Pimpinella*** umfasst ca. 90 Arten, wovon der Großteil im Mittelmeerraum (bes. Orient), wenige im übrigen Europa und Asien, eine im westlichen Nordeuropa, einige in Südamerika beheimatet sind.

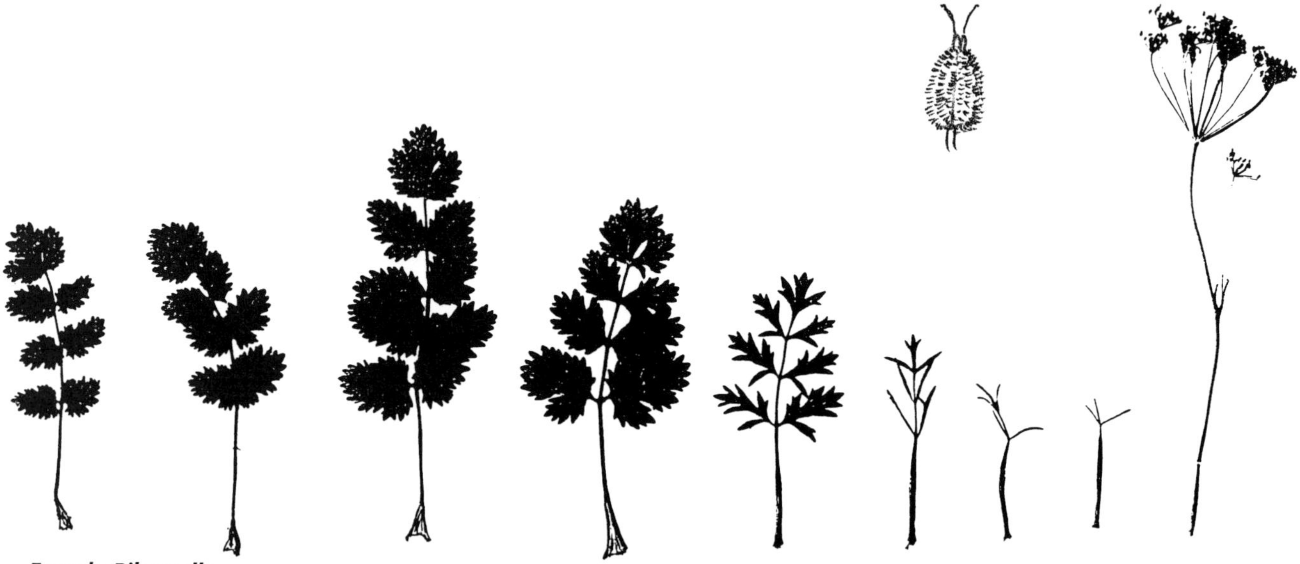

*Fremde Bibernelle*

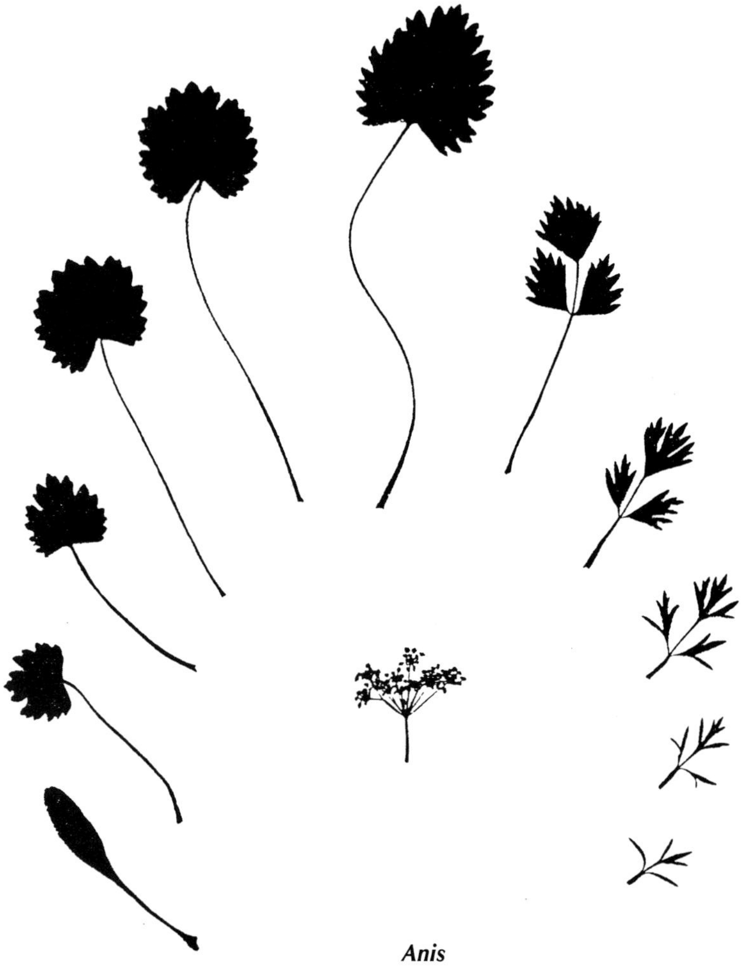

*Anis*

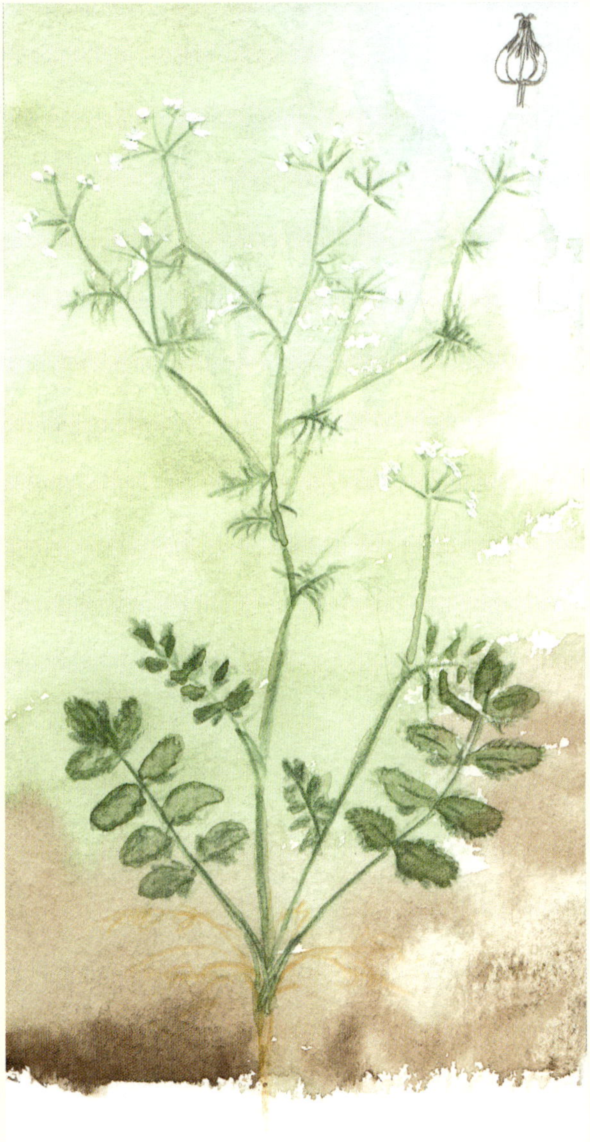

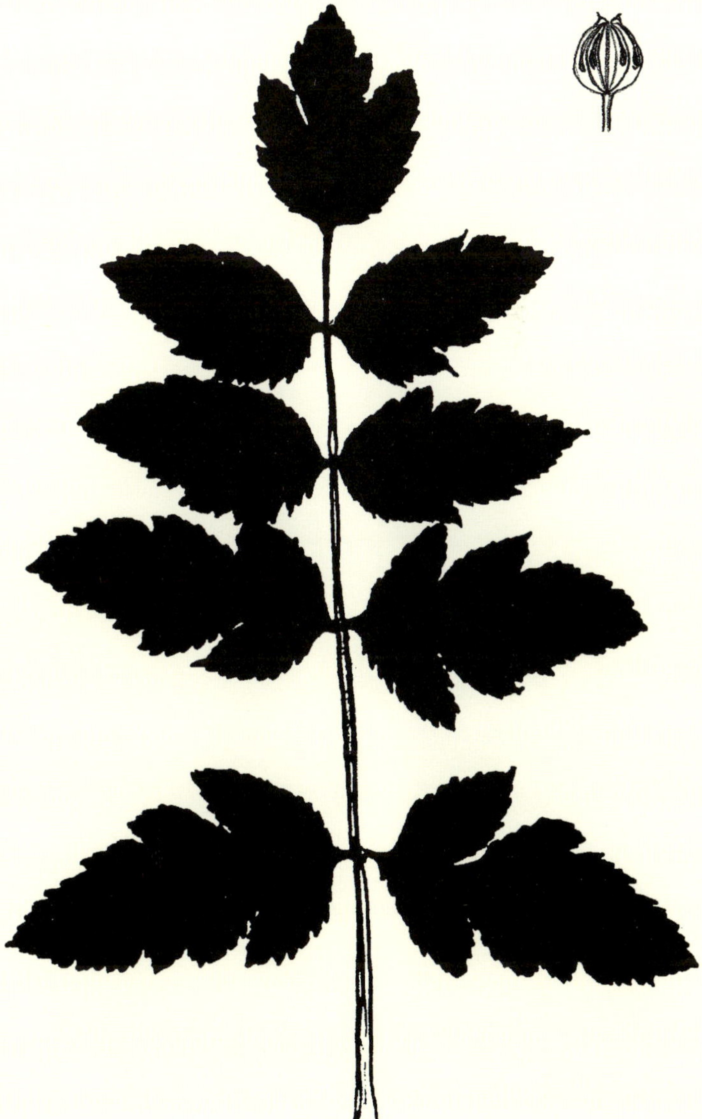

**47 Würz-Silie (Gewürzdolde)** ***Sison amomum*** **L.**
30–70 cm ⊙ VII–VIII

An schattigen Orten in Hecken und steinigem Gebüsch. Ursprünglich mediterran; früher in Mitteleuropa als Heil- und Würzpflanze angebaut. Blattmetamorphose Pimpinella-ähnlich. Untere Blätter erinnern an Landform des Großen Merk. Nach oben zu am Stängel erscheinen mehr fädig gefiederte Luftblätter und zahlreiche kleine, wenig strahlige Dolden mit sehr kleinen Blüten.
Blätter und Früchte mit harzig gewürzhaftem Geruch und Geschmack. Wurzel mit starkem Möhrengeruch und sellerieähnlichem Geschmack.
Als Speisewürze verwendet.
Erhitzendes Heilmittel.

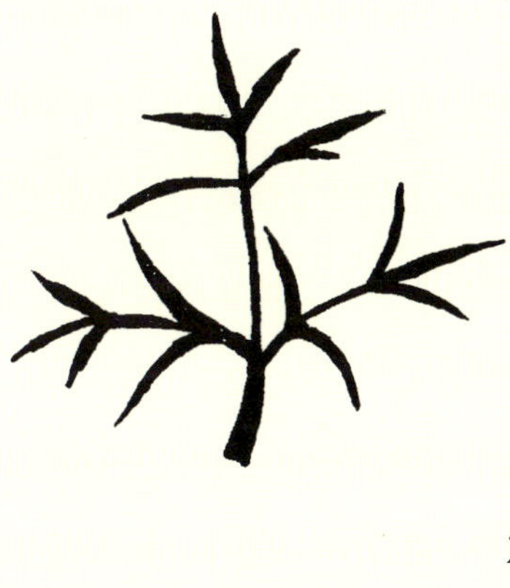

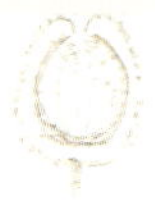

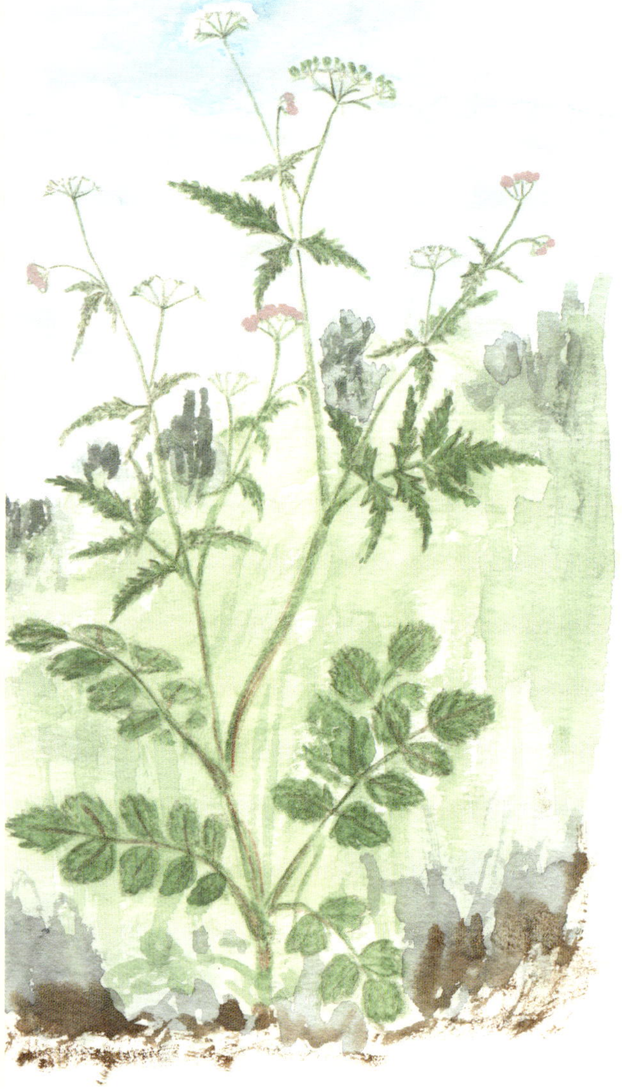

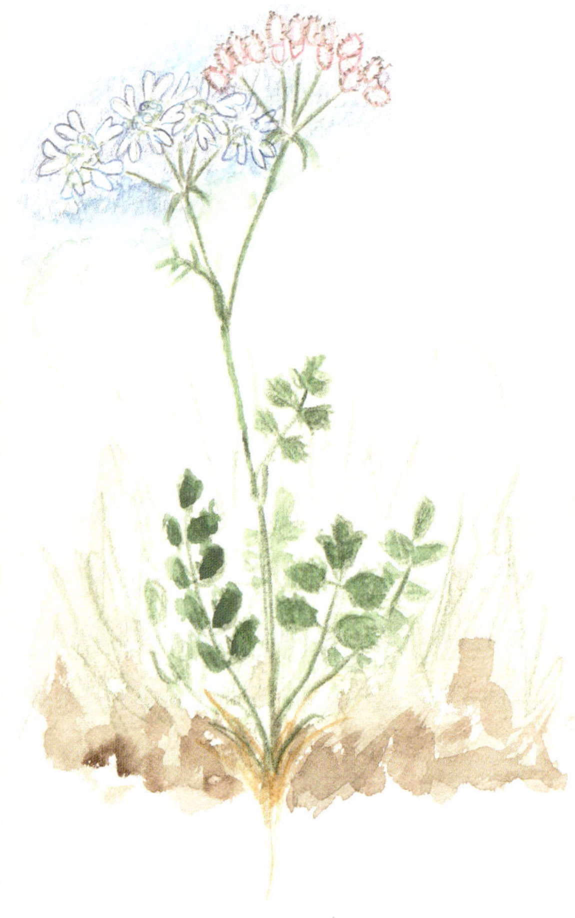

**49 Apulischer Zirmet *Tordylium apulum* L.
und Heil-Zirmet *T. officinale* L.**

50 cm ⊙

Zwei weitere kleinere Arten dieser Gattung aus dem Mittelmeergebiet, fallen besonders durch die Samen und die ganzheitliche, dem Koriander ähnlich gestaltete Blütendolde auf. Früchte scharf-aromatisch.

Früchte therapeutisch bei Harnbeschwerden und Nierenleiden und zur Beförderung der Menstruation angewendet, Wurzel zur Beförderung des Brust-Auswurfes.

Junge Pflanzen als Salat.

Die **Gattung *Tordylium*** umfasst ca. 16 vor allem mediterrane und orientalische Arten. Nur *Tordylium maximum* ist im mitteleuropäischen Gebiet heimisch.

**48 Großer Zirmet *Tordylium maximum* L.**

30–120 cm ⊙ VI–VIII

Wächst gelegentlich in Brachland, auf Schuttplätzen; kollin mediterran.

Im Habitus schließt diese Art an *Pimpinella* an. Ihre Früchte sind aber auffallend anders. Interessant ist die Abwandlung der Blattmetamorphose.

Medizinische Wirkung ähnlich, aber schwächer als bei folgenden Arten.

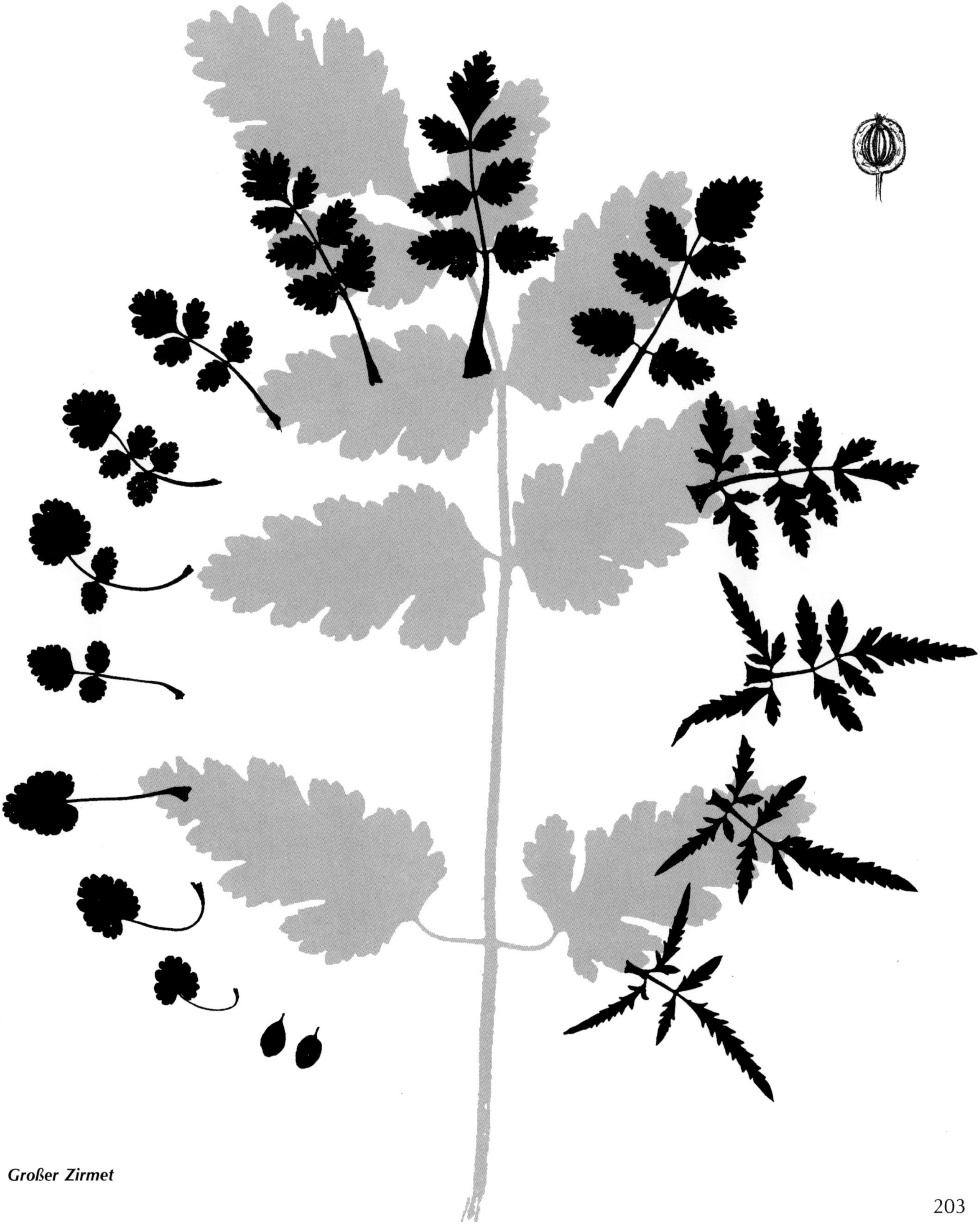

*Großer Zirmet*

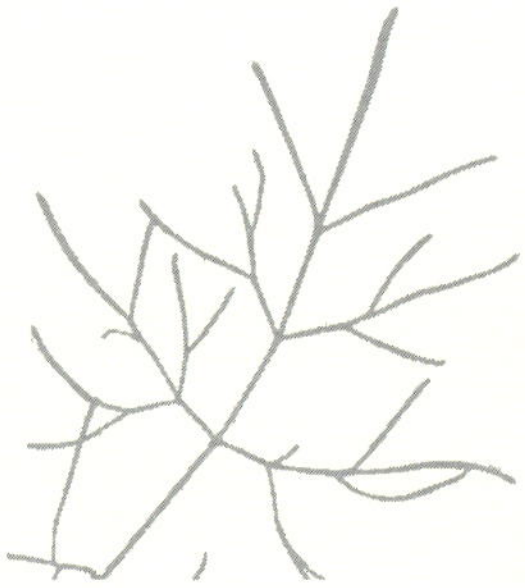

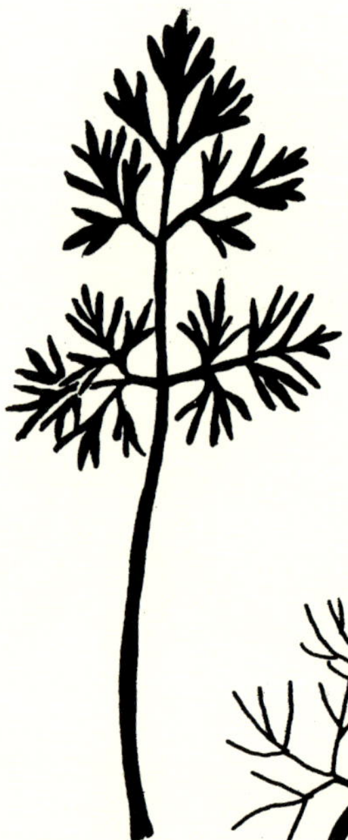

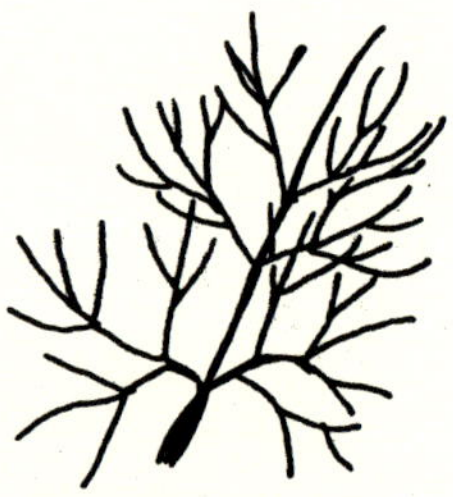

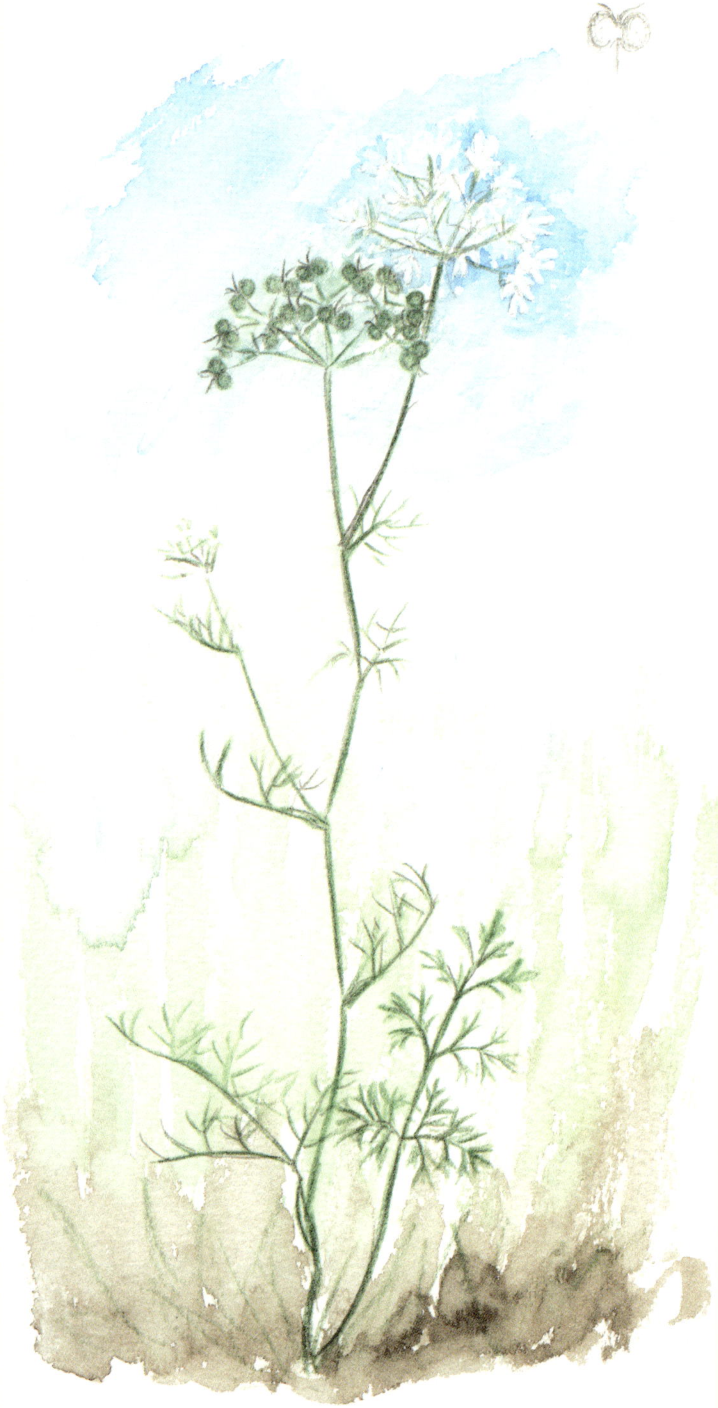

**50 Strahlen-Hohlsame *Bifora radicans* Bieb.**
15–50 cm ⊙ V–VIII

Äcker, Ödland, kollin. Im ganzen Habitus blühende Pflanze dem Koriander sehr ähnlich, allerdings scheinen die breitlappigen, grundständigen Blätter zu fehlen. Auch im Geruch des Krautes ist diese südeuropäisch-westasiatische Pflanze dem Koriander ähnlich. Hingegen ist die Dolde weniger blumig ausgebildet und die Früchte sind im Gegensatz zum Koriander zu einer Doppelkugel ausgebildet und fast geschmack- und geruchlos.

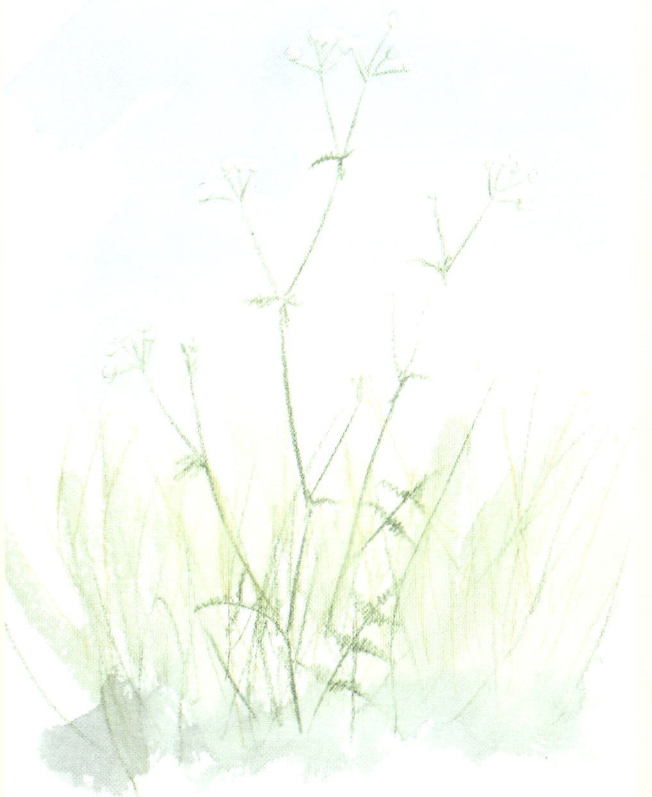

**51 Gemeine Borstendolde *Torilis japonica* (Houtt.) D.C. ähnlich: *Torilis arvensis***

30–90(–120) cm ⊙ VII–VIII

Schattige Unkrautfluren und Waldränder (Knoblauchhederichfluren und verwandte Gesellschaften), niederliegend bis aufsteigend, borstig behaart. Blüte etwas süß riechend. Früchte klettenartig stachelig. Ebene bis mittlere Gebirgslagen. In gemäßigten Zonen weltweit verbreitet.
Früchte wurden in bronze- und eisenzeitlichen Pfahlbauten nachgewiesen. Wurden offenbar gesammelt, aber Nutzung unklar.

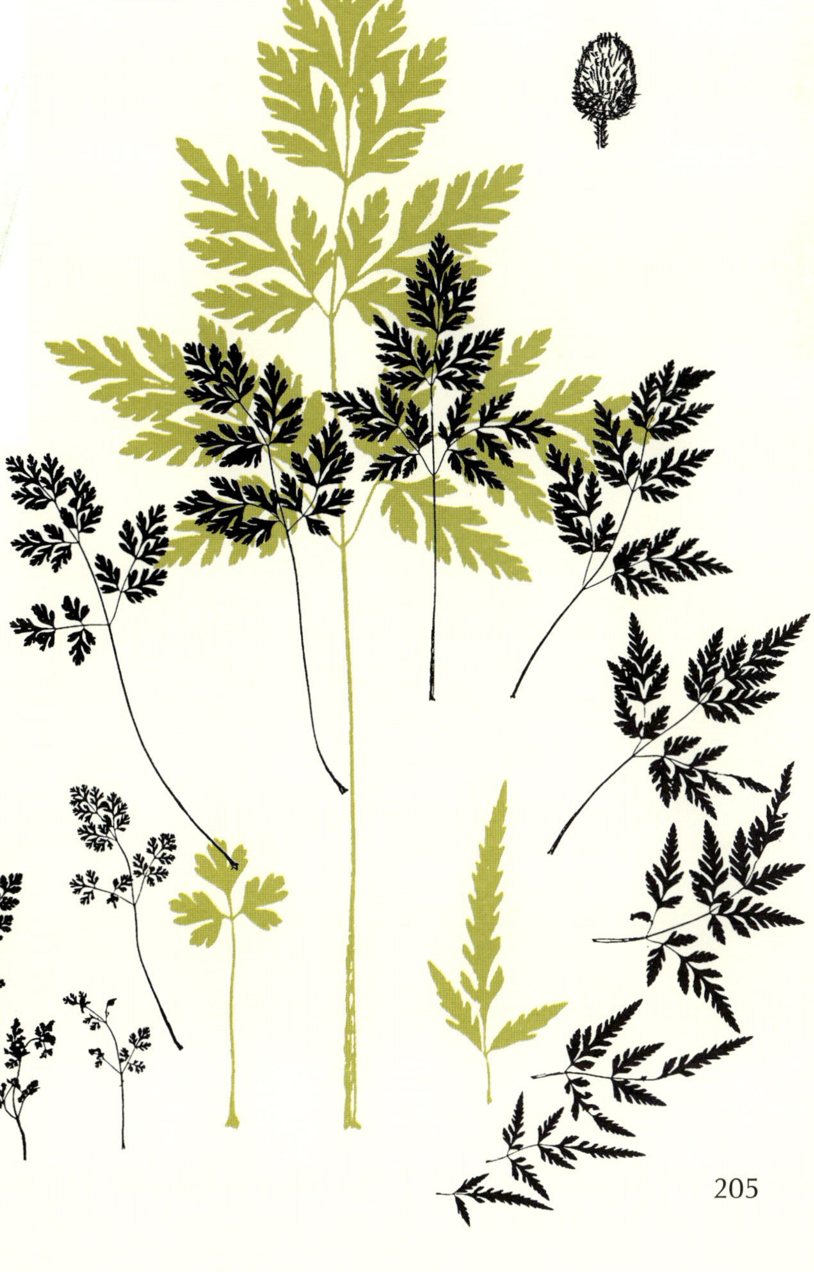

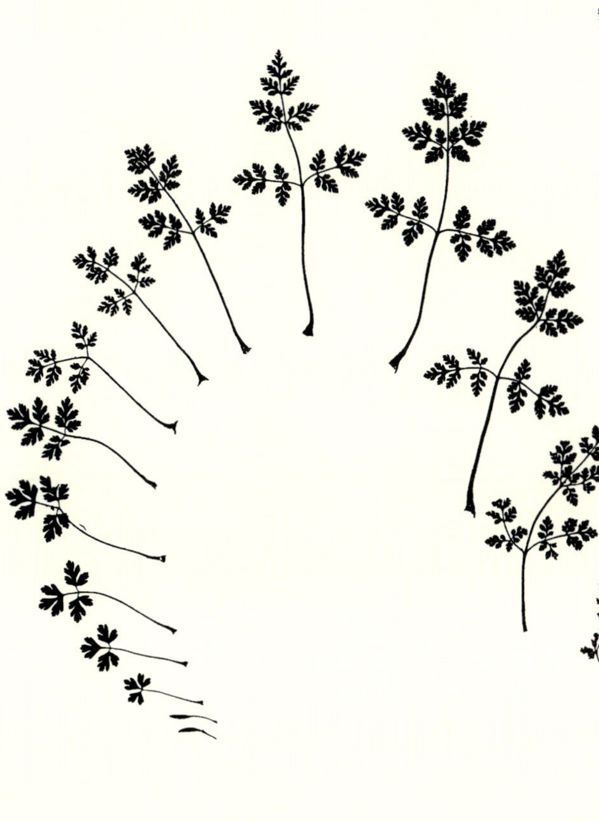

**52 Großblütiger Breitsame *Orlaya grandiflora* L. Hoffm.**

15–50 cm ⊙ V–VII

In Kalk-Getreide-Unkrautfluren; zierlich gefiederte Blätter und besonders auffallende, zu einer Gesamtblüte zusammengefasst blühende Dolde, dem Koriander ähnlich. Medizinische Anwendung nicht bekannt.

Die **Gattung *Torilis*** umfasst 15 Arten, davon noch zwei in Mitteleuropa heimisch: *T. nodosa* und *T. arvensis*.

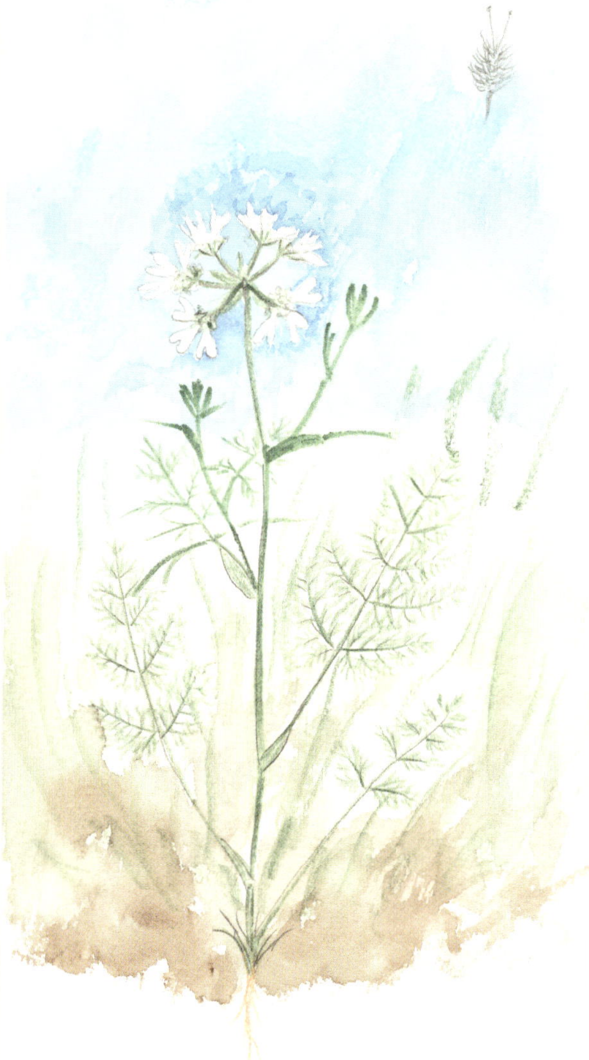

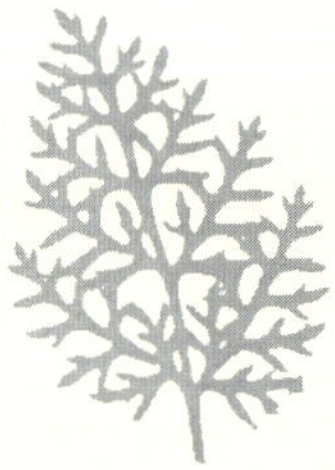

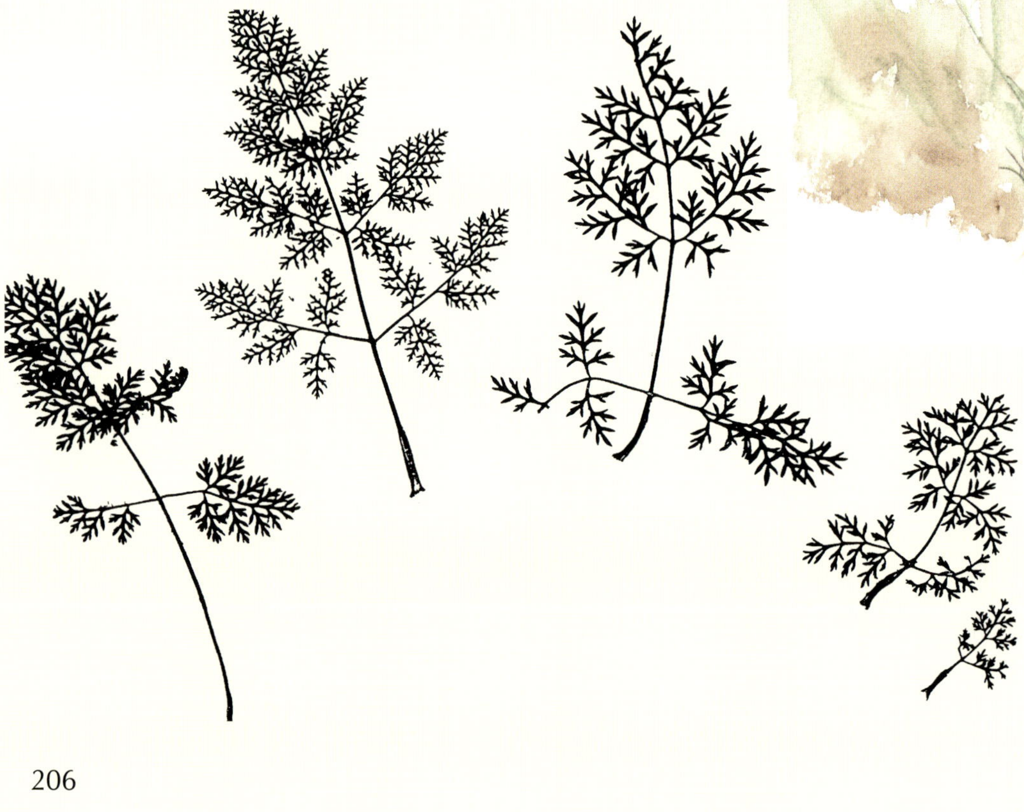

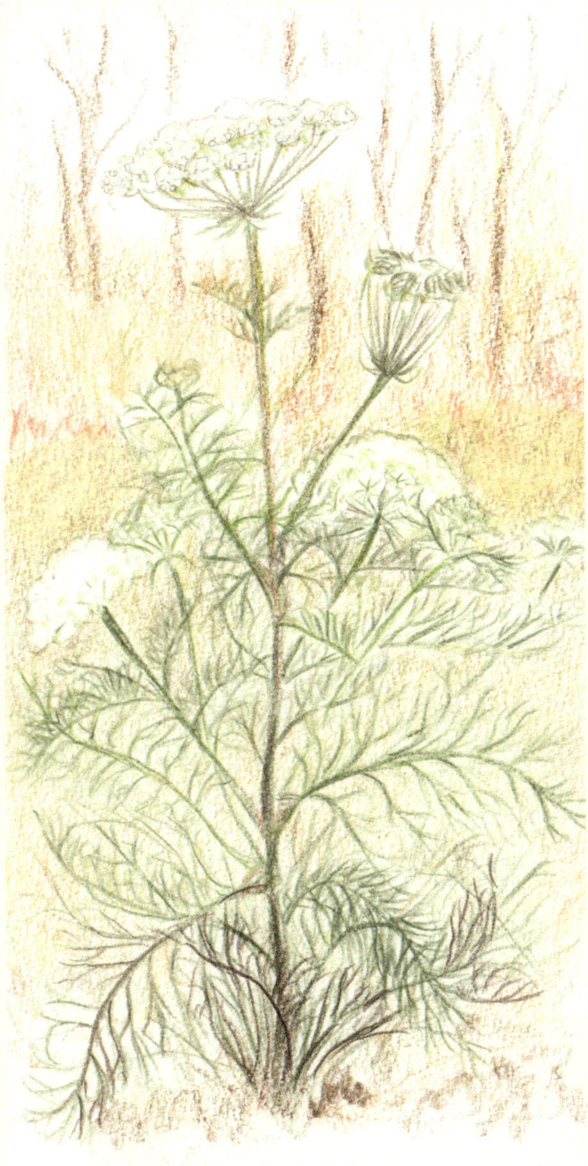

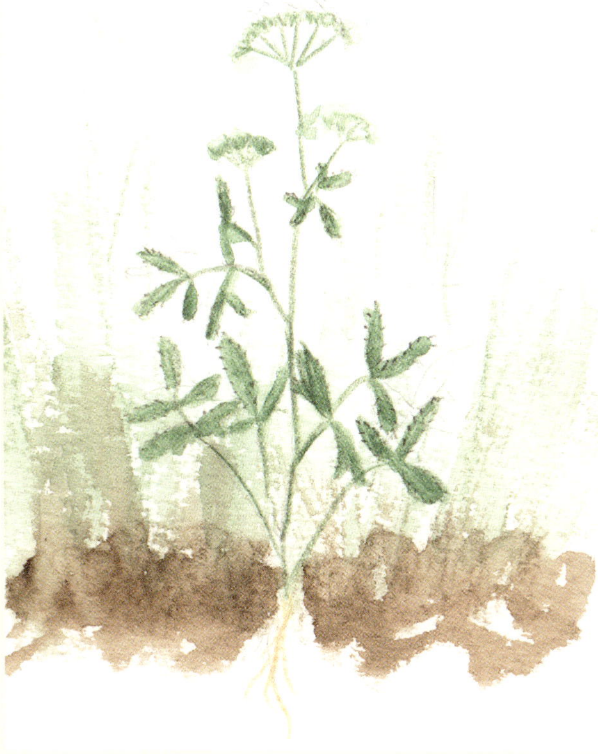

**53 Zahnstocher-Amei *Ammi visnaga* L. Lam**
30–60 cm ⊙ IV–VIII

Feuchte Unkrautfluren, mediterran. Die relativ derbe, aber feingefiederte Pflanze ist sehr aromatisch und scheidet vor allem in der Blüte Harz aus. Die verholzenden harzigen und würzig riechenden Doldenstrahlen werden als Zahnstocher benutzt, die Samen als Gewürz.
Medizinische Verwendung: gegen Schleimhautentzündung, eröffnend, harntreibend, menstruationsfördernd.

**54 Große Knorpelmöhre *Ammi majus* L.**
30–100 cm ⊙

Mediterran. Blattformen erinnern unten etwas an die Sichelmöhre, nach oben werden sie feingliedrig.
Früchte gewürzhaft (wie Thymian oder Dost), ähnlich aber schwächer als die des Echten Amei.

Es werden bis zu sechs Arten in der **Gattung *Ammi*** unterschieden, ursprünglich im weiteren Umkreis des Mittelmeeres. Früchte von *Ammi visnaga* aus Indien werden auch als «Ajowansamen» gehandelt.
Dagegen stammt ägyptisches Amei oder Ajowan von *Trachyspermum aromaticum* (Ajowan-Samen) und wird als Gewürz verwendet.

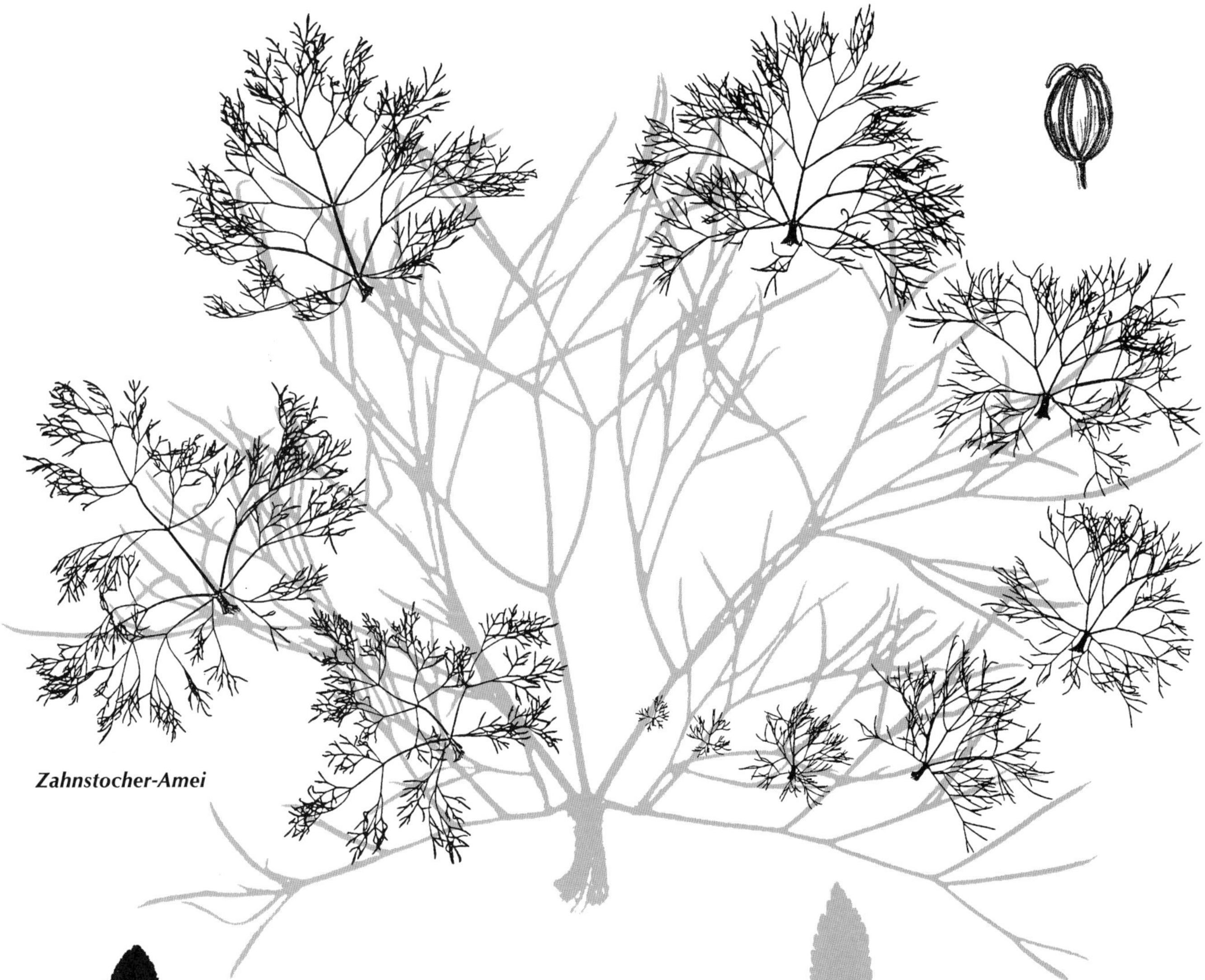

*Zahnstocher-Amei*

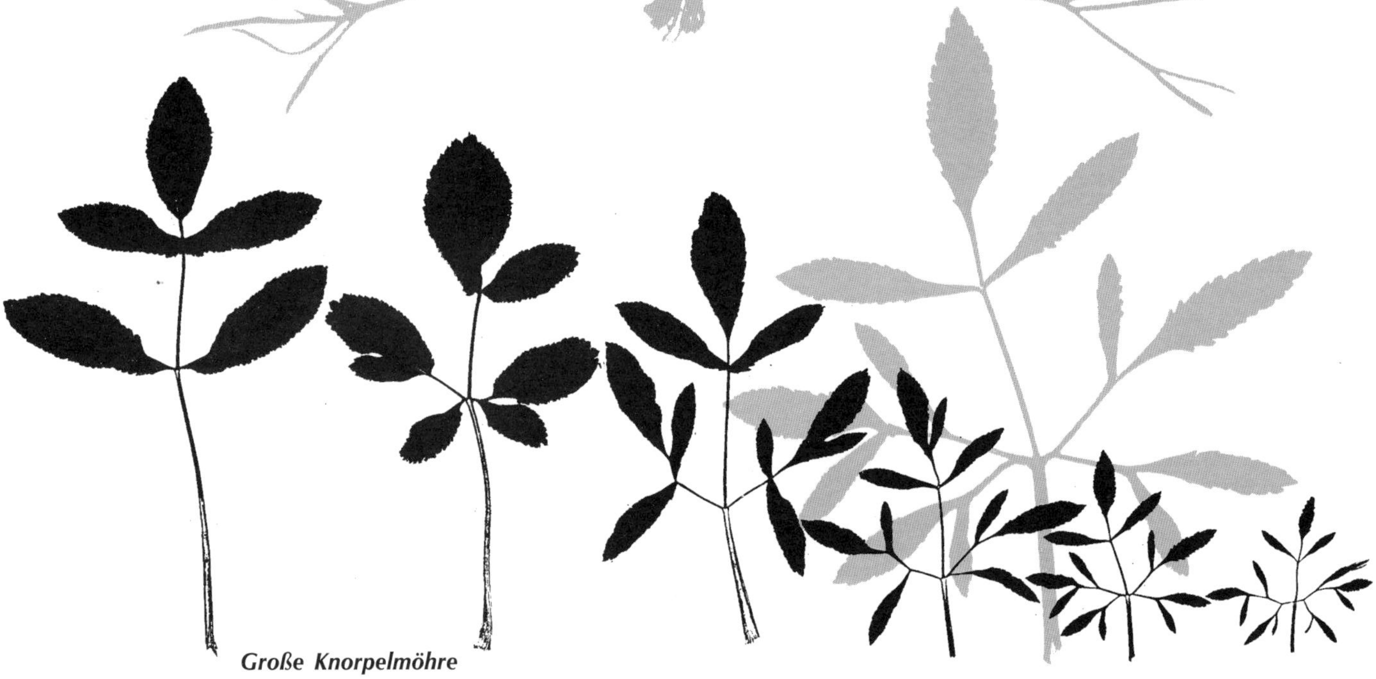

*Große Knorpelmöhre*

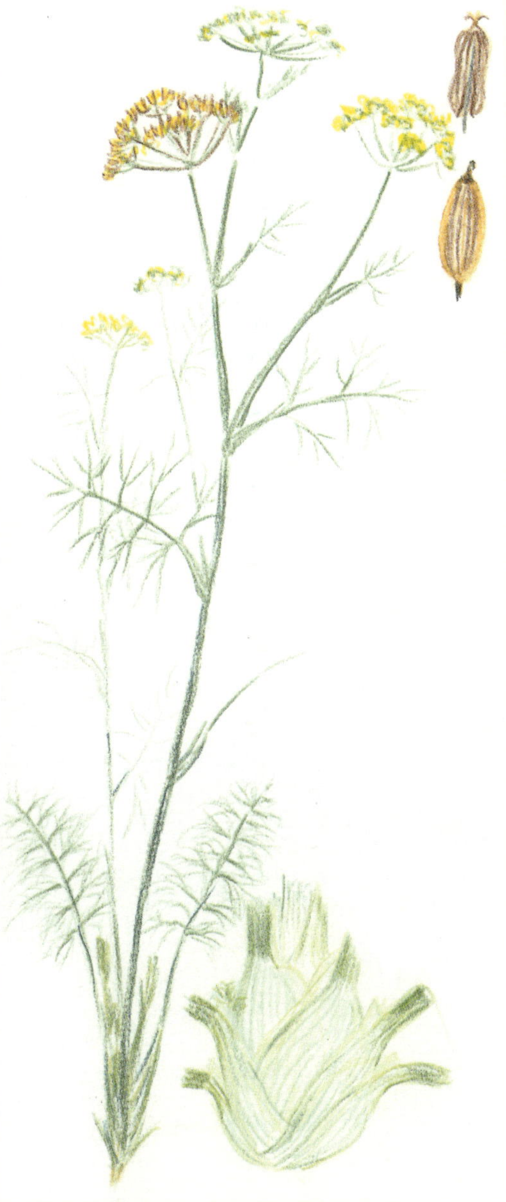

## 55 Fenchel ***Foeniculum vulgare*** **Mill.**

50–250 cm ⊙⊙ VII–IX

Heimisch im Mittelmeergebiet, an Straßenrändern in Brachen, entlang von Flussläufen.
Frucht: Geruch angenehm würzig, Geschmack anfangs süß, später leicht brennend mit fleischig verbreiterten Blattscheiden.
Als Samen-Fenchel (Gewürz- und Heilpflanze: *F. v. var. dulce*) oder als Gemüse (*F. v. var. azoricum* = *F. sativum*) angebaut.
Uralte Heil- und Gewürzpflanze. Wirkt schleimlösend, auswurffördernd, (Fenchelsirup, Fenchelhonig) bei Husten, Bronchitis, Asthma. Appetitanregend, verdauungsfördernd, krampflindernd, blähungstreibend, milchflussfördernd. Auch bei Nierensteinleiden angewendet. Große Dosen Fenchelöl wirken zentral erregend.

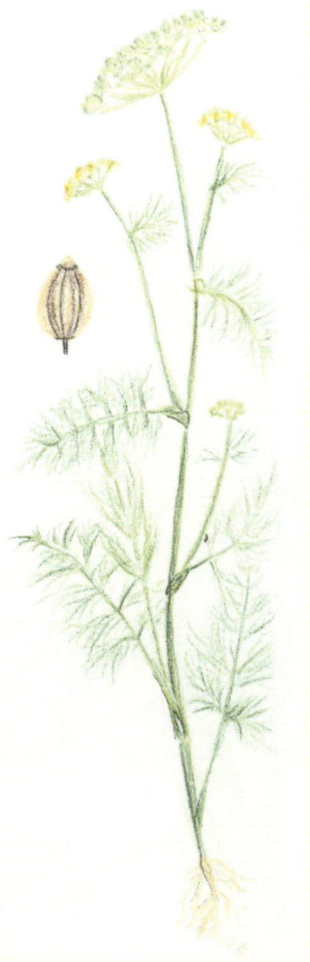

## 56 Dill ***Anethum graveolens*** **L.**

40–125 cm ⊙ VI–VII

Wärmeliebend, dem Fenchel sehr ähnlich, aber mit zarterem Blütenspross. Ursprünglich aus Persien und Ostindien und als Getreideunkraut in der Mittelmeerregion ausgebreitet, sonst in vielen Ländern angebaut und verwildert. Schon bei den Ägyptern und Griechen bekannt, in Mitteleuropa seit dem frühen Mittelalter.
Geruch des Krautes: stark würzig, angenehm, Geschmack anfangs süßlich, brennend, später gewürzhaft. Getrocknete reife Früchte haben scharfen, etwas beißenden Geschmack und schwach würzigen Geruch.
Frucht und frisches Kraut werden als Salatwürze und zum Einmachen von Gurken verwendet.
Medizinisch verwendet werden Kraut, Blüte und die Frucht: auswurffördernd, appetitanregend, verdauungsfördernd, blähungs- und harntreibend, milchsekretionsfördernd, auch bei Schlaflosigkeit.

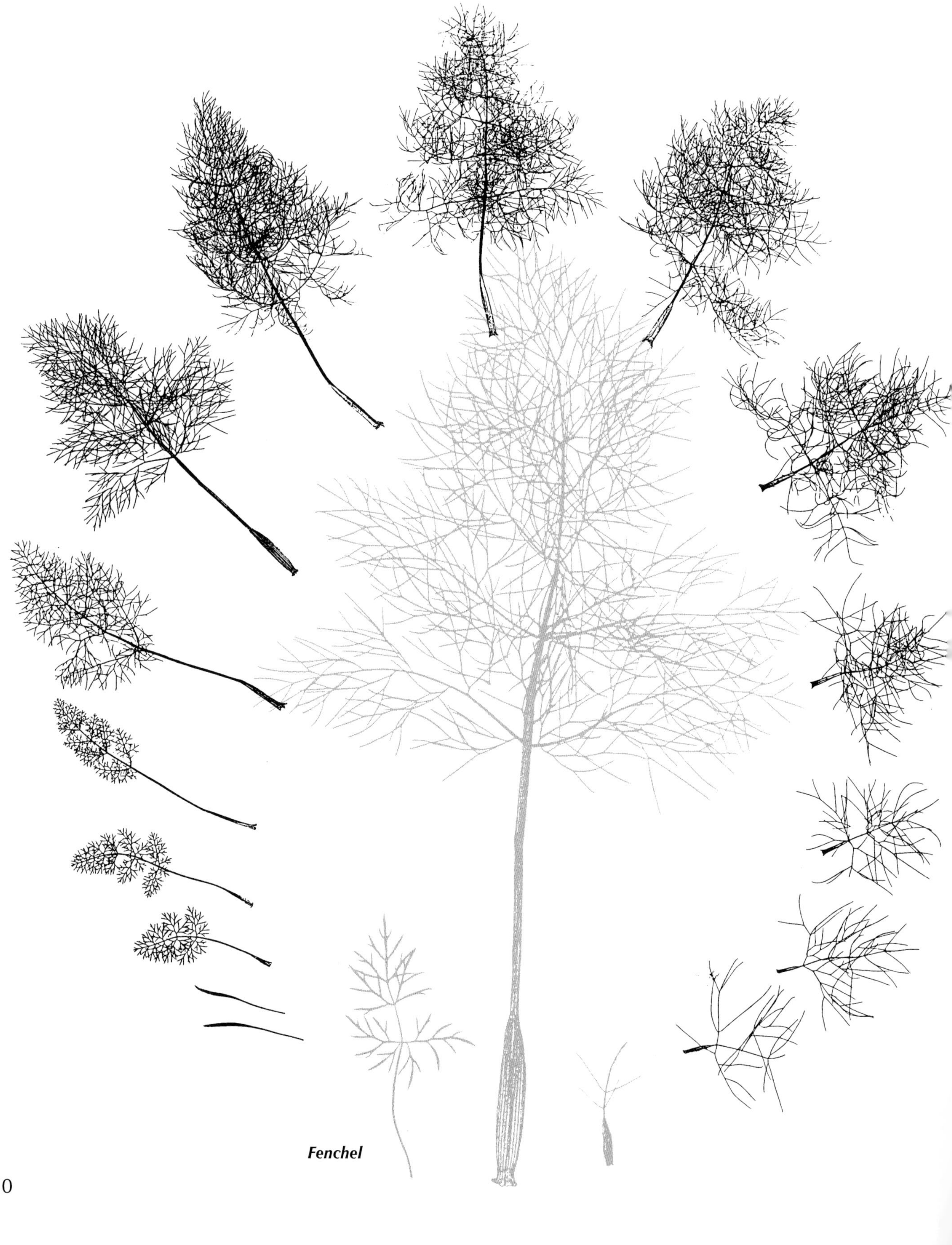

*Fenchel*

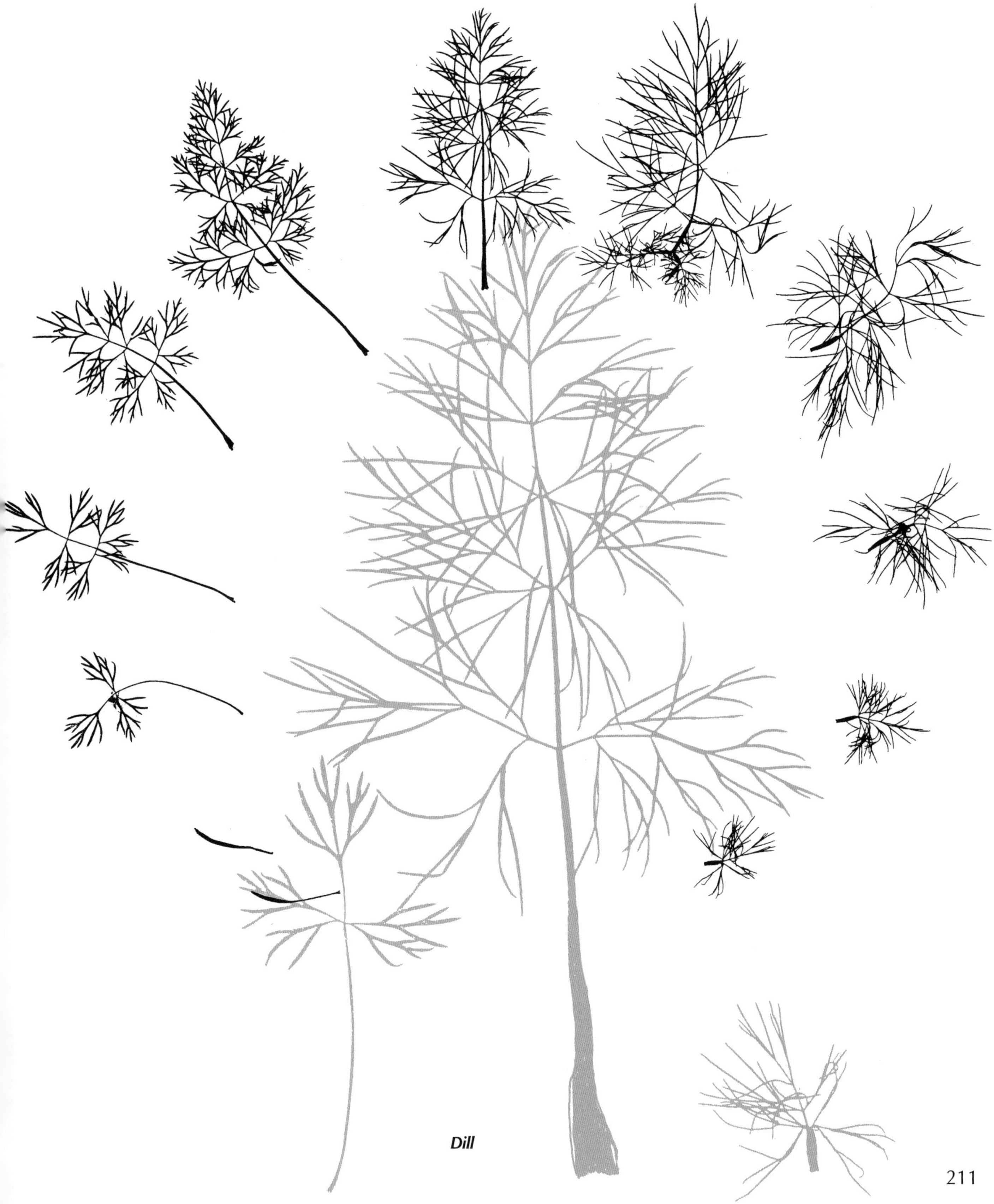

*Dill*

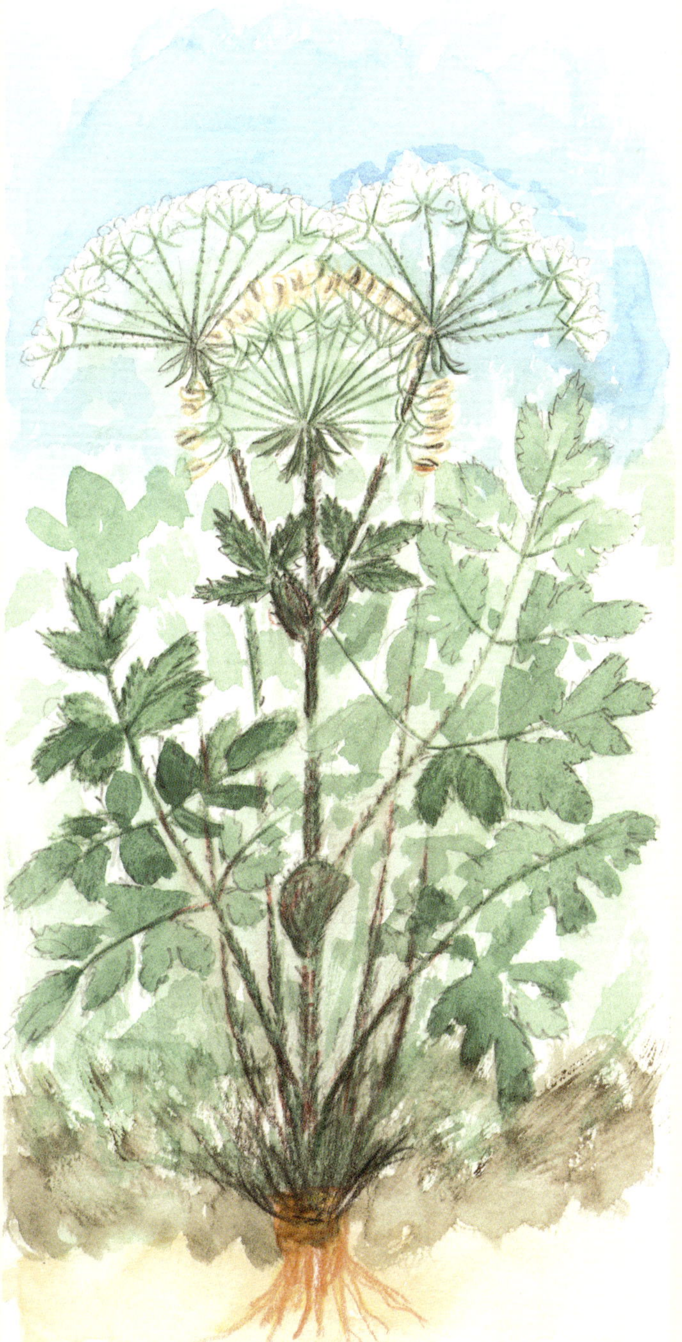

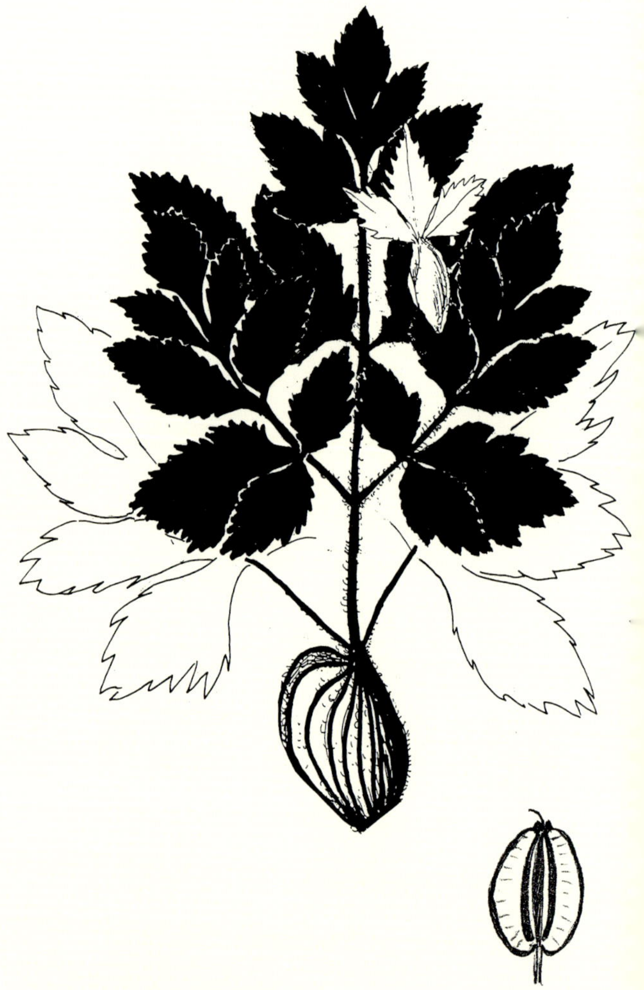

**57 Engelwurz-Laserkraut *Laserpitium archangelicum* Wulfen ex Jacq.**

80–150(–250) cm ♃

Südosteuropa in Gebirgen an kräuterreichen Hängen. Hochwüchsige Art, ist Erz-Engelwurz vor allem bezüglich Blattgestalt und Meisterwurz bezüglich Blütendolde ähnlich. Die ganze Pflanze wirkt aber kompakter und ist struppig behaart. Grundachse verzweigt, führt gelblichen, würzigen Milchsaft, vor allem in den Wurzeln und den unteren Sprossteilen. Dieser trocknet zu einem scharf-aromatischen Gummiharz ein.
Die aromatischen Früchte werden als Gewürz verwendet.

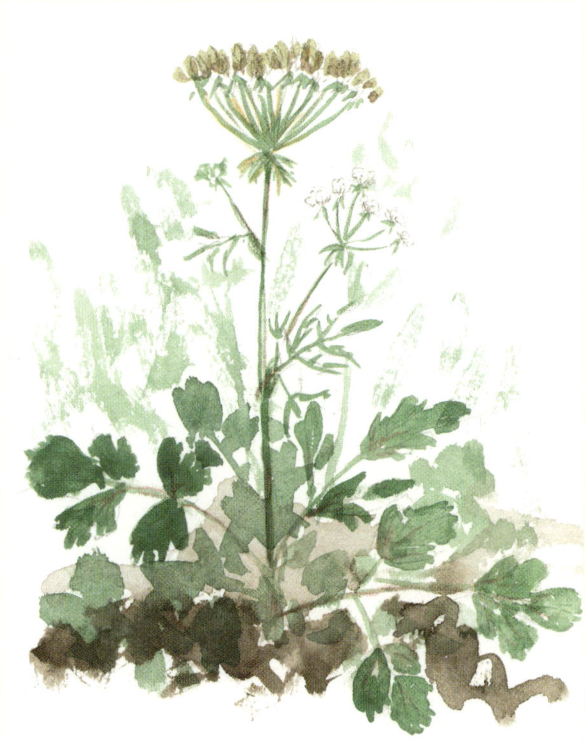

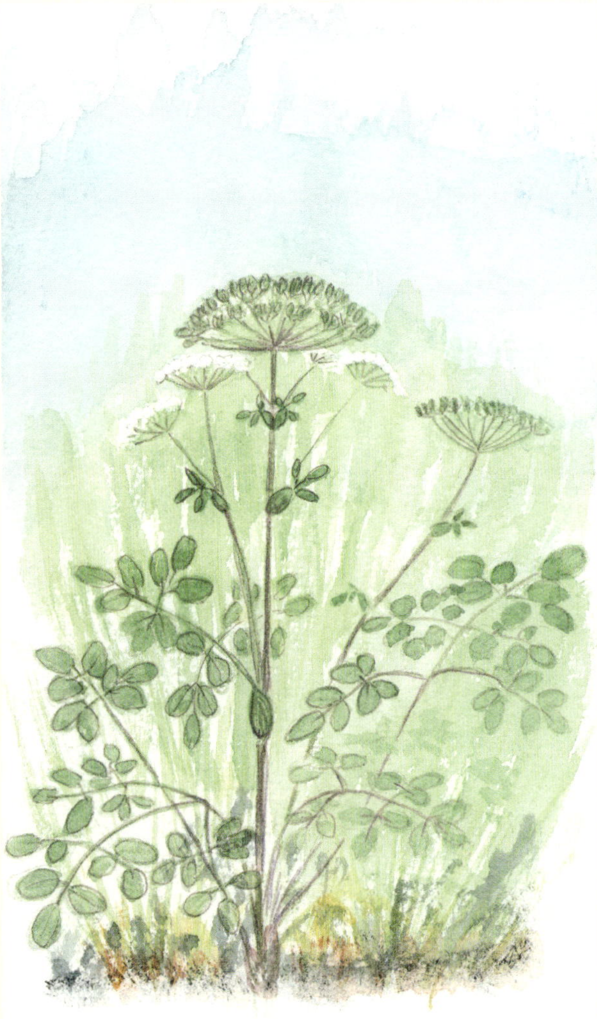

**59 Breitblättriges Laserkraut *Laserpitium latifolium* L.**
60–150(–250) cm VII–VIII

Auf felsig-buschigen Berghängen zwischen Gebüsch und Bergschotter und lichten Wäldern bis 2400 Meter; mittleres und südliches Europa. Etwas ledrige, 3fach breit gefiederte Blätter, Döldchen an langen Doldenstielen etwas vereinzelt, hochgewölbt, weiß.

Ganze Pflanze riecht stark würzig. Früchte wurden als Gewürz gebraucht. Das breitblättrige Laserkraut war früher geschätzte Heilpflanze. Verwendet wurde vor allem die milchende (in Richtung Gummiharz), stark würzige, etwas bittere, scharf schmeckende Wurzel.

Wirkt zerteilend, tonisch, reizend, harntreibend, magenstärkend, abführend, menstruationsfördernd. Früchte ebenfalls stark würzig und mit ähnlichen Wirkungen.

**58 Gaudins Laserkraut *Laserpitium gaudinii* Moretti**
60–150 cm VII–VIII

Wächst auf waldigen Hängen im Kalkgeröll, auf Magerwiesen (montan-) subalpin, alpin, südeuropäisch. Ähnlich wie breitblättriges Laserkraut, aber Teilblättchen meist tief dreiteilig, Abschnitte unregelmäßig gezähnt, Blüten grünlichgelb oder rötlich.

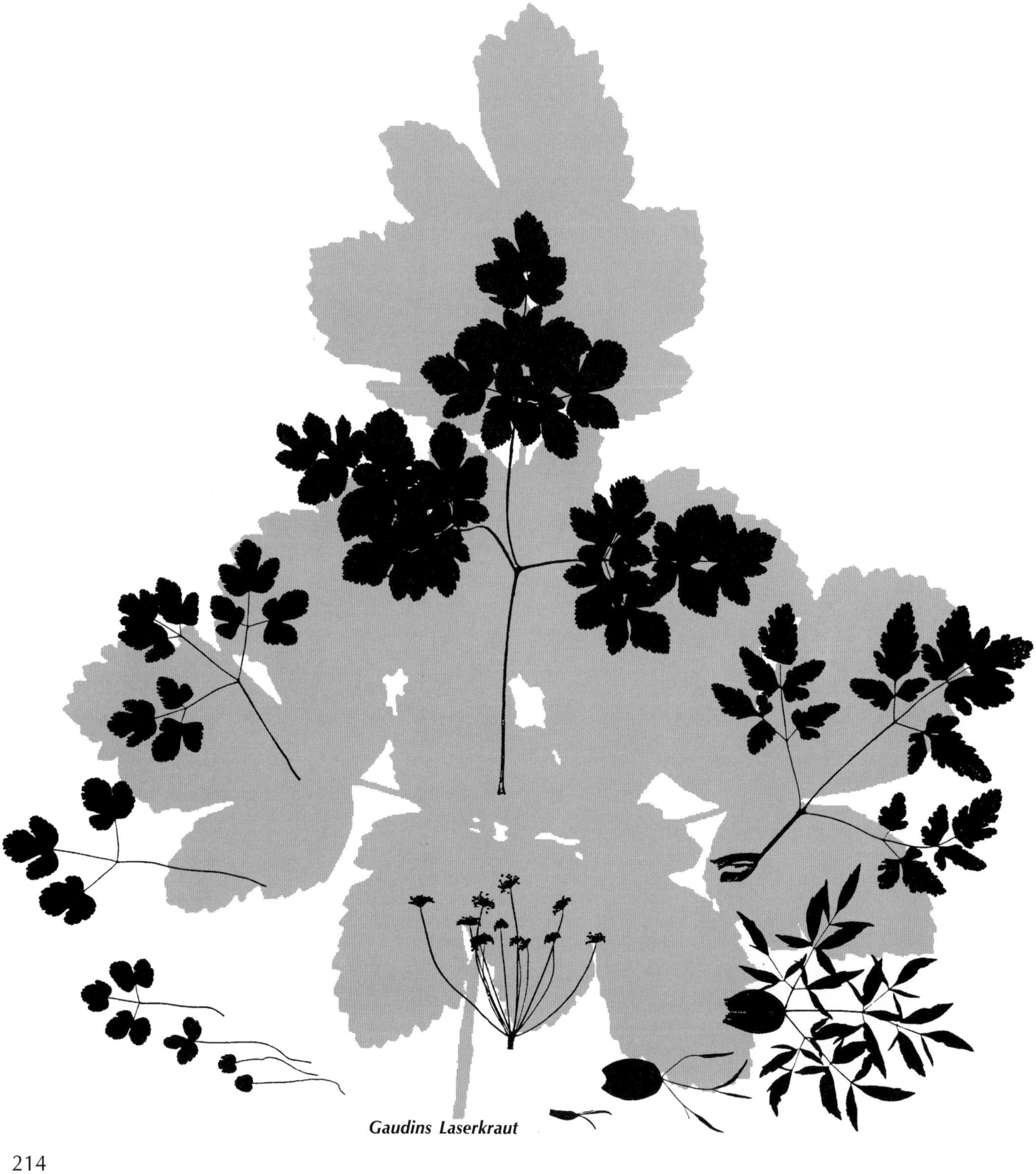

***Gaudins Laserkraut***

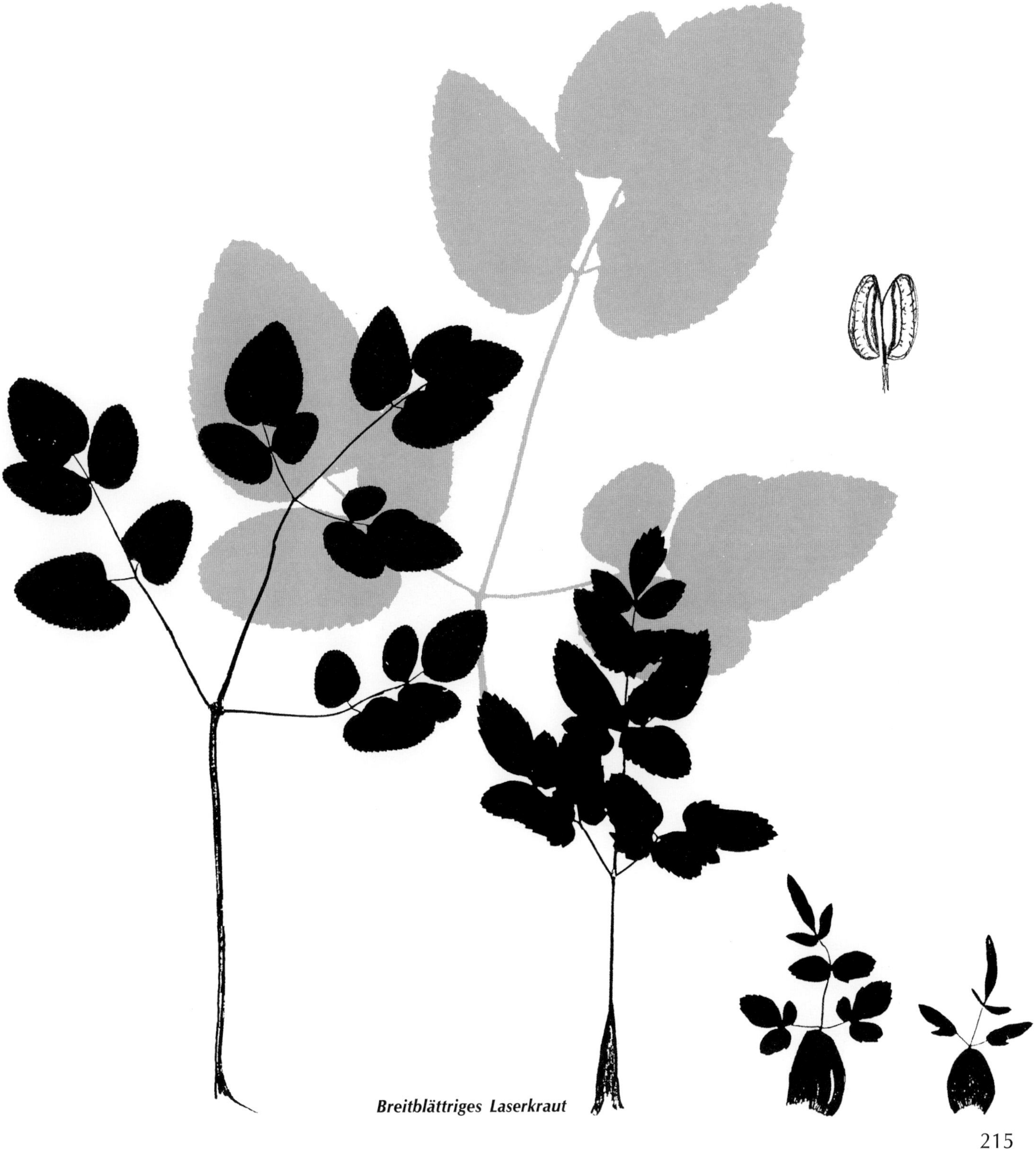

*Breitblättriges Laserkraut*

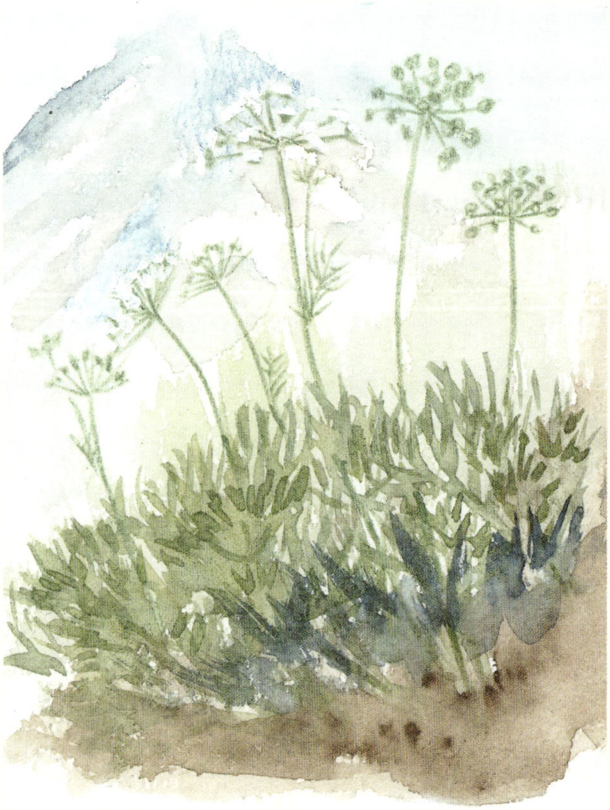

**60 Berg-Laserkraut (Bergkümmel) *Laserpitium siler* L.**
40–150 cm ♃ VI–VIII

Wächst auf steinigen Hängen auf Kalk, mittel- und südeuropäisch. Blätter schmal, 3–4fach gefiedert, blaugrün, Blüten weiß, Döldchen flach. Schon die grundständigen Blätter haben hier die Form der Stängelblätter von *Laserpitium gaudinii* bzw. *L. latifolium*. Früchte riechen stark nach Kümmel (etwas auch in Richtung Koriander). Entsprechend ist der Geschmack. Wurzel schmeckt etwas bitter und scharf.
Kraut ist gutes Viehfutter, aber Pflanze verträgt Beweidung nicht. Medizinische Verwendung ähnlich wie von Kümmel- oder Fenchelfrüchten. In geringerem Grade wurden auch der Wurzel ähnliche Heilkräfte zugesprochen.

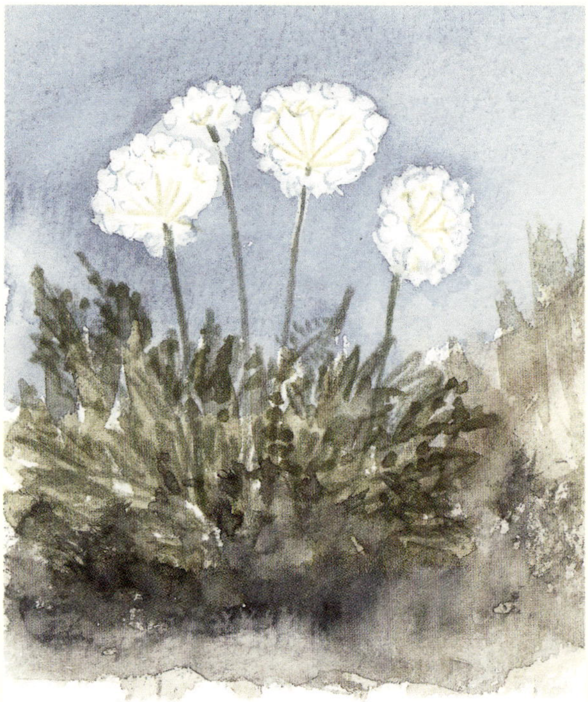

**61 Hallers Laserkraut *Laserpitium halleri* (Crantz)**
15–60 cm ♃ VI–IX

An trockenen, warmen Hängen, kalkfliehend, montan-alpin. Nur in den Alpen.
Im Wuchs der Augenwurz *Athamanta cretensis* ähnlich. Laubblätter steifer, derber, weniger zart, aber auch fein gefiedert. Blätter übernächste Seite.

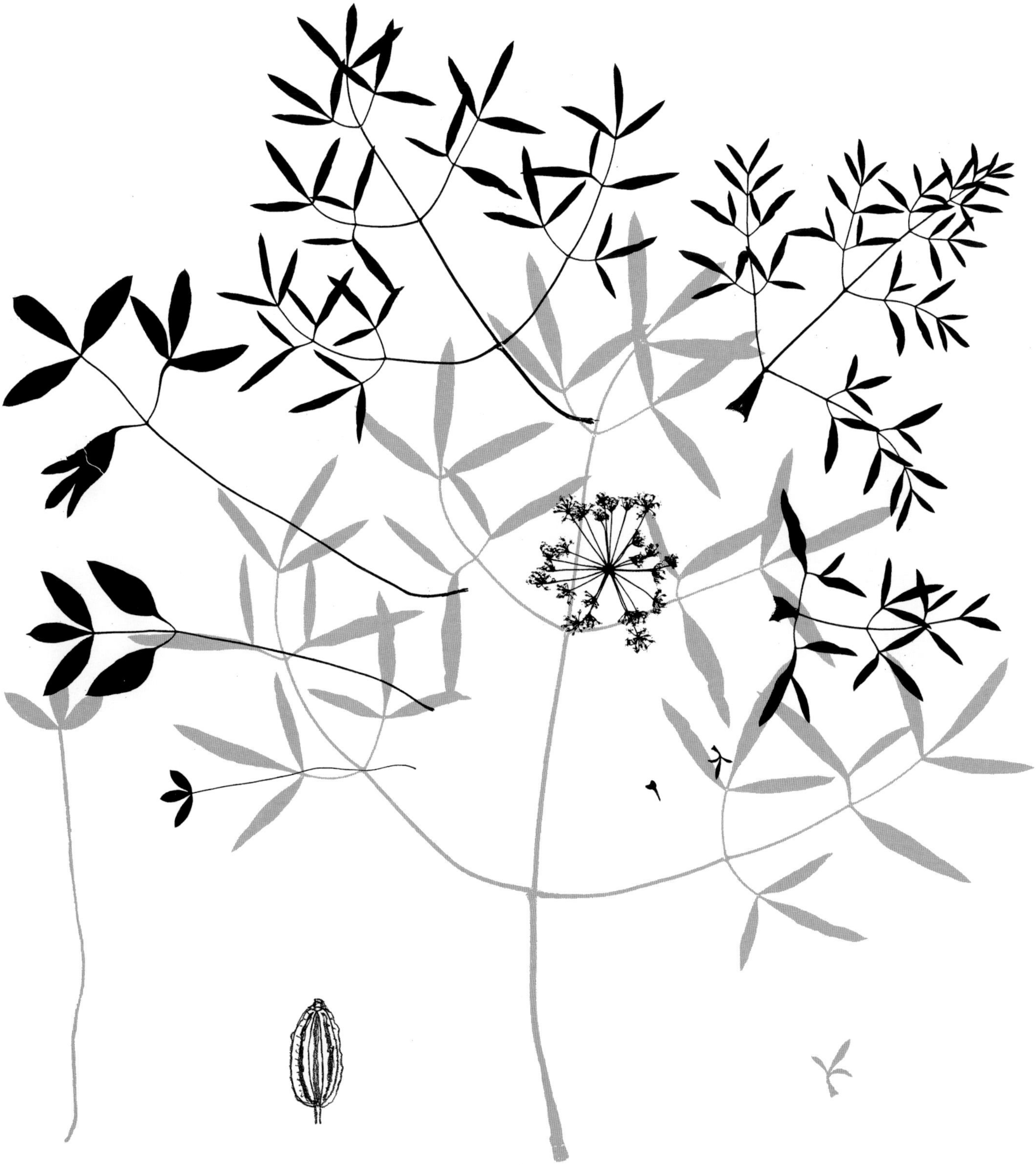

*Berg-Laserkraut*

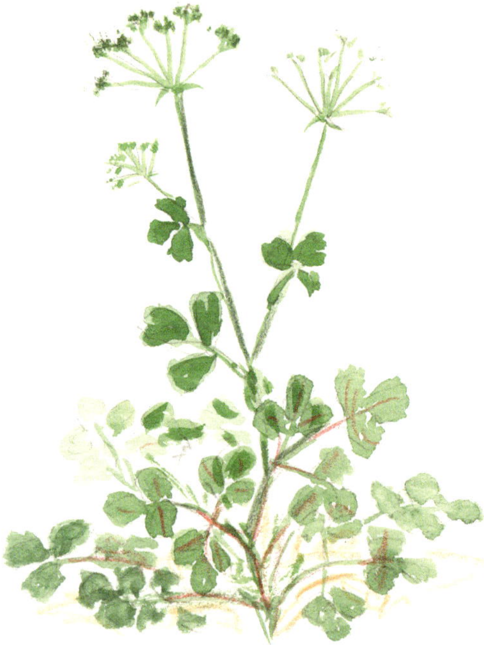

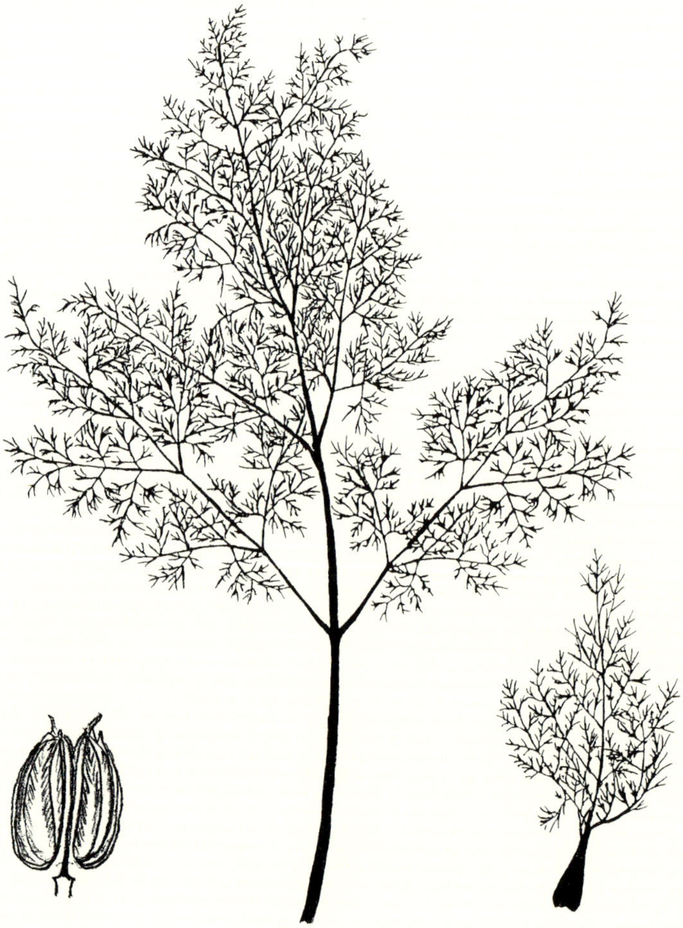

*Hallers Laserkraut*

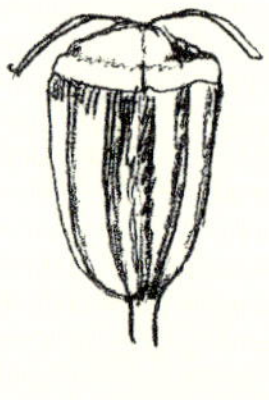

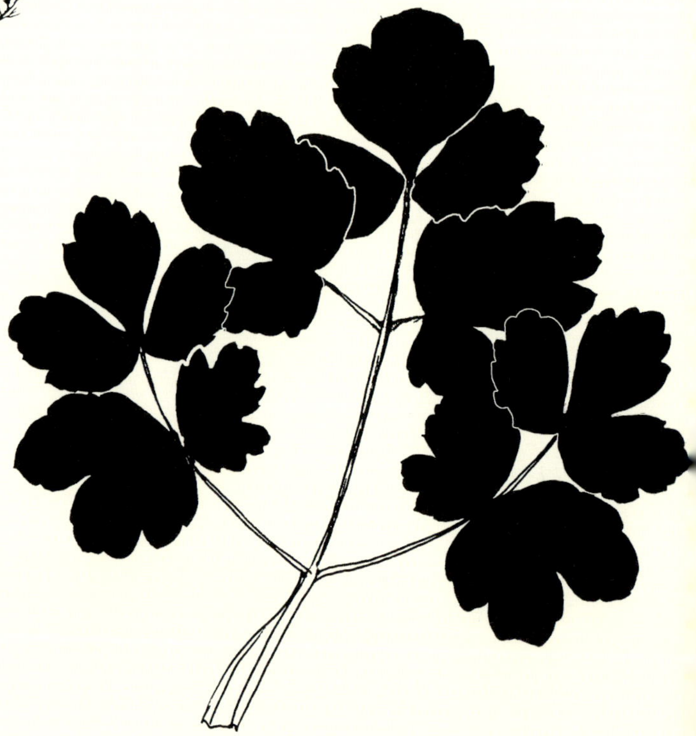

**62 Dreilappiger Rosskümmel *Laserpitium trilobum* Borkh.**

60–120 cm ♃ V–VI

Am Rand von Eichen-Kiefernwäldern auf kalkreichem Boden. Gemäßigt kontinental, ostmediterran.
Pflanze ähnelt im Wuchs Laserkräutern. Stark würziger Geruch und Geschmack; früher als Gewürz- und Heilpflanze in Gärten gezogen.

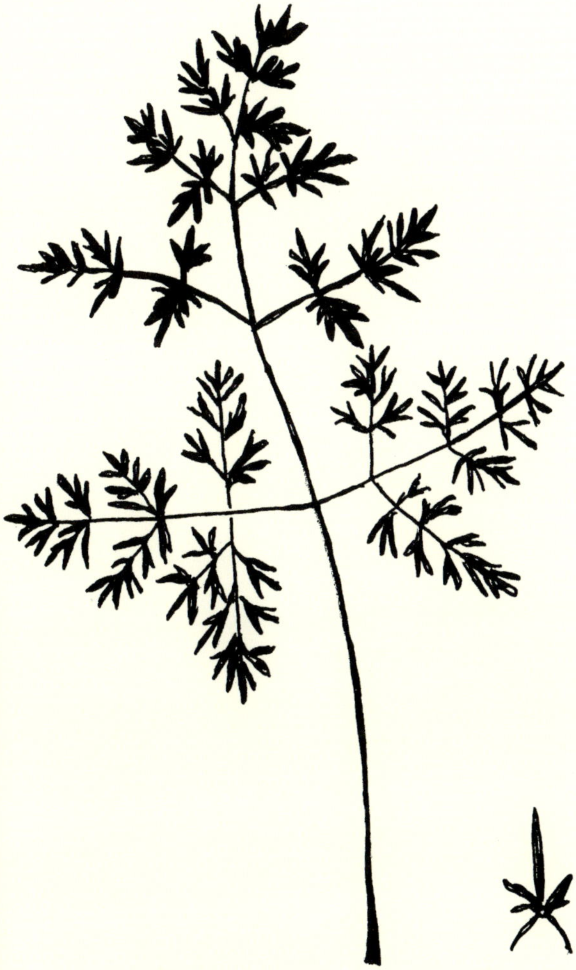

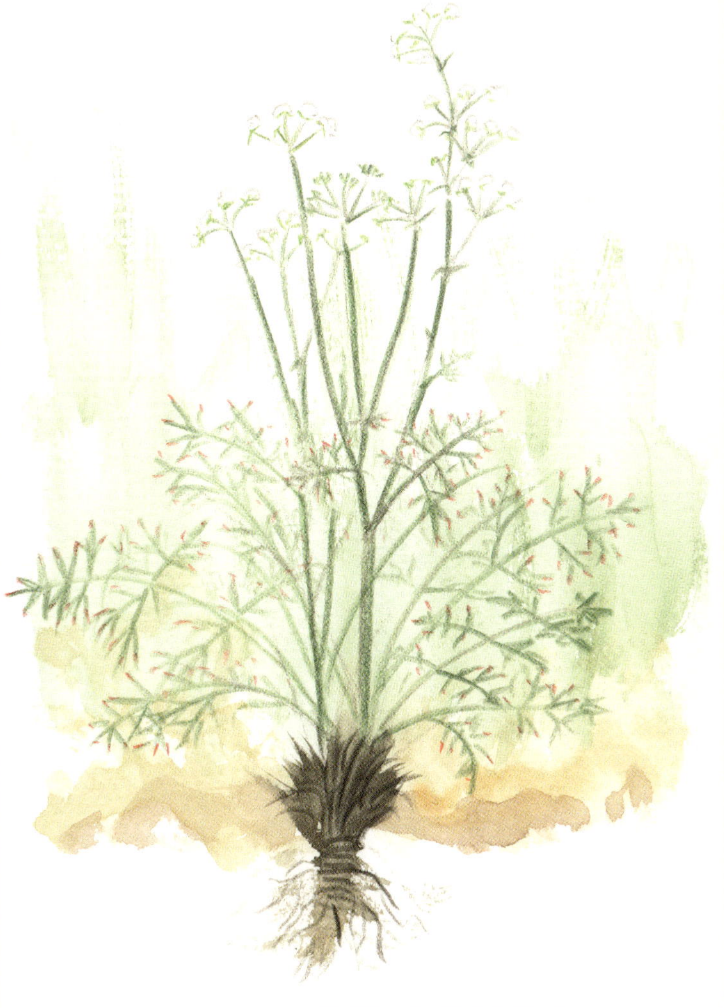

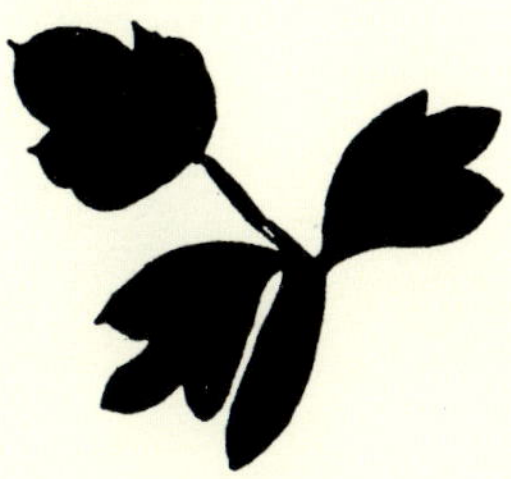

***Dreilappiger Rosskümmel***
Oberstes Stängelblatt

**63 Wiesen-Silge oder Gemeiner Rosskümmel *Silaum silaus* L. Schinz + Thell.**

50–100 cm ♃ VI–VIII

In nährstoff- und basenreichen Feuchtwiesen und Bachfluren. Ebene bis mittlere Gebirgslagen.

Von Weidevieh gemieden. Dagegen sollen Raupen des Schwalbenschwanzes, die sonst nur an die Möhren gehen, gerade nur das Kraut und die Früchte der Wiesen-Silge besonders aufsuchen und alle anderen Umbelliferen meiden.

Wurzel, Kraut und Früchte offizinell bei Blasenleiden.

**64 Striemensame *Molopospermum peloponnesiacum* L. Koch**

80–150 cm ♃ VI–VII

Buschige Hänge, oft zwischen Felsblöcken und als Unterwuchs im subalpinen Buchen- und Fichtenwald (kollin-)subalpin, mittel- und südeuropäisch, Blätter 2–4fach gefiedert, relativ dicht. Auffallend quirlig angeordnete Seitendolden um die meistens etwas größere Hauptdolde.

Seit dem 16. Jahrhundert in Gärten als weißblühende Prachtstaude eingeführt.

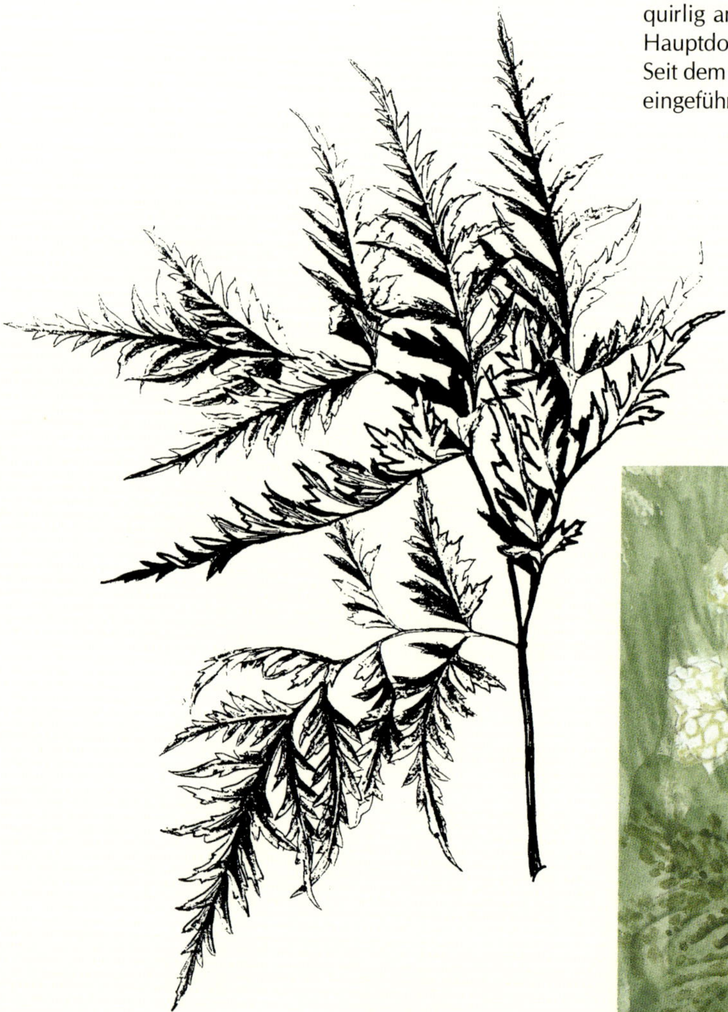

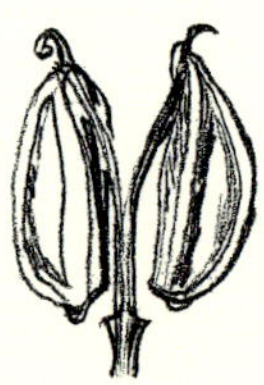

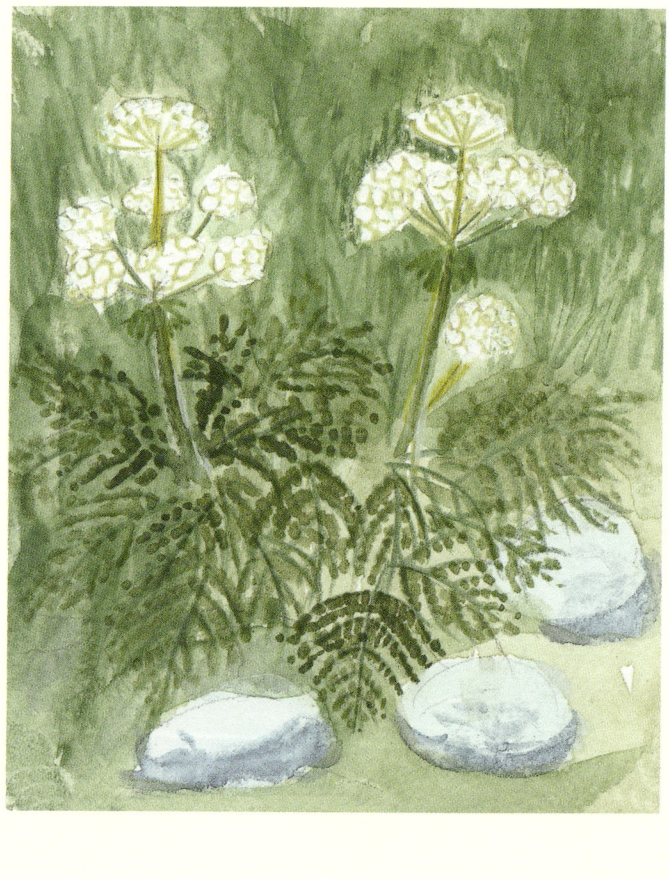

**65 Österreichischer Rippensame *Pleurospermum austriacum* L. Hoffm.**

80–150 cm ⊙–♃ VI–VIII

Wächst in montan-subalpinen Staudenhalden auf wechselfeuchten Böden. Grauerlenwald, halbschattig. Osteuropäisch.

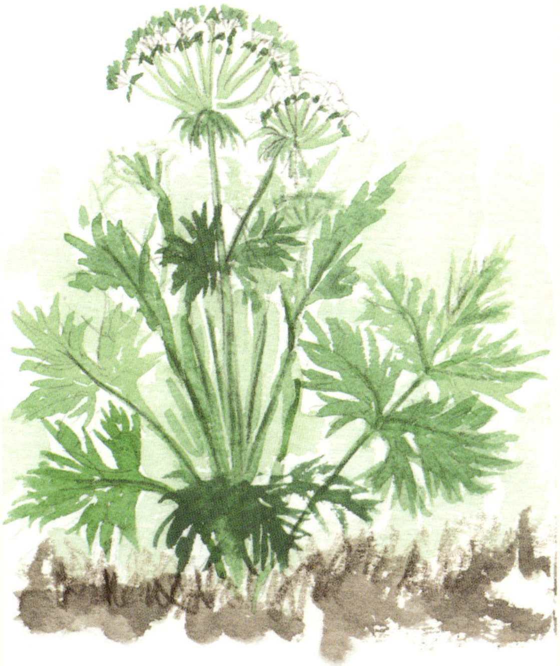

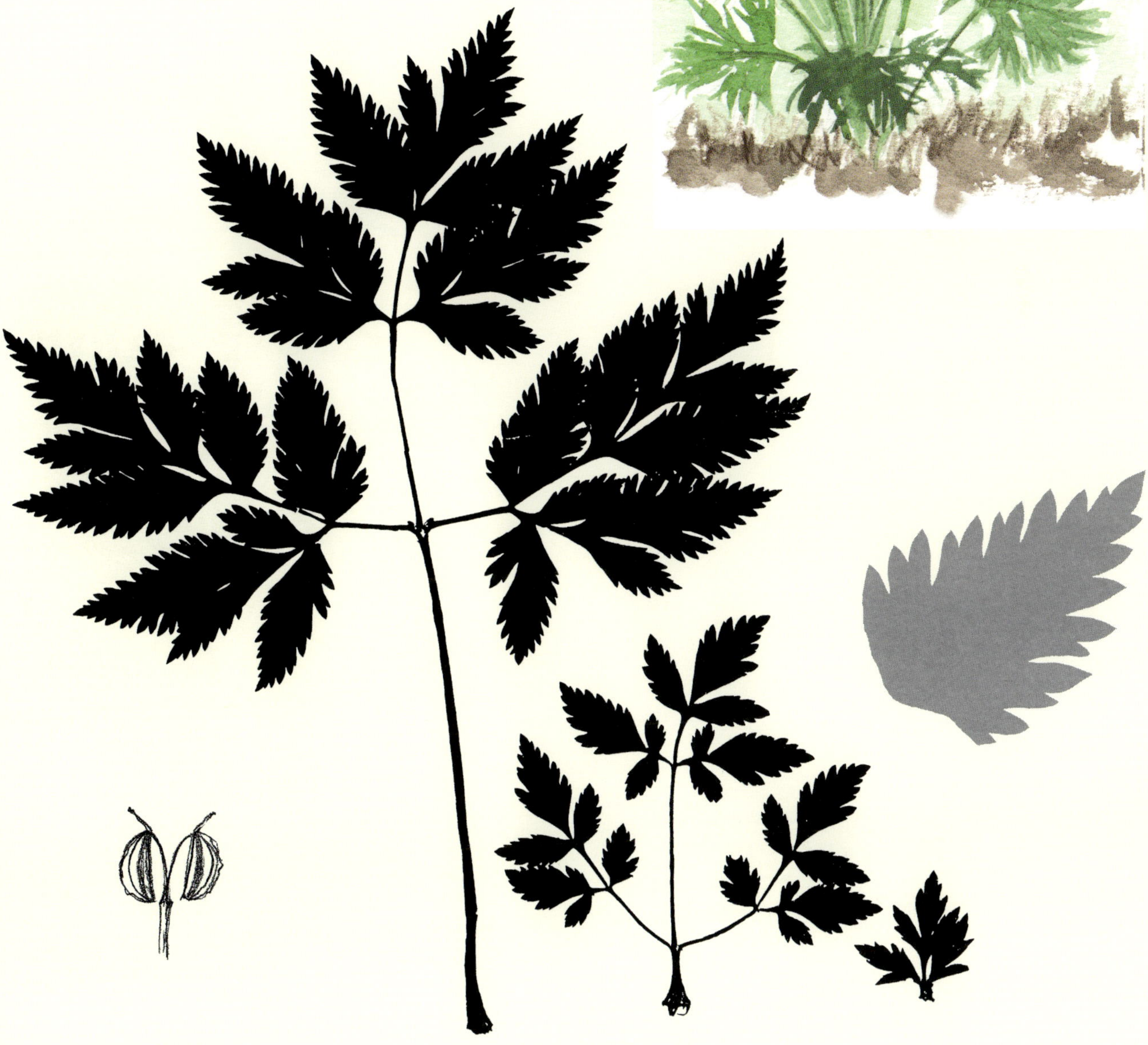

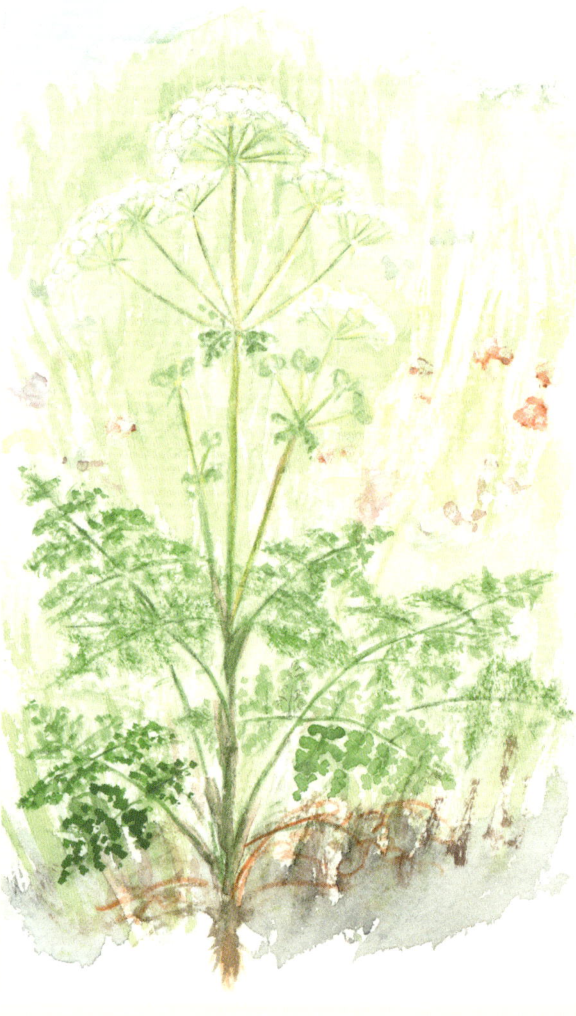

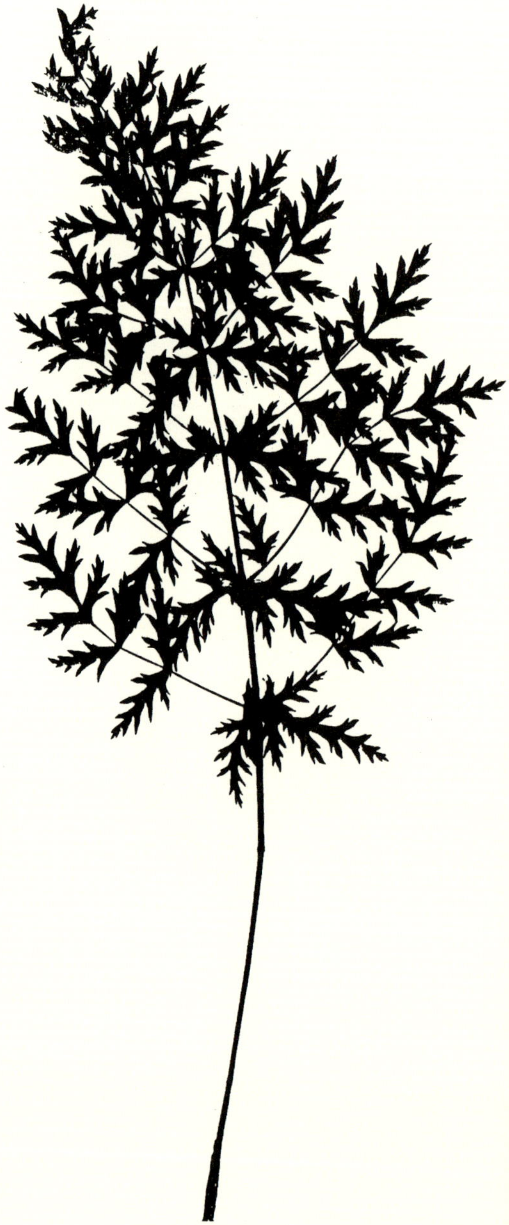

**66 Hirschheil-Bergfenchel *Seseli libanotis* L. Koch**
20–120 cm ⊙ VII–IX

Auf steinigen Hängen in warmen Lagen, kalkliebend, kollin, alpin; thermophile eurosibirische Pflanze, früher in Gärten als Heilpflanzen gezogen.
Aromatische Pflanze; wurde offenbar auch zum Bereiten von Weihrauch benutzt, daher «Weihrauchwurz» genannt.

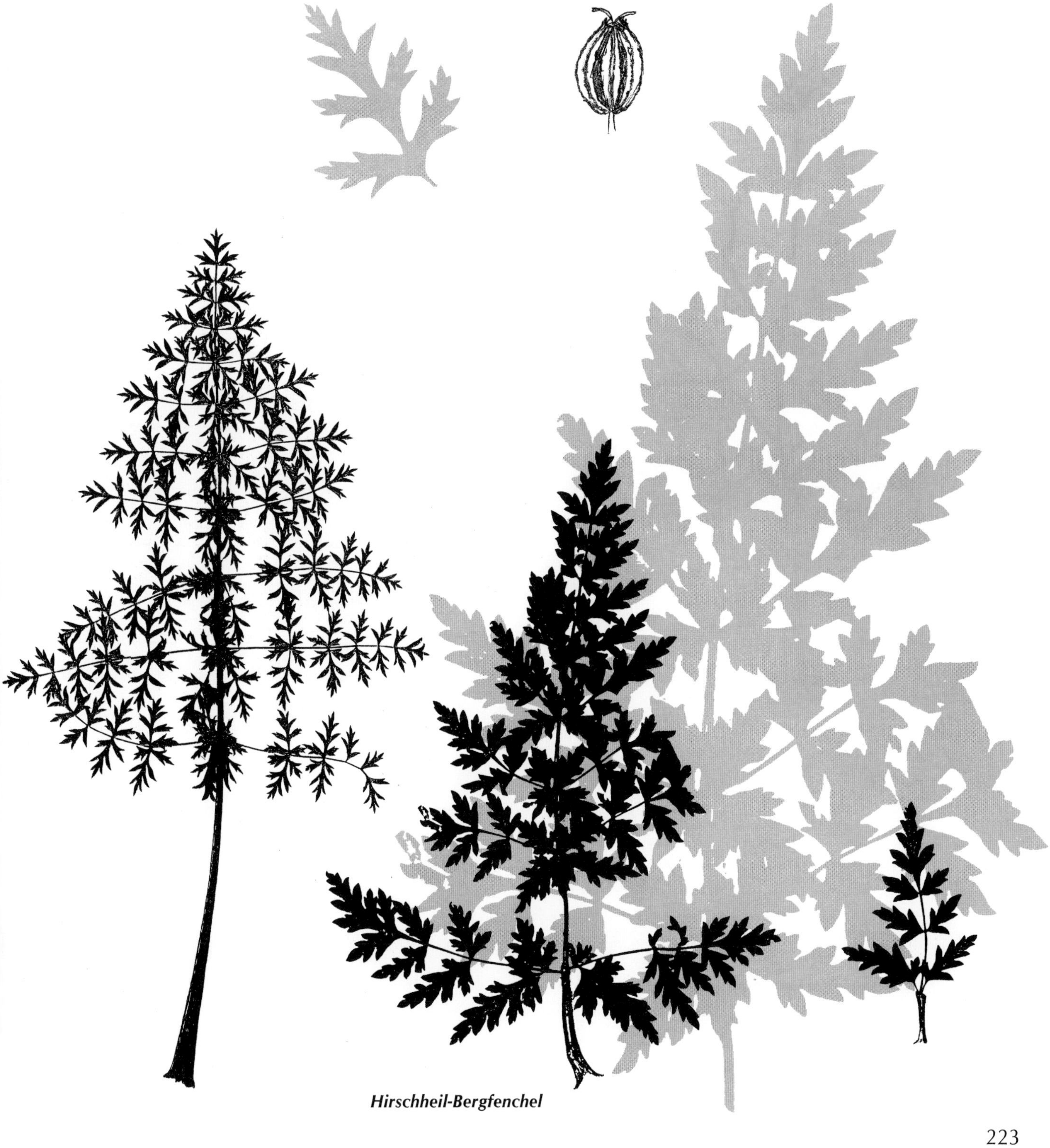

*Hirschheil-Bergfenchel*

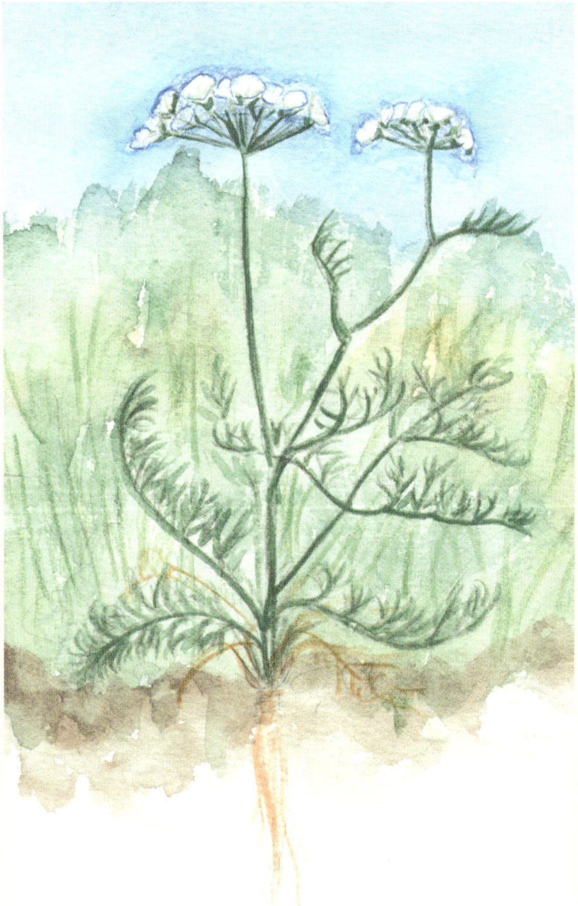

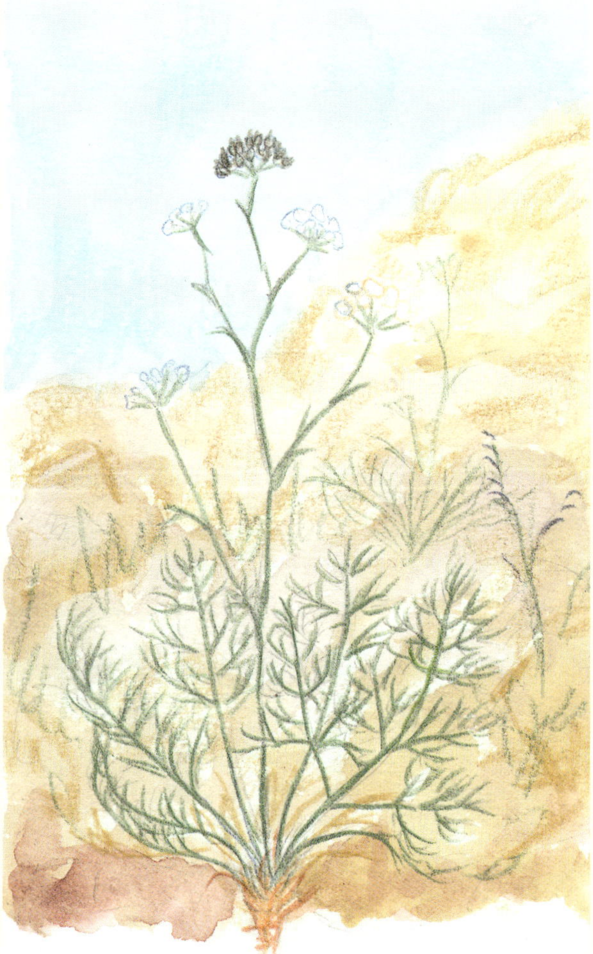

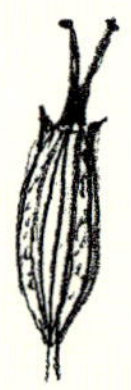

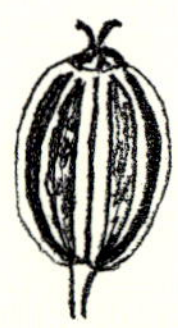

**67 Echter Bergfenchel *Seseli montanum* L.**
20–60 cm ♃ VII–VIII

Auf Trockenwiesen, Kalkhügeln, kollin-montan. Südwesteuropäisch. Blätter sind schmalzipflig gefiedert; ähnlich geformt wie folgende Art; harzig.

**68 Gouans Bergfenchel *Seseli gouanii* Koch**
20–60 cm ♃

Auf Kalkfelsen südosteuropäisch.

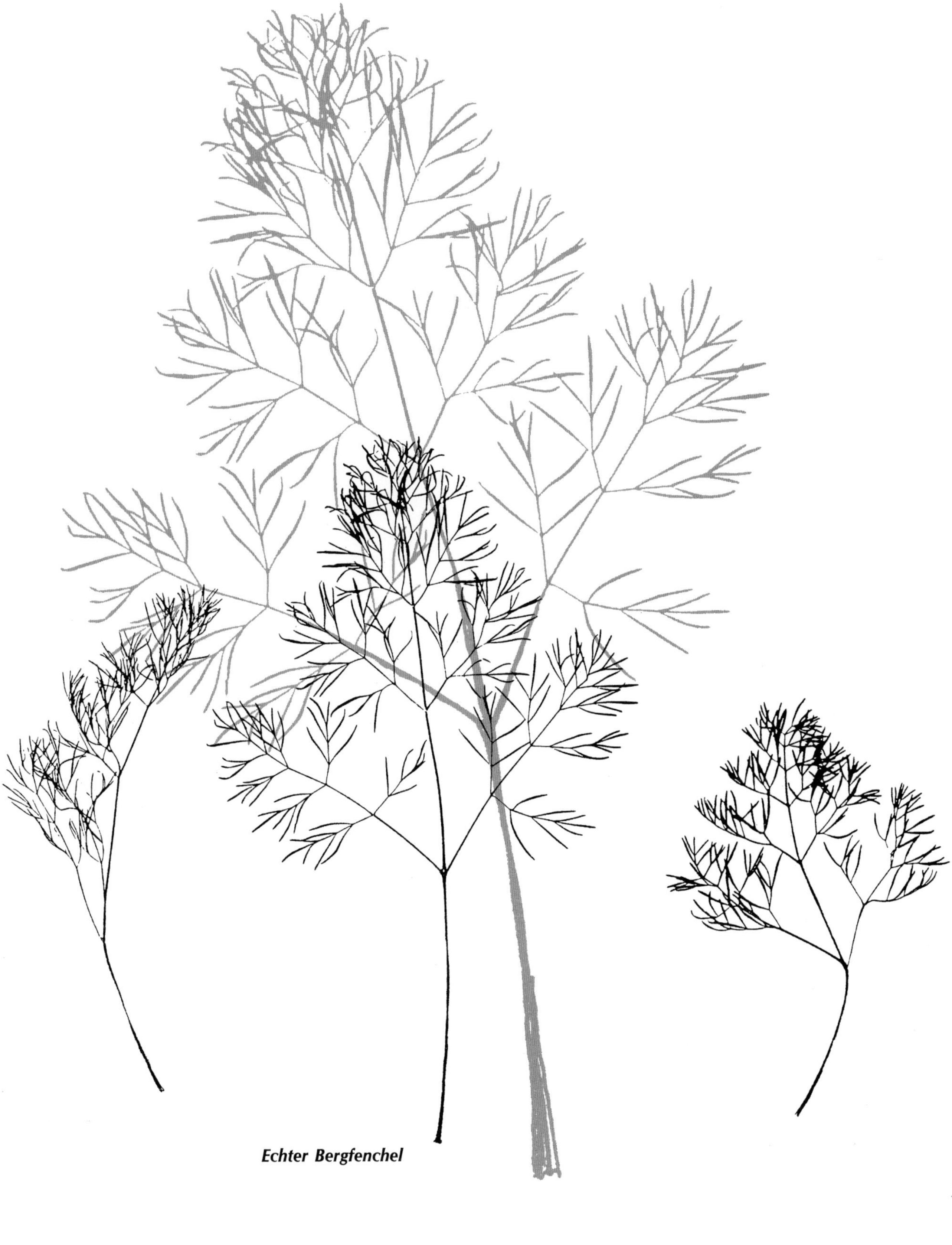

*Echter Bergfenchel*

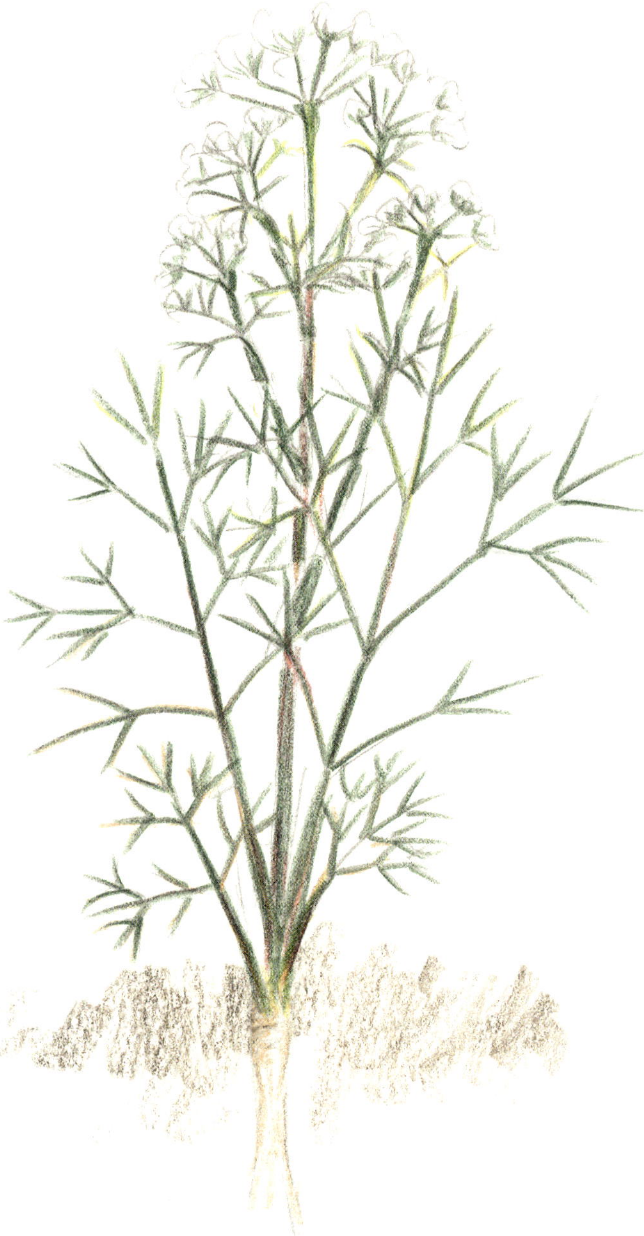

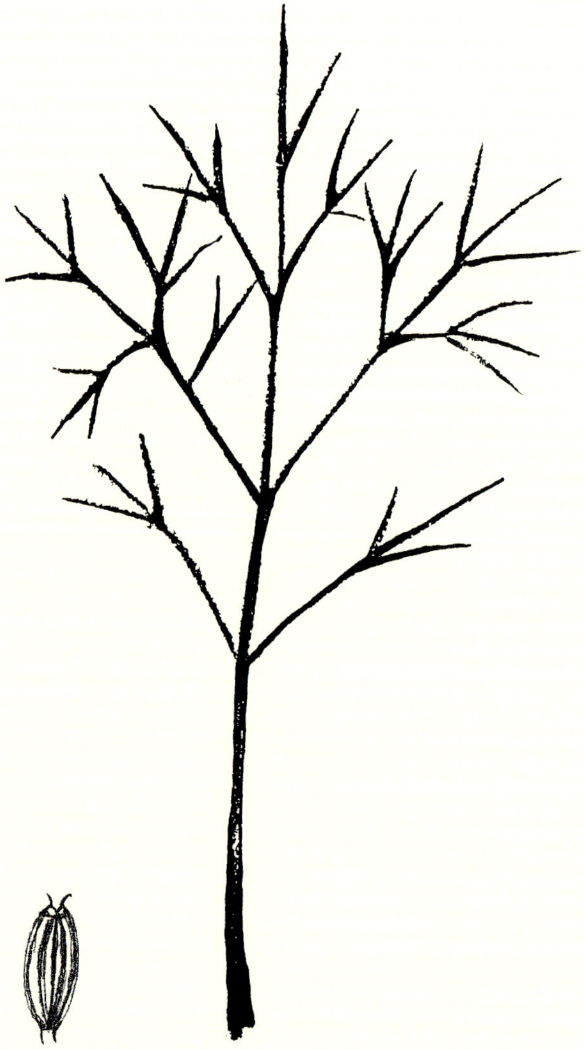

**69 Speerblättiger Bergfenchel *Seseli rigidum* Weldst. u. Kit.**

60 cm ♃

Südeuropäische Art; speerartige Blätter, die schon an die neuseeländischen *Aciphylla*-Arten erinnern.

Die **Gattung *Seseli*** umfasst in Südosteuropa eine große Anzahl von Arten mit schmal gefiederten Blättern, die dem echten Bergfenchel und Gouans Bergfenchel sehr ähnlich sind. Diese Arten sind alle mehr oder weniger harzbildend und oft etwas klebrig.

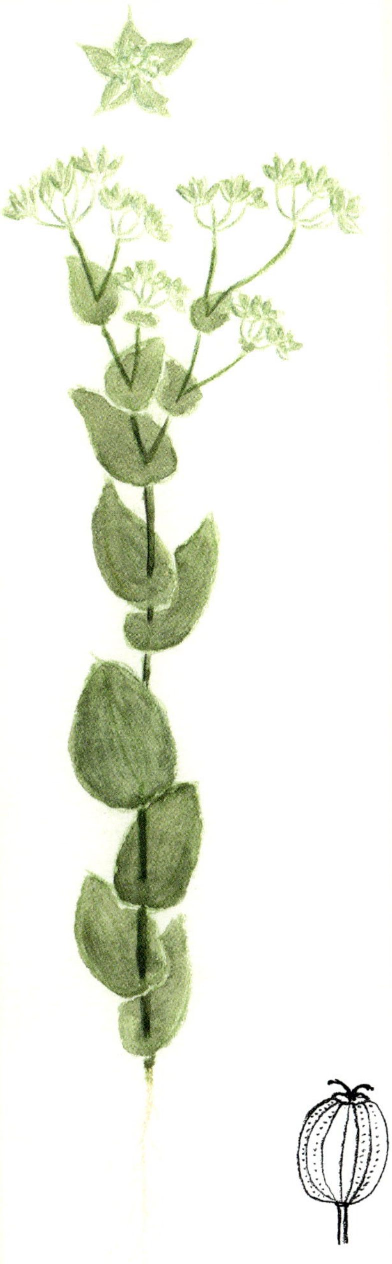

**70 Acker-Hasenohr *Bupleurum rotundifolium* L.**
15–50 cm ⊙ VI–VIII

Kalk-Getreide-Unkrautfluren, zwei einander ähnliche Arten. An einem dünnen Stängel sind die einfachen Blätter stängelumfassend, entfernt vergleichbar mit *Smyrnium perfoliatum*, nur ist dort alles viel gröber und würziger; grundständige Blätter sind nicht einfach, sondern gefiedert. Kraut und Früchte des Acker-Hasenohrs geruchlos; gelinde zusammenziehender Geschmack.
Medizinisch ist der Aufguss als Wundheilmittel, zur Zerteilung von Kröpfen, und bei Brüchen im Gebrauch.

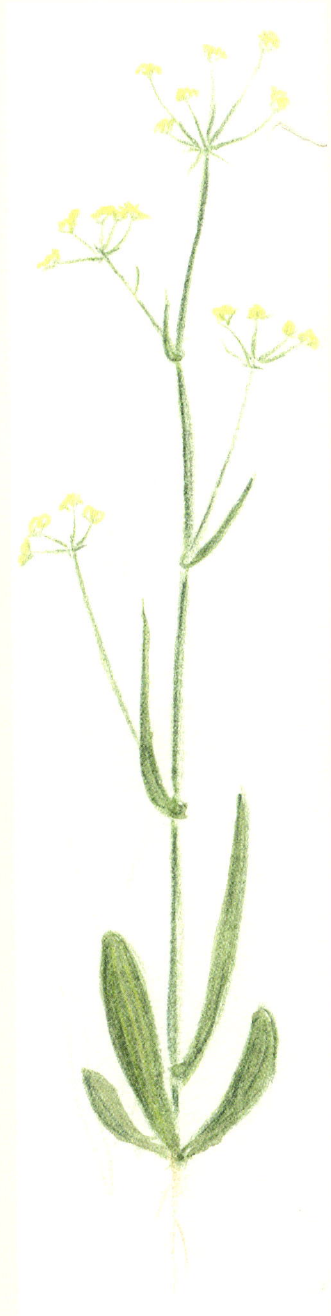

**71 Sichelblättriges Hasenohr *Bupleurum falcatum* L.**
20–50(–100) cm ♃ VI–IX

Trockenheitsertragende Blutstorchschnabel-Staudensäume. Dünn, fast grasartige Blätter. Kein Geruch, aber scharfer, etwas bitterer Geschmack.
Ganze Pflanze wird im Aufguss als Wundheilmittel gebraucht und als adstringierendes, stimulierendes Mittel eingesetzt; Wurzel galt als fiebersenkend.

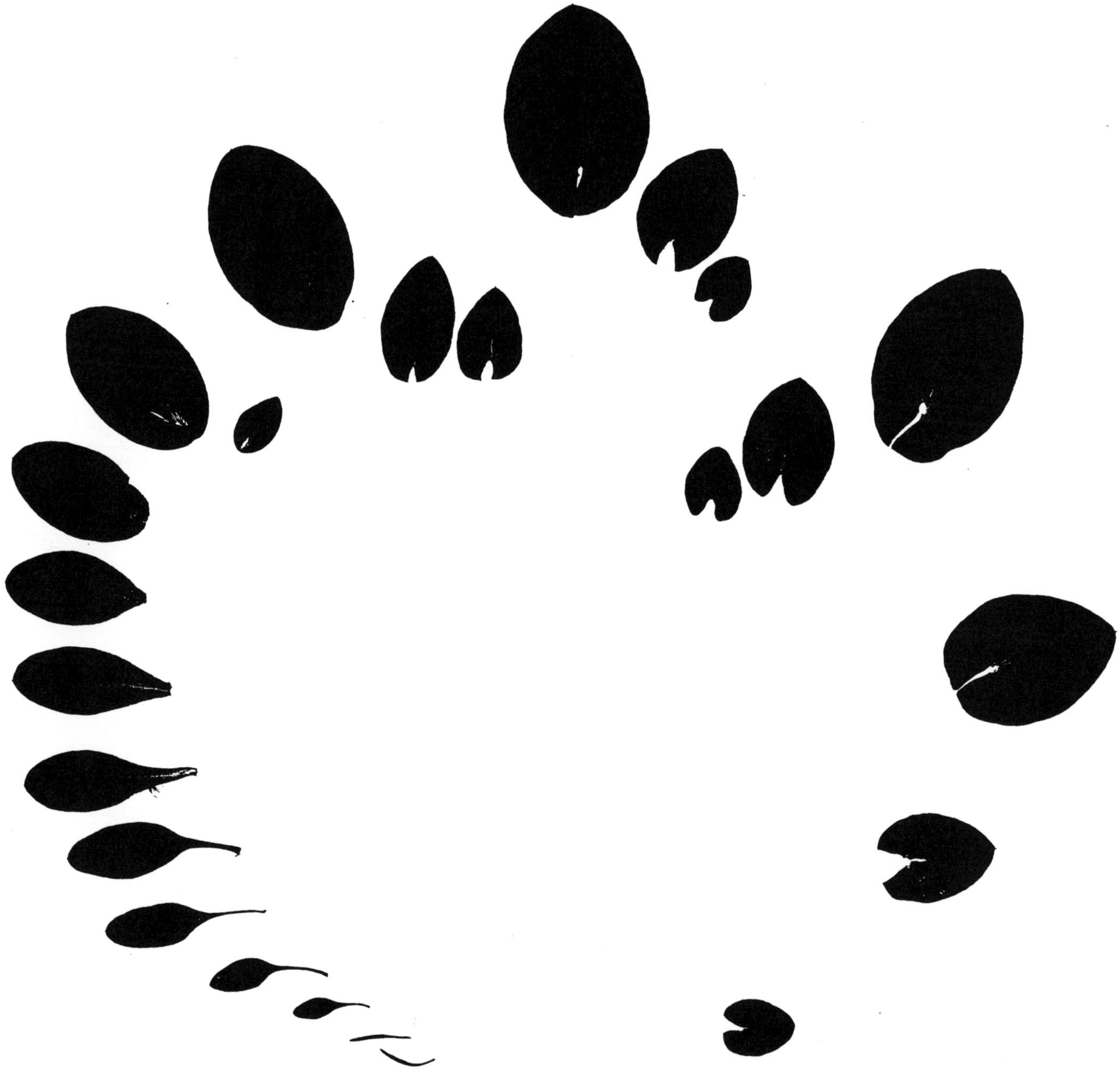

*Acker-Hasenohr*

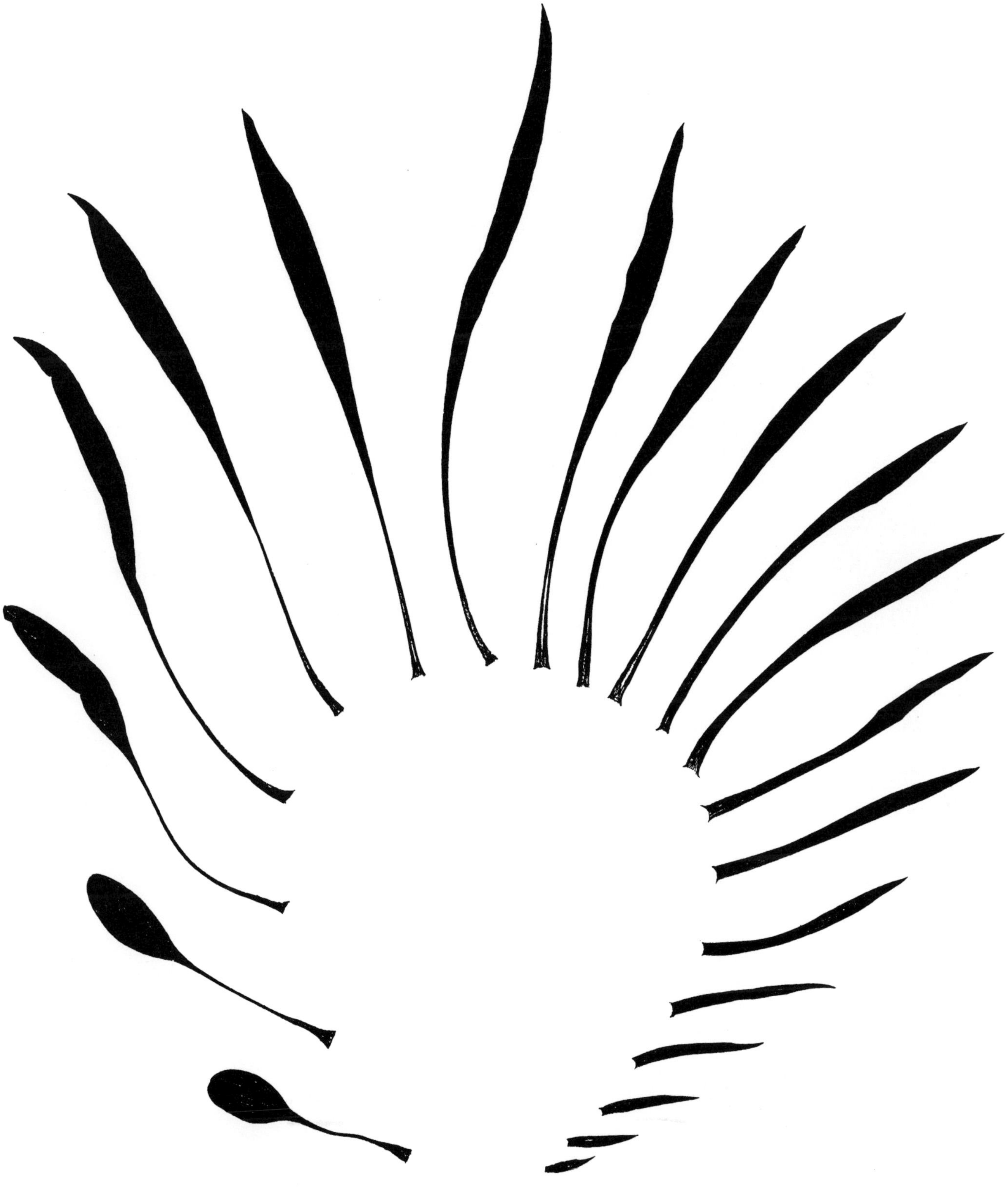

*Sichelblättriges Hasenohr*

**72 Hahnenfuß-Hasenohr *Bupleurum ranunculoides* L.**
10–60 cm ♃ VII–VIII

Trockenwiesen, Felsrasen, kollin-alpin, mittel- und südeuropäisch. Blätter wie bei *B. falcatum* grasartig schmal, zusammengezogene Dolden leuchten gelb und erinnern an Hahnenfuß. Medizinische Verwendung ähnlich wie bei *B. falcatum*.

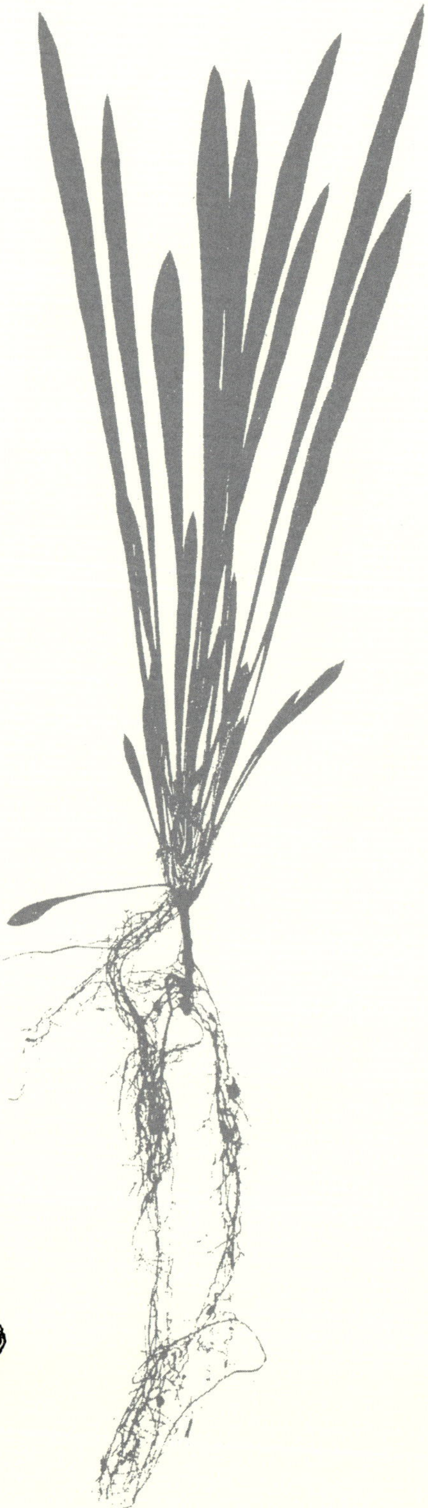

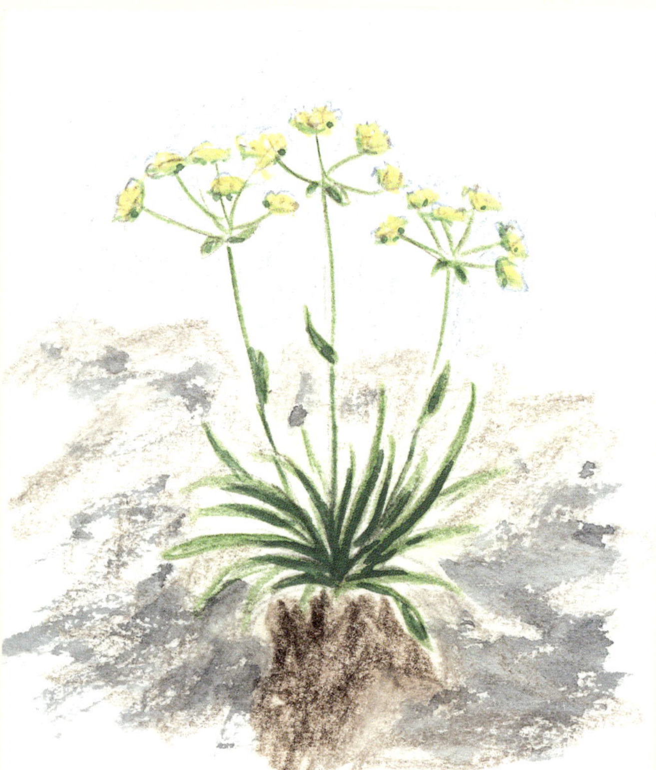

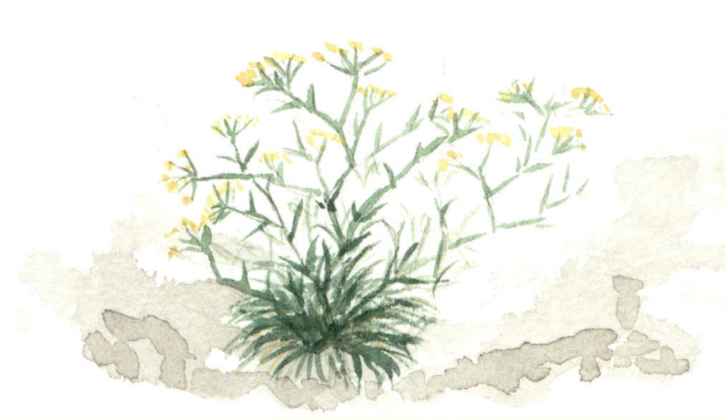

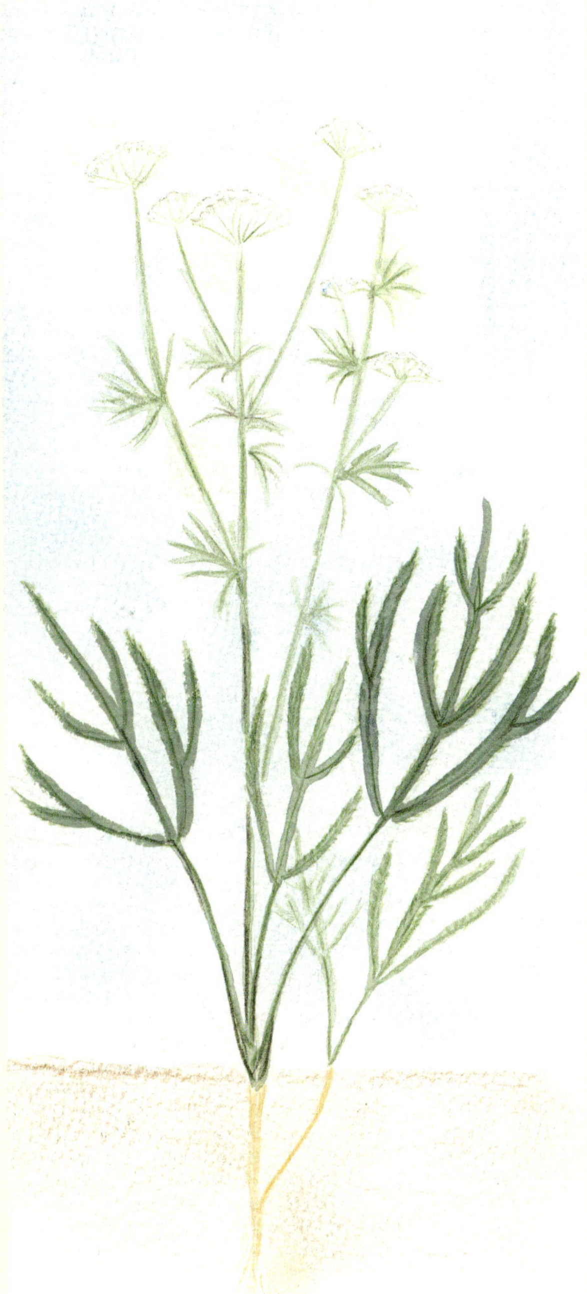

**73 Dorniges Hasenohr *Bupleurum spinosum* Gouan**
15–40 cm ♃ VII–VIII

Ausgesprochen mediterrane Art. Bildet dichten, sparrig verzweigten Kugelbusch, dornig durch steife und spitze, abgestorbene Stengelteile und Doldenstrahlen, die zwei bis drei Jahre an der Pflanze bleiben. Blätter lineal-lanzettlich. In Felsfluren der Gebirge oft bestandsbildend.

In der **Gattung *Bupleurum*** werden zur Zeit ca. 70 Arten (vorwiegend einjährig, aber auch ausdauernd bis zu reich verzweigten, zwei Meter hohen Halbsträuchern) zusammengefasst, mit ungeteilten, ganzrandigen Blättern und kleinen, zusammengesetzten Dolden. Vorwiegend auf gemäßigte und subarktische Gebiete der nördlichen Hemisphäre beschränkt, aber auch auf kanarischen Inseln, in Subtropen und schließlich mit einer Art auch in Südafrika. Es werden vier Typen im Blattbau unterschieden. Zum Problem der polyphyletischen Ableitung, siehe Hegi, S. 1096.
Die in China und Japan mit gleichen Indikationen verwendeten Wurzeln scheinen von Unterarten von *Bupleurum falcatum* zu stammen. (*Bupleurum sinense* D.C. und *B. scozonerifolium* Willd.)
Siehe Hager, S. 579–588.

**74 Sichelmöhre *Falcaria vulgaris* Bernh.**
20–50 cm ♃

Heute in Quecken-Trockenpioniergesellschaften, vermehrt sich durch Wurzelausläufer. Mit dem Ackerbau aus dem Süden eingeschleppt; zeitweise Ackerunkraut, das sich queckenartig vermehrt.
In schmale, sichelförmige, gezähnte Blattabschnitte aufgeteilte ledrige Blätter bringen Bezug zu trockenen Orten zum Ausdruck. Kraut etwas bitter, salzig, gewürzhaft; Wurzel süßlich-aromatisch-scharf.
Medizinische Anwendung: eröffnend, harntreibend, reizend.

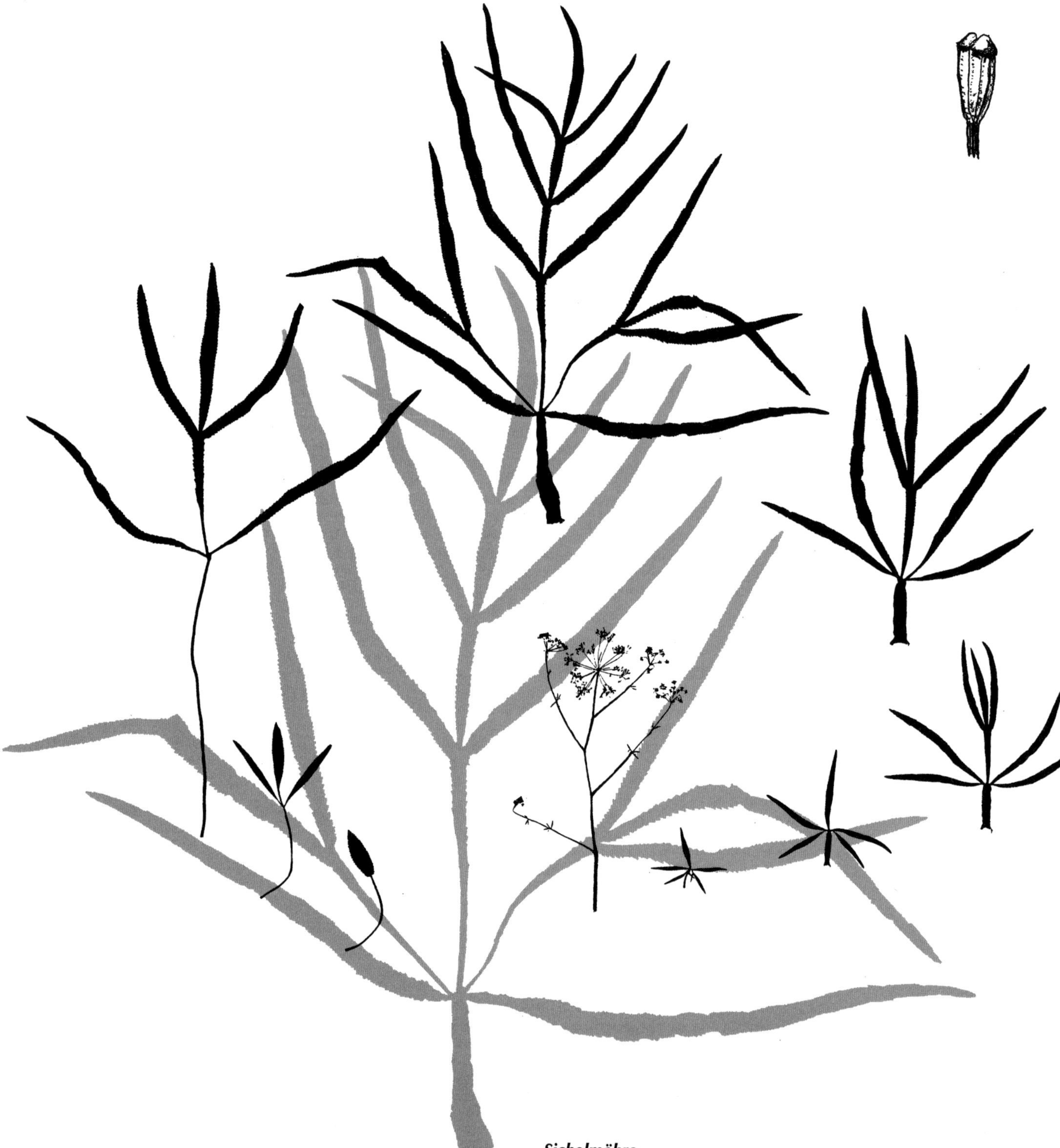

*Sichelmöhre*

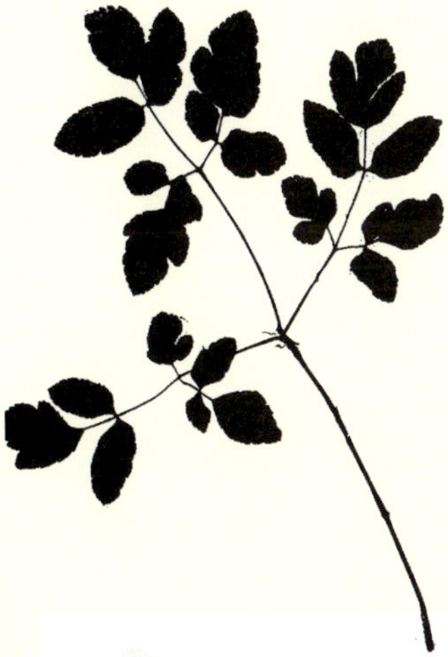

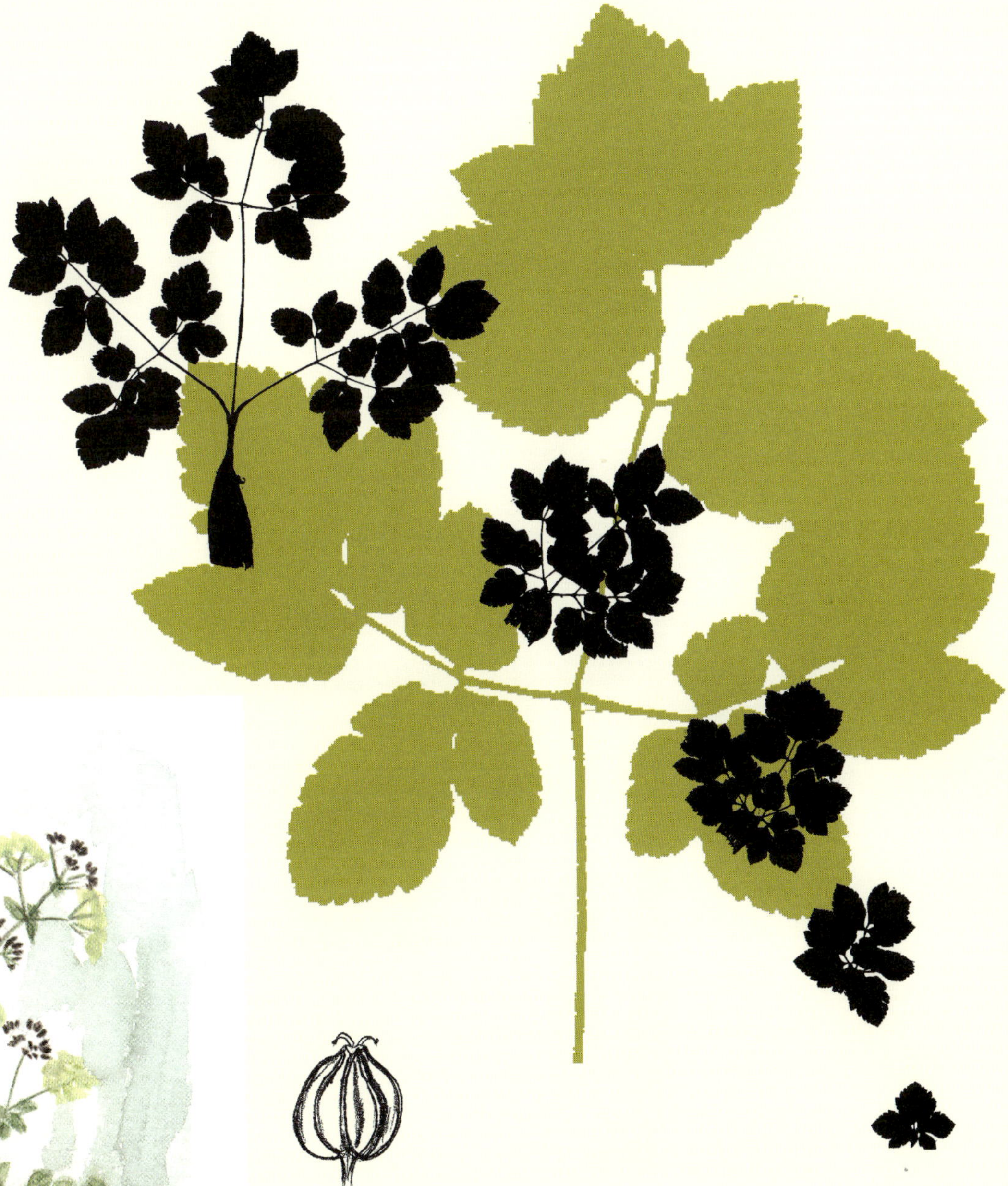

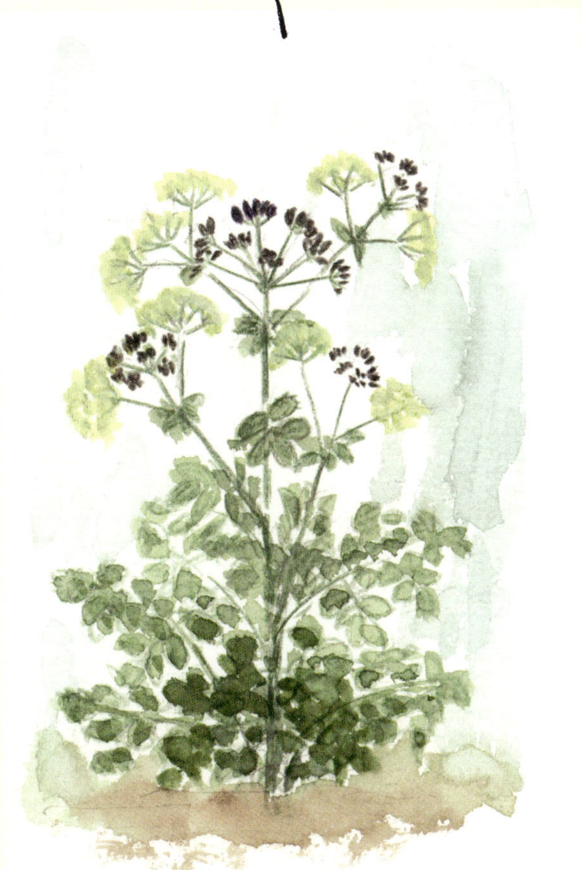

**75 Gespenst-Gelbdolde *Smyrnium olusatrum* L.**
50–150 cm ⊙ III–V

Gebüsche, feuchte Wiesen. Ursprünglich mediterran. Verwildert (bes. Irland, England, Nordfrankreich, Italien).
Stängelblätter einfach gefiedert, 3lappig eingeschnitten.
Alle Teile der Pflanze gewürzhaft wie Sellerie riechend. Früchte schwarz, geflügelt, «gespenstisch», knollige Wurzel. Zur Römerzeit und im Mittelalter Gemüsepflanze (wie heute Sellerie); wurde auch im mittleren und nördlichen Europa angebaut.

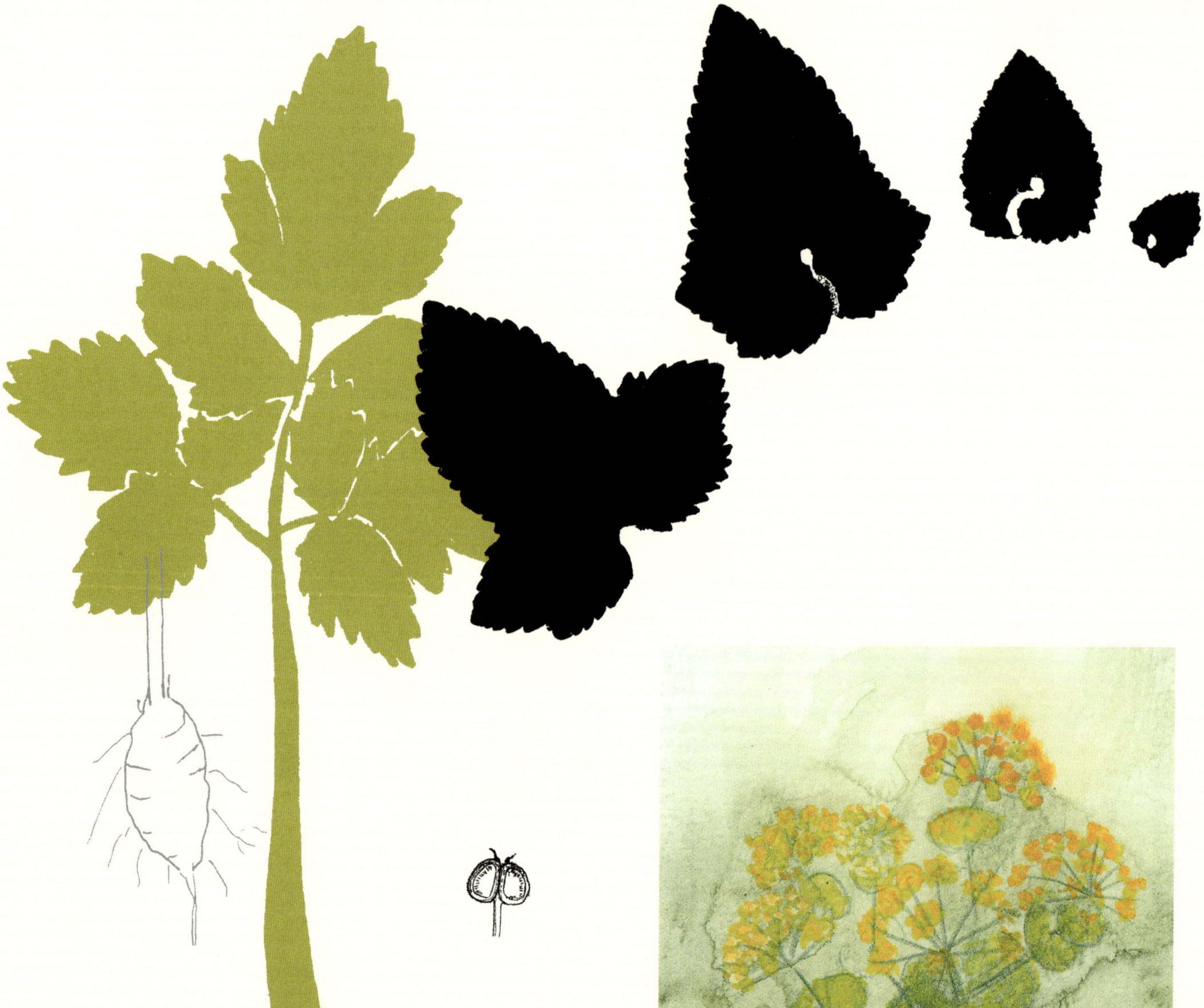

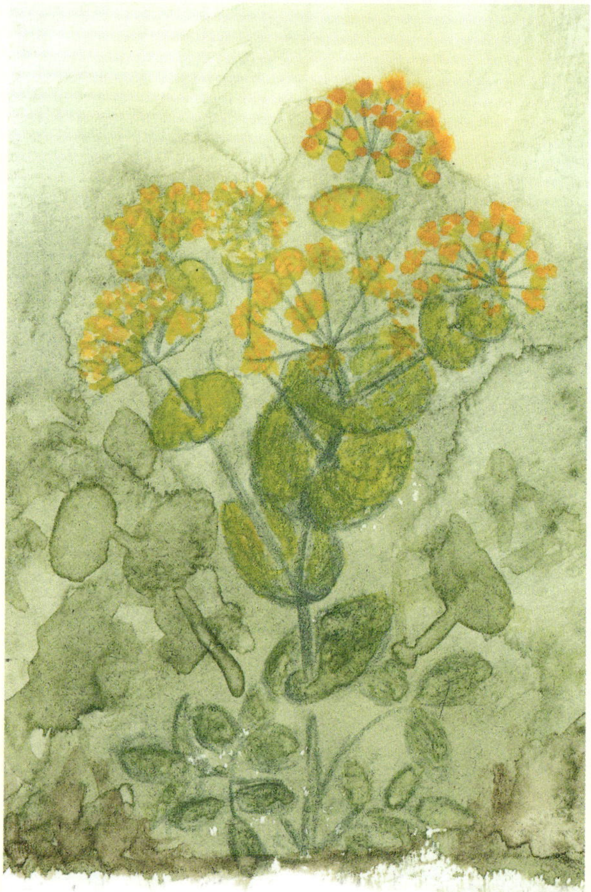

### 76 Durchwachsenblättrige Gelbdolde *Smyrnium perfoliatum* L.

50–100 cm (••) IV–VII

An warmen Orten, Weinbergen, halbschattig. In Mitteleuropa eingeschleppt aus dem Mittelmeergebiet (mehr östlich verbreitet als vorige Art). Stängelblätter rundlich, etwas gekerbt, stängelumfassend; untere Blätter gestielt, mehrfach 3-zählig, zerschnitten.

Kraut riecht angenehm gewürzhaft (myrrheartig); Wurzel schmeckt scharf-aromatisch; schwarze, kugelige Früchte schmecken weniger, auch eher in Richtung des Trockenen, Myrrheartigen.

Wurzel, Blätter und Früchte wurden schon zur Römerzeit wie die Gespenst-Gelbdolde vielfältig als Heilmittel gebraucht. Beide Arten zusammen bildeten gleichsam die Meisterwurz der griechisch-römischen Zeit.

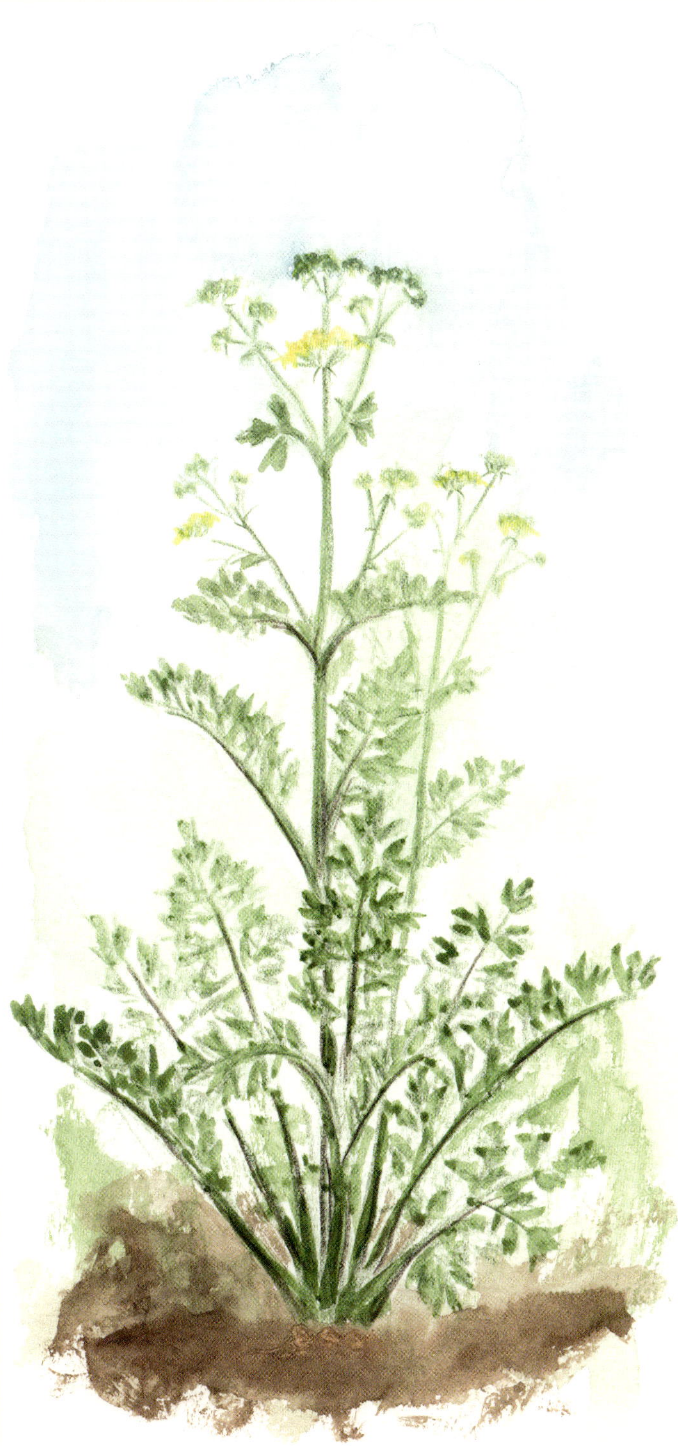

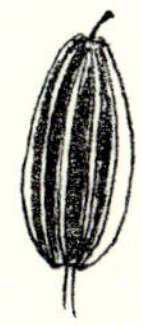

**77 Liebstöckel *Levisticum officinale* Koch**
100–200 cm ♃ VII–VIII

Oft in Gärten gezogen; bildet vielköpfiges Rhizom und meistens mehrere bis zu zwei Meter hohe, aufrechte, beblätterte Sprosse, die kaum verholzen. Nur in Form der Kulturpflanze bekannt; vor allem in Europa und Nordamerika angebaut. Gedeiht besonders gut in gebirgigen Gegenden.
Alle Teile von würzigem Geruch und Geschmack durchzogen.
Wurzel (Rhizom) von süßlich-schleimigem, dann balsamisch scharfem, bitterem Geschmack und einem eigentümlichen, etwas sellerieartigen Geruch.
Als Heil- und Gewürzpflanze seit dem Mittelalter in Europa im Gebrauch. Ob sie in Griechenzeit schon bekannt war, ist sehr fraglich. Heute als «Maggikraut» bekannt (frisches Kraut als Suppenwürze verwendet).
Medizinisch stark harntreibend (wasseraustreibende Teemischungen). Wurzeln gelten auch als Magenmittel. Größere Mengen können zu Nierenreizung führen.

In der **Gattung *Levisticum*** werden neben *L. officinale* zwei Arten unterschieden: *L. caucasicum* Lipsky, *L. persicum* Freyn et Bornmüller. Die Namen weisen auf die Herkunft hin. *L. officinale* scheint der letzteren so ähnlich zu sein, dass diese als Wildform aufgefasst wird.

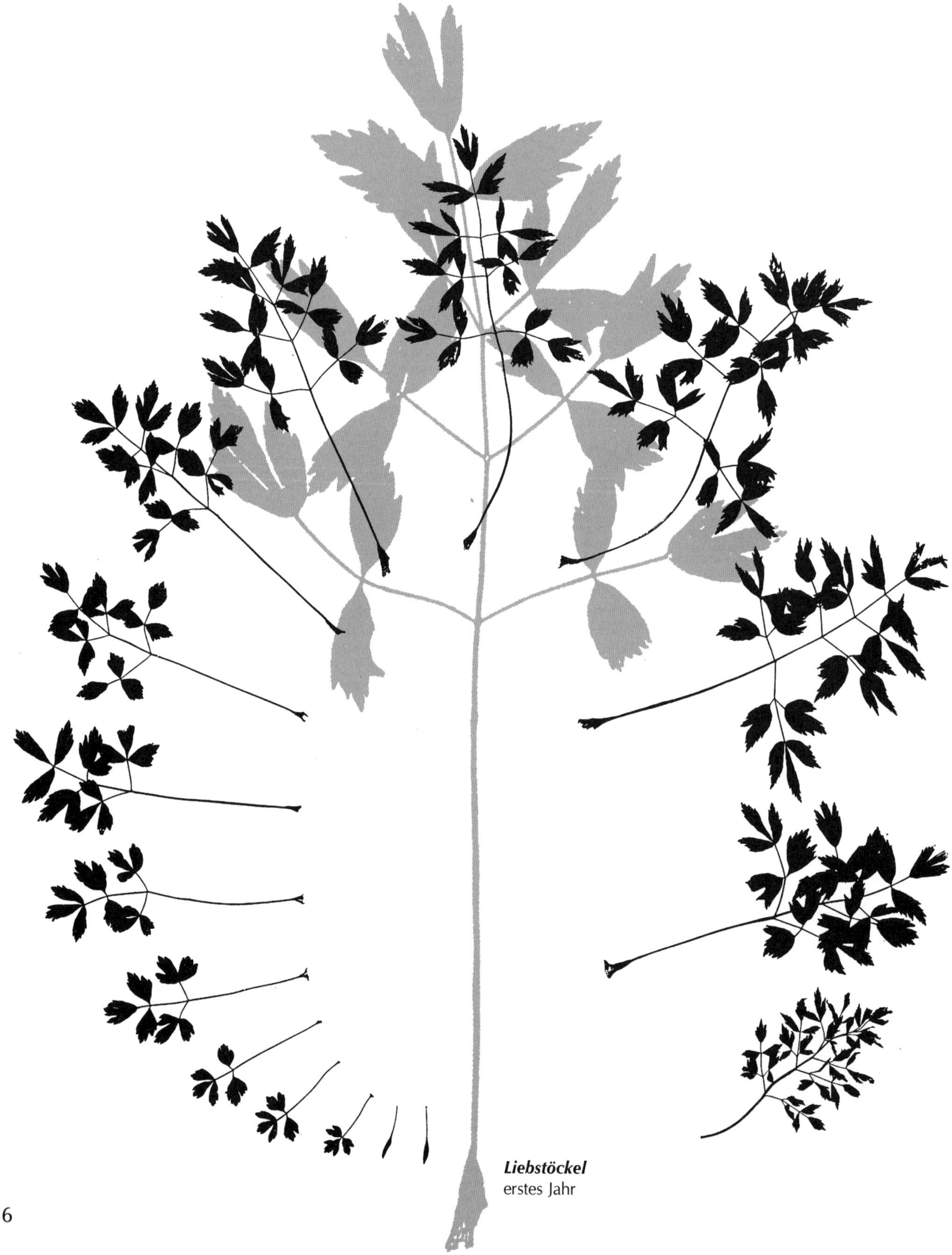

***Liebstöckel***
erstes Jahr

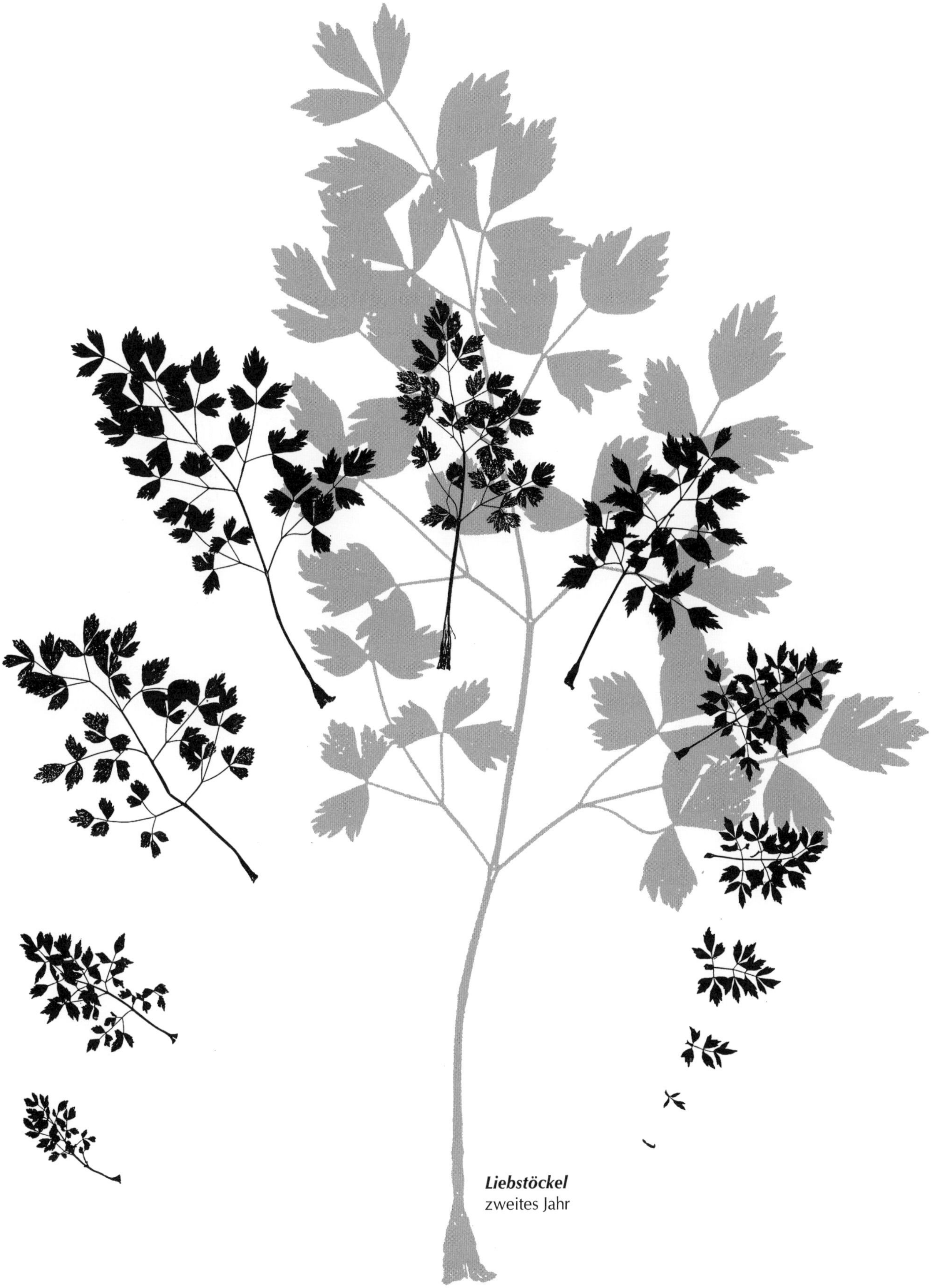

***Liebstöckel***
zweites Jahr

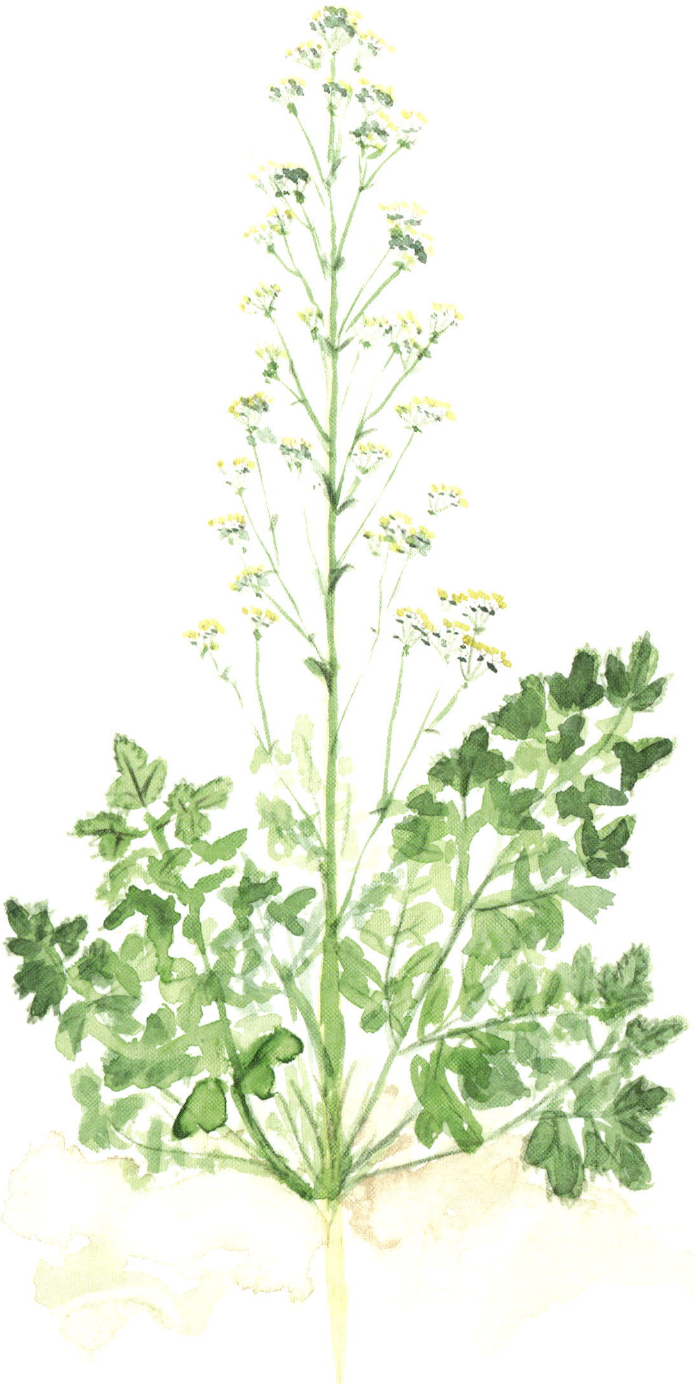

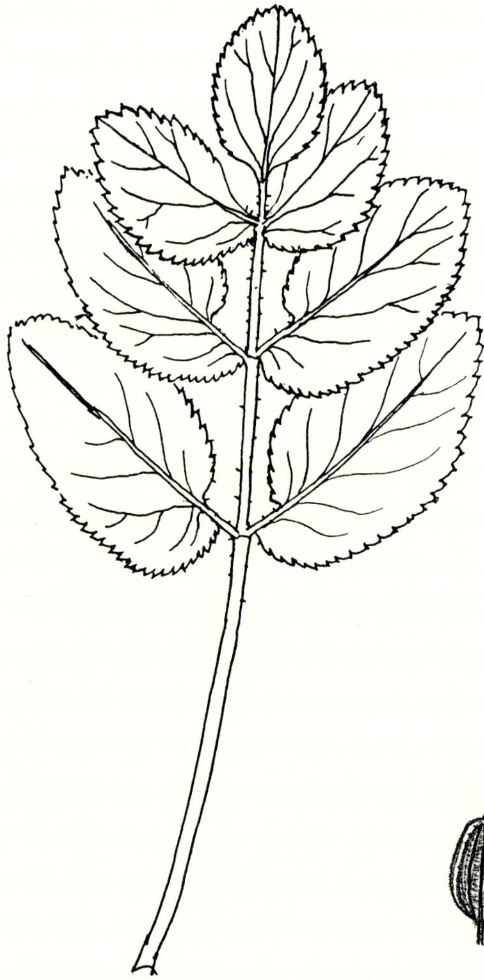

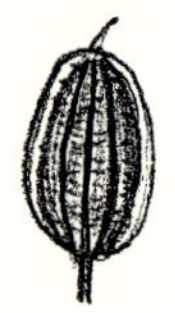

**78 Gummiwurz *Opopanax chironium* (L.) Koch**
150–250 cm ⁘

An trockenen, felsigen Standorten im Mittelmeerraum. Kräftige Stauden mit großen, bis einen Meter langen und 60 Zentimeter breiten, doppelt fiederschnittigen Blättern. Die Abschnitte derselben sind groß und breit, die seitlichen am Grunde sehr ungleich, z.T. geflügelt herablaufend, ledrig. Dolden zahlreich, eine große Rispe bildend, die obersten meist quirlständig. 1560 auch in Deutschland in Gärten gezogen. Durch Einschnitte in untere Stängelteile und Wurzel gewinnt man Gummiharz, welches im trockenen Zustand nach Liebstöckel riecht und aromatisch bitter schmeckt.
Gummiharz galt als reizendes, antikatarrhalisches Heilmittel, ähnlich dem Ammoniak-Gummi.
Bild nach Hegi V, 2. Teil, S. 1360.
Eine ähnliche orientalische Art ist *Opopanax hispidus* (L.) Koch.

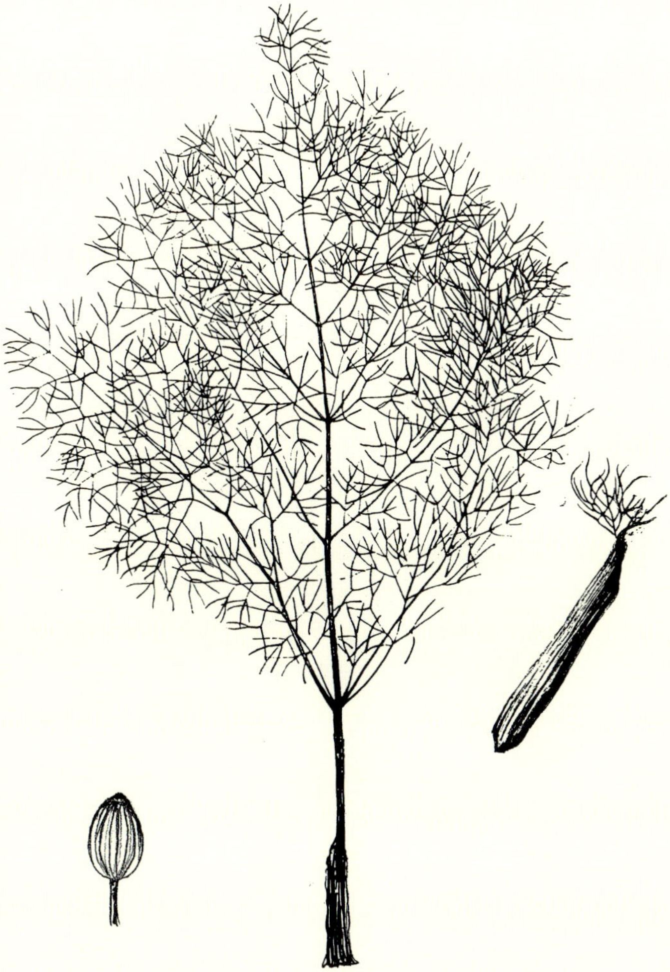

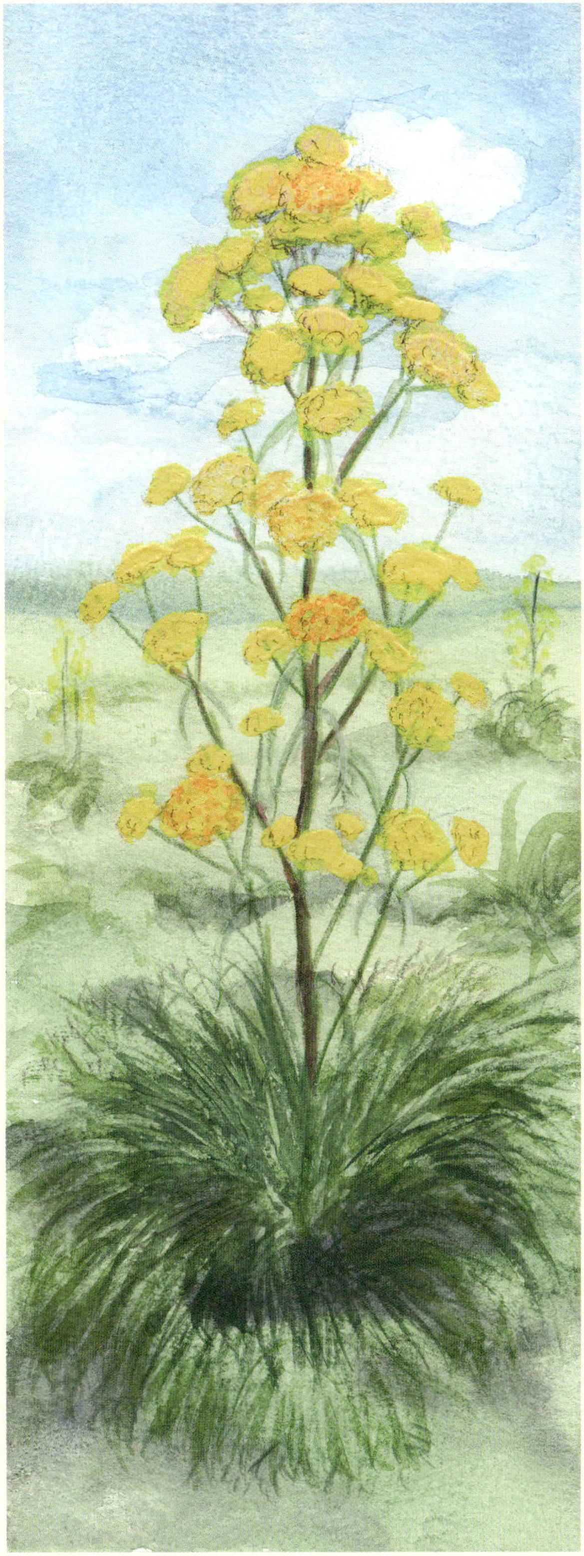

**79 Gemeines Rutenkraut *Ferula communis* L.**
100–300 cm ⁘ IV–VI

In der Garrigue und in Weiderasen, im südlicheren Mediterrangebiet sehr verbreitet.
Als Repräsentantin für viele andere Arten vorgeführt, die vor allem in den südlichen asiatischen Steppengebieten vorkommen (siehe auch die beiden folgenden Arten). Wachsen über mehrere Jahre als Rosette, schießen dann mit dem blütentragenden Spross bis zu mehrere Meter hoch und verholzen. Können sich ähnlich der Erz-Engelwurz z.T. nicht aus Wurzelstock erneuern. Im Gegensatz zu Erz-Engelwurz ist in den mediterranen Gebieten die Vegetationszeit der Winter, während in den extrem trockenen und heißen Sommern alles zur Ruhe kommt. In diesem Klimabereich steht die reichliche Milchsaftbildung im Vordergrund, die zu aromatisch riechendem Gummiharz erstarrt.

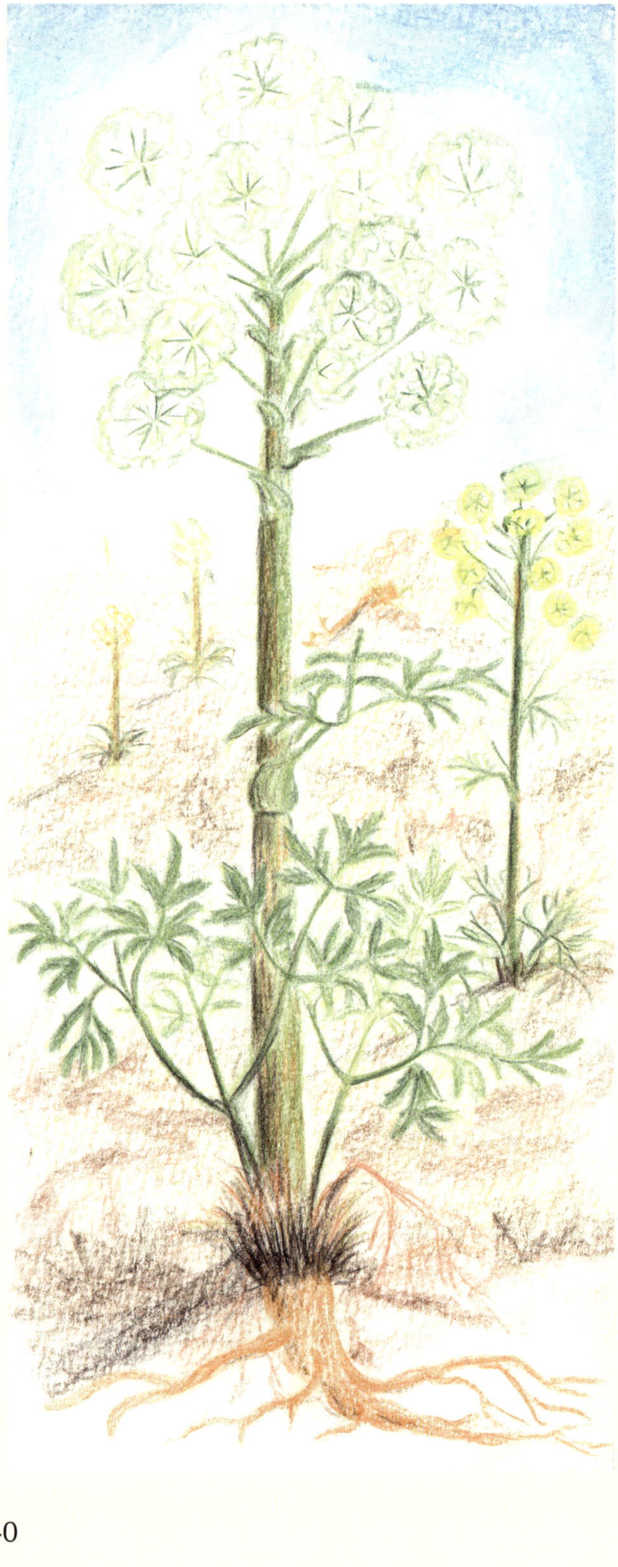

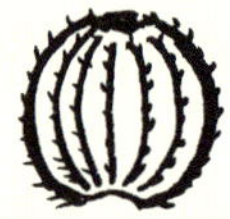

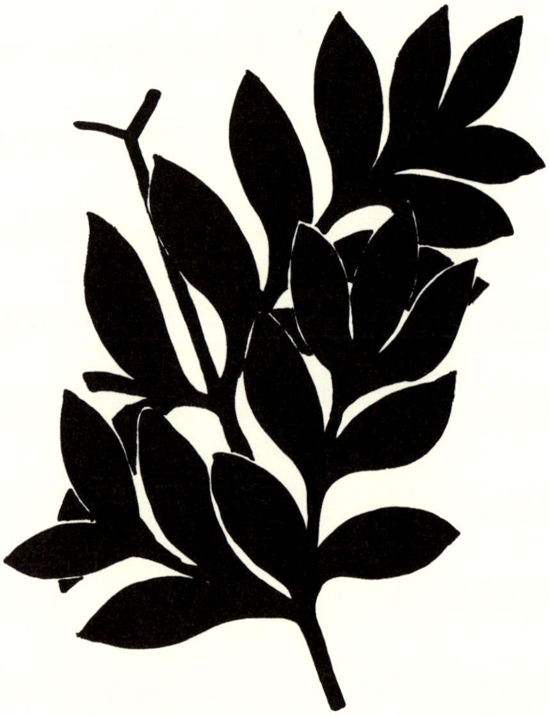

**80 Stink-Asant *Ferula asa-foetida***

200–400 cm

Hohe Staude der Stein- und Salzwüsten der Bucharei und Turkestan. Zweihäusige Art. Schwitzt den zu Gummiharz (Stink-Asant) erstarrenden Milchsaft aus den häufig wiederholten frischen Einschnitten in die künstlich bloßgelegte armdicke Wurzel aus. Diese ist schwefelhaltig und riecht intensiv in Richtung Knoblauch. Noch heute als Suppenwürze gebraucht.

In Antike Droge schon unter dem Namen Laser als wichtiges Heilmittel bekannt, besonders als Mittel gegen Krämpfe. Stink-Asant liefern außerdem *F. alliacea* aus Nord- und Ostpersien sowie *F. narthex* aus dem obersten Indusgebiet, Kaschmir, und *F. persica* aus Transkaukasien und Nordpersien.

Hager nennt als Gummiharz liefernde Arten außer *F. asa-foetida*: *F. alliacea*, *F. communis*, *F. gummosa*, *F. jaeschkeana*, *F. moschata* (Sambul), *F. narthex*, *F. persica*, *F. rubricaulis*, *F. graveolens* (siehe Hager, S. 696–713).

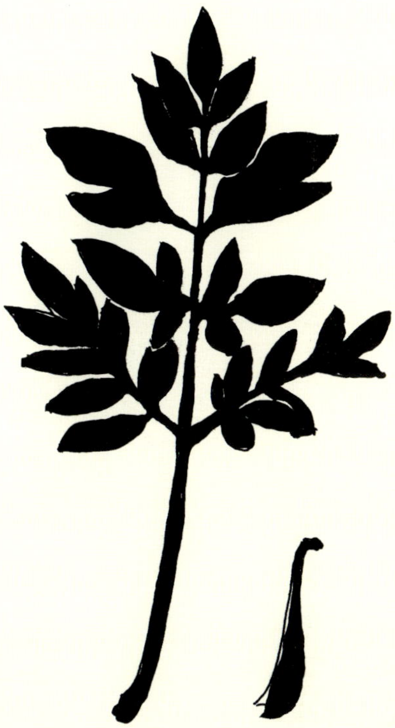

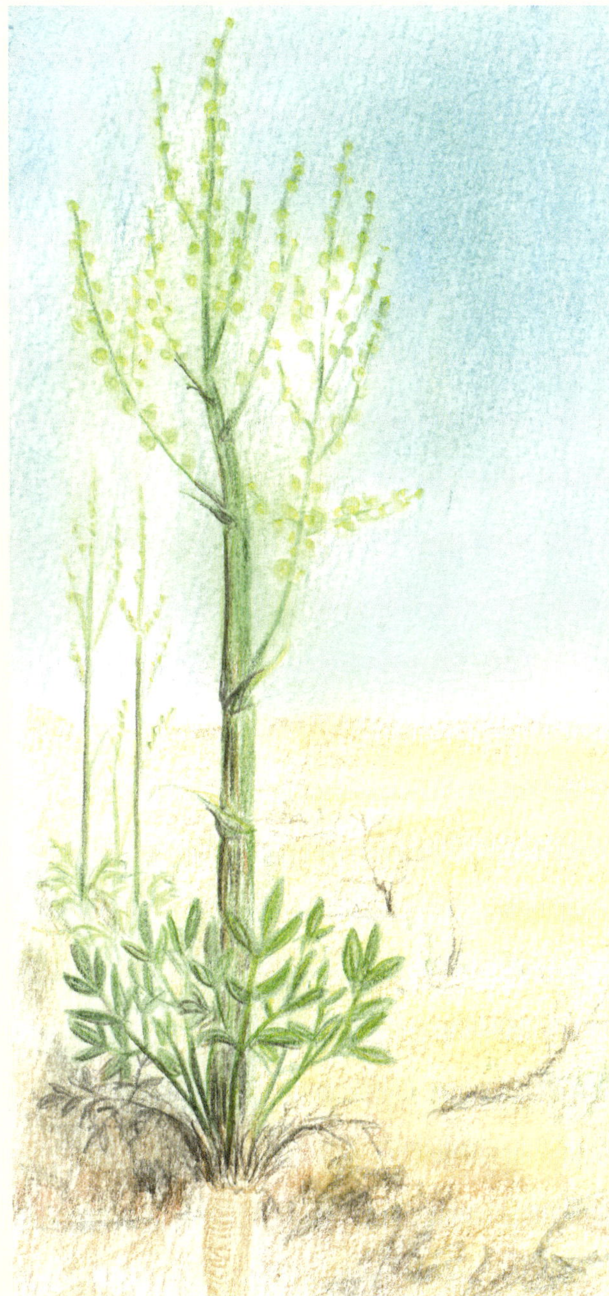

**81 Ammoniacum *Dorema ammoniacum***
200–300 cm ⦿

Iran, Afghanistan und Anliegerstaaten des Aralsees.
Die hier gezeigte Art bildet erst nach fünf Jahren Blütenspross aus. Bis zu drei Meter hoher und ca. fünf Zentimeter dicker Spross; oberer Teil verzweigt und verjüngt sich nach oben zu; wird zum Blütenstand mit vielen kleinen kurzgestielten, fast kugeligen Dolden. Blätter mit geteilten Spreiten nur am Grund, am Spross nur stängelumfassende Blattscheiden.
Liefert das orientalische Gummi *ammoniacum*. Bräunliche Gummiharzknollen bilden sich aus dem von selbst oder infolge von Insektenstichen aus allen Pflanzenteilen austretenden Milchsaft. Riechen aromatisch und sind schwefelfrei.
Medizinisch bei Bronchitis, Asthma und Gliederschmerzen, bei Milz- und Lebererkrankungen. Wirkt ähnlich wie *Asa foetida* krampfstillend, schleimlösend und auswurffördernd; wurde äußerlich bei Drüsenschwellungen und Abszessen als Pflaster verwendet.
Technisch auch zur Bereitung von Kitten für Porzellan usw.

Es gibt noch eine ganze Reihe ähnliche gummiharzbildende Doldengewächse, vor allem im Südwesten Asiens. Diese Gummiharze haben ganz unterschiedliche Qualitäten, auf die hier nicht weiter eingegangen werden kann (siehe vor allem auch unter *Ferula*, Hager, S. 530–534).

***Faserschirm***
Blattfolge von einer Pollenpflanze über zwei Jahre

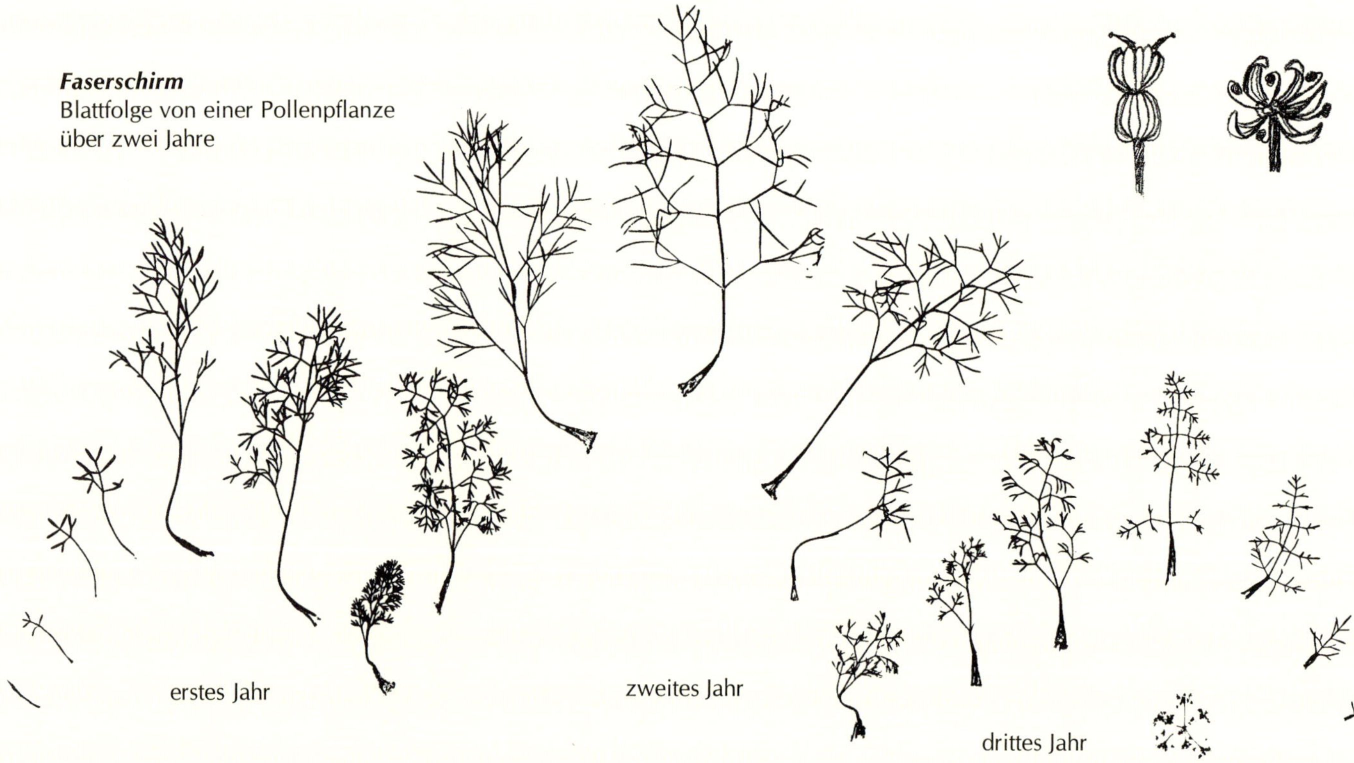


**82 Faserschirm *Trinia glauca* L.**
10–50 cm ⊙

Steinige Trockenrasen auf Kalk, kollin, montan, (subalpin). Mediterran, südliches Mitteleuropa. Die Art ist zweihäusig, wächst wie viele mediterrane Arten (z.B. Natternkopf *Echium vulgare*) ohne einen längeren Spross mit ihrem Blütenstand unmittelbar aus dem trockenen Boden heraus.

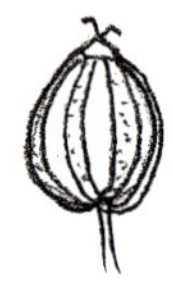

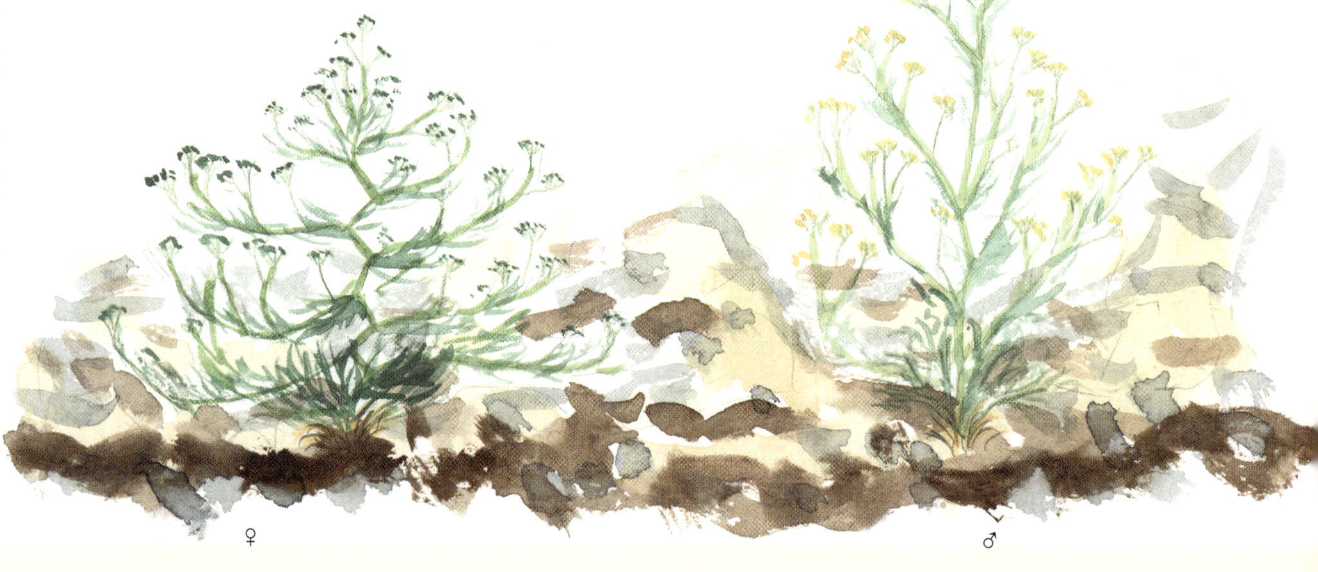

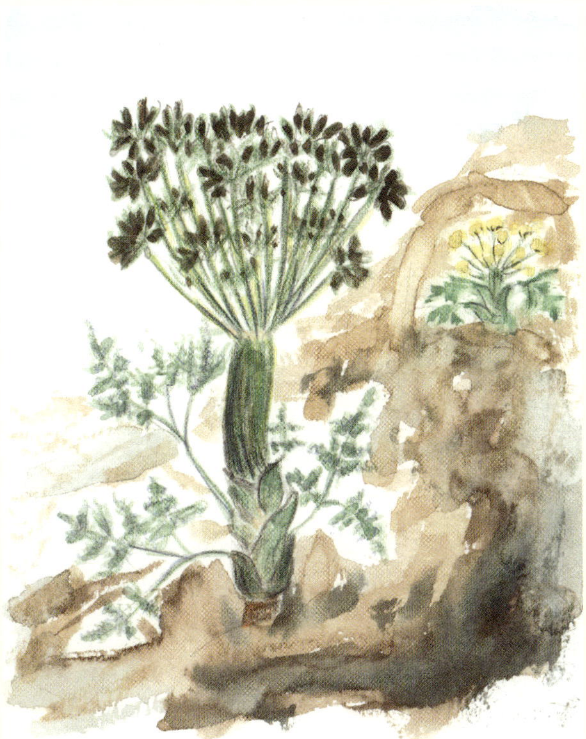

**83 Xatardie *Xatardia scabra* (Lapeyr.) Meissner**
10–25 cm ♃

Auf Kalk, an Geröllhängen der Pyrenäen, alpin. Erhebt sich direkt – noch extremer als die vorige Art – mit nur einer Dolde an einem kurzen, stämmigen Stängel über den Boden.

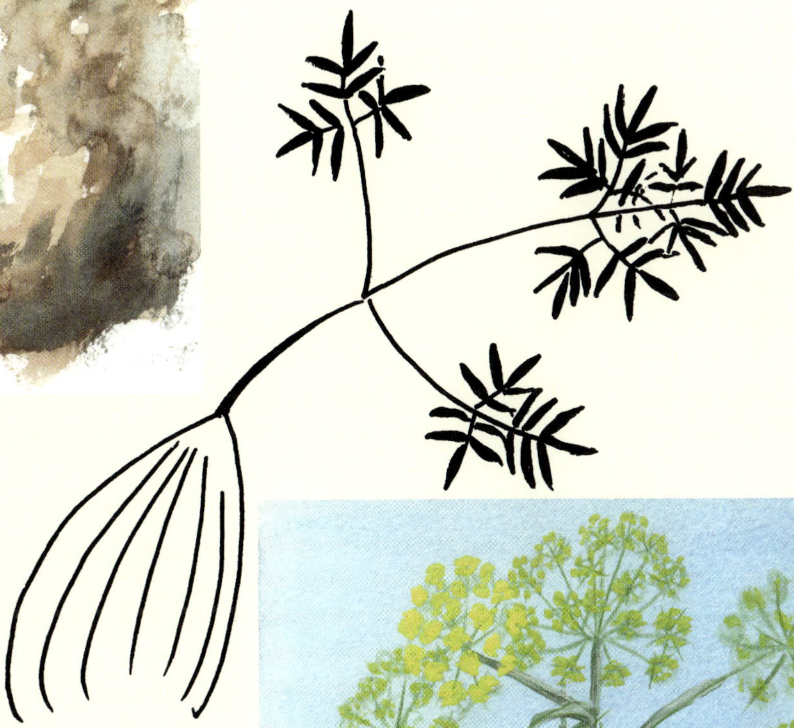

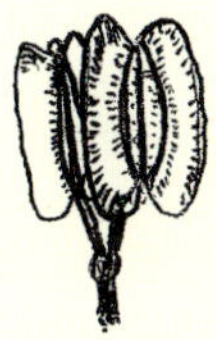

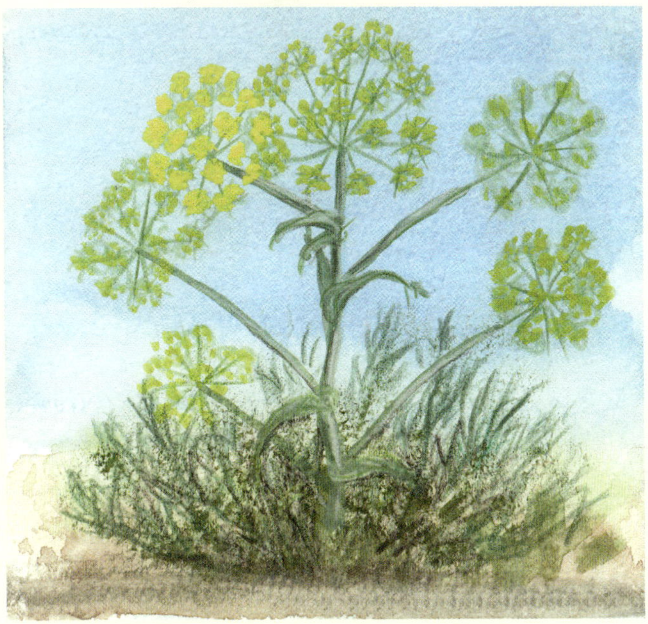

**84 Purgier-Dolde *Thapsia garganica* L.**
30–250 cm ♃ IV–VII

Trockene Weideflächen, Olivenhaine. Ganze Pflanze groß und kräftig, gespreizt mit langstrahligen kugeligen Dolden und Döldchen. Grundständige Blätter ledrig, fein aufgefiedert; am Stängel praktisch nur noch große Blattscheiden, aus denen die doldentragenden Seitensprosse entspringen.
Um die Mitte des 16. Jahrhunderts in deutschen Gärten als Zier- und Heilpflanze gezogen. Aus Wurzel fließt scharf schmeckender, purgierend (abführend) wirkender, übelriechender harzreicher Saft. Aus Wurzelrinde gewonnenes Harz wirkt hautreizend; wird äußerlich bei Hautkrankheiten und zur Zerteilung von Geschwüren angewendet.

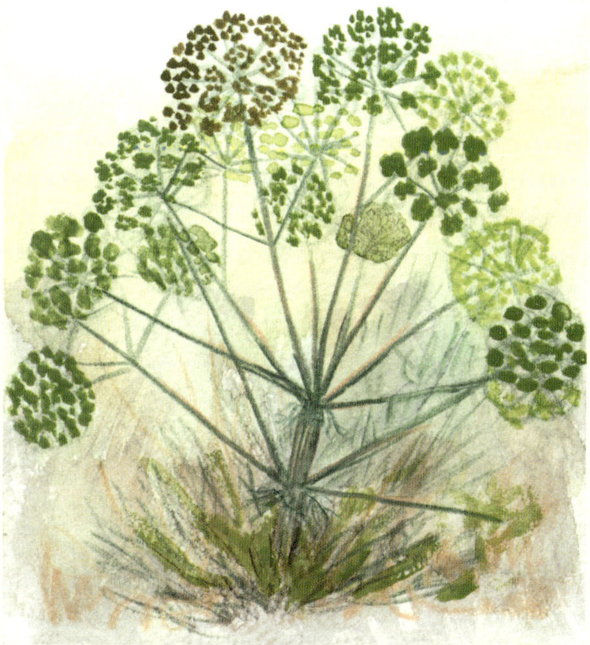

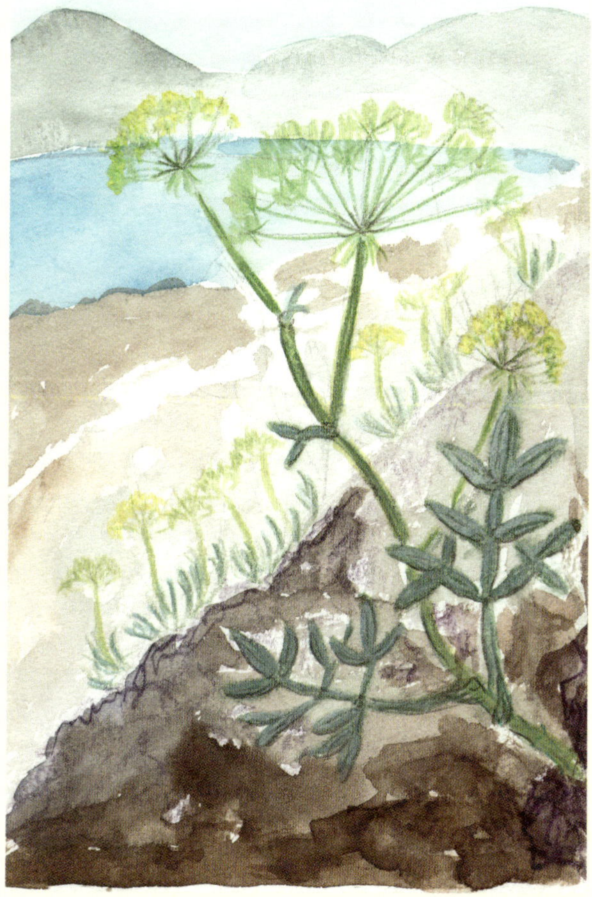

**85 Portenschlagiella *Portenschlagiella ramosissima* (Portenschl.)**
40–80 cm ♃ VII–VIII

Felsige Standorte, mediterran.
Niedrige Pflanze, stark, grob, steif verholzend. Am Ende der Triebe wirtelig verzweigt, sodass Gesamtgestalt der blühenden und fruchtenden Pflanze zum Bild einer dreifach zusammengesetzten Dolde wird, die als Ganzes bis zur Samenreife verholzend erstarrt. Dolden fast kugelig. Blätter praktisch nur grundständig, fest, 4–5fach gefiedert mit fädigen Endabschnitten.

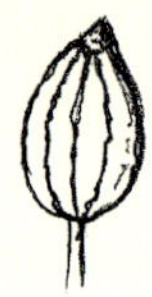

**86 Meerfenchel *Crithmum maritimum* L.**
30 cm ♃

An felsigen Küsten, Mittelmeer, Atlantik bis England. Niedrige, salzliebende Pflanze; gefiederte, etwas fleischige blaugrüne Blätter.
Blätter salzig-bitter, schwach würzig, Wurzel eher süß. In der leicht nach Fenchel riechenden Frucht ist salzig-bitterer und würzig-aromatischer Geschmack stärker konzentriert.
Als Salat und Küchengewürz verwendet.
Medizinisch: eröffnend, harntreibend, auch gegen Skorbut.

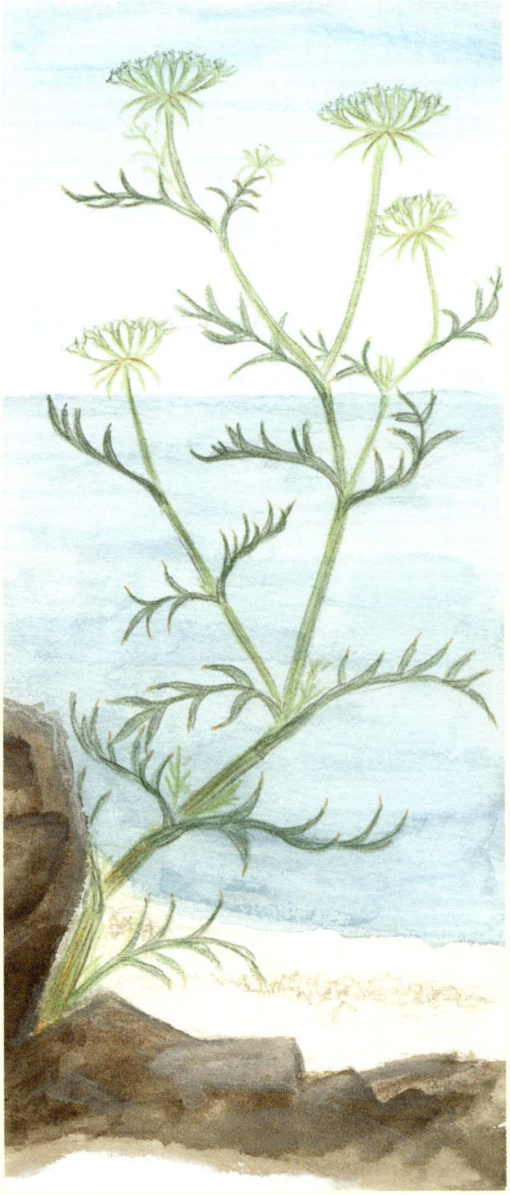

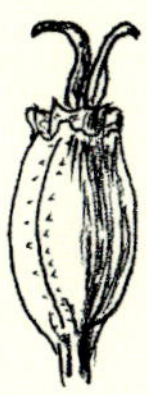

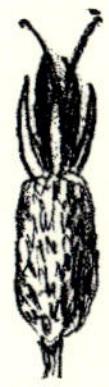

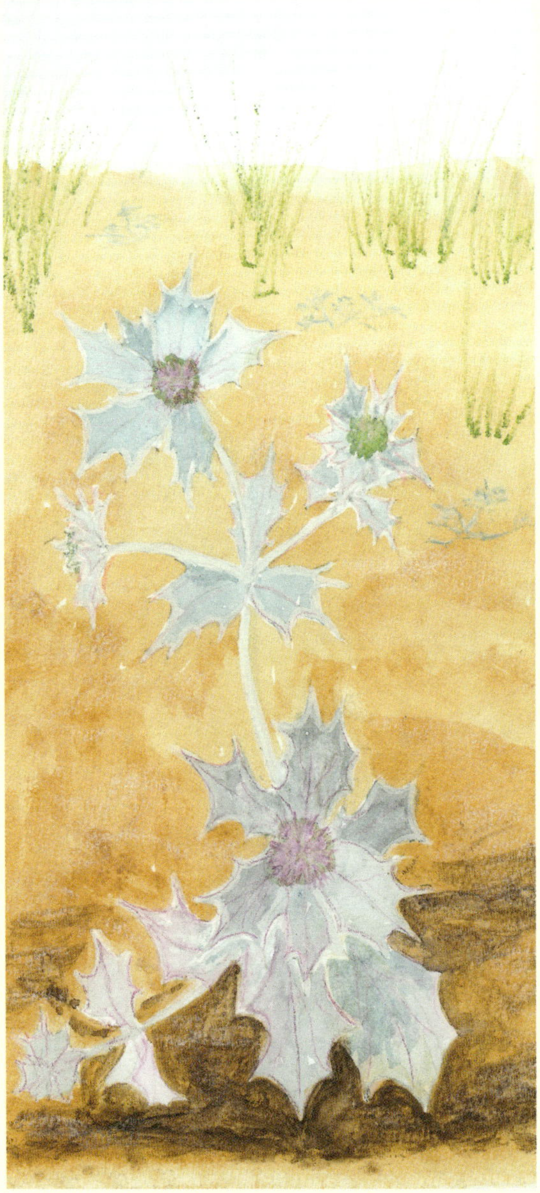

**87 Starre Stacheldolde *Echinophora spinosa* L.**
bis 50 cm ♃

An felsigen und sandigen mediterranen Küsten mit sukkulenten, stachelspitzigen, gefiederten Blättern (Blattfolge nächste Seite). Junges Kraut hat einen Geschmack, der würzig, nach etwas zwischen Möhre und Petersilie, schmeckt. Blüte riecht warm, erinnert etwas an Zimt. Die pastinakeähnliche Wurzel wird in Südfrankreich gegessen.

Die **Gattung *Echinophora*** umfasst acht vorwiegend mediterrane Arten.

**88 Stranddistel *Eryngium maritimum***
20–60 cm ⊙–♃ VI–VIII

In Strandhafer-Weißdünengesellschaften an Nord- und Ostsee sowie im Mittelmeergebiet.
Wurzel nach Möhren riechend, süßlich schmeckend.
Wurzel und junge Sprosse werden als Gemüse, junge Laubblätter als Salat gegessen.
Medizinisch gegen Brustkrankheiten; harntreibend, blutreinigend, Aphrodisiacum. Mit Zucker eingemacht gutes Mittel für Husten und Keuchhusten.

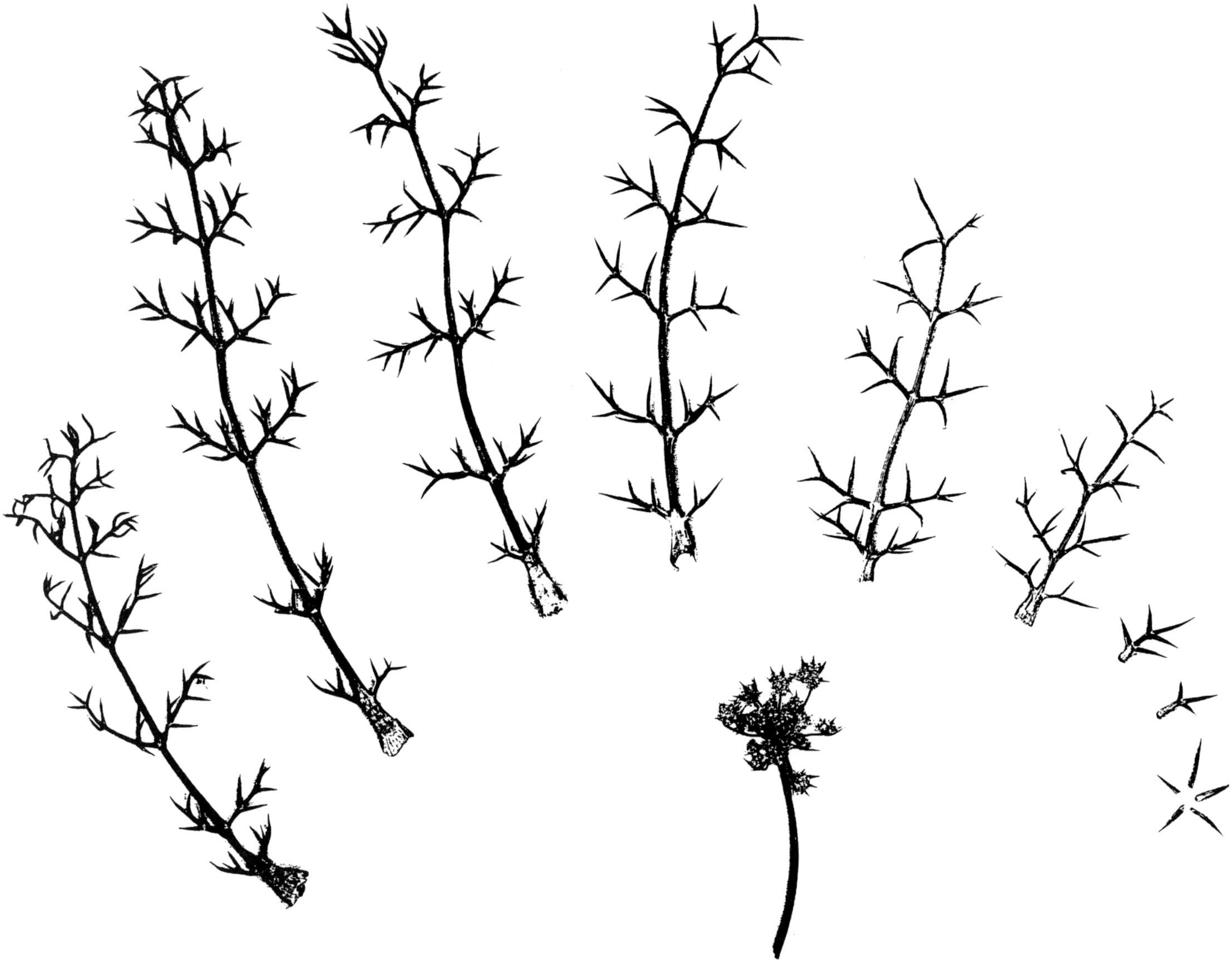

***Starre Stacheldolde***
Blattfolge am Blütentrieb

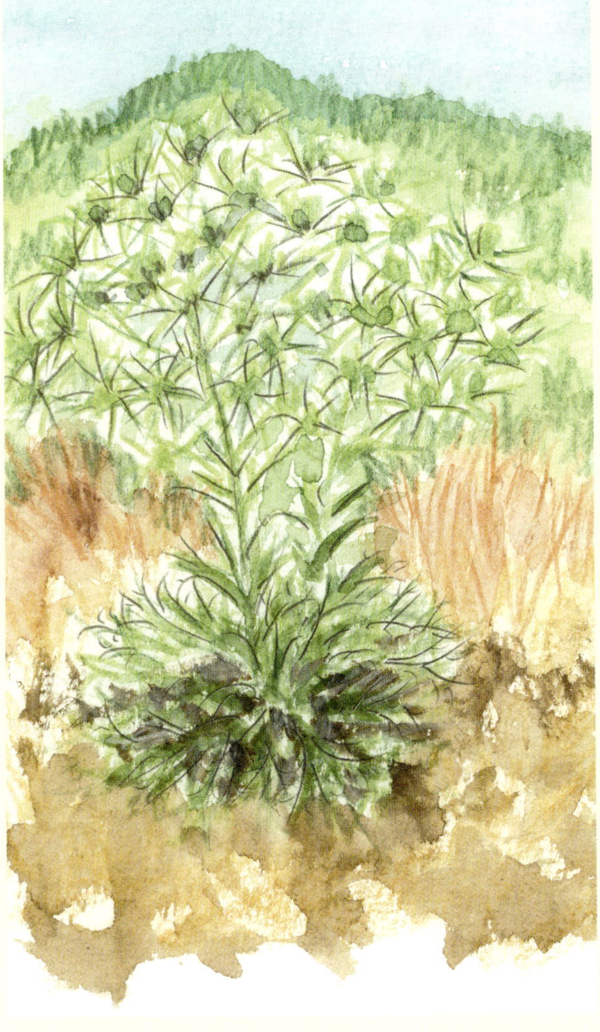

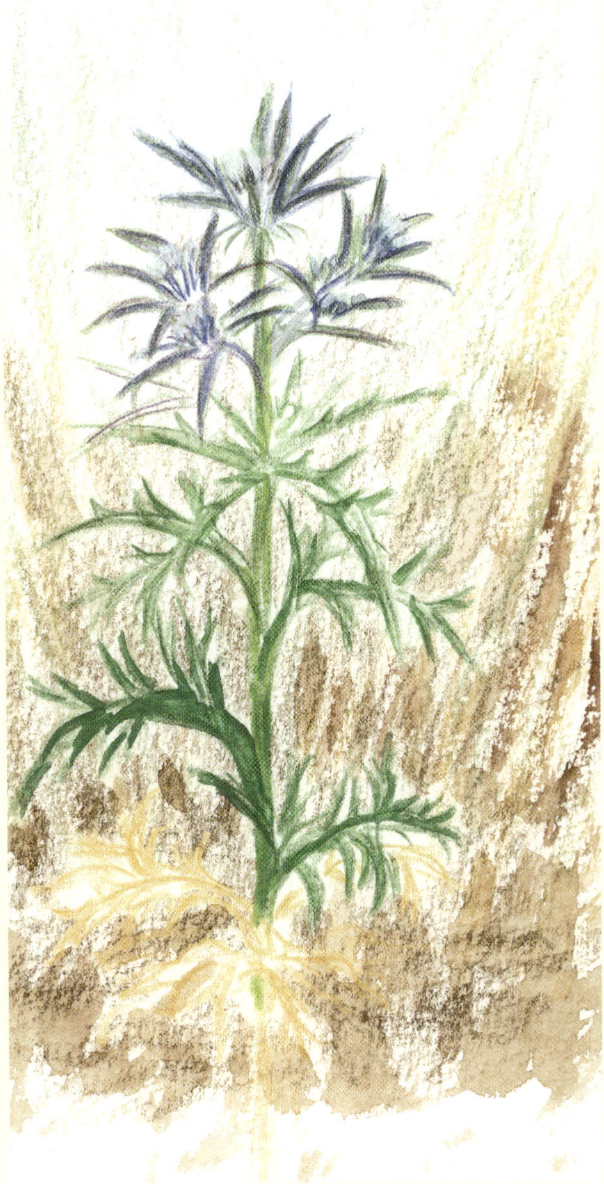

**89 Feld-Mannstreu *Eryngium campestre* L.**
15–100 cm ♃ VII–IX

Magerwiesen, Ödland, kollin, ursprünglich mediterran. Heute über ganz Europa verbreitet.
Die Grundachse dieser und der folgenden europäischen *Eryngium*-Arten ist verdickt und reicht tief in die Erde.
Heilwirkungen offenbar denen der Stranddistel ähnlich. Kraut kann im jungen Zustand als Salat oder Gemüse gegessen werden.

**90 Stahlblauer Mannstreu *Eryngium amethystinum* L.**
über 50 cm ♃ VII–X

Felsfluren, Grasfluren, Garrigue. Östliches Südeuropa. Fast immer stahlblau überlaufen. Medizinisch wie Stranddistel.

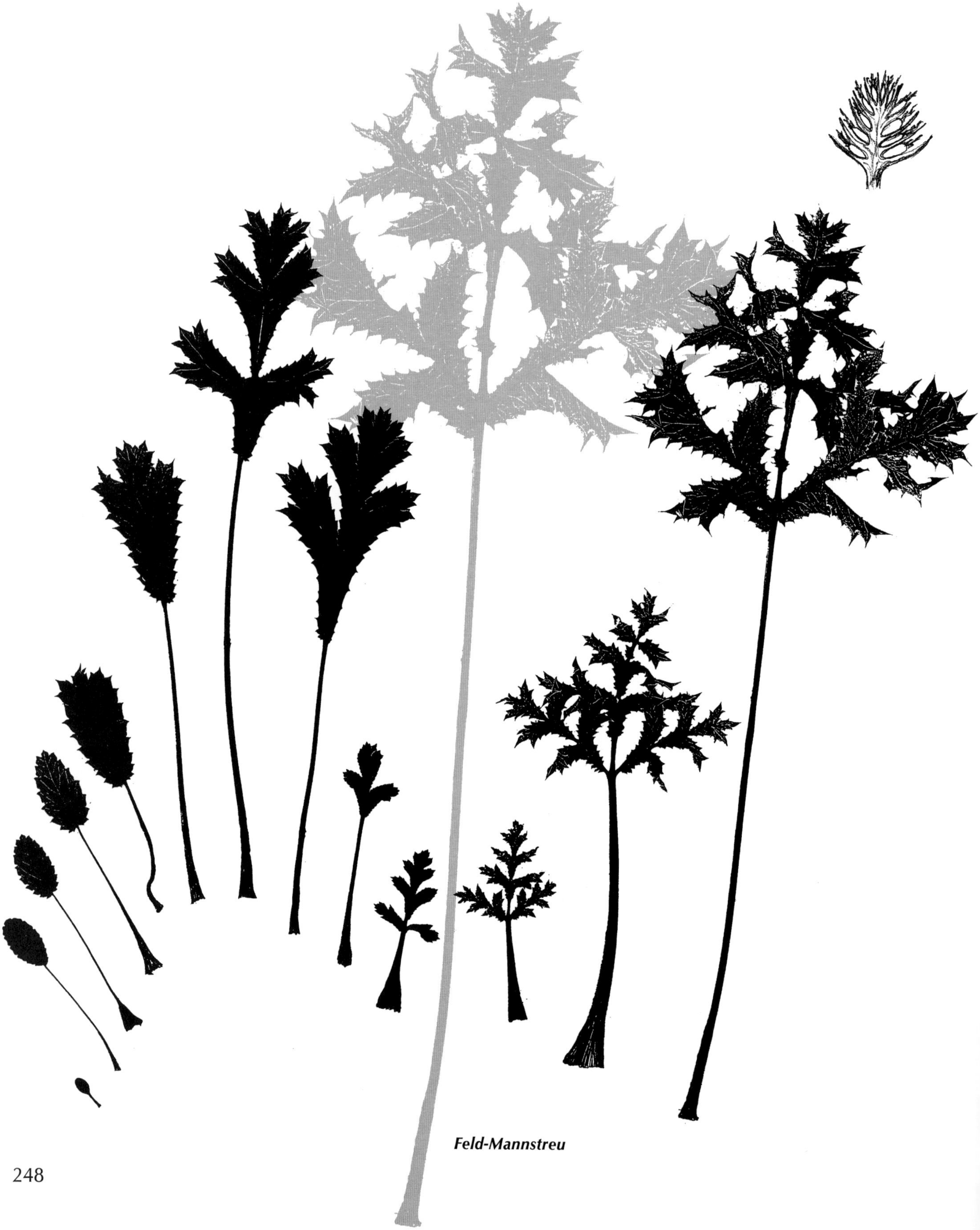

*Feld-Mannstreu*

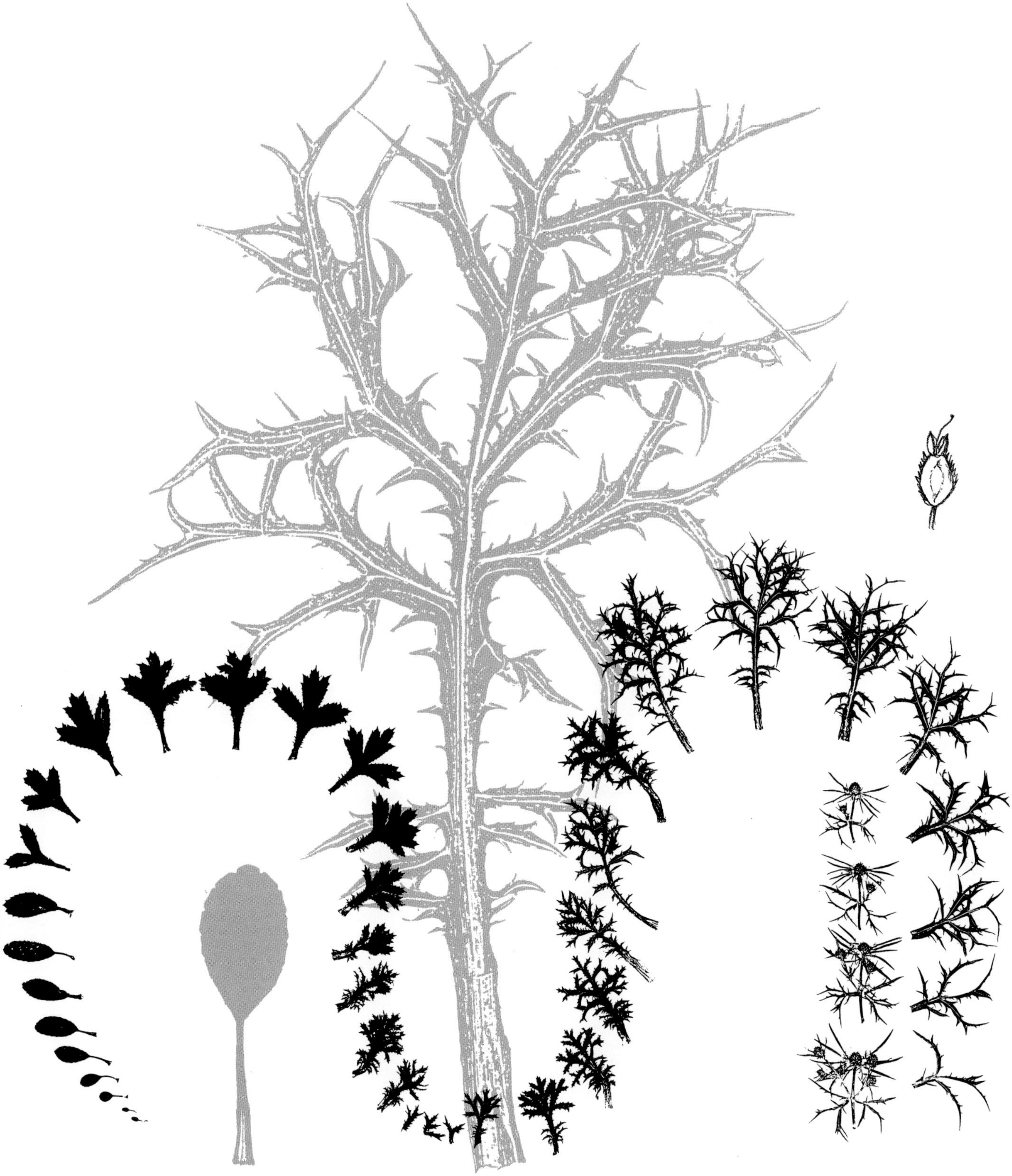

*Stahlblauer Mannstreu*

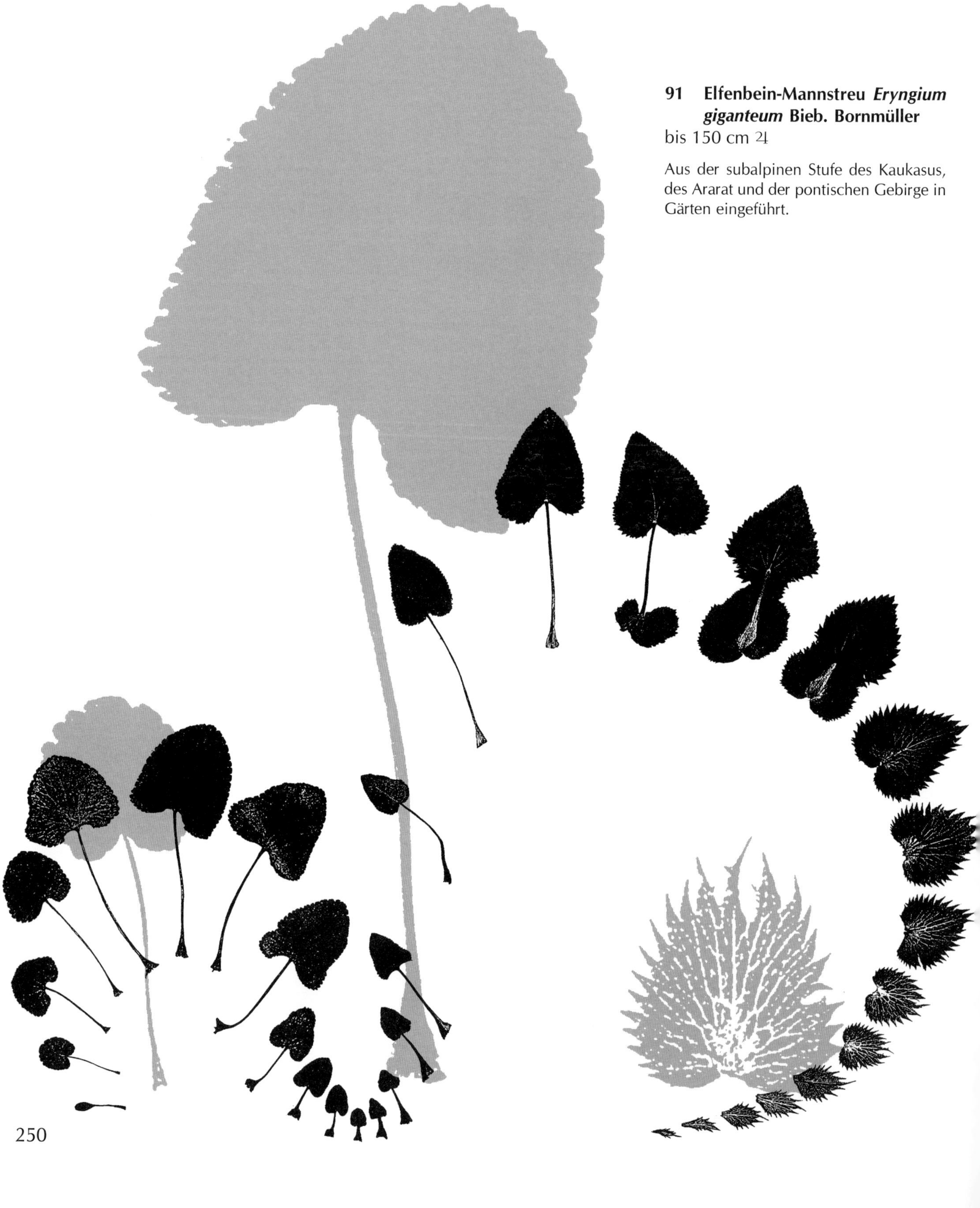

**91 Elfenbein-Mannstreu *Eryngium giganteum* Bieb. Bornmüller**
bis 150 cm ♃

Aus der subalpinen Stufe des Kaukasus, des Ararat und der pontischen Gebirge in Gärten eingeführt.

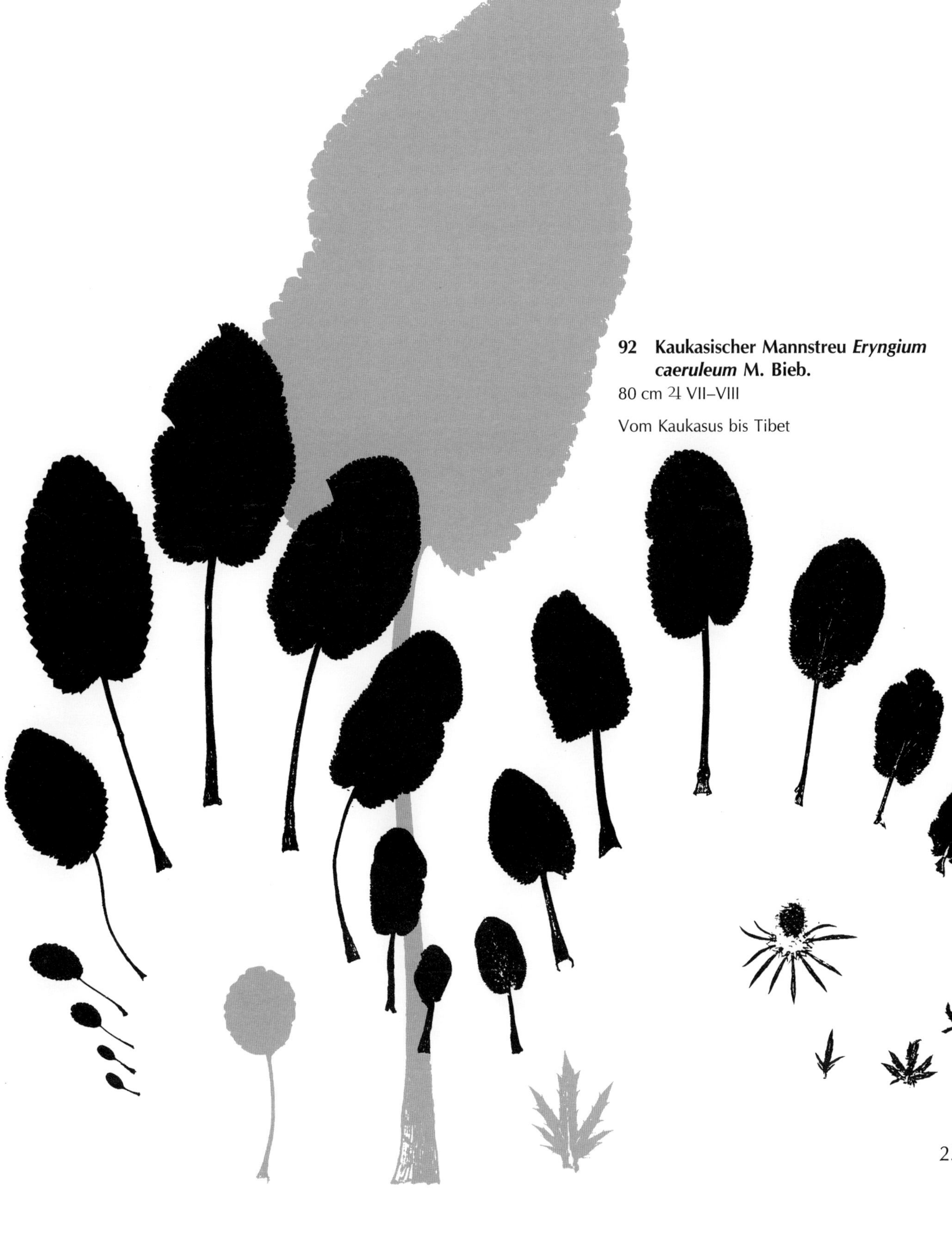

**92 Kaukasischer Mannstreu *Eryngium caeruleum* M. Bieb.**

80 cm ♃ VII–VIII

Vom Kaukasus bis Tibet

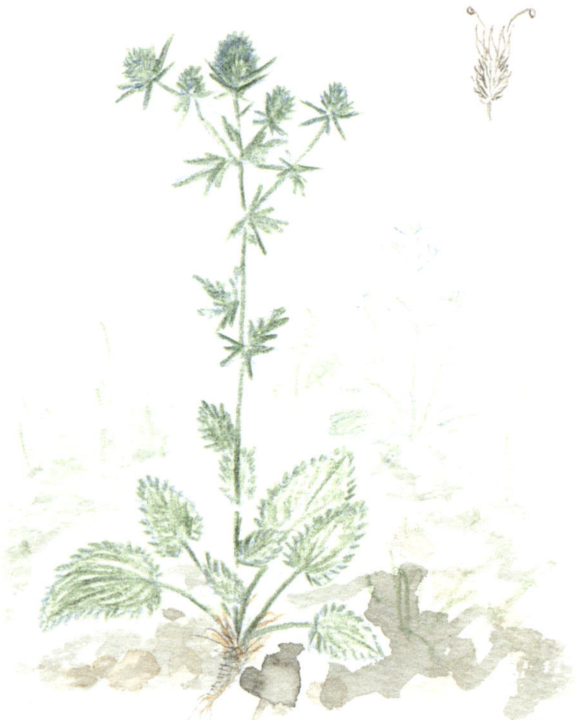

**93 Flachblättriger Mannstreu *Eryngium planum* L.**
80 cm ♃ VII–VIII

Trockenrasen, Sandböden.
Stromtalpflanze. Eurasisch–kontinental. Medizinisch wie *E. Campestre* und *E. amethystinum* angewendet.

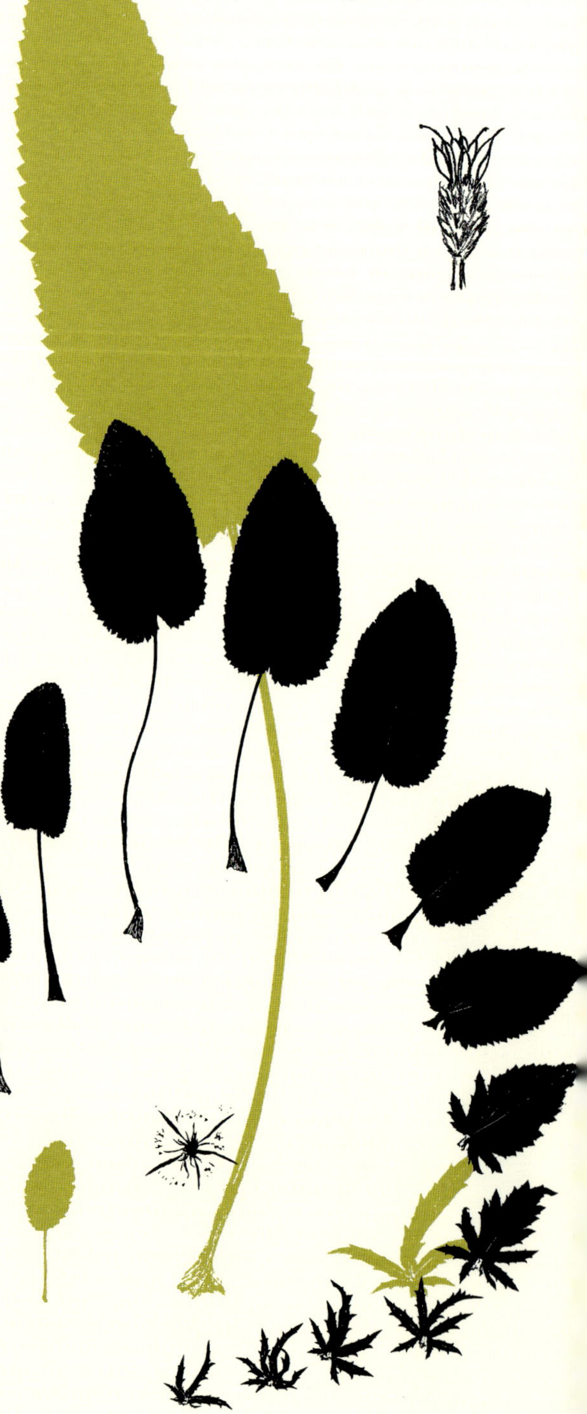

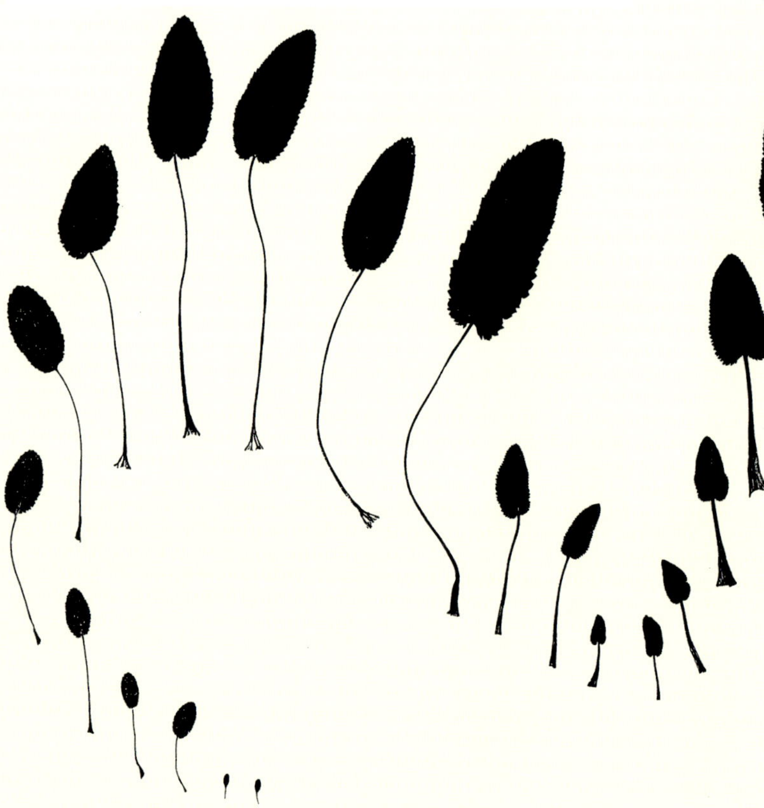

**94 Spanischer Mannstreu *Eryngium bougatti* Gouan**
50 cm ♃ VII–VIII

Westliches Mediterrangebiet

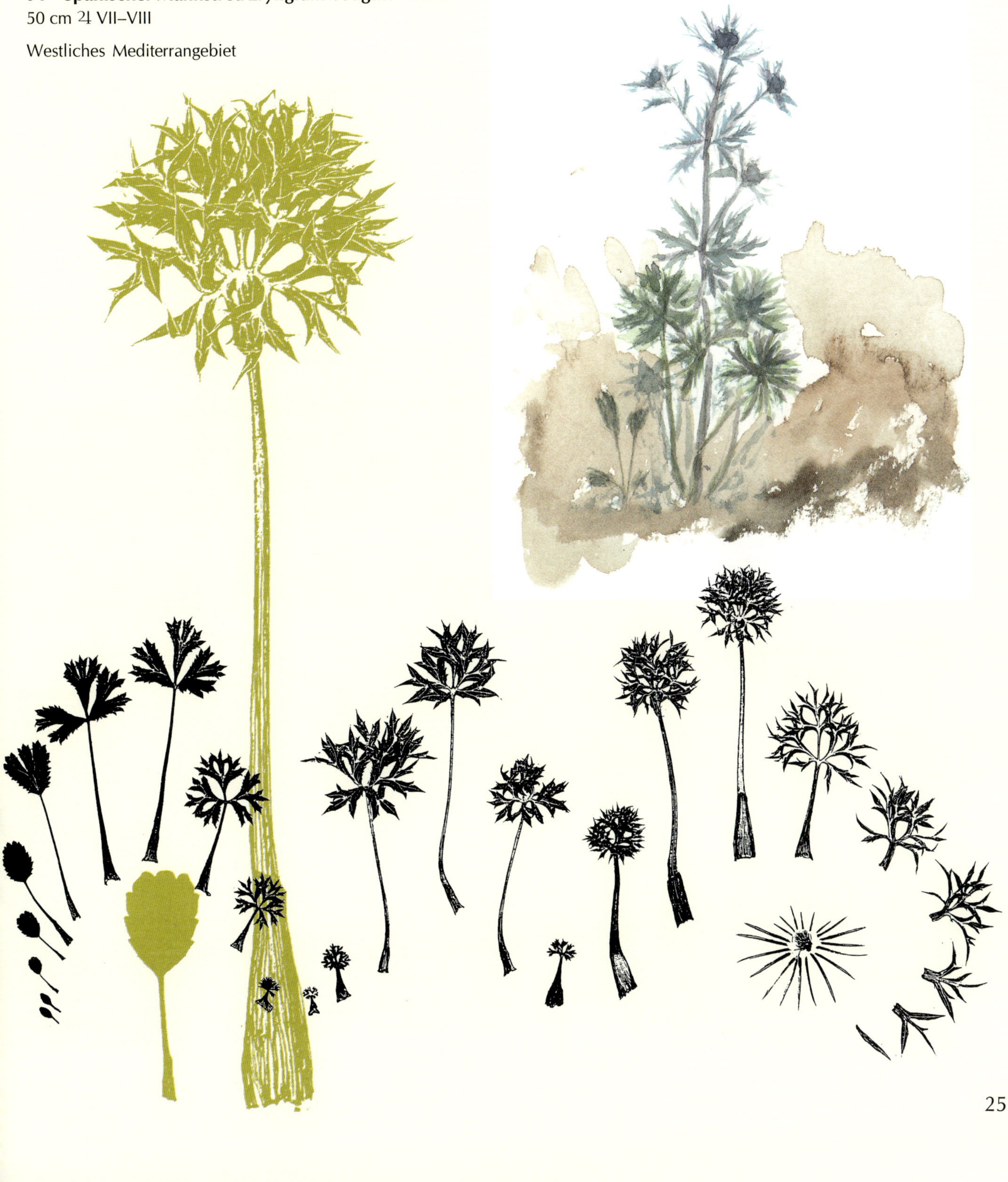

**95 Coyote Thistle *Eryngium laeventworthii***

60–100 cm VII–IX

Ebenen und Prärien von Texas bis Kansas. Extrem stachelige Art mit Büscheln von Blattdornen nach oberhalb des Blütenstandes.

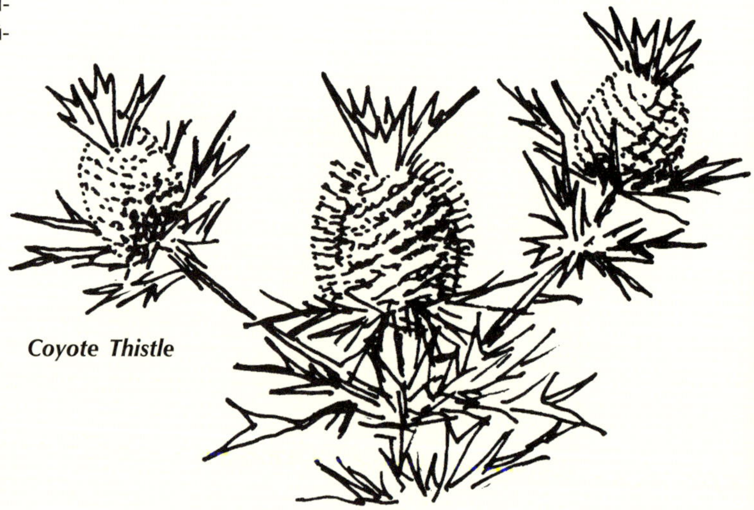

*Coyote Thistle*

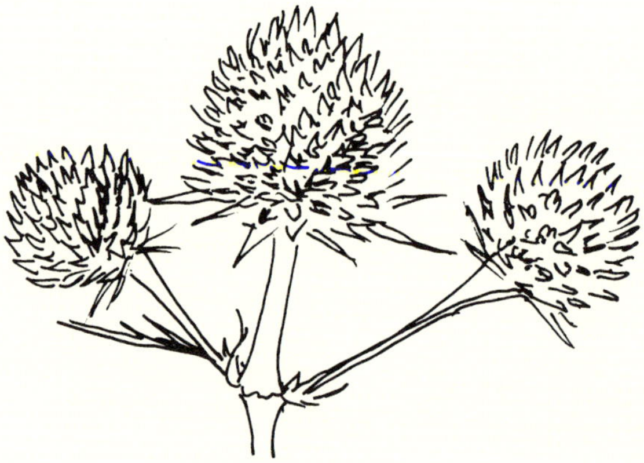

*Rattlesnake Master*

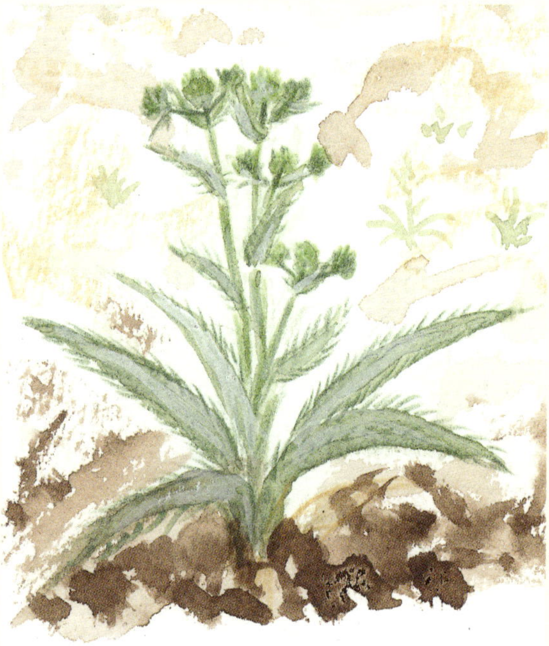

**96 Yuccablättriger Mannstreu (Rattle Snake Master) *Eryngium yuccifolium* Michx.**

60–180 cm ♃ VII–VIII

Nordamerikanisch.
Prärien, offene Wälder, Dickichte. Die speerartigen Blätter bis 90 cm lang. Bei den Indianern als Heilpflanze verwendet.

**97 Agavenblättriger Mannstreu *Eryngium agavifolium* Grieseb.**

60 cm ♃ I–III

Argentinisch.
Blätter der beiden Arten den Folgenden ähnlich.

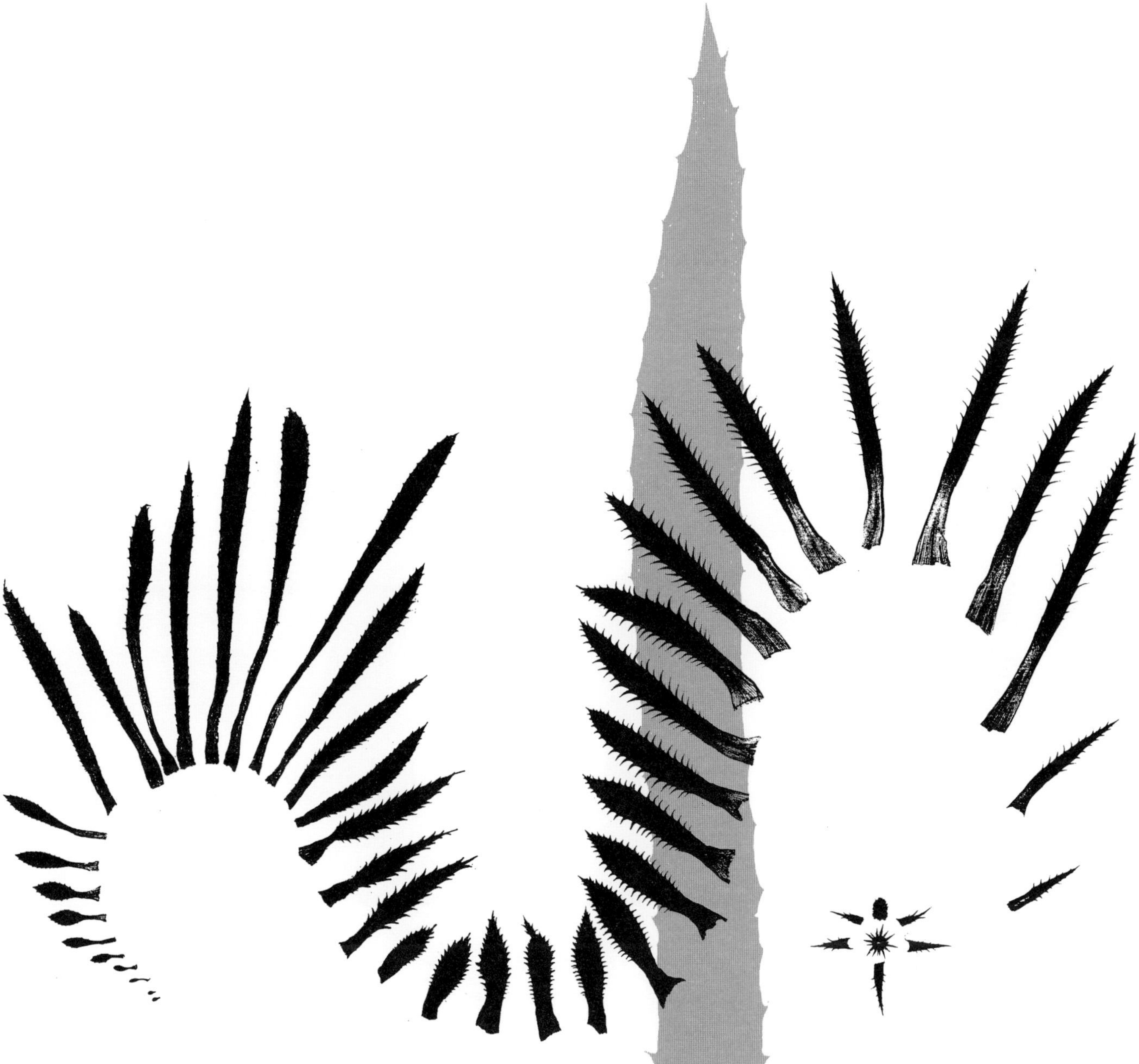

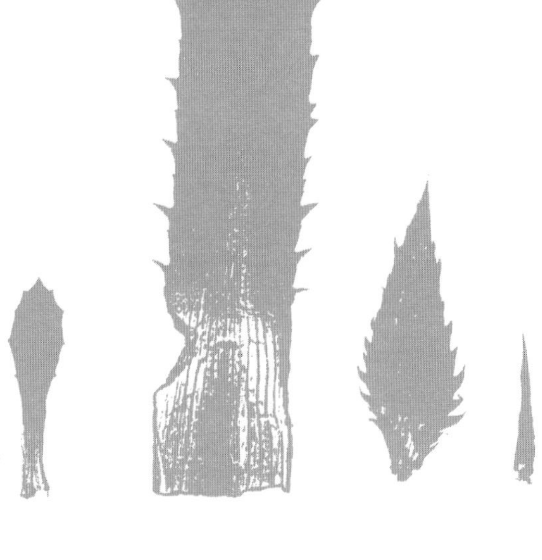

**98 Bromelienblättriger Mannstreu *Eryngium bromefolium* F. Delaroche**

60 cm ♃ I–III

Aus dem mexikanischen Hochland.
Die Gattung *Eryngium* ist mit 220 Arten die artenreichste und vielgestaltigste der ganzen Familie, verbreitet über die nördliche gemäßigte Hemisphäre sowie Mittel- und Südamerika. 26 Arten in Europa, die meisten aber in Mexiko, mittlere Anden und Südbrasilien.
Die Wurzel zahlreicher mexikanischer Arten gelten als sichere Aphrodisiaca und Diuretica.

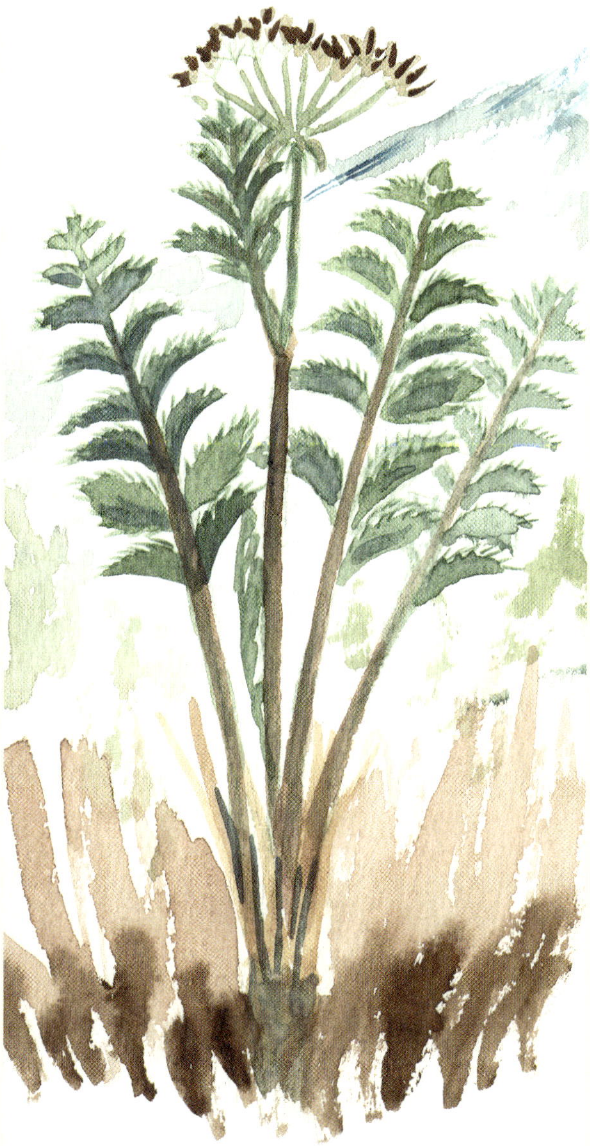

**99** ***Gingidium montanum*** **J.R. und G. Forst**
bis 50 cm

In feuchten offenen Lagen, lichtem Wald und Gebüsch. Von den Niederungen bis ca. 1500 Meter, Nord- und Südinsel von Neuseeland.
Stark aromatisch riechend, vom Vieh und Wild gern gefressen. Daher auf Weiden nur an unzugänglichen Stellen zu finden.

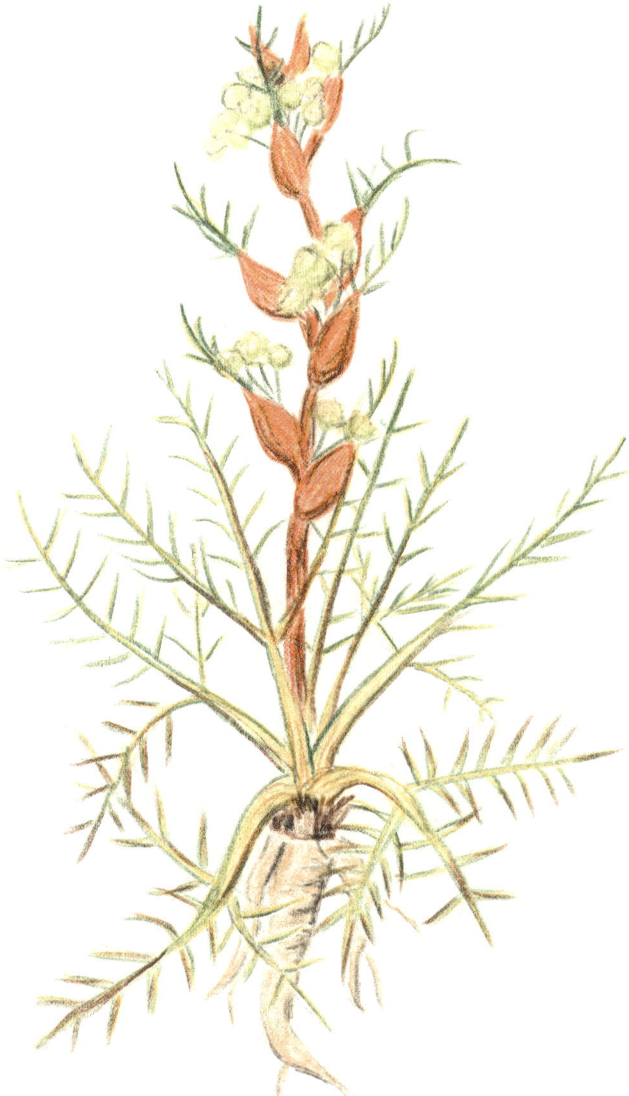

**100** ***Aciphylla pinnatifida*** **Petrie**
20 cm ♃

Südinsel von Neuseeland.
An Flussufern am Rand von Schneefeldern, niedere bis höhere alpine Stufe 1100–1700 Meter. In dichten Gruppen wachsend.

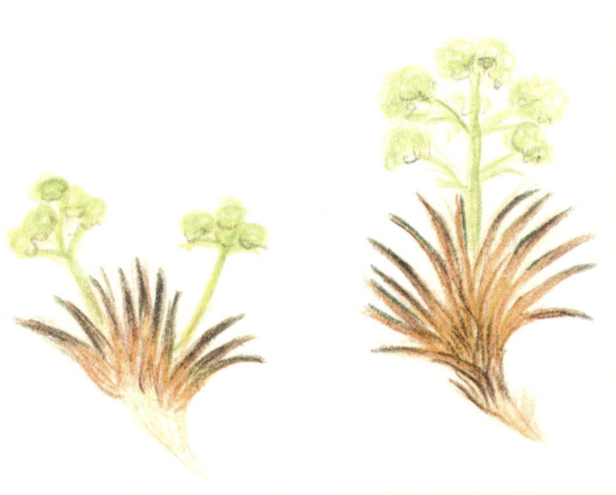

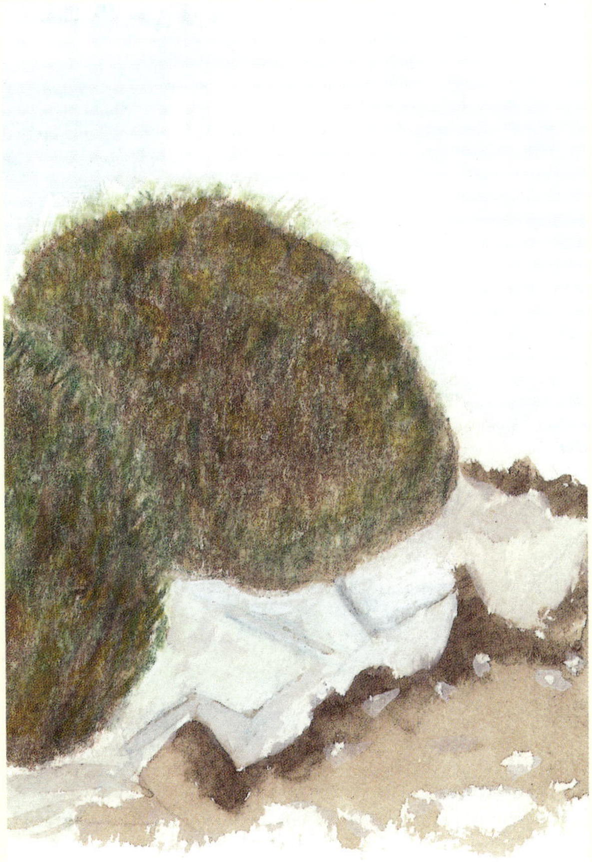

**101** ***Aciphylla simplex*** **Petrie**
ca. 8 cm ♃

Dichte Polster bildend, in ähnlicher Weise wie die folgende Art, *Bolax glebraria*, in der höheren alpinen Zone, Südinsel von Neuseeland,1500–2000 Meter.

Die **Gattung *Aciphylla*** umfasst ca. 40 Arten, auf Neuseeland beschränkt, nur eine Art in Australien. Sie sind alle sehr ähnlich geformt mit speerartig scharf zugespitzten, gefiederten, steifen Blättern (volkstümlich Seergras genannt), z.T. sehr groß. Die Früchte schmecken meistens mehr oder weniger bitter. Die ganze Pflanze riecht oft möhrenartig.

**102** ***Bolax glebaria***
♃

Einzelpflanzen sehr klein. Als Hartpolsterstrauch von ein bis eineinhalb Meter Höhe auf Quarzit von Post Stanley auf den Falkland-Inseln, ähnlich wie «Llareta» (*Azorella*) in den Anden und «Pflanzenschafe» (*Raoulia, Haastia* [Compositae]) in der alpinen Stufe Süd-Neuseelands (siehe auch *Aciphylla simplex*) und auf subantarktischen Inseln. Diese Hartpolstersträucher sind durch Harz steinhart. Waren als gutes Brennmaterial in den baumlosen Gegenden sehr geschätzt.
Siehe J. Schmithüsen, Vegetationsgeographie IV, 1968, S. 68.

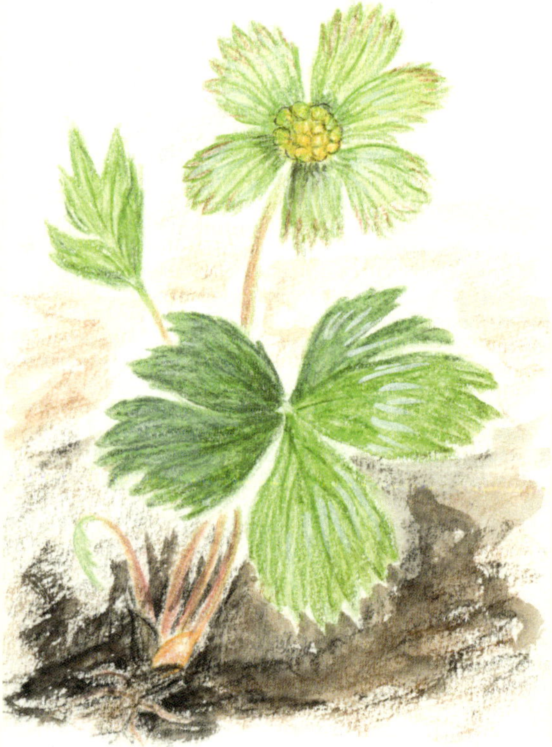

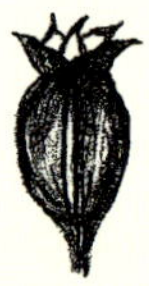

### 103 **Berg-Schafdolde** ***Hacquetia epipactis*** **(Scop) DC**
10–30 cm ♃

In lichten Laubwäldern der Südostalpen- und der Karpatenflora; seltene Art; waagerechte, knotige Grundachse; bildet als typische Frühjahrspflanze neben Niederblättern am Rhizom nur wenige grundständige, meist dreigeteilte Laubblätter aus. Die gelbliche Blüte besteht wie bei Sanikel und Sterndolde aus einer kleinen, einfachen Dolde. Von fünf bis sechs länglich-breiten Blättern umhüllt. Scheint die einzige echte Frühlingspflanze unter den Doldengewächsen zu sein.
Frühere medizinische Verwendung nicht bekannt. Könnte aber gerade wegen ihrer Sonderstellung in dieser Hinsicht interessant werden.

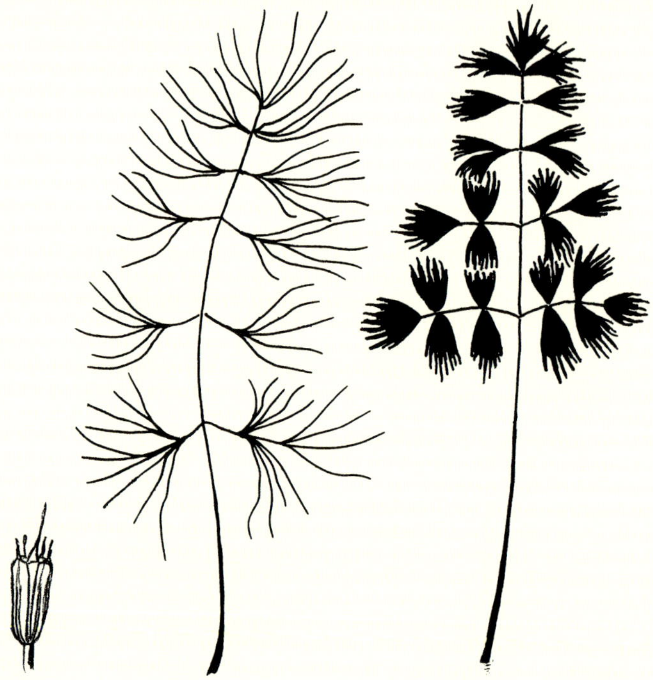


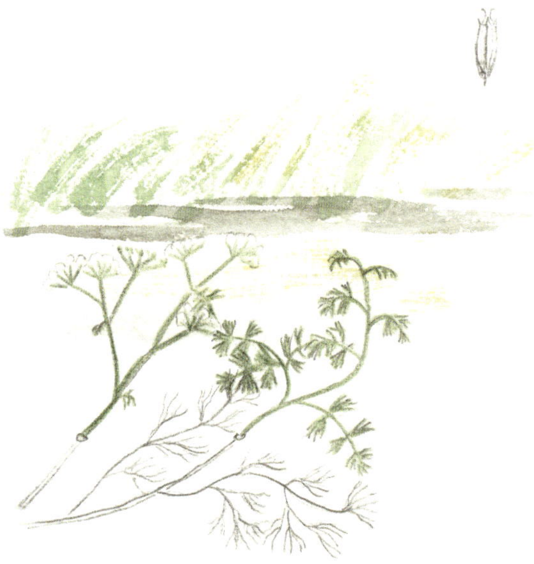

### 104 **Flutende Rebdolde** ***Oenanthe fluviatilis*** **(Bab.) Colem.**
⨀ VI–VII

Wächst kriechend oder im Wasser flutend bis 200 Zentimeter lang. Meistens in langsam fließenden, nährstoffreichen, oft kalkarmen, klaren kühlen Gewässern in milder Klimalage. Lichtpflanze, Ausläufer bildend.
Die Art gilt wie die folgende als giftig.

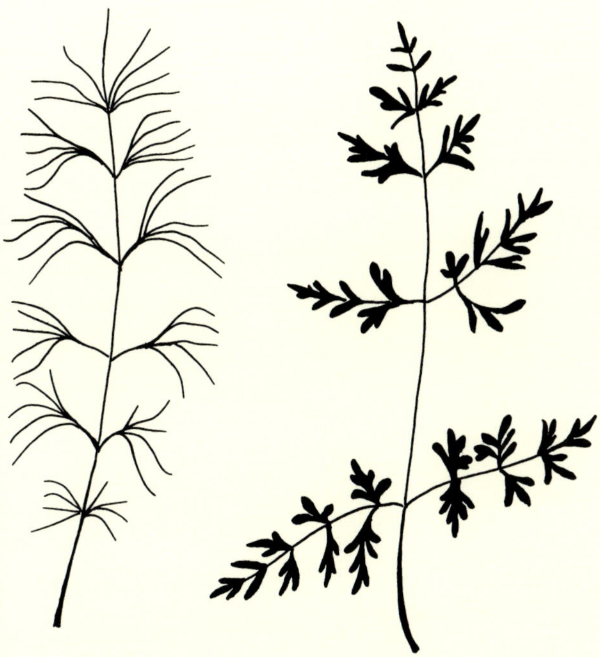


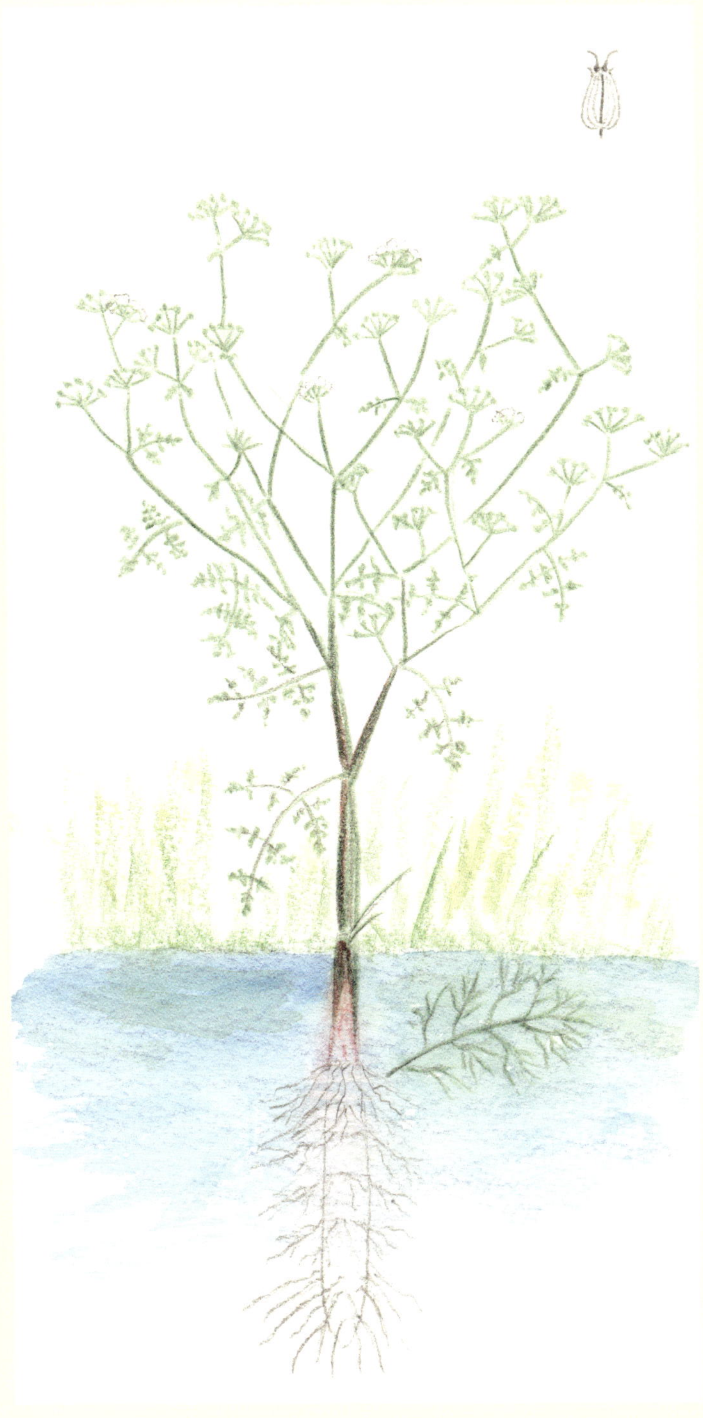

**105 Wasserfenchel *Oenanthe aquatica* (L.) Poiret**
30–120 cm ⊙ VI–VIII

In Röhrichten wenig bewegter Gewässer mit unterschiedlichen Blattformen unter und über Wasser. Etwas fleischig; riecht und schmeckt unangenehm scharf-aromatisch, gilt als giftverdächtig.
Kraut wird zerquetscht zum Heilen auf Wunden gelegt; Frucht unangenehm gewürzhaft riechend und schmeckend, gilt als Diureticum, wurde bei Asthma, Husten, Verdauungsstörungen, Skrophulose angewendet.
Siehe Hager, S. 257–262.

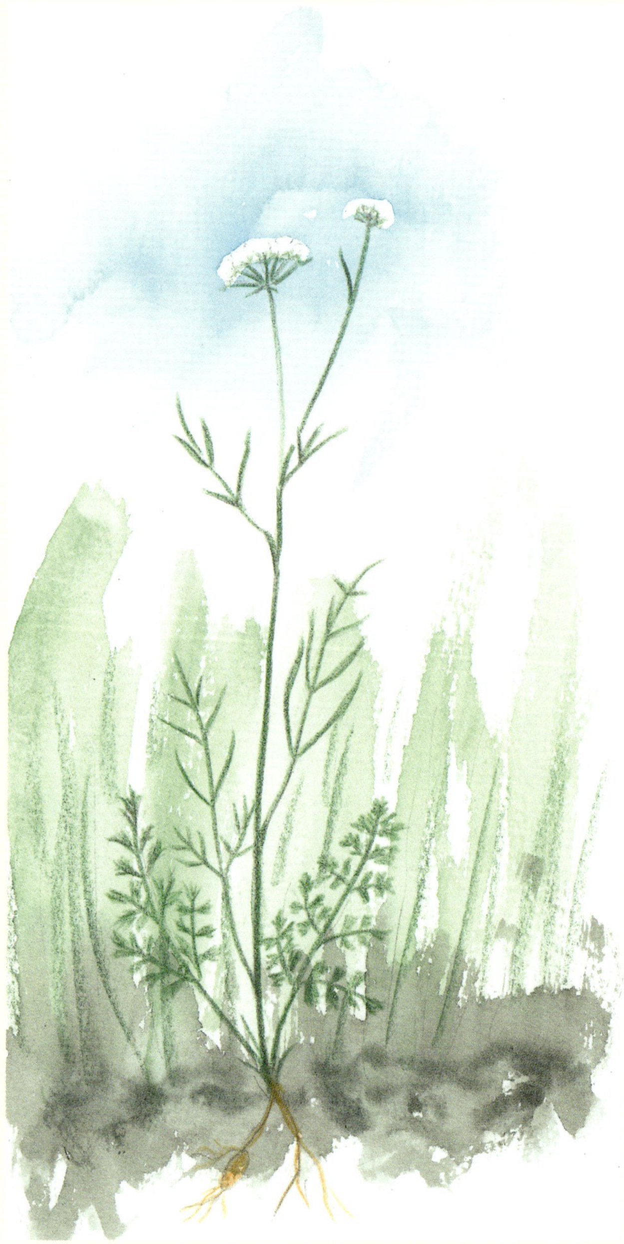

**106 Röhren-Rebdolde *Oenanthe fistulosa* L.**
10–80 cm ♃ VI–VII

In Großseggenbeständen an Ufern und in Flutrinnen auf kalkhaltigen, nährstoffreichem Schlickboden. West-zentral-südeuropäisch (im Norden bis Schweden, im Osten bis Weißrussland). Ausläufer bildend. Unterwasserblätter fädig fein zerteilt wie bei der vorigen Art.
Kraut und Wurzel offizinell auch als Abführmittel.

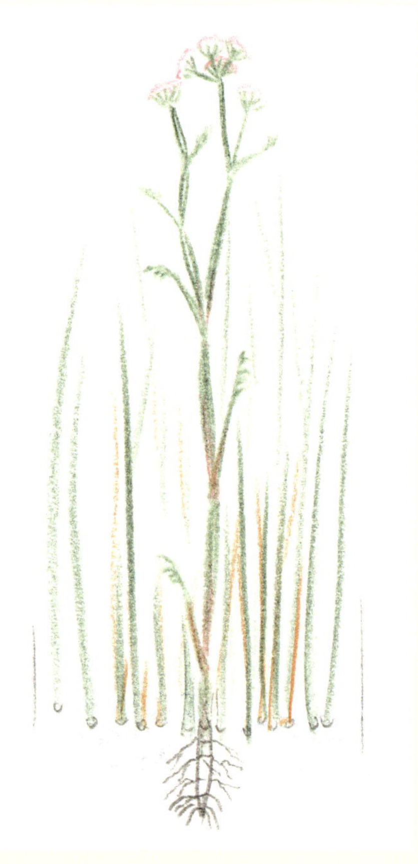

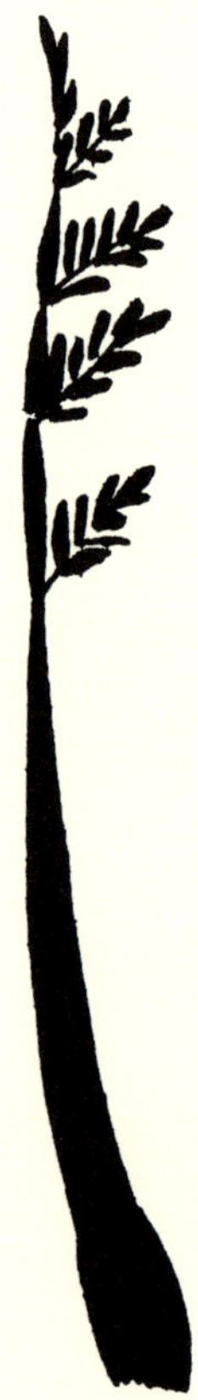

**107 Bibernell-Rebdolde *Oenanthe pimpinelloides* L.**
ca. 30 cm ♃

Heimisch im Mittelmeergebiet und an atlantischen Küstengebieten bis England, auf feuchten Wiesen, aber auch auf sonnigen Hügeln in Macchien. Von den hier genannten Arten der Gattung ist diese am meisten Landpflanze. Sie zeigt in ihrer Blattfolge alle Übergänge von *Pimpinella*-artigen grundständigen bis zu am Stängel feinfädig gefiederten Formen.

Die **Gattung *Oenanthe*** ist mit 30 einander ähnlichen Arten außer Australien und Südamerika über die ganze Erde verteilt. Die meisten Arten bilden Wurzelknollen. Diese sind wie die ganze Pflanze sehr unterschiedlich geformt, können auch fehlen.
Wurzeln und Früchte vor allem der im Nassen oder im Wasser wachsenden Arten gelten als giftig. Viele sind offizinell.

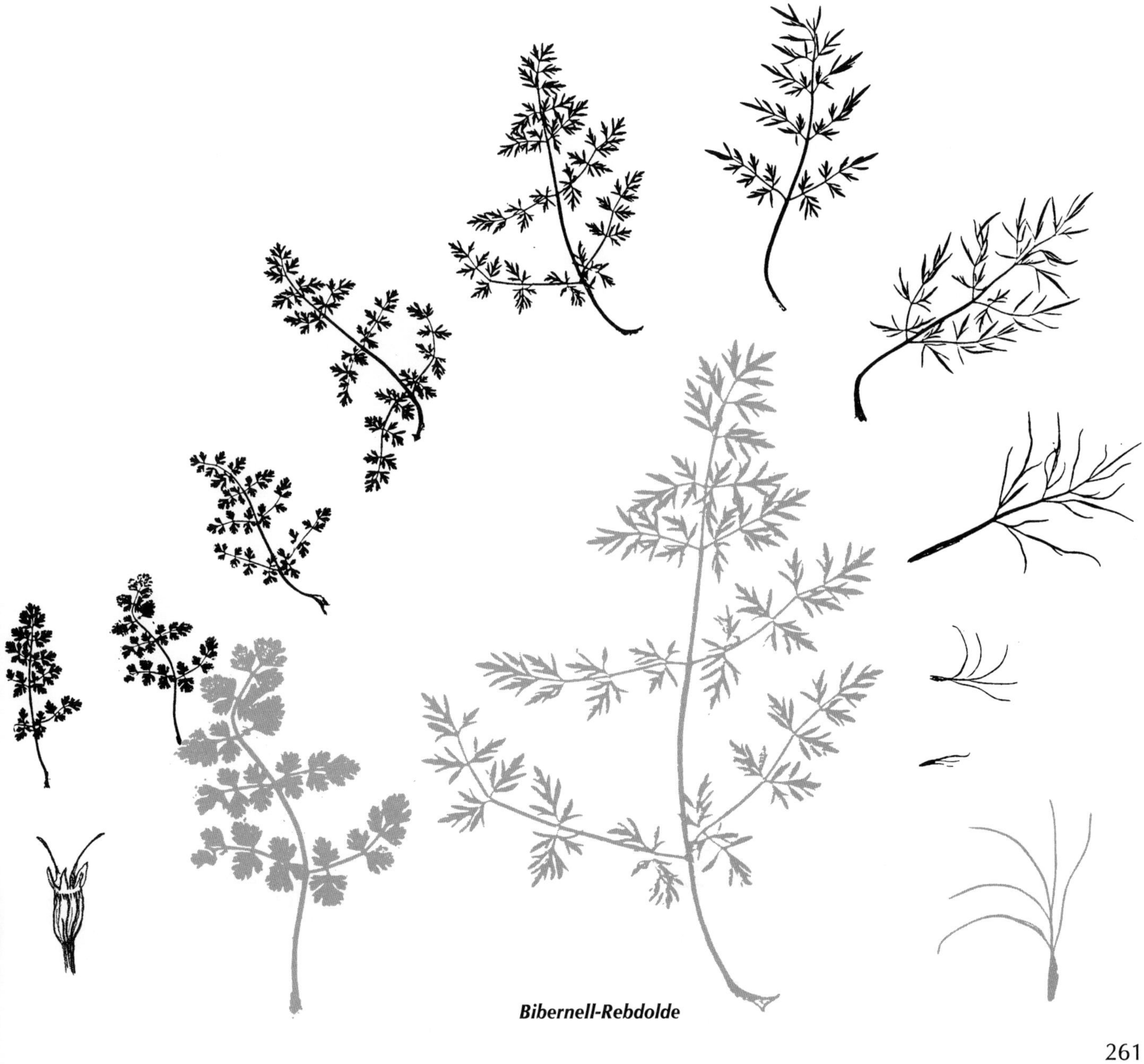

***Bibernell-Rebdolde***

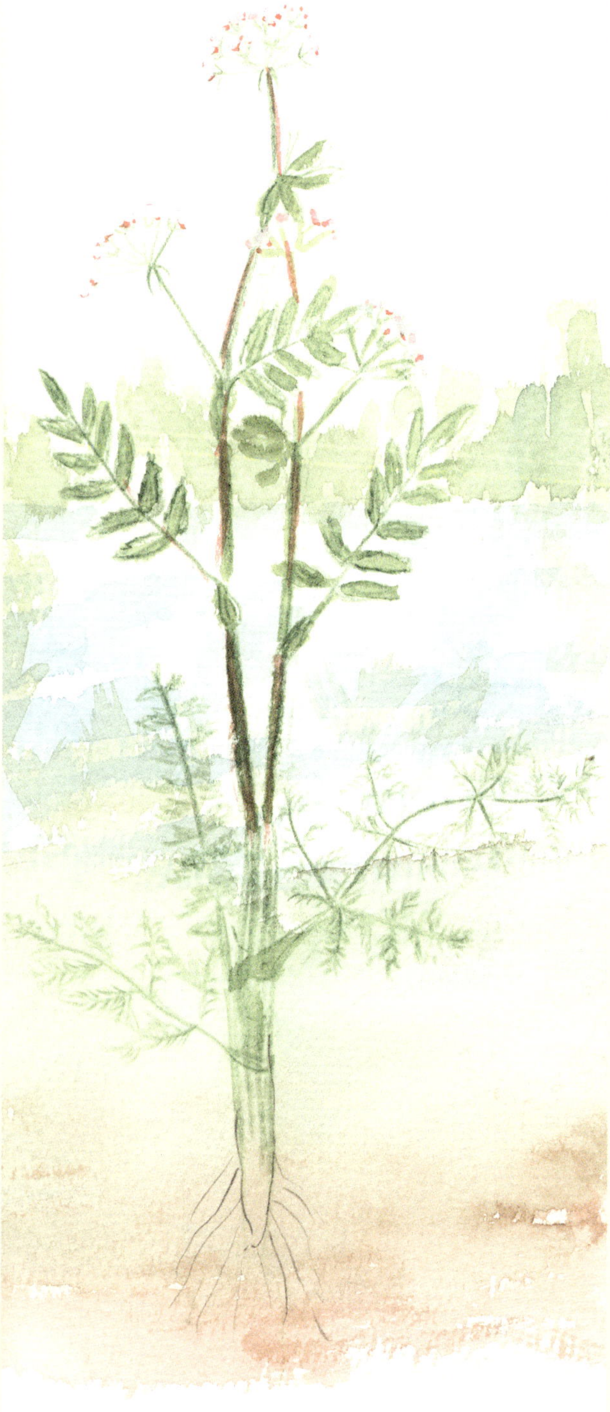

**108 Großer Merk *Sium latifolium* L.**
80–150 cm ♃ VII–VIII

In Gräben, Sümpfen, kollin, eurosibirisch. Stängel aufrecht. Grundachse büschelig-faserig, hohl gekammert. Im Gegensatz zu *Sium erectum* keine Ausläufer bildend. Breitere Fiederblätter als Wasserschierling, Unterwasserblätter fädig gefiedert.
Ganze Pflanze riecht etwas nach Sellerie.
Wurzel und Kraut wurden medizinisch verwendet (diuretisch).
Sowohl diese als auch Samen sind giftverdächtig.

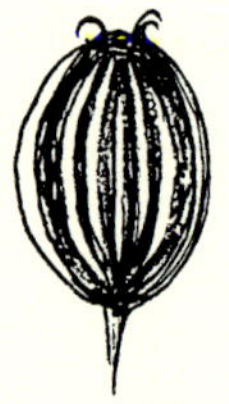

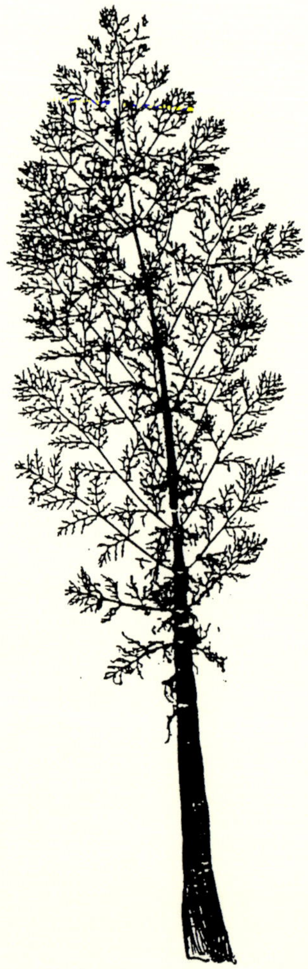

Unterwasserblatt

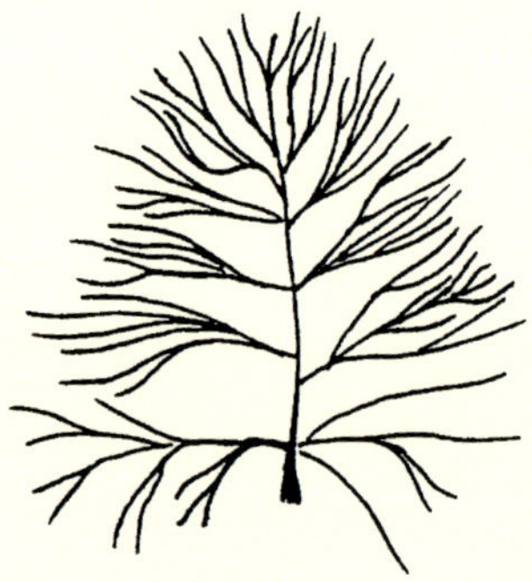

Blattfolge vom Haupttrieb einer Pflanze

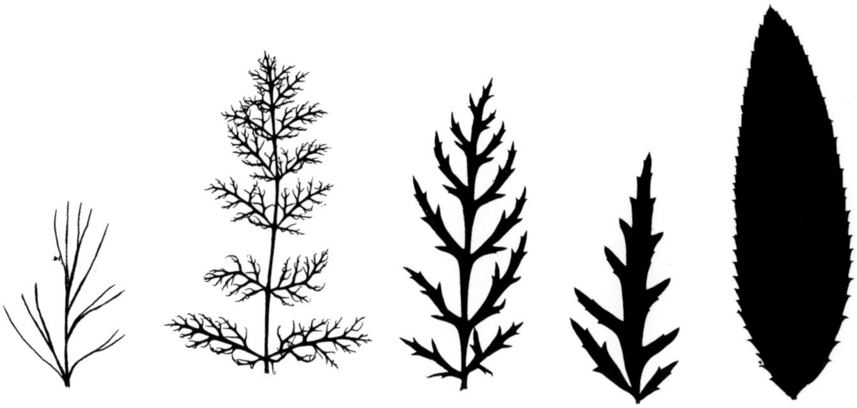

Einzelne Fiederblättchen etwa 1:1

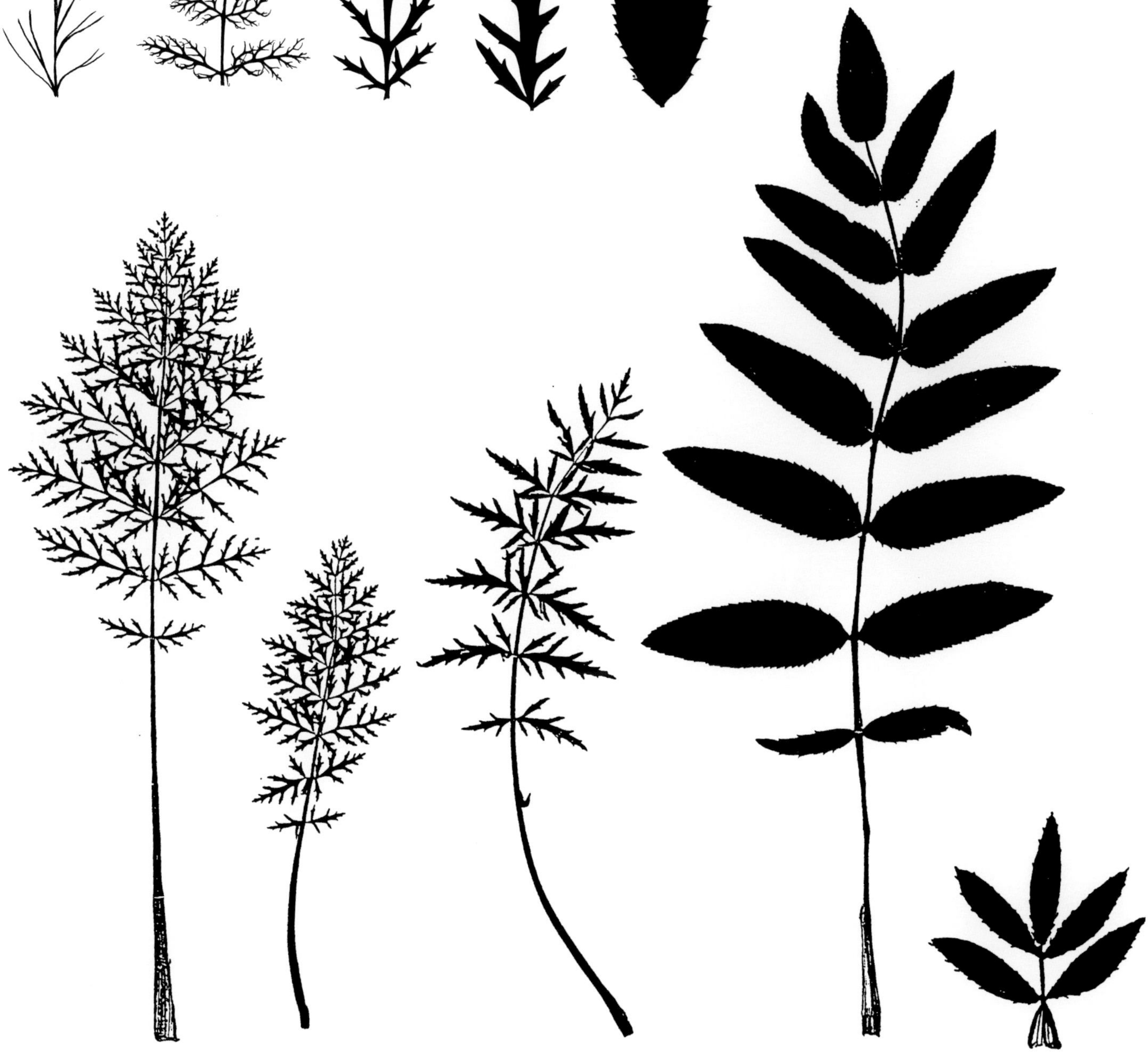

Blattfolge vom Haupttrieb einer Pflanze

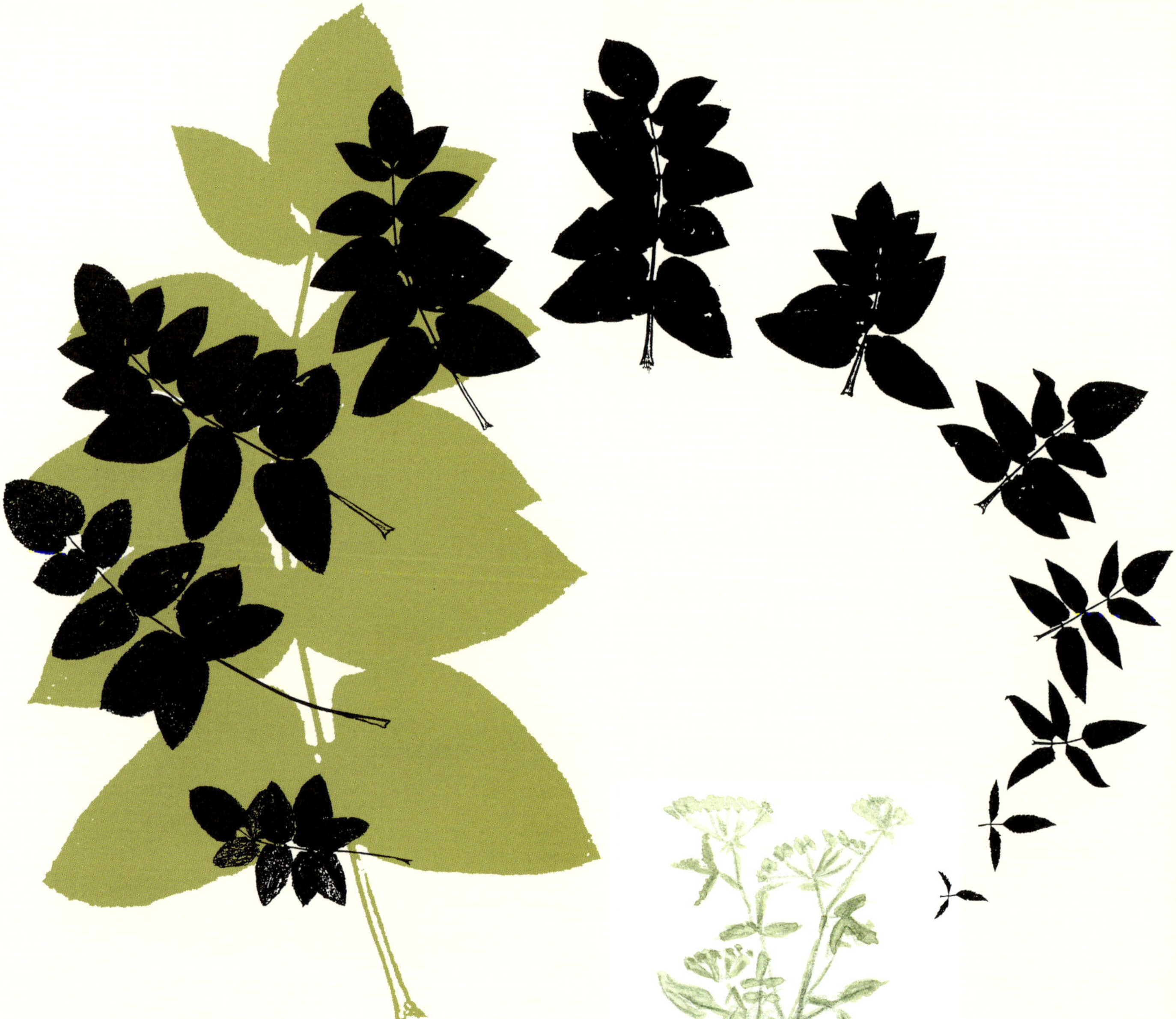

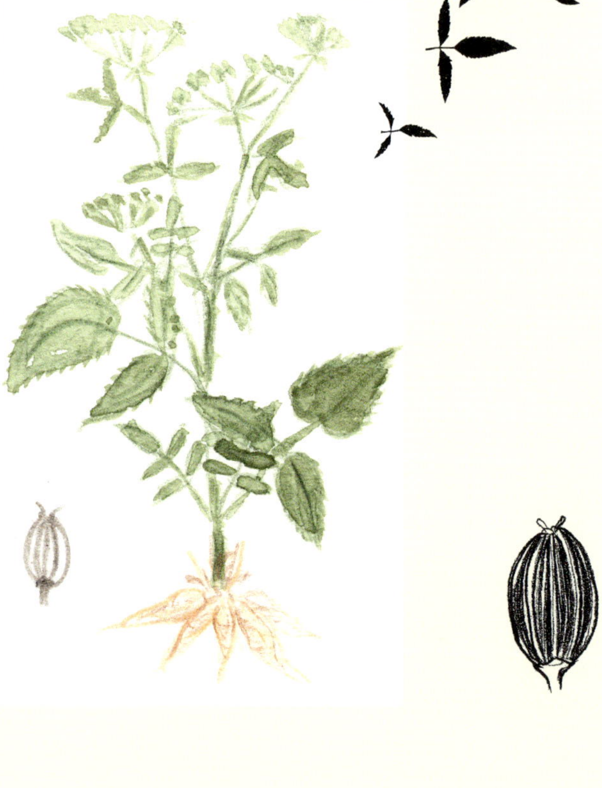

**109 Zuckerwurz *Sium sisarum* L.**
30–80(–120) cm ♃ VII–VIII

Ausgesprochene Landpflanze; nahe Verwandte des Großen Merk. Wurzelstock der Zuckerwurzel besteht aus 10–15 Zentimeter langen und zwei bis drei Zentimeter dicken Wurzelknollen. Geschmack erinnert an Kerbelrüben. Trockene Früchte schmecken mild. Früher als Nahrungspflanze angebaut. Ernte im Herbst des zweiten Jahres. Vermehrung durch Teilung.
Zuckerwurz wurde auch als eröffnendes, auswurfförderndes Mittel gegen Bluthusten, Blutharnen, Brustkrankheiten verwendet.

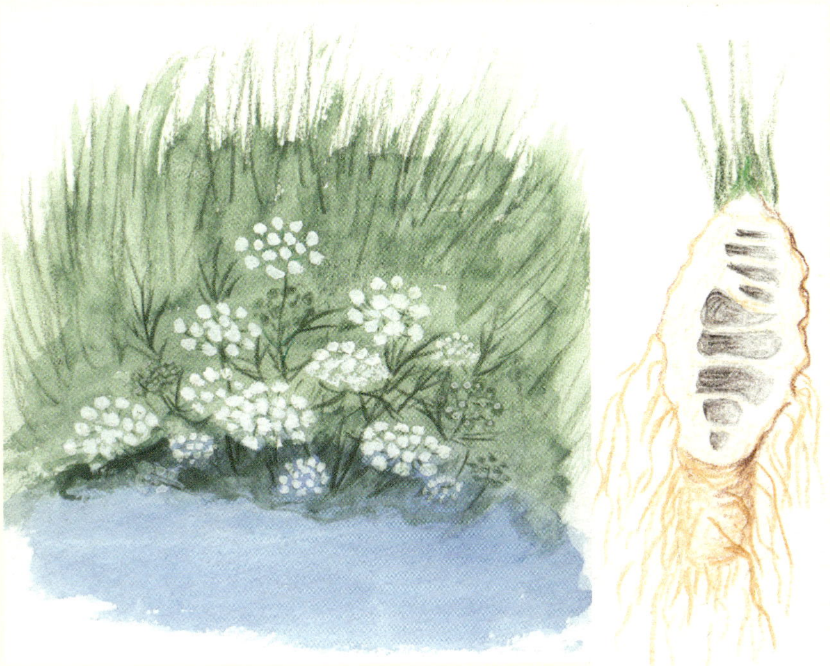

## 110 Wasser-Schierling *Cicuta virosa* L.

50–150 cm ♃

Röhrichte wenig bewegter Gewässer, vorwiegend seggenried-nahe Kleinröhrichte, meist am Wasser stehend, eurasisch. Blätter relativ steif, schmalzipflig. Kraut riecht wie Frucht aromatisch, sellerieartig und schmeckt petersilienartig (Blattfolge siehe nächste Seite).

Ähnlich giftig wie Gefleckter Schierling, eher noch giftiger. Sellerieähnlicher Geruch, weniger abweisend als bei Geflecktem Schierling. Im Zusammenhang mit dem Verhältnis zum Wasser Geruchs- und Geschmacksbeziehung zum Sellerie bemerkenswert.

Früher medizinisch bei Rheuma und Gicht in Salbenform. Bei Furunkulose werden Salben vom Gefleckten und von Wasser-Schierling auf umschriebene Stellen empfohlen (wie Zugsalbe; schmerzstillend).

Die **Gattung *Cicuta*** umfasst drei Arten, auf die nördliche Halbkugel beschränkt. Medizinisch werden vor allem die Rhizome von *C. virosa* und von *C. maculatum* (Nordamerika) verwendet.

In Eurasien nur die aufgeführte Art.

Siehe Hager, S. 362–369.

## 111 Wassernabel *Hydrocotyle vulgaris* L.

5–20 cm ♃ VII–VIII

Feuchte Kriechweidengebüschen. Spross kriechend, nur Doldenstiele und Blätter aufrecht; Dolden winzig reduziert. Petersilienartiger Geruch, scharf brennender Geschmack.

Kraut wirkt diuretisch, äußerlich als Wundheilmittel und innerlich bei Stockungen im Unterleib verwendet.

Verwandte des Wassernabels sind über die ganze Erde verbreitet. Vgl. dazu den kriechenden Sellerie.

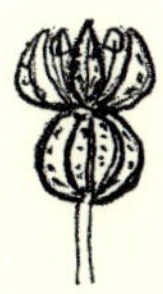

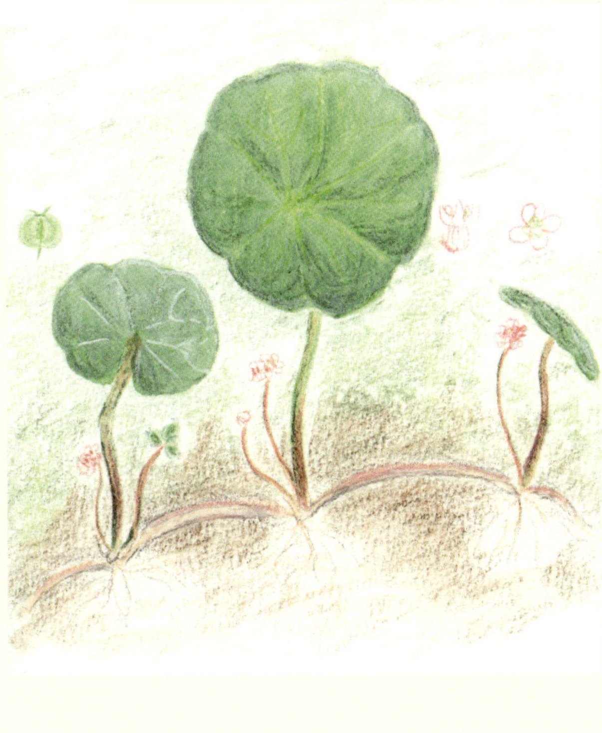

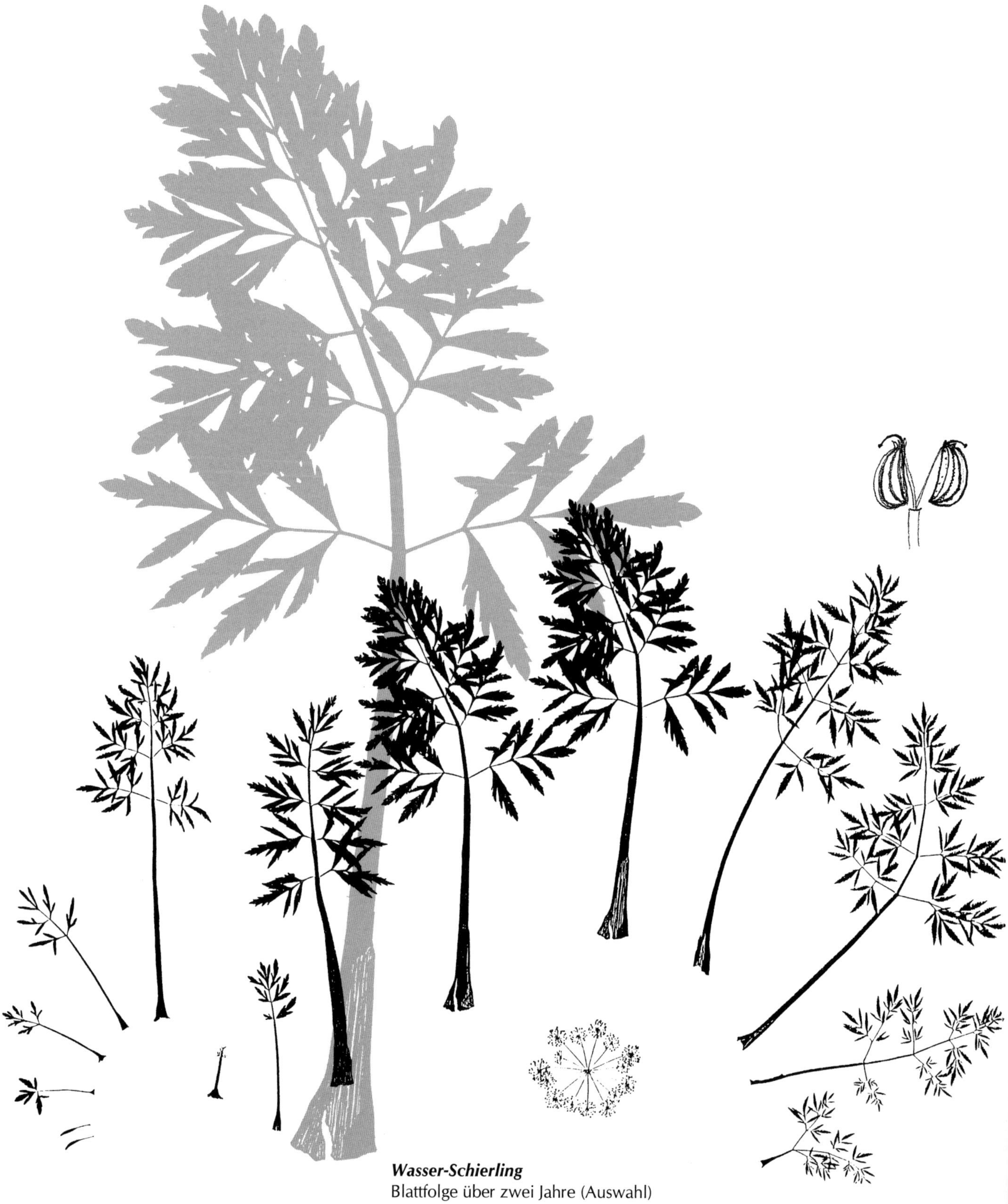

***Wasser-Schierling***
Blattfolge über zwei Jahre (Auswahl)

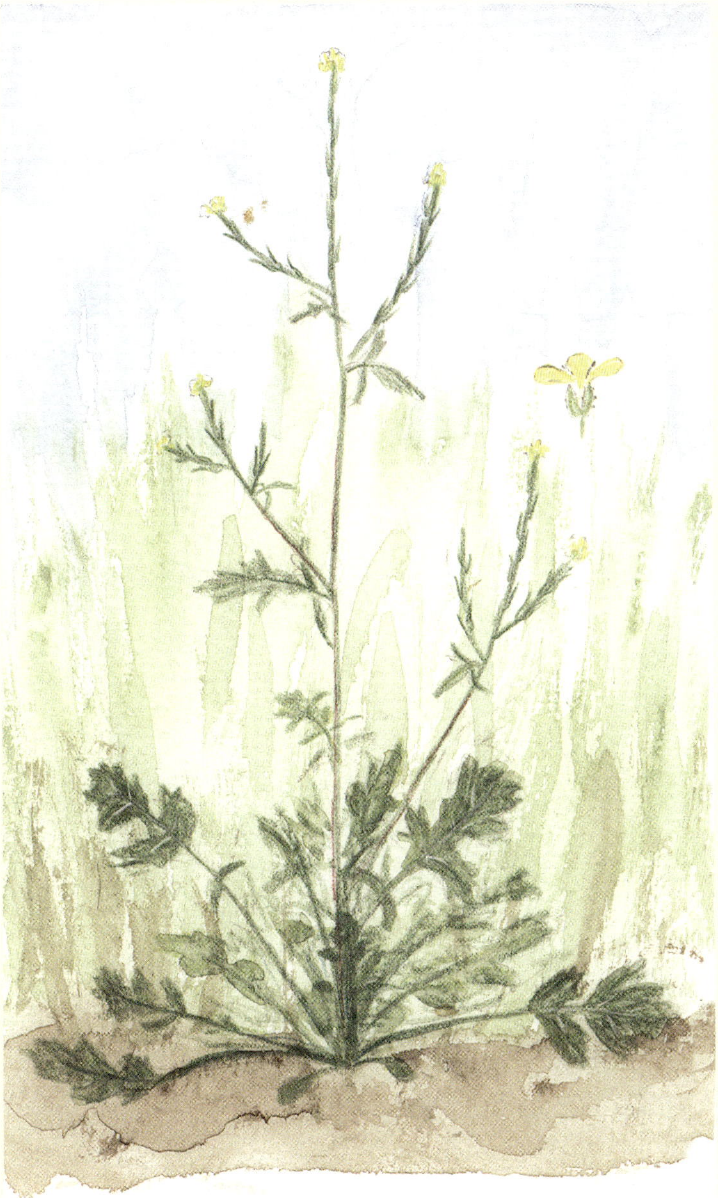

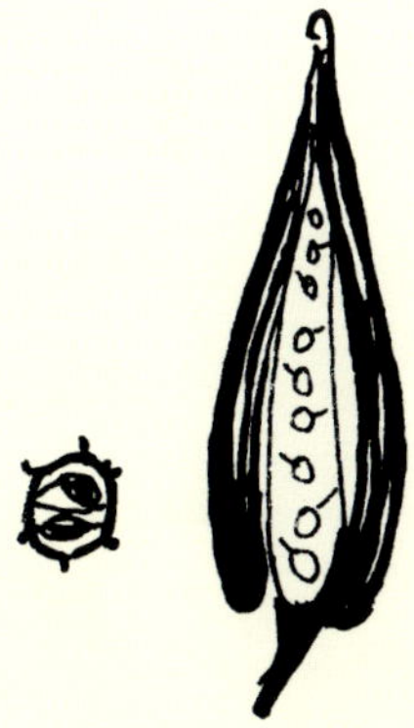

**112 Wege-Rauke** ***Sisymbrium officinale*** **(L.) Scop.**

30–60 cm ⨀ V–VIII

Wächst in kurzlebigen Ruderalgesellschaften. Eurasisch, weltweit verschleppt.
Kraut allgemein krampflösend und schmerzstillend. Galt bei Ludwig XIV. als «Allheilmittel», insbesondere bei Gallenblasenentzündungen und Katarrhen der Atemwege sowie bei Stimmverlust. Besonders bemerkenswert ist die «Digitalis»-Wirkung der blühenden Pflanzenspitzen (siehe auch Goldlack, 183).

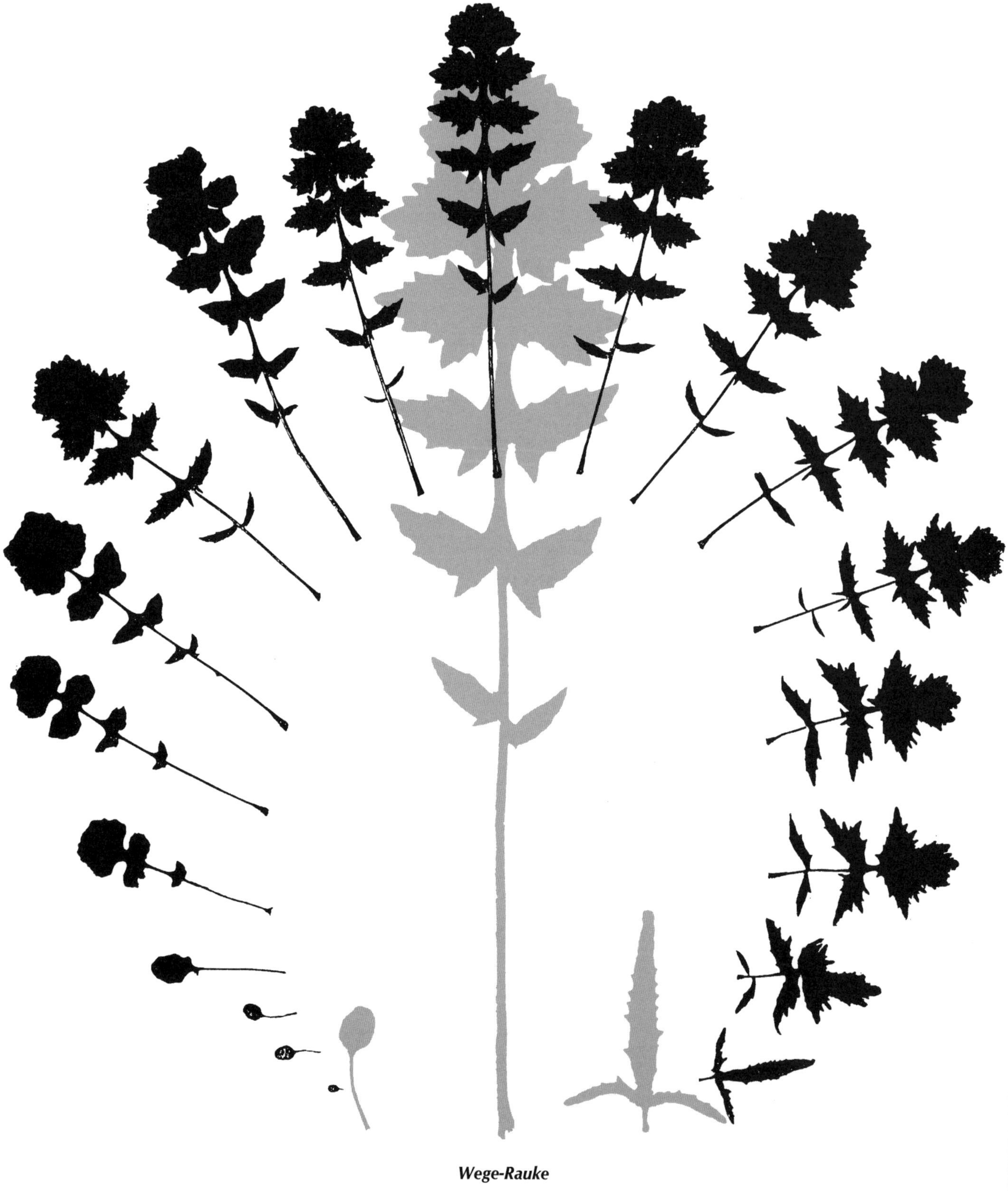

*Wege-Rauke*

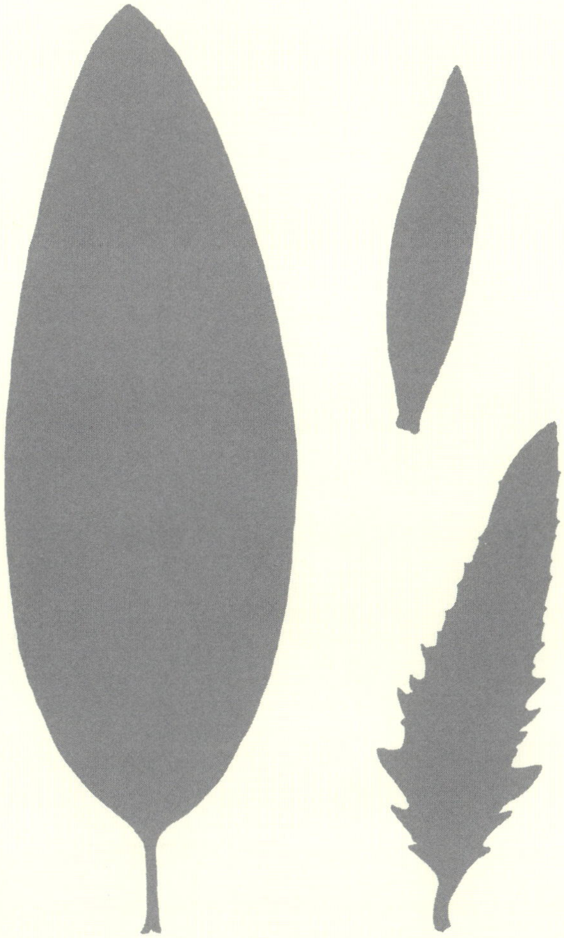

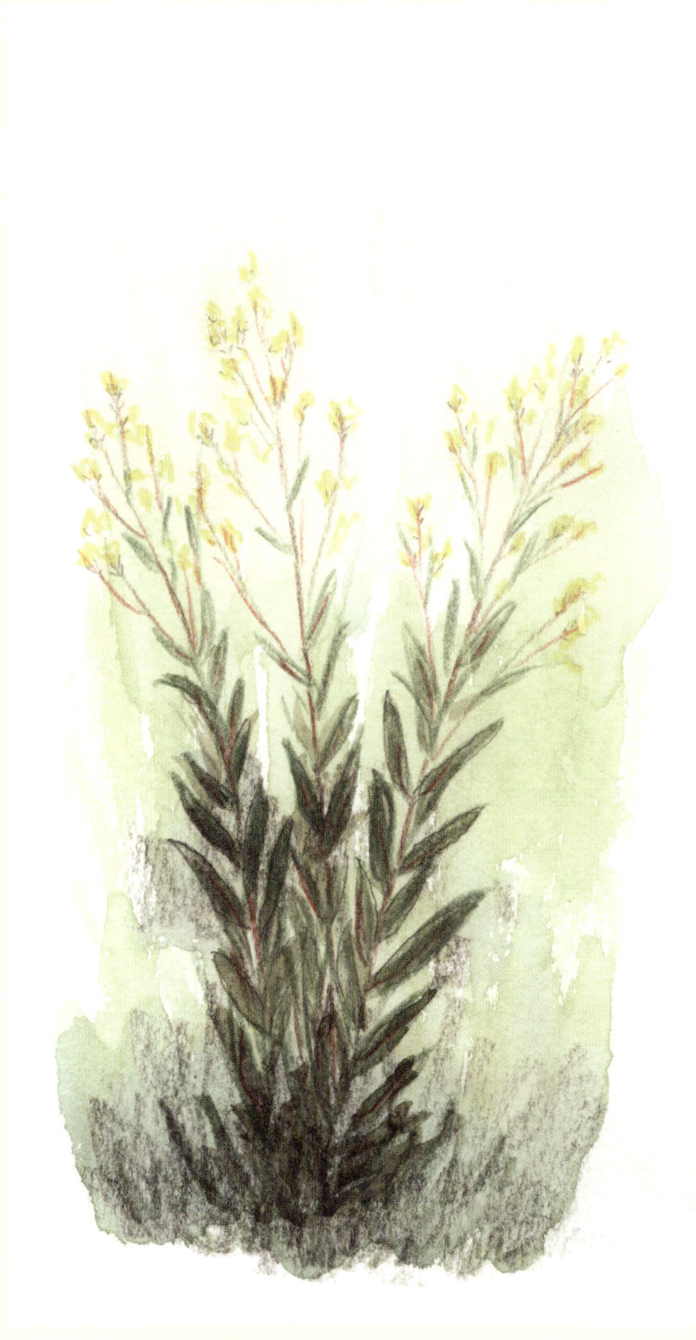

**113 Steife Rauke *Sisymbrium strictissimum* L.**
bis 100 cm ♃ VI

Flussufergebüsche, Hecken, Zäune, Wege, feucht, nährstoffreich; südwesteuropäisch.
Einfache Blätter, grundständig bis 18 Zentimeter lang, oft ganzrandig, Stängelblätter unregelmäßig gezähnt oder ganzrandig. Rhizom dick, scharf, kann wie Meerrettich verwendet werden.

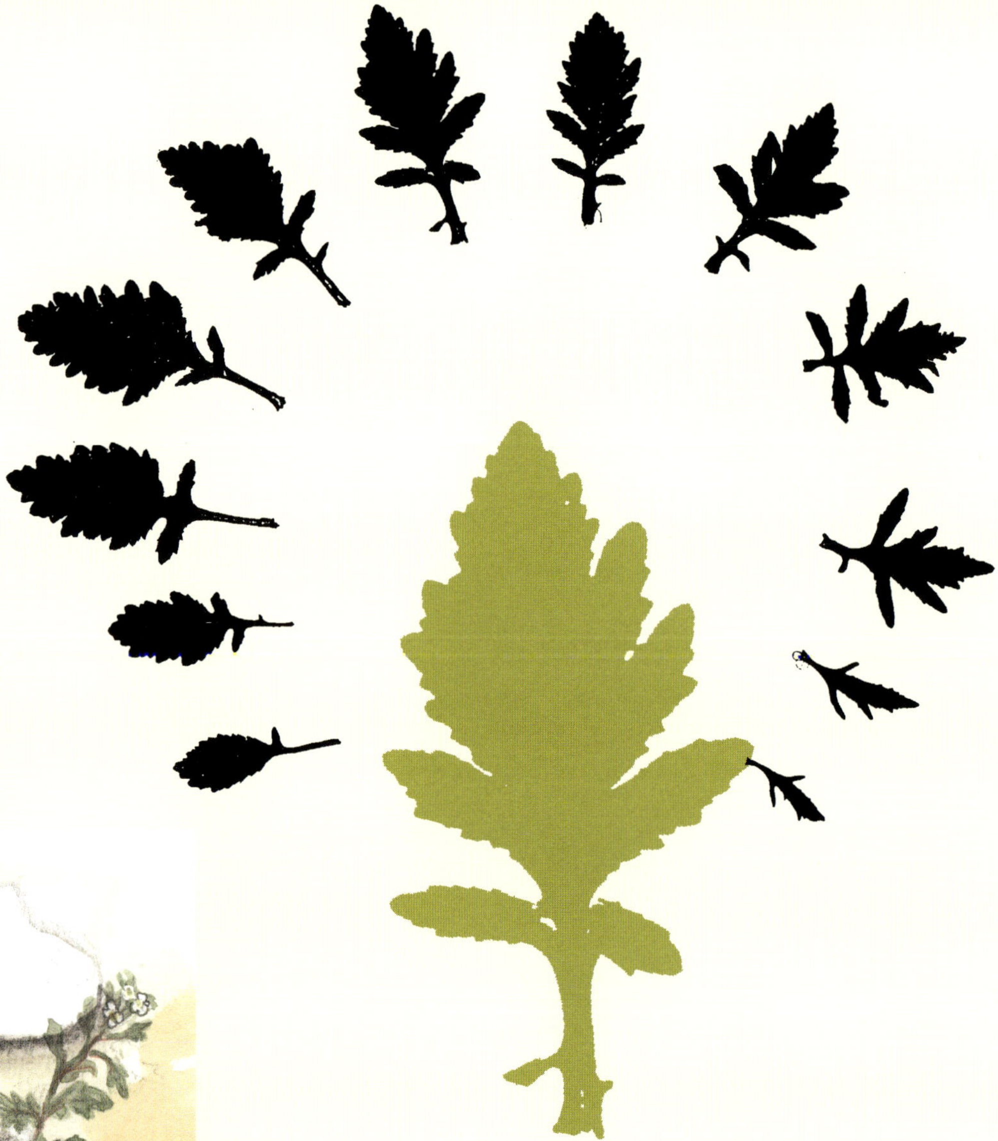

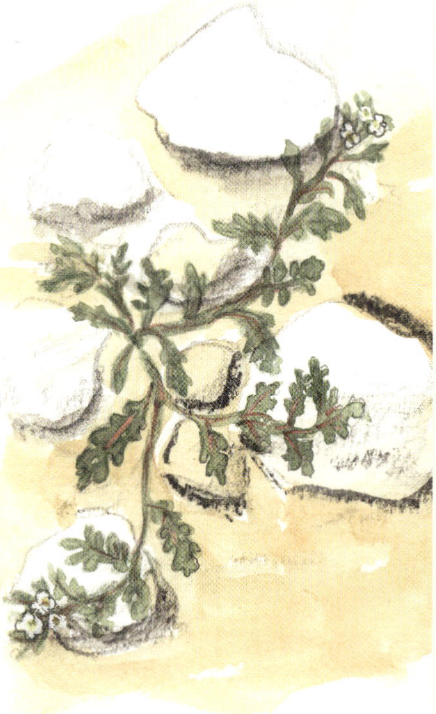

**114 Niederliegende Rauke *Sisymbrium supinum* L.**
10–20 cm ⊙ VI–IX

Lückige Pionier-Unkrautfluren; Wege, Dämme, Ufer; niederliegend, weißblühend, sommerwarm trocken, in gemäßigten Zonen weltweit verschleppt.

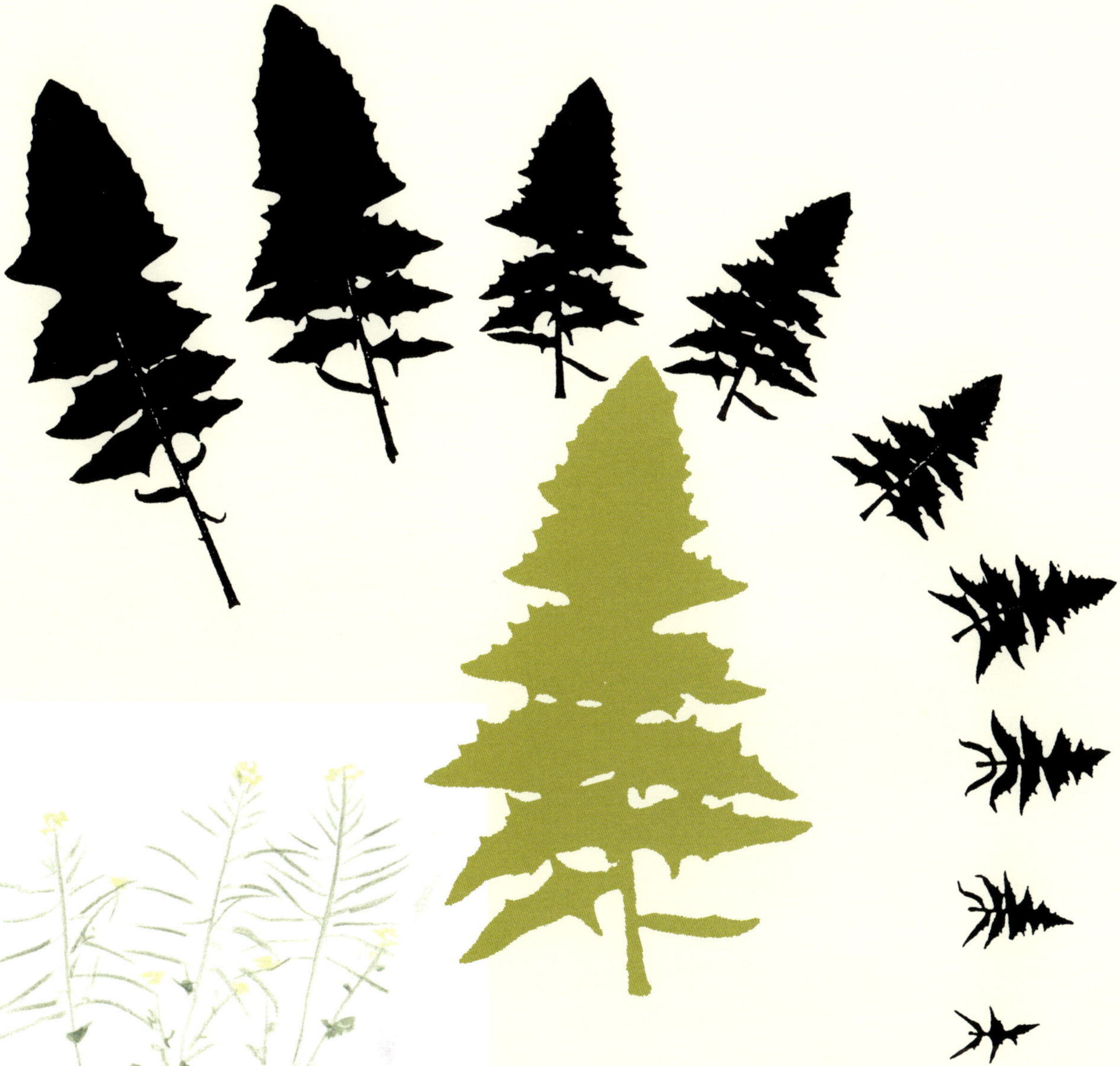

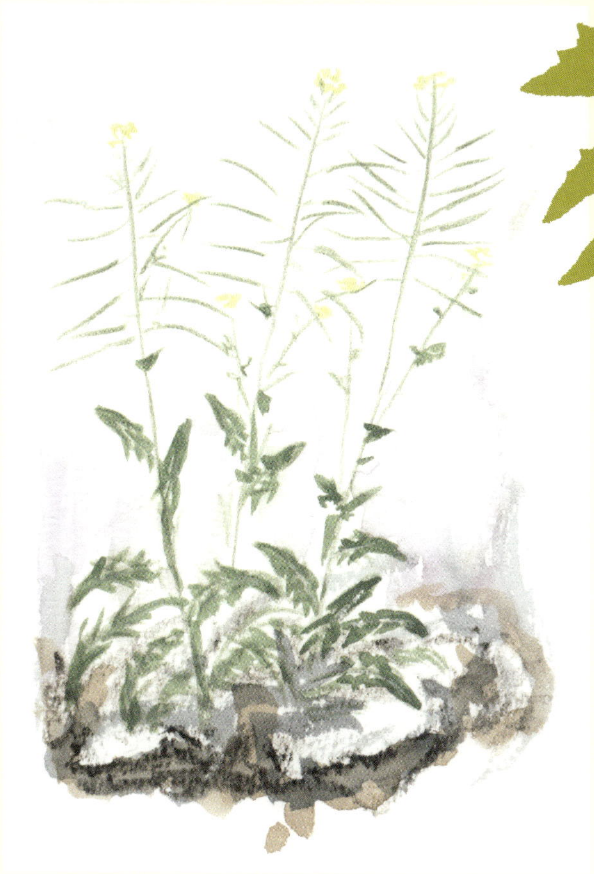

**115 Schlaffe Rauke *Sisymbrium irio* L.**
10–50 cm ⊙ V–VIII

Lückige Unkrautfluren, Schuttplätze, Hafengelände; trockene, nährstoffreiche Böden; weltweit in warmgemäßigte Zonen verschleppt.

**116 Loesels Rauke *Sisymbrium Loeselii* L.**
30–150 cm ⊙ V–VIII

Schuttplätze, Wegränder; kollin; osteuropäisch-westasiatisch.
Die ganze Pflanze ist der Schlaffen Rauke sehr ähnlich, aber überall mit langen Borsten pelzig behaart.

**117 Österreichische Rauke *Sisymbrium austriacum* Jacq.**
30–80 cm (••) V–VI

Ähnlich *S. officinale* auf Ödland, an Wegen; Blüten gelb, ziemlich groß. Die Samen schmecken etwas kresseartig, leicht bitter wie die Blätter, in Richtung des Krautes von *Cardamine amara*.

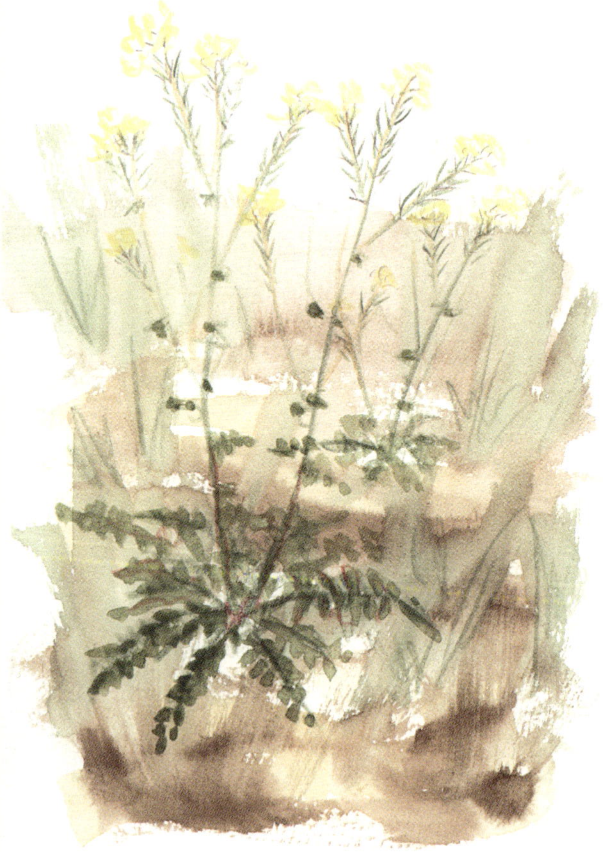

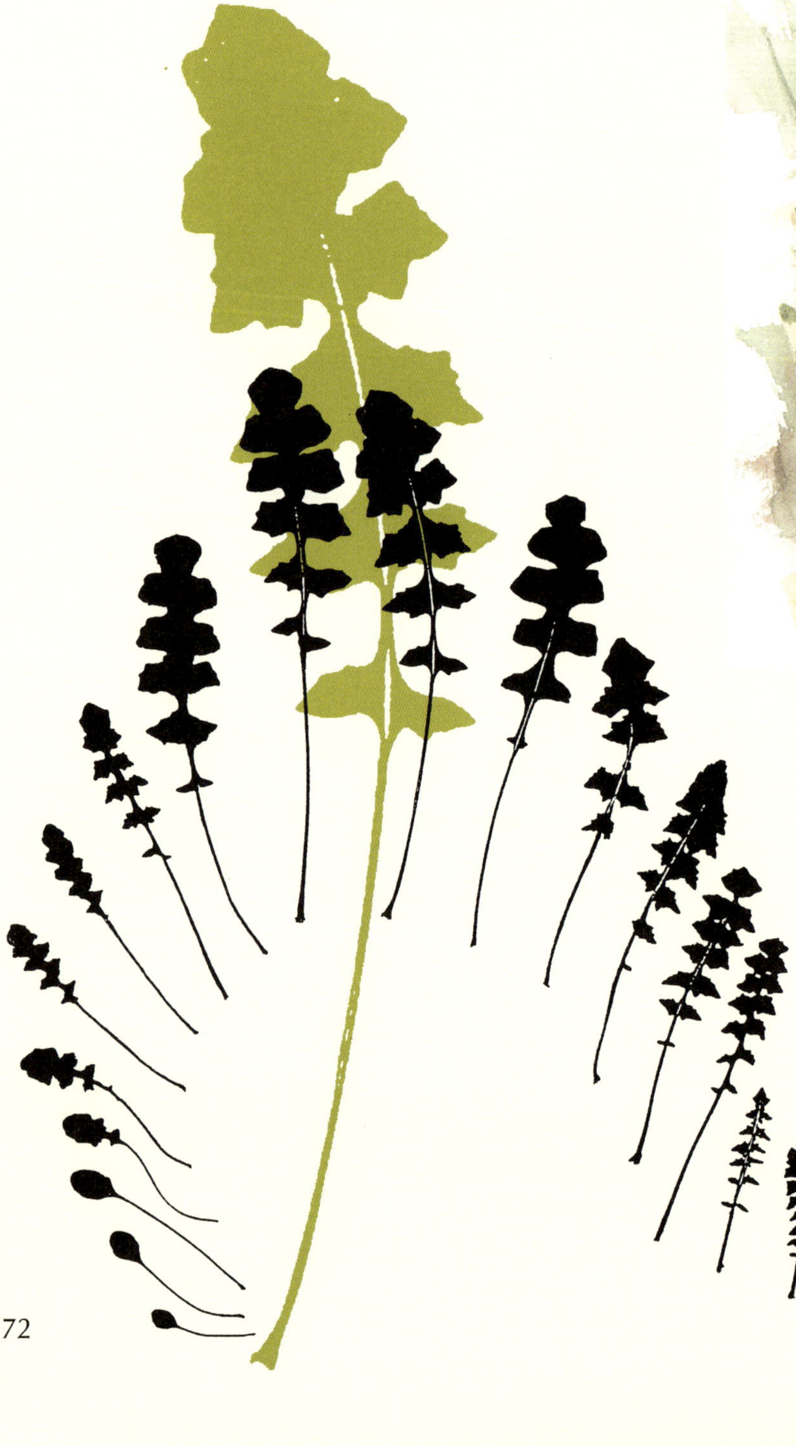

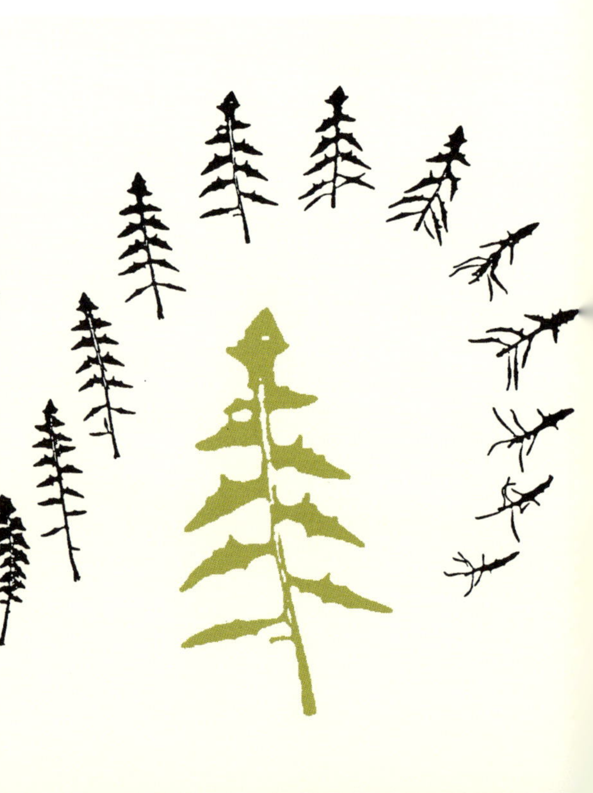

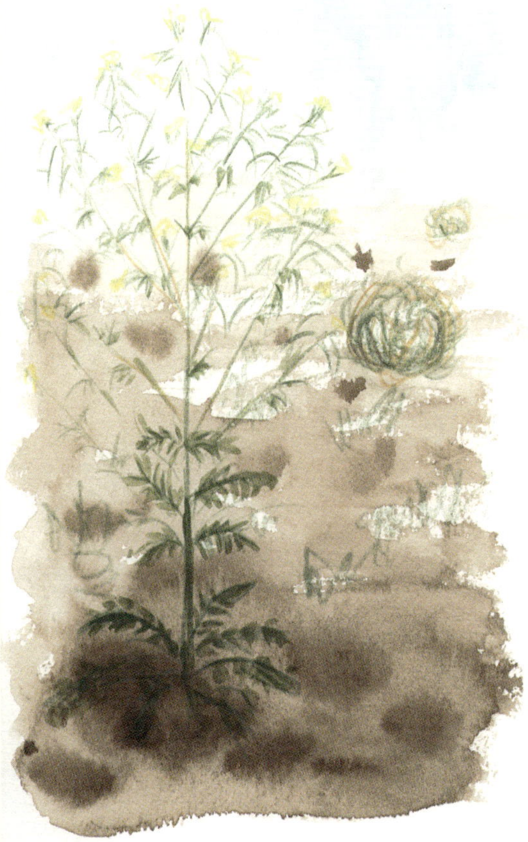

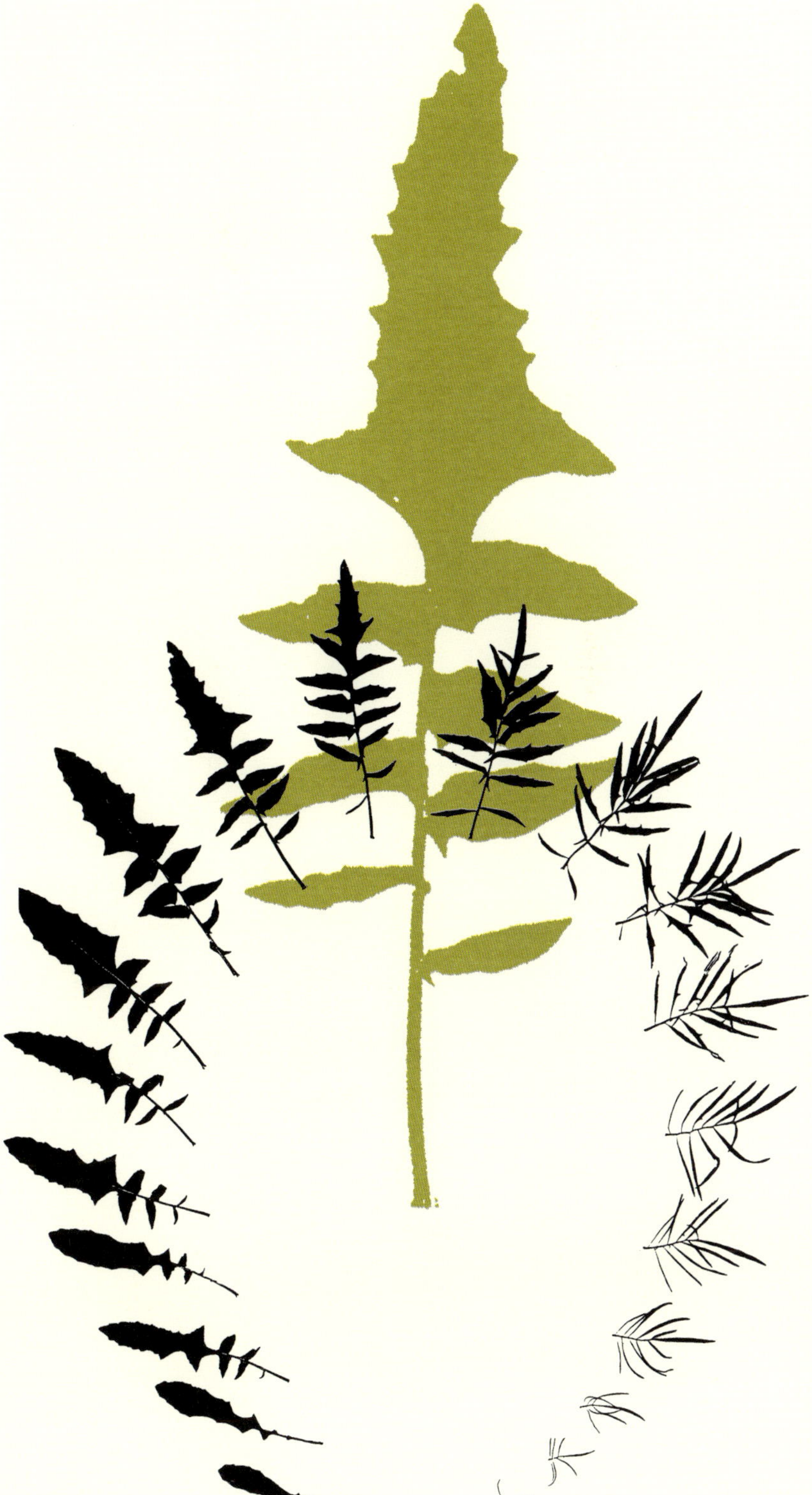

**118 Ungarische oder Hohe Rauke**
***Sisymbrium altissimum* L.**
30–100 cm (••) V–VII

Auf Schutt und Bauplätzen, sandig-kiesig, ruderal, Trockenrasen; Innerasien bis Südosteuropa.
Stark verzweigt; vertrocknet mit ihren reifen Samen locker kugelig und kann als Ganzes vom Wind über offenes Land weggerollt werden; «Steppenhexe» (siehe Rose von Jericho, 206).

Die **Gattung *Sisymbrium*** umfasst etwa 150 Arten in den gemäßigten Breiten der Nordhalbkugel, vorwiegend in Eurasien, nach Norden bis Grönland; wenige Arten im extratropischen Südamerika (Anden) und in Südafrika.
Die hier genannten Arten können alle in unterschiedlicher Weise als potentielle Heilpflanzen gelten.
Siehe Hager, S. 717–722.

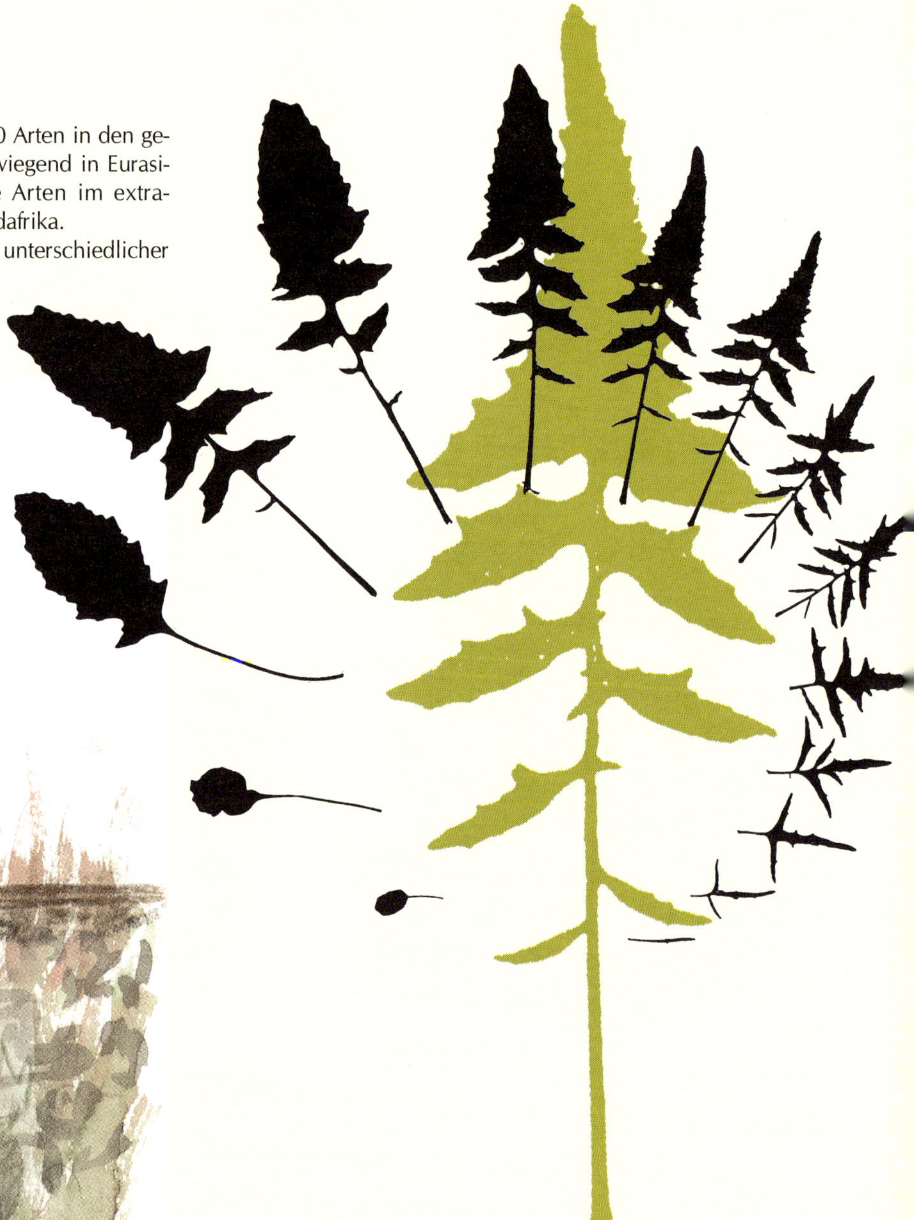

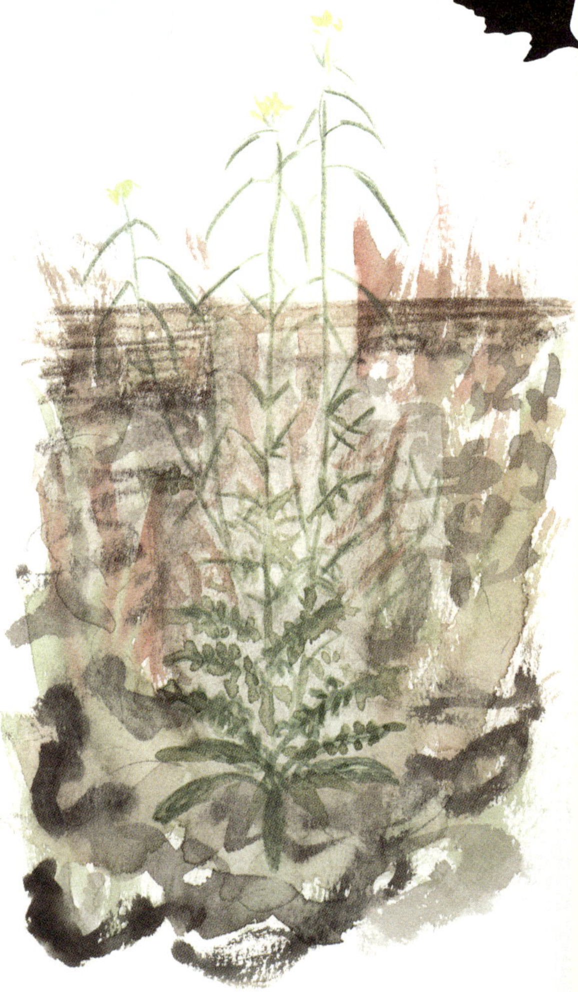

**119 Östliche Rauke *Sisymbrium orientale* L.**
30–60 cm (·)–(··)

Offene, trockene, nährstoffreiche Böden in milden Lagen; Schuttplätze, Wegränder, Bahnareale; mediterran, weltweit verschleppt. Blätter ähnlich *S. officinale*. Schoten lang, abstehend.

Die *Sisymbrium* nahe verwandte **Gattung *Descurainia*** umfasst ca. 50 Arten, vorwiegend in Nordamerika, einige in den Südanden. Halbsträucher auf den Kanaren. In Mitteleuropa nur diese eine Art.

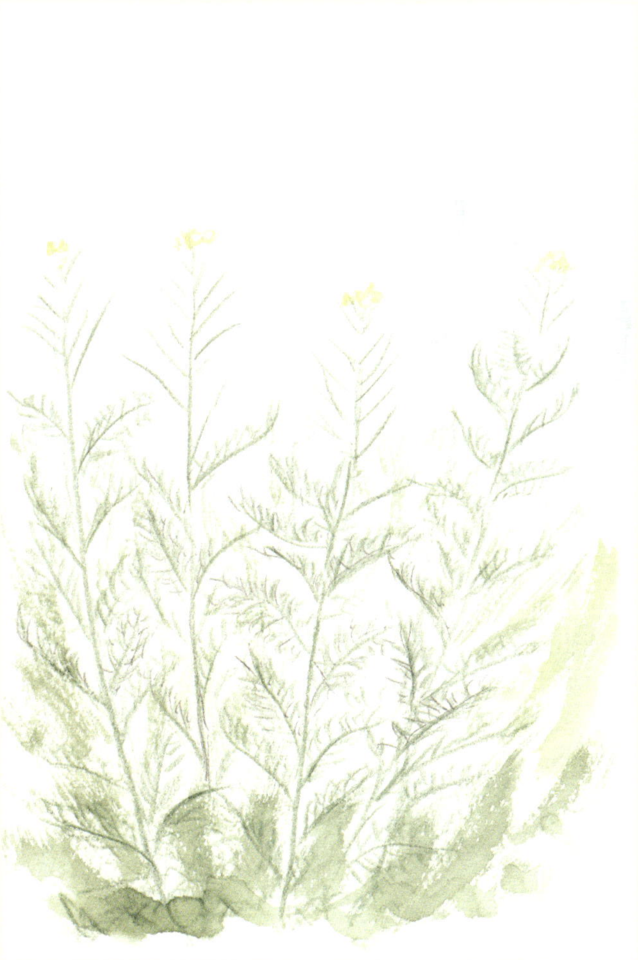

**120 Besen-Rauke *Descurainia sophia* (L.) Webb**
20–50 cm ⊙ VI–VII

In lückigen Unkrautfluren, sommerwarm, nährstoffreich, subkontinentales Klimagebiet.

Blattformen siehe nächste Seite.

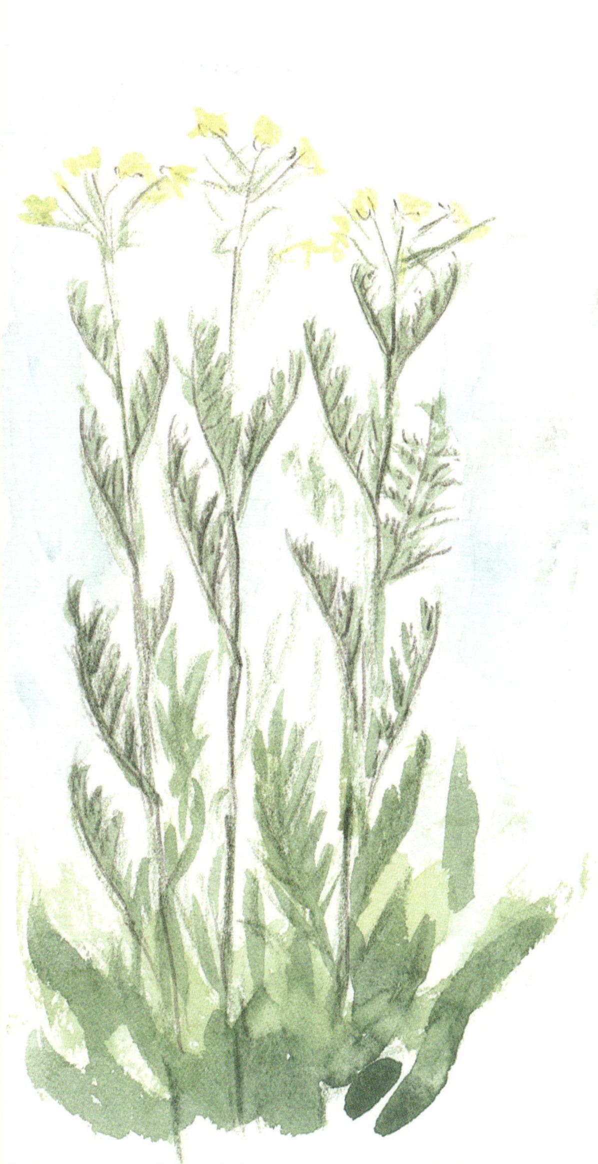

**121 Farn-Rauke *Hugueninia tanacetifolia* (L.) Reichb.**
30–100 cm ♃ VII

Feuchte Hänge, Hochstaudenfluren, Schuttplätze; subalpin (alpin); Westalpengebiet.

Blattform siehe übernächste Seite.

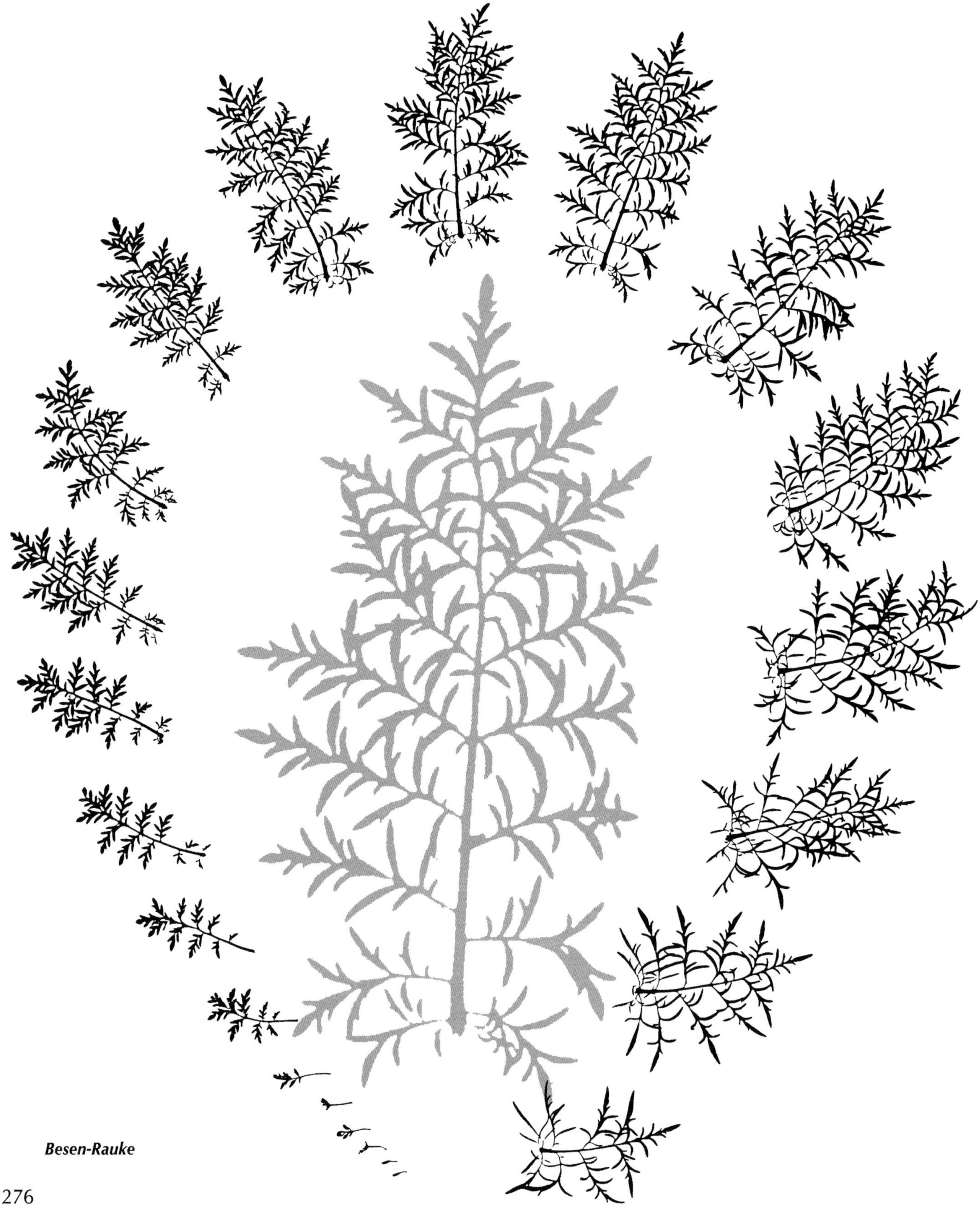

*Besen-Rauke*

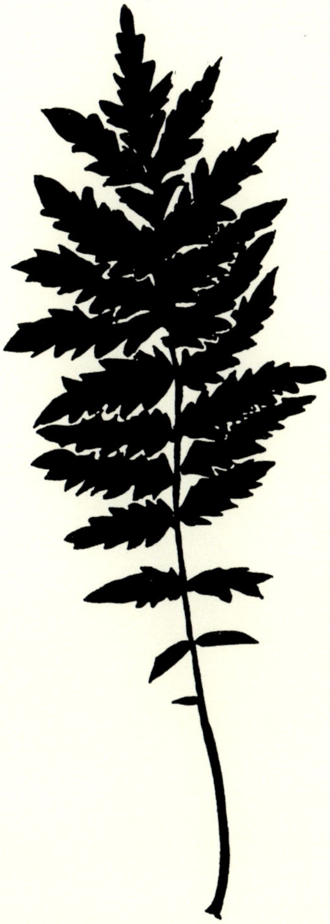

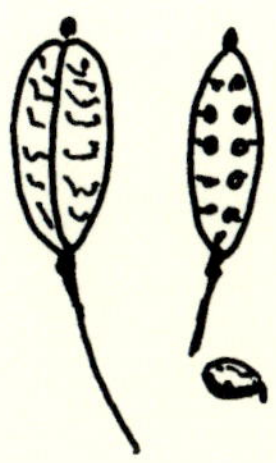

***Farn-Rauke***
Unteres Stängelblatt (siehe 121)

**122 Meerrettich *Armoracia rusticana* Gärtn.**
40–150 cm ♃ V–VI

Früher auch zu *Cochlearia* gerechnet.
Verwildert auf fruchtbarem, tiefgründigem Boden, stammt aus dem Wolga-Don-Gebiet, Ost-Pflanze.
Blüten wohlriechend, wenig Nektar, kaum Samen. Wurzelvermehrung. Der bekannte, beißend-stechende schweflige Geruch ist in Wurzel konzentriert.
In kleinen Dosen verdauungsfördernd, harntreibend, hautreizend, gasförmiges Antibioticum.

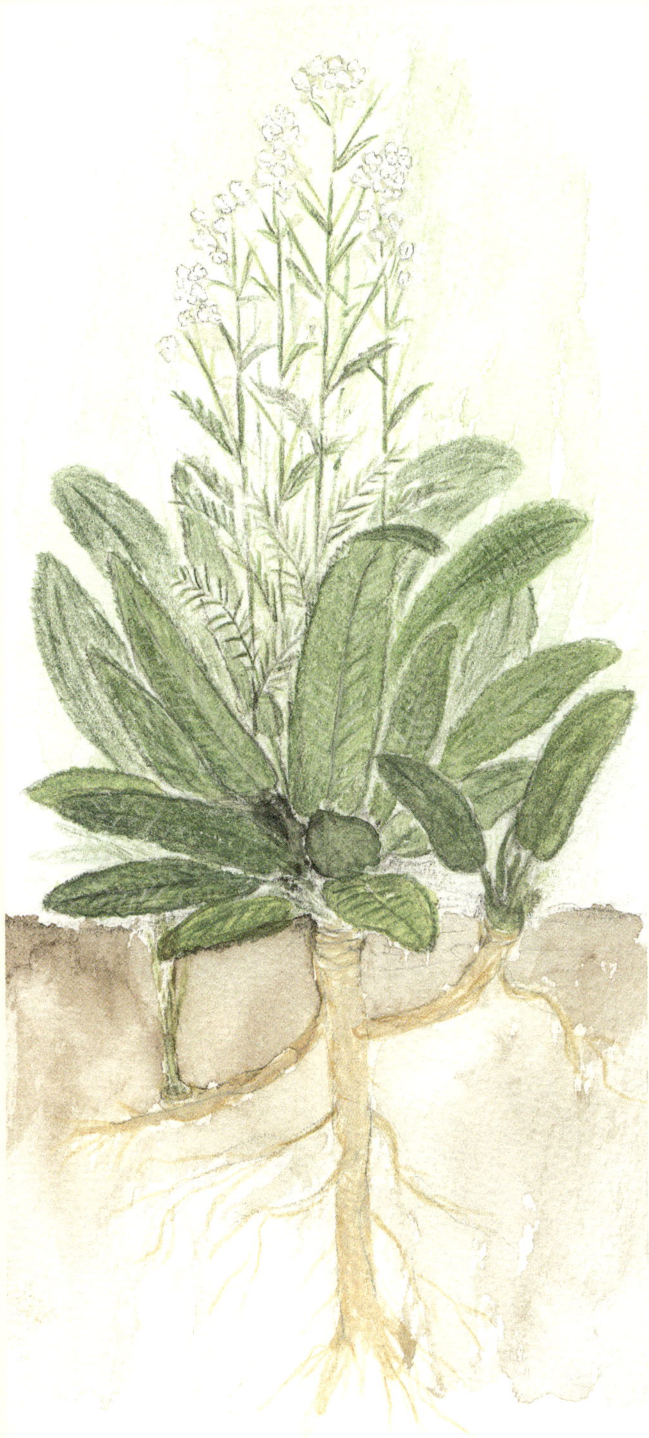

***Meerrettich***
*Armoracia rusticana*

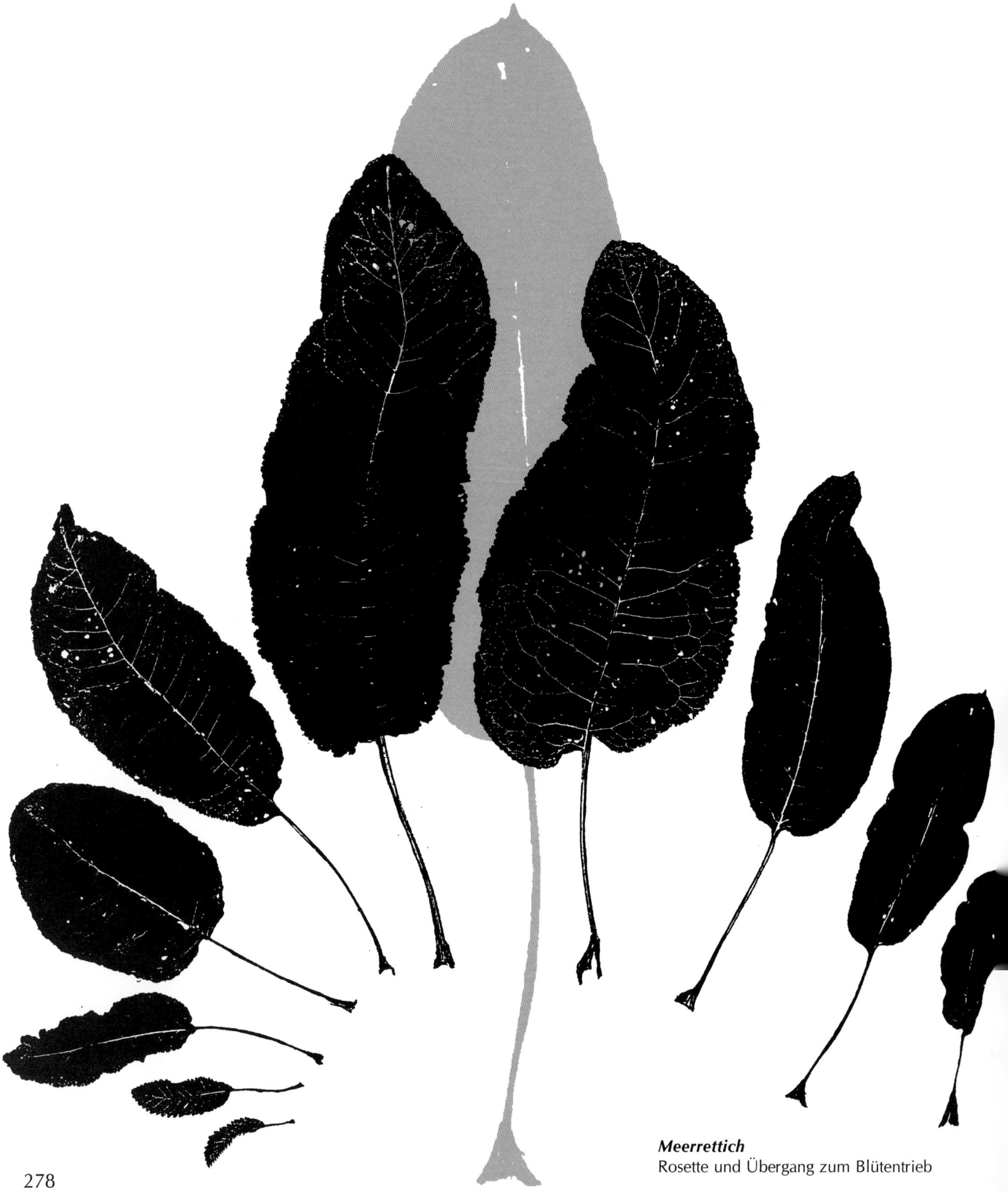

***Meerrettich***
Rosette und Übergang zum Blütentrieb

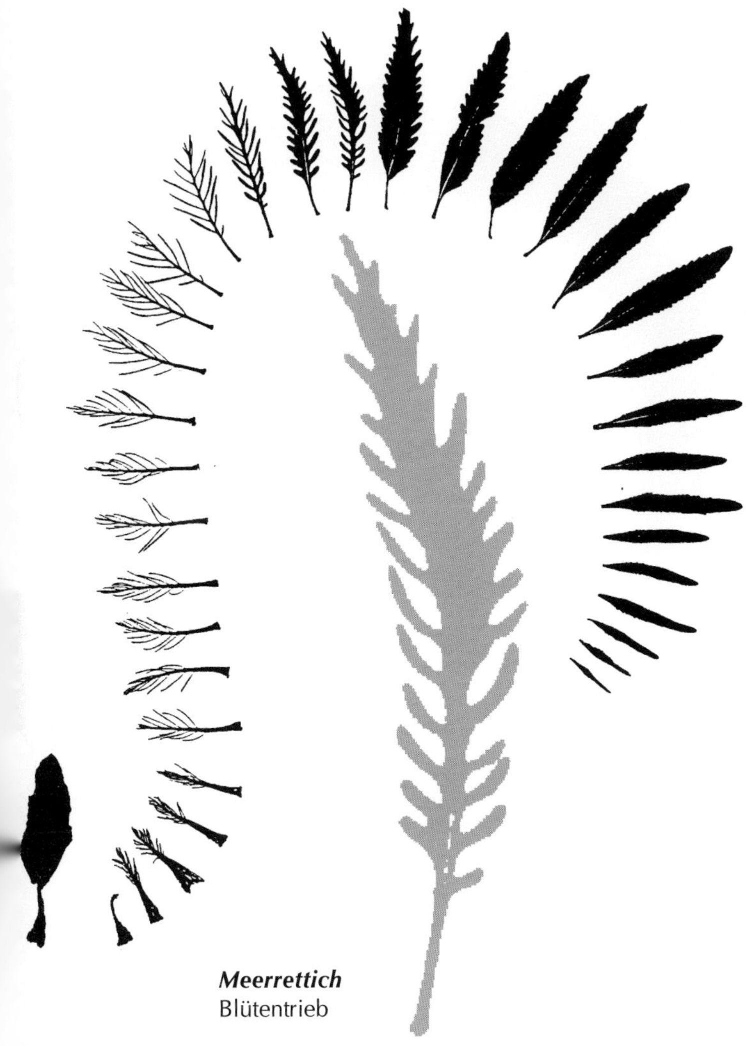

***Meerrettich***
Blütentrieb

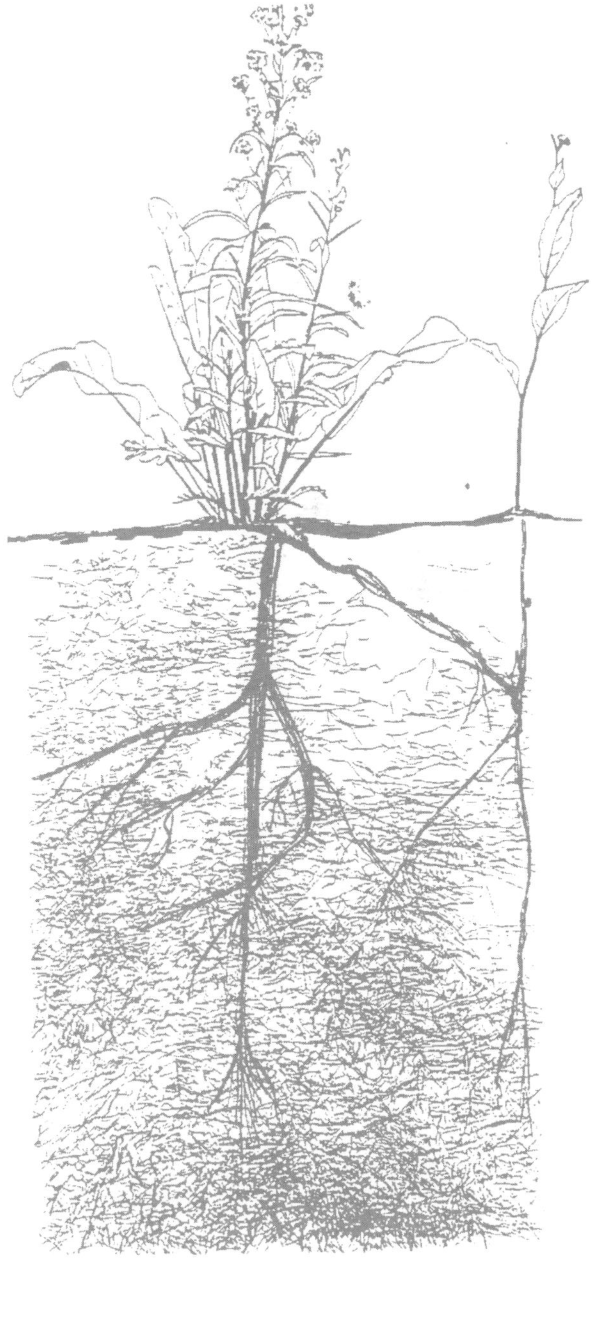

***Meerrettich***
im Wurzelgefäß 80 x 120 cm

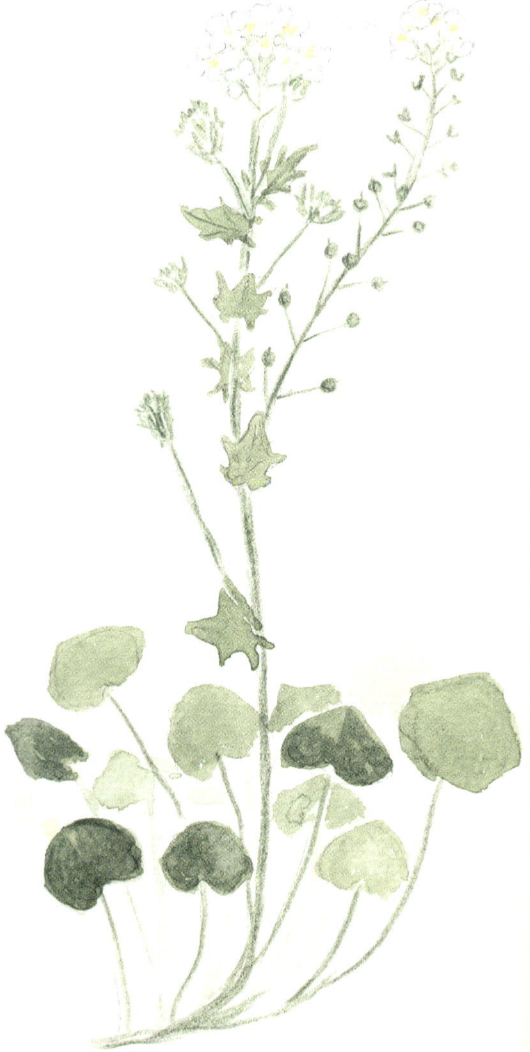

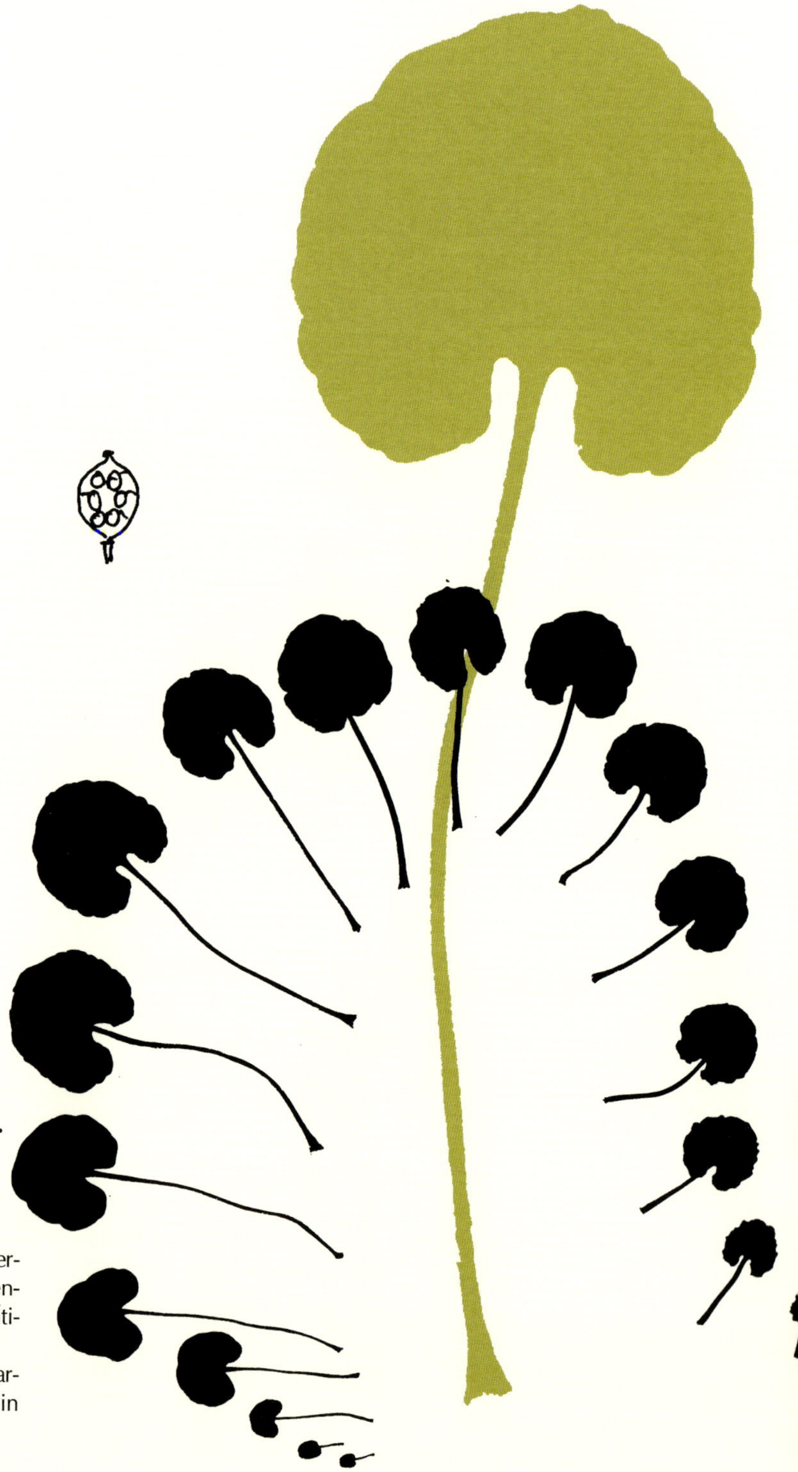

**123 Echtes Löffelkraut *Cochlearia officinalis* L.**
20–50 cm ⊙ ♃ V–VI

In Salzmarsch-Rasen; kollin-montan; westeuropäisch.
Ähnlich *C. anglica* und *C. danica, C. pyrenaeica.*
Kraut in nordischen Ländern als Würzspeise mit Sauermilch, Molke oder Salz eingelegt. Medizinisch angewendet als Blutreinigungsmittel bei Gicht und Rheuma, Antiskorbuticum, Stomachicum, Diureticum.
Trocknung schnell bei 35°C. Dabei geht aber der scharfe, salzige Geruch und Geschmack verloren; es bleibt ein meerrettichähnlicher Geschmack.
Siehe Hager, S. 923–926.

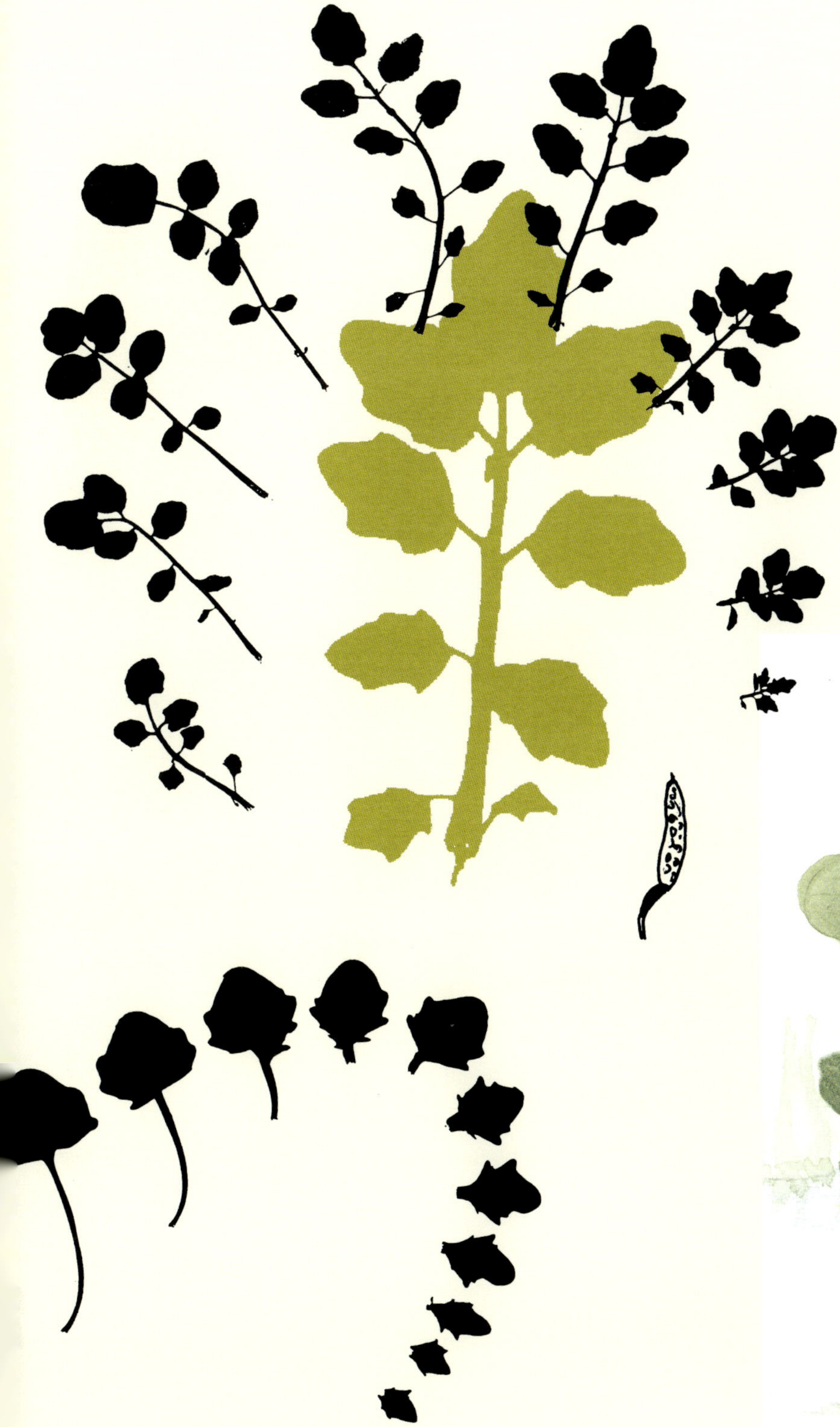

**124 a) Echte Brunnenkresse *Nasturtium officinale* R. Br.**

30–80 cm ♃ V–IX

Bäche, Röhrichte.
Schon in Halstattzeit vom Menschen genutzt, offenbar als Salat.
Medizinische Verwendung bei Appetitlosigkeit, Vitaminmangel (Antiskorbuticum), Diureticum; Haarwuchsfördernd, antibakteriell und auch leicht cytostatisch.

**124 b) Kleinblättrige Brunnenkresse *Nasturtium microphyllum* Rehb.**

Ähnlich der vorigen Art mit kleineren Blättern. Blätter werden im Herbst und Winter rotbraun, die der Echten Brunnenkresse bleiben grün. Wird leicht mit *Cardamine amara* verwechselt. Siehe Hager, S. 915–922. Ohne Bild.

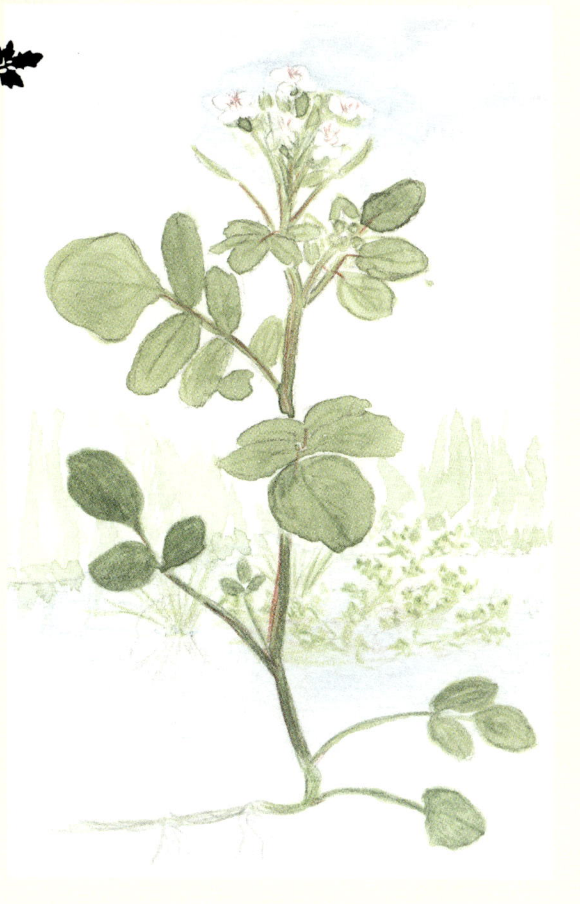

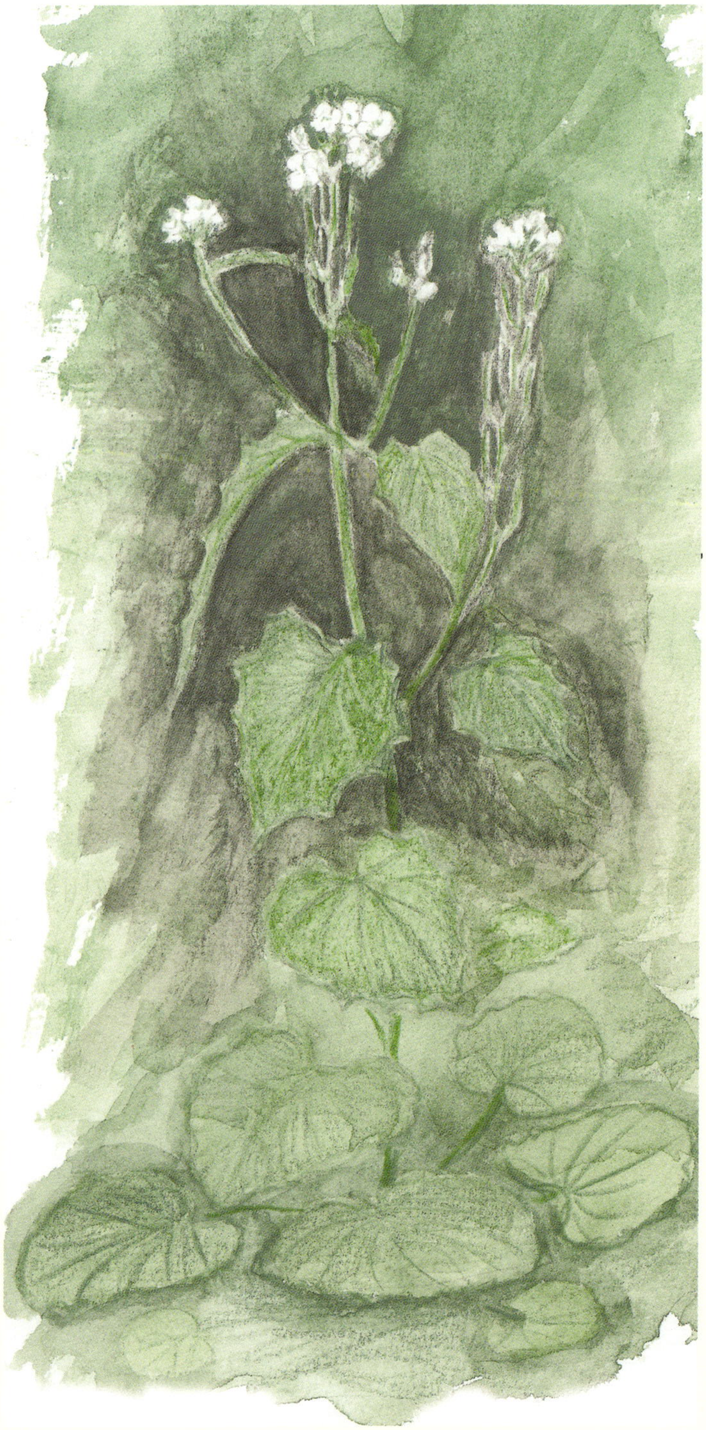

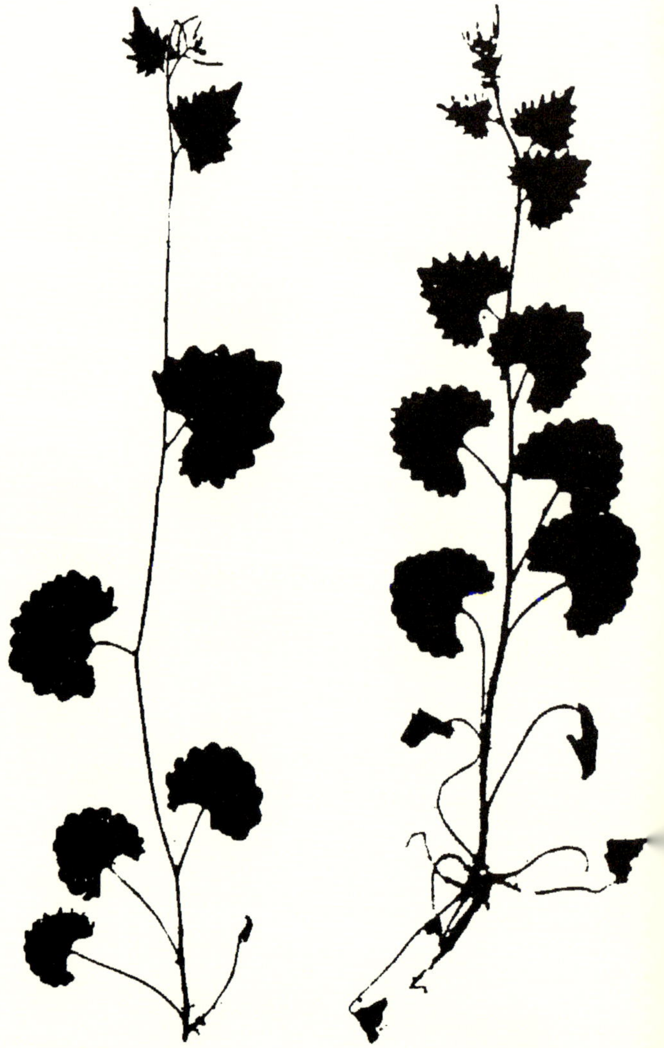

Schattenpflanze
beide ca. 20 Zentimeter

Lichtpflanze

**125 Knoblauchs-Rauke *Alliaria petiolata* (M. Bieb.) Cav. et Gr.**

90–100 cm ⊙ ♃ IV–V

Gebüschränder, ausdauernde Stickstoff-Krautfluren.
Kraut riecht und schmeckt knoblauchartig. Wurzel verdickt sich etwas rübenartig, schmeckt wie Rettich, aber weniger stechend als Meerrettich.
Kraut medizinisch bei Geschwüren äußerlich angewendet. Tee als Wurmmittel, sekretionsfördernd; auch jung als Salat. Hautkontakt mit Saft der Pflanze kann zu Rötung und Entzündung führen.

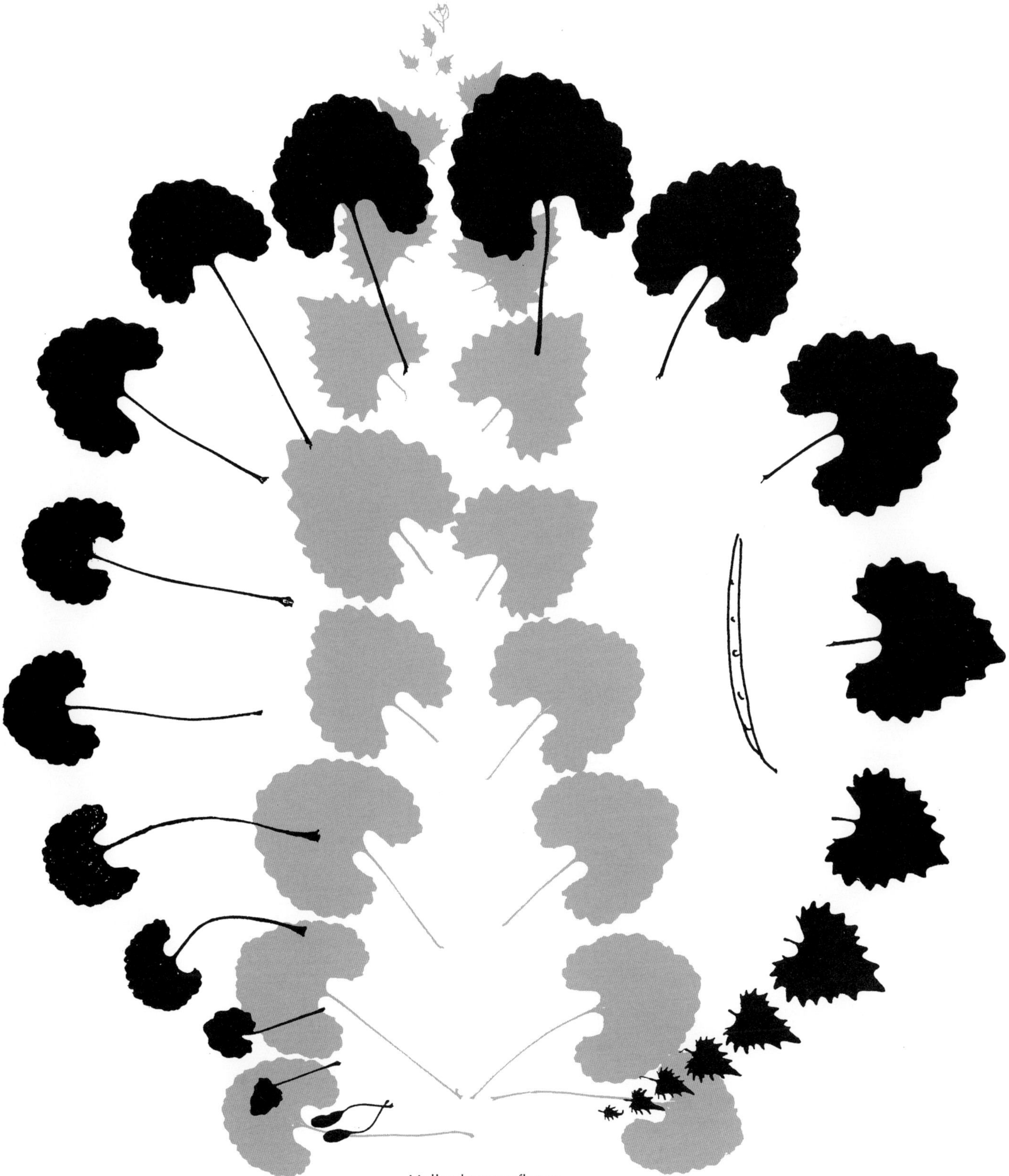

Halbschattenpflanze
Höhe ca. 90 Zentimeter

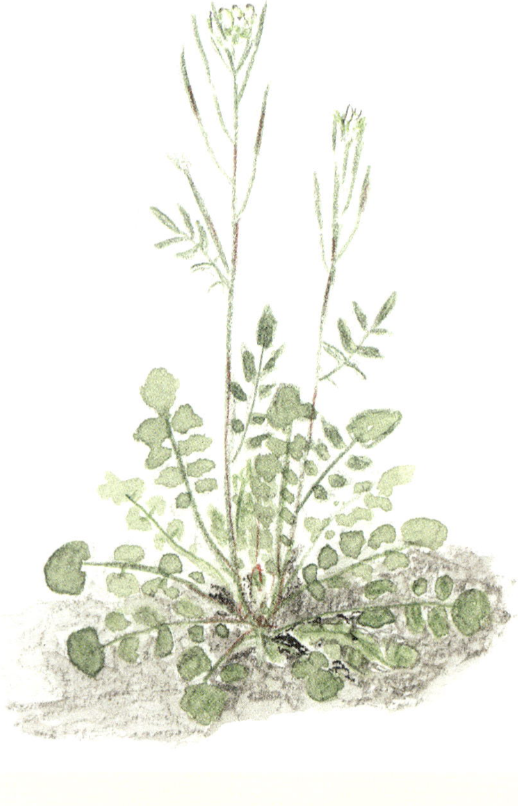

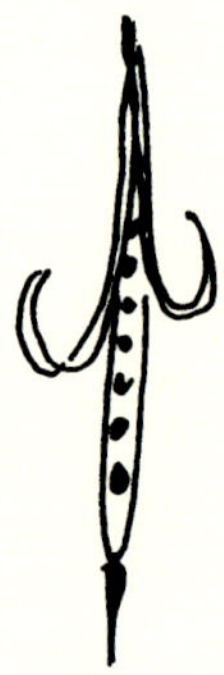

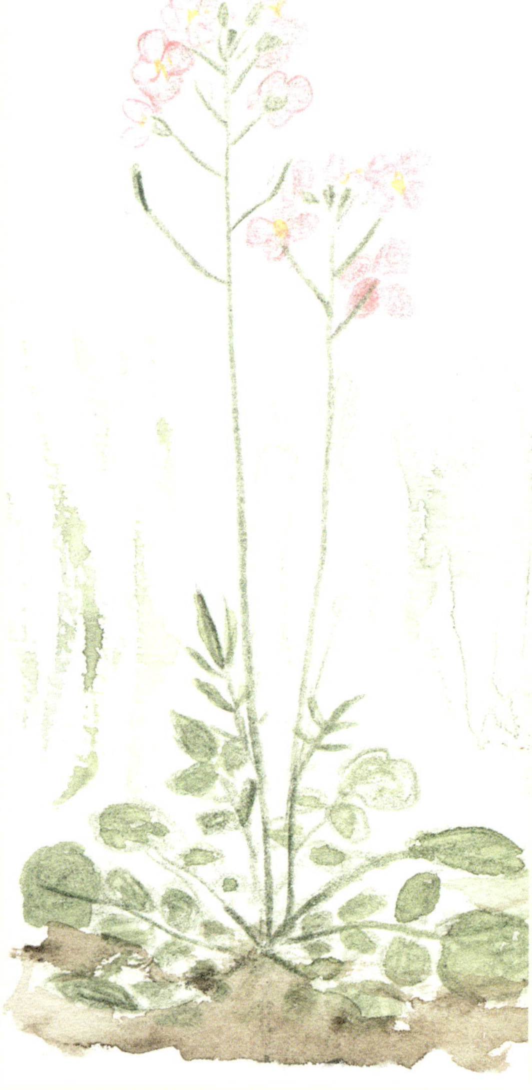

**126 Behaartes Schaumkraut *Cardamine hirsuta* L.**
5–15(–30) cm ⊙ III–V

Ausdauernde Stickstoff-Krautfluren, Knoblauchhederich-Fluren, halbschattig, auf Beeten, in Weinbergen; kollin-montan(-subalpin); ursprünglich westeuropäisch-mediterran. Samen als Diureticum. Auch als Salat.

**127 Wiesen-Schaumkraut *Cardamine pratensis* L.**
15–60 cm ♃ ⊙ IV–V

Nährstoffreiche Wiesen und Weiden, Waldwege; kollin-montan; eurasisch.
Blüten und daraus gewonnenes ätherisches Öl bei Kindern krampflösend. Blattfolge nächste Seite.
Blätter weniger bitter als *Cardamine amara*.

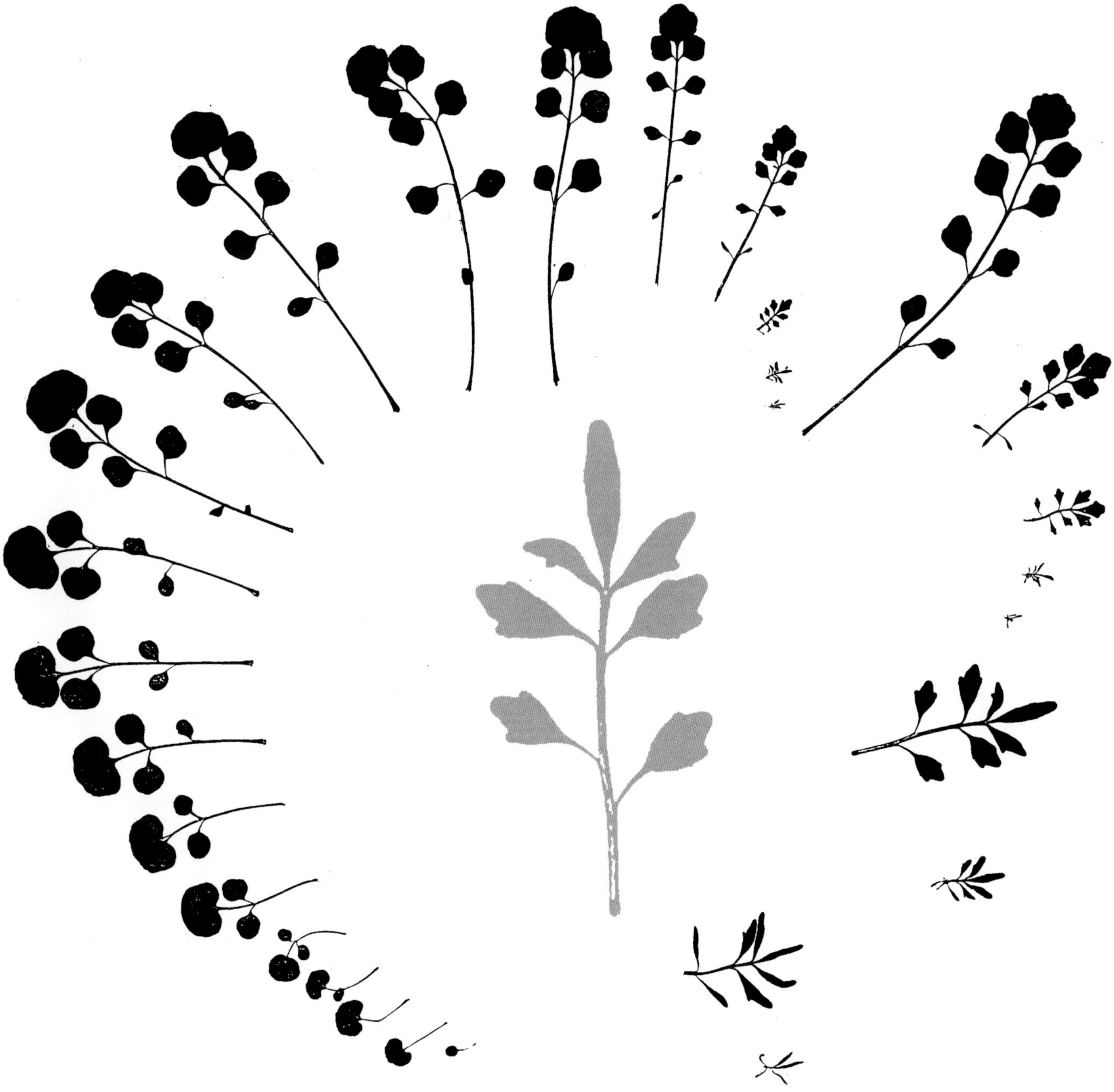

***Behaartes Schaumkraut***
Blattfolge von Haupttrieb und Seitentrieben

Aus Blättern und Blattachseln
treiben neue Pflanzen

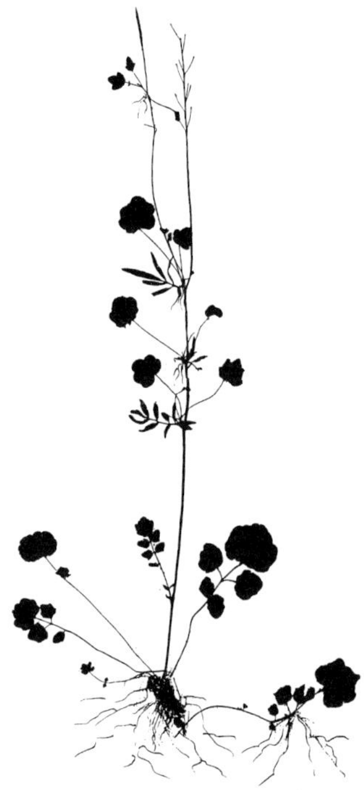

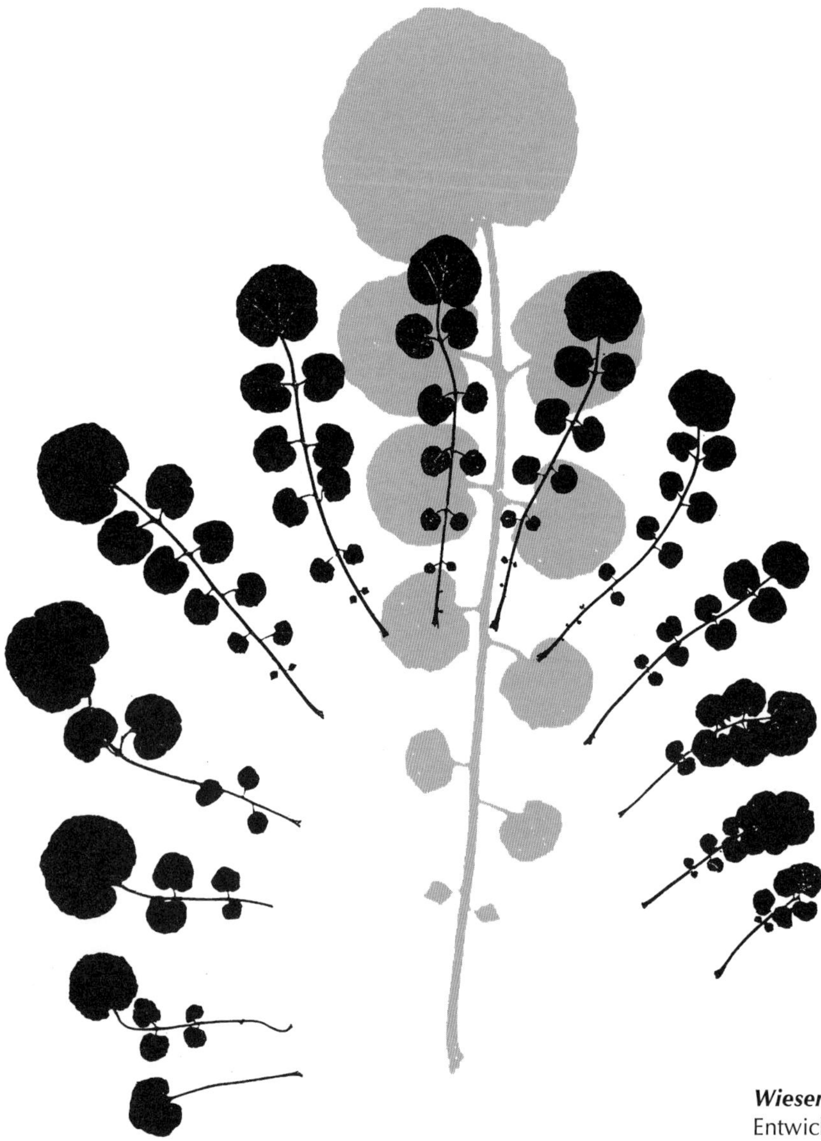

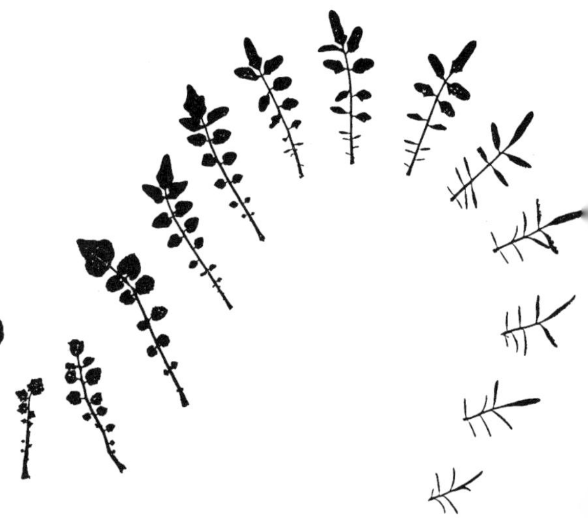

***Wiesen-Schaumkraut***
Entwicklung über zwei Jahre

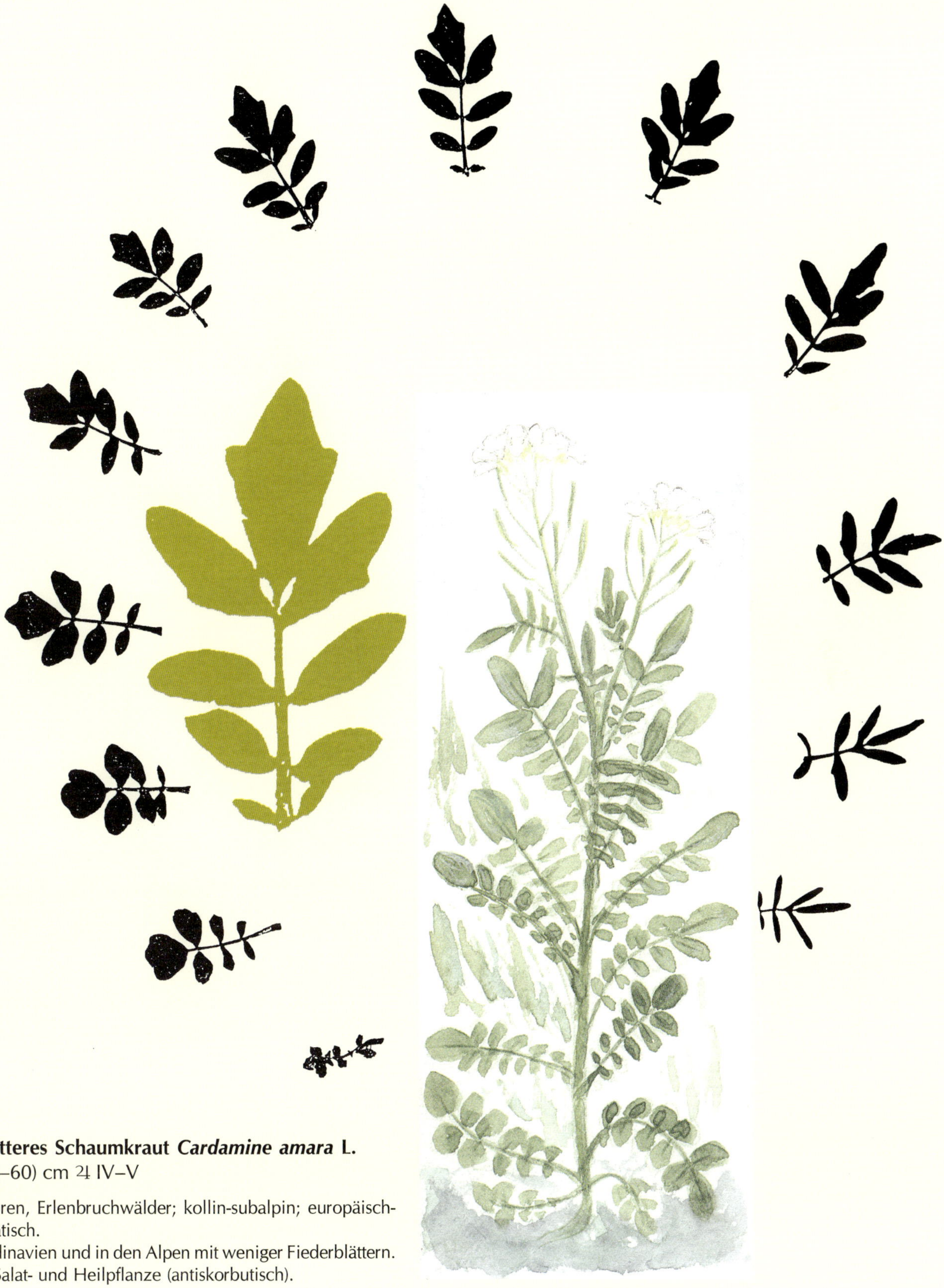

**128 Bitteres Schaumkraut *Cardamine amara* L.**
10–30(–60) cm ♃ IV–V

Quellfluren, Erlenbruchwälder; kollin-subalpin; europäisch-westasiatisch.
In Skandinavien und in den Alpen mit weniger Fiederblättern.
Früher Salat- und Heilpflanze (antiskorbutisch).

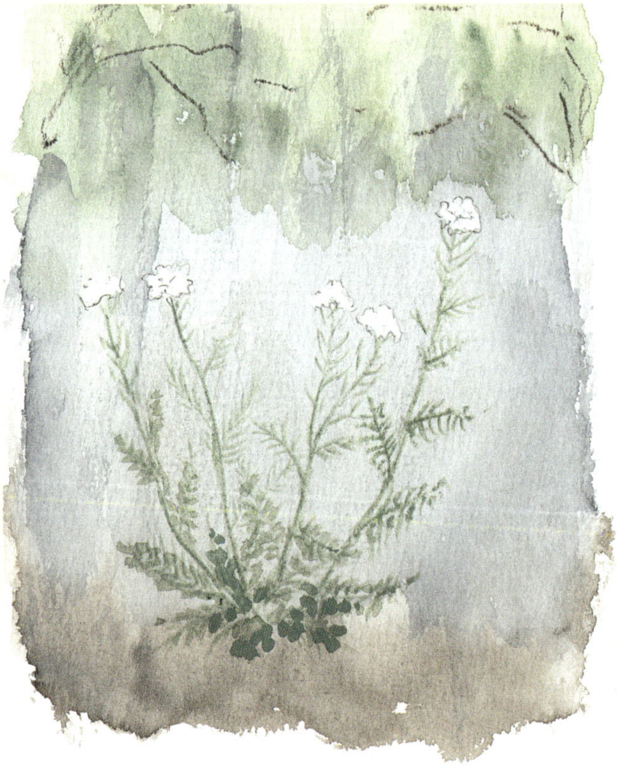

**130 Wald-Schaumkraut *Cardamine flexuosa* Willd**

Der vorigen Art sehr ähnlich. Beide wie Kresse verwendbar.

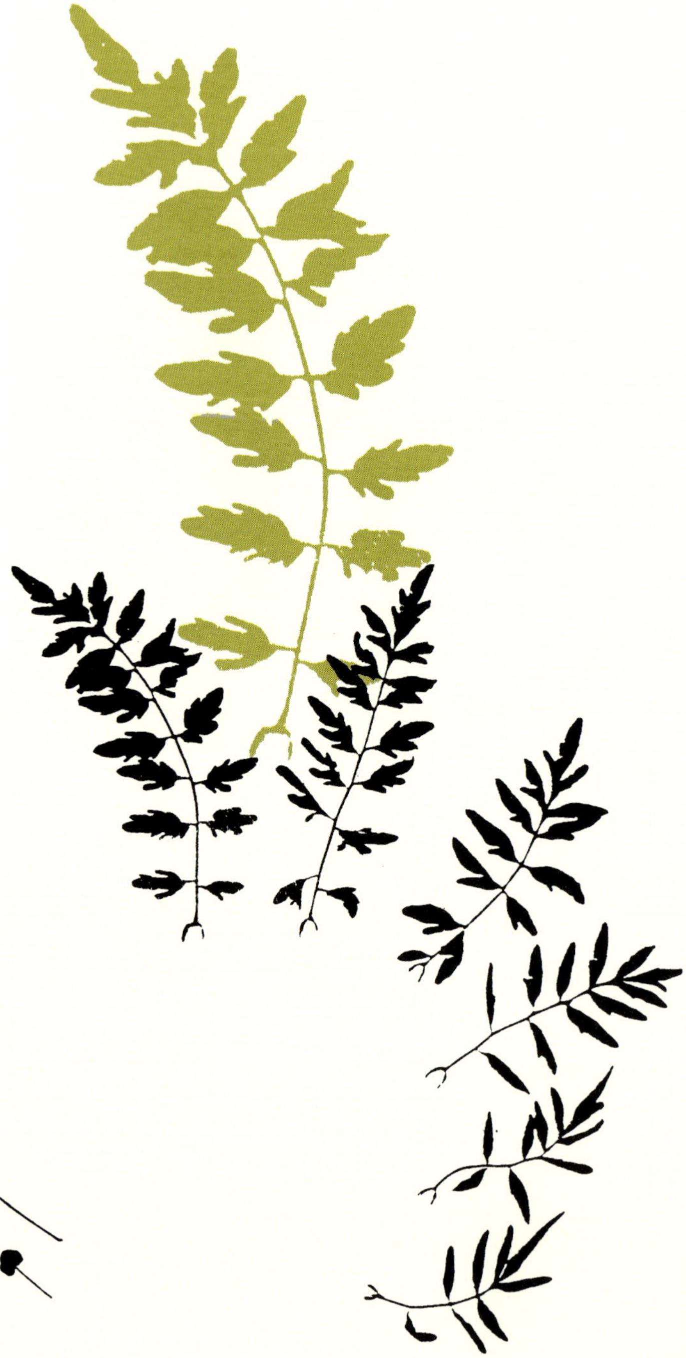

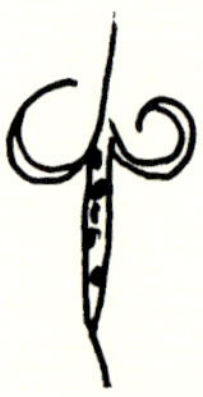

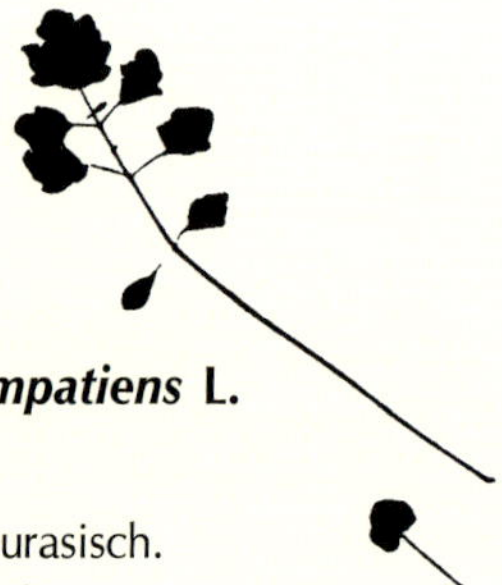

**129 Spring-Schaumkraut *Cardamine impatiens* L.**
10–80 cm ⊙ V–VII

Feuchte Wälder; kollin, montan (subalpin); eurasisch.
Früchte springen auf wie bei *Cardamine hirsuta*.
Nur Blattreihe.

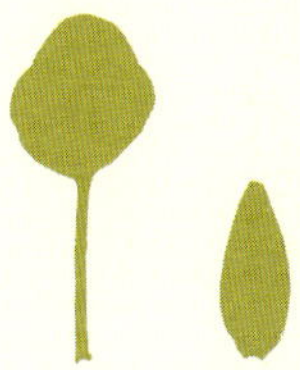

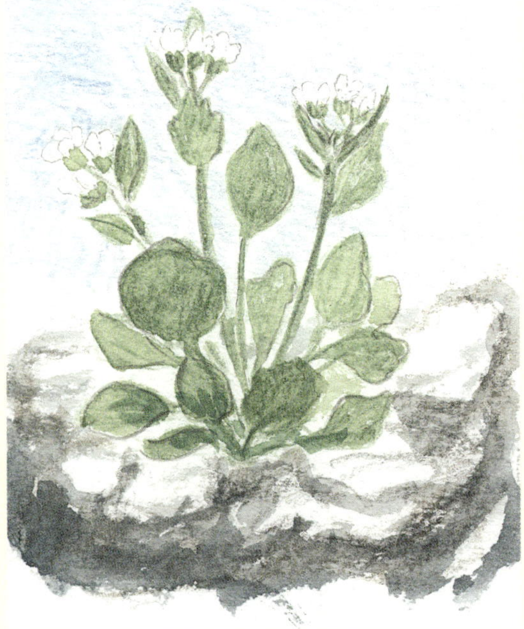

**131 Alpen-Schaumkraut *Cardamine alpina* Willd**
2–10 cm ♃ VI–VII

Schneetälchen, feuchte Felsen, Quellen; alpin-pyrenäisch.

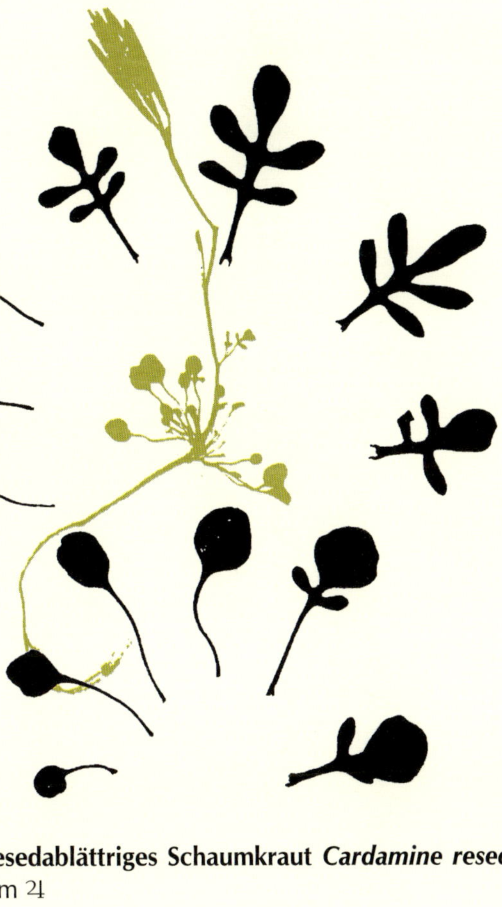

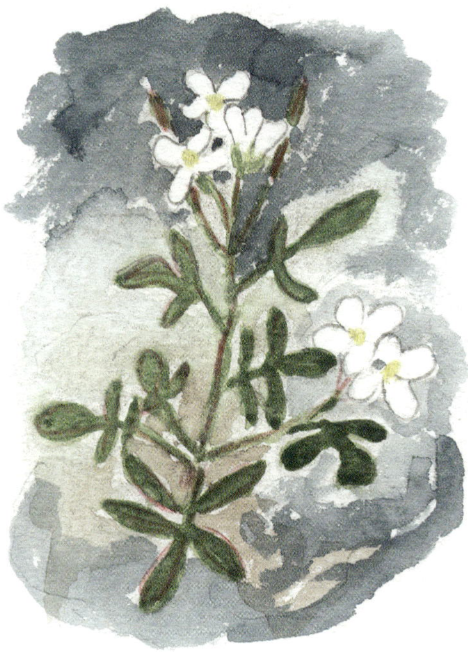

**132 Resedablättriges Schaumkraut *Cardamine resedifolia* L.**
2–10 cm ♃

Felsschutt, Felsspalten, Rasen; subalpin-alpin; mittel-und südeuropäisch.

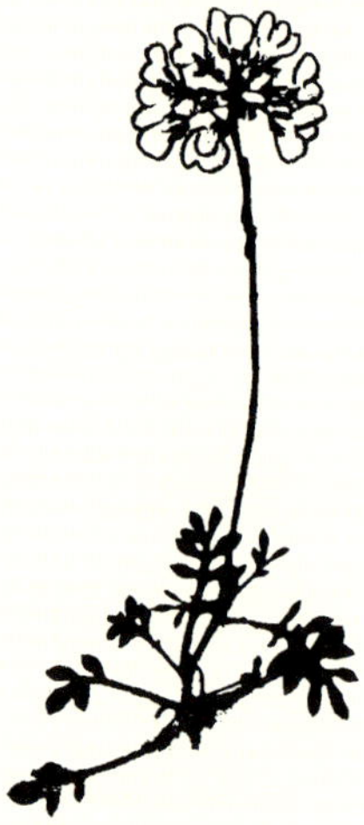

**133 Alpen-Gemskresse *Pritzelago alpina* (Sprengel) Grent. et Burd. s. L.**
2–12 cm ♃ VI–VII

Felsschutt, Moränen; subalpin; mittel- bis südeuropäisch. Zwei Unterarten: *P. alpina ssp. alpina* auf Kalk, *P. alpina ssp. brevicaule* auf Silikat.

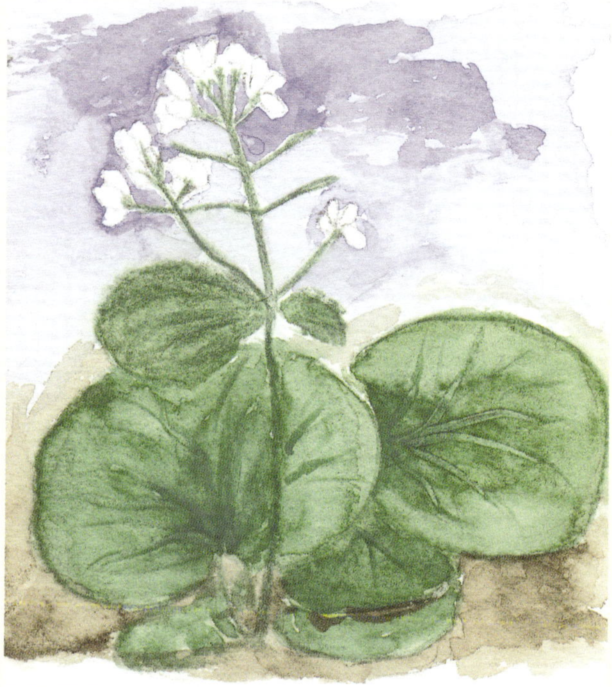

**134 Haselwurzblättriges Schaumkraut *Cardamine asarifolia* L.**
25–50 cm V–VI

Bachufer, Quellfluren; montan-subalpin; mittel- und südwesteuropäisch.

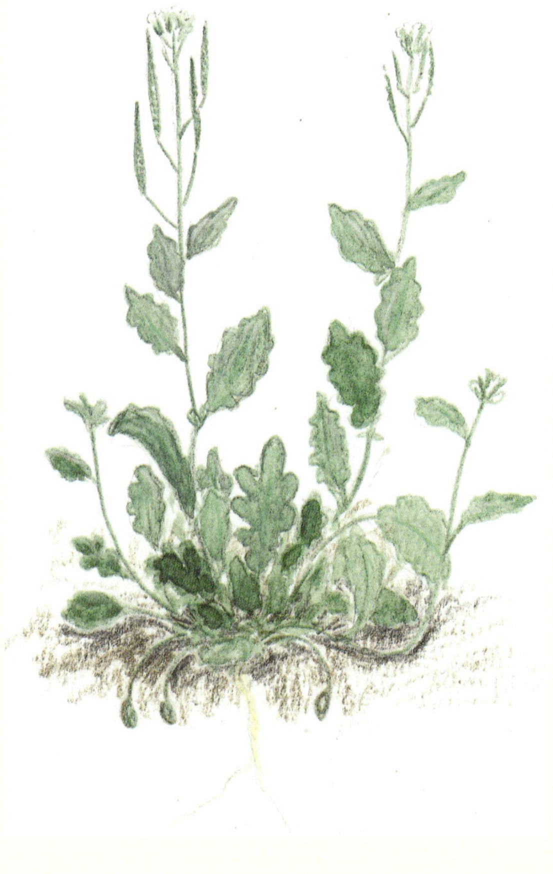

**135 Gänsefußblättriges Schaumkraut *Cardamine chenopodiifolia* Per**
etwa 30 cm

Brasilianisch-argentinisch.
Zweierlei unterschiedlich geformte Blüten und Früchte: oberirdische und aktiv in die Erde gesteckte, die wie bei der Erdnuss dort reifen.

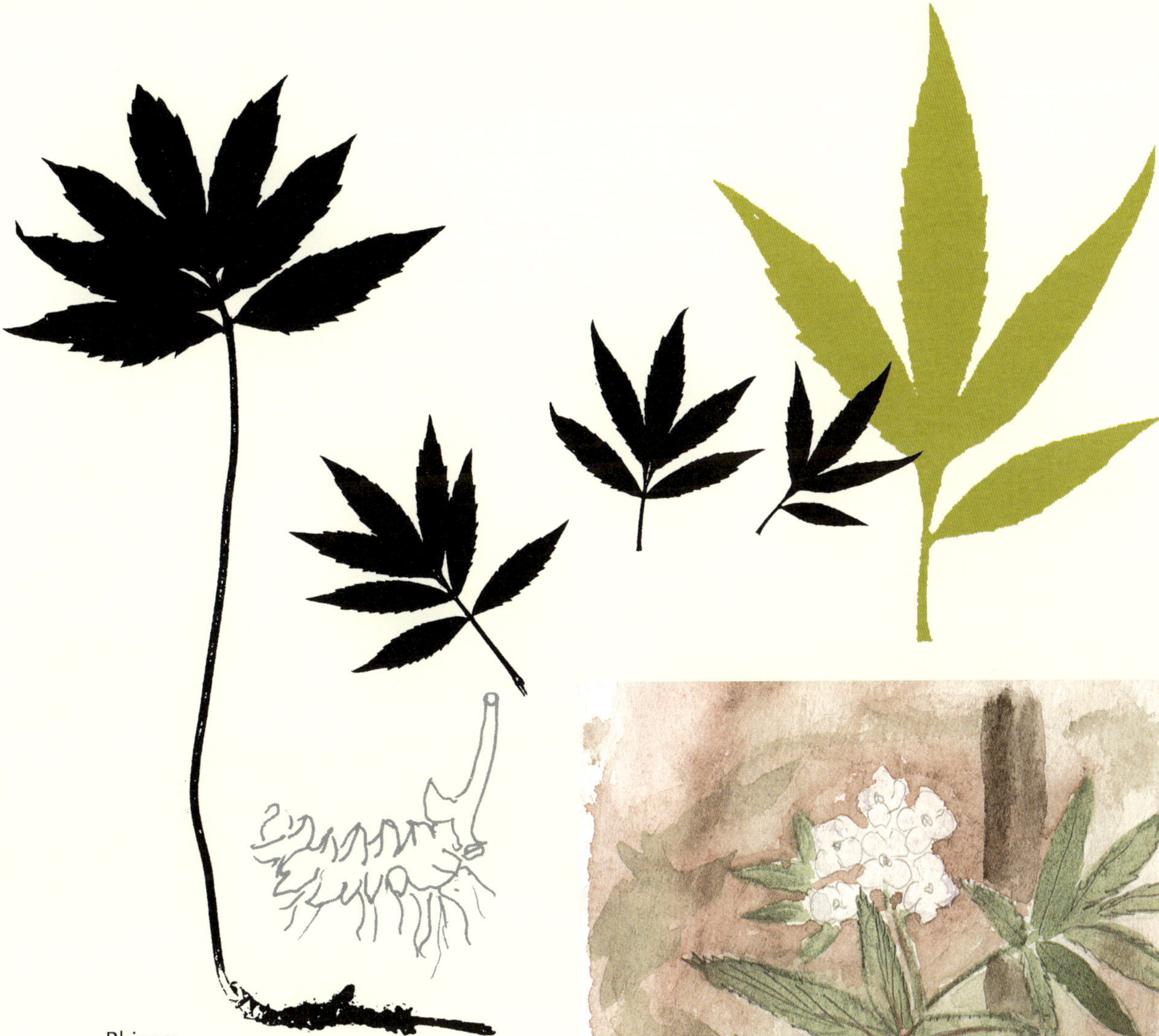

Rhizom
mit einem grundständigen Blatt

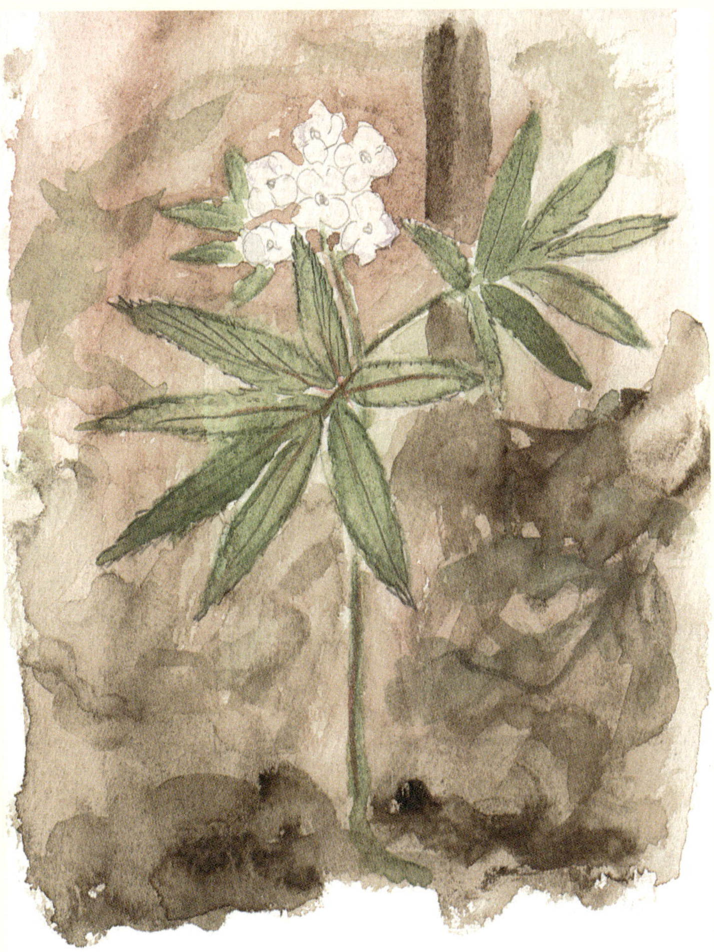

**136 a) Fiederblättrige Zahnwurz *Cardamine heptaphylla* (Vill.) Schulz**

30–50 cm ♃ V–VII(–IX)

Etwas lichtere Buchen- und Buchenmischwälder; kollin-montan-subalpin; mittel- und südeuropäisch.
Kraut schmeckt etwas kresseartig scharf. Rhizom weißlich, verdickt, riecht stechend «nach Apotheke» und schmeckt scharf.

**136 b) Fingerblättrige Zahnwurz *Cardamine pentaphylla* L.**

30–50 cm ♃ V–VII

In schattiger Lage; mittel-und südwesteuropäisch.
Im Ganzen der vorigen Art sehr ähnlich.

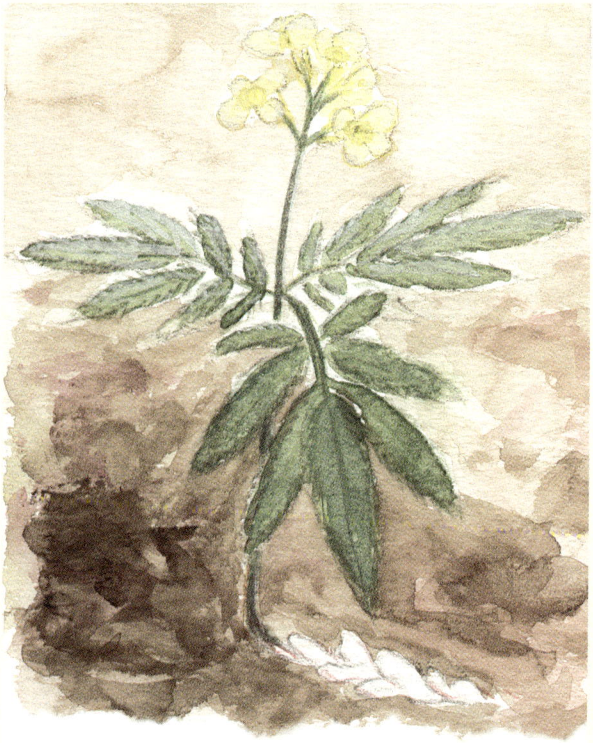

**137 a) Kitaibels-Zahnwurz *Cardamine kitaibelii* Becherer**

30–50 cm IV–V

Laubwälder; kollin-montan-subalpin; südalpin-apenninisch, vor allem östliche Verbreitung.
Blätter wie vorige Art. Die gelblichen Blüten hängend, Früchte aufrecht.
Ähnlich die seltene Quirlblättrige.

**137 b) Weiße oder Quirlblättrige Zahnwurz *Cardamine enneaphylla* (L.) Crantz. Ohne Bild.**

Für all diese Arten der **Gattung *Cardamine*** gilt, dass das Kraut und besonders das weiße Rhizom mehr oder weniger unangenehm scharf und etwas gerbend schmecken.
Für die *C. kitaibelii* ist speziell angegeben (Hegi): Früher als Adstringens, Wundmittel und zur Heilung innerer und äußerer Geschwüre verwendet. Dies gilt sicher auch für die anderen Zahnwurzarten.

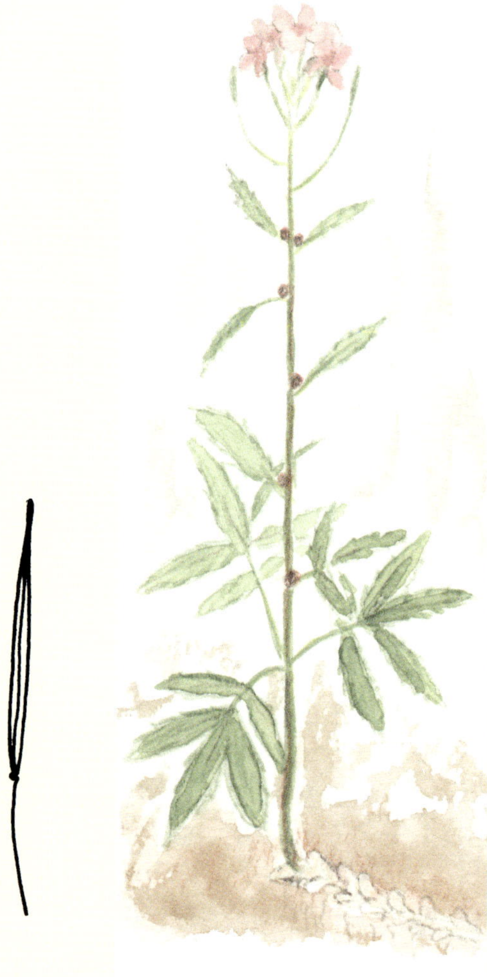

**138 Zwiebel- oder Knöllchentragende Zahnwurz *Cardamine bulbifera* (L.) Crantz**

30–60 cm ♃ IV–V

Laubwälder; kollin-montan-subalpin; europäisch.
Aufrecht-gestreckter als vorige Arten, mit Brutknöllchen in den Blattachseln.

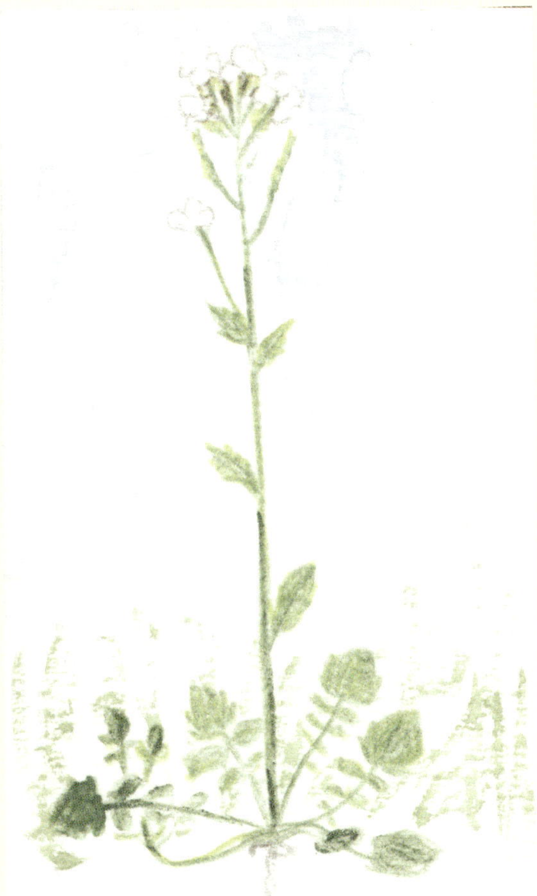

**139 Wiesen-Schaumkresse** ***Cardaminopsis halleri*** **(L.) Hayek**
15–40 cm ♃ IV–VI

Wiesen, Waldwege; kollin-subalpin; mittel- bis südosteuropäisch.
Untere Blätter z.T. auch ungeteilt.
Kies- und Schotterpionier. «Erzpflanze», Zink anreichernd, «Galmei-Pflanze».

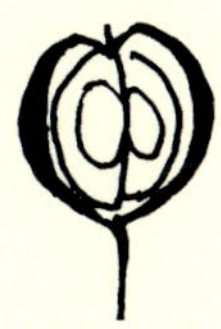

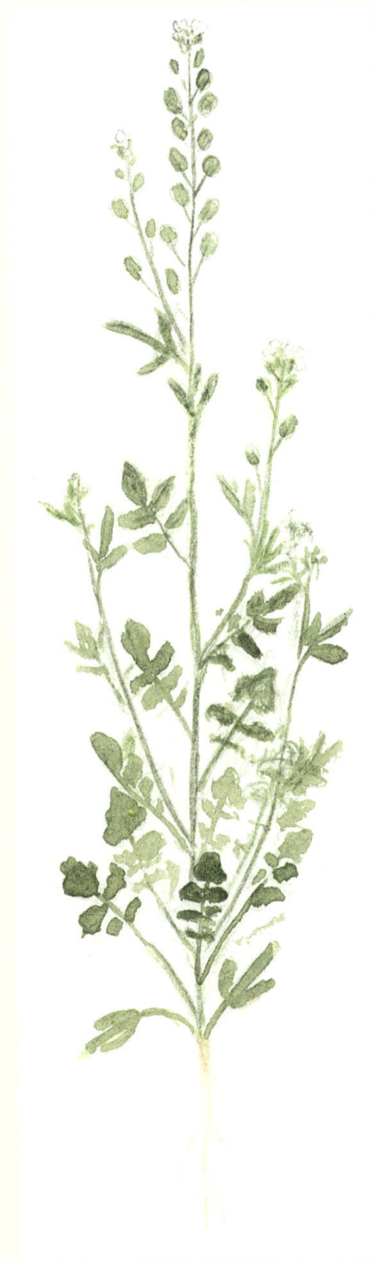

**140 Gartenkresse** ***Lepidium sativum*** **L.**
20–50 cm ⊙ VI–VII

In Mitteleuropa angebaut; verwildert gelegentlich in Schutt-Unkraut-Fluren; kollin-montan; ursprünglich Südwestasien.
Das als Salat und Gewürz bekannte Kraut schmeckt frisch, scharf und wirkt harntreibend, antiskorbutisch. Wurzeln und Samen schmecken scharf, pfeffrig, bitter.
Die Samen gelten als Emmenagogum, Expectorans und als Fiebermittel. Starke antibakterielle Wirkung der ganzen Pflanze.

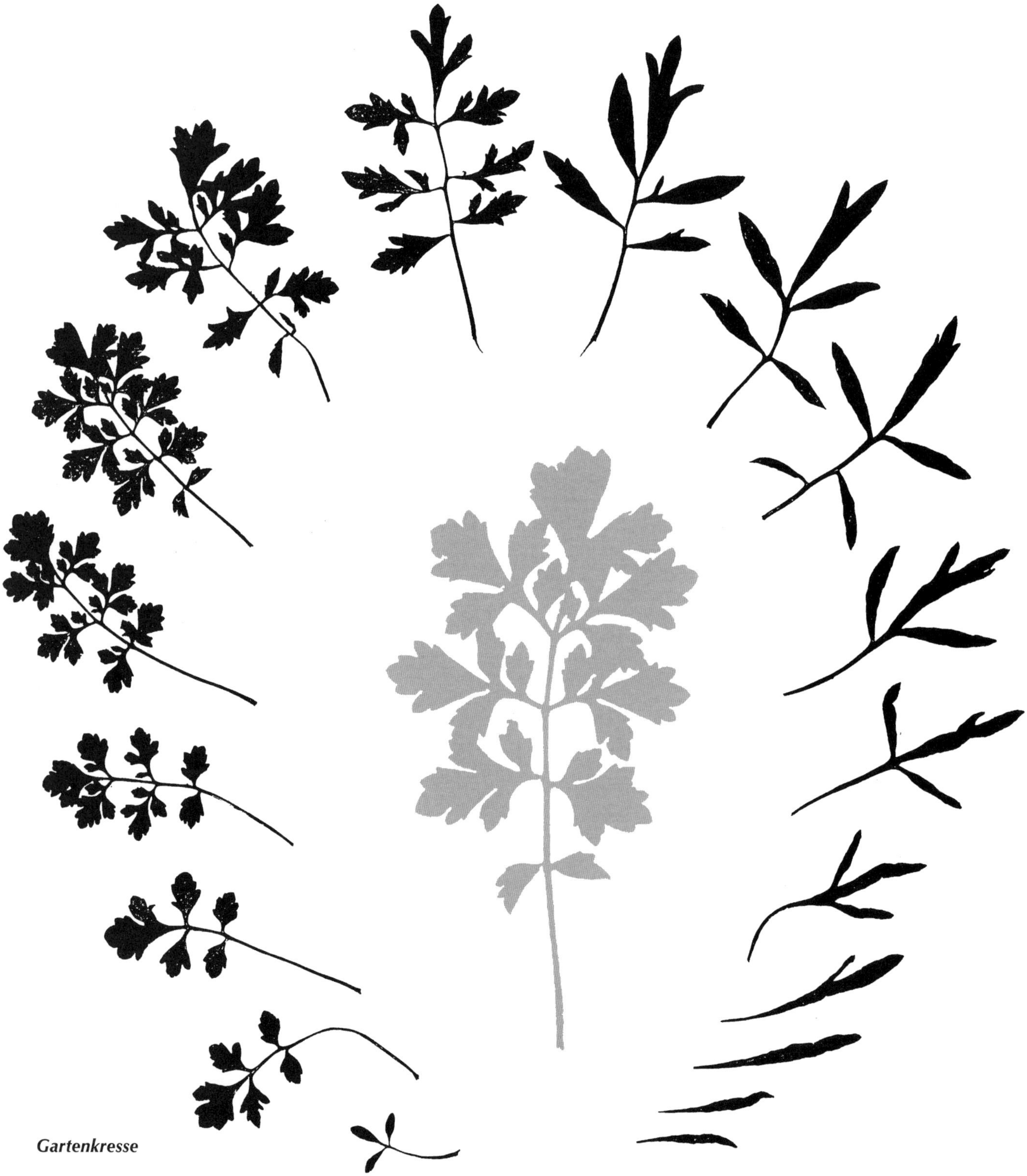

*Gartenkresse*

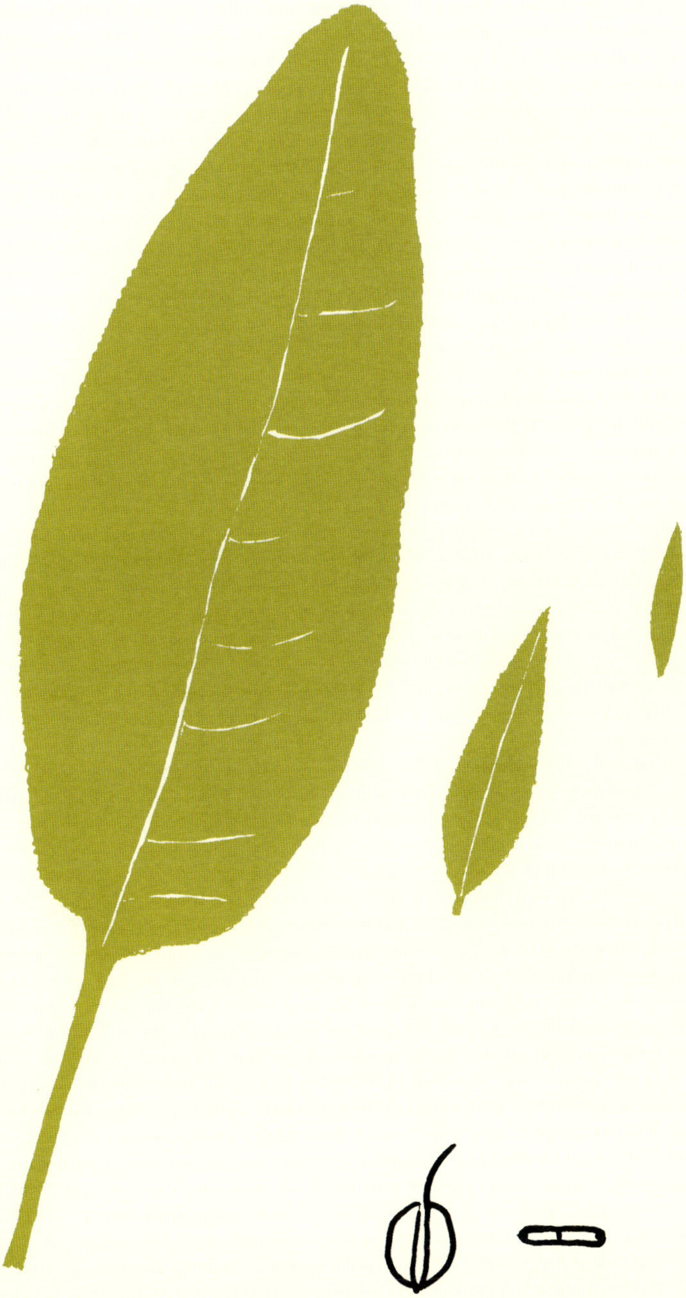

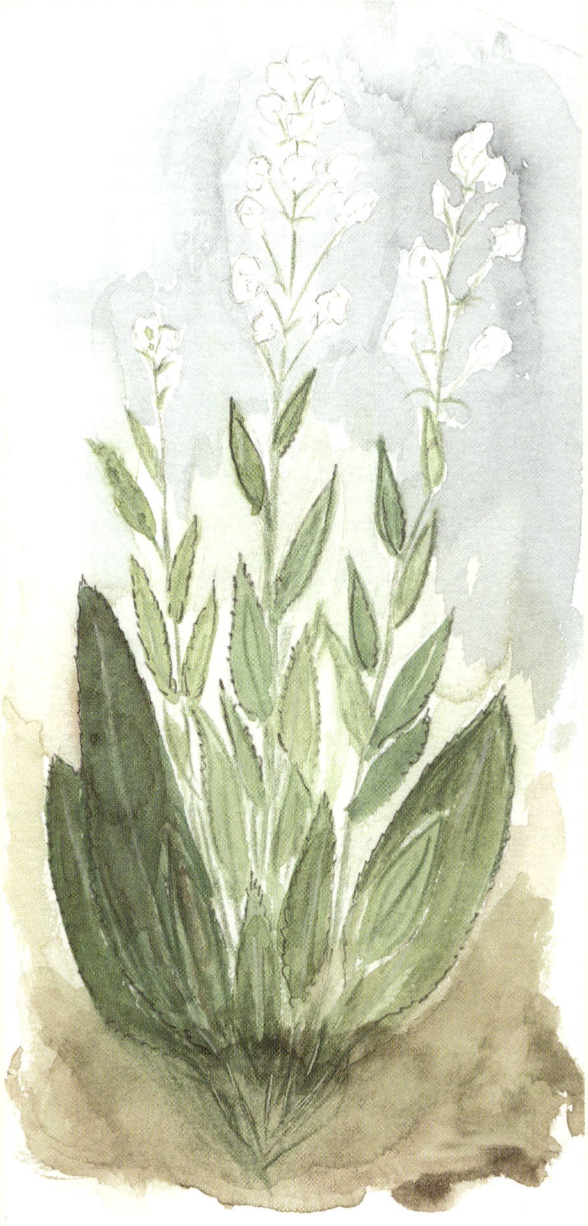

**141 Breitblättrige Kresse *Lepidium latifolium* L.**
30–100 cm ♃ VII–X

Schuttplätze; kollin, westeuropäisch-mediterran.
Untere Blätter langgestielt (bis 25 cm lang und 10 cm breit), ledrig, gezähnt, selten fiederteilig. Vermehrt sich stark durch kriechende Seitenwurzeln mit Wurzelsprossen.
Früher wie Meerrettich im Garten gezogen. Anwendung wie Meerrettich. Oft wird auch die ganze Pflanze verwendet.

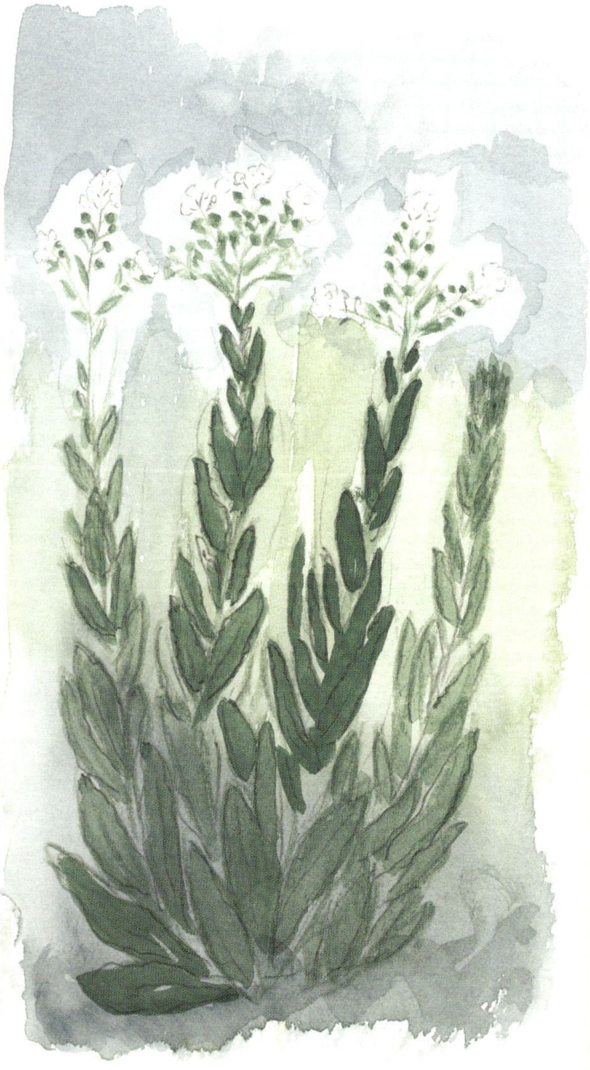

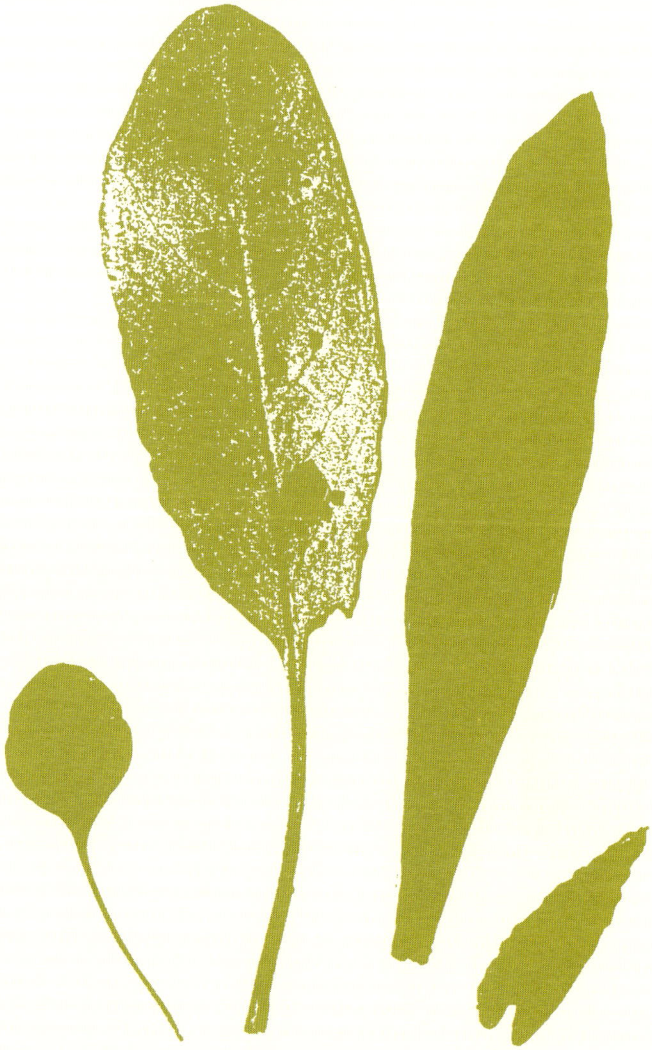

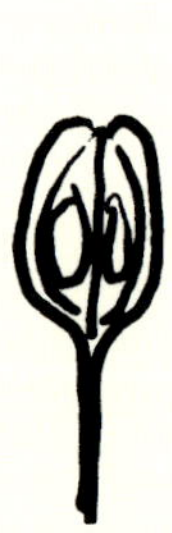

**142 Feld-Kresse *Lepidium campestre* (L.) R. Br.**
20–50 cm ⊙–⊙⊙ IV–VI

Äcker, Wegränder, Schuttplätze; kollin, montan, subalpin; europäisch.
Blüten unscheinbar, ähnlich *Arabis*.
Blätter als Gemüse und als Salat gegessen.

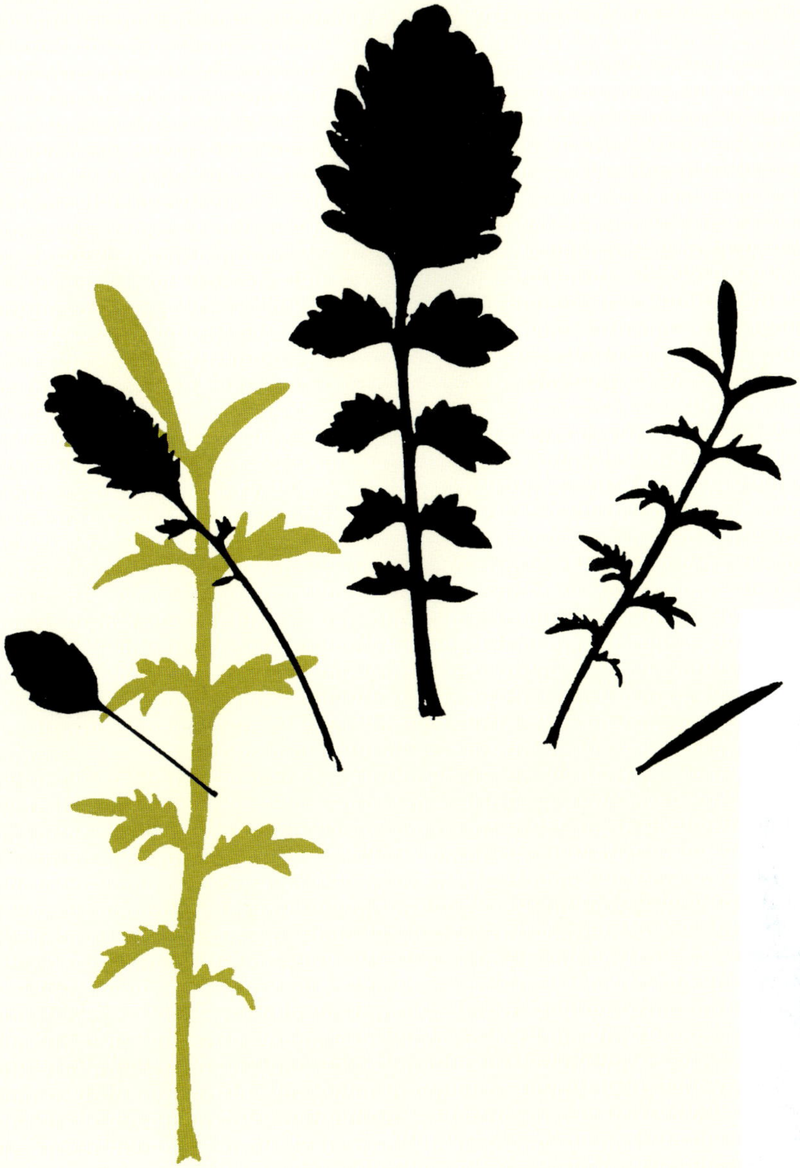

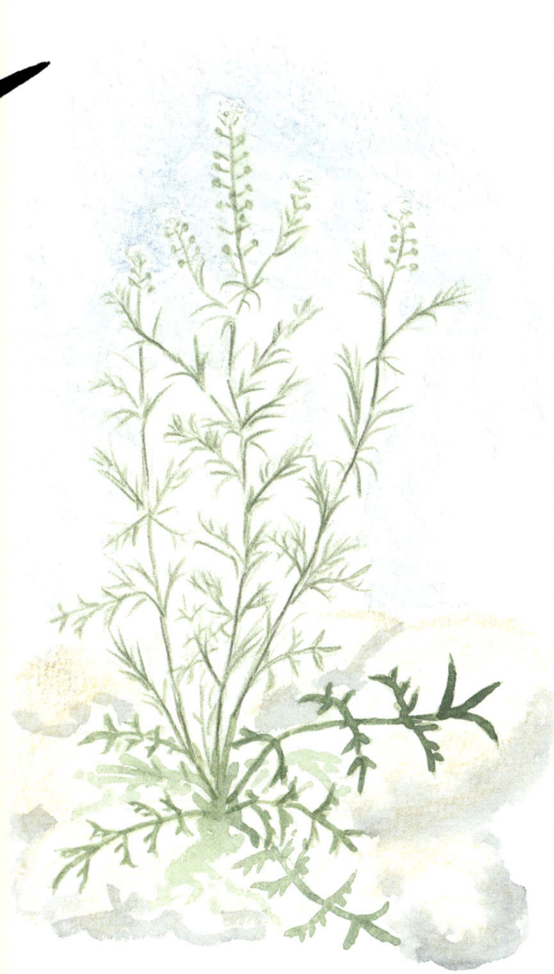

**143 Schutt- oder Stink-Kresse *Lepidium ruderale* L.**
10–40 cm ⊙–⊙⊙ VI–X

Wegränder, Bahnareale, Schuttplätze; kollin-montan-subalpin; ursprünglich ostmediterran-orientalisch.
Büscheliger Wuchs; nur untere Blätter ein- bis dreifach fiederschnittig, obere einfach, schmal; Blüte ohne Kronblätter.
Kraut stinkt beim Zerreiben, am stärksten auf ammoniakhaltigem Boden.
Altes Volksmittel in Russland bei Wechselfieber und zum Vertreiben von schädlichen Insekten, ähnlich Pyrethrum.

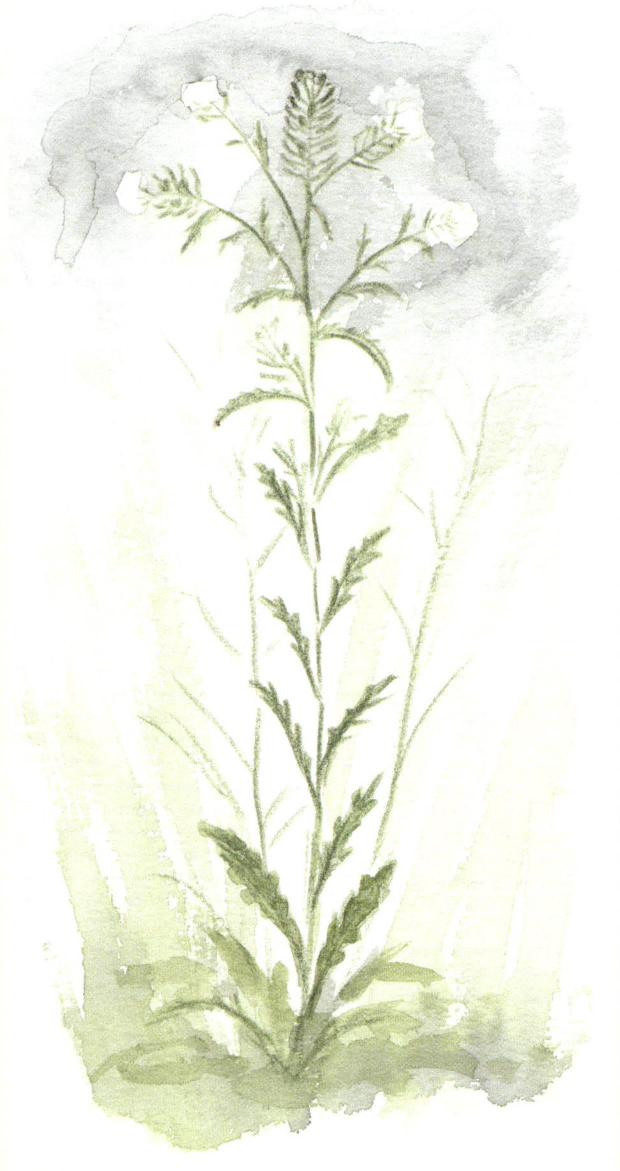

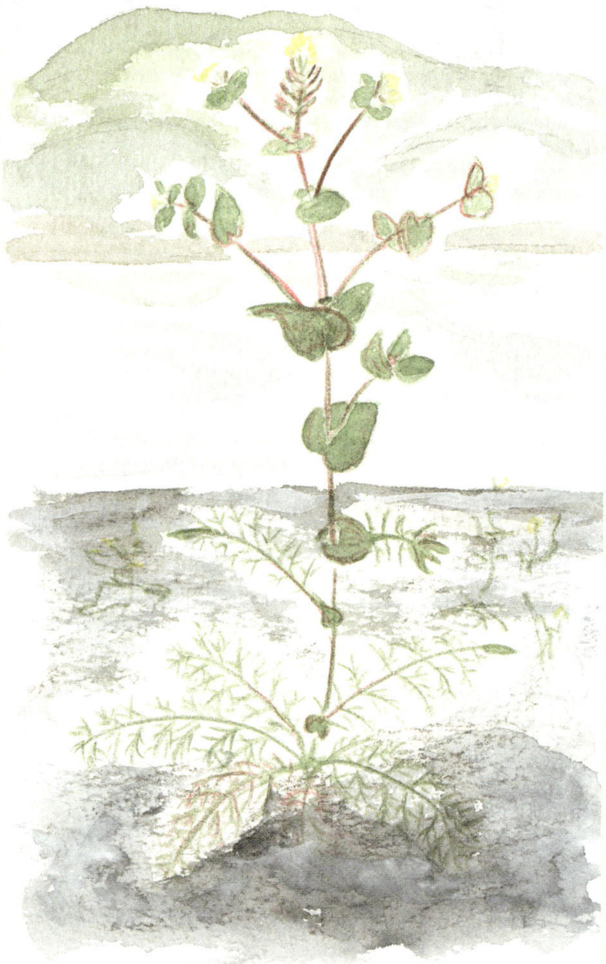

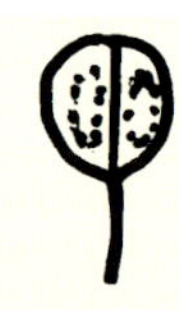

**144 Virginische Kresse *Lepidium virginicum* L.**
30–50 cm ♃ V–IX

Wegränder, Bahnareale, Schuttplätze; kollin-montan; ursprünglich nordamerikanisch, vielfach eingeschleppt.
Kraut riecht im saftigen Zustand nach Gartenkresse.
Als Salat genießbar. Wurde bei Skorbut, Wassersucht, Verschleimung der Lungen verwendet.

**145 Durchwachsene Kresse *Lepidium perfoliatum* L.**
20–50 cm ⊙–⚇ V–VI

Schuttplätze; kollin; osteuropäisch-westasiatisch.

Die **Gattung *Lepidium*** umfasst ca. 130 Arten, gleichmäßig über die gemäßigten Zonen und Subtropen verbreitet. In Neuseeland, Südsee- und Hawaii-Inseln einzelne endemische Vertreter.

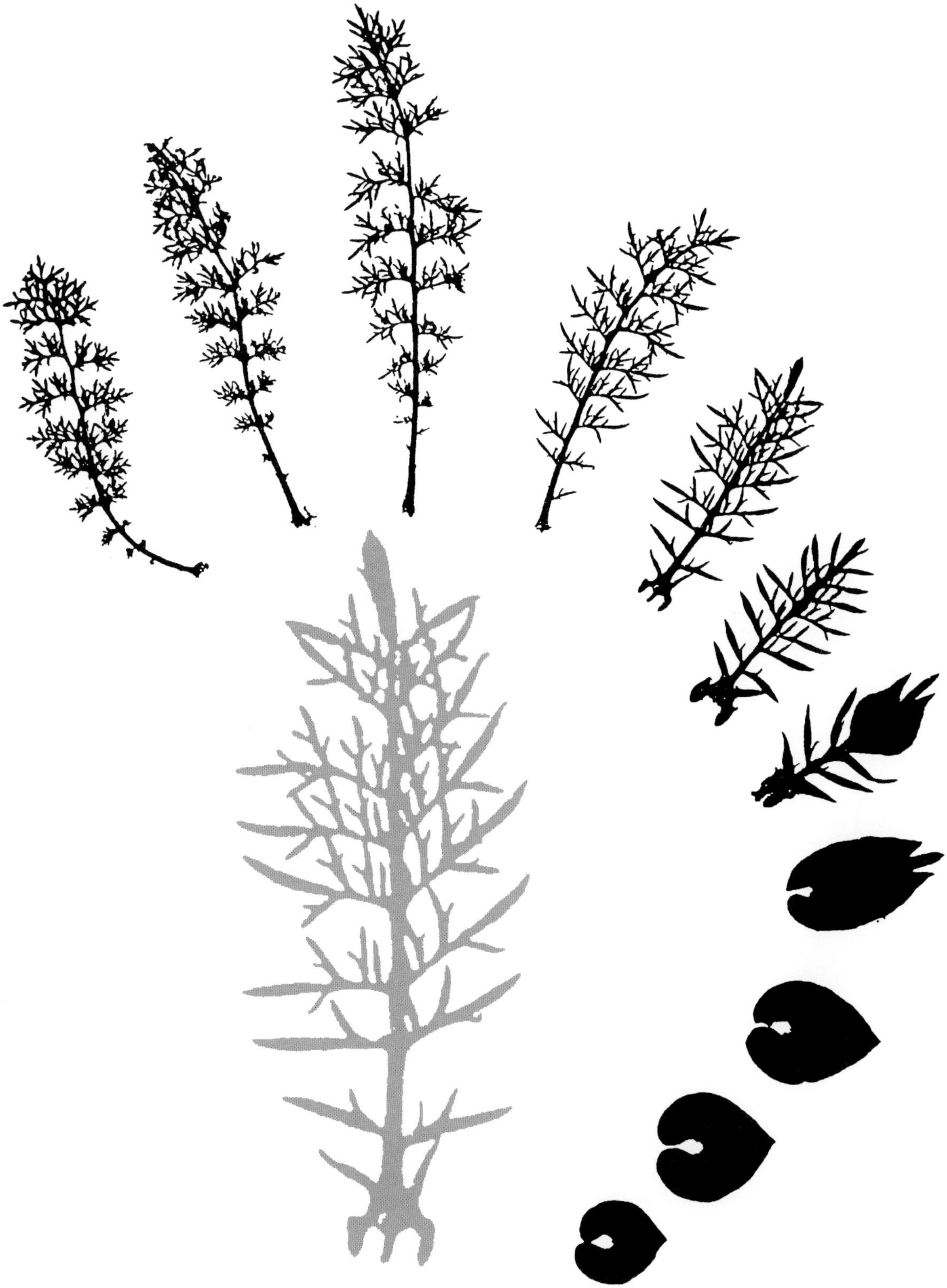

*Durchwachsene Kresse*

Die **Gattung *Coronopus*** umfasst acht Arten. Ursprünglich Mittelmeer, Südostafrika und extratropisches Südamerika, aber fast über die ganze Erde verschleppt.

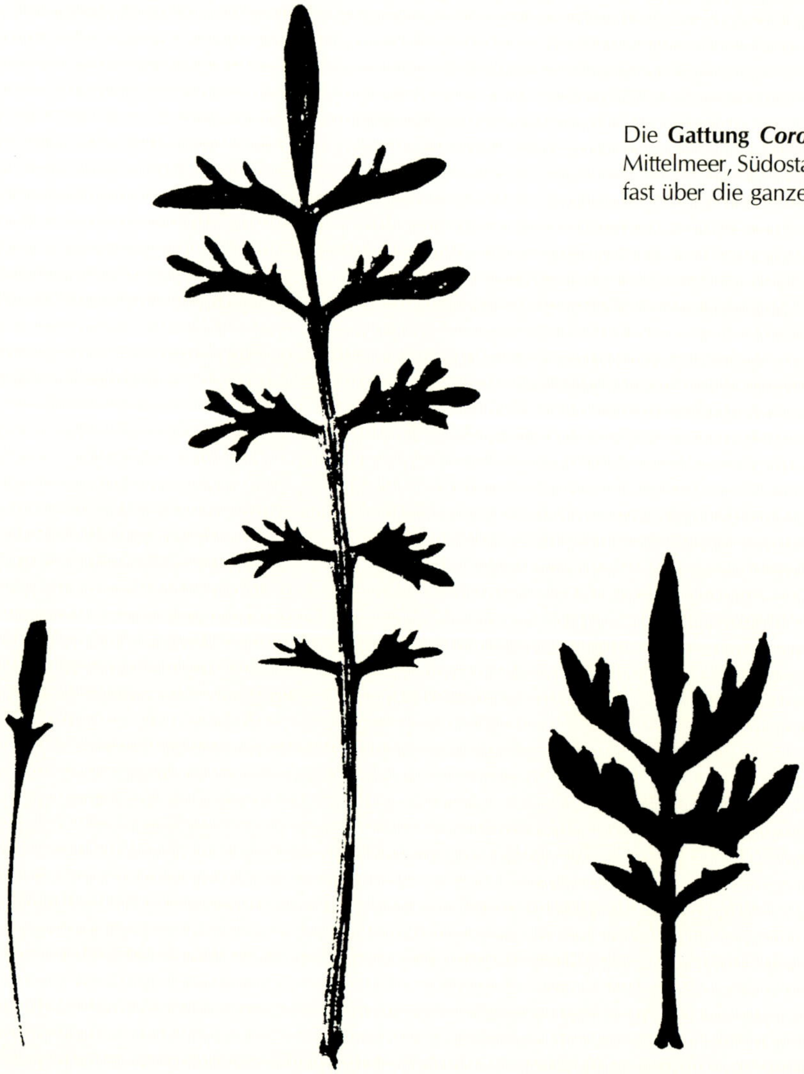

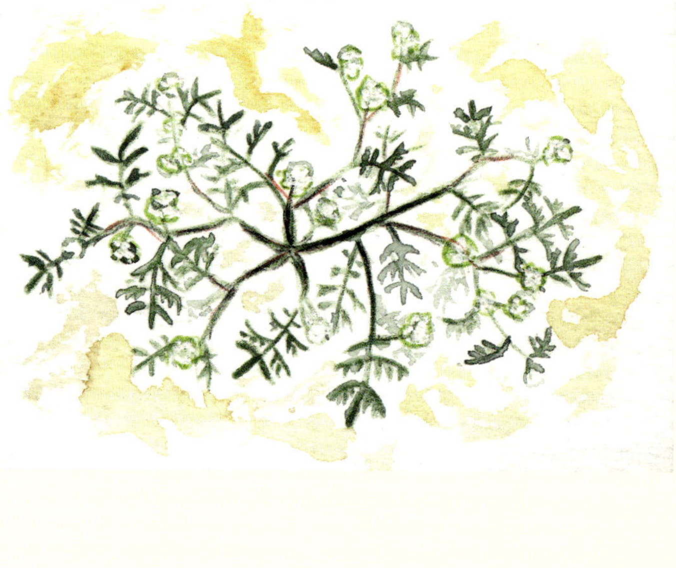

**146 Niederliegender (warziger) Krähenfuß**
***Coronopus squamatus* (Forssk.) Aschers.**

5–25 cm ⊙ V–VII

In offenen Trittgesellschaften, wechselfeucht; mediterran-südmediterran, in Mitteleuropa eingeschleppt, besonders Küstengebiete.
Weiße Blüten. Ähnlich *C. didymus* (L.) Sm., mit gelben Blüten.
Früher Salatpflanze.

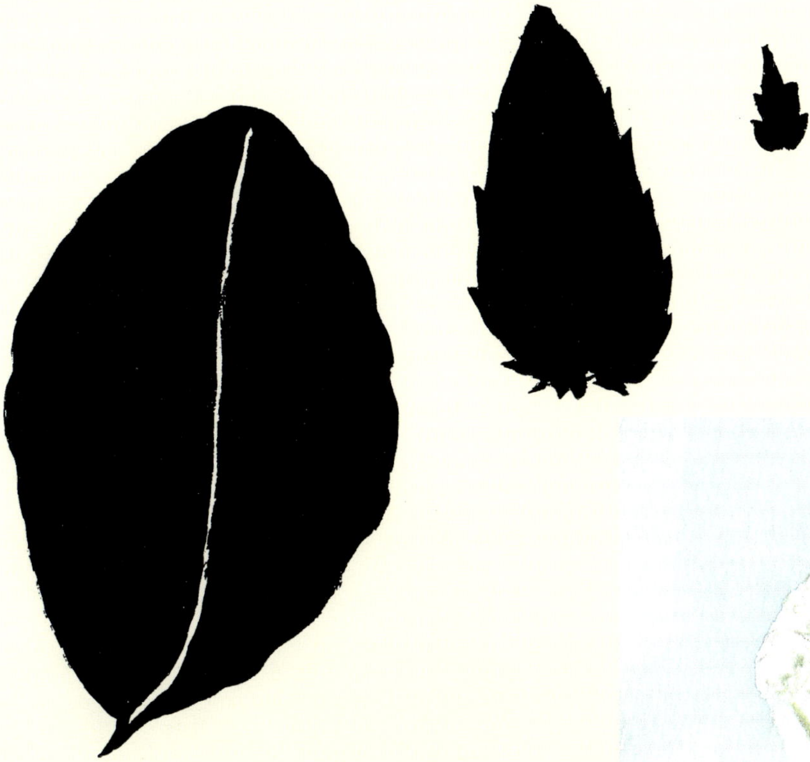

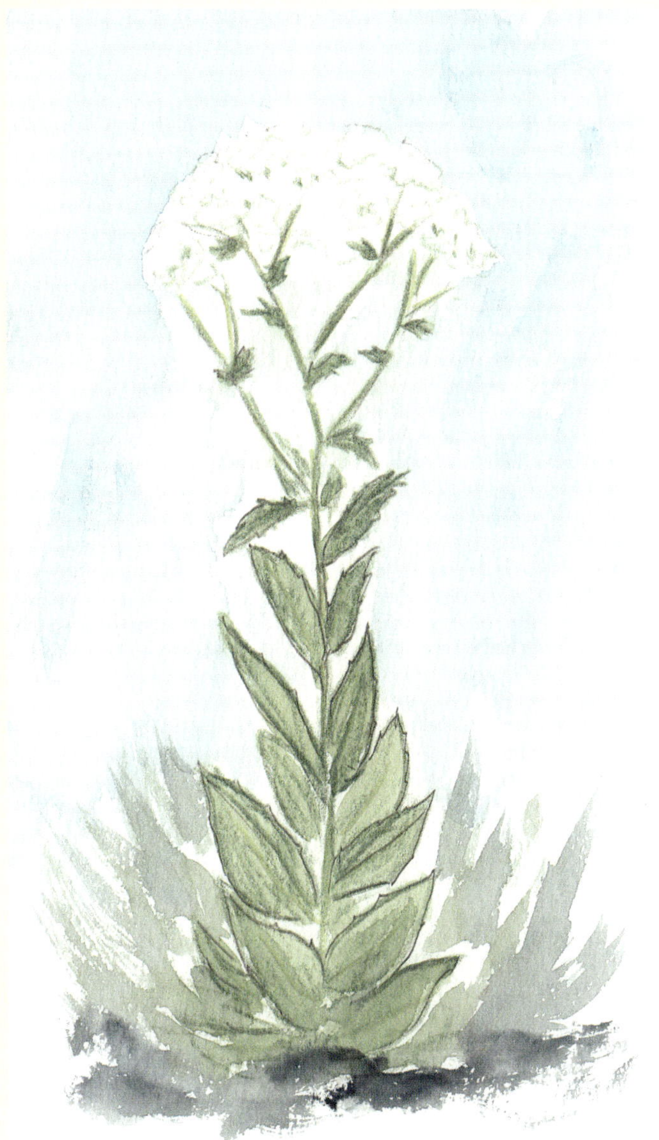

**147 Pfeil-Kresse *Cardaria draba* Desv.**
20–60 cm ♃ V–VII

Wegränder, Schuttplätze; kollin-montan; ursprünglich mediterran.
Blüten dicht zusammen, ebensträußig.
Kraut wurde früher zu kühlenden Getränken bei fieberhaften Erkrankungen verwendet, die scharfen Samen auch als Würze wie Pfeffer.

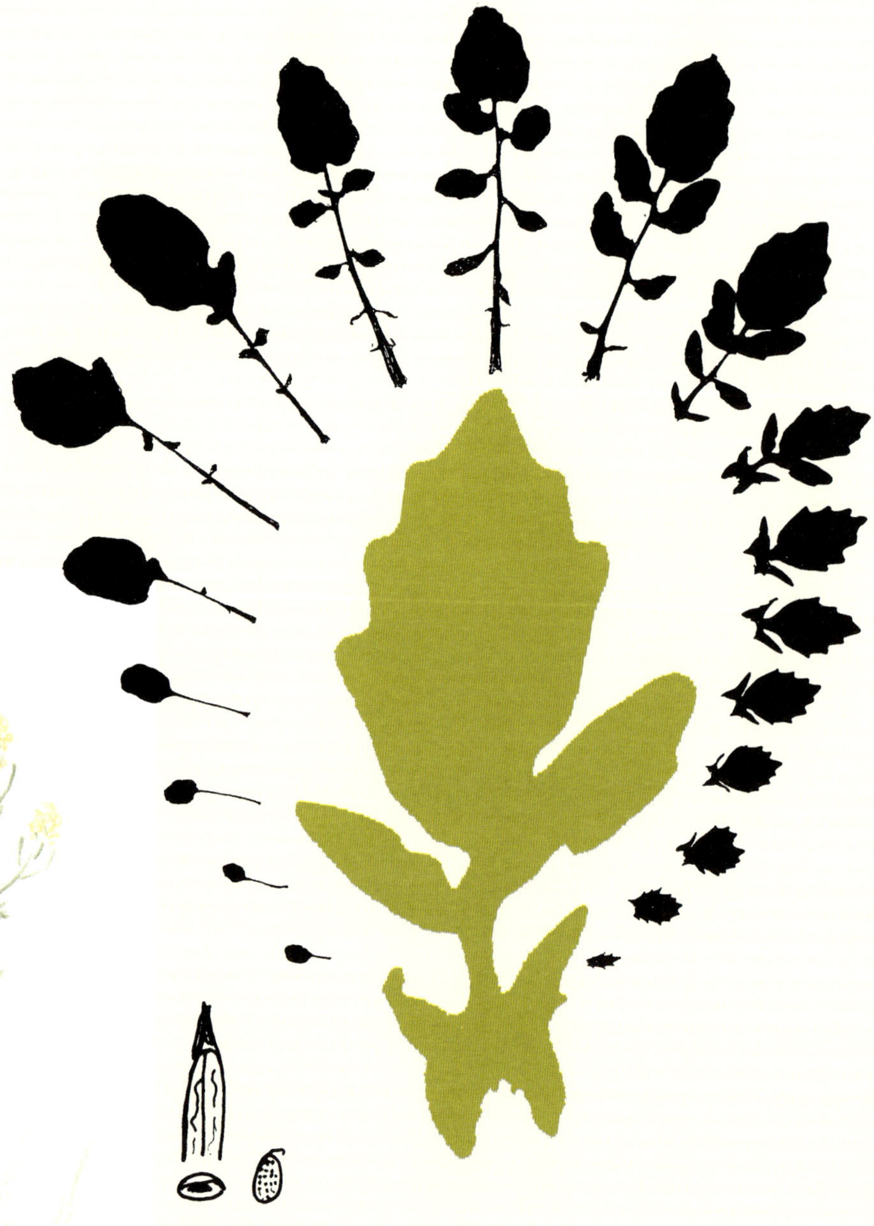

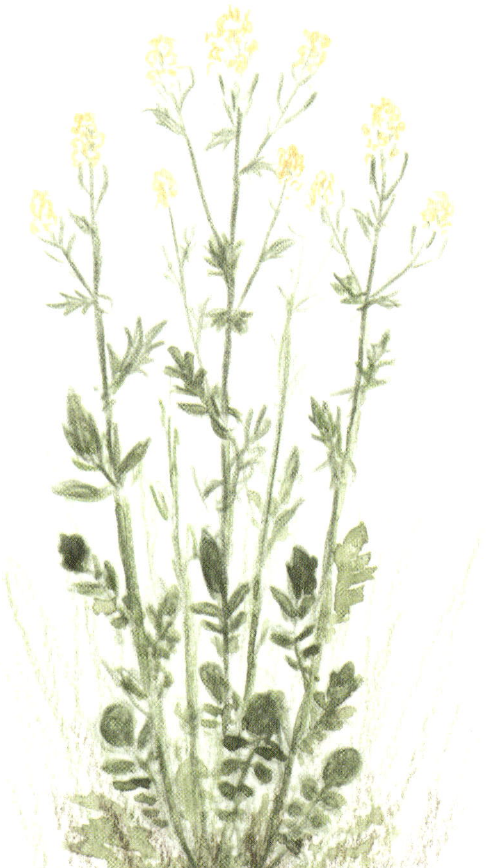

**148 Barbarakraut *Barbarea vulgaris* R. Br.**
30–70(–90) cm ⊙ V–VII

Unkrautgesellschaften, Bachauen; auf frischem, nährstoffreichem, basenreichem, humosem oder kiesig-sandigem Lehmboden; Ebene bis Gebirge; eurasisch, mediterran; heute in gemäßigten Zonen weltweit.
Kresseartiger Geschmack, oft auch als Gemüse angebaut.
Geeignet als Wundbalsam, blutreinigend, gegebenenfalls Skorbut.

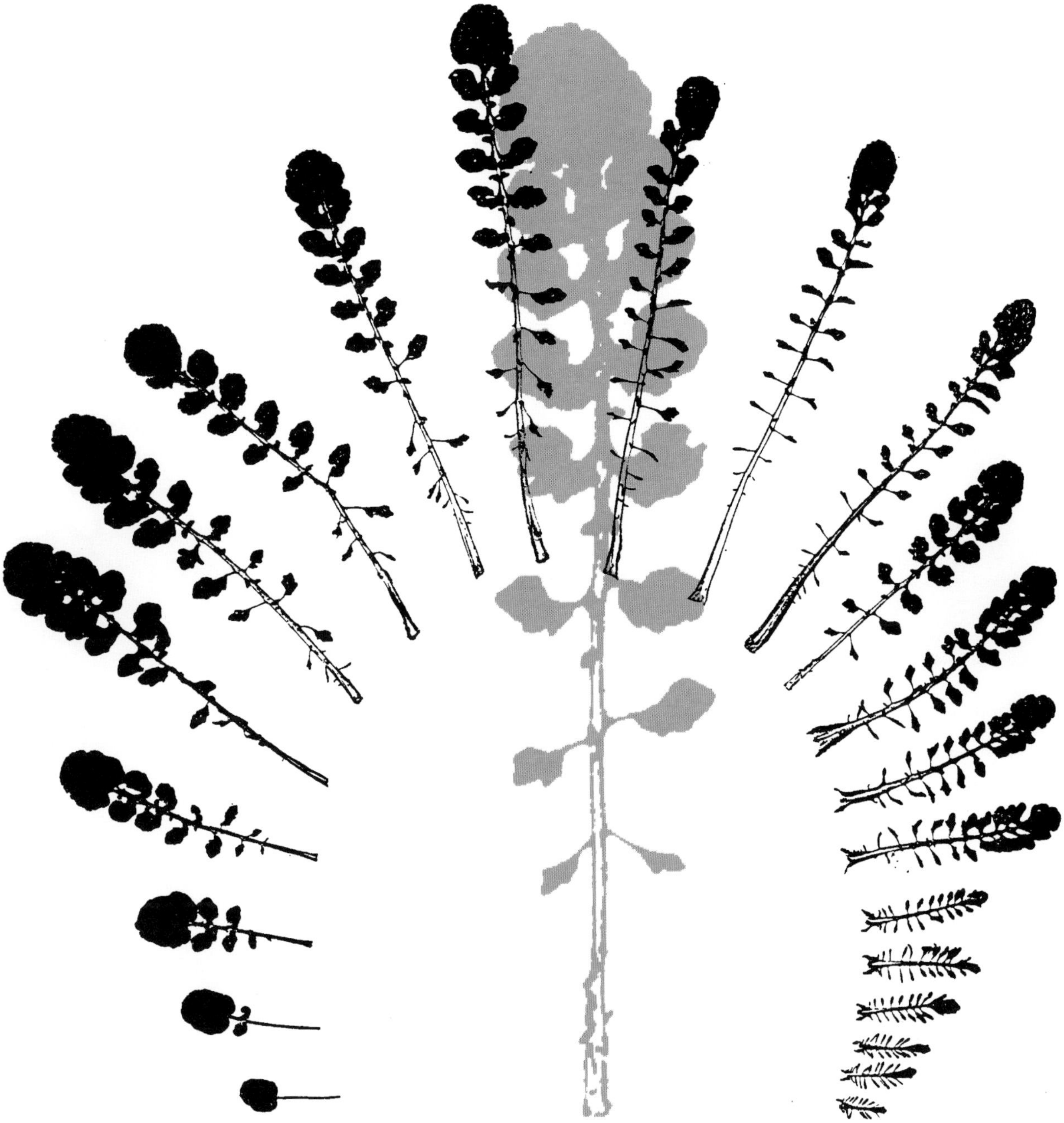

**149 Frühlings-Barbarakraut *Barbarea verna* (Mill.) Asch.**
**(früher *Barbarea praecox*)**
10–75 cm ⊙ IV–VI

Wegränder, Schuttplätze, Bahnareale; kollin, montan; ursprünglich südwesteuropäisch.
Im Wuchs voriger Art ähnlich, sehr variabel.
Als Frühlingssalatpflanze angebaut.

Die **Gattung *Barbarea*** umfasst ca. zwölf Arten mit teils holarktischer, teils mediterraner Verbreitung.

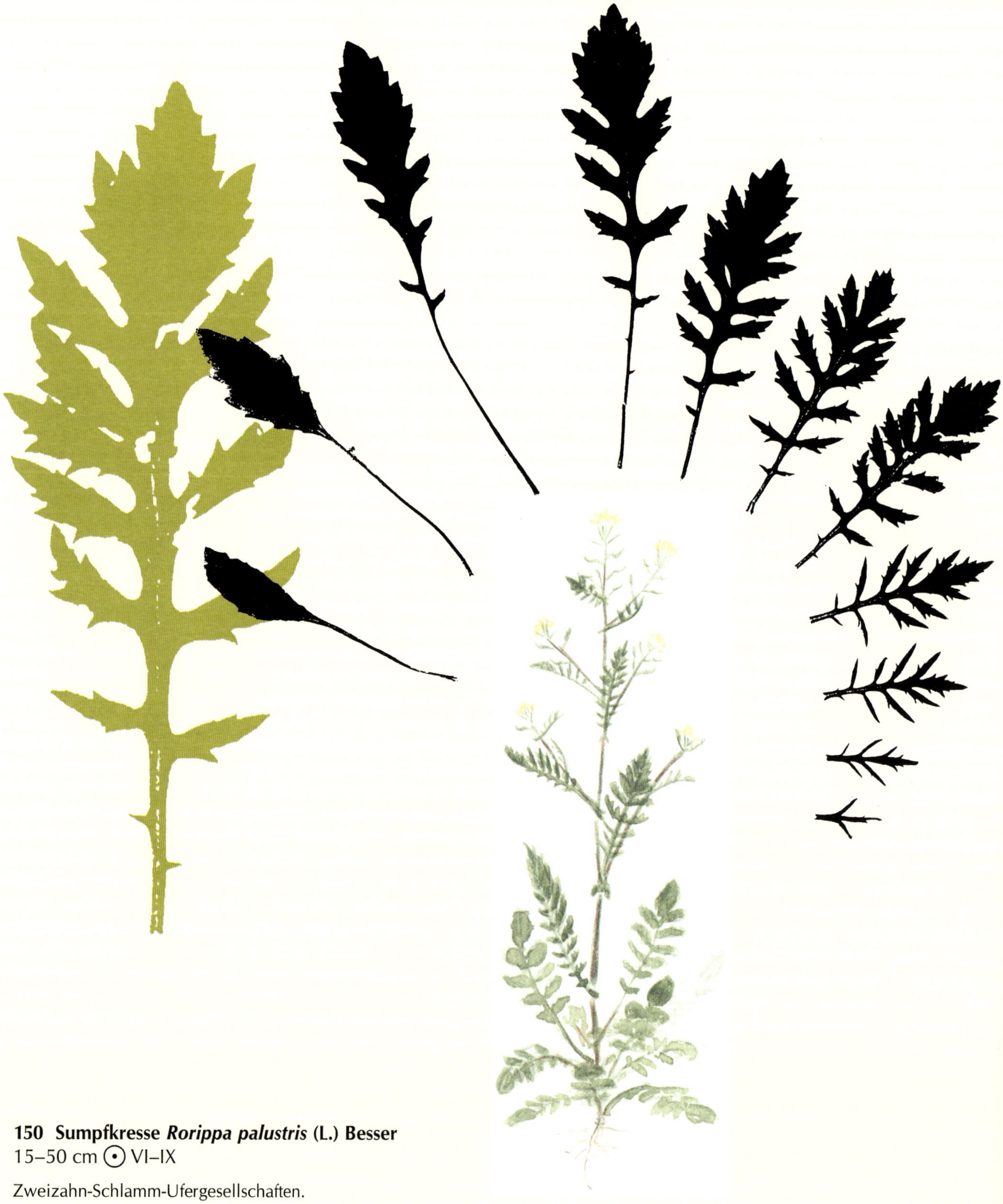

**150 Sumpfkresse *Rorippa palustris* (L.) Besser**
15–50 cm ⊙ VI–IX

Zweizahn-Schlamm-Ufergesellschaften.

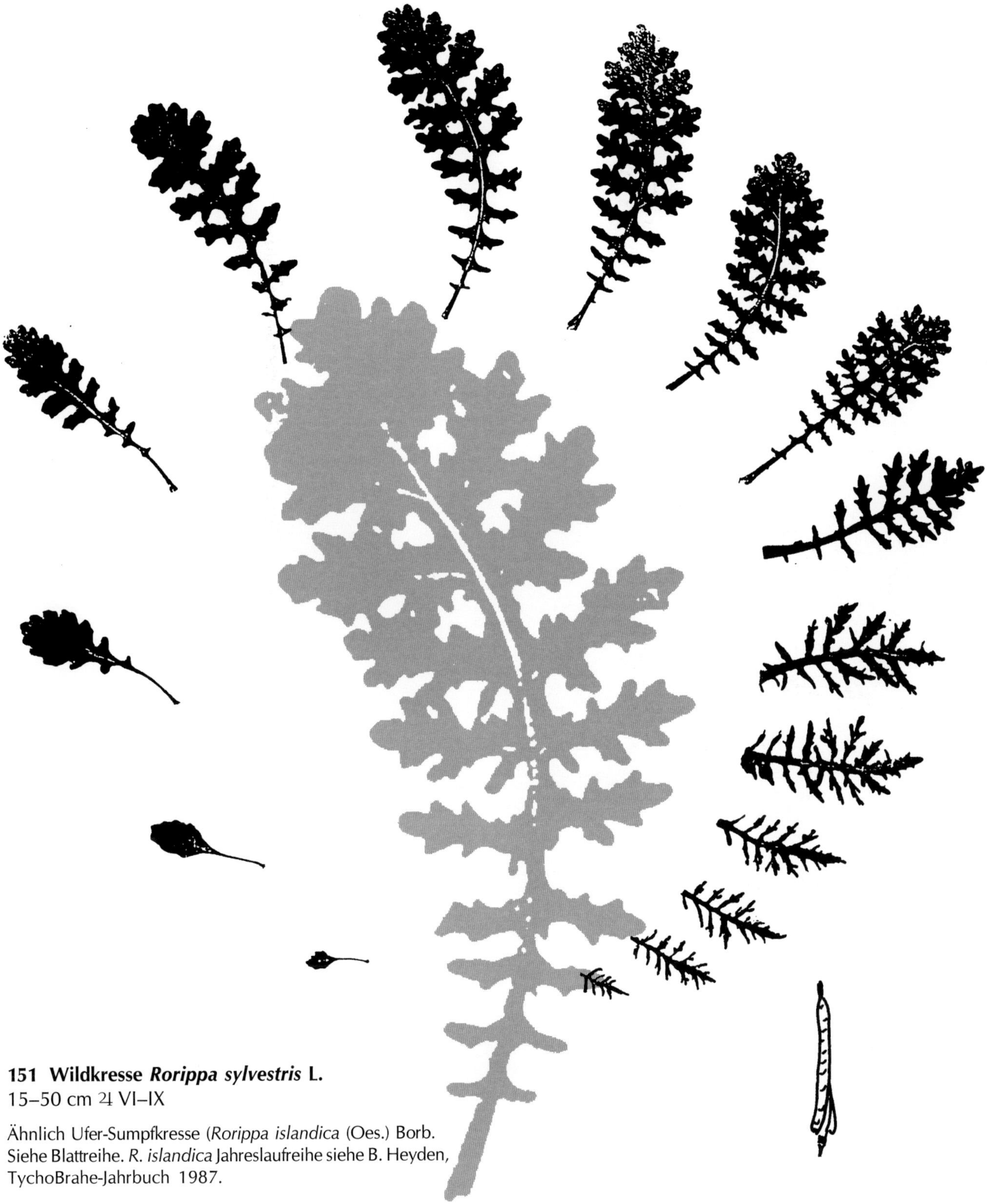

**151 Wildkresse *Rorippa sylvestris* L.**
15–50 cm ♃ VI–IX

Ähnlich Ufer-Sumpfkresse (*Rorippa islandica* (Oes.) Borb. Siehe Blattreihe. *R. islandica* Jahreslaufreihe siehe B. Heyden, TychoBrahe-Jahrbuch 1987.

**152 Wasserkresse *Rorippa amphibia* (L.) Bess.**
40–120 cm ♃ V–VII

Schlammige Böden mit wechselndem Wasserstand, eurasisch. Blattformen sehr variabel, die unteren breit, länglich, eiförmig; ungeteilt oder leierförmig bis kammförmig, fiederspaltig. Obere Blätter sind geteilt, sitzend, unregelmäßig gezähnt. Stängel hohl. Bei im Wasser stehenden Exemplaren fingerdick aufgeblasen. Treibt Ausläufer.

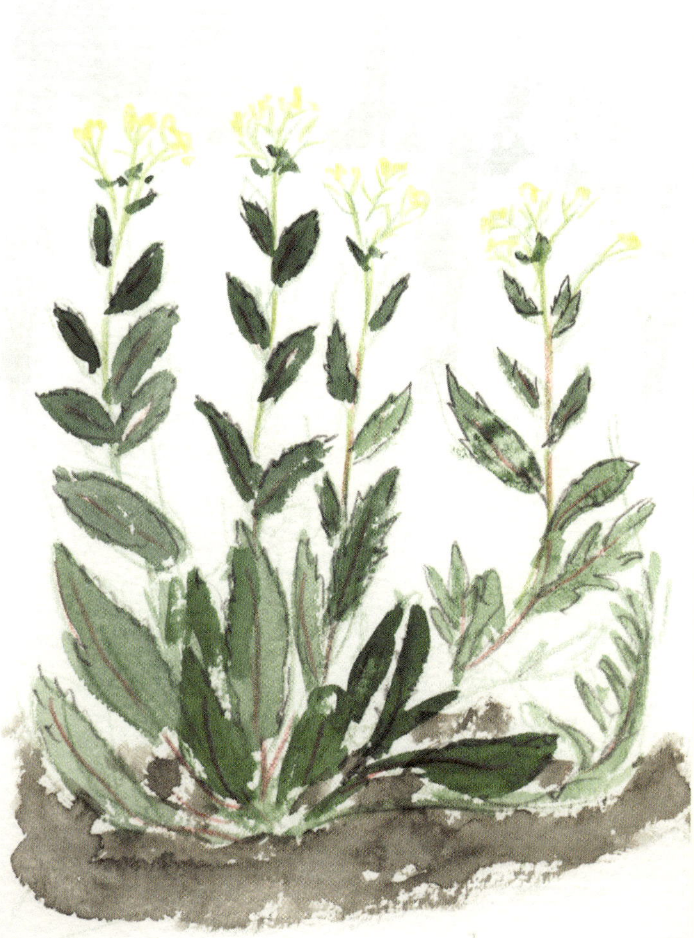

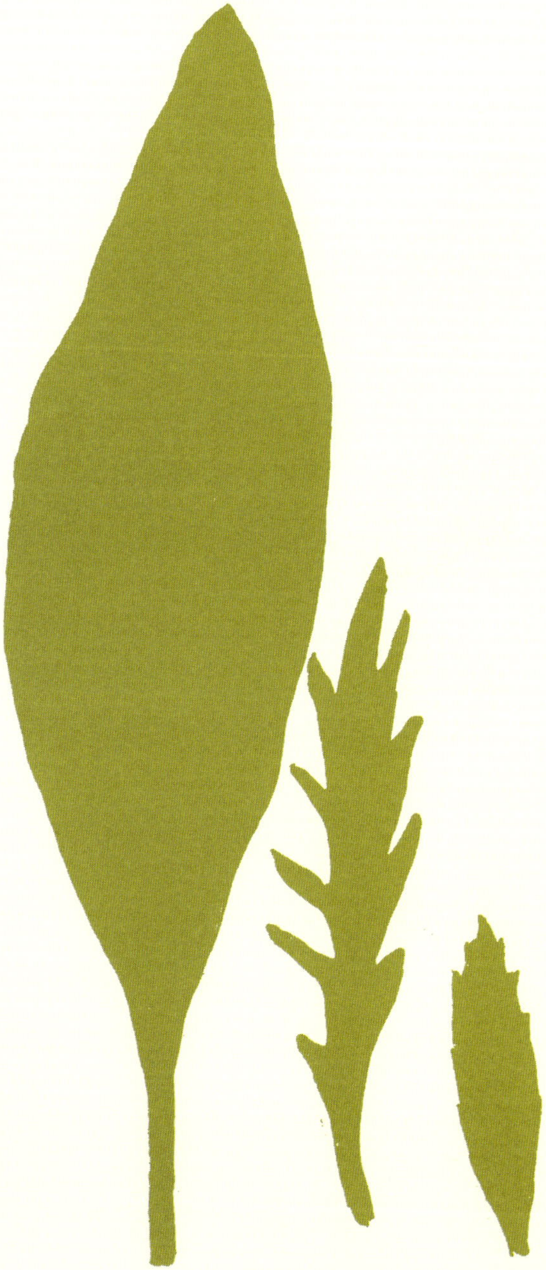

Die **Gattung *Rorippa*** ist *Nasturtium* nahe verwandt. Sie umfasst heute 74 Arten mit vorwiegend holarktischer Verbreitung. Einzelne Arten auch im Mittelmeergebiet, Nord- und Südafrika, Südamerika.

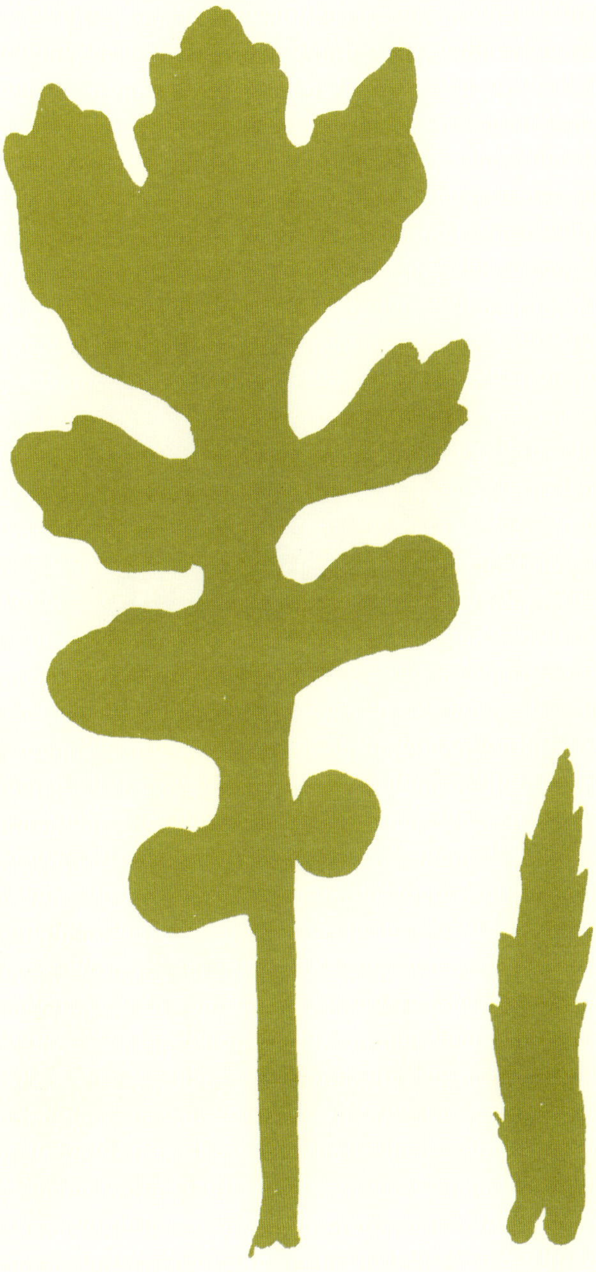

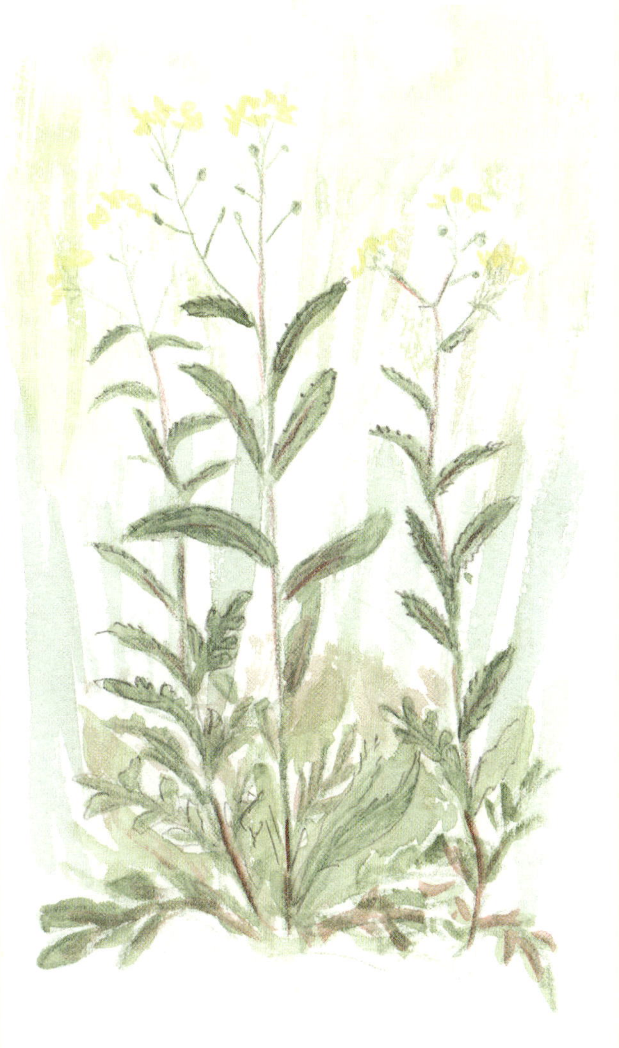

**153 Österreichische Sumpfkresse *Rorippa austriaca* (Crantz) Bess.**

40–120 cm ♃ VI–VIII

Dämme, sandige Ufer, kollin-montan; osteuropäisch, westasiatisch.

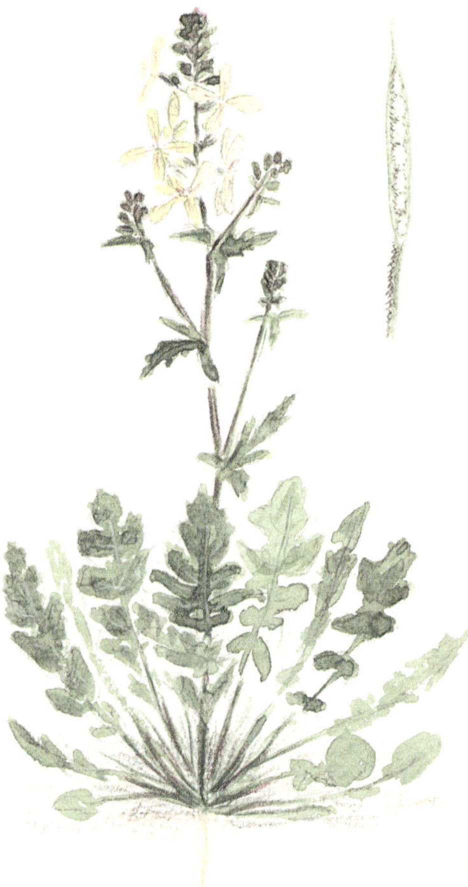

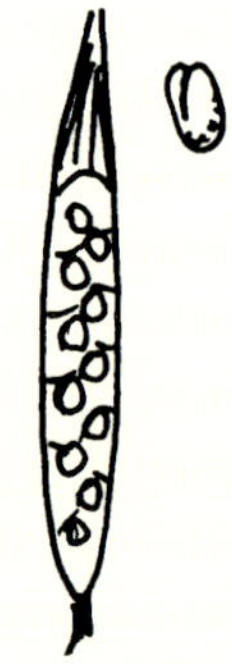

**154 Rauken-Kohl (Saat-Ölrauke) *Eruca sativa* Mill.**
15–50 cm ⊙ V–VI

In Unkrautfluren, *Sisymbrium*-Gesellschaft.
Alte Heil- und Gemüsepflanze: Öl, Senf, Salat; junge Triebe als Salatwürze.
Verdauungsfördernd, diuretisch. Samen gegen Hautkrankheiten, Aphrodisiacum.

Die **Gattung *Eruca*** umfasst vier mediterrane Arten.

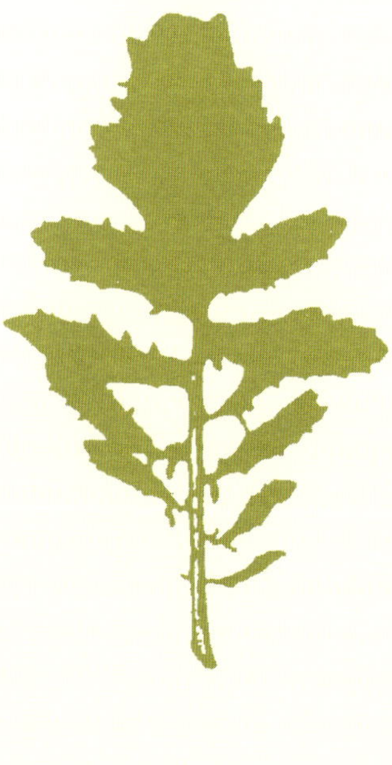

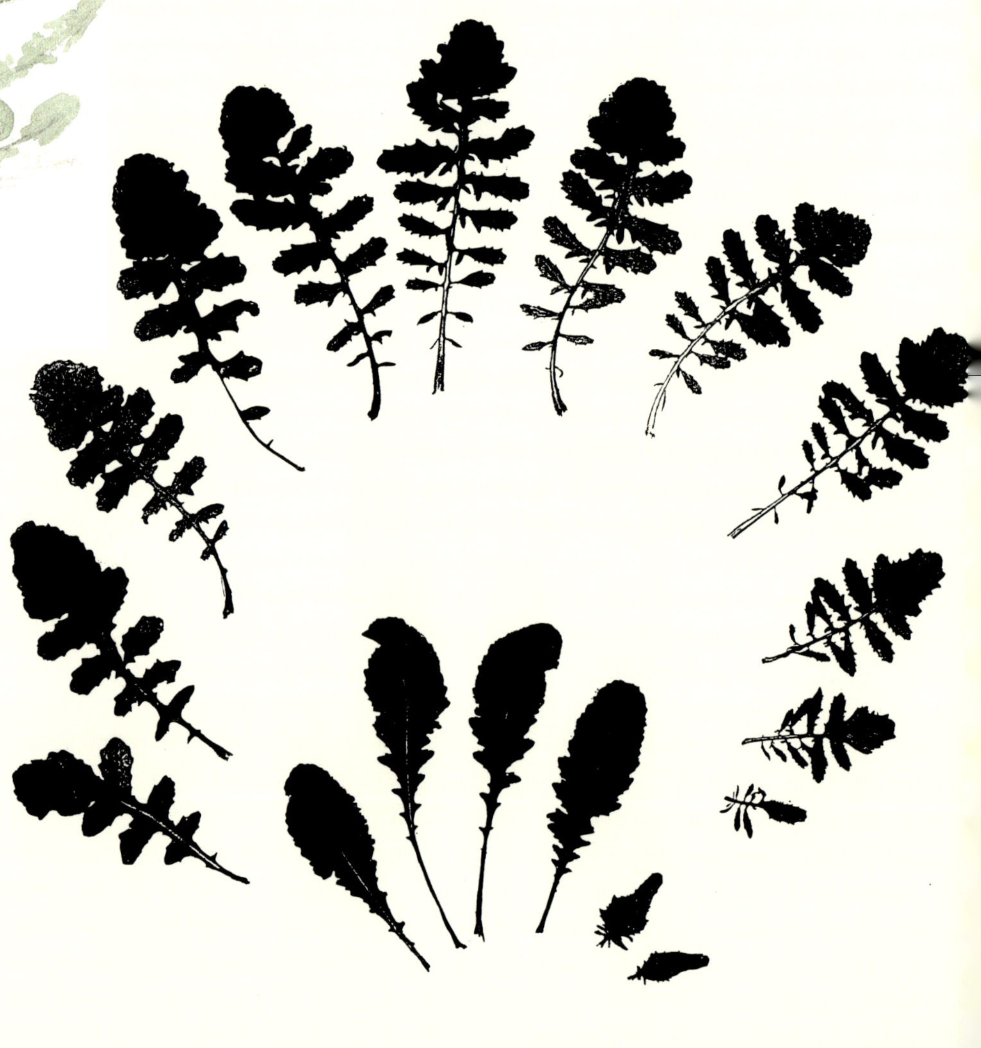

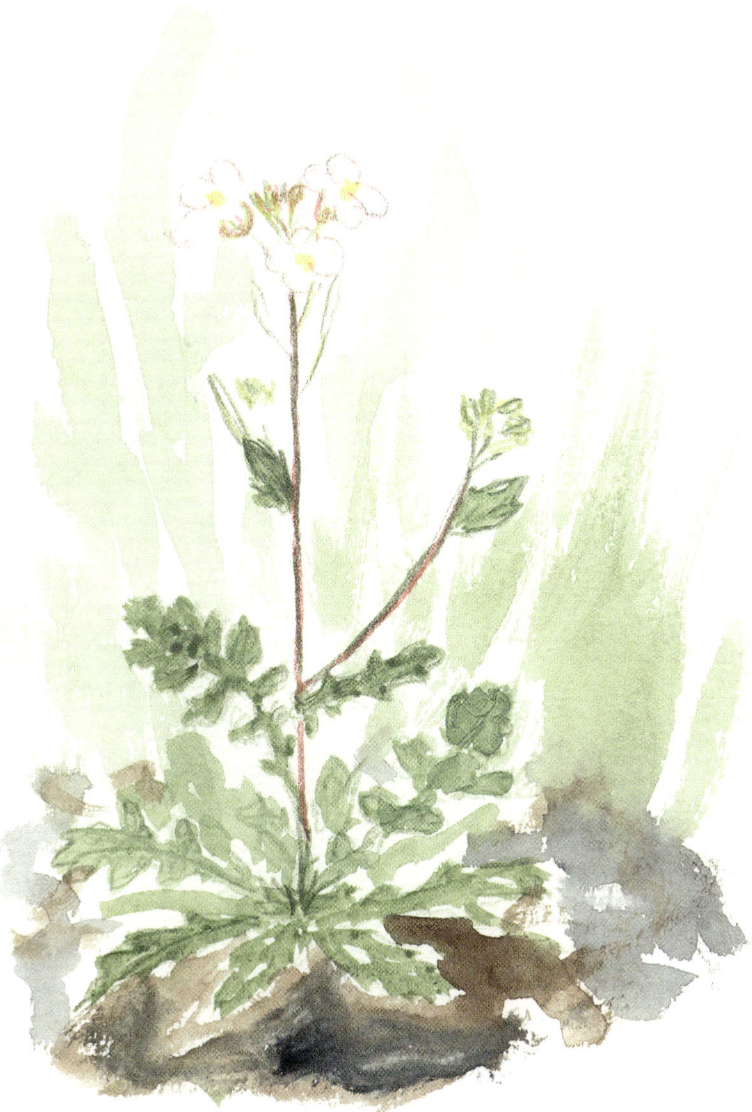

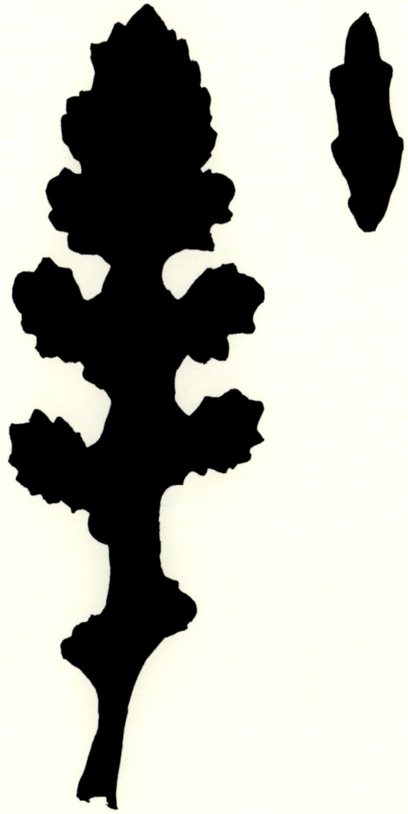

**155 Raukenähnlicher Doppelsame *Diplotaxis erucoides* (Torne) DC**

10–50 cm ♃ VI–X

Äcker, Schuttplätze, Weinberge; kollin; westmediterran. Weißblühend, Blätter wie beim Gemeinen Greiskraut (*Senecio vulgaris*); siehe auch Niederliegende Rauke (*Sisymbrium supinum*) 114.

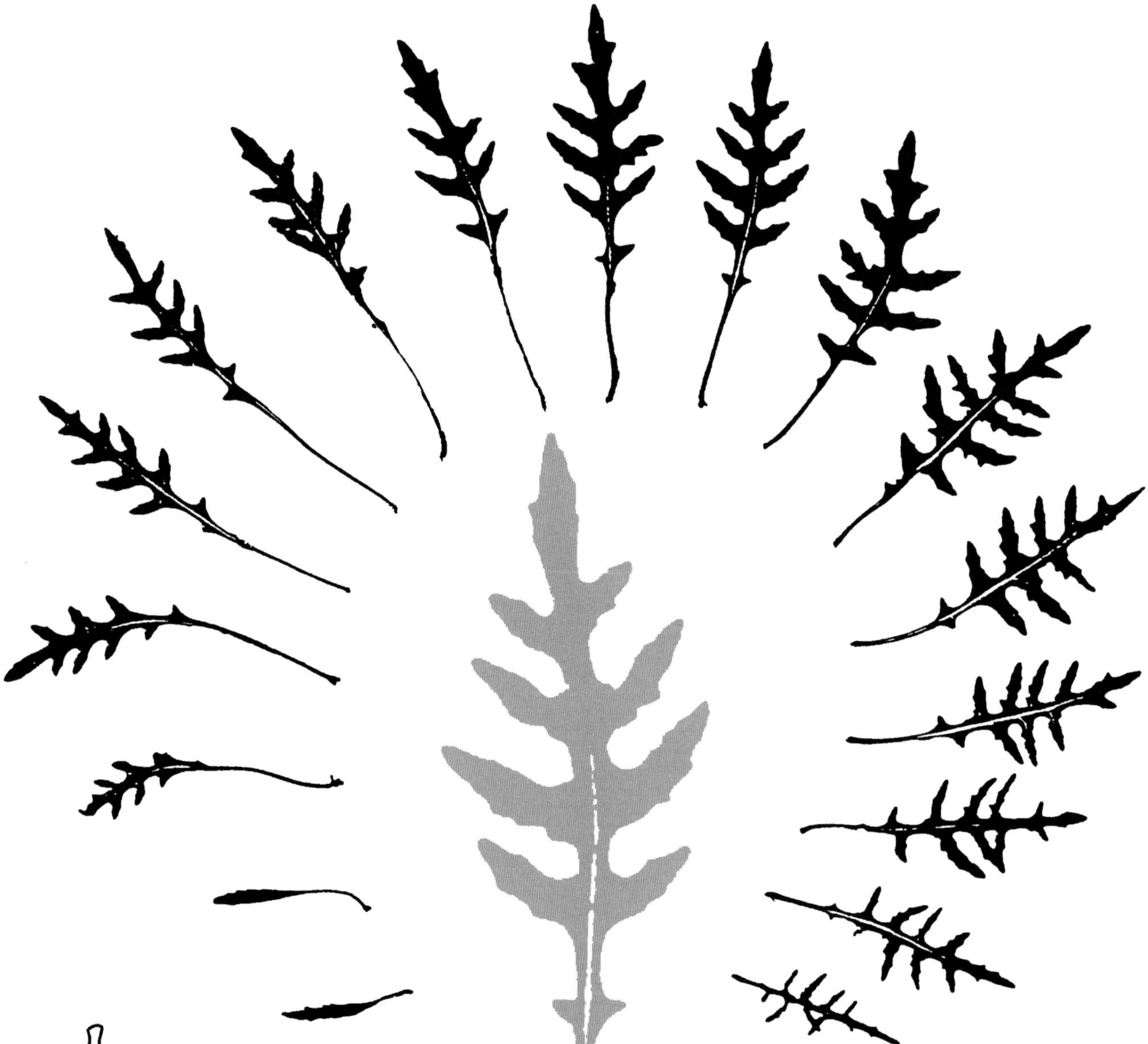

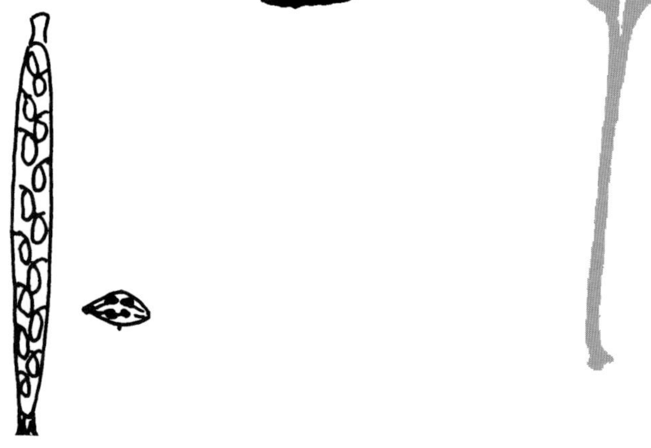

**156 Schmalblättriger Doppelsame *Diplotaxis tenuifolia* (L.) D.C.**
30–60 cm ♃ V–IX

Wegränder, Schuttplätze, Weinberge; westmediterran. Gelbblühend.
Kraut hat sehr scharfen Geschmack. Wird in Südfrankreich als Salat «Roquette» gegessen.
Wirkt adstringierend, antiskorbutisch.
Samen weniger scharf als die des Senfes; gelegentlich bei Magenschwäche, Wassersucht, Skorbut, Hautkrankheiten und Skorpionbissen verwendet. Die griechischen Ärzte schätzten die verdauungsfördernden, diuretischen und aphrodisischen Eigenschaften.

Die **Gattung *Bunias*** umfasst sechs innerasiatische, sibirische, ostasiatische und mediterrane Arten.

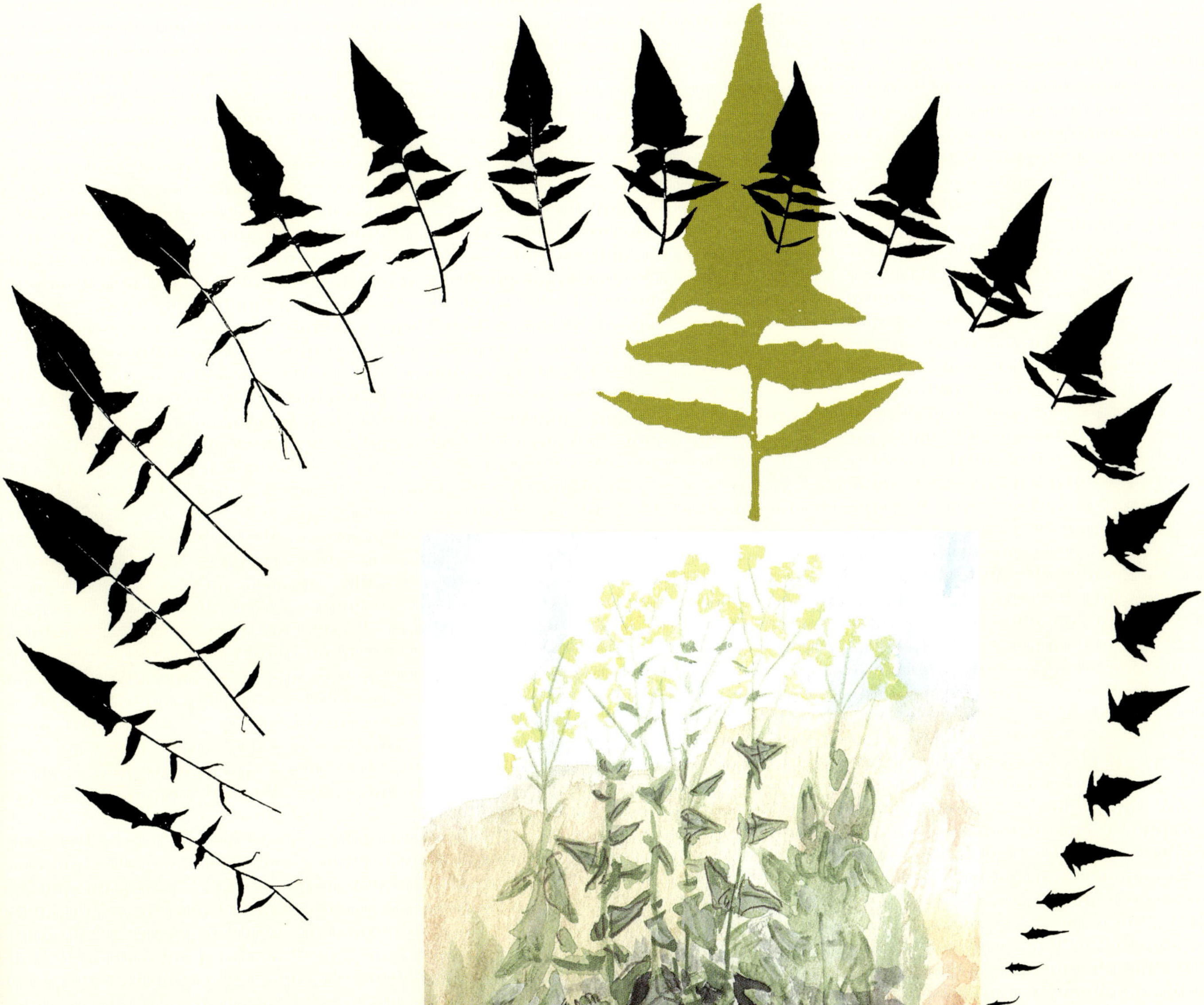

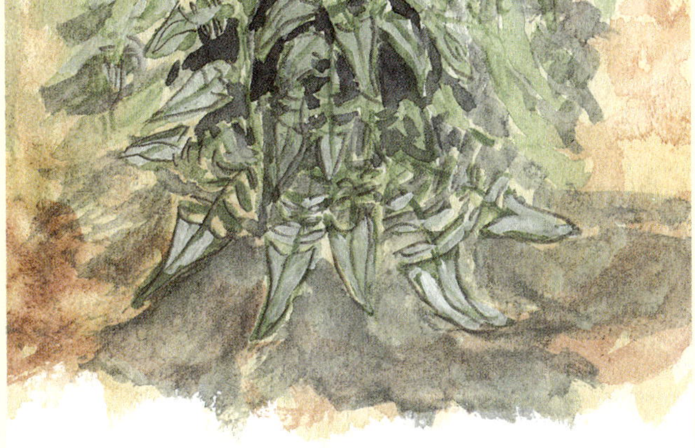

**157 Orientalisches Zackenschötchen *Bunias orientalis* L.**

40–150 cm ⊙–♃ IV–VI

Staudenreiche Unkrautfluren, Schuttplätze. Tiefwurzler, wärmeliebend; kollin-montan; eurasisch-kontinental.
Blattformen erinnern an die von *Sisymbrium*-Arten.

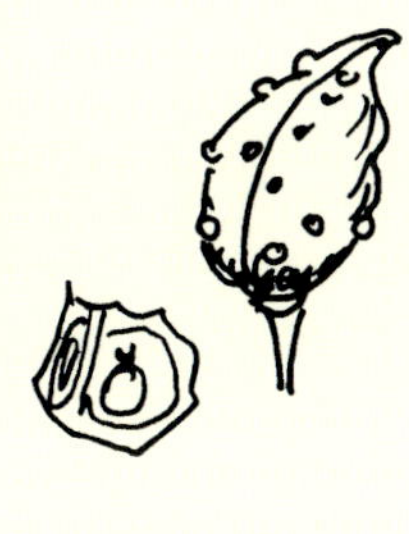

**158 Gemüse-Kohl *Brassica oleracea* L.**
50–150 cm ⊙–(••)

**a) Wild-Kohl**

Anspruchsvolle basenreiche Böden. Eselsdistelfluren; ursprünglich westeuropäisch-mediterran.

Züchtungsvarianten: Weiß-Kohl *var. capitata;* Rot-Kohl *var. rubra;* Wirsing-Kohl *var. sabauda;* Grün-Kohl *var. sabellica;* Kohlrabi *var. gongyloides;* Rosen-Kohl *var. gemmifera;* Broccoli *var. italica;* Blumen-Kohl *var. botrytis*

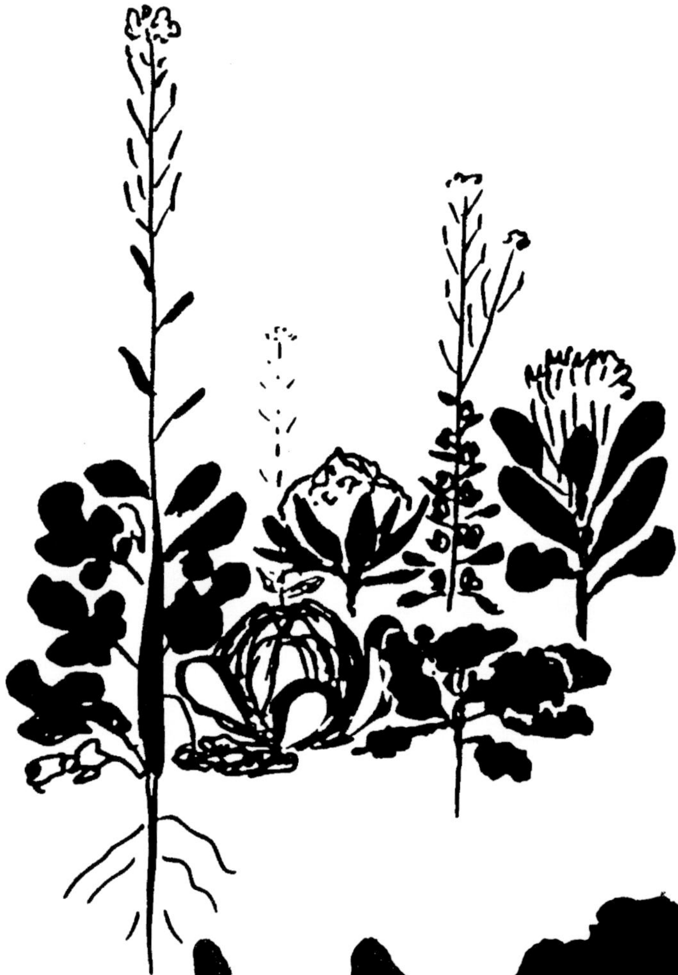

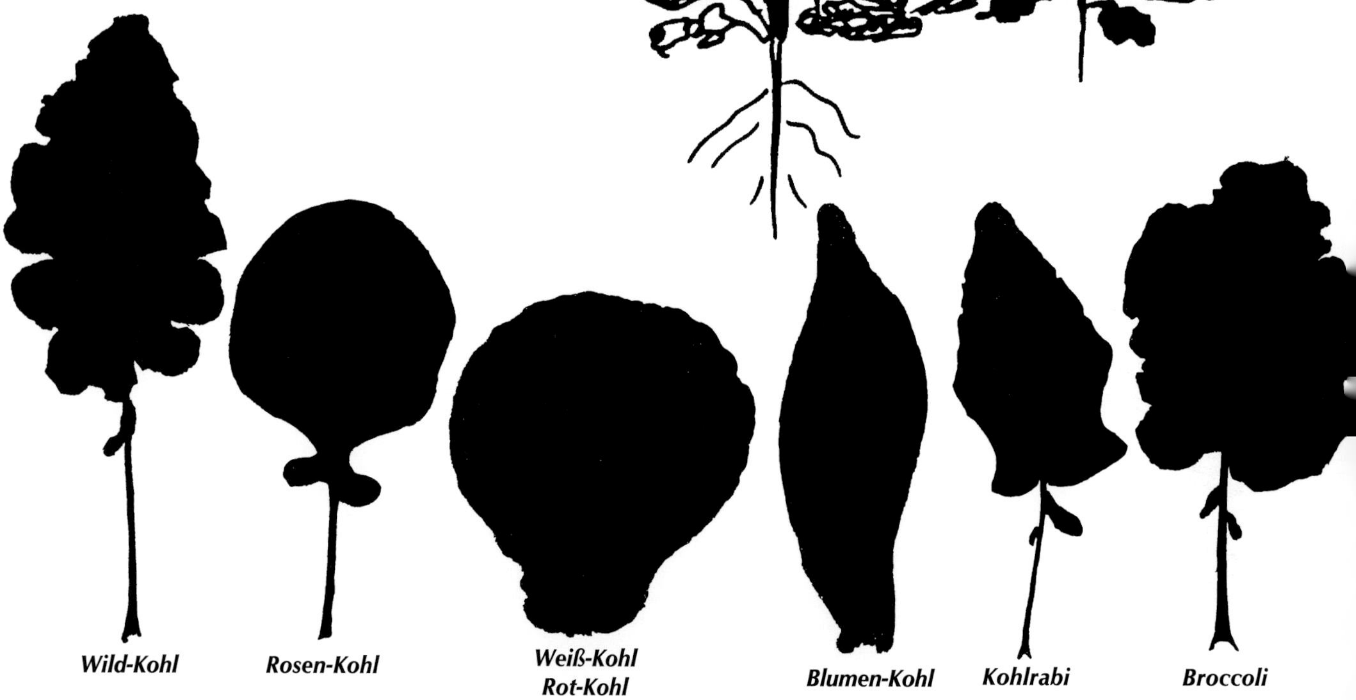


Typische Blattformen verschiedener Kohlarten

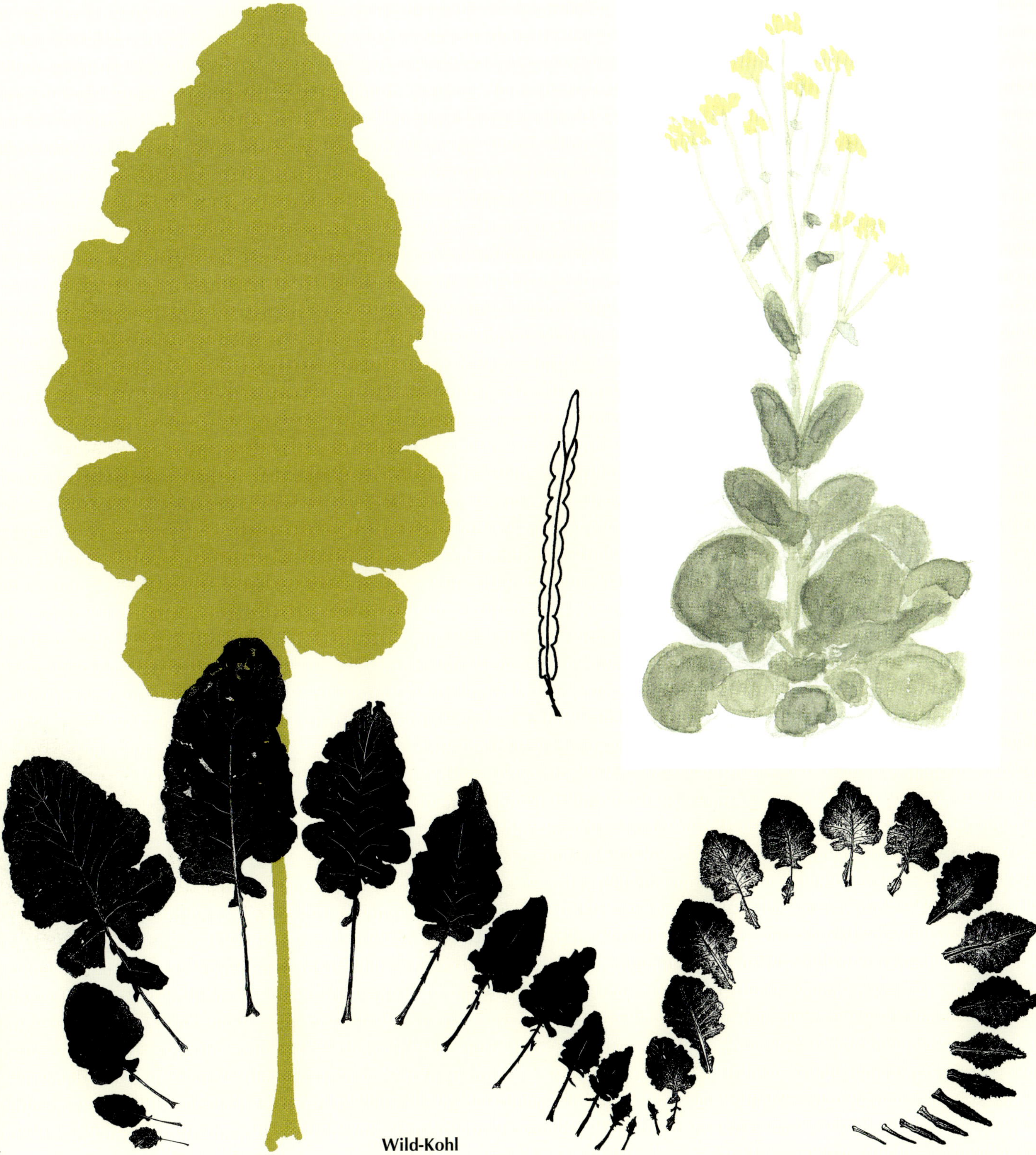

Wild-Kohl

**b) Rosen-Kohl *Br. ol. var. gemmifera***

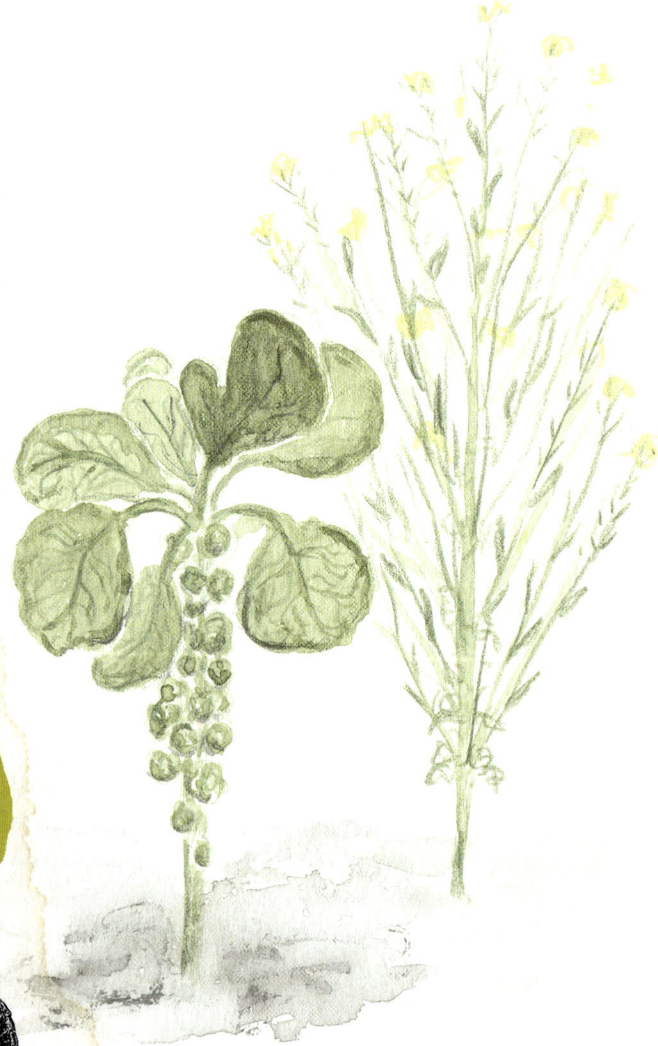

**Rosen-Kohl *Br. ol. var. gemmifera***

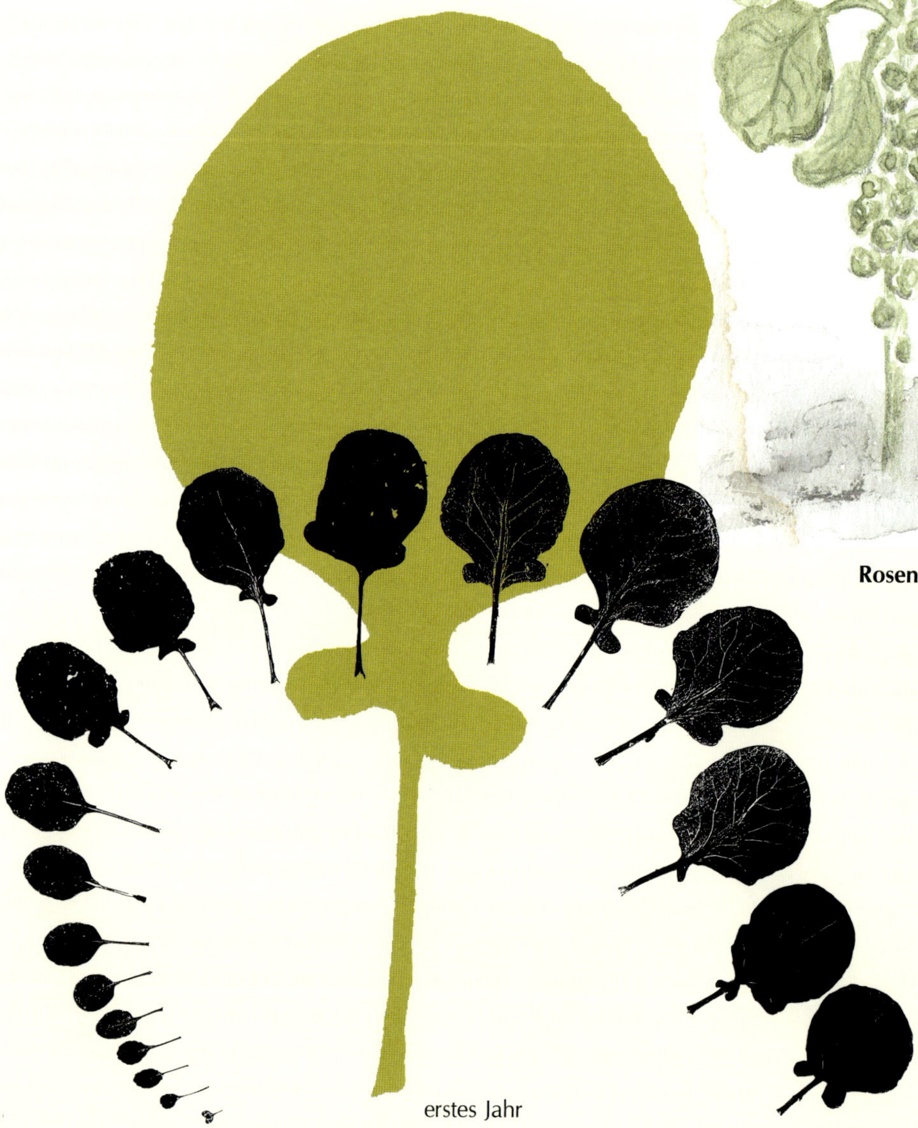

erstes Jahr

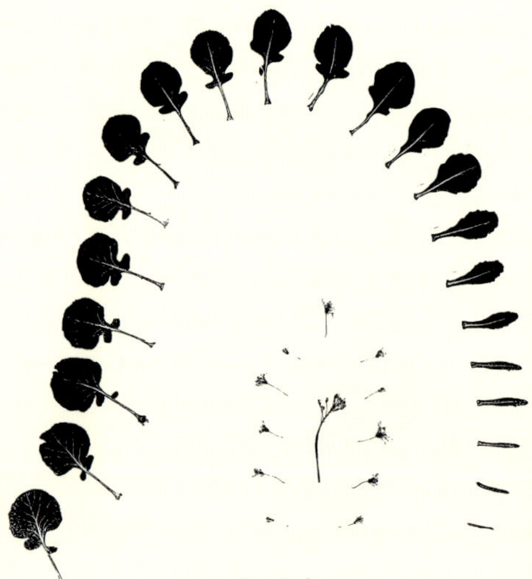

zweites Jahr

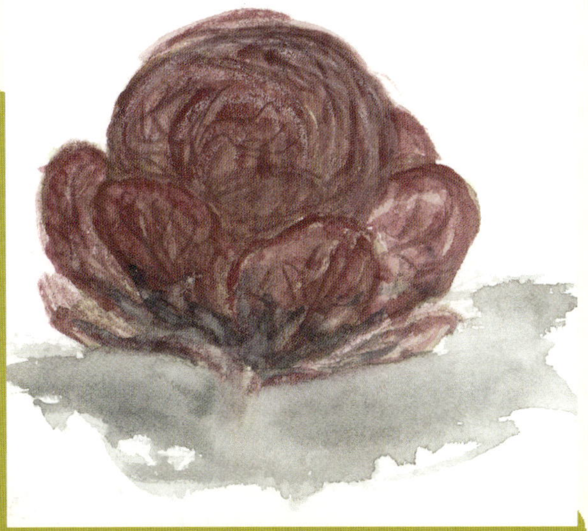

**d) Rot-Kohl *Brassica oleracea var. capitata f. rubra***

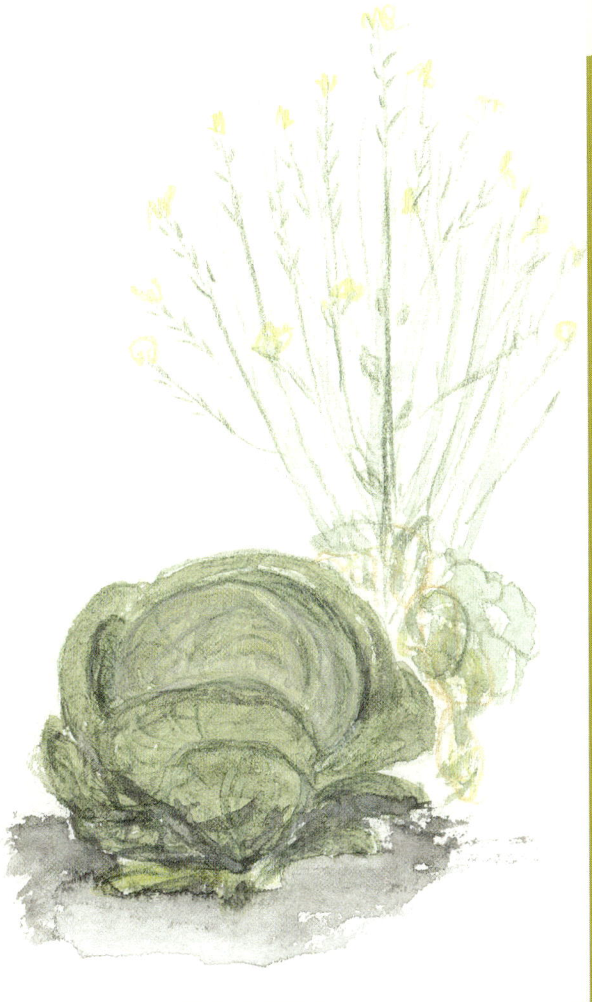

**c) Weiß-Kohl Brassica *oleracea var. capitata***

Medizinische Anwendung: frischer Kohlsaft bei Ulcera des Magens und des Zwölffingerdarmes; frische Weiß-Kohlblätter, etwas gequetscht, äußerlich angewendet bei Geschwüren, Wunden und Furunkulose. Beruhigend, schmerzstillend bei rheumatischen Schmerzen.
Siehe Hager, S. 554–557.

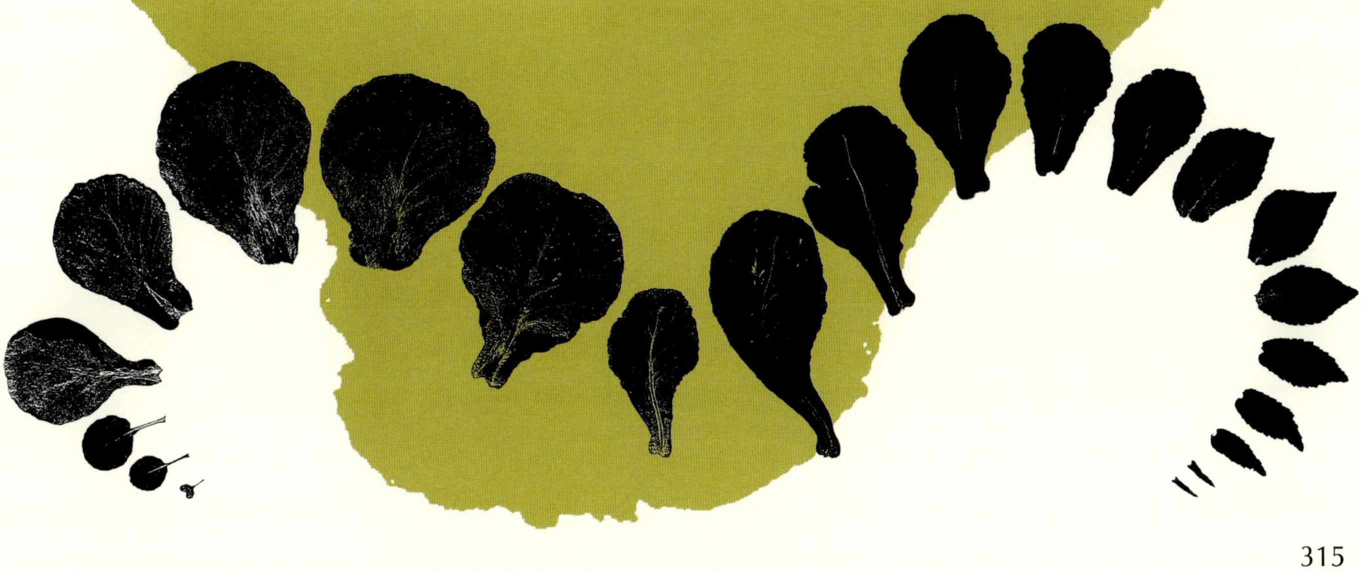

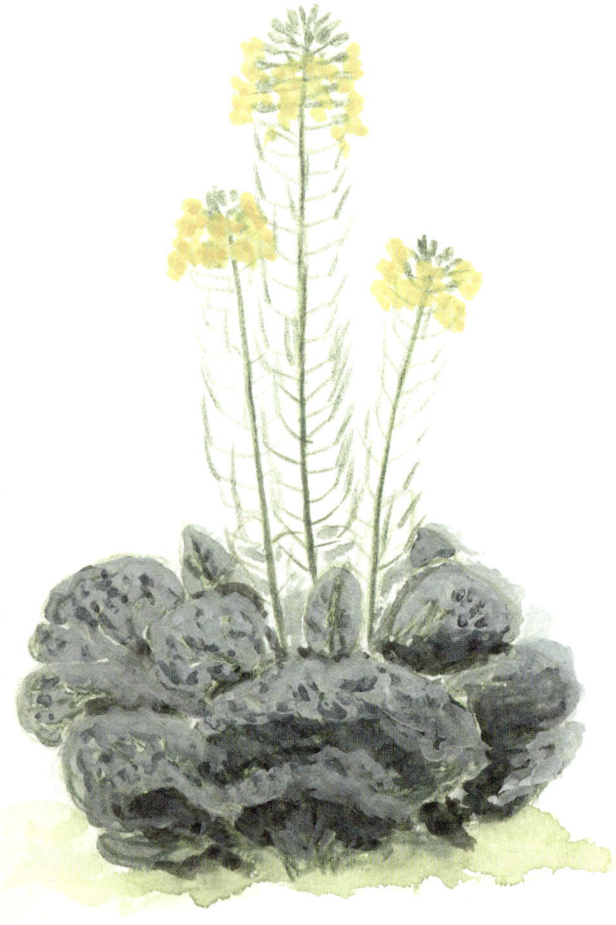

e) Wirsing-Kohl *Br. ol. var. sabaua*

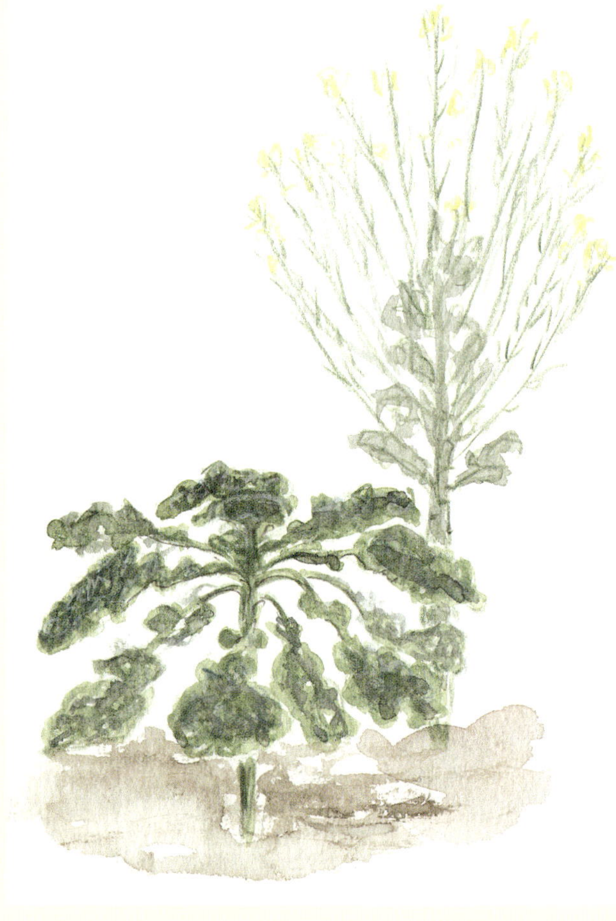

f) Grün-Kohl *Br. ol. var. sabellica*

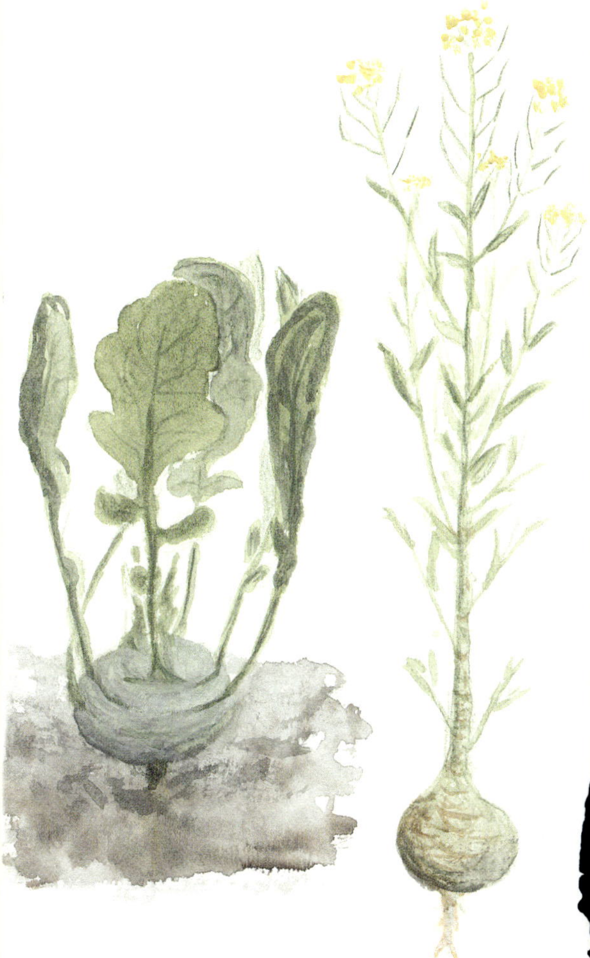

g) Kohlrabi *Br. ol. var. gongyloides*

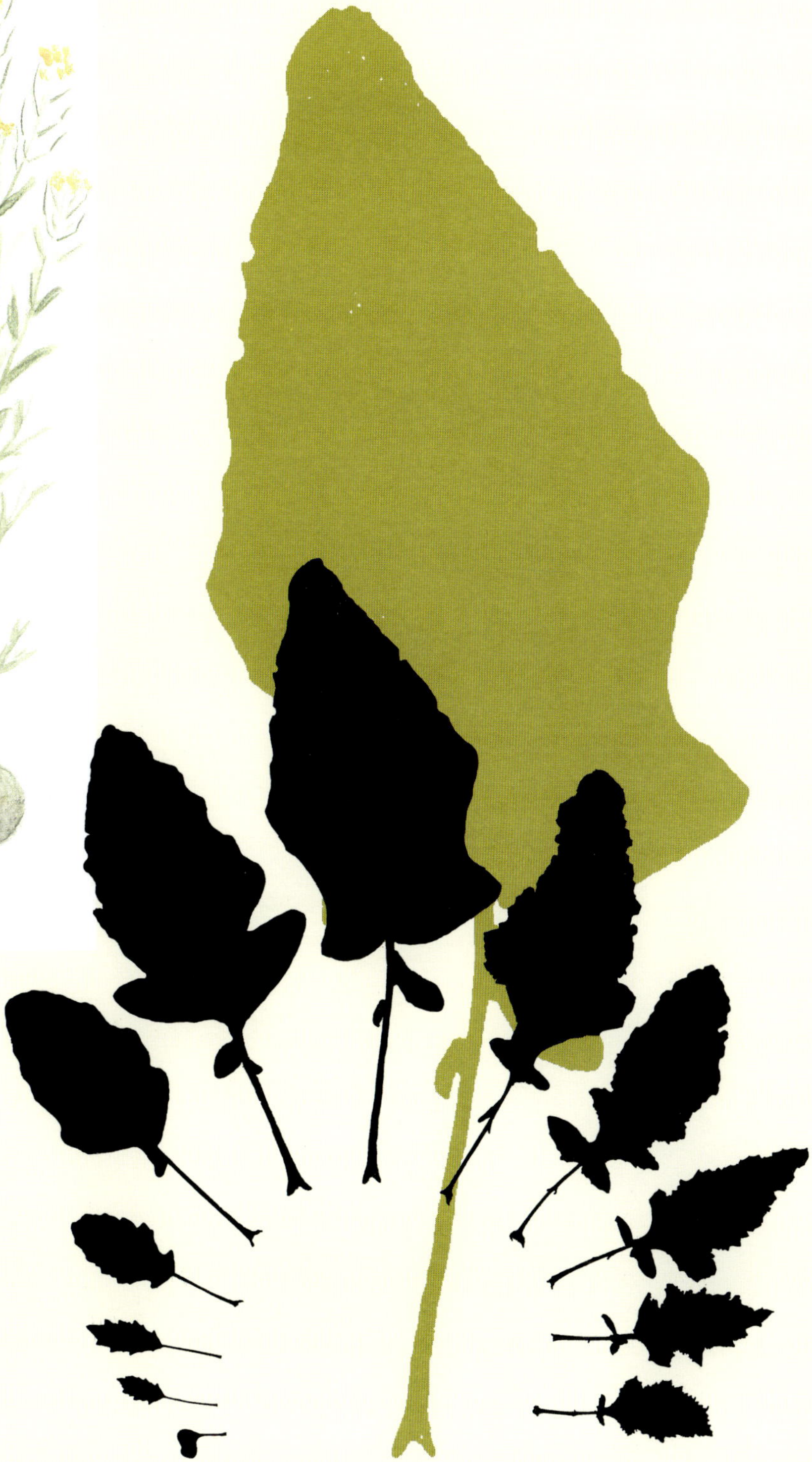

**i) Blumen-Kohl** ***Br. ol. var. botrytis***
Blattfolge übernächste Seite

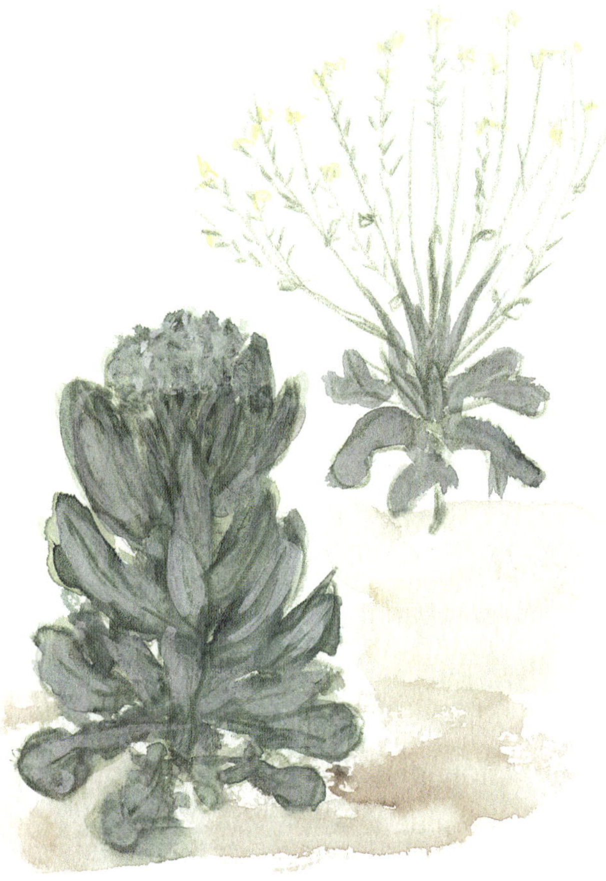

**h) Spargel-Kohl/Broccoli** ***Br. ol. var. italica***

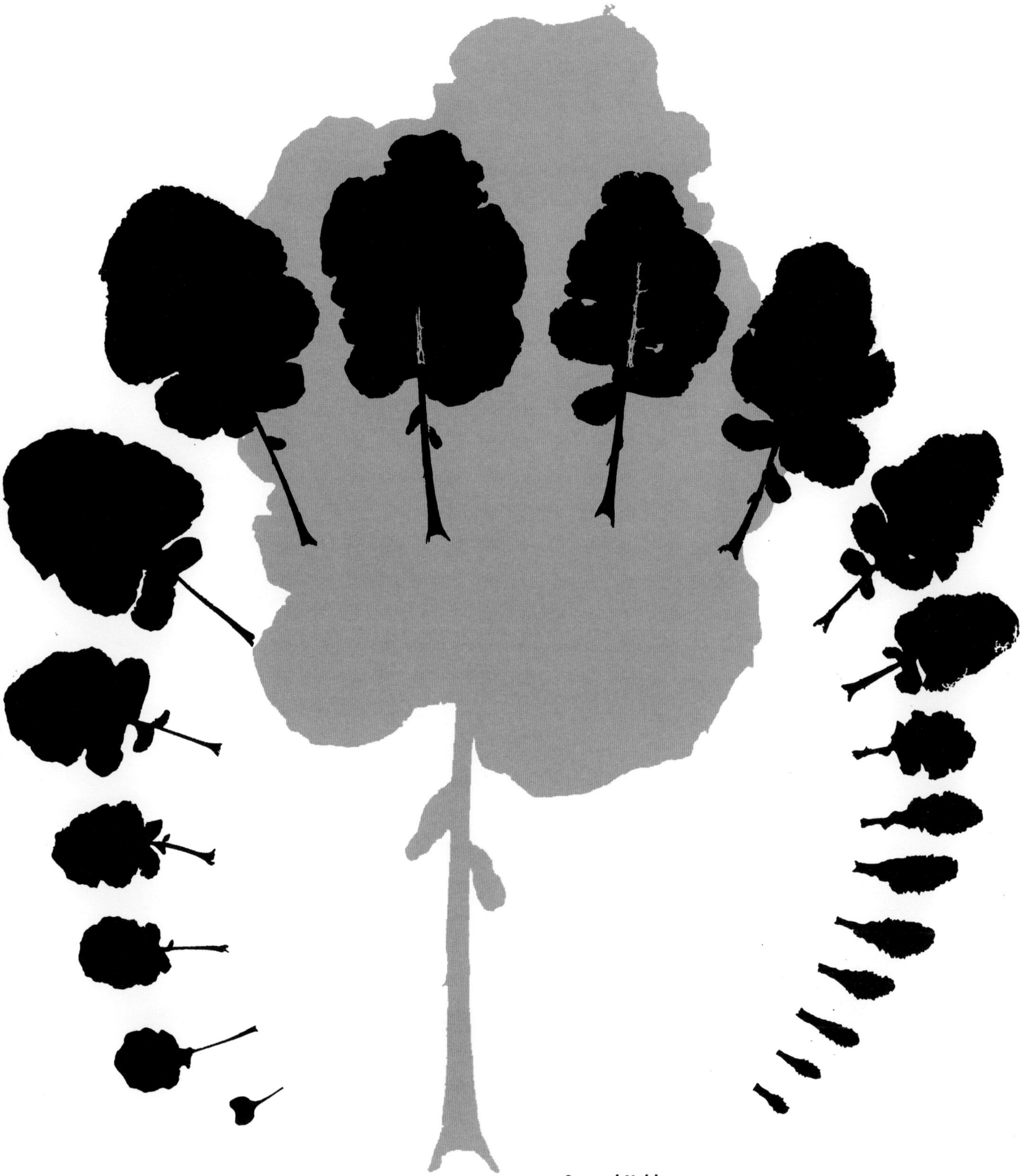

*Spargel-Kohl*

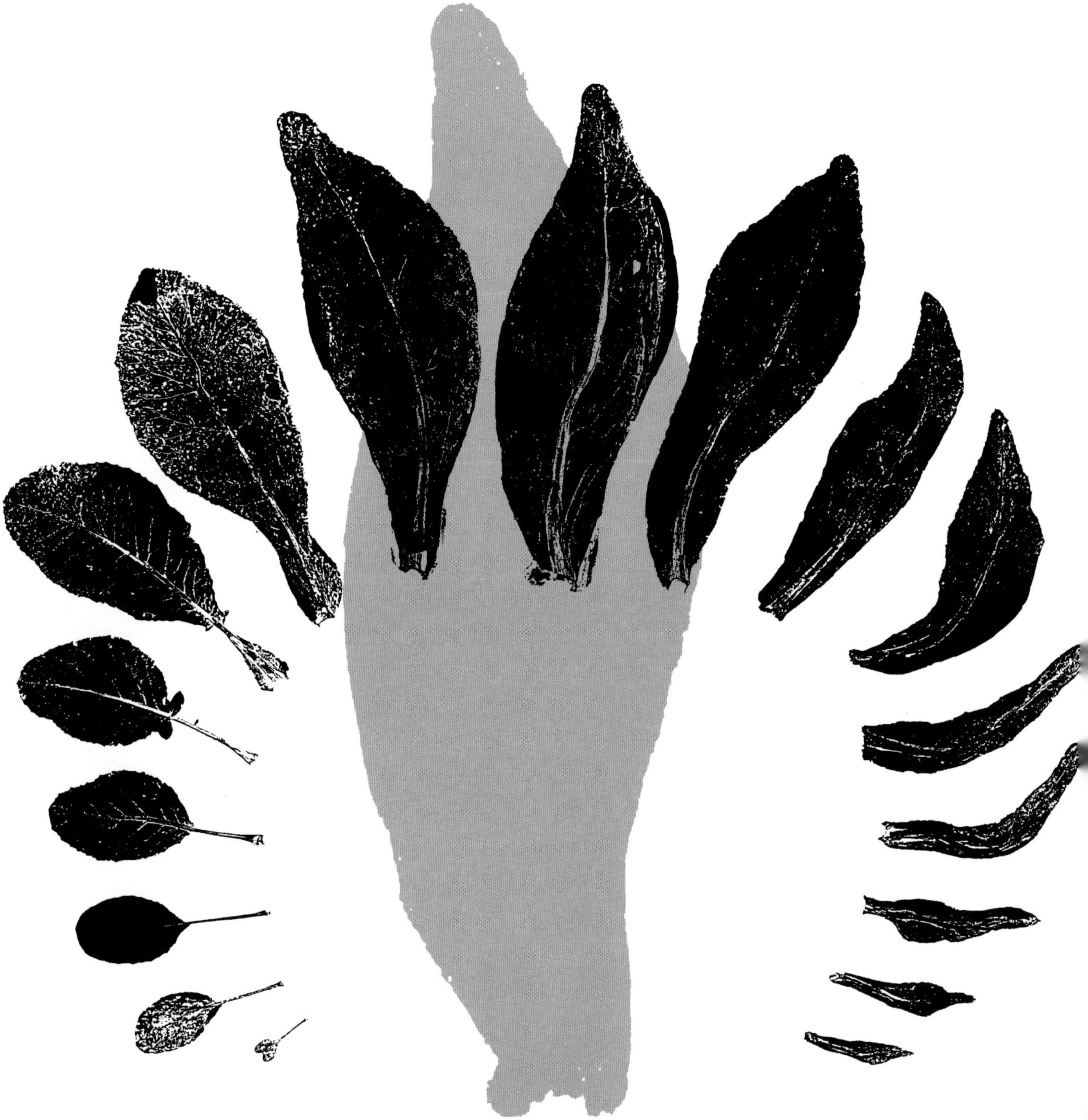

***Blumen-Kohl***

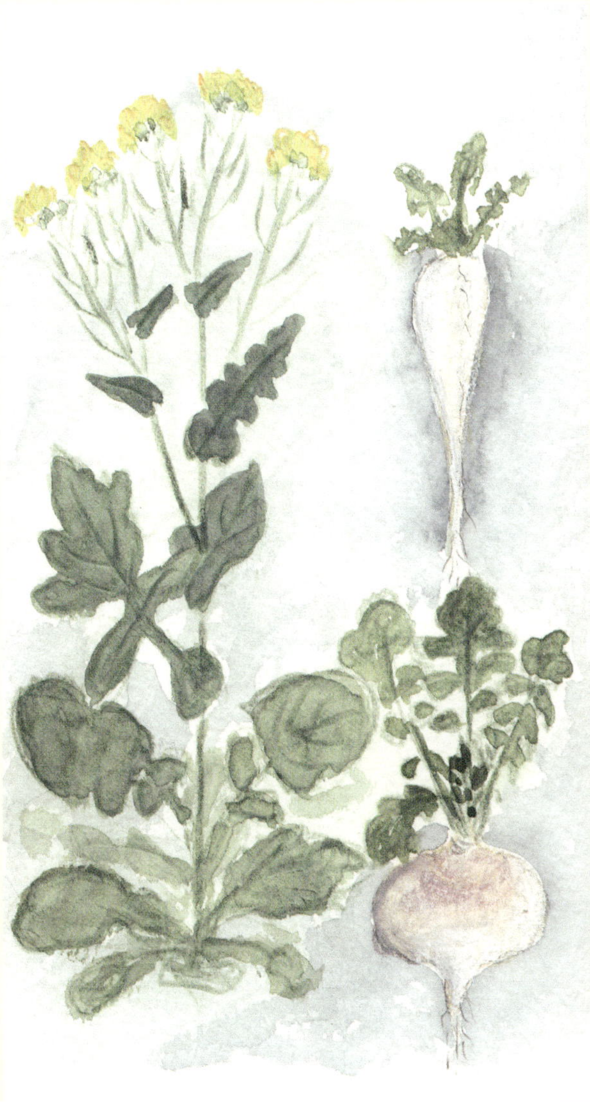

**159 Rübsen/Rüben-Kohl *Brassica rapa* L.**
30–100 cm ⊙

Vermutliche Stammform *Brassica rapa, var. campestris* (= *annua)*
Für Ölgewinnung aus den Samen nicht ganz so anspruchsvoll und weniger ertragreich als Raps, aber 14 Tage früher reif. Wurzel schwach reizend.
Vom Rübsen abgeleitete Rübenformen wie Weiße Rübe/Mairübe, Wasser-Rübe, Teltower Rübchen, Bettinger Rübe u.a. sind zarter als die vom Raps abgeleitete Kohl-Rübe.

Zuchtformen:
**Winter- und Sommerrübe *Br. rapa var. oleifera***
**Weiße Rübe/Mairübe *Br. rapa var. rapifera***

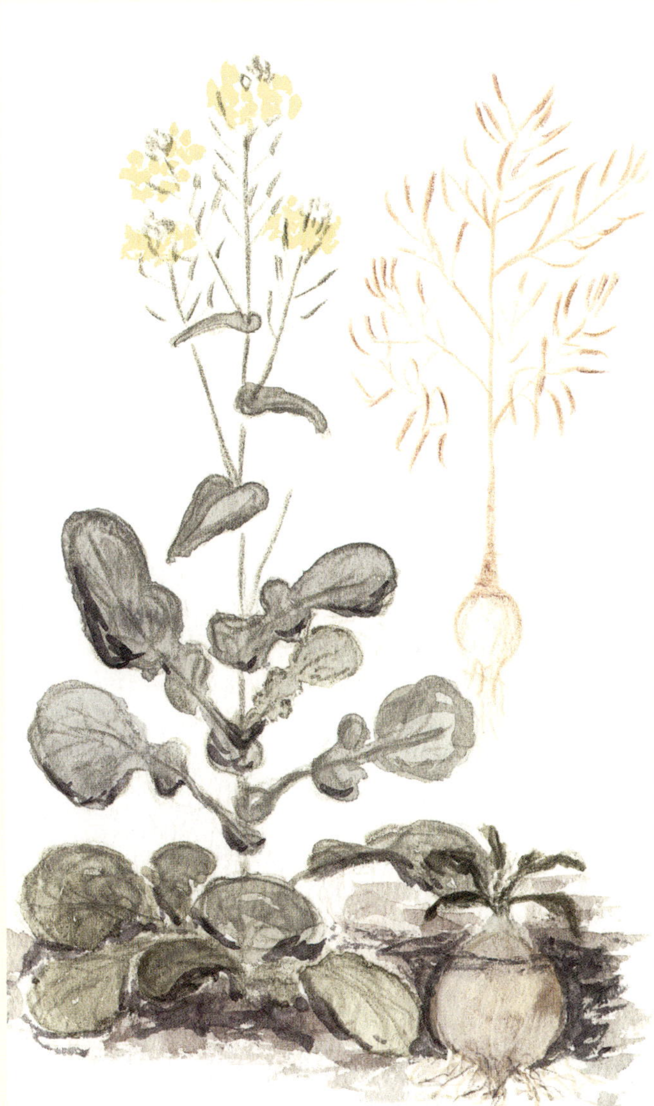

**160 Raps *Brassica napus* L.**
60–120 cm ⊙ IV–V(–IX)

Braucht zum Anbau anspruchsvollere Böden als vorige Art.

Zuchtformen:
**Sommer-Raps *Br. n. annua***
**Winter-Raps *Br. n. biennis***
**Schnitt-Kohl *Br. n. pabularia***
**Kohl-Rübe *Br. n. rapifera (napobrassica)***

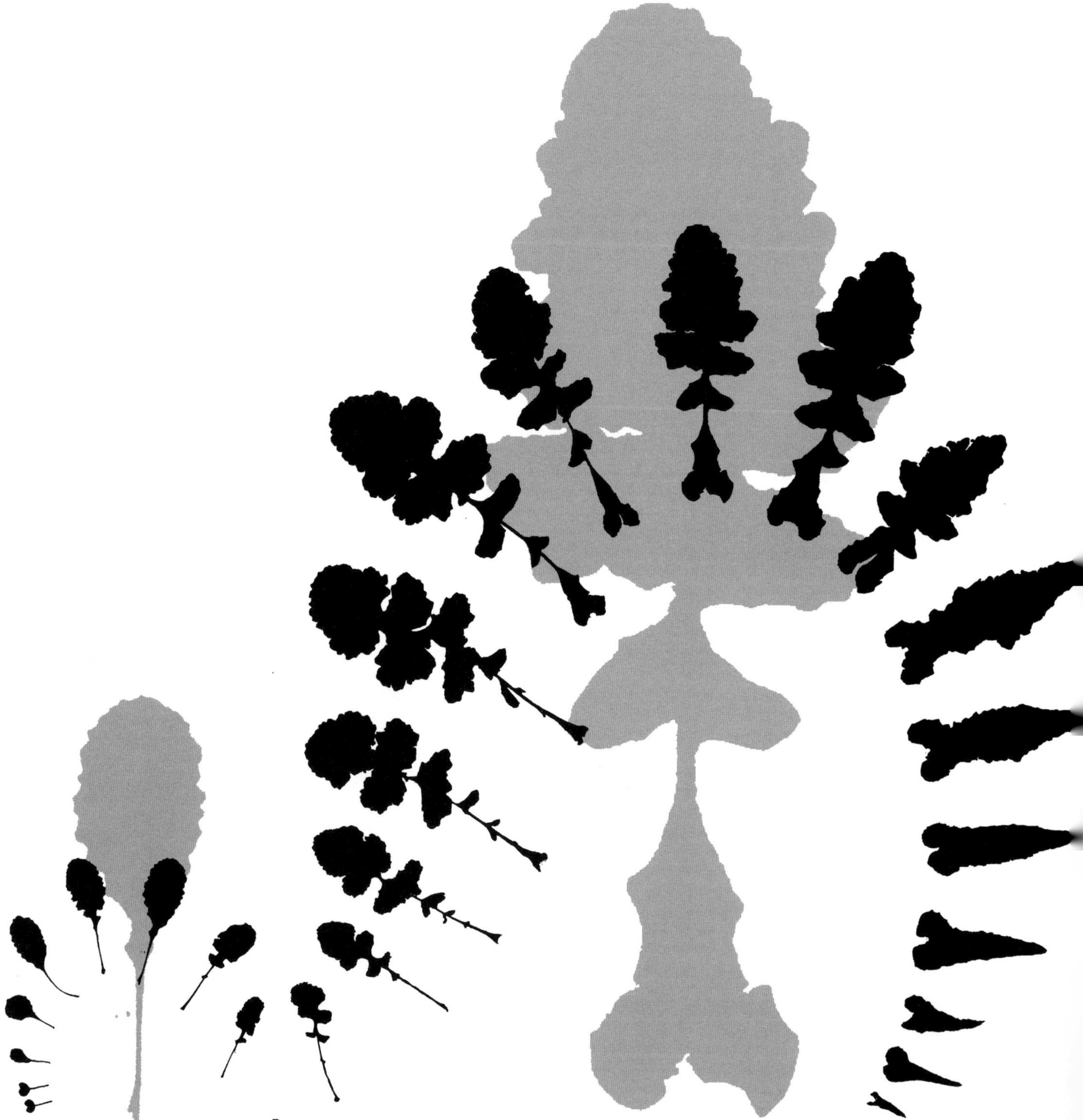

*Raps*

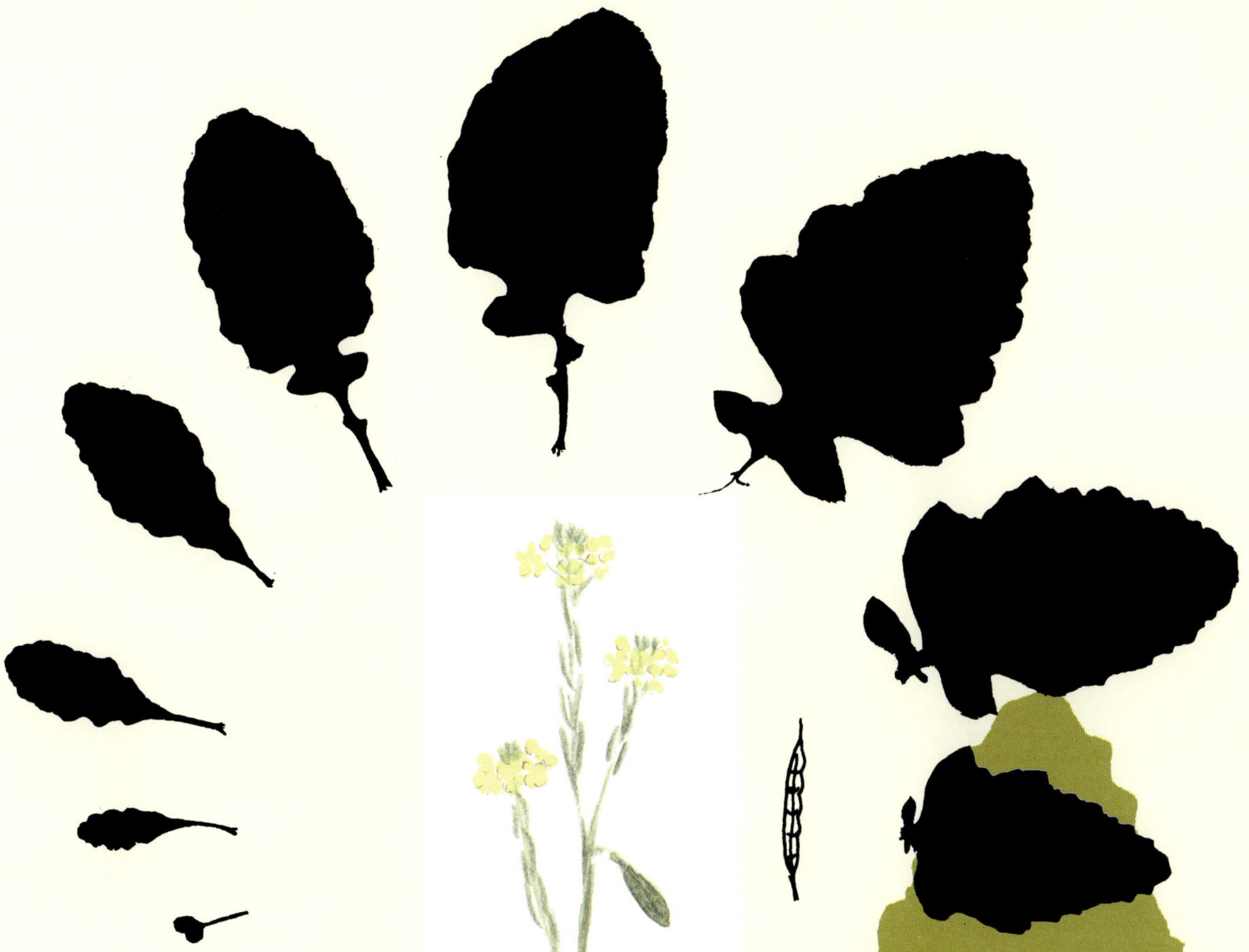

**161 Schwarzer Senf *Brassica nigra* (L.) Koch**

60–120 cm ⊙ VI–IX

Schuttplätze, Flussufer; kollin-montan; ursprünglich wohl mediterran, gelegentlich eingeschleppt oder verwildert.
Öl aus den Samen ist nicht anfällig gegen Frost und Witterung; in England für Präzisionsinstrumente und Uhren verwendet.
Medizinisch zur intensiven Hyperämisierung der Haut in Form von Vollbädern, Fußbädern, Wickeln, Senfpapier; dafür wird vor allem der Schwarze, nicht der Weiße Senf (*Sinapis alba*) verwendet. Sonst als Speisewürze.
Siehe Hager, S. 541–551.

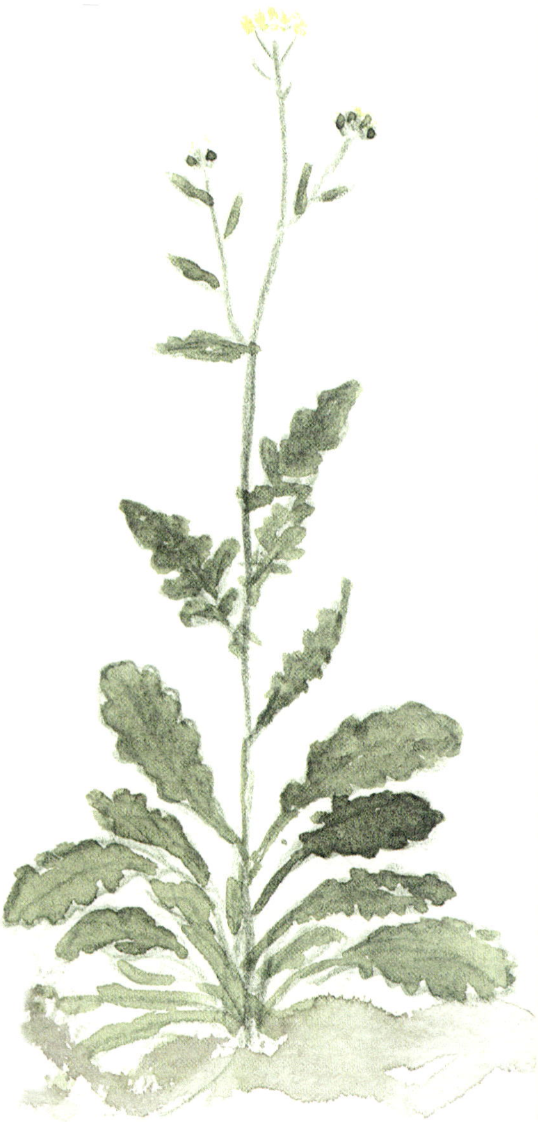

**162 Langrispiger Kohl *Brassica elongata* Erh.**
50–100 cm ⊙ VI–IX

In Unkrautfluren verwildert; ursprünglich vermutlich aus nördlich gemäßigtem Asien.
Als Ölpflanze in Ungarn angebaut.

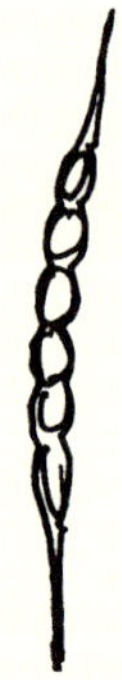

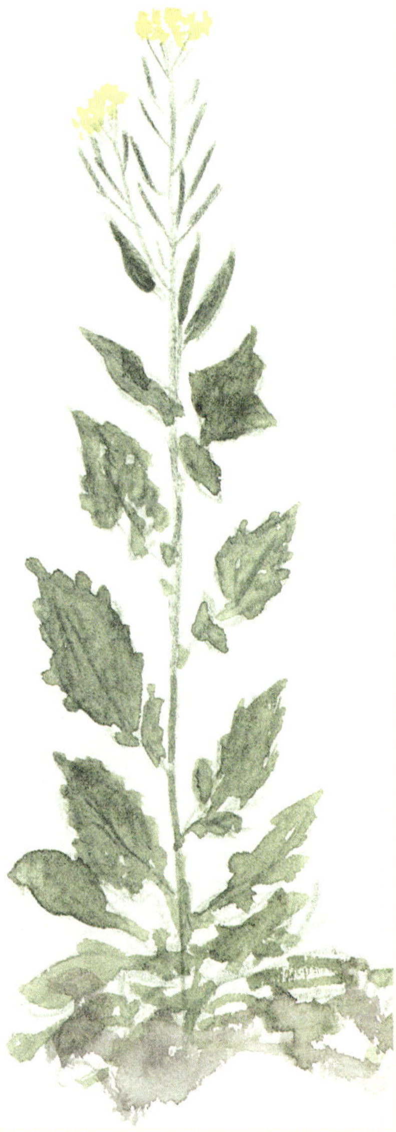

**163 Sarepta-Senf *Brassica juncea* (L.) Cernj.**
40–90 cm ⊙ VI–IX

Unbeständig in Unkrautfluren. Ursprünglich aus Asien.
Auf anspruchsvollen Böden angebaut für Öl und Senf, vor allem in wärmeren Ländern.

Die **Gattung *Brassica*** umfasst 35 Arten.
Siehe Hager, S. 541.

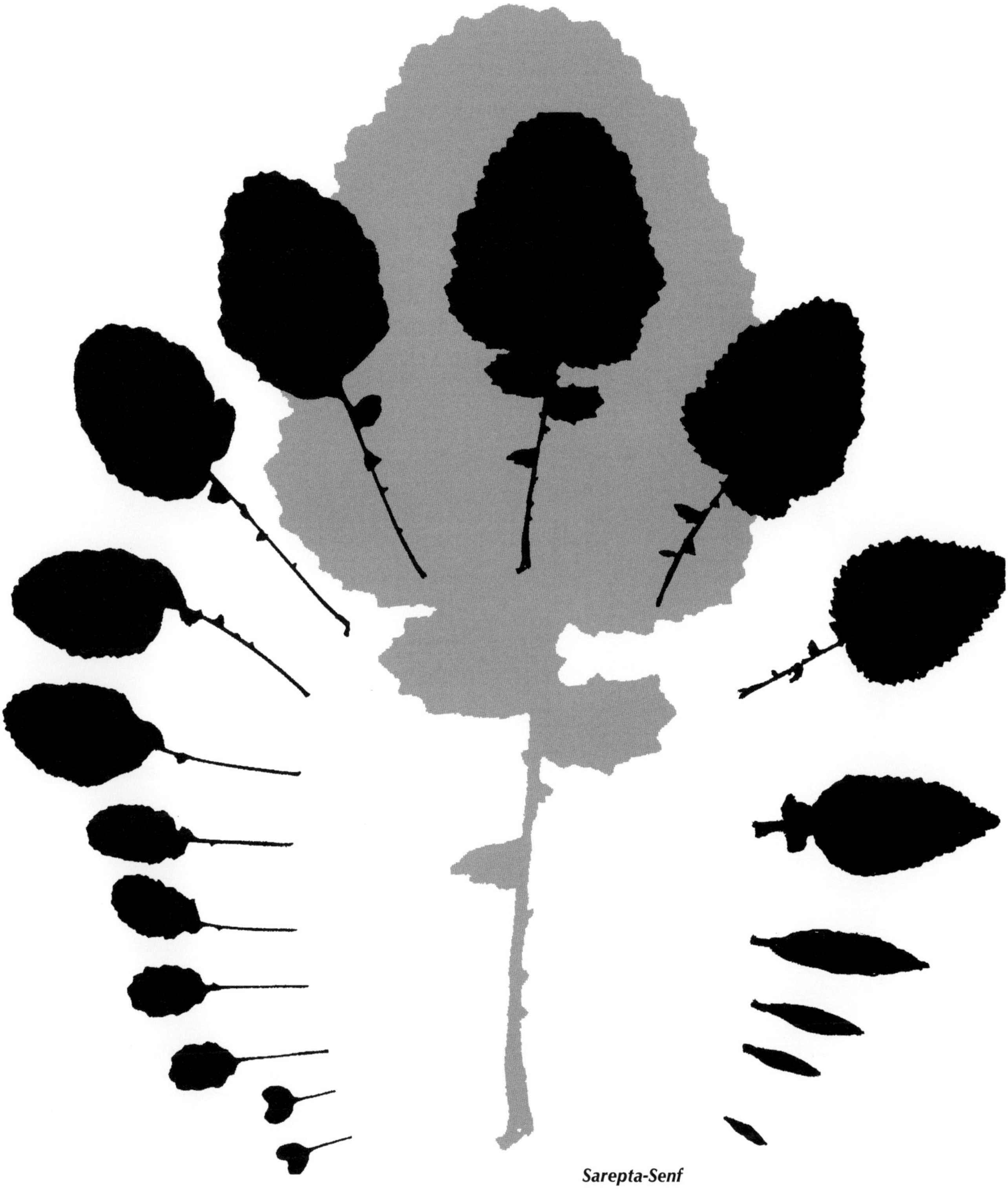

*Sarepta-Senf*

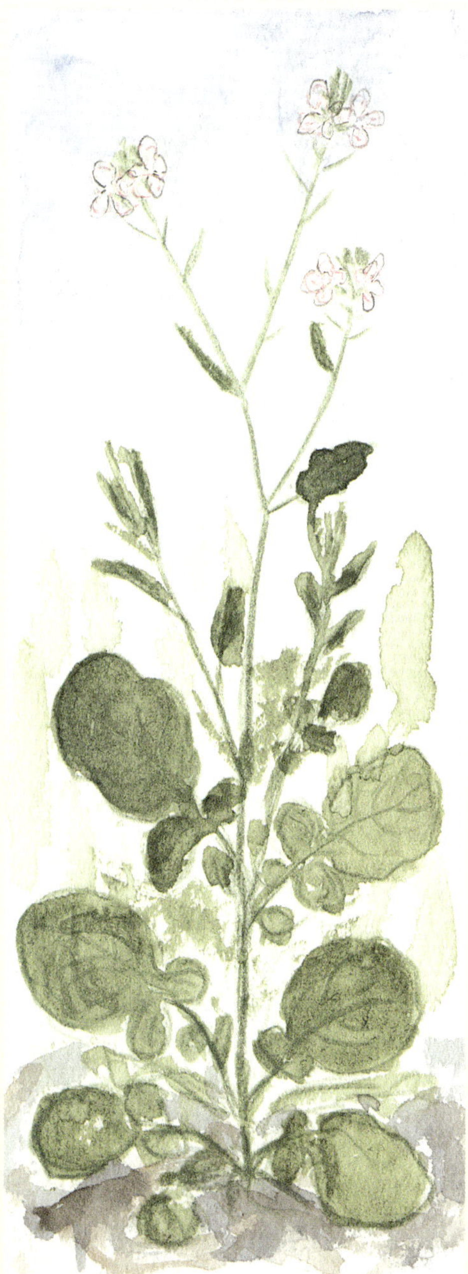

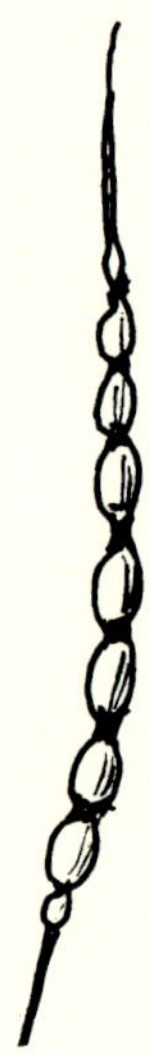

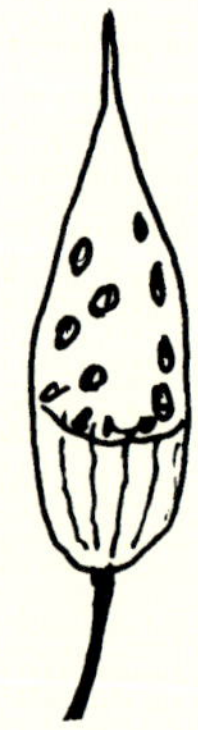

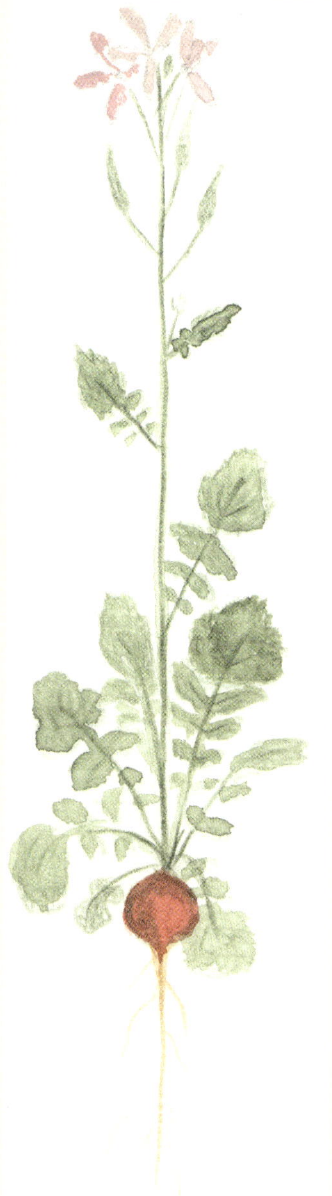

**164 Hederich/Ackerrettich *Raphanus raphanistrum* L.**
20–60 cm ⊙ V–VI(–X)

Kalkärmere Getreide-Unkrautfluren
Als Salat; Samen früher zur Ölgewinnung genutzt.

**165 Radieschen/Rettich *Raphanus sativus* L.**
30–100 cm ⊙ V–VI

Frische, gut gedüngte, locker-humose Böden; selten verwildert in Unkrautfluren.
Rettich-Arten und Radieschen: verdauungsfördernd, antiskorbutisch, schleimlösend, harntreibend. Bei Husten, Leber-Gallen-Störungen, Verstopfung, Gelenkrheuma.

Die **Gattung *Raphanus*** umfasst 30 Arten.
Siehe Hager, S. 355–361.

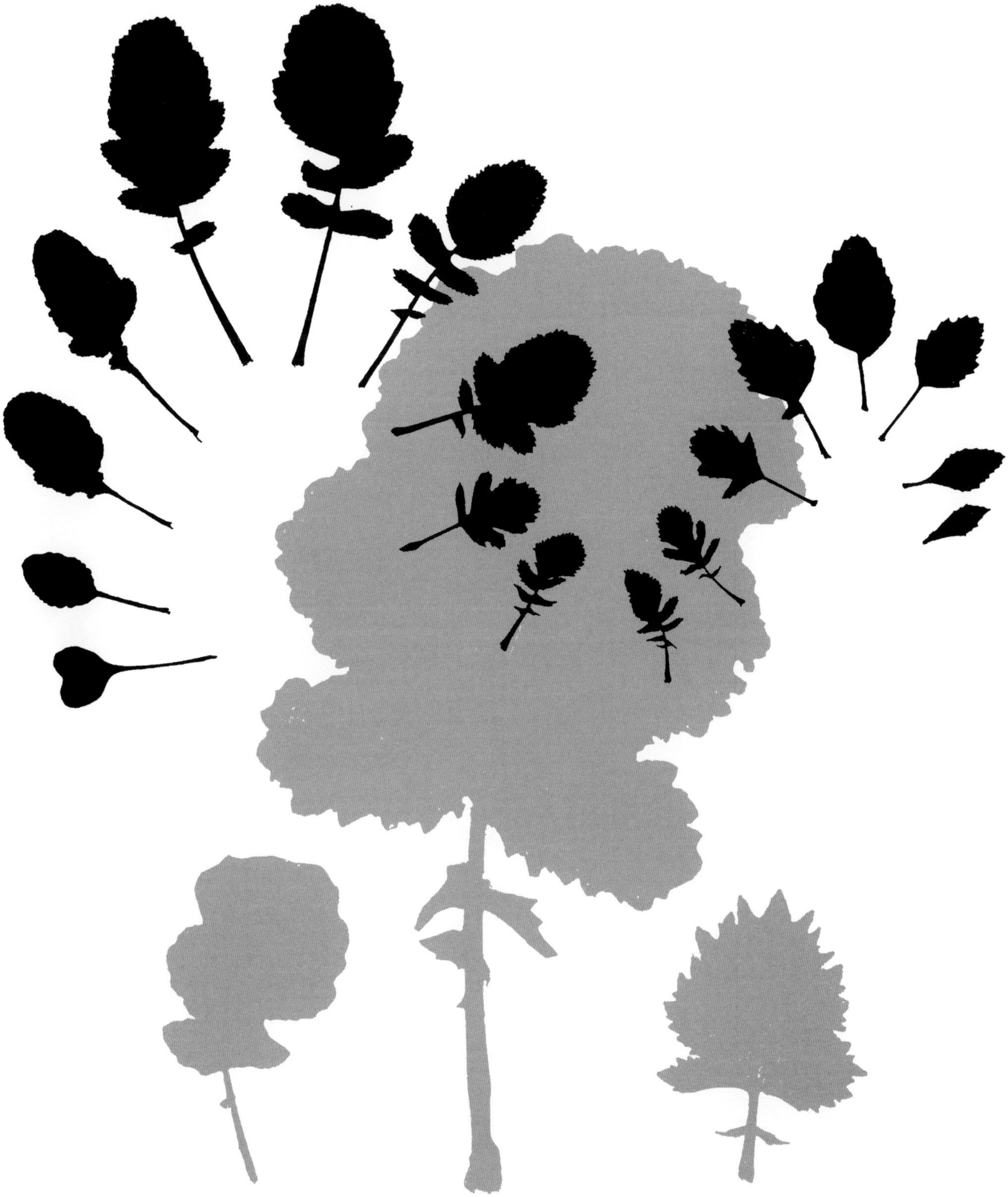

***Radies***
Rosetten und Stängelblätter

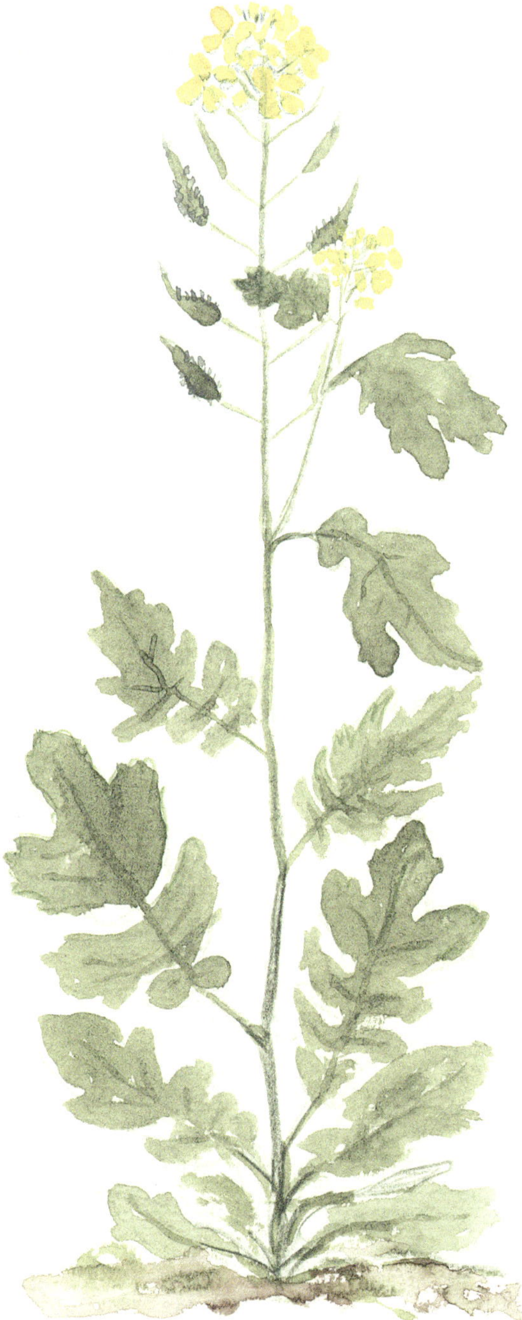

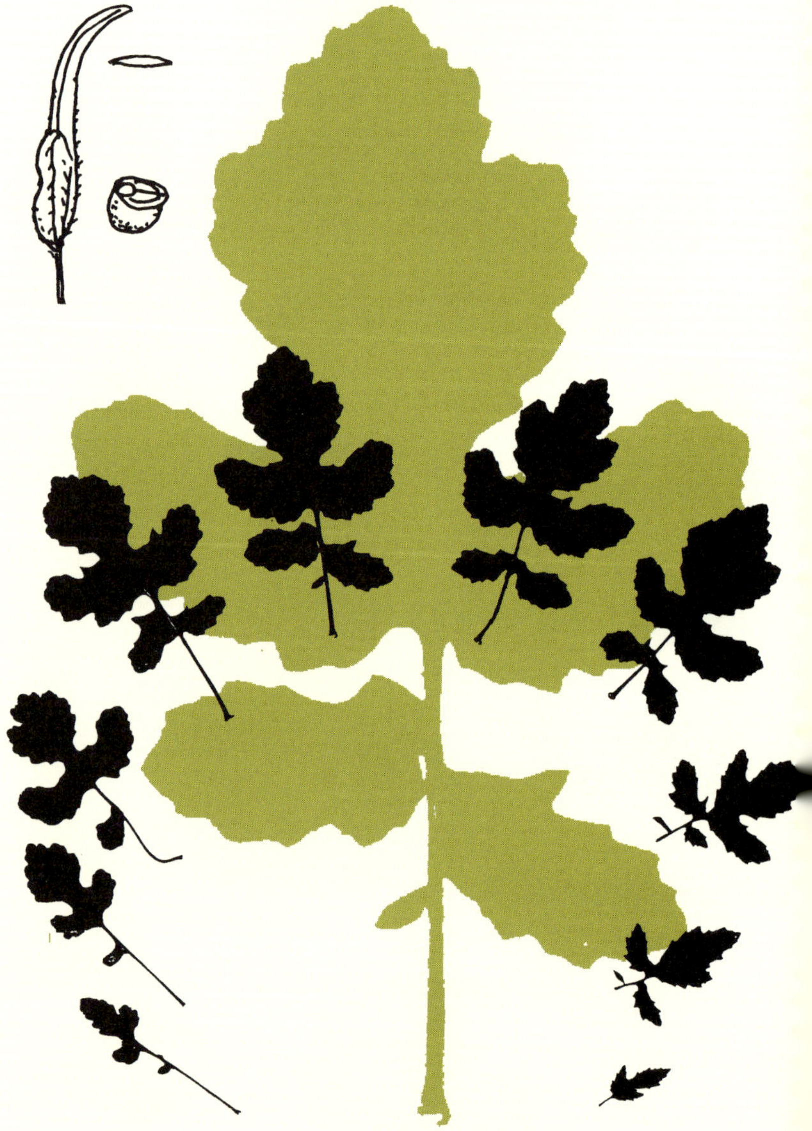

**166 Weißer Senf *Sinapis alba* L.**
30–60 cm ⊙ VI–VII

Selten in Unkrautfluren verwildert; ursprünglich östliches Mittelmeergebiet.
Geschmack des Krautes schärfer als Gartenkresse, jung als Salat verwendbar. Samen geben guten Senf.
Medizinische Anwendung von Senfsamen: äußerlich hautreizend, Durchblutung fördernd; innerlich bei chronischen Verdauungsstörungen, Hautkrankheiten und bei Entzündungen der Atemwege.
Siehe Hager, S. 703–716.

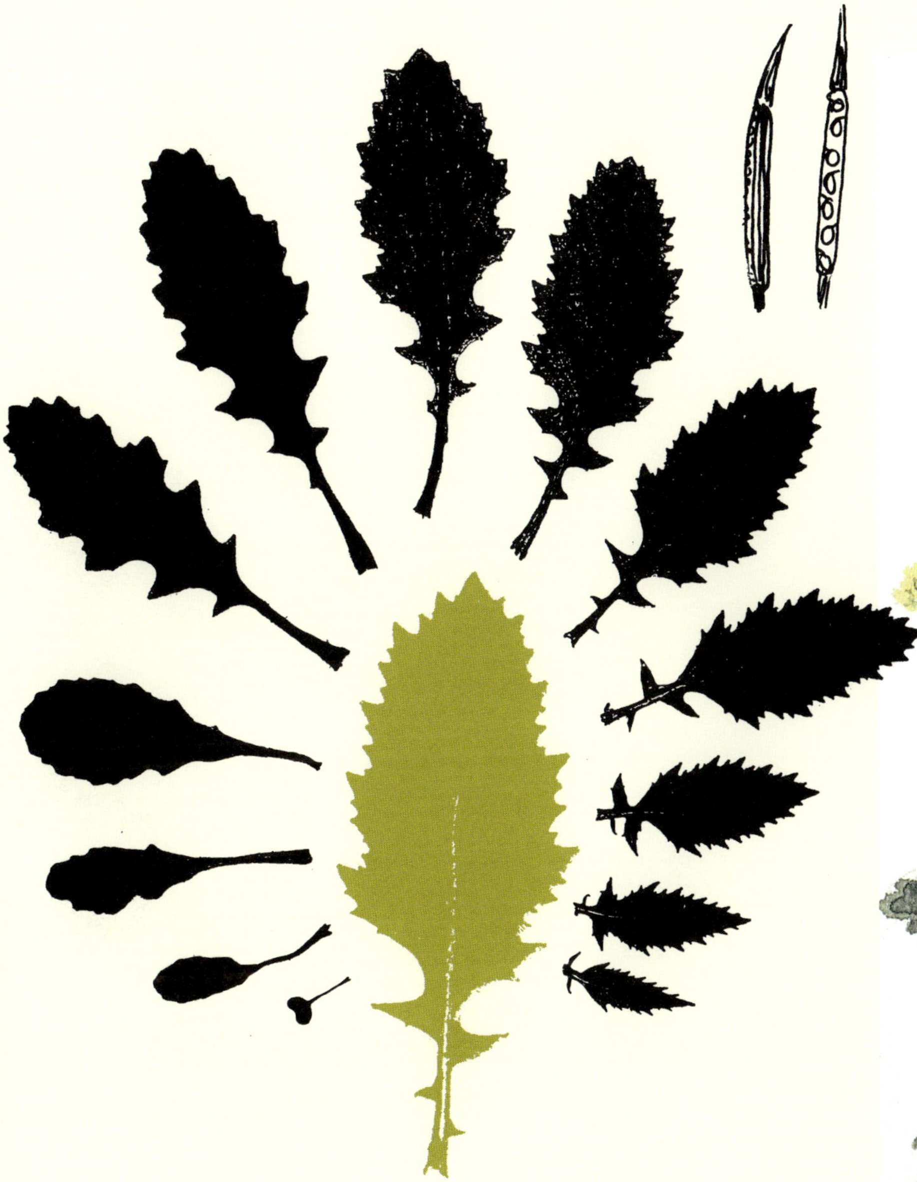

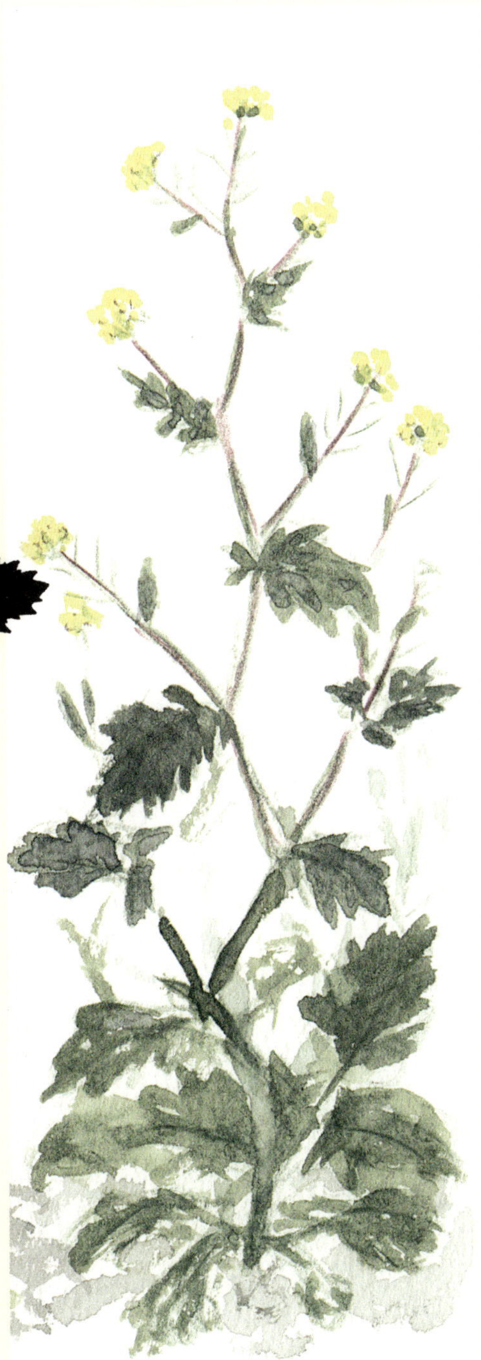

**167 Acker-Senf *Sinapis arvensis* L.**
20–60 cm ⊙ V–VI(–X)

In Getreide-Unkraut-Fluren.
Jung wie Spinat zu verwenden. Samen geben schlechten Senf.

Die **Gattung *Sinapis*** umfasst sieben Arten.

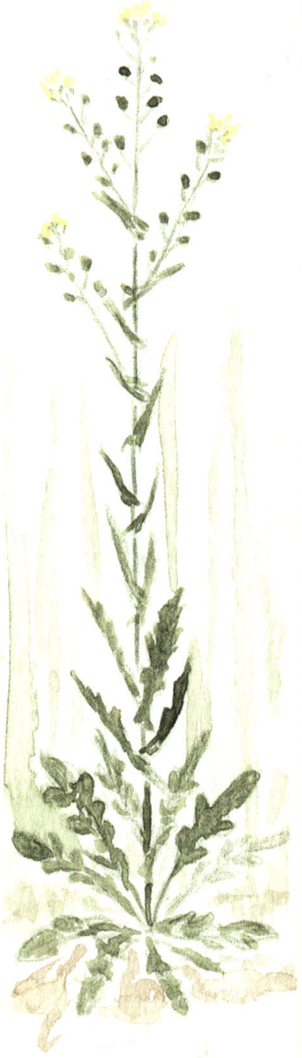

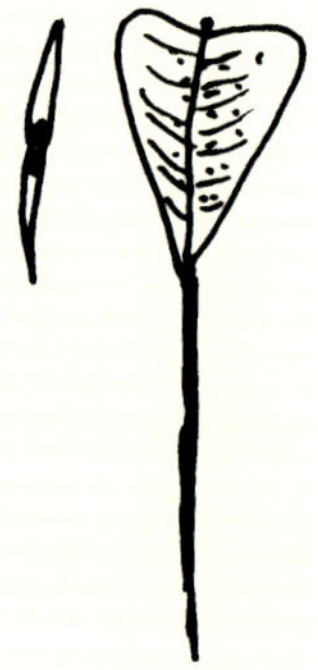

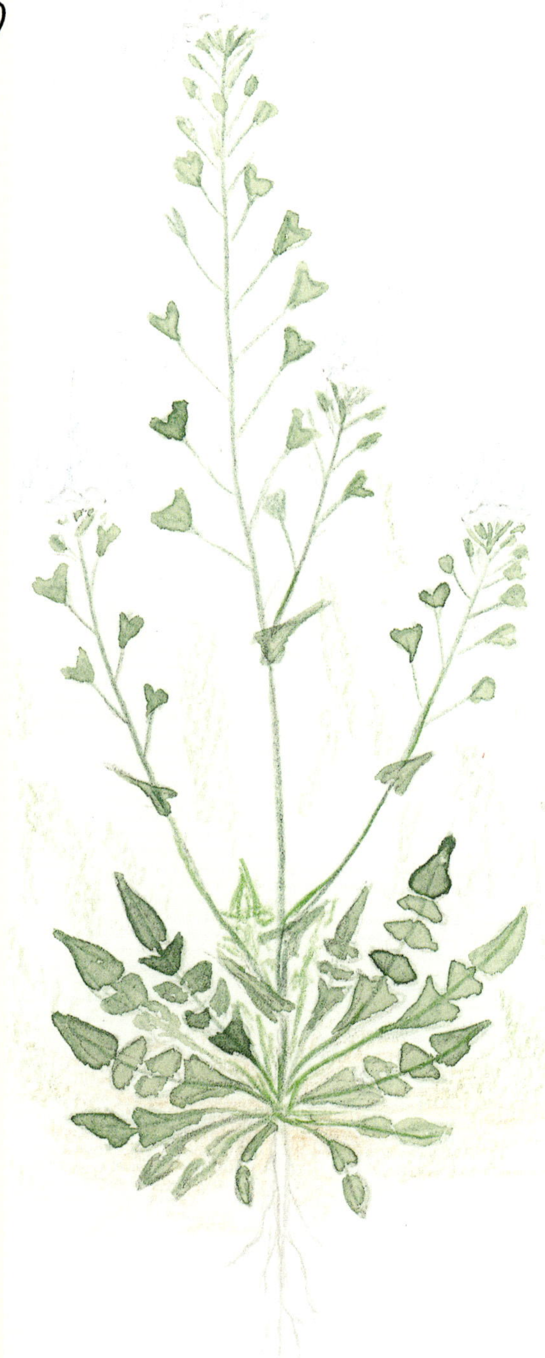

**168 Saat-Leindotter *Camelina sativa* L.**
30–90 cm ⊙ V–VI

Ursprünglich eurasisch-kontinental; verwildert auf warm-trockenen, nährstoffreichen Schuttplätzen; Ebene bis montan. Gelegentlich als Ölpflanze angebaut.
Früher Kraut und Samen offizinell. Samen innerlich und äußerlich (erweichend), Kraut bei Augenentzündung.
Samen scharf riechend und schmeckend, mit süßlichem Nachgeschmack.

Die **Gattung *Camelina*** umfasst zehn Arten. Ursprünglich mediterran bis innerasiatisch, die meisten Arten auch in Mitteleuropa eingewandert.

***Hirten-Täschelkraut***

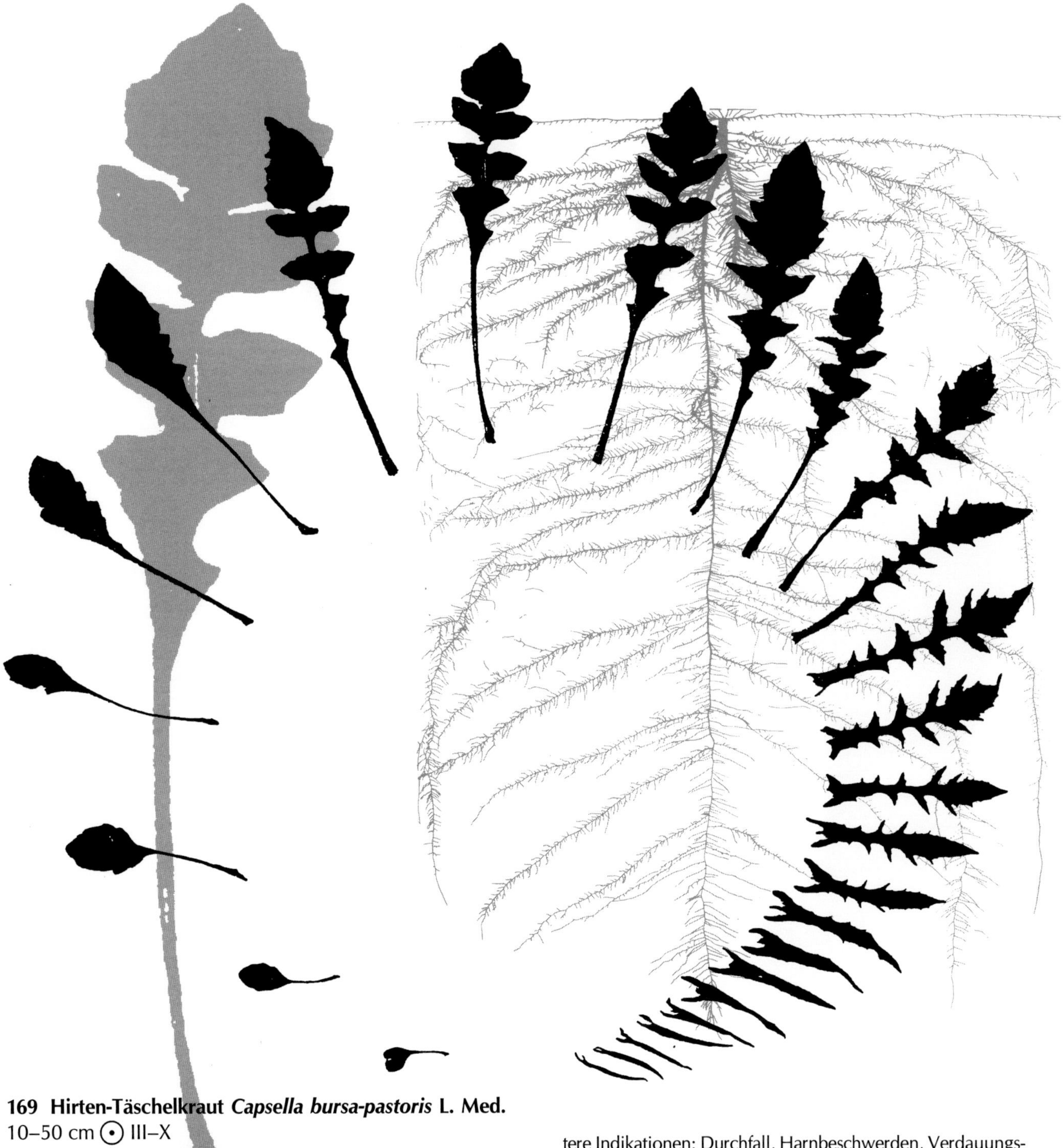

**169 Hirten-Täschelkraut *Capsella bursa-pastoris* L. Med.**
10–50 cm ⊙ III–X

Wegränder, Äcker, Ödland; kollin-alpin; weltweit verbreitet (ursprünglich eventuell mediterran).
Selbstfertil.
Rasch getrocknetes oder frisches Kraut als Tee, Extrakt, Salbe medizinisch angewendet; uteruswirksam, blutgerinnungsfördernd. Weitere Indikationen: Durchfall, Harnbeschwerden, Verdauungsbeschwerden, Gelenkrheumatismus.
In China als Gemüse angebaut (siehe auch Lf. II, S. 177–182).

Die **Gattung *Capsella*** umfasst fünf Arten.
Siehe Hager, S. 655–660.

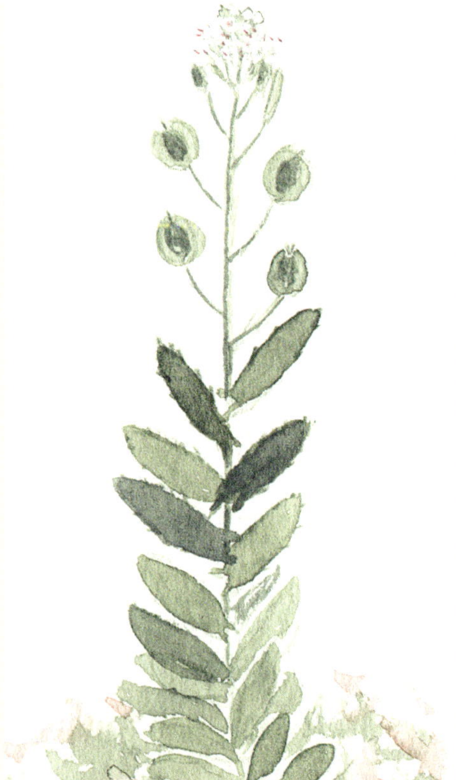

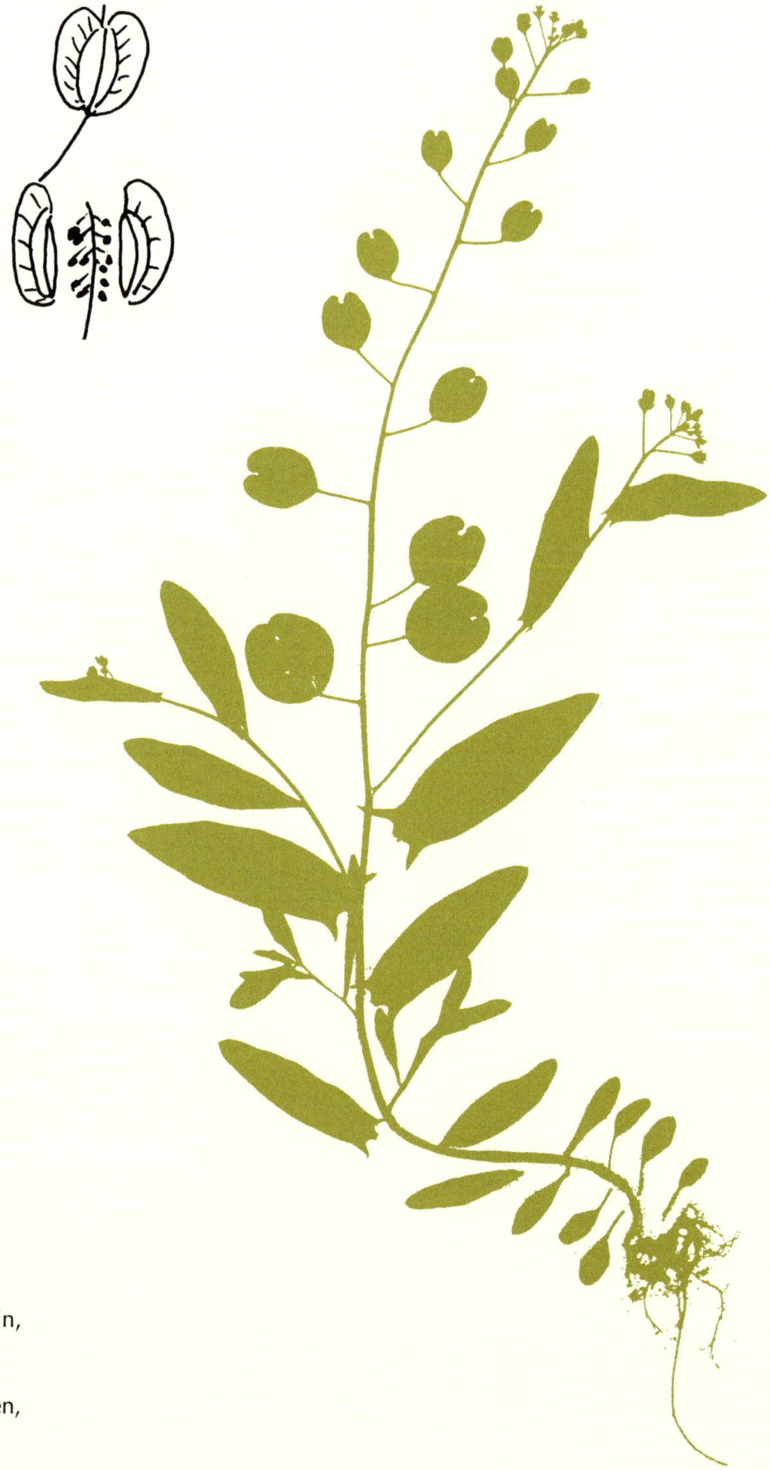

**170 Acker-Täschelkraut *Thlaspi arvense* L.**
10–30 cm ⊙ V–VI(–IX)

In kurzlebigen Ruderalgesellschaften; kollin-subalpin, eurasisch.
Blätter als Salat oder Gemüse essbar.
Knoblauchscharf schmeckende Samen bei Blähungen, Verschleimung, Skorbut, Rheuma verwendet.
Aus den Samen wurde auch Brennöl gewonnen.

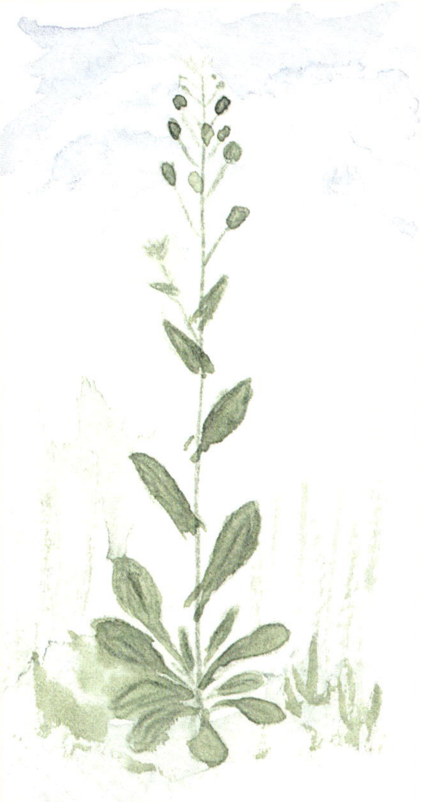

**171 Lauch-Täschelkraut *Thlaspi alliaceum* L.**
20–50 cm ⊙ IV–VI

Äcker, Ufer; kollin-montan; südeuropäisch; eingebürgert in Mitteleuropa.
Ganze Pflanze riecht auffallend nach Knoblauch, war medizinisch im Gebrauch.

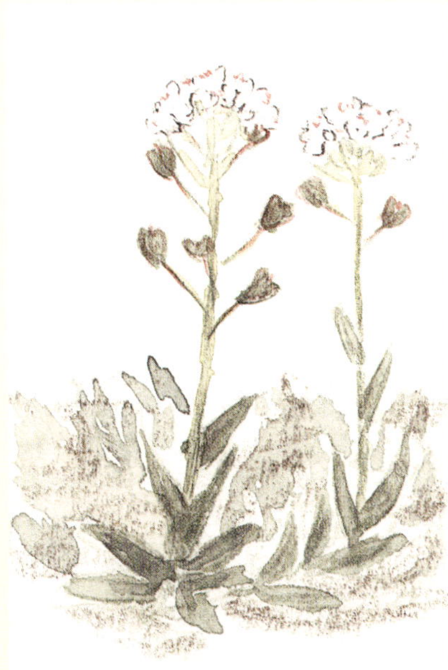

**172 Voralpen-Täschelkraut *Thlaspi alpestre* L.**
5–25 cm ⊙ V–VII

Schwermetall-Stein-Fluren; westeuropäisch; «Erzpflanze» auf Abraum von Zink- und Bleibergwerken.

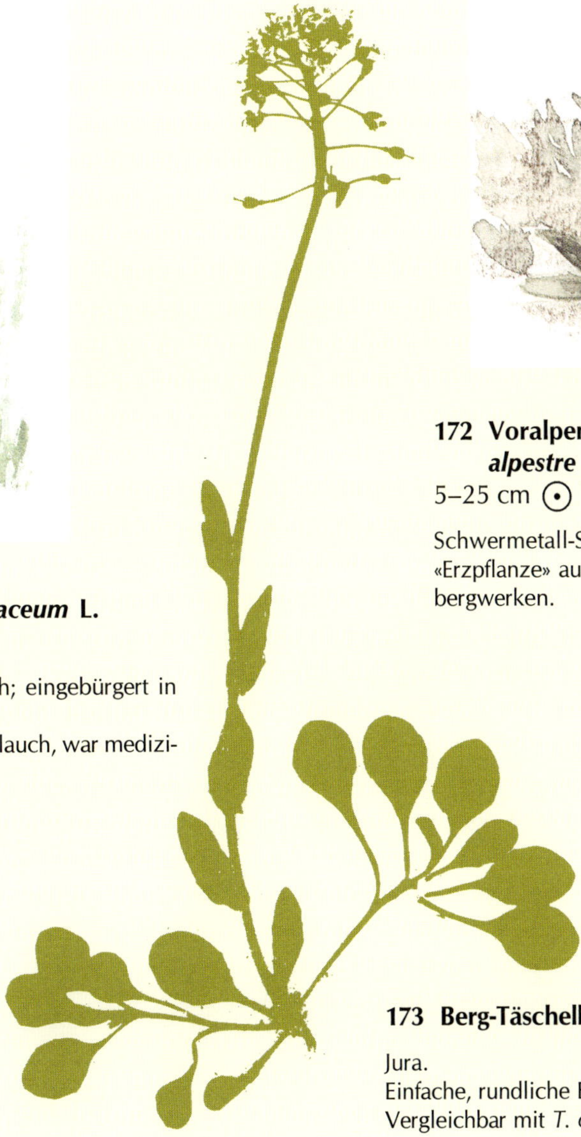

**173 Berg-Täschelkraut *Thlaspi montanum* L.**

Jura.
Einfache, rundliche Blätter.
Vergleichbar mit *T. caerulescens*.

Die **Gattung *Thlaspi*** umfasst ca. 60 Arten.

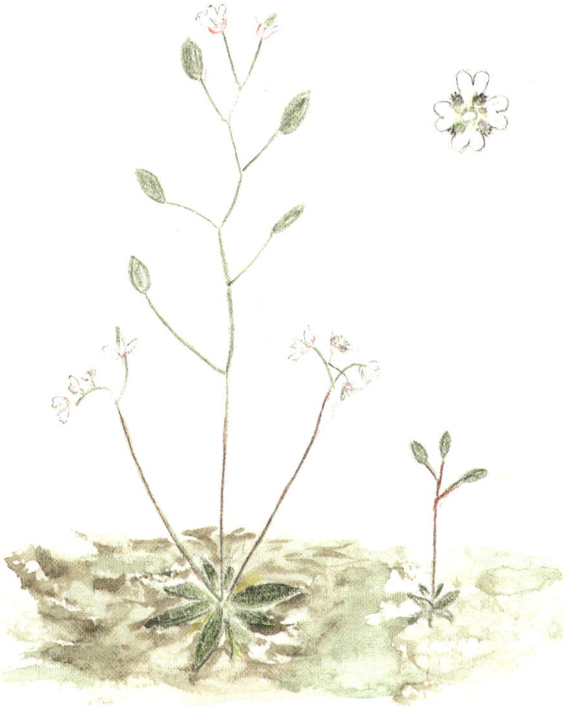

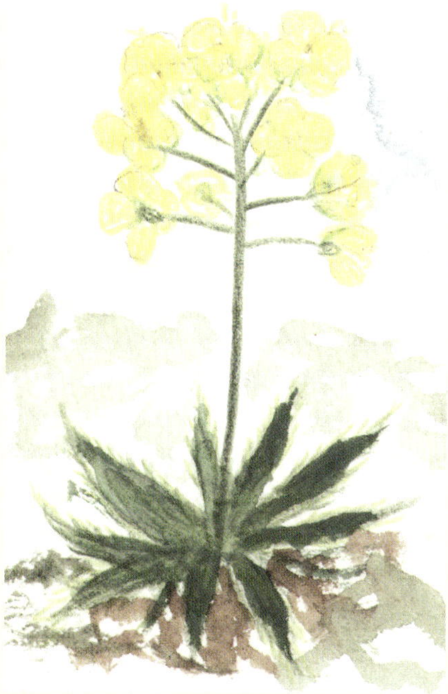

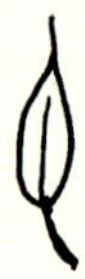

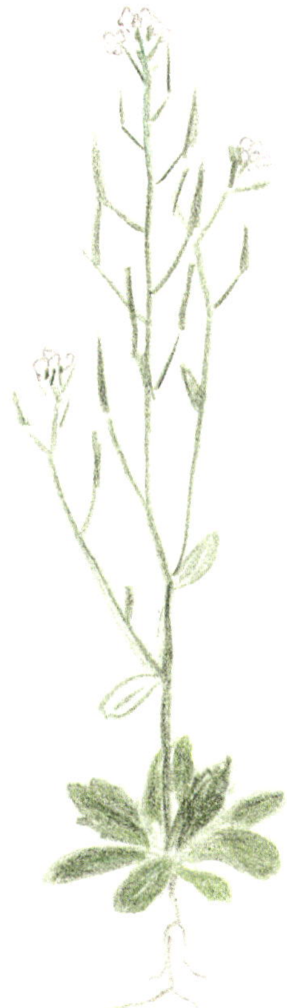

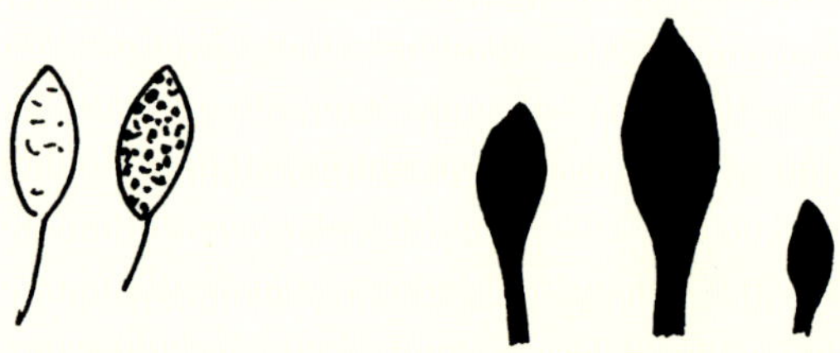

**175 Immergrünes Felsenblümchen *Draba aizoides* L.**
3–10 cm ♃ IV–VIII

Auf sonnigen Kalkfelsen, Felsspalten; montan-alpin, europäisch.

Die **Gattung *Draba*** umfasst ca. 300 Arten.

**174 Frühlings-Hungerblümchen *Erophila verna* L. D.C.**
2–15 cm ⊙ II–IV

Offene Pioniergesellschaften, lückige Mager- und Sandrasen, Kiesäcker, trocken bis mäßig frisch. Ebene bis Gebirge. Eurasisch-mediterran, verschleppt.
Medizinisch wie *Capsella bursa-pastoris* im Gebrauch.
Die Art wird heute in zahlreiche Unterarten geteilt.

Die **Gattung *Erophila*** umfasst ca. zehn Arten.
Siehe Hager, S. 74–75.

**176 Schoten-Kresse (Acker-Schmalwand) *Arabidopsis thaliana* (L.) Heynh.**
5–10(–30) cm ⊙ IV–V

In Pioniergesellschaften auf offenem Boden, lückigem Magerrasen; Sandzeiger; kollin-montan-subalpin; urspünglich mediterran.

Die **Gattung *Arabidopsis*** umfasst ca. 15–20 Arten.

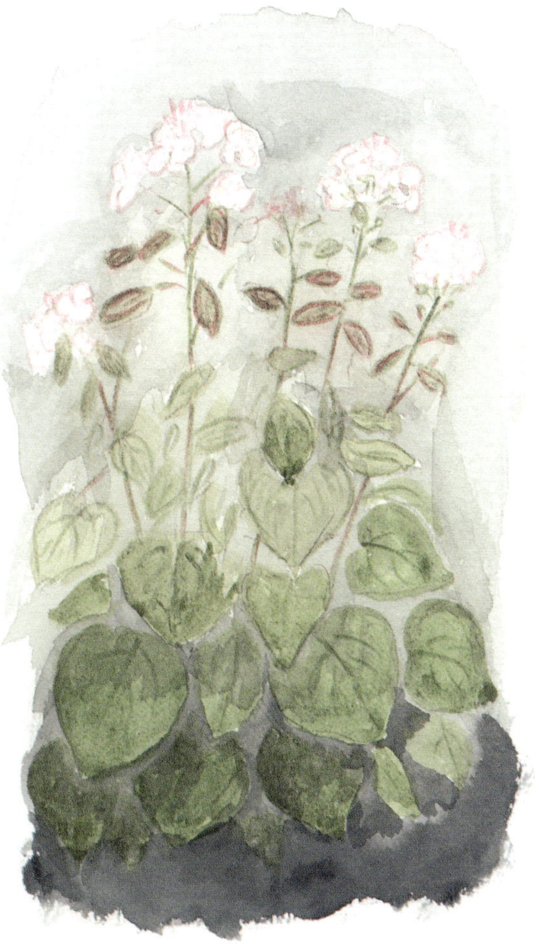

**177 Wilde Mondviole *Lunaria rediviva* L.**
30–120 cm ♃ V–VI

Feuchte Waldhänge, Schluchtwälder; montan; europäisch.
Relativ große, einzeln stehende Blüten; wohlriechend; Früchte groß, länglich, oval.
Samen waren offizinell, vgl. auch die folgende Art.

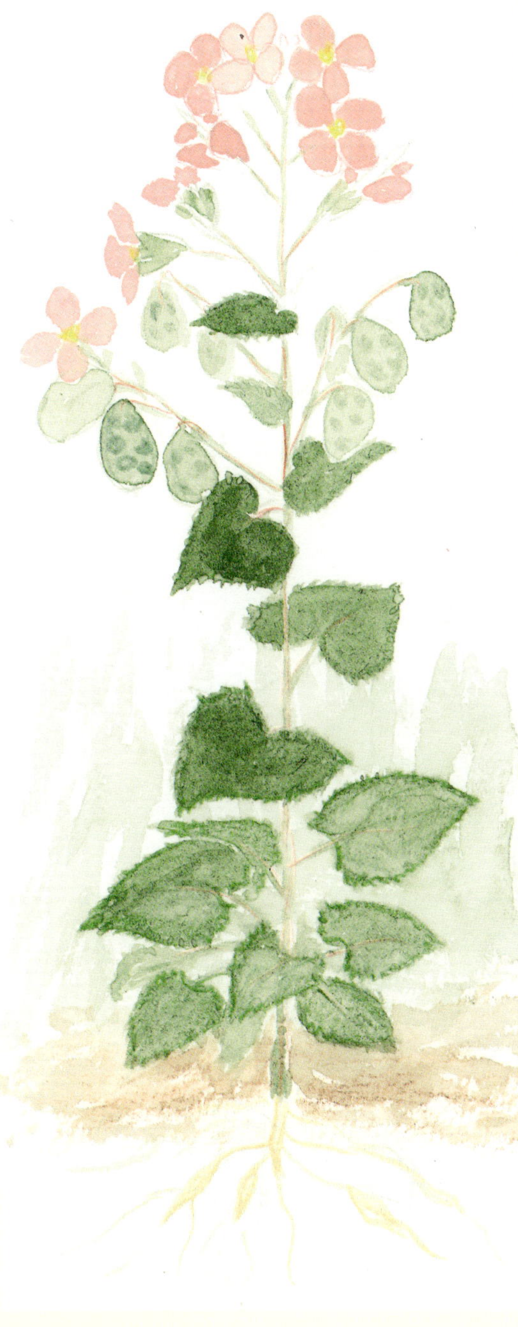

**178 Garten-Mondviole *Lunaria annua* L.**
30–120 cm ⊙ IV–VI

Gartenblume aus dem Mittelmeerraum; verwildert in frischen Ruderalgesellschaften.
Blüten duften nachts nach Veilchen. Früchte früher als Senf-Ersatz benutzt (enthalten ein Alkaloid).
Knollige Verdickungen an den Wurzeln.

Die **Gattung *Lunaria*** umfasst drei Arten.

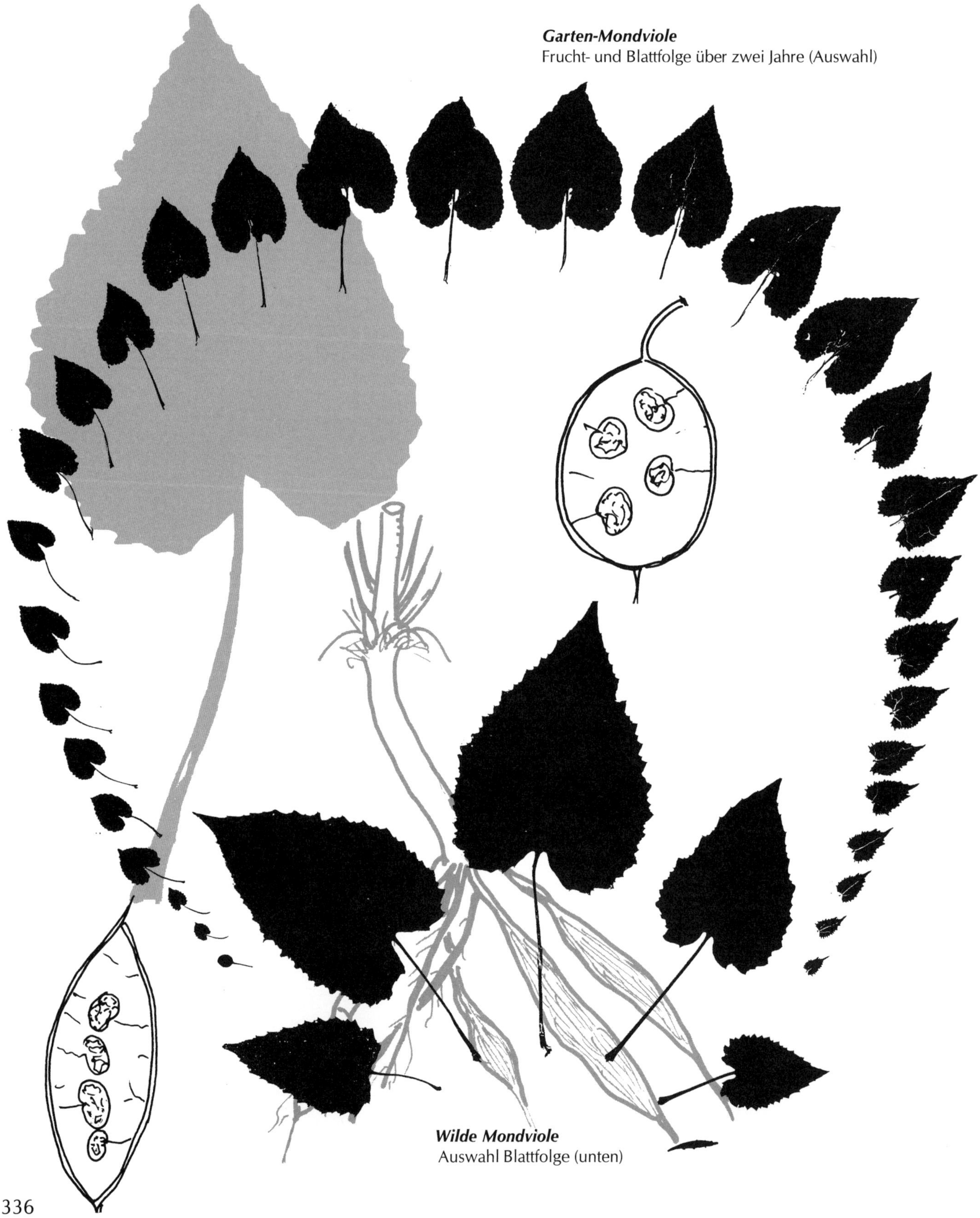
***Garten-Mondviole***
Frucht- und Blattfolge über zwei Jahre (Auswahl)
***Wilde Mondviole***
Auswahl Blattfolge (unten)

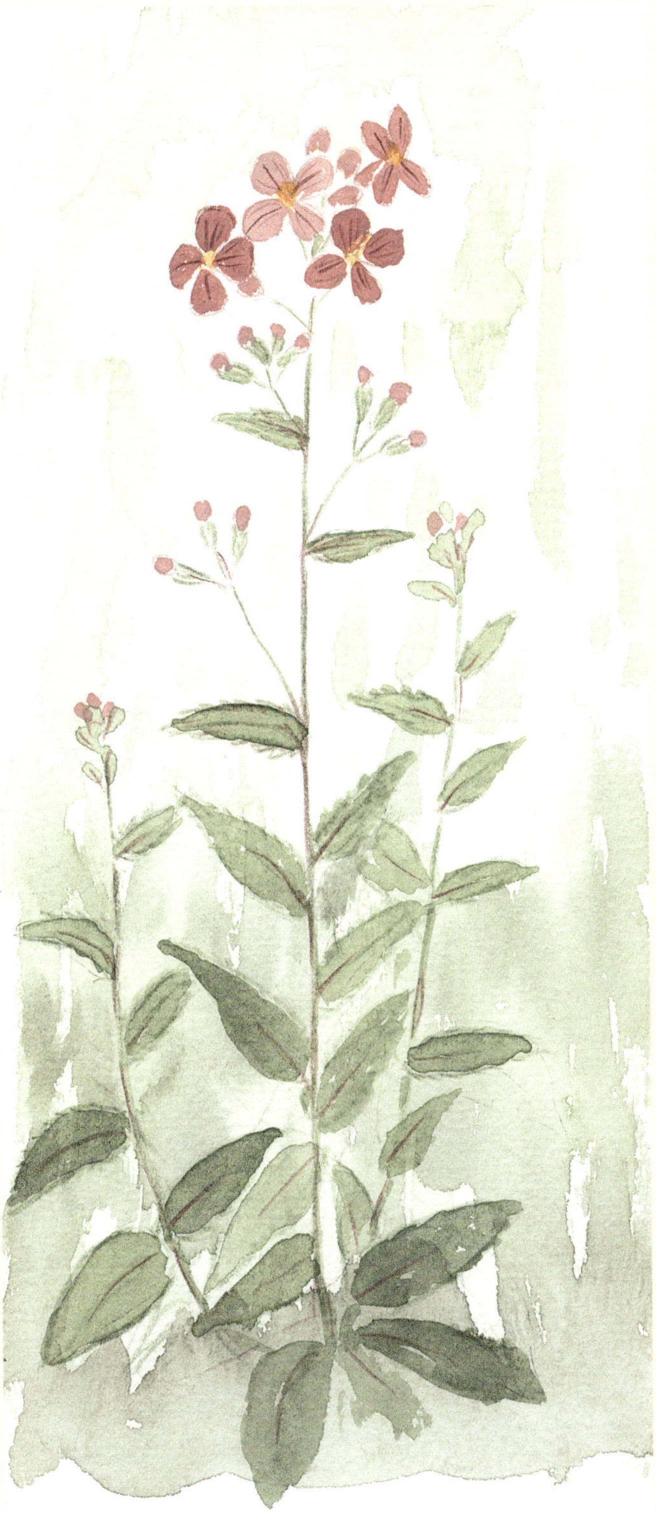

**179 Nachtviole *Hesperis matronalis* L.**
40–80 cm ⊙–♃ V–VII

Erlen- und Edellaubwälder, Gebüsche, Schuttplätze, Flussufer; kollin, montan; südosteuropäisch-westasiatisch.
Als Gartenblume seit dem Mittelalter gezogen; abends beim Aufblühen Veilchenduft.
Laublätter und Samen enthalten grünliches, an der Luft braun werdendes, schnell trocknendes Öl (Rotrapsöl), das früher auch offizinell verwendet wurde. Blattfolge nächste Seite.

**180 Trübe Nachtviole *Hesperis tristis* L.**
35–50 cm ⊙⊙–♃ V–VI

Lichtes Gebüsch, Weiden, Kiefernwälder; trockene, steinige, stickstoffreiche Orte; pontisch-südosteuropäisch.
Steif aufrecht mit ähnlichen Blättern wie vorige Art. Blüten groß, gelblich grün mit rotviolettem Adernetz, duften nach Hyazinthen.
Öl aus Samen wirkt schweißtreibend, auch bei Katarrhen benutzt.

Die **Gattung *Hesperis*** umfasst ca. 25 Arten, meist ostmediterran, einzelne auch Asien bis China.

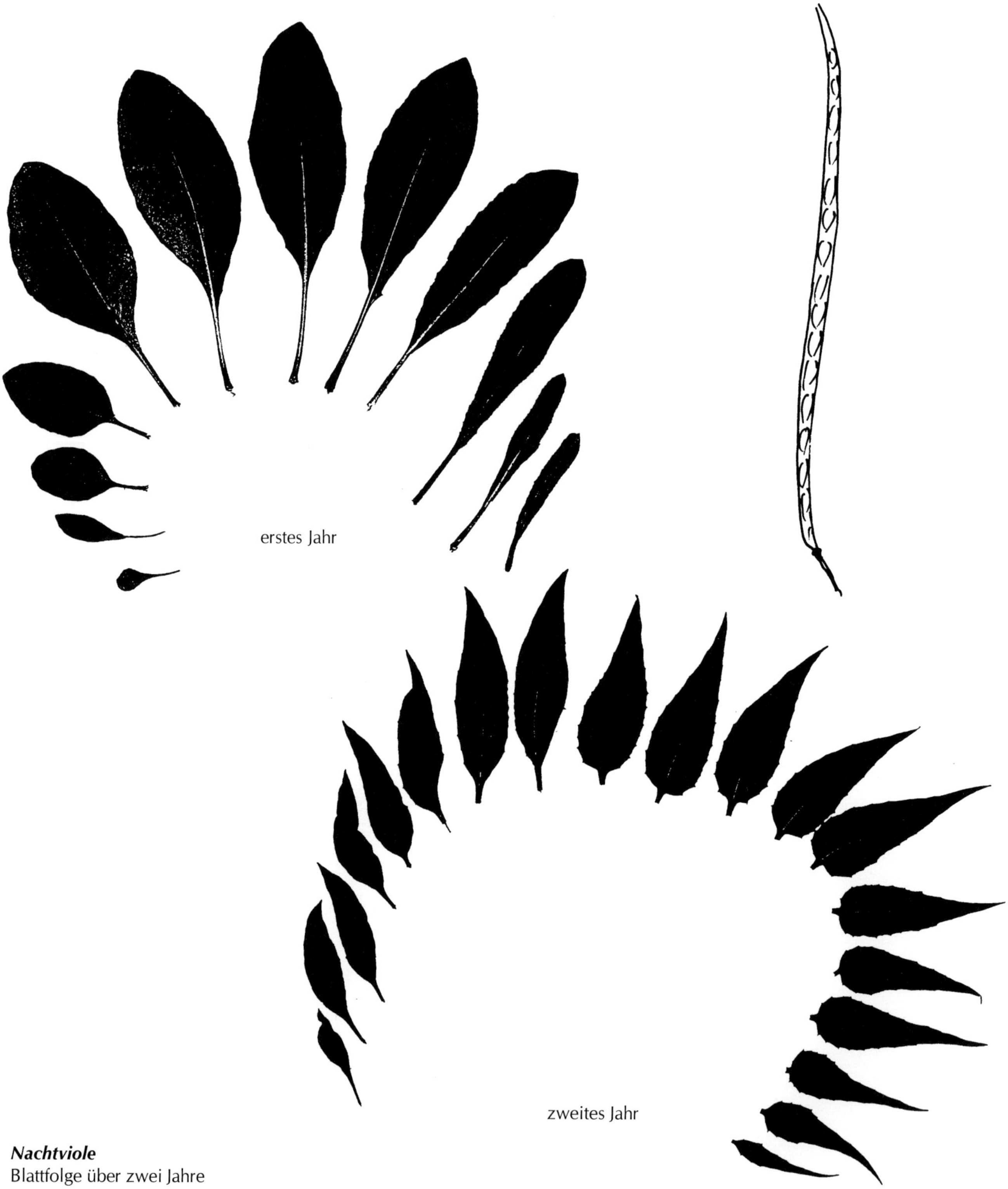


***Nachtviole***
Blattfolge über zwei Jahre

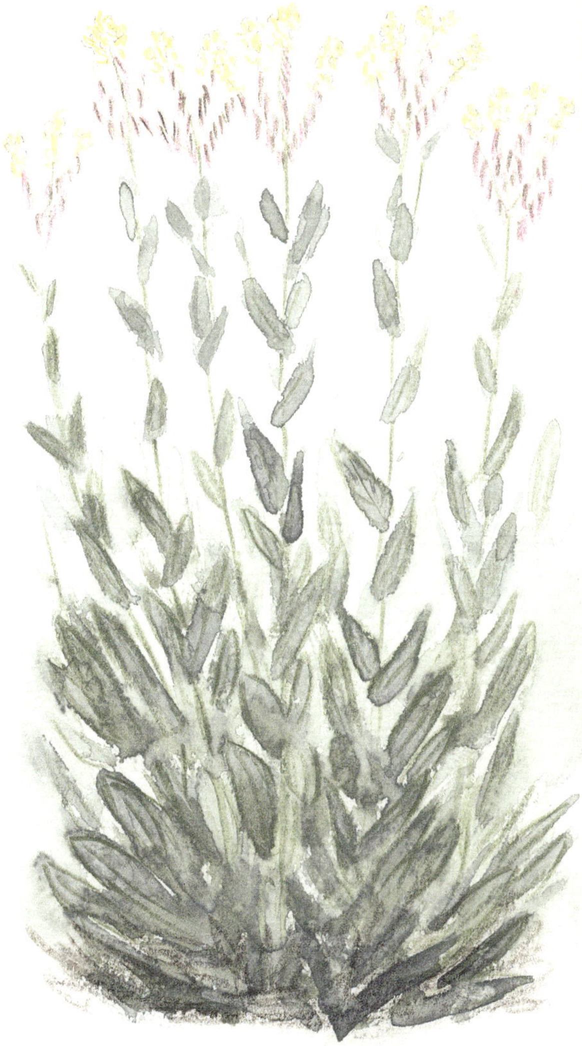

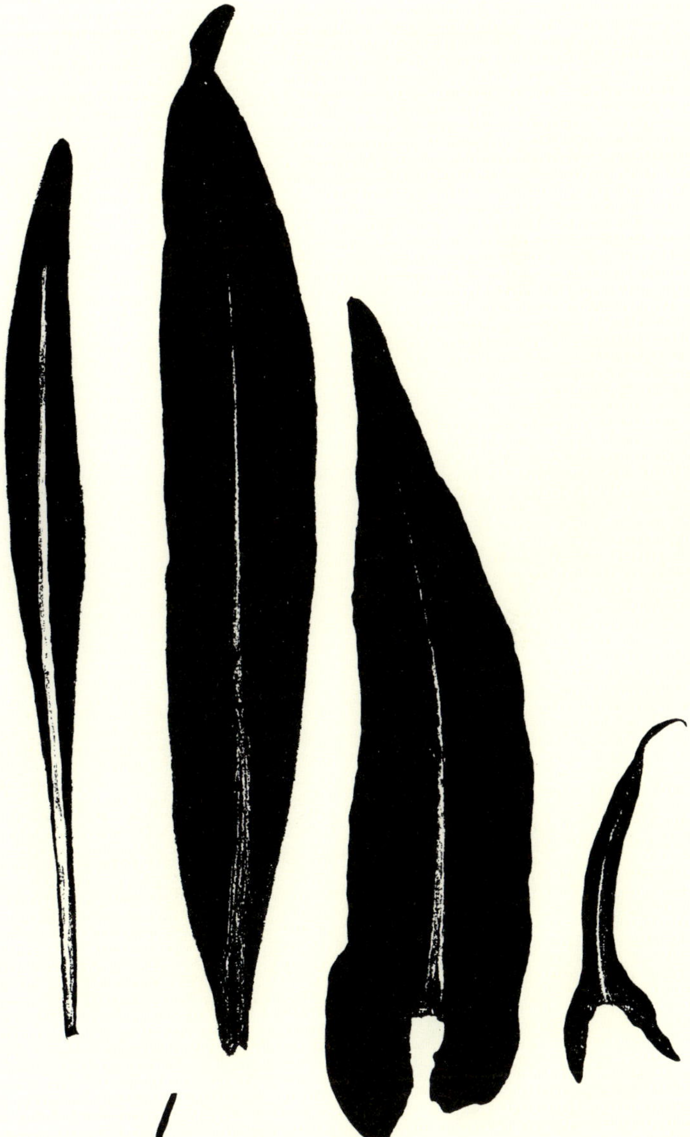

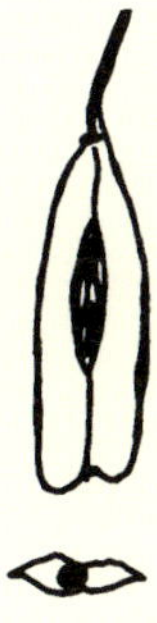

**181 Färber-Waid *Isatis tinctoria* L.**
50–120 cm ⊙ V–VI

Ausdauernde Ruderalgesellschaften, Eselsdistelfluren.
Indigo-Farbstoff im Kraut wird in Mitteleuropa seit dem 9. Jahrhundert zum Grün- und Blaufärben verwendet.
Medizinisch bei Geschwülsten, zur Vernarbung von Wunden.

Die **Gattung *Isatis*** umfasst ca. 30 Arten.

**182 Goldlack *Erysimum (Cheiranthus) cheiri* (L.) Crantz**
20–50(–80) cm ♃ V–VI

Verwildert in Mauerfugen, warm, trocken bis mäßig frisch; ursprünglich mediterran.
Gartenblume.
Samen mit fettem Öl und digitalisähnlicher Herzwirksamkeit; Blüten bei Krämpfen, zur «Blutreinigung», bei Obstipation als Laxans, bei Leber- und Herzleiden; Beschleunigung der Menstruation.
Siehe Hager, S. 831–833.

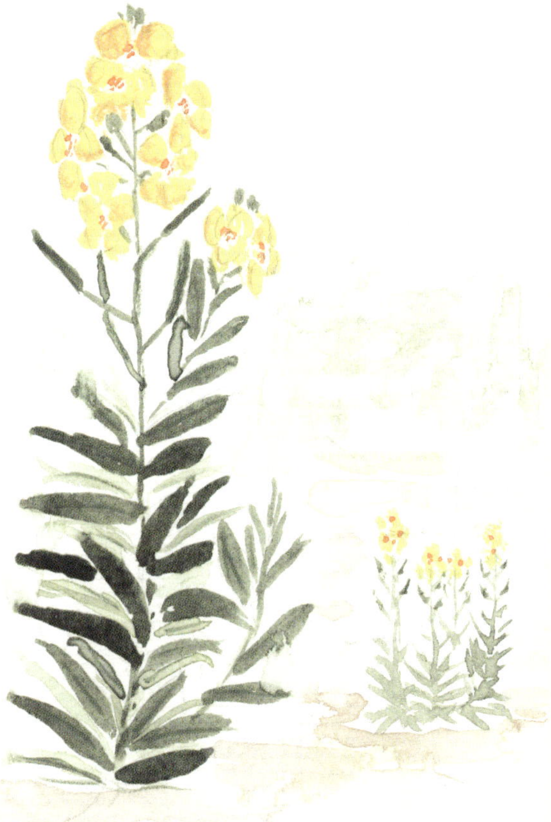

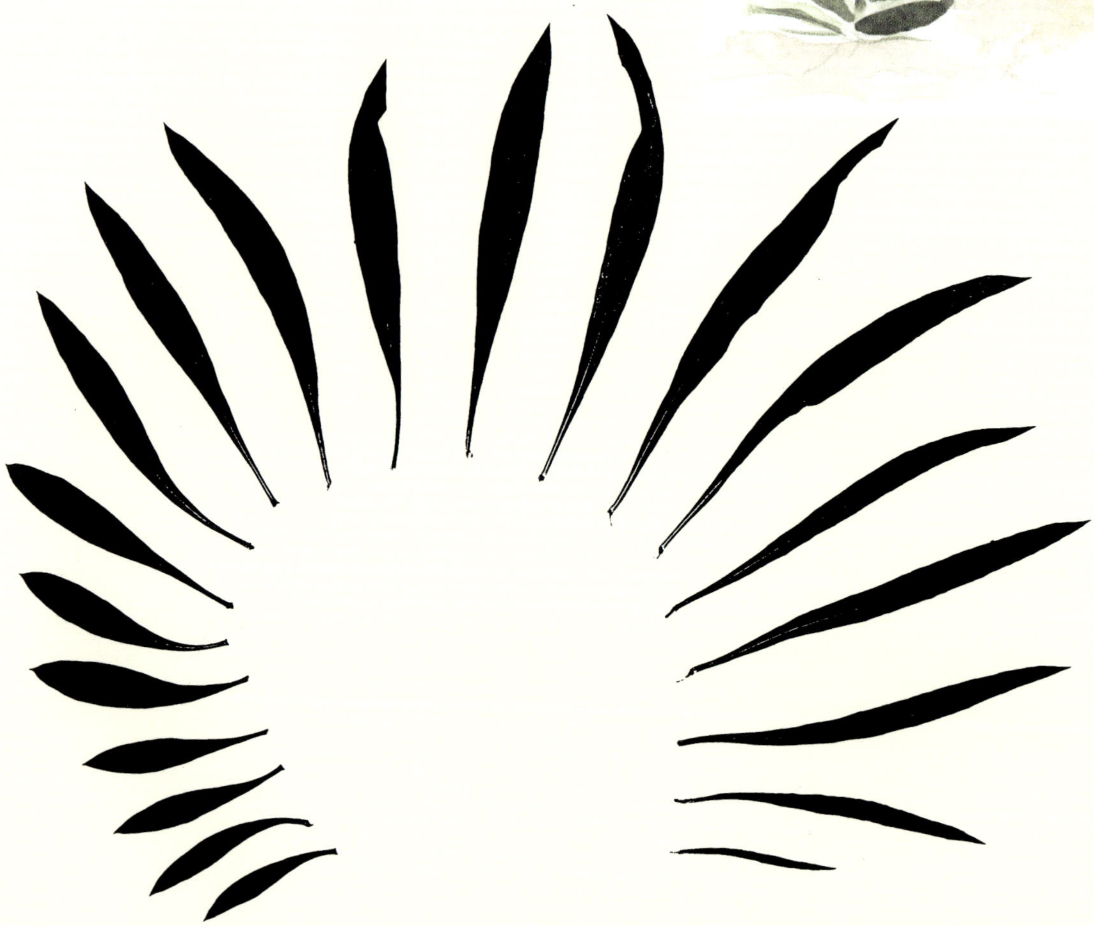

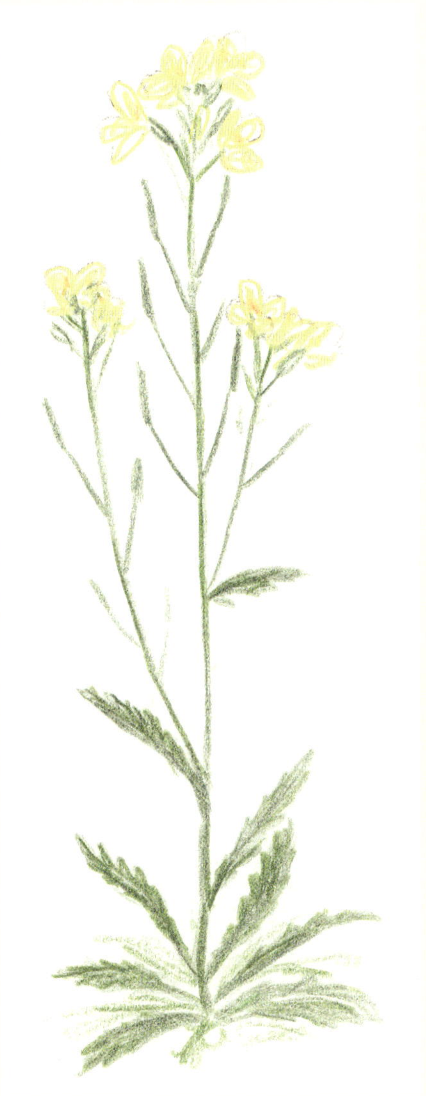

**183 Gänsesterbe (Bleicher Schöterich)**
***Erysimum crepidifolium* Rechb.**
15–50 cm ⊙–♃ IV–VII

Auf humus-feinerde-armen Fels-Trockenrasen.
Für Gänse tödlich, möglicherweise auch für Menschen giftig.

**184 Grauer Schöterich *Erysimum diffusum* Erh.**
20–50(–90) cm ♃ VI–VII

Auf Wegen, Mauern, steinigen Böden; südosteuropäisches Verbreitungsgebiet; europäisch-kontinental.
Medizinisch bei Herzinsuffizienz.
In der Landwirtschaft zum Abwehren von Nagetieren.
Ohne Bild.

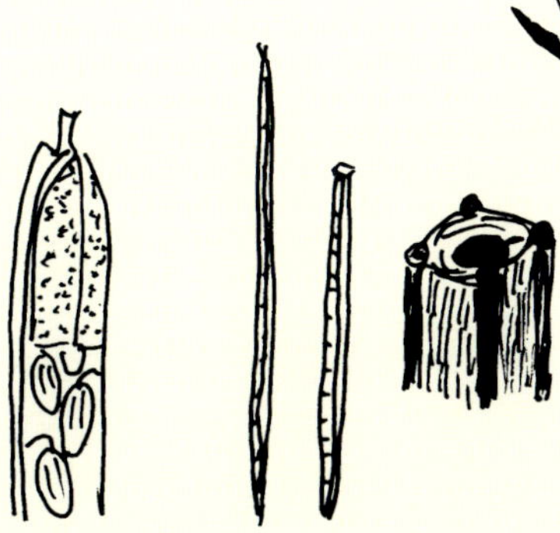

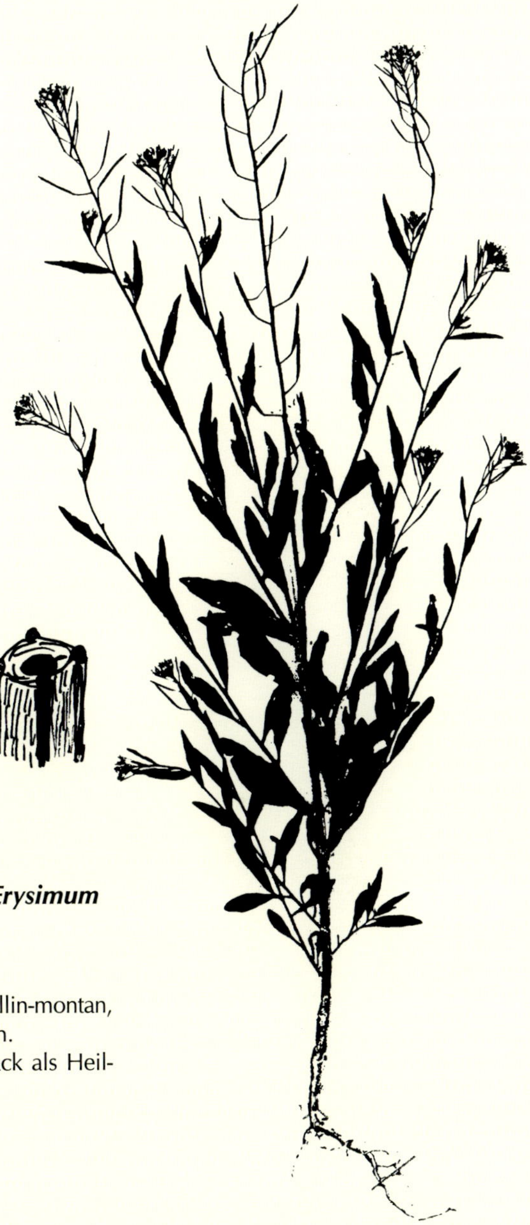

**185 Acker-Schöterich *Erysimum cheiranthoides* L.**
20–60(–120) cm ⊙

Wegränder, Schuttplätze, kollin-montan, eurasisch-nordamerikanisch.
Früher offenbar wie Goldlack als Heilpflanze verwendet.

**186 Wohlriechender Schöterich *Erysimum odoratum* Ehrh.**
30 cm (••) VI–VII

An sonnigen Fels- oder Steppenrasen; europäisch-kontinental.
Ähnlich wie Grauer Schöterich. Blütenstand leitet in der Form schon zu Iberis über. Blüten duften nach Honig.
Ohne Bild.

**187 *Erysimum perofskianum* Fisch. et C. A. Mey.**
⊙ II–V

Innerasiatisch-ostmediterrane Gartenzierblume.

Die **Gattung *Erysimum*** umfasst ca. 200 Arten.

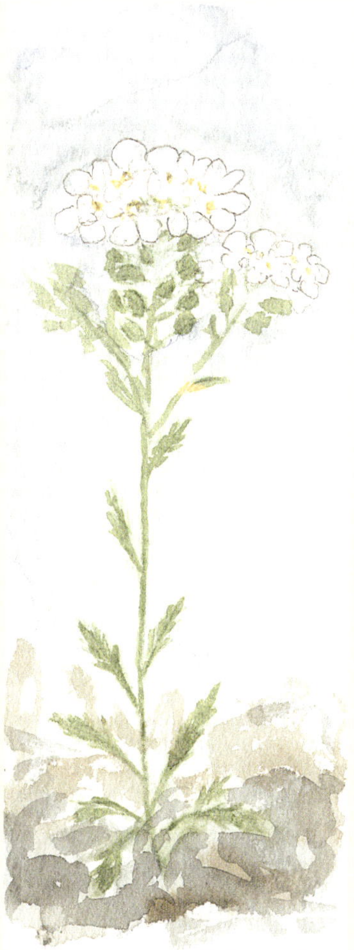

**188 Bitterer Bauernsenf *Iberis amara* L.**
10–30 cm ⊙ V–VIII

Als Ackerunkraut aus dem östlichen Mittelmeergebiet eingeschleppt.
Medizinische Anwendung bei Verdauungsstörungen zur Anregung der Magensaftsekretion. Als Amarum mit choleretischem Effekt.
Siehe Hager, S. 501–505.

**191 Nacktstängeliger Bauernsenf *Teesdalia nudicaulis* (L.) R. Br.**
5–15 cm ⊙ IV–V

Zeigt keine so strenge Blütenanordnung wie die *Iberis*-Arten.
Schmeckt kresseartig, wird als Wildpflanze gelegentlich für Salat verwendet.
Ohne Bild.

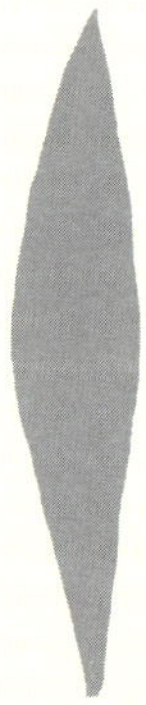

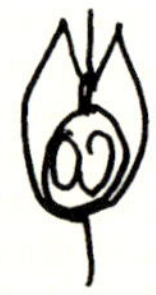

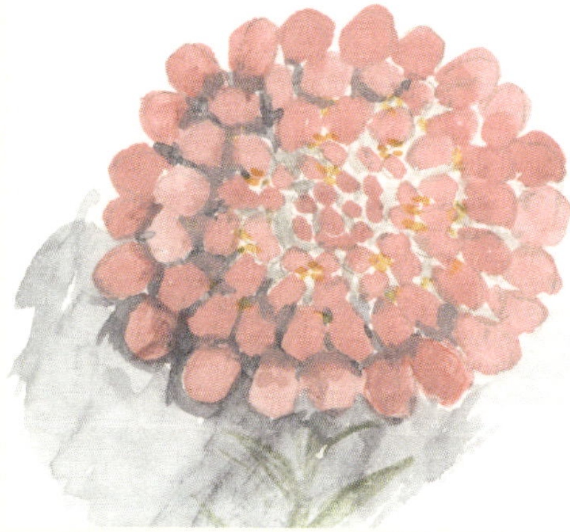

**189 Doldiger Bauernsenf *Iberis umbellata* L.**
30–50 cm ⊙ V–VIII

Gartenzierpflanze, ursprünglich westmediterran.

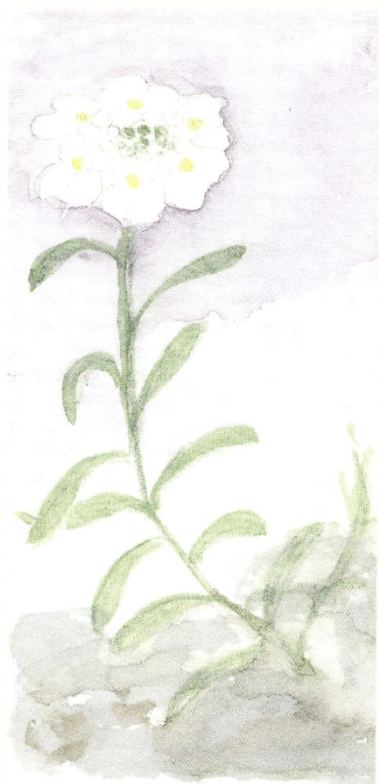

**190 Immergrüner Bauernsenf *Iberis sempervivens* L.**
20–40 cm ♃ IV–V

Steingartenpflanze aus ostmediterranen Gebirgen.

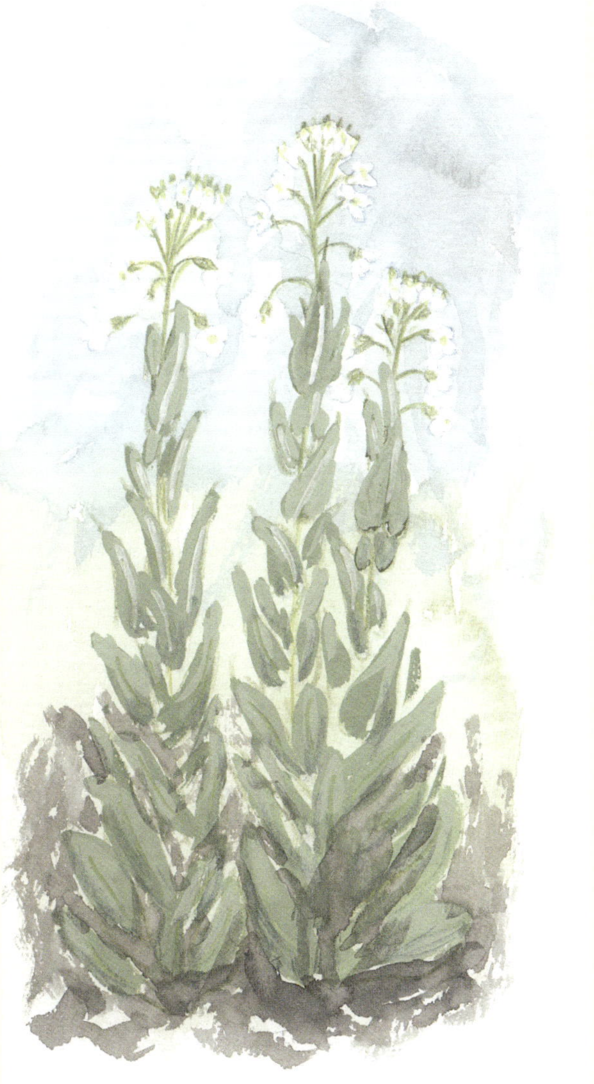

**192 Turmkraut *Arabis (Turritis) glabra* (L.) Bernh.**
50–150 cm ⊙ V–VII

Steinige Hänge, Gebüsche in wärmeren Lagen; kollin-montan (subalpin); eurasisch-nordamerikanisch.
Nahrhafte Weidepflanze, Blätter als Gemüse verwendbar. Samen liefern fettes Öl.
Medizinisch früher als Antiscorbuticum verwendet.
Ähnlich Turm-Gänsekresse (*Arabis turrita* L.).

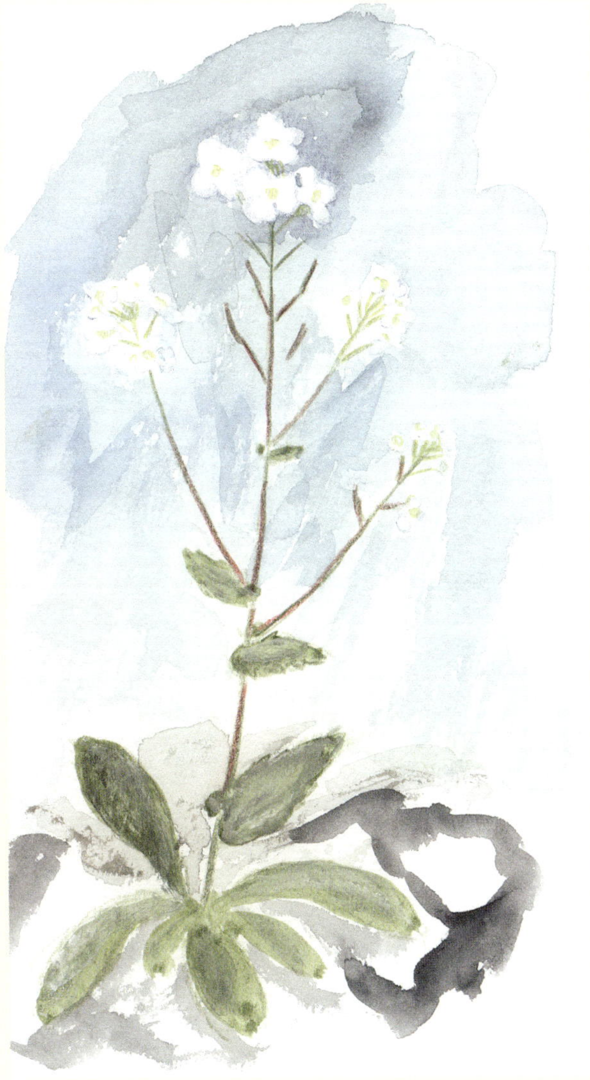

**193 Alpen-Gänsekresse *Arabis alpina* L.**
6–40 cm ♃

Geröll, Felsen, auf Kalk; (kollin-)montan-alpin; arktisch-alpin.
Blätter und Früchte leicht kresseartig scharf, bitter.
*Arabis caucasica* unserer Steingärten gilt heute als Unterart der Alpen-Gänsekresse.

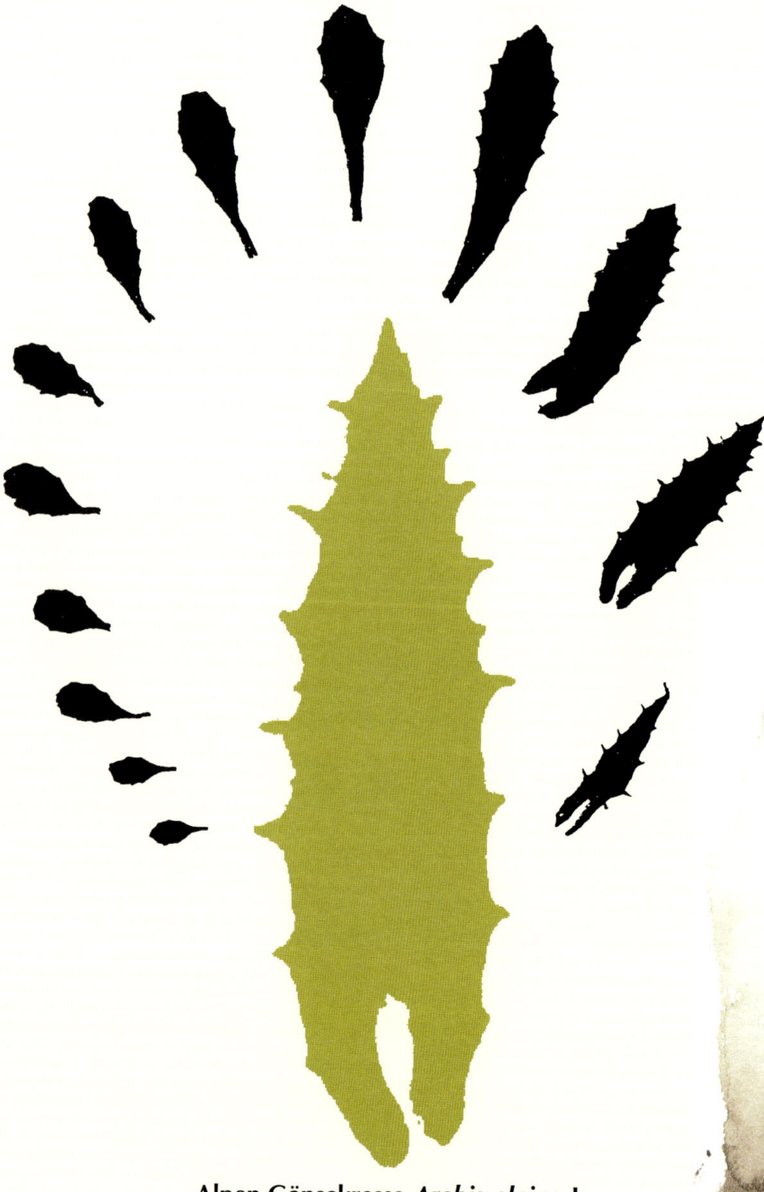

Alpen-Gänsekresse *Arabis alpina* L.

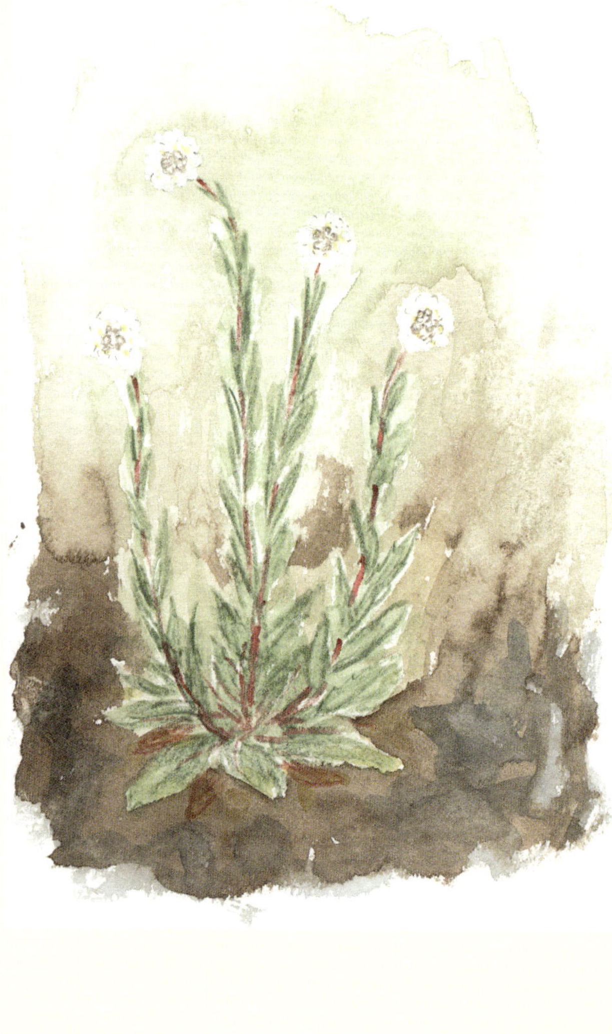

**194 Wiesen-Gänsekresse *Arabis hirsuta* (L.) Scop.**

15–80 cm ♃ V–VII
Blütenanordnung ähnlich wie bei Iberis. Samen liefern ein mildes, fettes Öl.

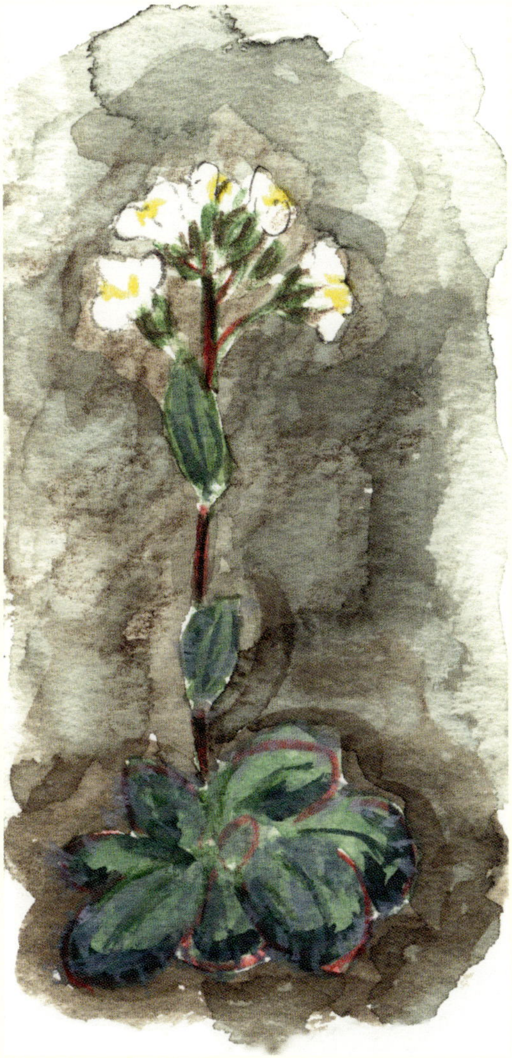

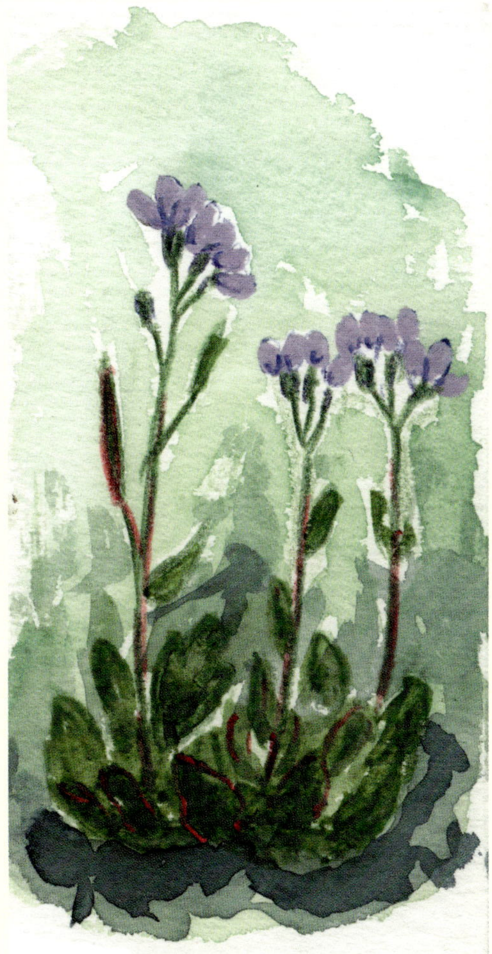

Alpine zwergförmige Arabis-Arten:

**195 Zwerg-Gänsekresse *Arabis bellidifolia* Crantz**
5–15 cm ♃ VI–VII

Felsen, Felsschutt auf Kalk; alpin, apenninisch.

**196 Bläuliche Gänsekresse *Arabis caerulea* All.**
2–12 cm ♃ IV–VIII

Auf feinem Kalkschutt, Moränen; subalpin, alpin.

Die **Gattung *Arabis*** umfasst ca. 180 Arten in Europa, Asien, Nordamerika. Einige dringen vom Mittelmeer in afrikanische Hochgebirge ein. Einige werden als Steingar-tenpflanze gezogen.

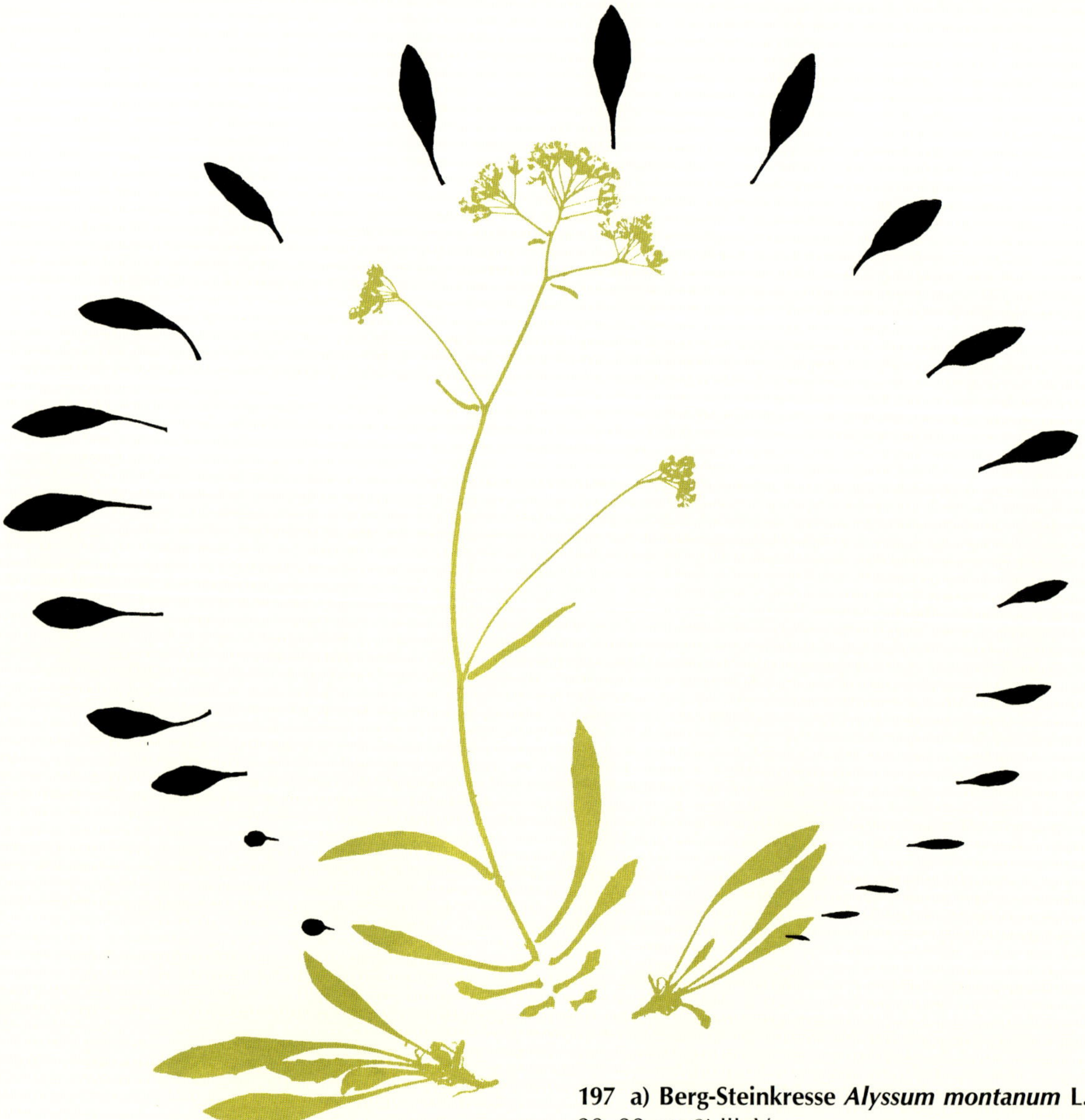

### 197 a) Berg-Steinkresse *Alyssum montanum* L.

20–20 cm ♃ III–V

Lockere Sand- und Felsenrasen, warme Lagen; kollin-subalpin; mediterran.
Diese Art steht hier als Beispiel für die vielen, meist schön gelbblühenden mediterranen und alpinen Arten, die zum Teil auch als Gartenpflanzen gezogen werden. Die Blattformen sind meist einfach, schmal und mehr oder weniger gezähnt.

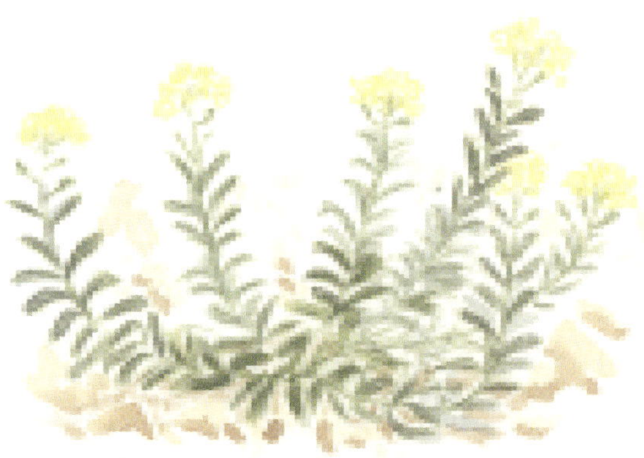

### 197 b) Friauler Steinkresse *Alyssum petraeum* ARD

Sehr ähnlich voriger Art.
Im Altertum bei Nieren- und Lungenleiden verwendet.

Die **Gattung *Alyssum*** umfasst ca. 190 Arten.

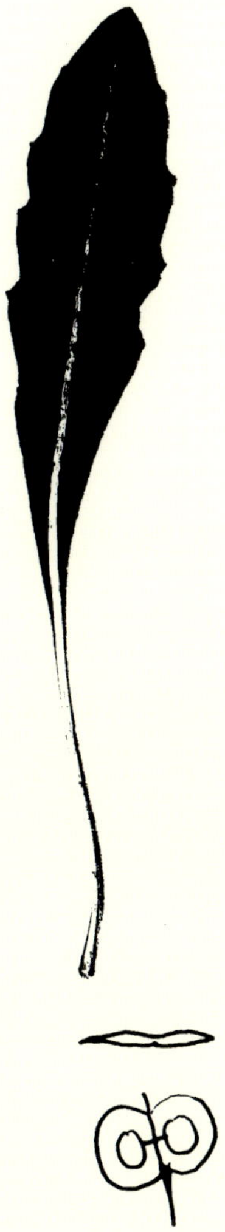

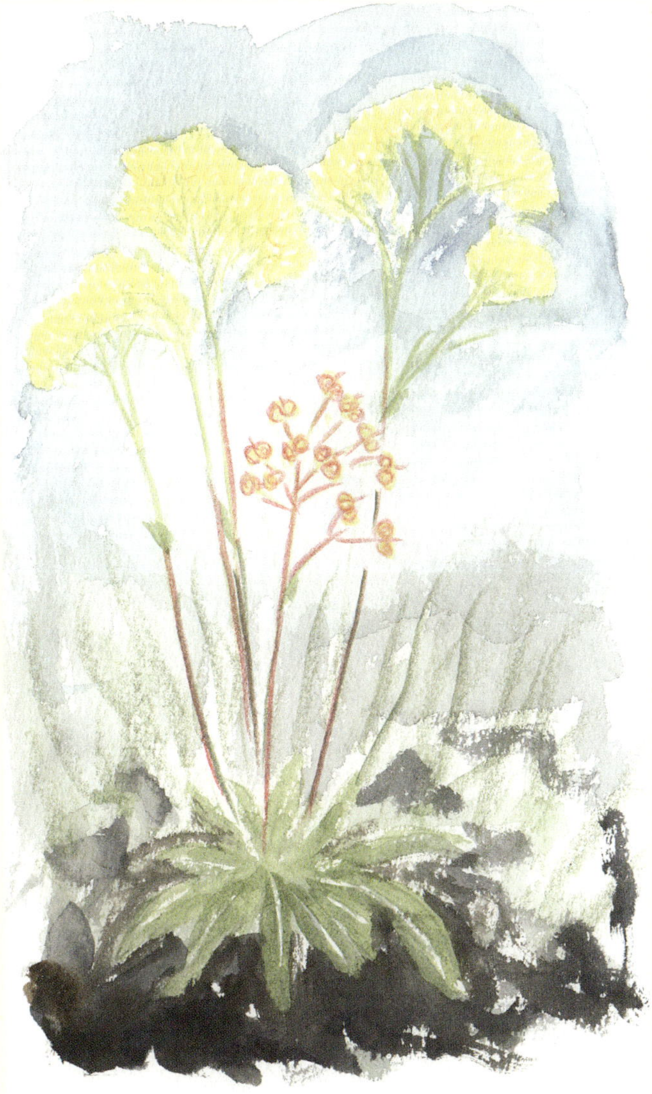

**198 Echte Schildkresse *Fibigia clipeata* L. Med.**
25–70 cm (••) VI–V

Auf offenen, sonnigen, meist felsigen Hängen, ostmediterran bis Italien.
Nach Hegi ist diese Art das *Alyssum* des Dioscurides. Alte Heil- und Zauberpflanze bei Hundswut, Hautausschlägen u.a.

Die **Gattung *Fibigia*** ist *Alyssum* nahe verwandt. Sie umfasst 12–20 Arten und ist in nordafrikanischen bis indischen Wüstengebieten verbreitet.

**199 a) Brillenschötchen *Biscutella laevigata***
15–40 cm ♃ V–VII

Felsschutt, meistens Kalk; kollin, subalpin-alpin; mittel-osteuropäisch. Gelbblühend, auffallend wie Brillen aussehende Schötchen.

**199 b) *Biscutella apula***

Blätter: frühere medizinische Verwendung erwähnt.

Die **Gattung *Biscutella*** umfasst ca. 40 Arten, vor allem im Mittelmeerraum verbreitet.

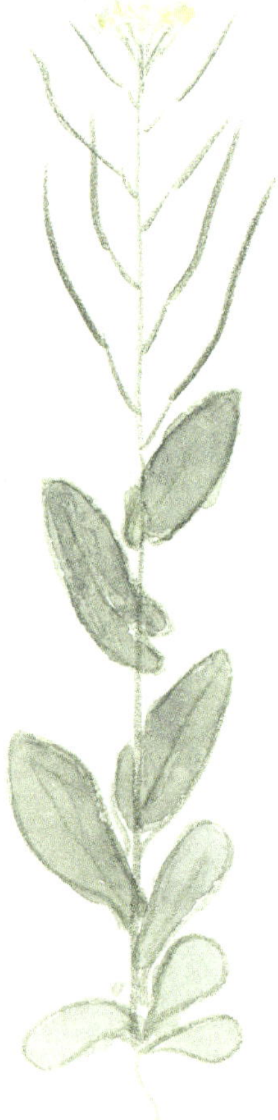

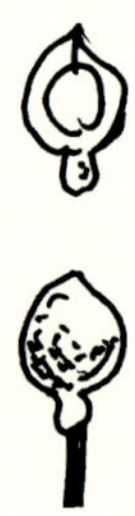

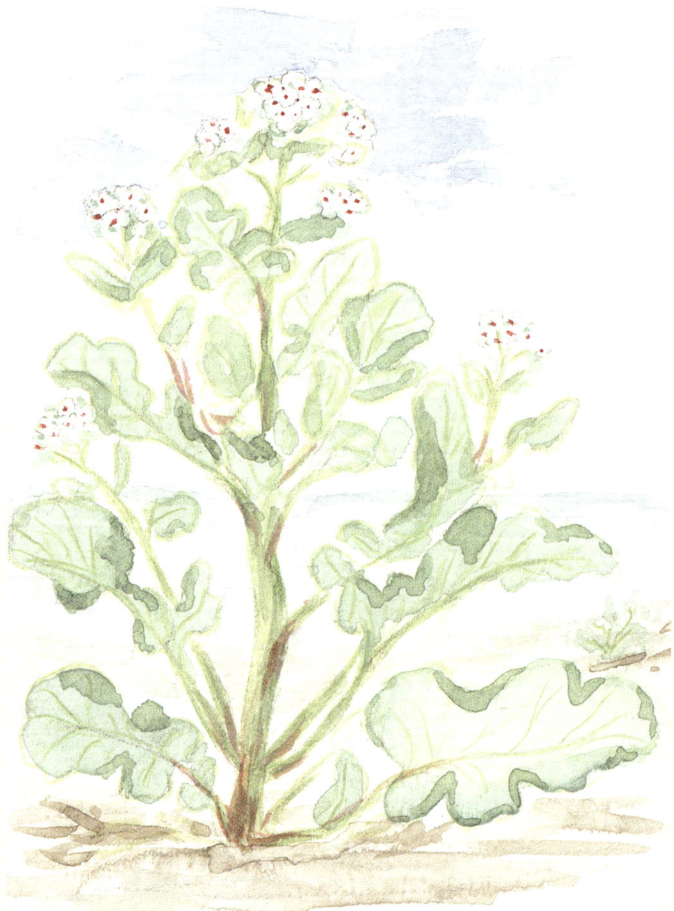

**200 Weißer Ackerkohl *Coringia orientalis* (L.) Andrz.**

10–50(–70) cm V–VII

Ackerunkraut aus dem östlichen Mittelmeergebiet. Thyreostatisch wirksam (verhindert die Synthese des Schilddrüsenhormons). Wirkung kann durch Jod nicht aufgehoben werden.

**201 a) Meerstrand-Kohl *Crambe maritima* Scop.**

30–75 cm ♃ V–VII

Meeres-Spülsäume. An Ost- und Nordsee verschiedene Unterarten. In England früher als Gemüse angebaut, auch wie Spargel im Dunkeln gezogen.

**201 b) Tartaren-Meerkohl *Crambe tatarica* Seboek**

Ähnliche Art wie vorige; stärker eingeschnittene Blätter. Wurzeln und Stängel schmecken süß.
In Ungarn als Gemüse: «Chara Caesaris».

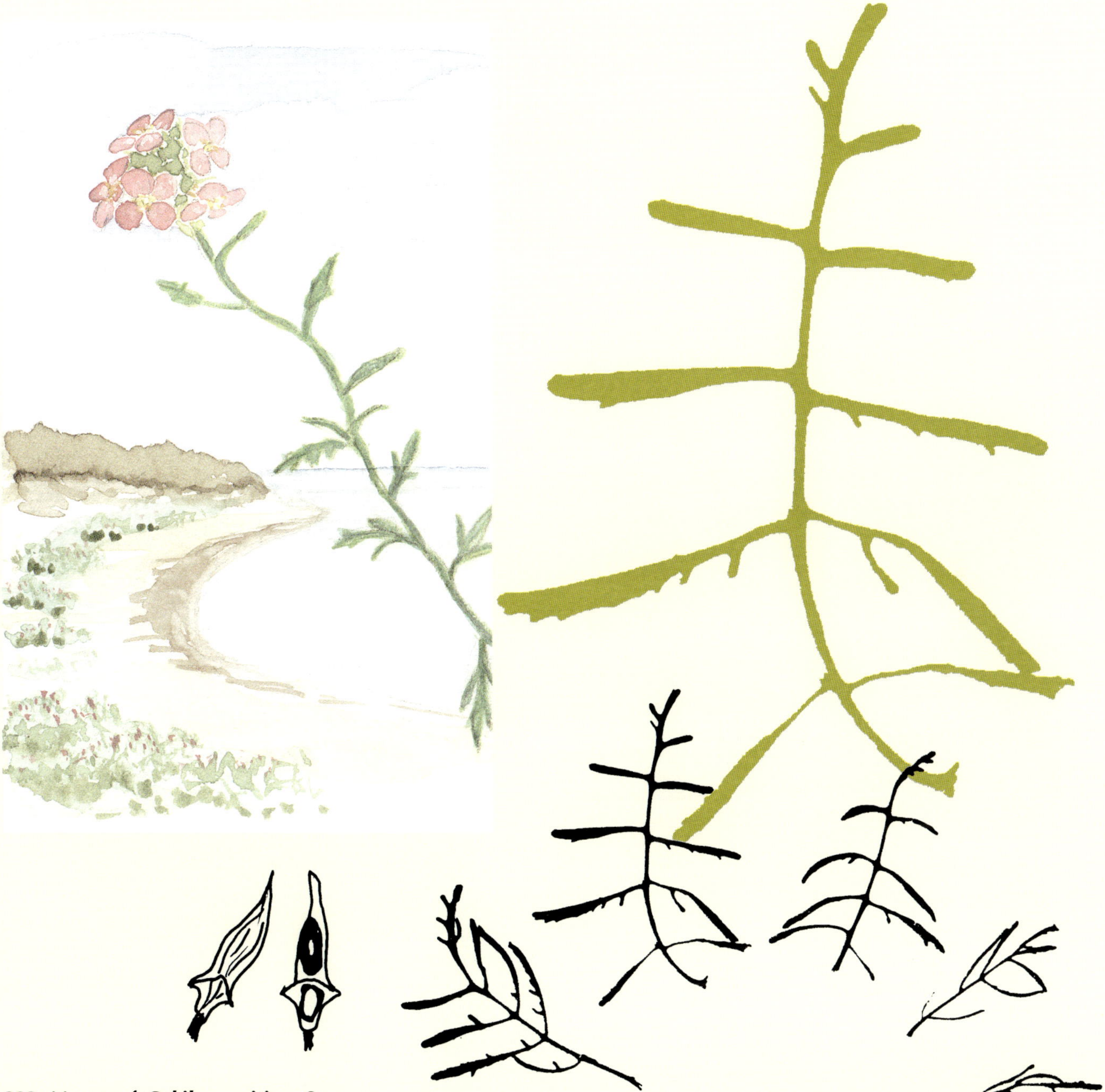

**202 Meersenf *Cakile maritima* Scop.**
15–30 cm ⊙ VII–X

Salzkraut, Spülsäume.
Verschiedene Varianten und Arten.
Schmeckt sehr salzig.
Wirkt antiskorbutisch, diuretisch, purgativ.

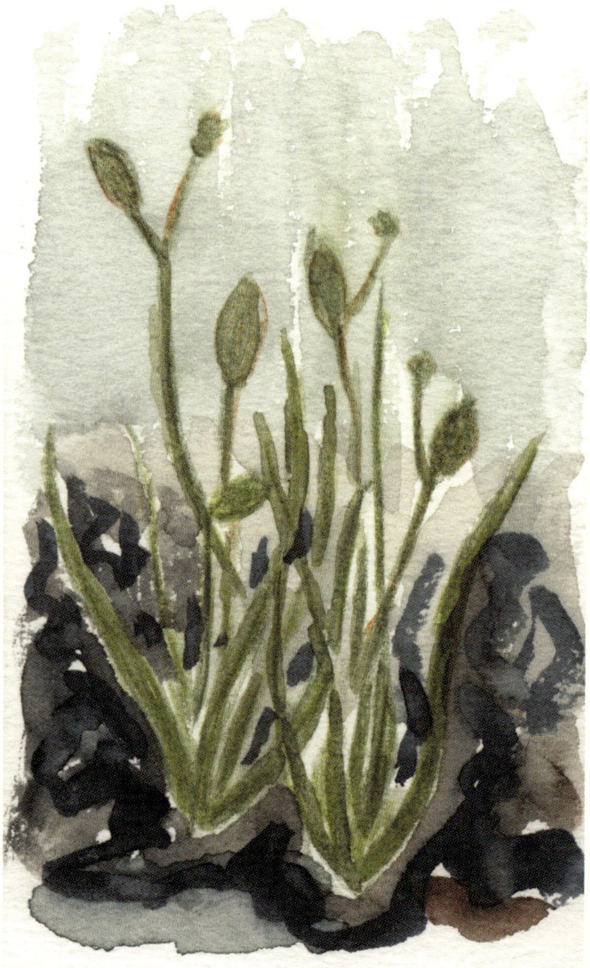

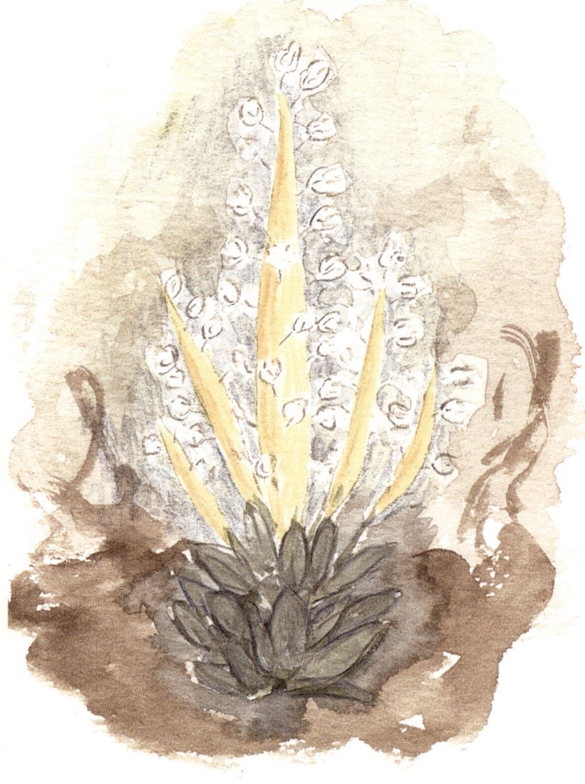

**203 Pfriemen-Kresse *Subularia aquatica* L.**
2–8 cm ⊙–⊙⊙ VI–VII

In Strandgesellschaften flacher Seeufer, die oft überschwemmt werden; westarktisch-ozeanisch; an den Westflanken Europas und Nordamerikas weiter nach Süden reichend; im Süden vereinzelt in Gebirgen.
Winzige Pflanze.
Wasserform: untergetauchte Pflanze üppiger, breiter, blütenreicher, Laubblätter am Grunde verbreitert. Die untergetauchten Blüten befruchten sich selbst im geschlossenen Zustand.
Landform: kümmerlicher; Blüten öffnen sich.

**204 Desert Candle *Caulanthus inflatus***
30–60 cm III–V

Sandig-steinige Orte in offenem Gebiet oder Wüsten. Südkalifornien, Südwest-Nevada.

**206 Rose von Jericho *Anastatica hierochuntica***

Wächst in Arabien, Ägypten und südlich des toten Meeres, aber nicht in Jericho.

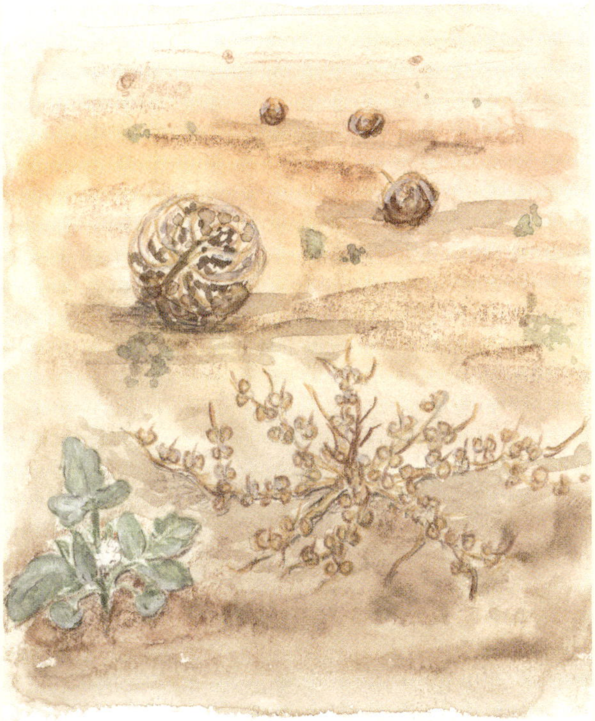

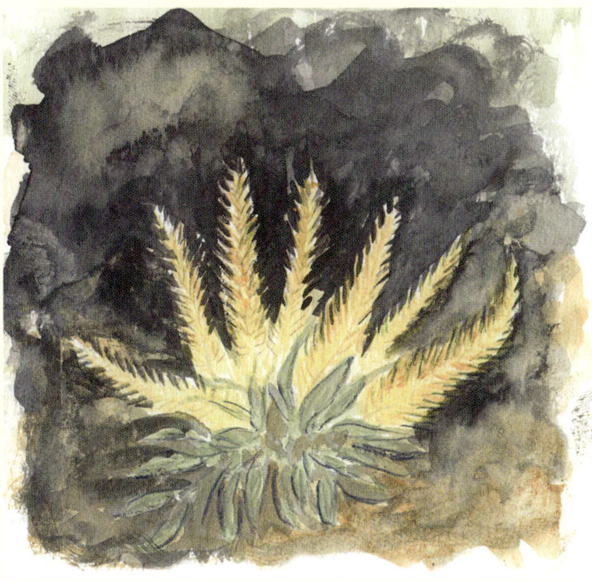

**205 Prince's Plume *Stanley pinnata***
30–120 cm ♃ V–VII

Trockene Orte, vor allem im Süden von Nordamerika.

**207 Penwiper Plant *Notothlaspi rosulatum* Hook. f.**

Subalpin; offene, steinige Orte. Neuseeland.
Rosette mit dicht gedrängten, fleischigen Blättern bis zu acht Zentimeter im Durchmesser.

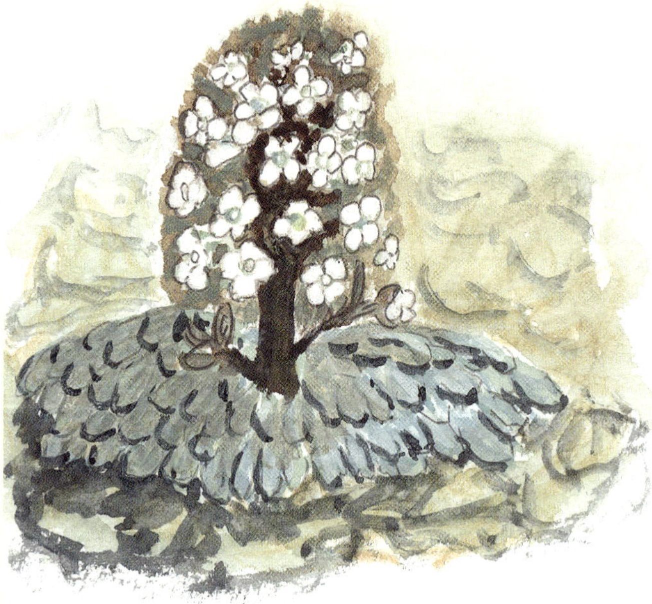

**208 *Heliophila lactea***

Sandige Böden. Kapland, Südafrika.

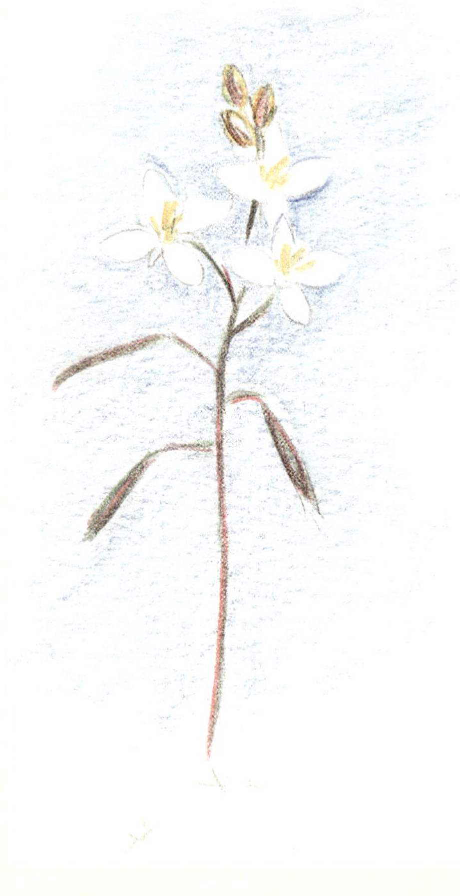

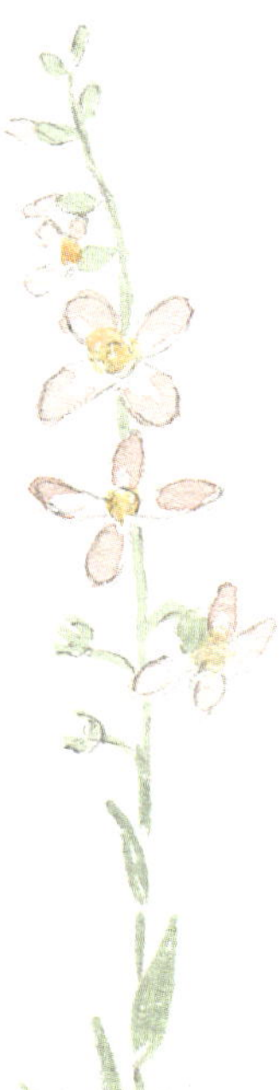

**209 *Brachycarpaea spec.***

Kapland, Südafrika

**210 Scharbockskraut *Ranunculus ficaria* L.**
10–30 cm ♃ III–IV

Unter Hecken, in Baumgärten; Ebene, montan (subalpin); eurasisch. Blüten mit je meist fünf oder selten mehr Kelch- und Kronblättern und Honiggrube am Grund der Kronblätter sowie zahlreiche Staub- und Fruchtblätter, trockene einsamige Früchte mit oft hakenförmigem Anhang, wie für ganze Gattung typisch. Beim Scharbockskraut ist Zahl der Blütenorgane am variabelsten.
Niederliegend, Vermehrung außer durch Samen vor allem durch Knöllchen, die am Wurzelansatz und in den Blattachseln entstehen.
Junge Blätter im Frühlingssalat, beugt Skorbut vor (Skorbutkraut).
Mit Zunahme von etwas Beißendem im Geschmack im aufsteigenden Jahr wird das Kraut allerdings weniger genießbar.

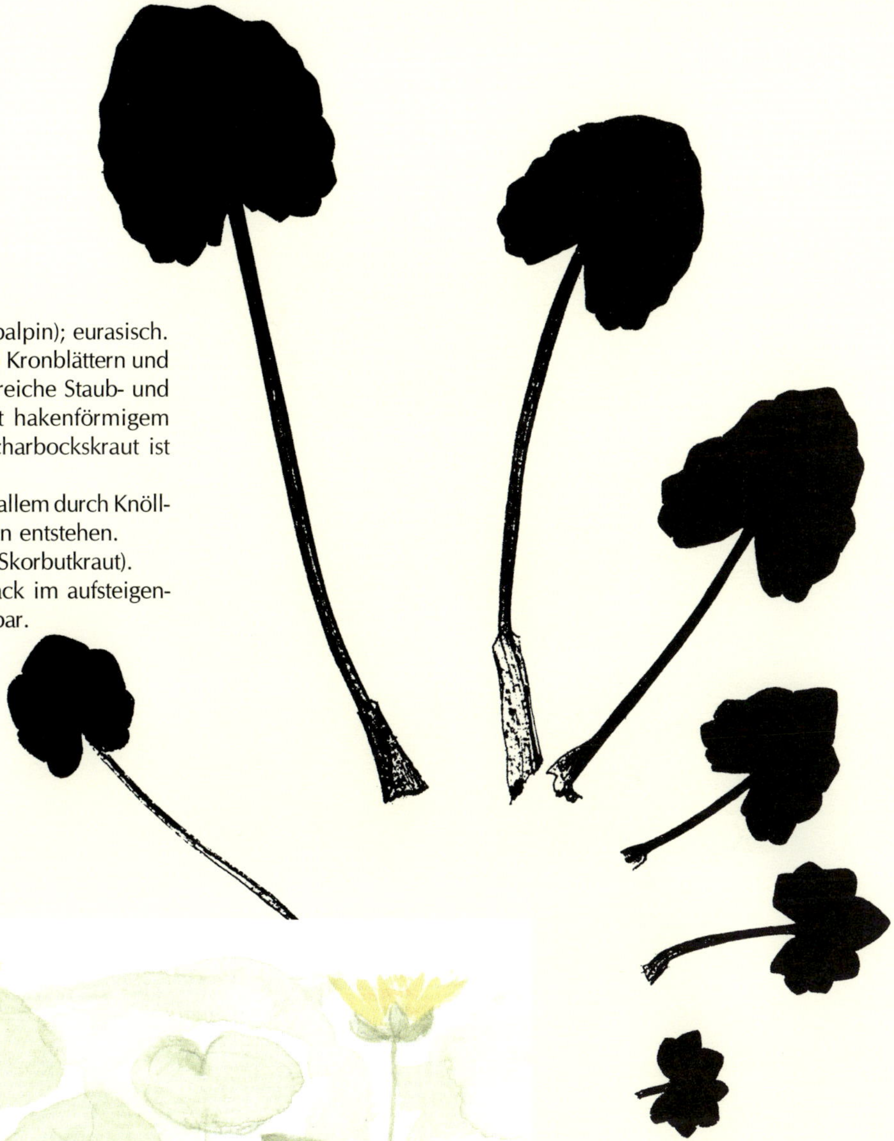

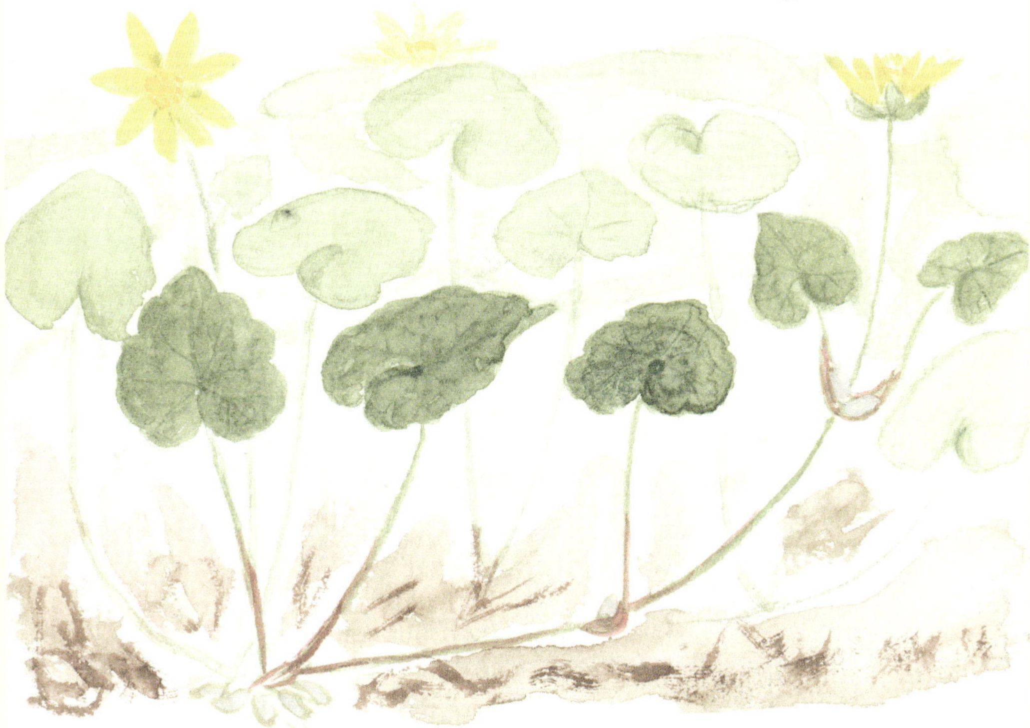

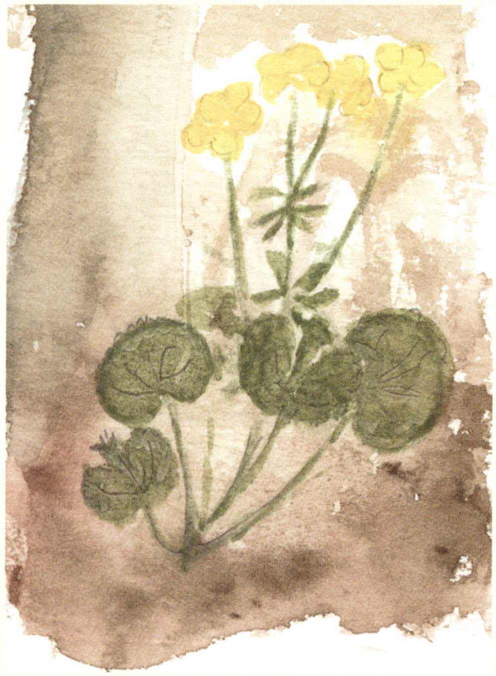

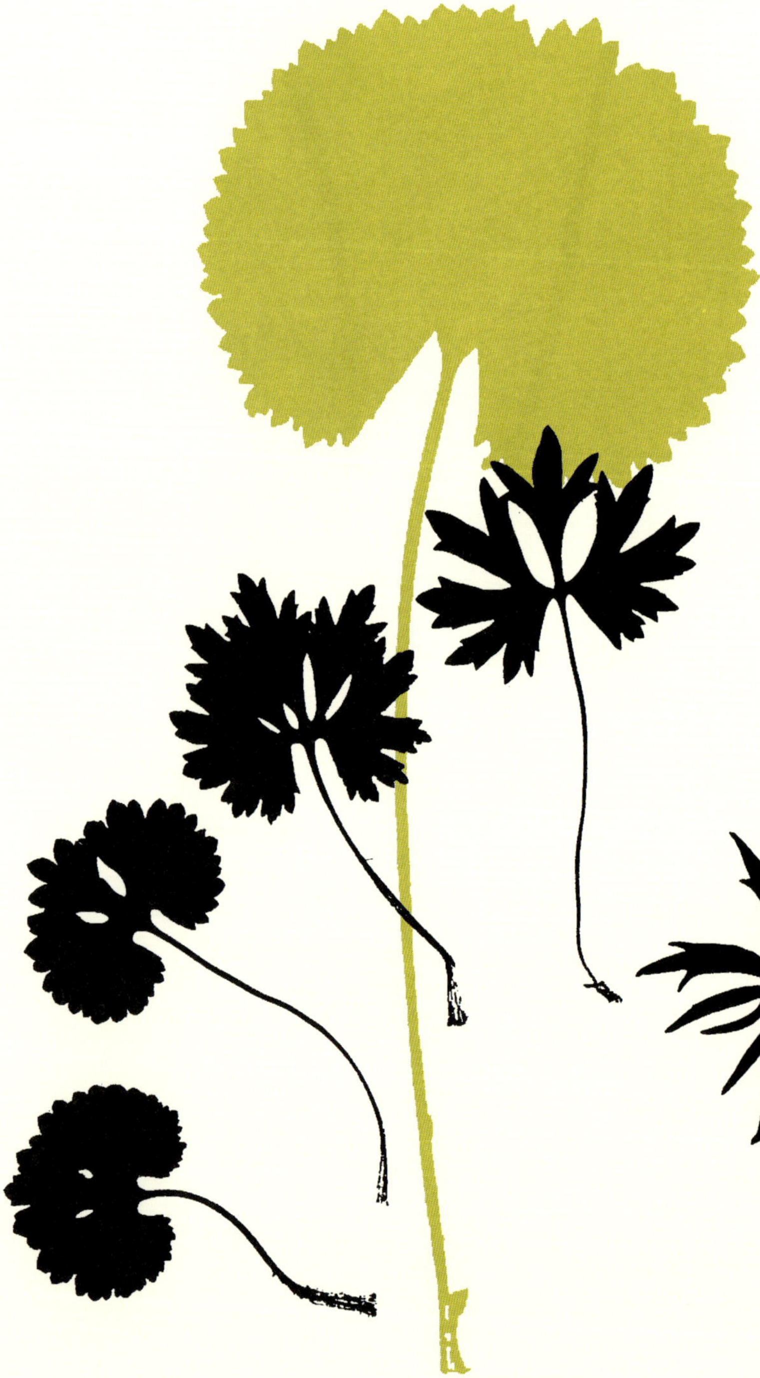

**211 a) Gold-Hahnenfuß *Ranunculus auricomus* L.**
10–30 cm ♃ IV–V

Feuchte Wälder, Gebüsche, Wald- und Moorwiesen; an Orten, die zum Sommer hin immer schattiger werden; eurasisch-subozeanisch.
Diese Art wird heute meist in zahlreiche Unterarten aufgegliedert.

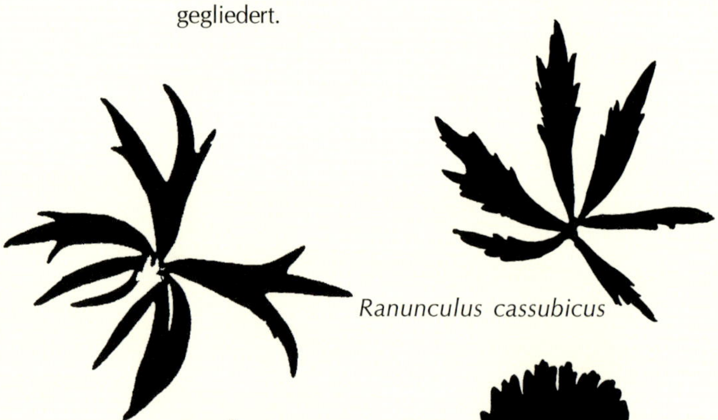

*Ranunculus cassubicus*

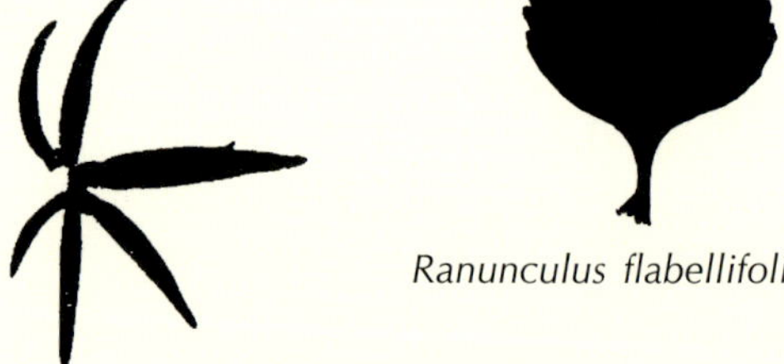

*Ranunculus flabellifolius*

Stängelblätter anderer Unterarten dieser Gold-Hahnenfußgruppe

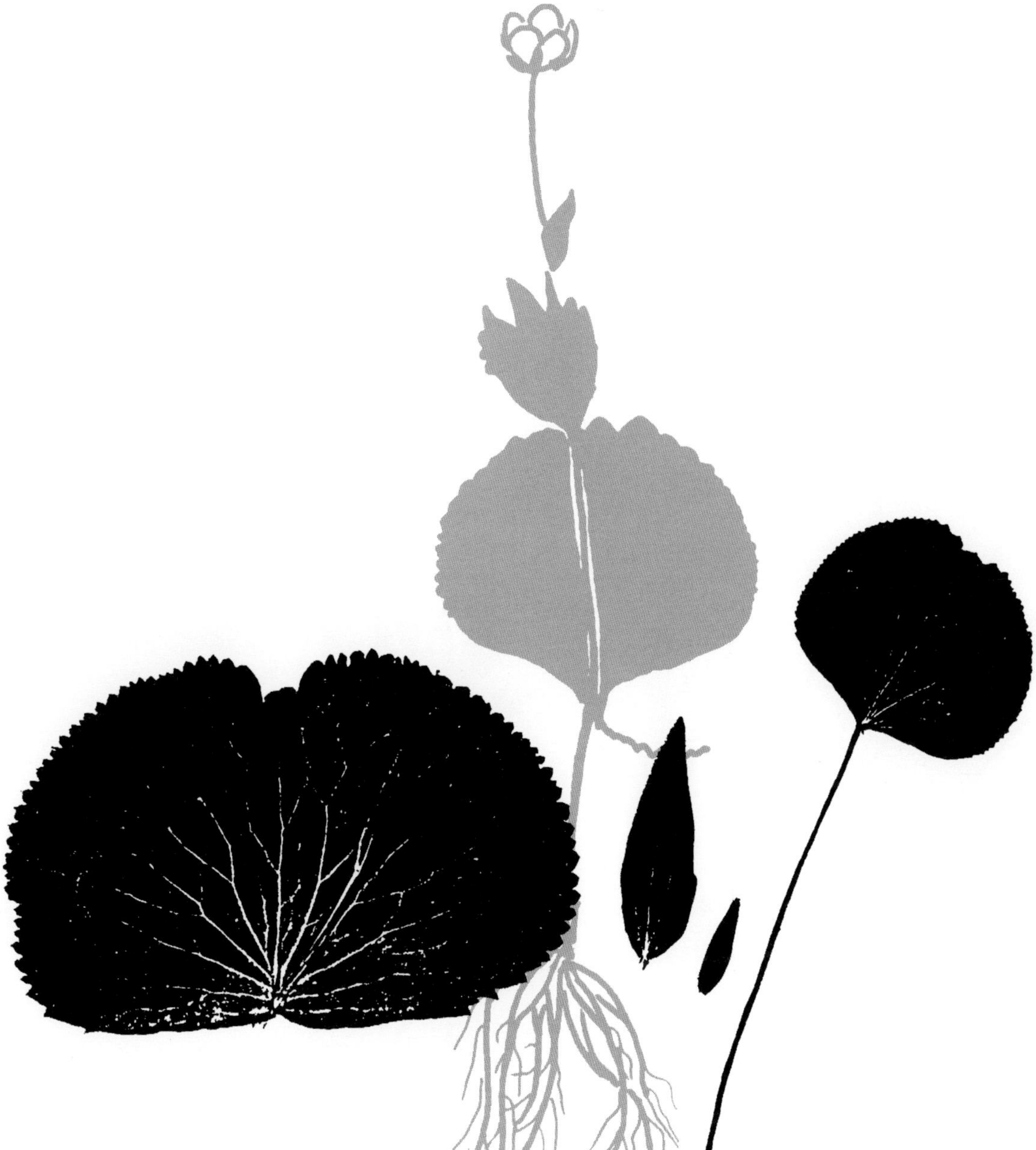

**211 b) Schildblättriger Hahnenfuß *Ranunculus thora* L.**
11–30 cm ♃ V–II

Rasen, Felsschutt, Legföhrenbestände; montan, subalpin (alpin); mittel- und südeuropäisch.

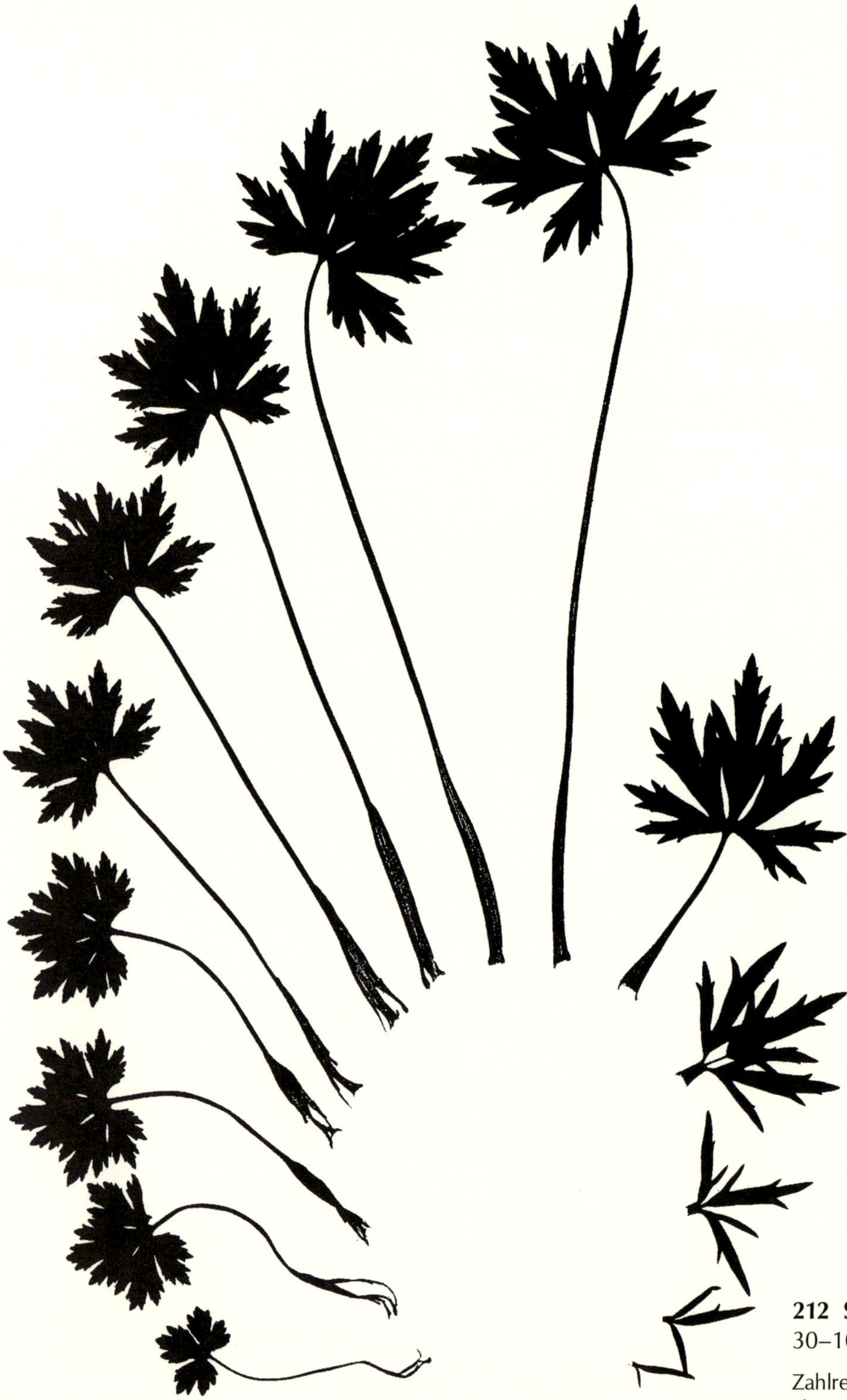

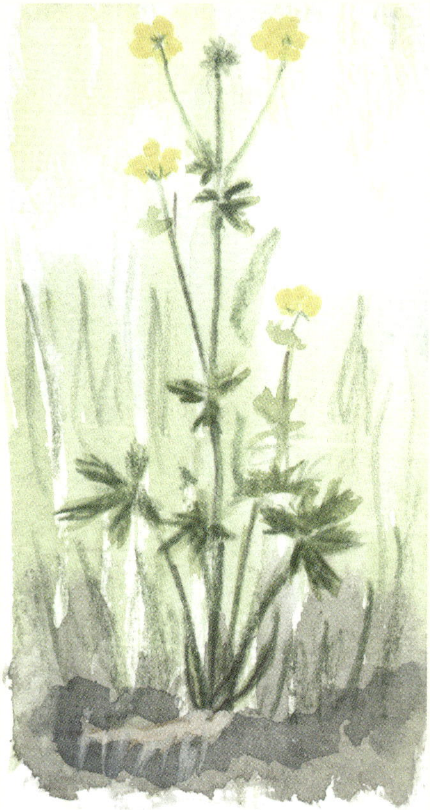

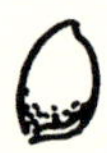

Blütentrieb im hohen Gras

**212 Scharfer Hahnenfuß *Ranunculus acris* L.**
30–100 cm ♃ IV–IX

Zahlreiche Formen auf Wiesen und Weiden aller Art; Ebene bis Gebirge; eurasisch.
Aufrecht, reich verzweigt, anliegend behaart bis kahl; mit horizontal liegendem Rhizom.
Im frischen Zustand besonders giftig für Weidevieh.

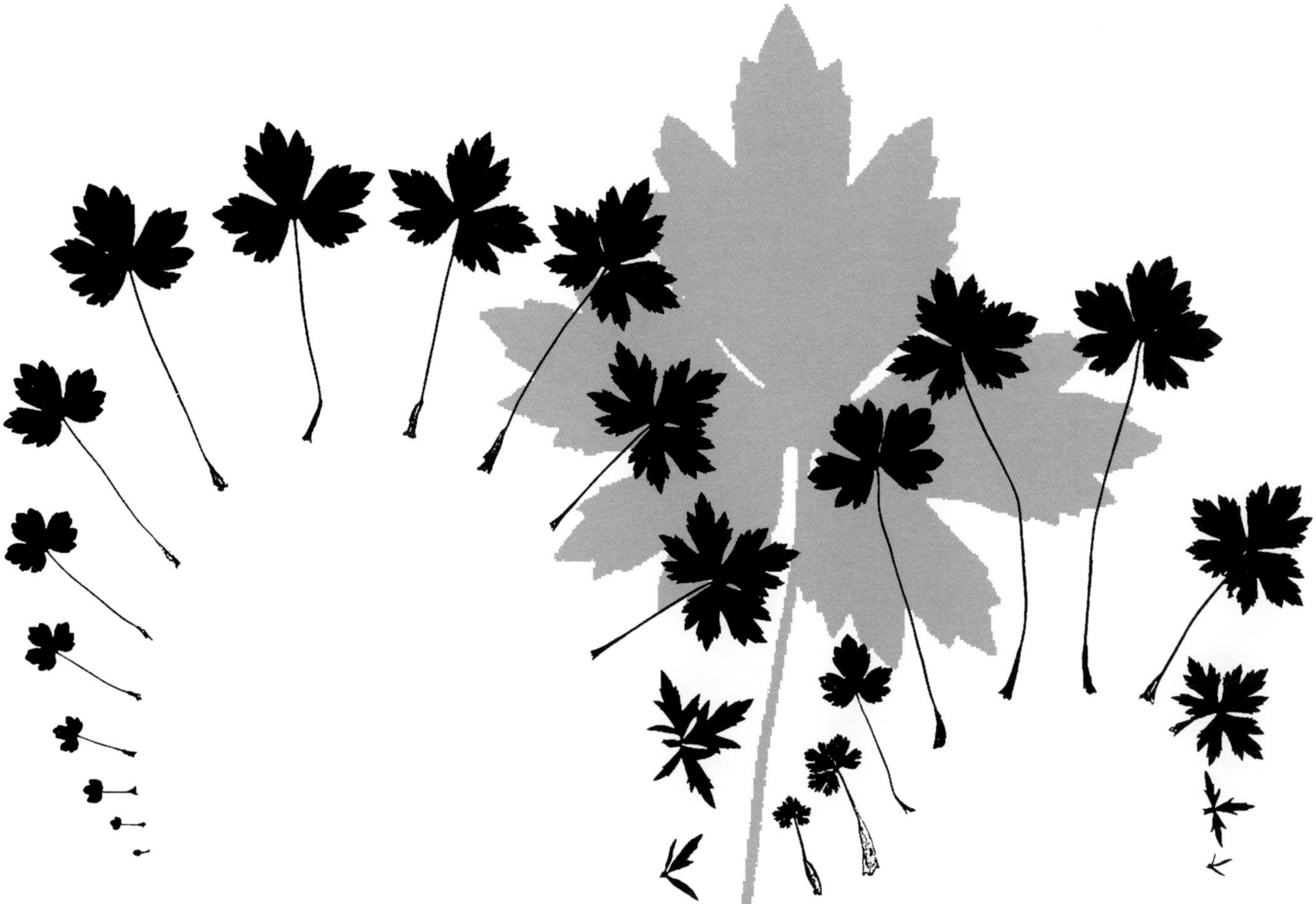

***Scharfer Hahnenfuß***
Entwicklung vom Samen zur Blüte in einem Jahr

Blütentrieb vom zweiten Jahr

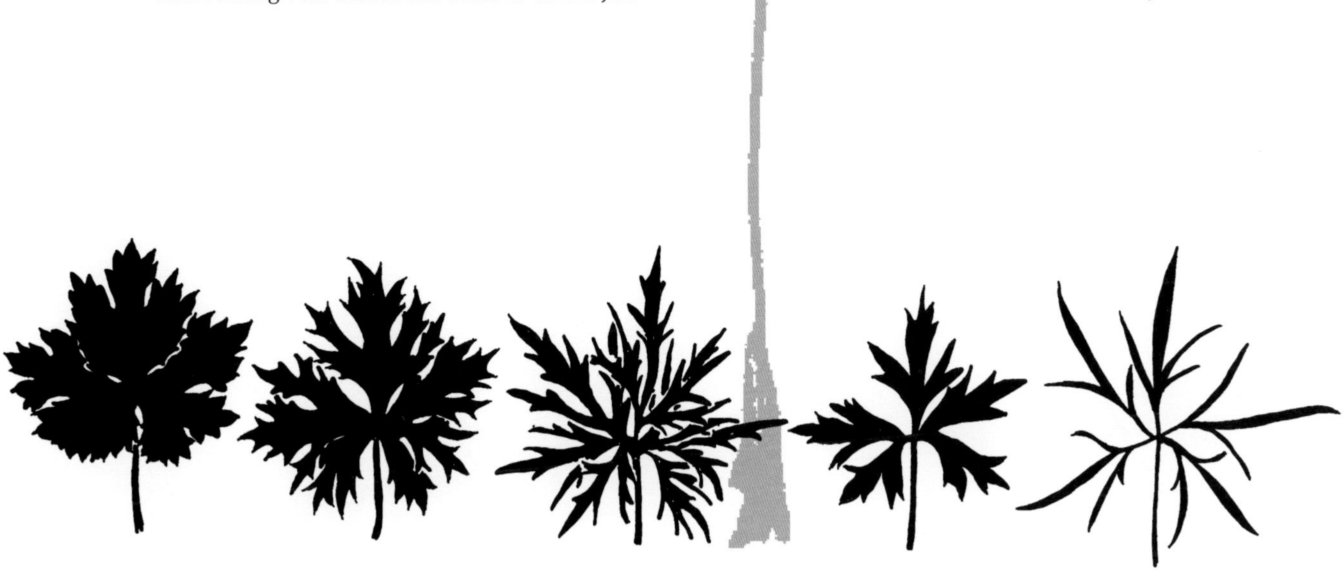

Blattformen aus verschiedenen Gegenden Mitteleuropas

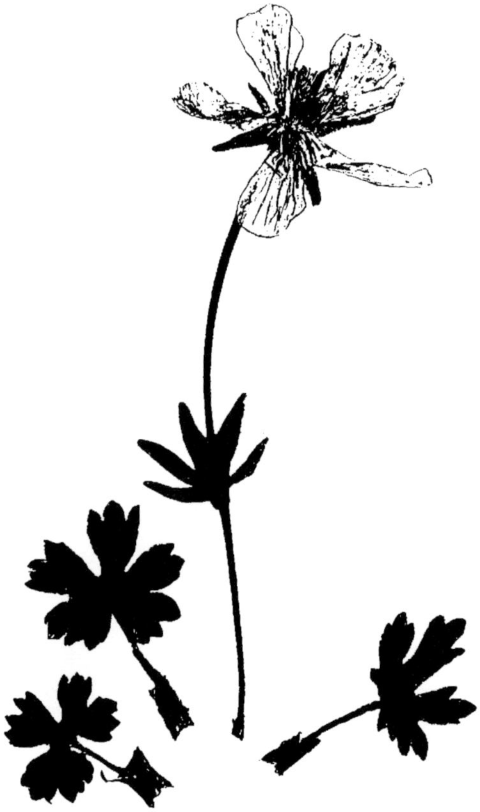

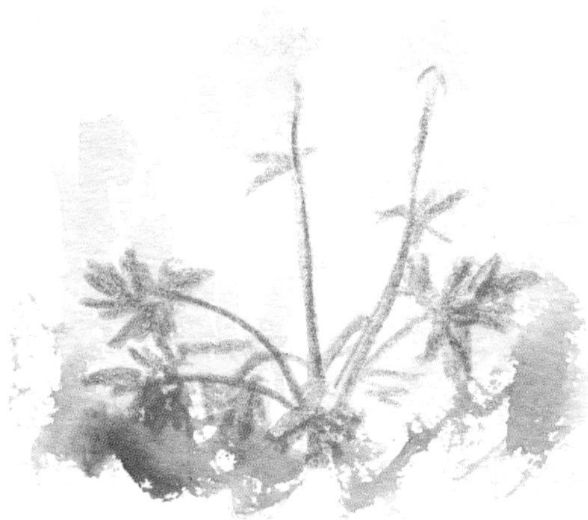

**213 Berg-Hahnenfuß *Ranunculus montanus* L.**
5–40 cm ♃ V–VII

Mittel- bis südeuropäisch, alpin; alpine und subalpine Steinrasen, Weiden, sickerfrische Böden, auch lichte Kiefernwälder oder Laubwaldhänge.
Heute aufgeteilt in viele Kleinarten, die im Gebirge unmittelbar an den Scharfen Hahnenfuß anschließen.

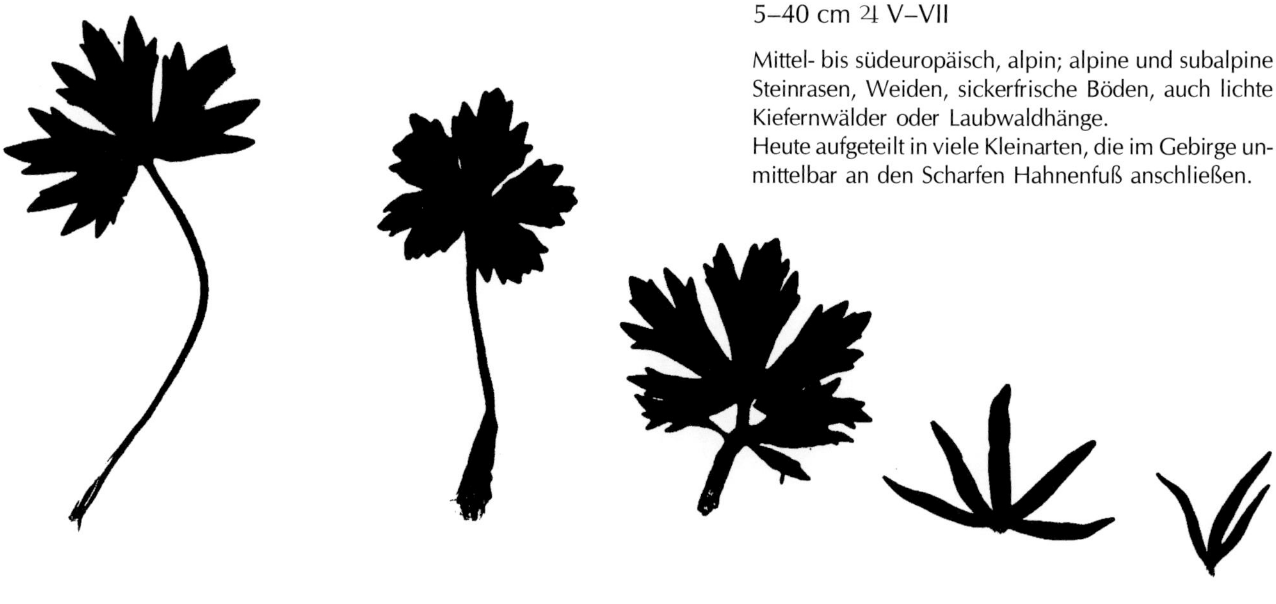

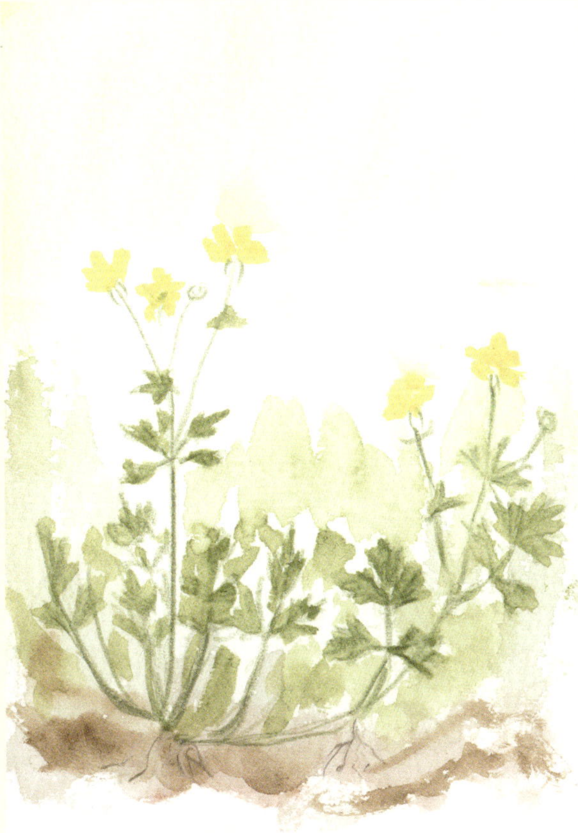

**214 Kriechender Hahnenfuß *Ranunculus repens* L.**
10–50 cm ♃ V–IX

Pioniergesellschaften, Brachland, lückige Wiesen, Gärten; nährstoffreiche Böden; Ebene bis Gebirge; eurasisch-mediterran, weltweit verschleppt.
Bodenverdichtungszeiger, Bodenfestiger.

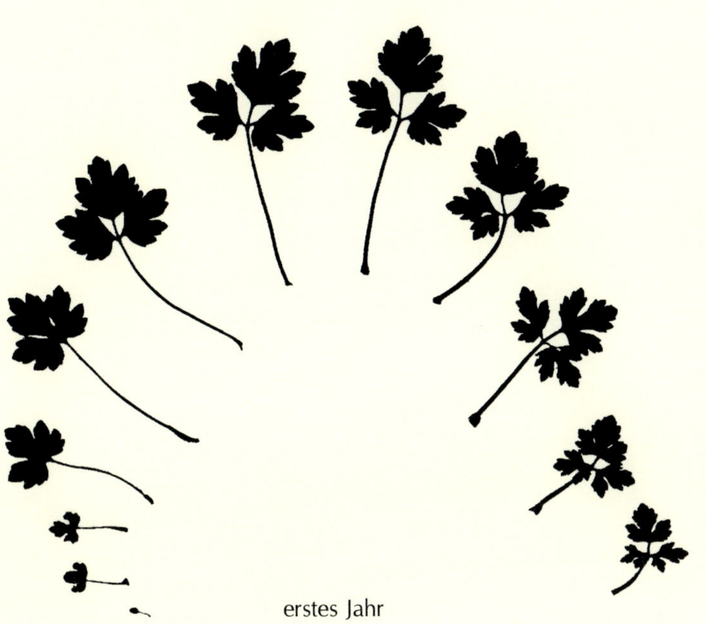


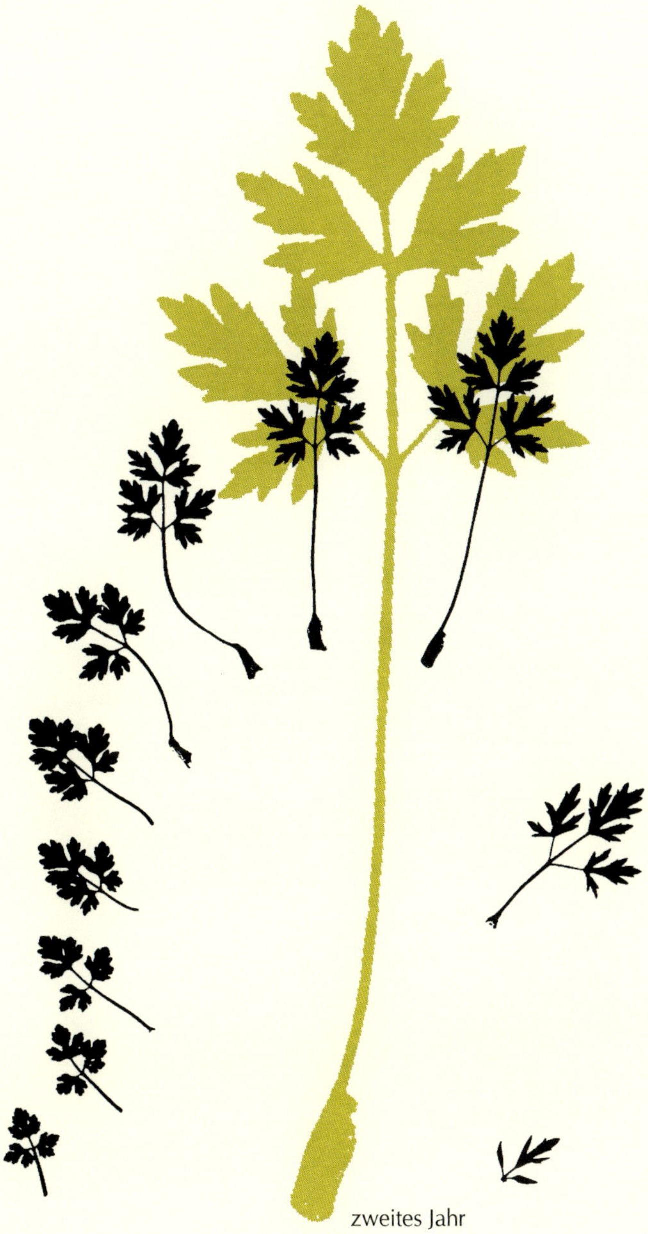

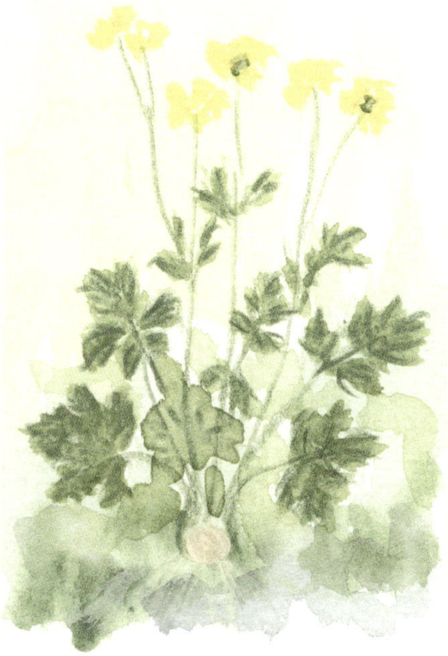

**215 Knolliger Hahnenfuß *Ranunculus bulbosus* L.**
10–30(–50) cm ♃ V–VII

Kalk-Magerrasen, Wiesen, Weiden; mäßig trocken, sonnig, wärmeliebend; Ebene bis mittlere Gebirgslagen; europäisch. Lehmzeiger.
Überwintert mit einer Sprossknolle, die im Herbst und Winter besonders beißend schmeckt.

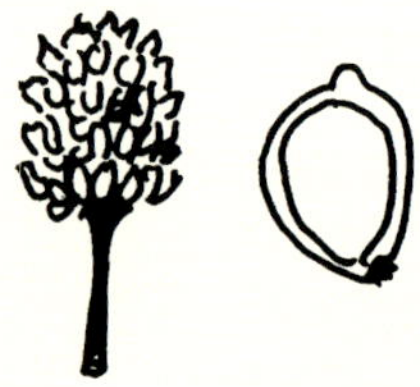

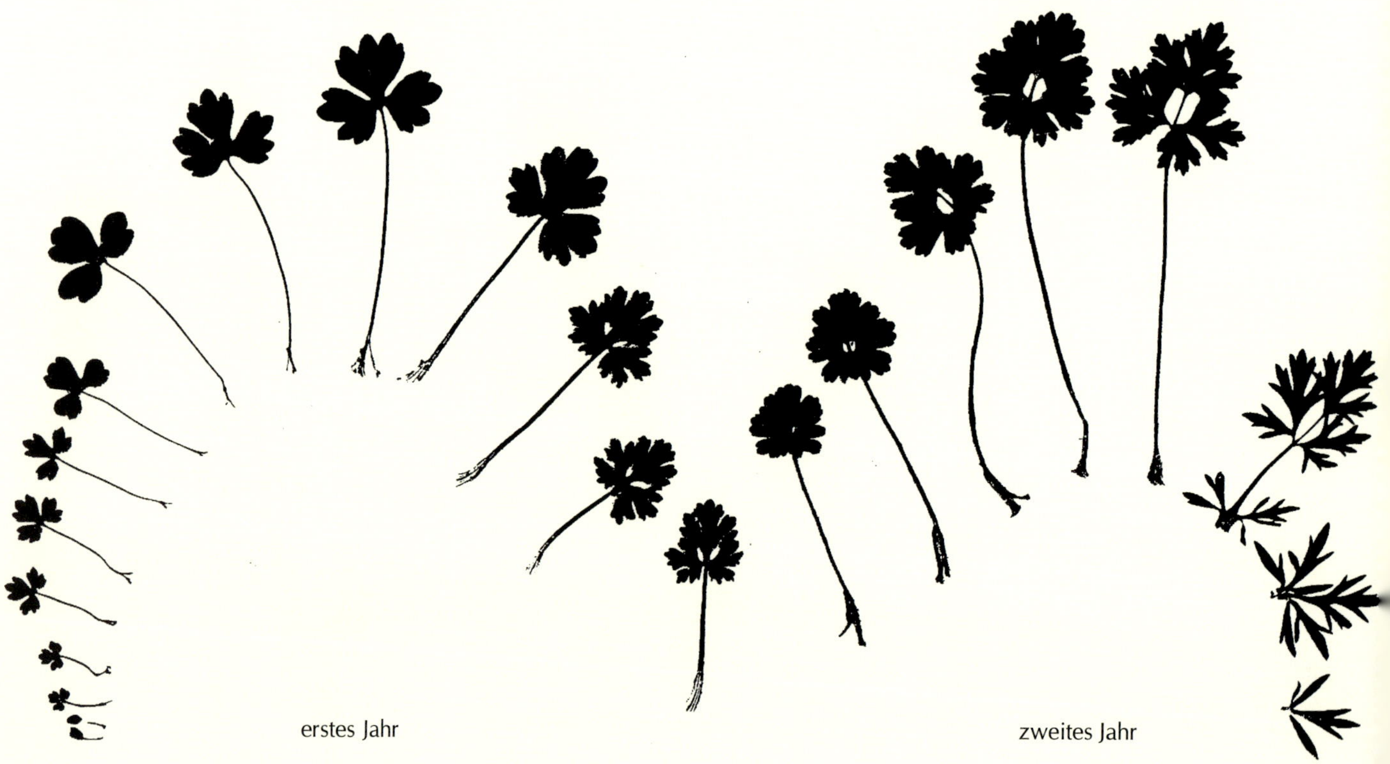

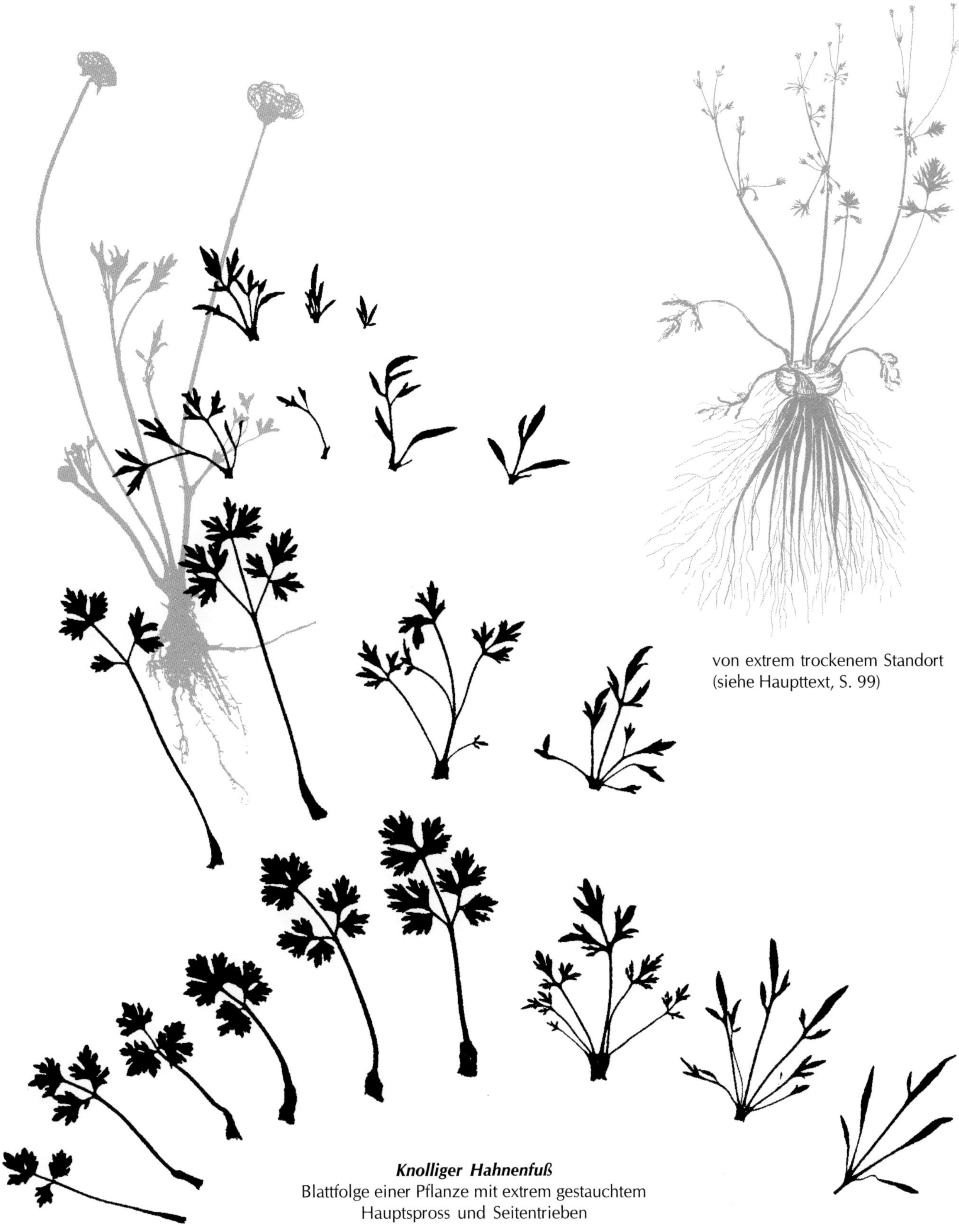

von extrem trockenem Standort
(siehe Haupttext, S. 99)

***Knolliger Hahnenfuß***
Blattfolge einer Pflanze mit extrem gestauchtem
Hauptspross und Seitentrieben

**216 Wolliger Hahnenfuß *Ranunculus lanuginosus* L.**
90–100 cm ♃ V–VII

Sickerfrische, mild-humose oder Lehmböden in Schlucht-Wald-gesellschaften; Hügelland bis Alpen (2000 m); gemäßigt-kontinental, ostmediterran.

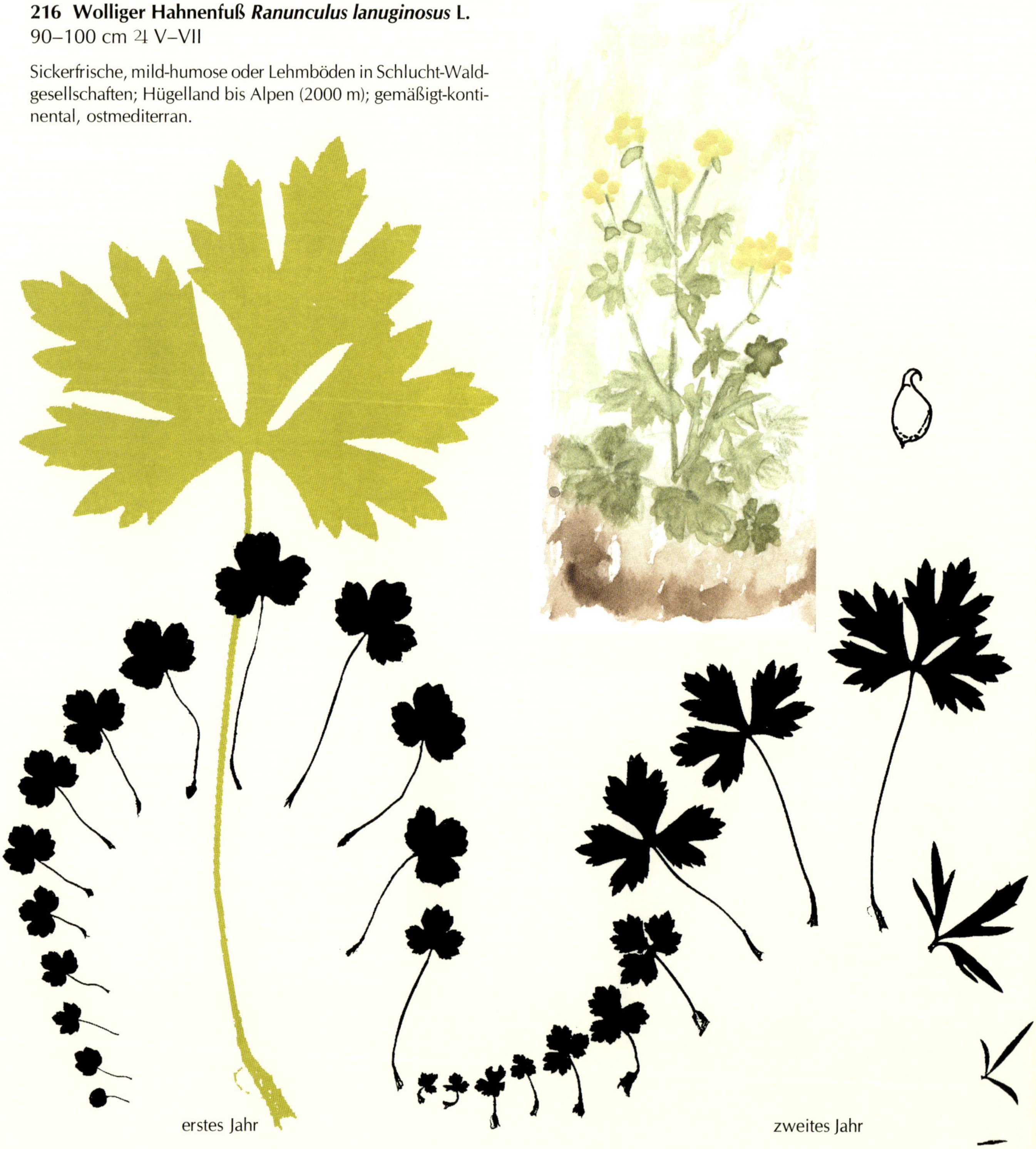

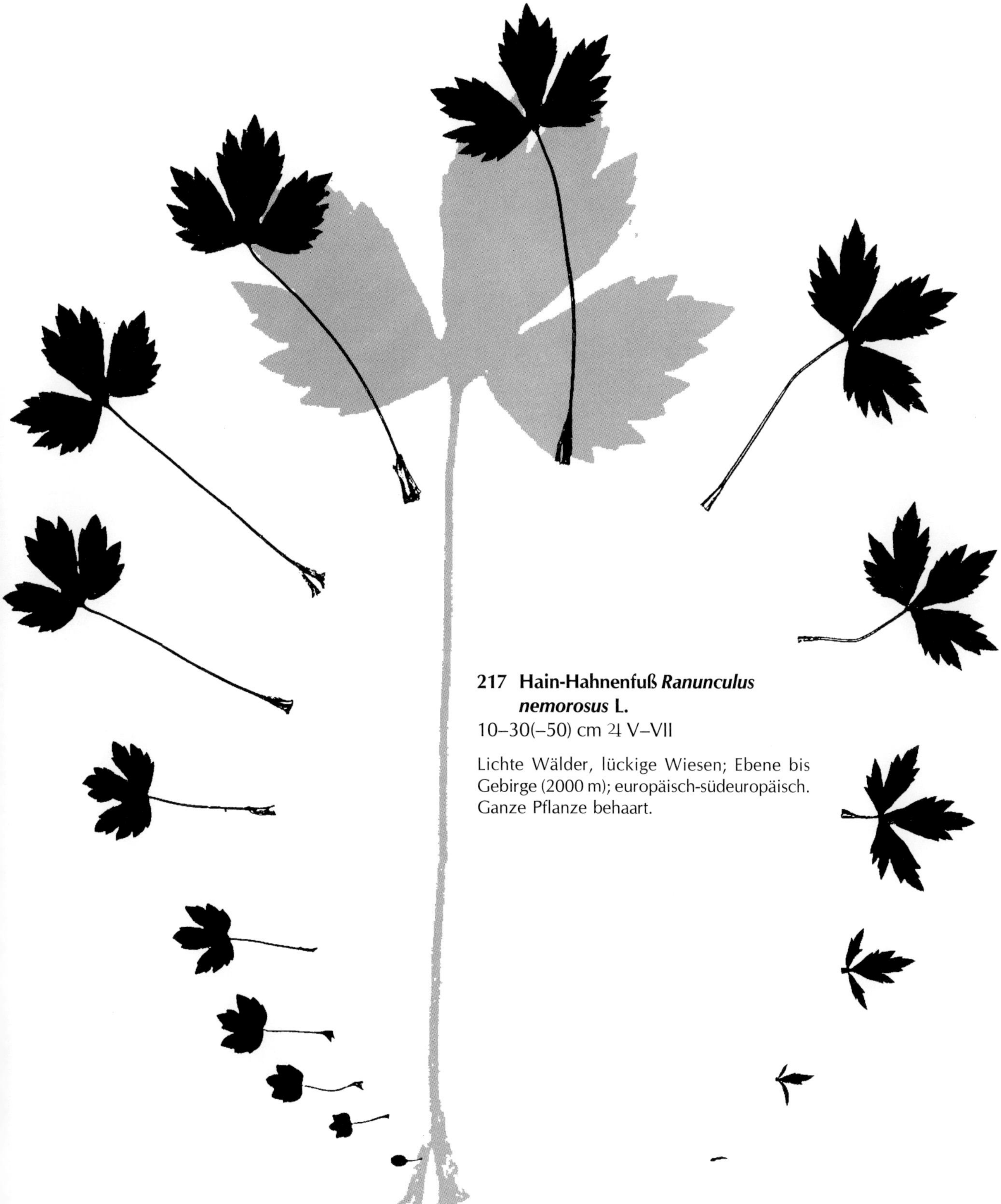

**217 Hain-Hahnenfuß *Ranunculus nemorosus* L.**

10–30(–50) cm ♃ V–VII

Lichte Wälder, lückige Wiesen; Ebene bis Gebirge (2000 m); europäisch-südeuropäisch. Ganze Pflanze behaart.

**218 Vielblütiger Hahnenfuß *Ranunculus polyanthemos* L.**
20–50 cm ♃ V–VI

Sonniges Gebüsch, lichte Wälder; sommertrocken bis wechseltrocken; eurasisch-kontinental.

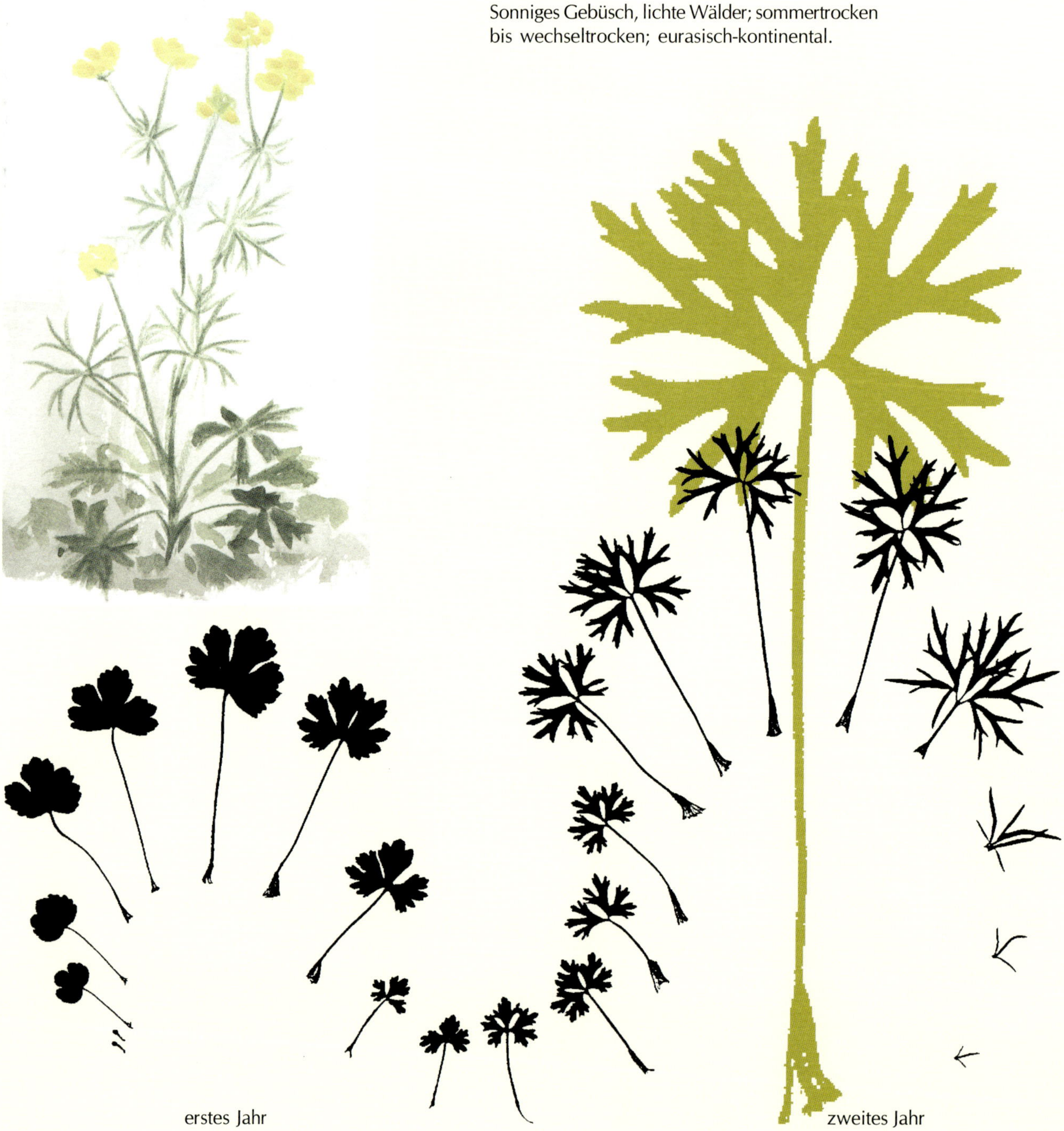

## 219 Sardinischer Hahnenfuß *Ranunculus sardous* Crantz

10–30 cm ⨀ V–IX

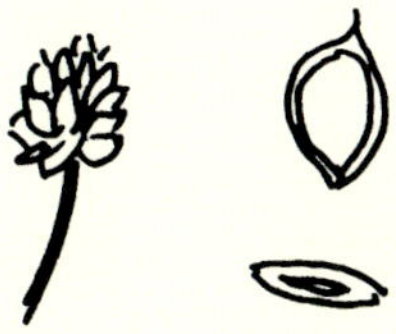

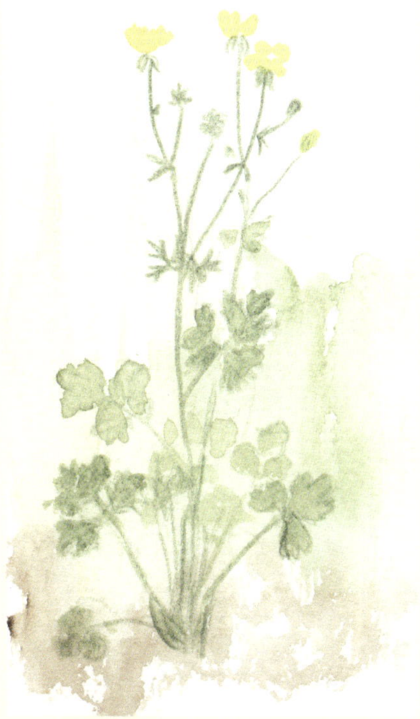

Pionierpflanze an Ufern, Äckern, Wegen; meist kalkarm, salzertragend; nur in tieferen Lagen, ursprünglich mediterran.
Feuchte- und Bodenverdichtungsanzeiger.

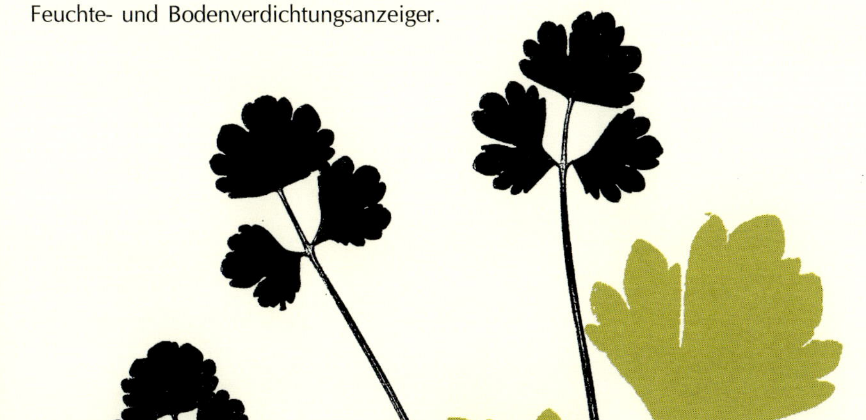

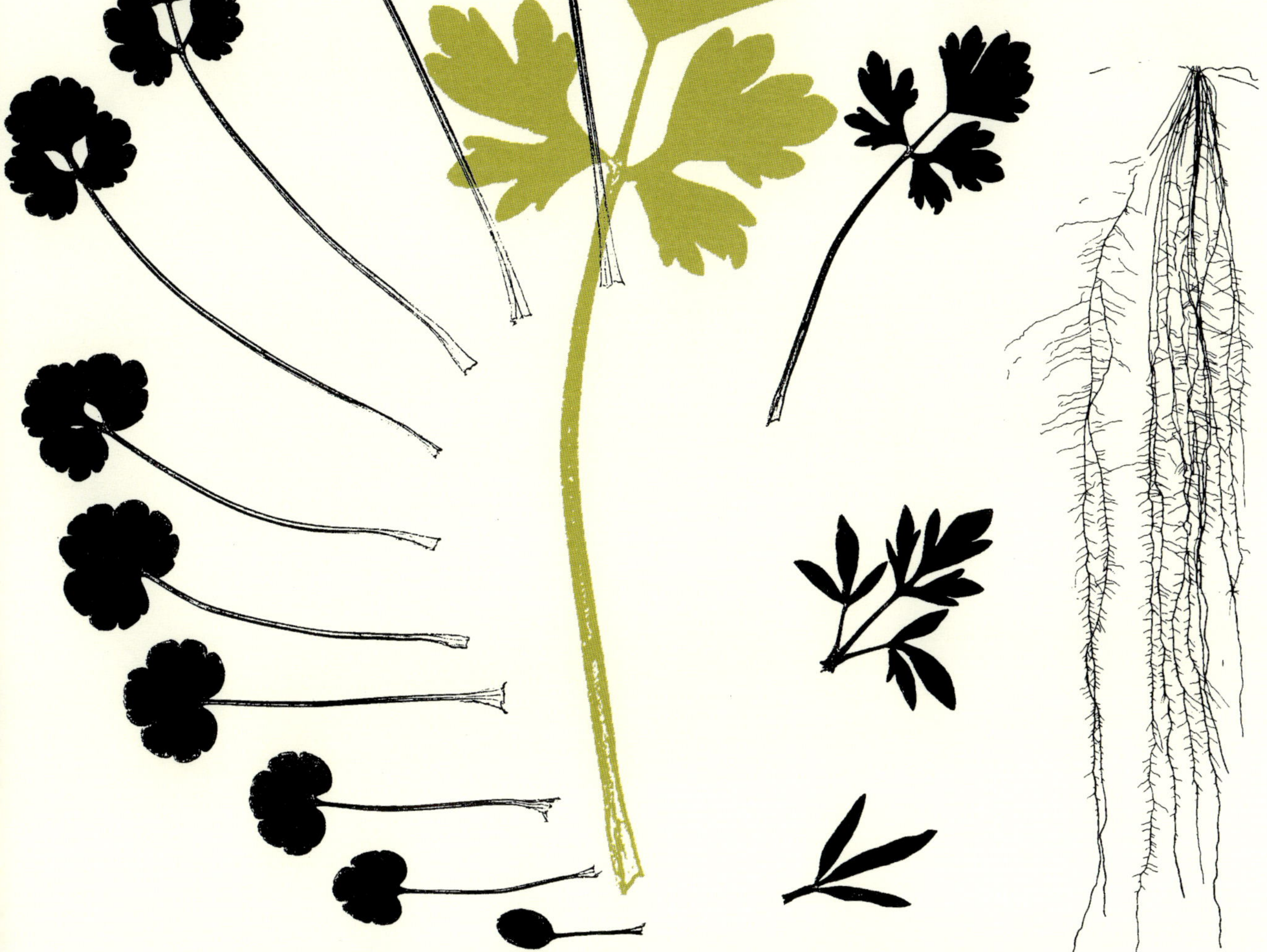

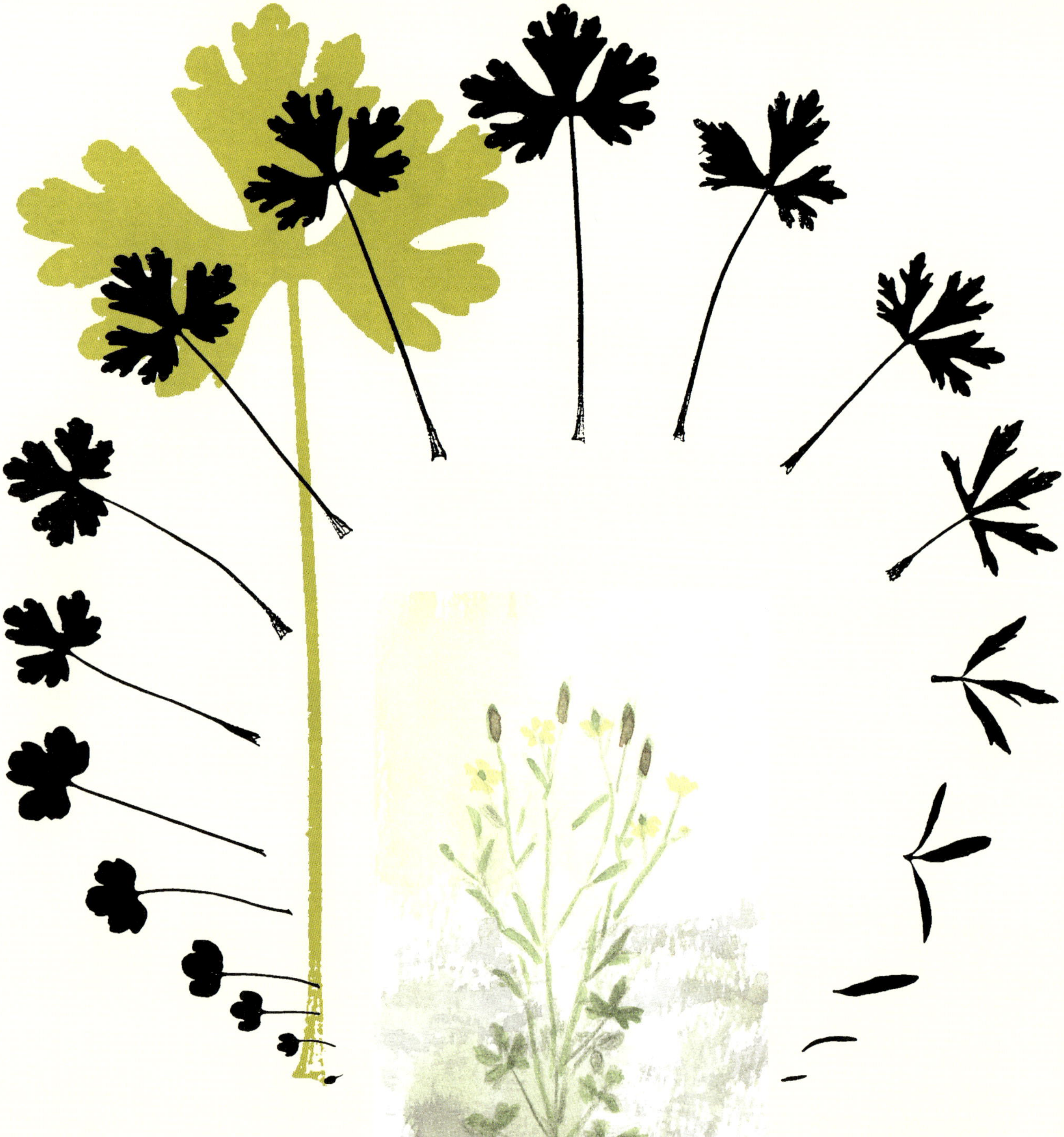

**220 Gift-Hahnenfuß *Ranunculus sceleratus* L.**
20–50 cm ⊙ VI–X

Lückige Schlamm-Pionierfluren an Teichufern, Gräben, zeitweise überschwemmt; Ebene bis mittlere Gebirgslagen; eurasisch.
Gilt als besonders giftig.

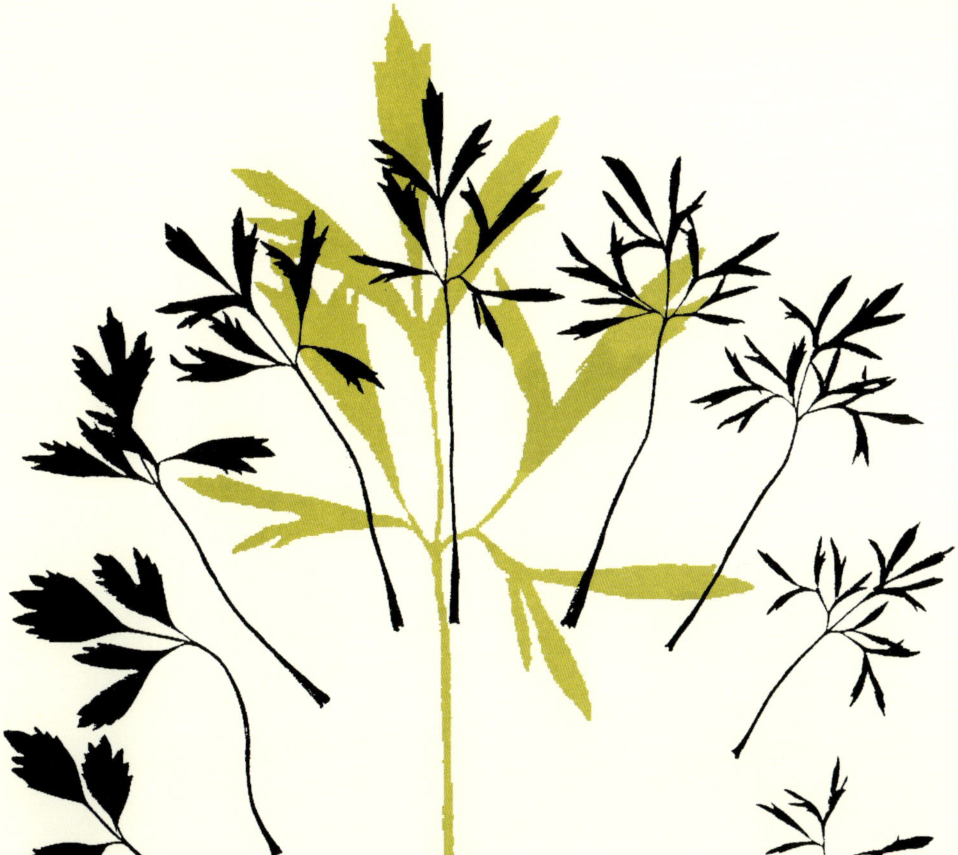

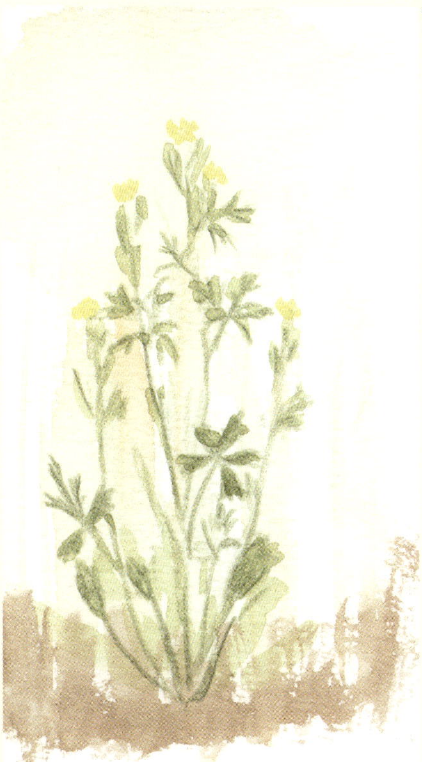

**221 Acker-Hahnenfuß *Ranunculus arvensis* L.**
20–60 cm ⊙ VI–VII

Getreideäcker auf mäßig trockenen Lehmböden; nord-eurasisch-kontinental.

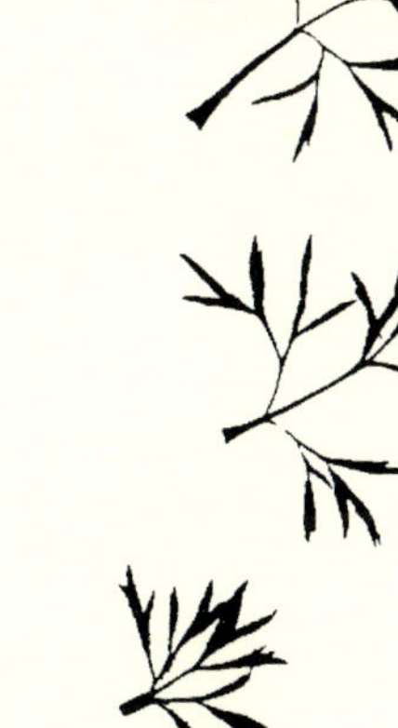

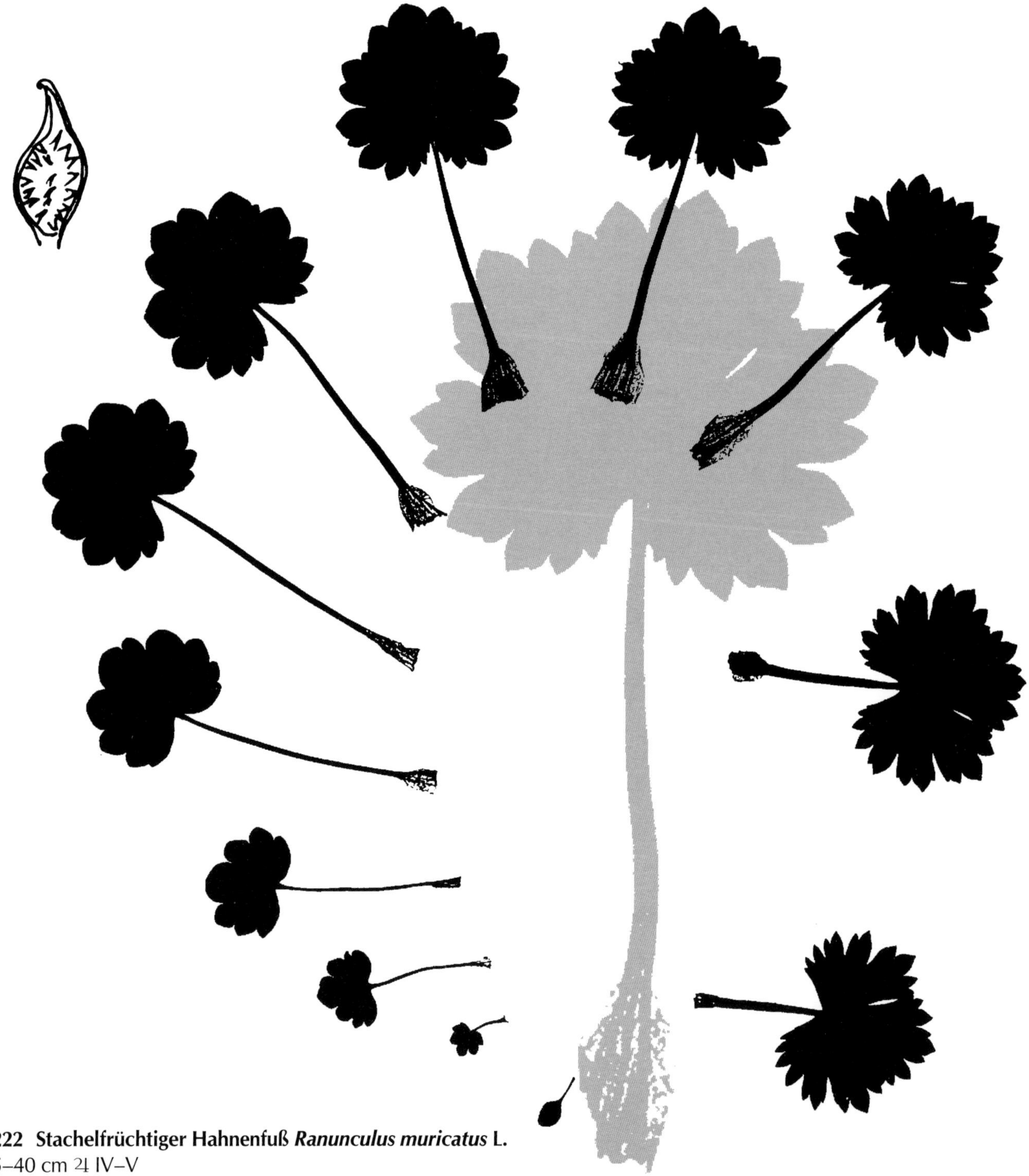

**222 Stachelfrüchtiger Hahnenfuß *Ranunculus muricatus* L.**
5–40 cm ♃ IV–V

Feuchte, zeitweise überschwemmte Böden; kollin; vorwiegend mediterran; niederliegend bis aufsteigend.
Blätter wie Anfangsblätter vom Gift-Hahnenfuß.

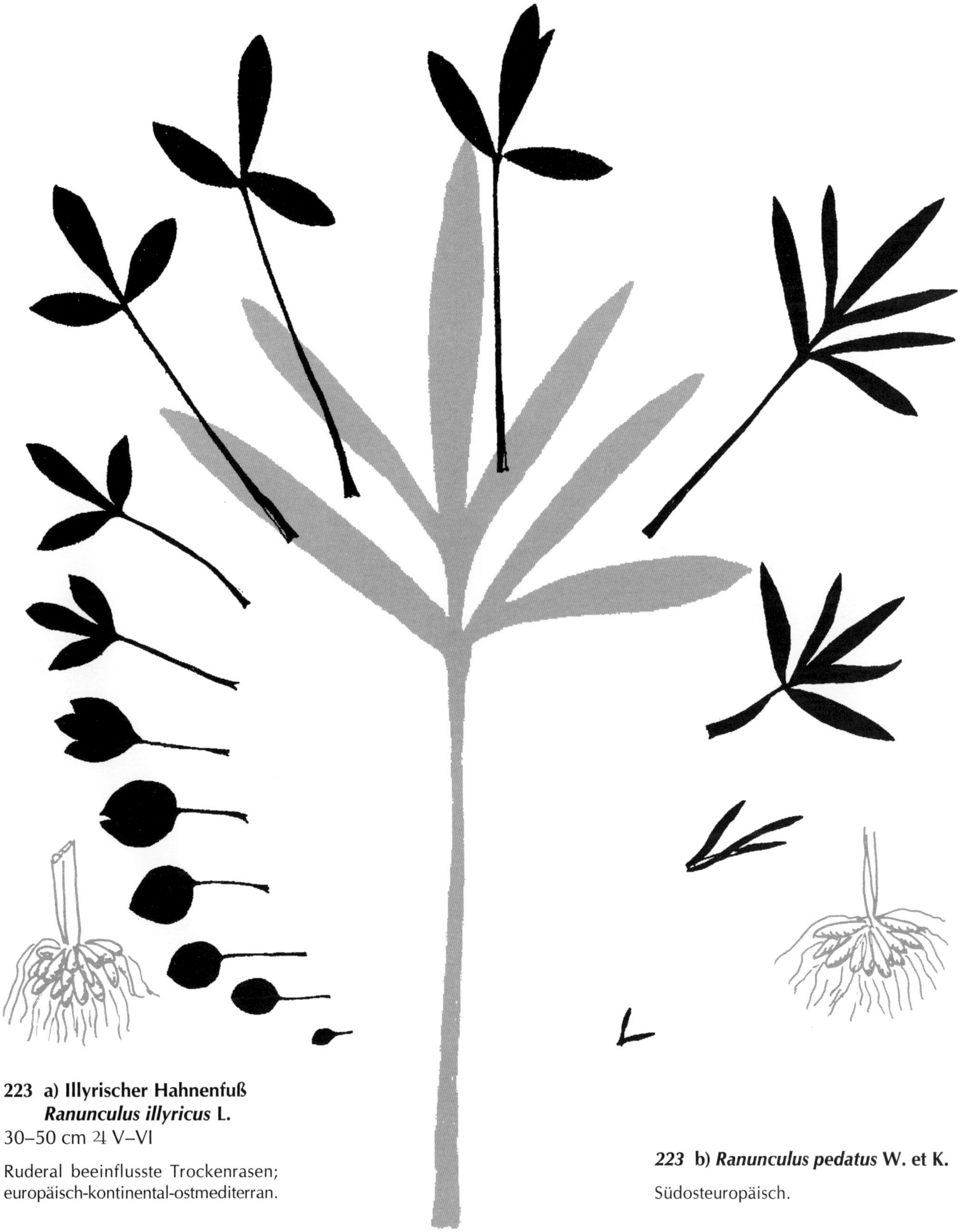

**223 a) Illyrischer Hahnenfuß**
***Ranunculus illyricus* L.**
30–50 cm ♃ V–VI

Ruderal beeinflusste Trockenrasen; europäisch-kontinental-ostmediterran.

***223* b) *Ranunculus pedatus* W. et K.**

Südosteuropäisch.

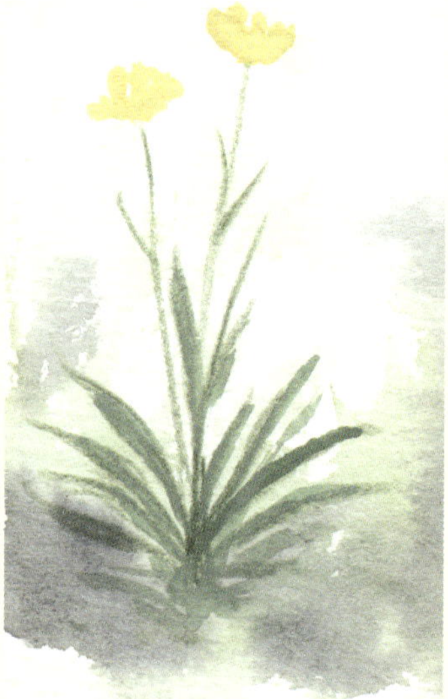

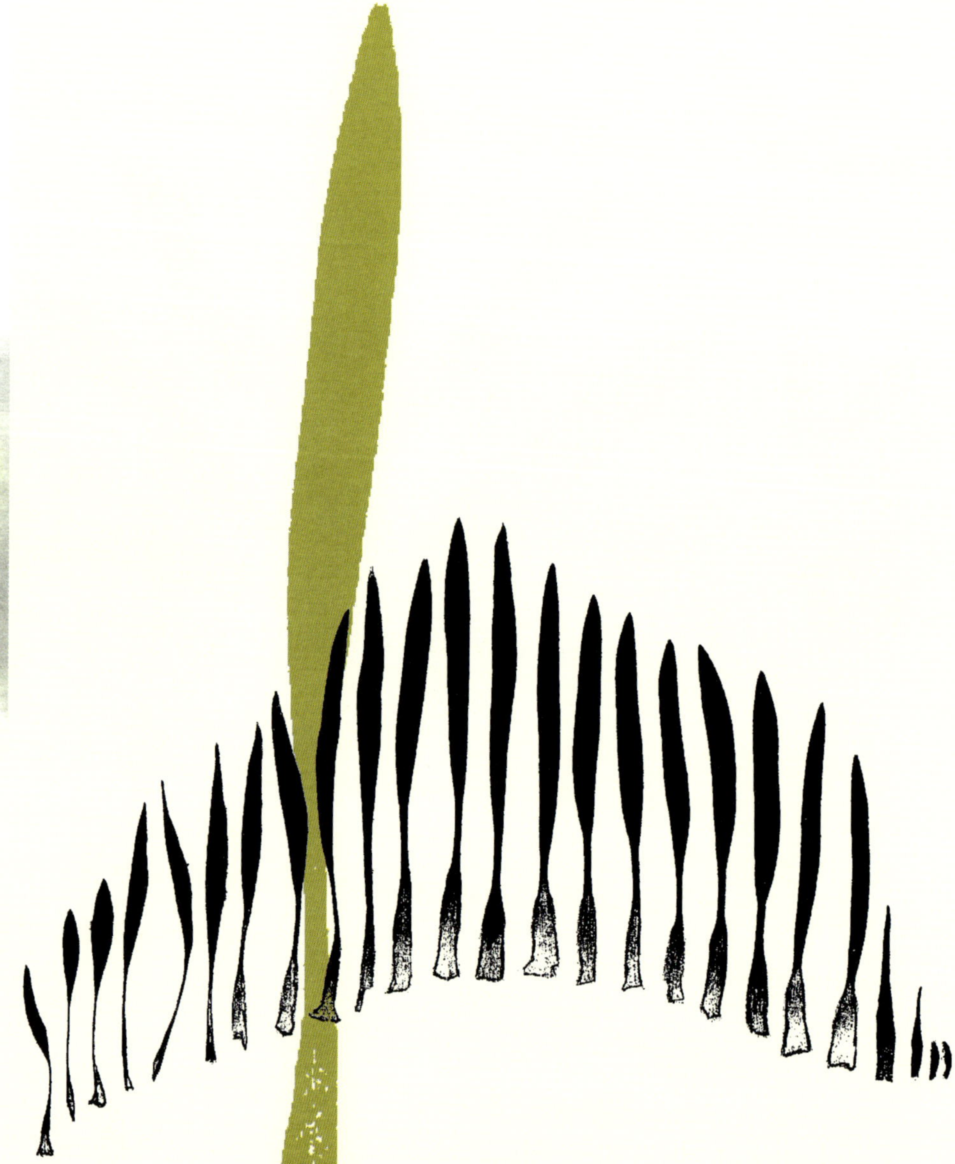

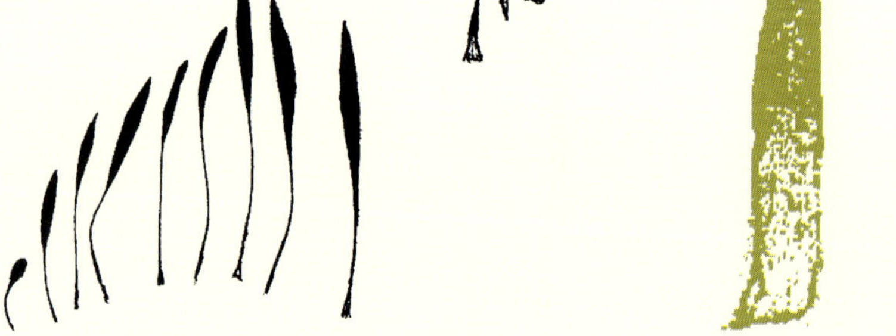

**224 Grasblättriger Hahnenfuß *Ranunculus gramineus* L.**

10–30 cm ♃ VI–V

Trockenrasen auf Kalk; kollin-montan; westmediterran. Sehr ähnlich dem weißblütigen Pyrenäen-Hahnenfuß (siehe 233), der aber kalkarme Unterlage bevorzugt.

**225 Kleiner Sumpf-Hahnenfuß *Ranunculus flammula* L.**
15–75 cm ♃ VI–VIII

Gräben, Sumpfwiesen, Moore; Ebene bis subalpin; eurosibirisch-nordamerikanisch.

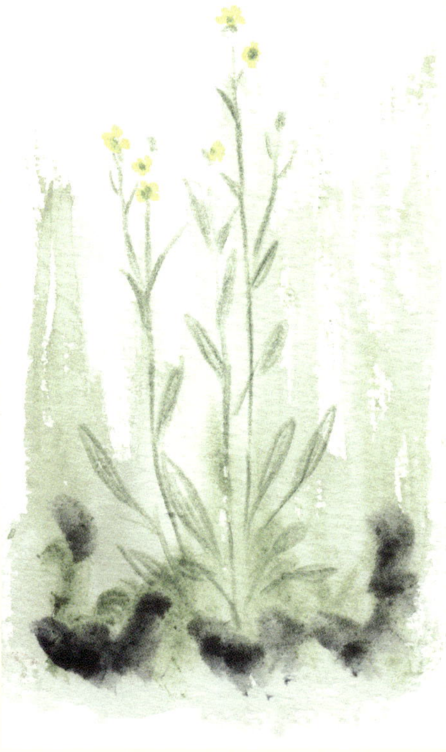

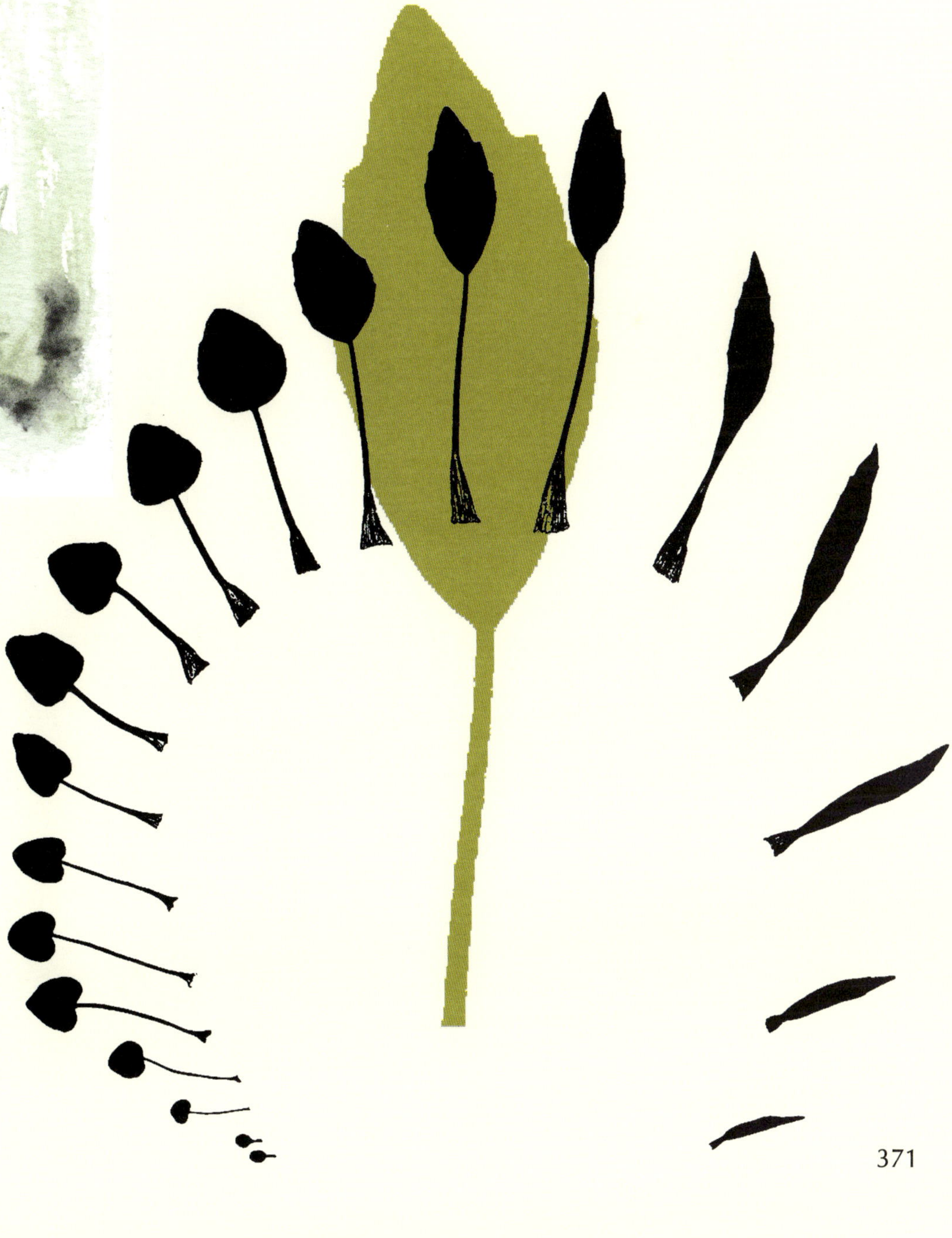

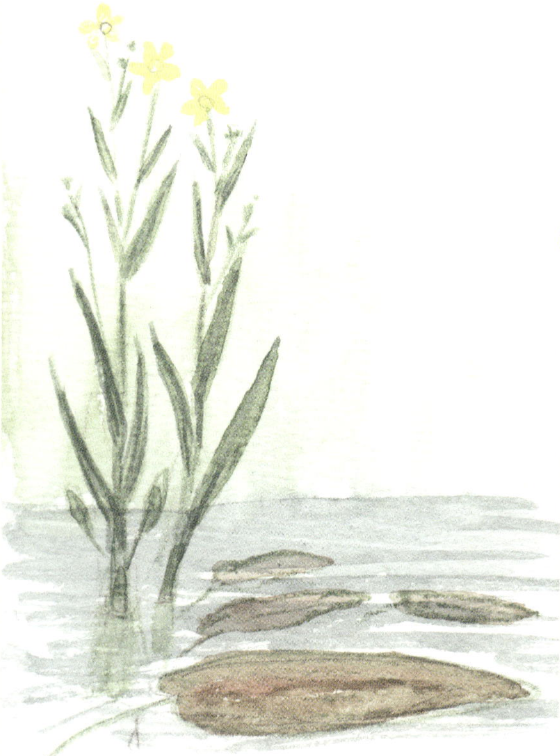

**226 Großer Sumpf-Hahnenfuß**
***Ranunculus lingua* L.**
50–150 cm ♃ VI–VIII

Teiche, Sumpfgräben, auf schlammigem Grund; Ebene bis Gebirge; eurasisch.

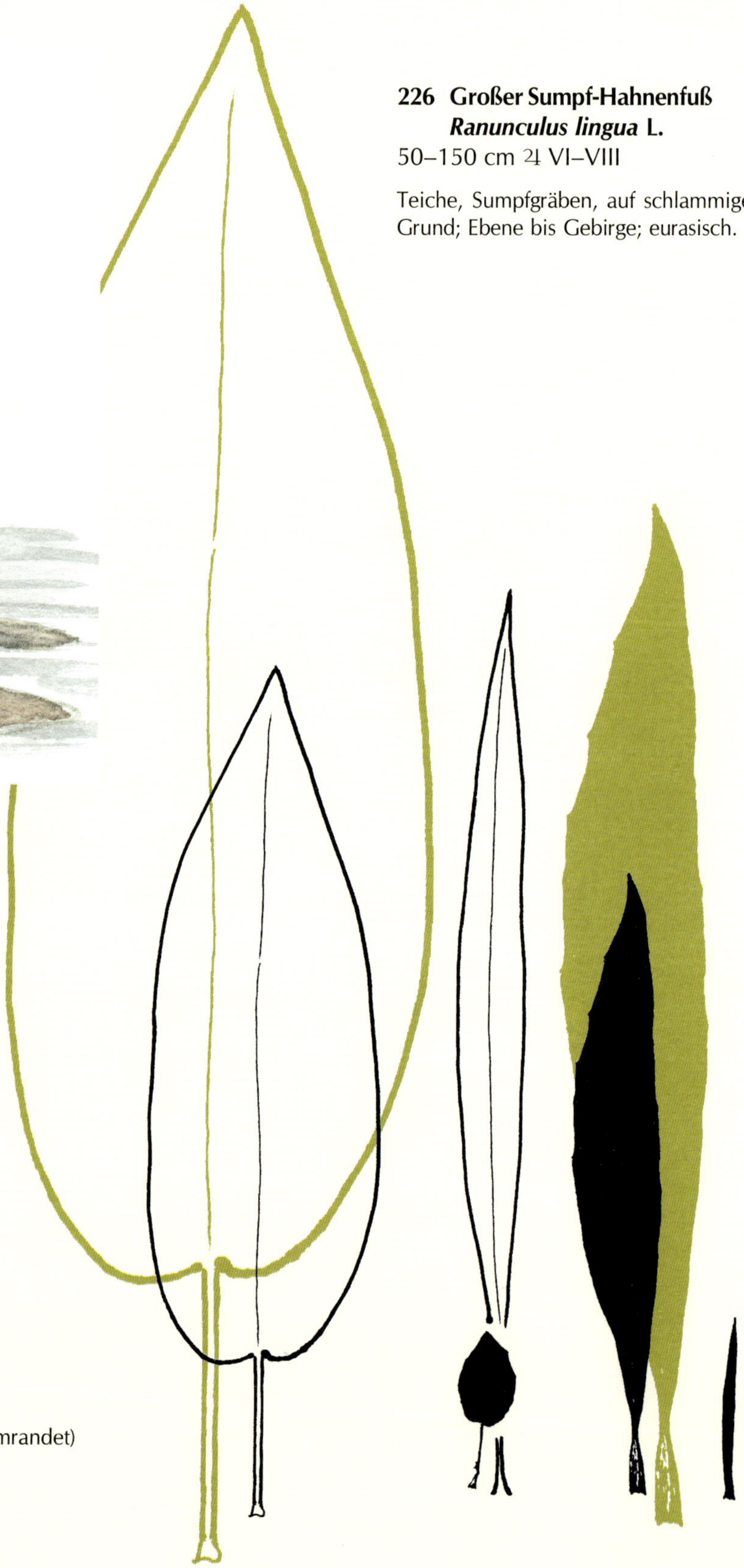

Blätter einer im Wasser stehenden Pflanze (umrandet) und einer nur auf Erde gezogenen Pflanze

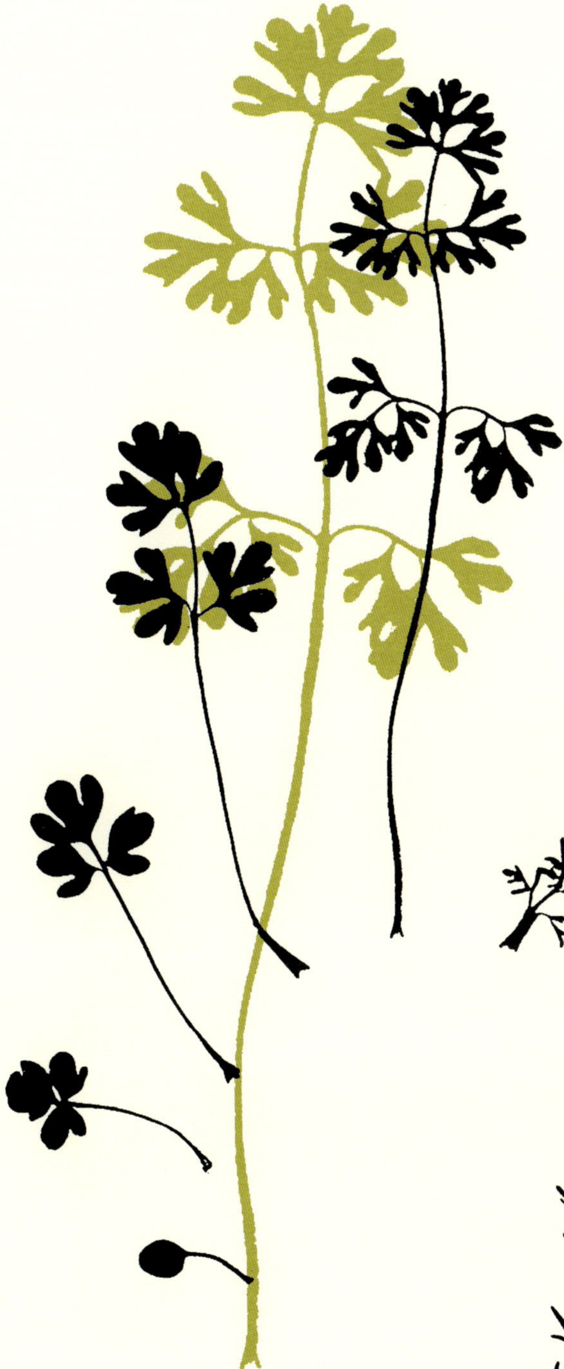

**227 a) Tausendblatt-Hahnenfuß *Ranunculus millefoliatus* Vahl.**
10–40 cm ♃ IV–V

Garrigues, Felsfluren, mediterran.

**227 b) *Ranunculus pedatus***

Südosteuropa.

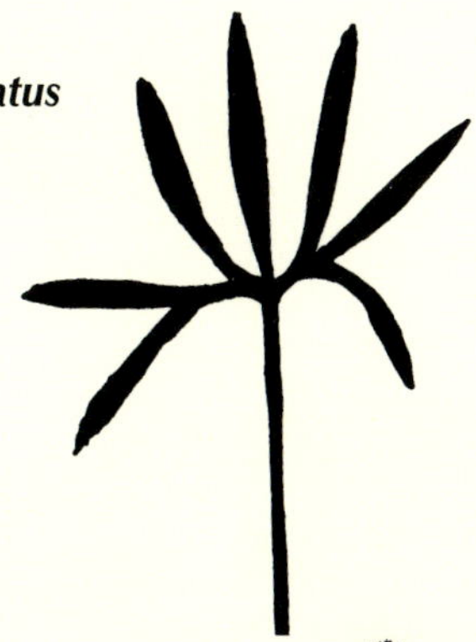

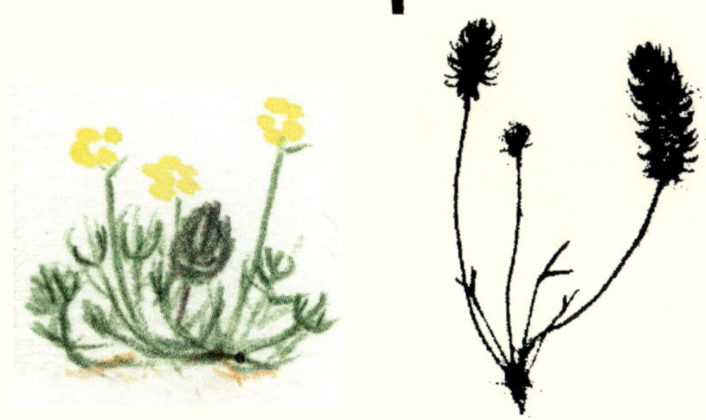

**228 Hornköpfchen *Ranunculus falcatus* L. =**
***Ceratocephala falcata* (L.) Pers.**
30–10 cm ☉ III–V

Schutt- und Verladeplätze; Ebene bis subalpin; süd- und zentraleuropäisch-asiatisch; Nordafrika.
Grundständige Blätter etwas fleischig, krallenförmig geteilt.

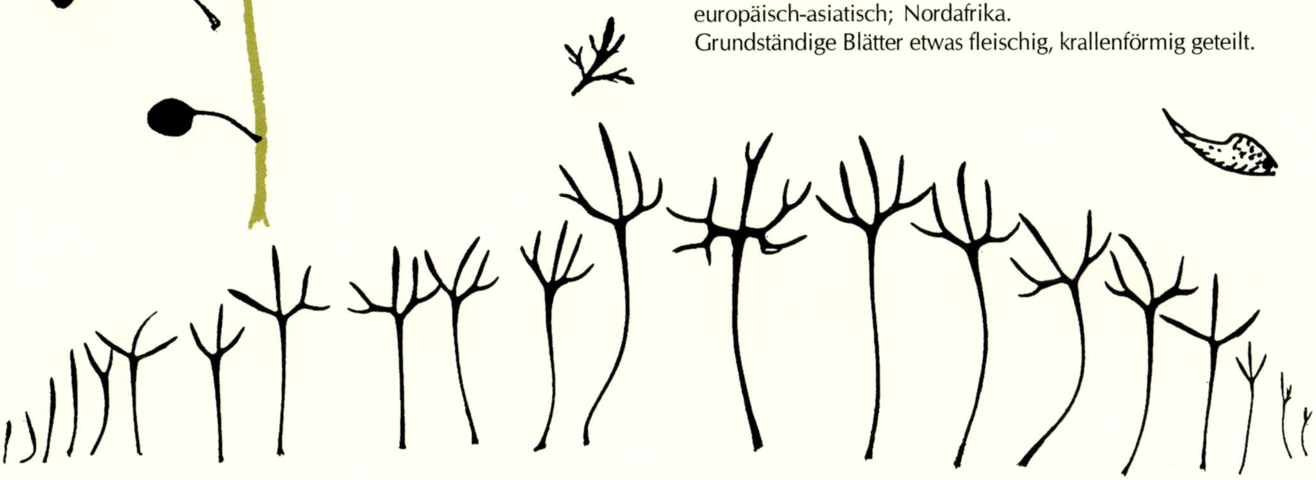

**229 Asiatischer Hahnenfuß *Ranunculus asiaticus* L.**
10–30 cm ♃ II–V

Felsfluren, Macchien, lichte Wälder; mediterran-eurasisch. Drei bis sechs Zentimeter große, leuchtend gelbe, weiße oder rote Blüten.
Beliebte Zierpflanze (ähnlich *Anemone coronaria*)

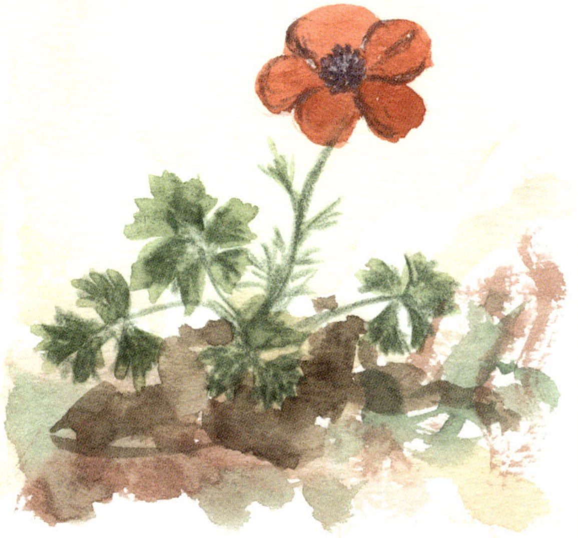

***Asiatischer Hahnenfuß***

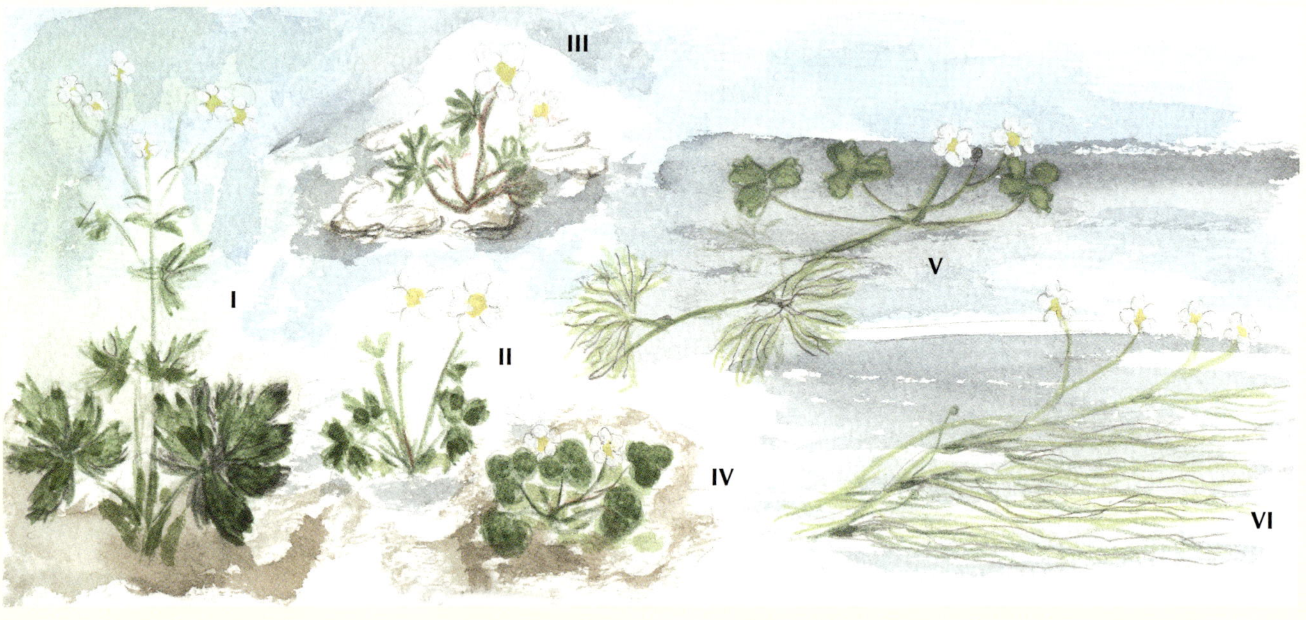


Weißblühende Hahnenfuß-Arten: I Eisenhutblättriger Hahnenfuß (230), II Alpen-Hahnenfuß (231), III Gletscher-Hahnenfuß (232), IV Efeublättriger Hahnenfuß (235), V Wasser-Hahnenfuß (236), VI Flutender Hahnenfuß (237)

**230 a) Eisenhutblättriger Hahnenfuß *Ranunculus aconitifolius* L.**
20–60 cm ♃ V–VII

**230 b) Platanenblättriger Hahnenfuß *Ranunculus platanifolius* L.**
50–130 cm ♃ V–VII

Montane oder subalpine, staudenreiche Wälder vor allem an Bächen, auch offene, quellige Staudenwiesen, sickernass.

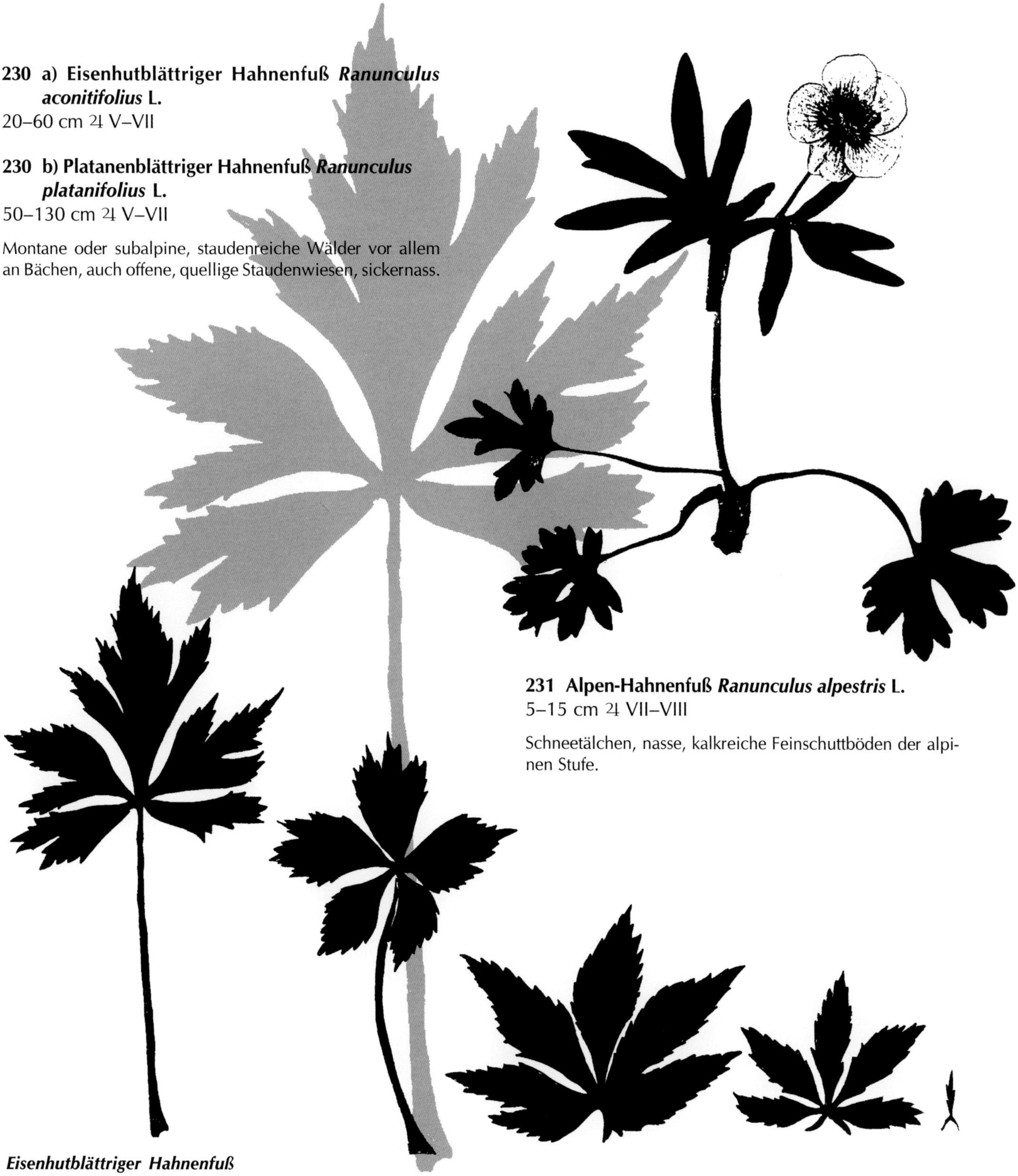

**231 Alpen-Hahnenfuß *Ranunculus alpestris* L.**
5–15 cm ♃ VII–VIII

Schneetälchen, nasse, kalkreiche Feinschuttböden der alpinen Stufe.

***Eisenhutblättriger Hahnenfuß***
(Auswahl)

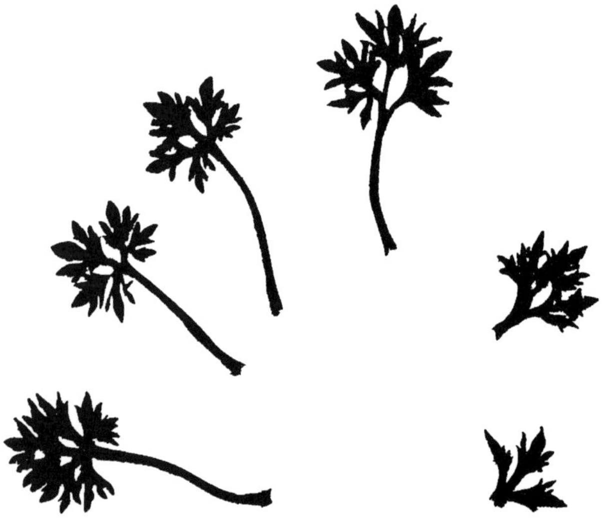

**232 Gletscher-Hahnenfuß *Ranunculus glacialis* L.**
5–15 cm ♃ VII–VIII

Offene Steinschuttfluren der alpinen Stufe auf sickerfrischen Silikatschuttböden; arkto-subozeanisch-alpin. Niederliegend bis aufsteigend.

**233 Pyrenäen-Hahnenfuß *Ranunculus Kuepferi* Gr. et B.**
5–20 cm ♃ VI–VII

Kalkarme Weiden und Rasen; subalpin-alpin; mittel- und südwesteuropäisch.
In der Beschaffenheit ähnlich wie Grasblättriger Hahnenfuß (siehe 224).

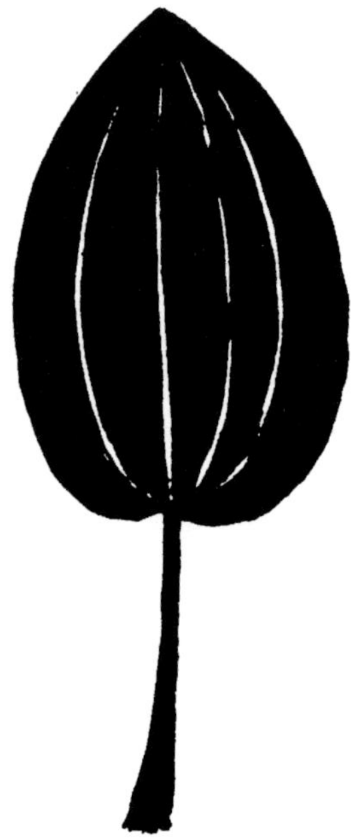

**234 Herzblättriger Hahnenfuß *Ranunculus parnassifolius* L.**
5–15 cm ♃ VII

Feinerdereicher, kalkhaltiger Schutt; alpin; pyrenäisch-alpin.

**235 Efeublättriger Wasser-Hahnenfuß *Ranunculus hederaceus* L.**
10–40 cm ♃ V–VIII

Schlammkriecher auf nassen, mageren, auch eutrophischen Sandböden, in langsam fließenden Gewässern; europäisch.

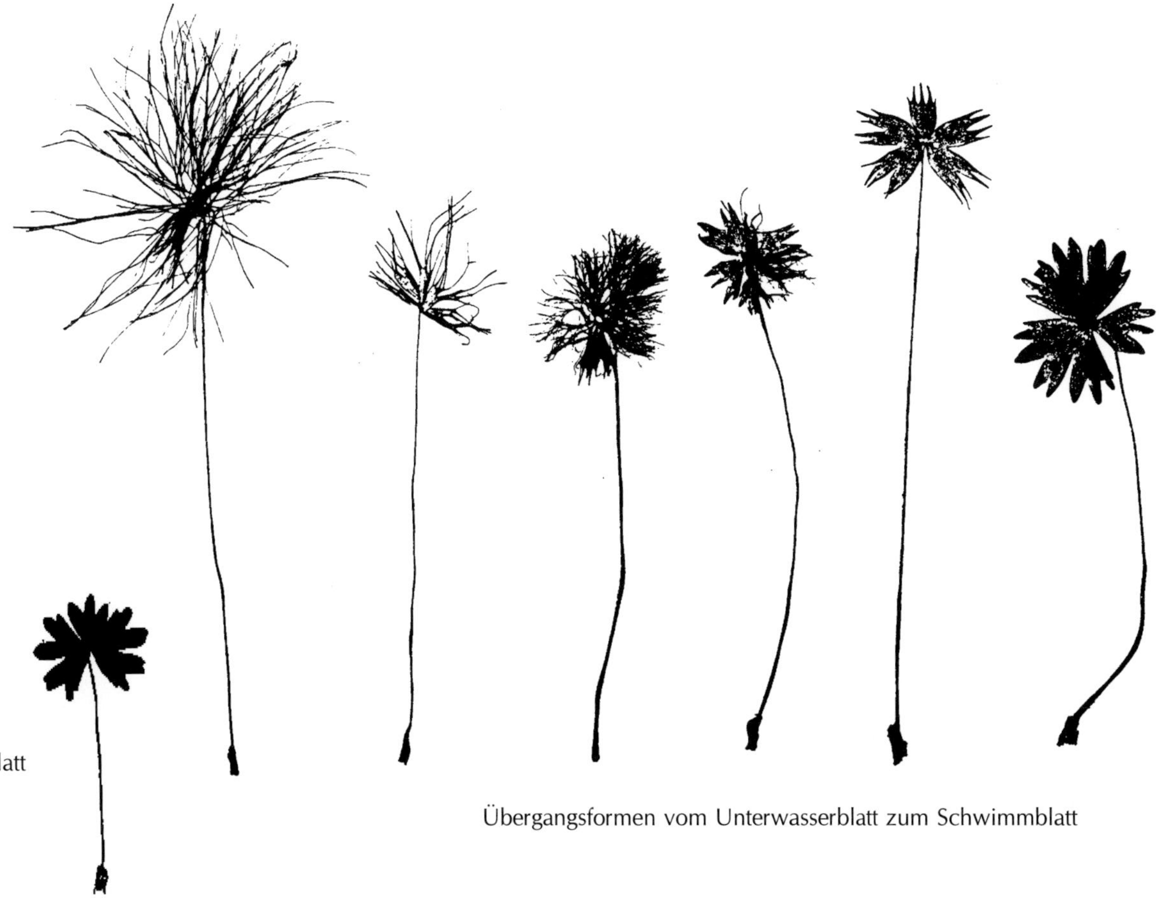

Schwimmblatt

Übergangsformen vom Unterwasserblatt zum Schwimmblatt

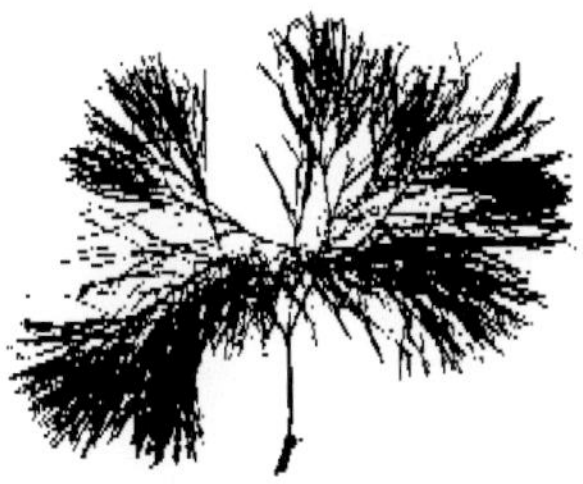

Unterwasserblätter

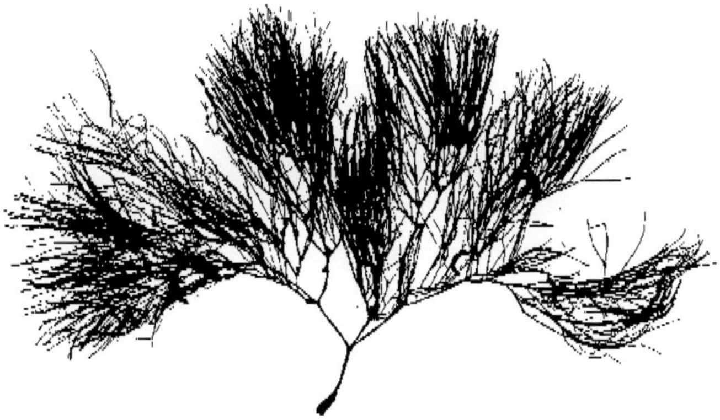

**236 Wasser-Hahnenfuß *Ranunculus aquatilis* L.**
10–200 cm ⊙–♃ V–IX

Schwimmblattgesellschaften in stehenden oder langsam fließenden Gewässern; Ebene bis mittlere Gebirgslagen; nordeurasisch bis mediterran; in gemäßigten Zonen weltweit.

**237 Flutender Hahnenfuß *Ranunculus fluitans* (L.) Lam.**
50–600 cm ♃ VI–VIII

Flutende, untergetauchte Wasserpflanzengesellschaften, mehr oder weniger schnell strömende Bäche und Flüsse; Ebene bis Gebirgslage; subatlantisch-mediterran.

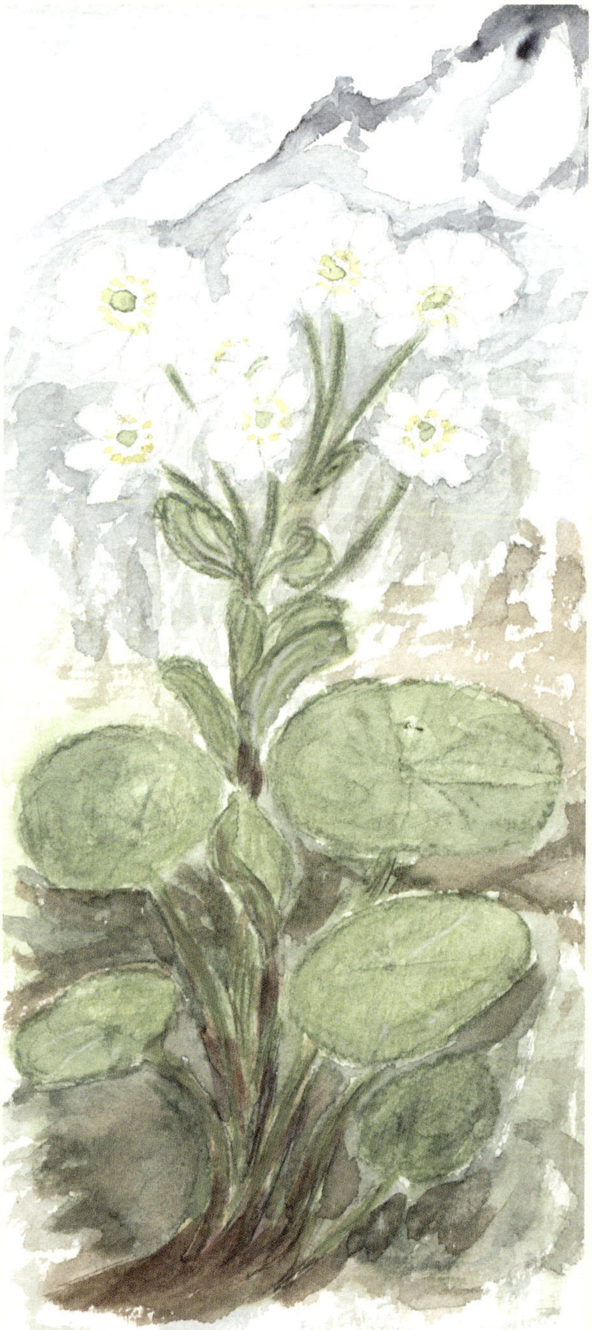

**238 Mt. Cooks Lily (Great Mountains Buttercup) *Ranunculus lyallii* Hook**

bis 100 cm X–I

Niedere alpine Lagen auf der Südinsel von Neuseeland, besonders an feuchten Orten.
In neuseeländischen Südalpen gibt es noch mehrere weiß- und gelbblühende, große, relativ plump gestaltete, etwas fleischige, aber auch zierlichere Hahnenfußarten.

**239 *Ranunculus haastii* Hook**

Trockene, steinige Standorte in den östlichen Bergen der Südinsel von Neuseeland zwischen Geröll.
Am Boden anliegende Blätter wirken flechtenartig.

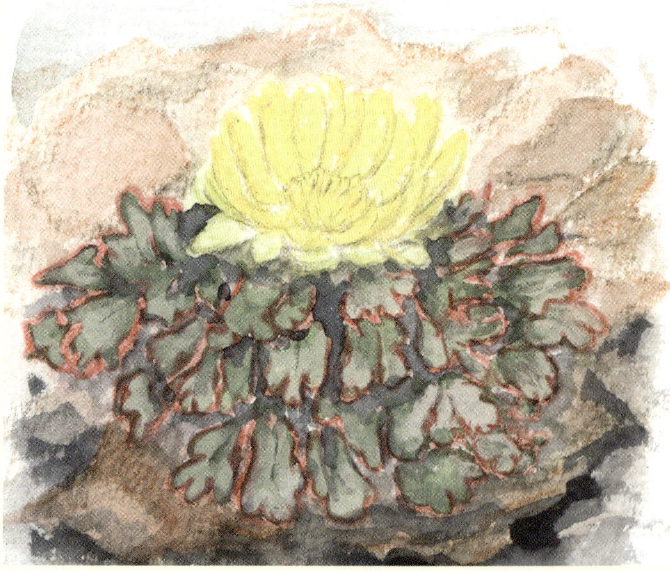

Die **Gattung *Ranunculus*** wird in 400–900 Arten aufgegliedert. Weltweit verbreitet, vorwiegend Nordhemisphäre.

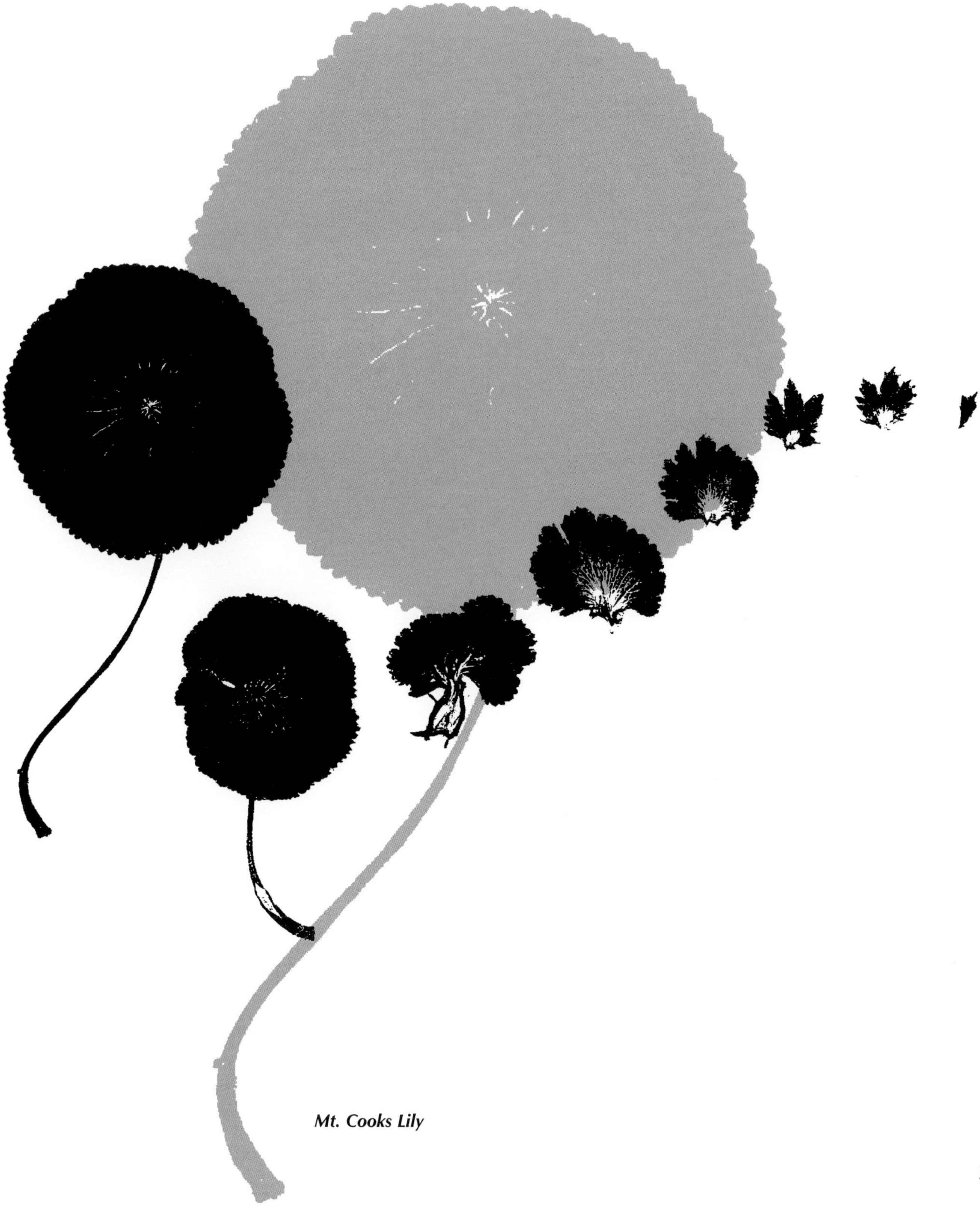

*Mt. Cooks Lily*

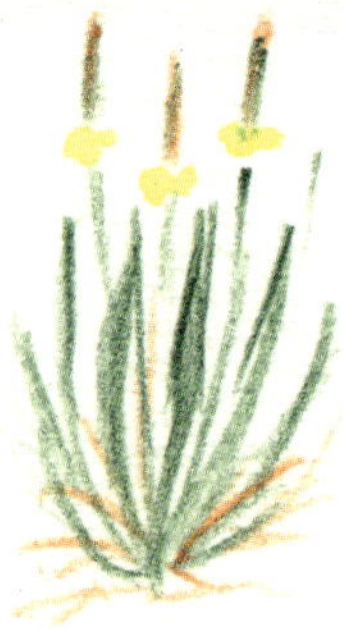

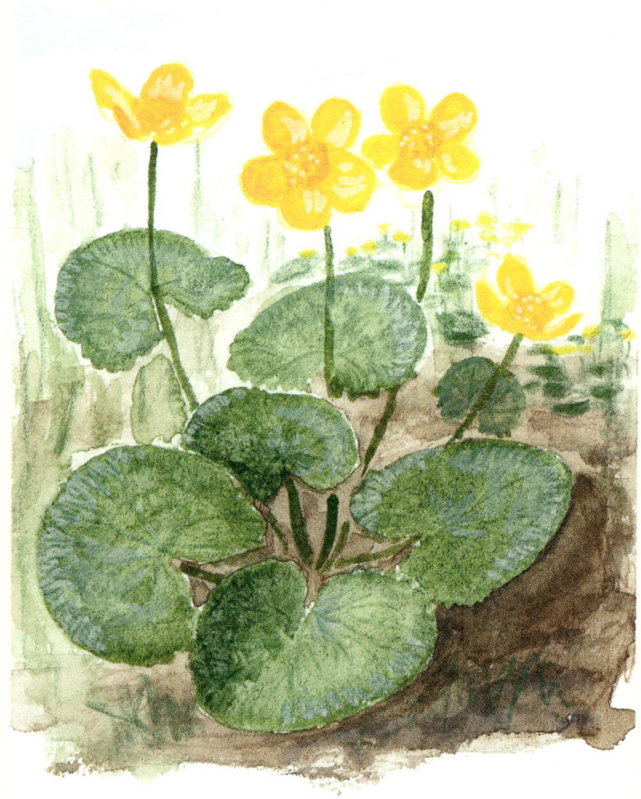

**240 Kleines Mäuseschwänzchen**
***Myosurus minimus* L.**
3–10(–15) cm ⊙ IV–V

Sandig-lehmige, zeitweise überschwemmte Orte, kollin; eurasisch, nordamerikanisch; weltweit verschleppt.
Schmale, pfriemliche Blätter, Fruchtstand wie die Ähre eines Breitwegerichs.

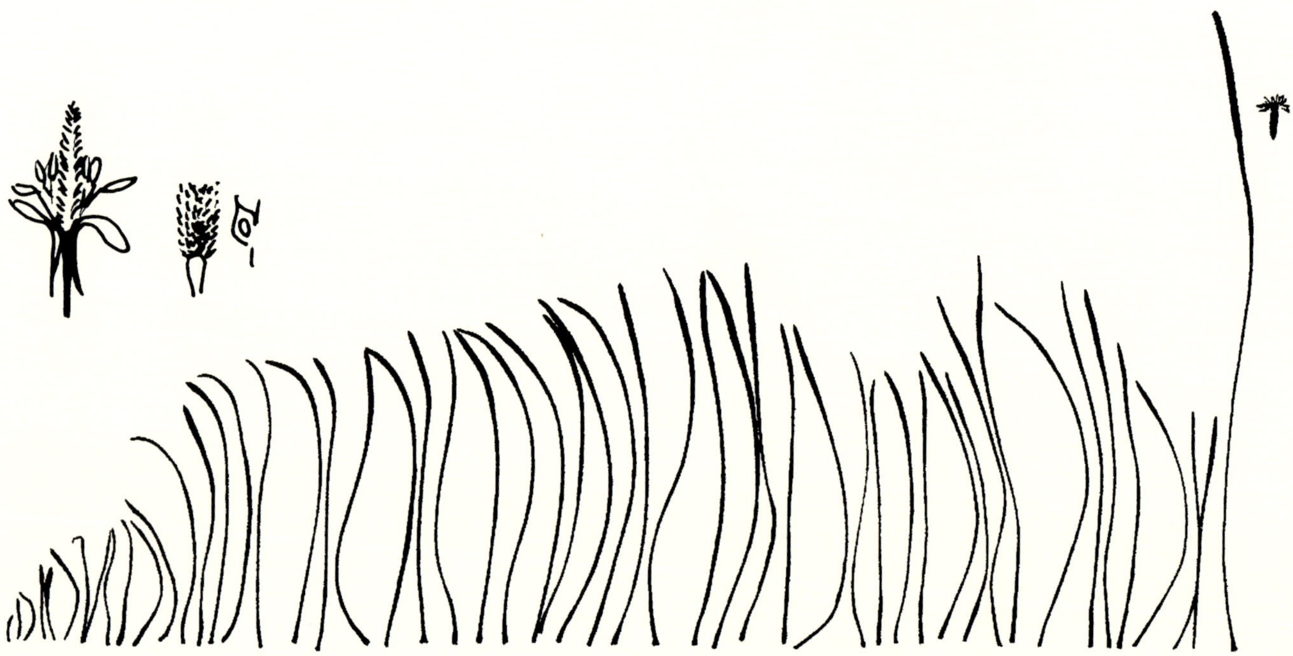

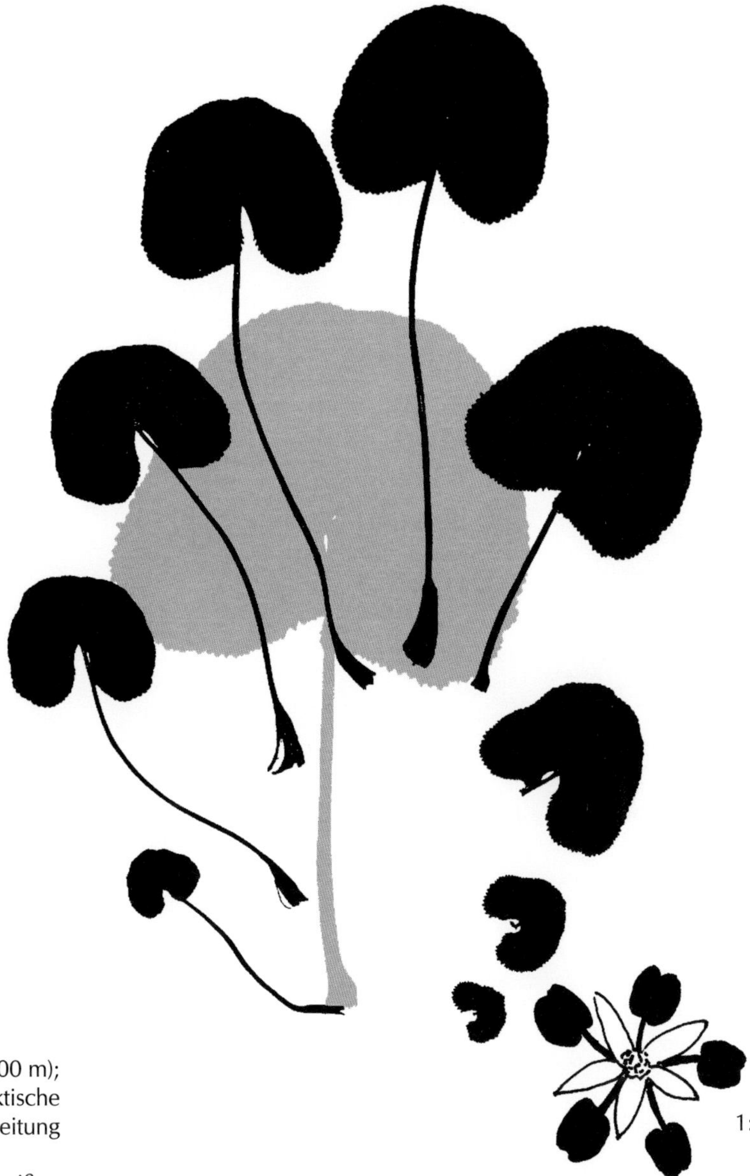

1:1

**241 Sumpfdotterblume *Caltha palustris* L.**
15–30 cm ♃ IV–V

Sumpfwiesen, Bachuferfluren; kollin bis hochalpin (4000 m); über ganz Europa verbreitet bis nach Island und das arktische Russland, seltener im Mittelmeergebiet; ähnliche Verbreitung in Asien und Nordamerika.
Einfache Blütenhülle mit fünf bis neun gelben oder weißen Blumenblättern, aber keinem Kelch und keinen Honigblättern sowie zwei- oder mehrsamigen Früchten, wie für ganze Gattung typisch.
Frisch zerquetschte Blätter haben Schärfe wie Hahnenfußarten und wirken hautreizend.
Bei nordamerikanischen Indianerstämmen und in Russland zu Umschlägen und Wundspülungen, bei Hautläsionen und Geschwüren benutzt. Eine milchsekretionsfördernde Wirkung ist wohl nur zu erreichen, wenn man von der getrockneten, nicht mehr scharfen Substanz ausgeht. Blütenknospen in Essig als Kapernersatz verwendbar. Allerdings muss man dafür sorgen, dass die Schärfe durch eine entsprechende Fermentation verschwindet, sonst können schwere Vergiftungen die Folge sein.

**242 Goblets *Caltha obtusa* Cheeseman und C. (*novae-zelandiae* Hook. f.)**

Winzige, polsterbildende, weißblühende Pflänzchen auf 1200 bis 1800 Metern in Bergregionen der Süd- und Nordinsel von Neuseeland. Blüten aromatisch duftend.

Die **Gattung *Caltha*** ist mit ca. 25 Arten besonders in den kalten und gemäßigten Zonen der Nordhemisphäre verbreitet. Die Untergattung *Psychrophila* (*Caltha obtusa, Caltha novae-zelandiae*) ist mit 15 Arten im südlichen extratropischen Gebiet, besonders Südafrika, Australien, Neuseeland, zu Hause.

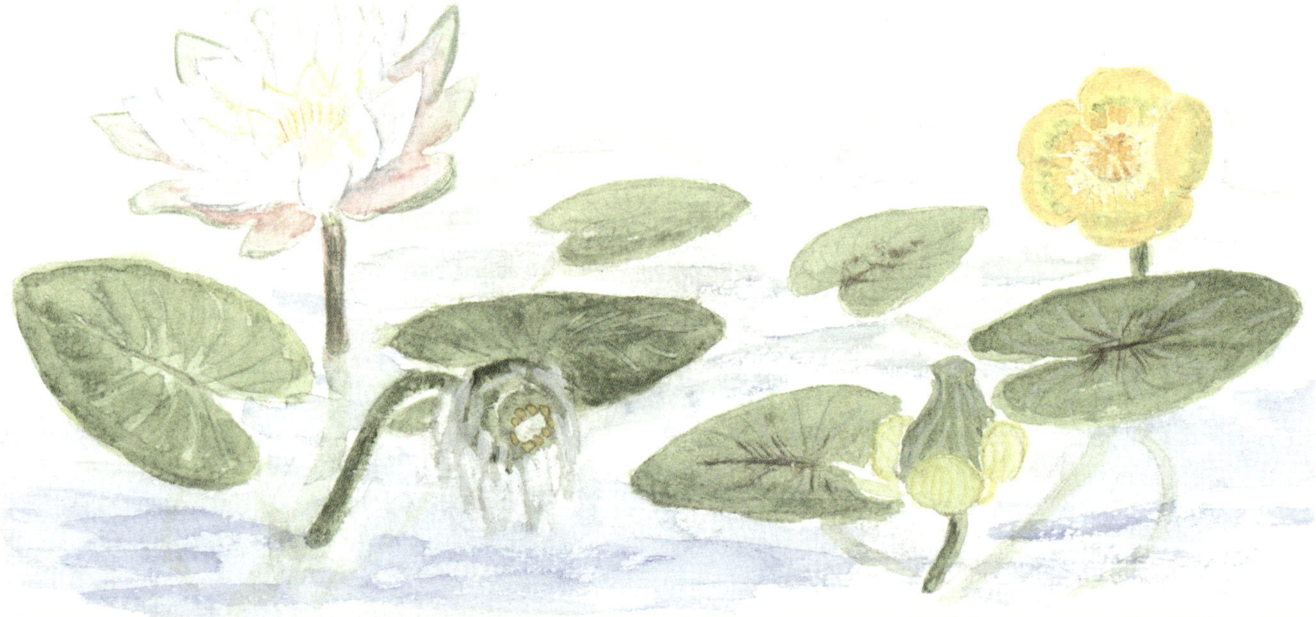

**243 Weiße Seerose *Nymphaea alba* L.**
♃ VI–VII

Festwurzelnde Wasserpflanzengesellschaft, Schwimmblattdecken. Ebene bis Gebirge.
Früher alle Teile offizinell, volksmedizinische Anwendung innerlich bei Durchfallerkrankungen, bei sexueller Übererregbarkeit; äußerlich bei Fluor albus, Furunkel.
Junge, stärkereiche Wurzelstöcke essbar, ältere etwas giftig, zum Gerben und Färben verwendet.

Die **Gattung *Nymphaea*** umfasst ca. 400 Arten mit kosmopolitischer Verbreitung, in Europa vier Arten.
Drogenliefernde Arten: ***Nymphaea alba*, *Nymphaea odorata***.
Siehe Hager, S. 924–928.

**244 Gelbe Teichrose *Nuphar lutea* (L.) Sm.**
♃ VI–VIII

Festwurzelnde Wasserpflanzengesellschaft, Schwimmblattdecken; Ebene bis Mittelgebirge; eurasisch.
Rhizom und Blüten früher medizinisch verwendet, beruhigend, opiumartige Wirkung. Rhizom und Samen genießbar, Blätter für kühlendes Getränk.

Die **Gattung *Nuphar*** umfasst 16 Arten.

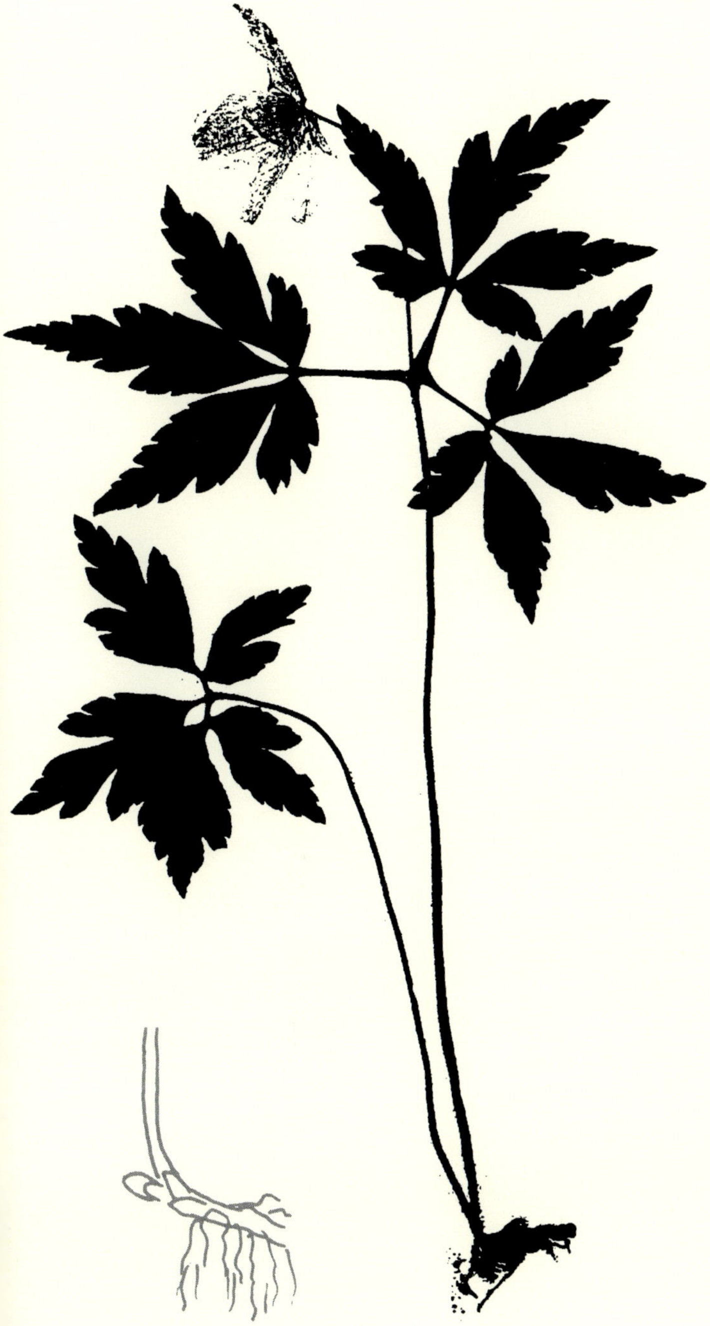

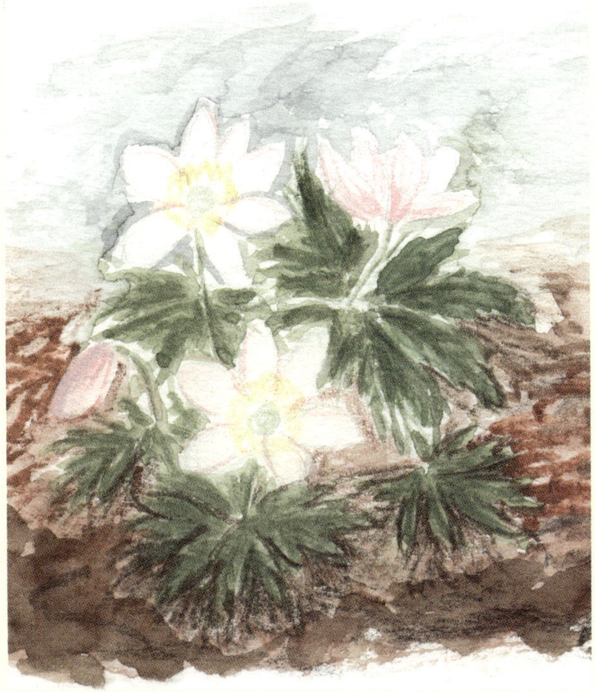

**245 Busch-Windröschen *Anemone nemorosa* L.**
5–20 cm ♃ II–VI

Wälder, Baumgärten, schattige Wiesen, kollin-montan(-subalpin), europäisch.
Drei quirlständige Stängelblätter, oft sechs (fünf bis 20) Blumenblätter, keine Honigblätter, zahlreiche Staubblätter und einsamige Früchte, wie für Gattung typisch (siehe auch nächste Seite).
Frischer Saft der Blätter wirkt ähnlich hautreizend und schmeckt ähnlich scharf wie Kraut der Hahnenfußarten, im Ganzen aber etwas süß und deutlich milder als *Pulsatilla vulgaris*.
Medizinische Anwendung: frisches zerquetschtes Kraut gegen Rheuma und Gelenkschmerzen, homöopathisch ähnlich wie *Pulsatilla*: nervöse Leiden, Menstruationsstörungen.

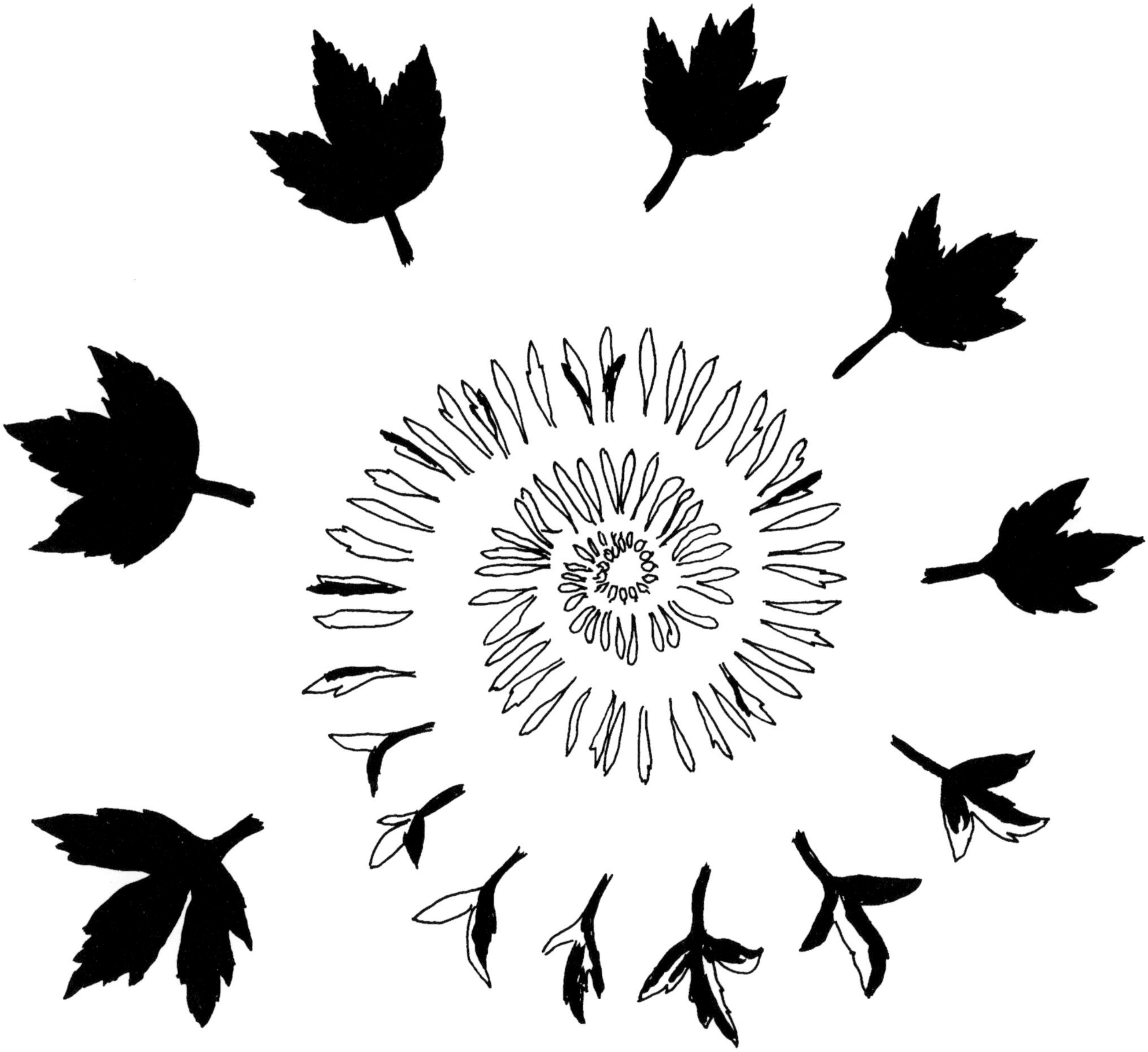

«Vergrüntes» Busch-Windröschen. Übergänge vom Stängelblatt in die Blüte zu umgewandelten Staubblättern und zu Fruchtblättern

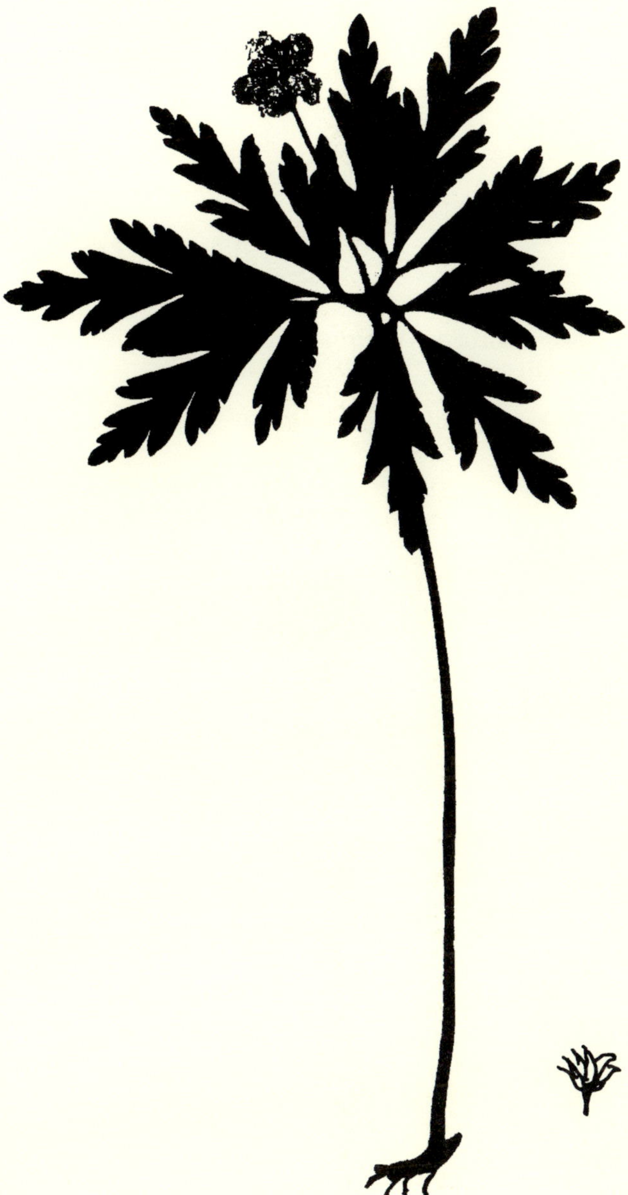

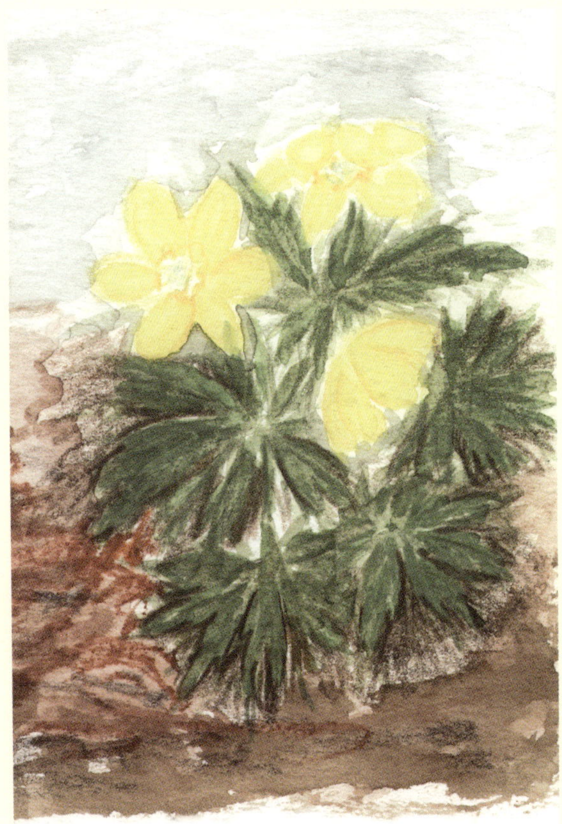

**246 Gelbes Windröschen *Anemone ranunculoides* L.**
10–20 cm ♃ IV–V

Auenwälder, Hecken, Obstgärten; kollin, montan (subalpin); europäisch.
Medizinische Anwendung wie Busch-Windröschen, ebenso *Anemone cylindrica* Gray aus dem östlichen Nordamerika.

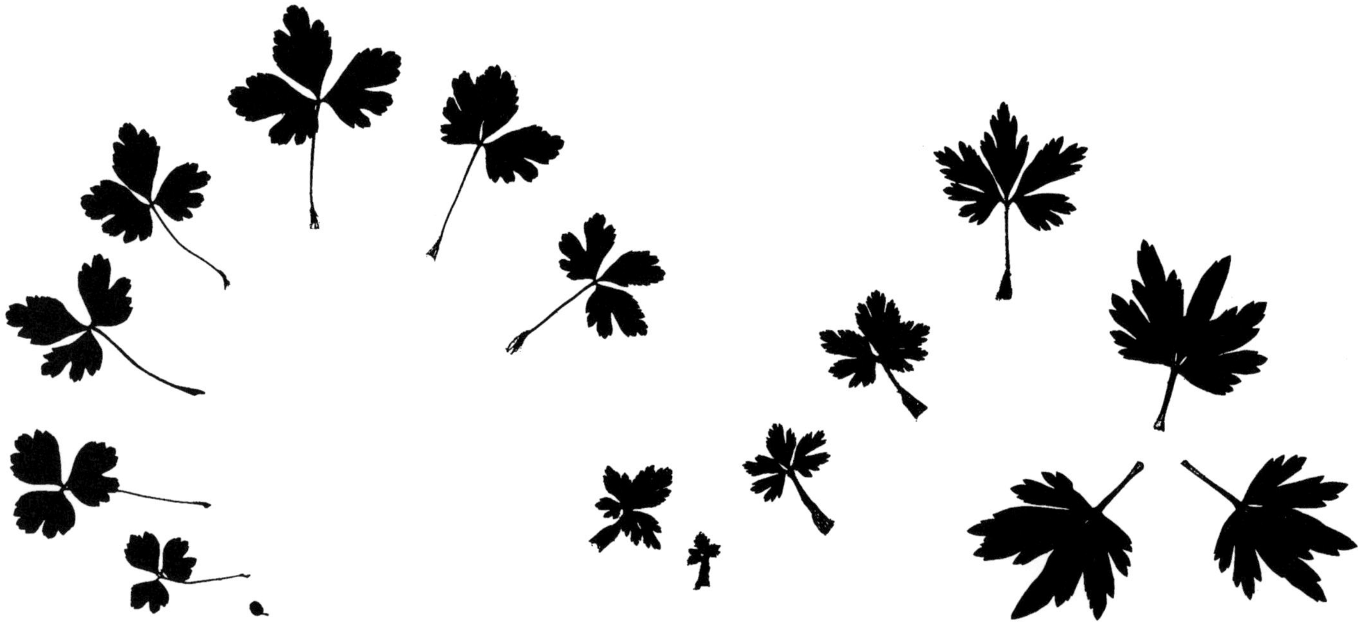

**247 a) Großes Windröschen *Anemone sylvestris* L.**
20–40 cm VI–V ♃

Trocken-warme Hügel; Europa, Nordasien.

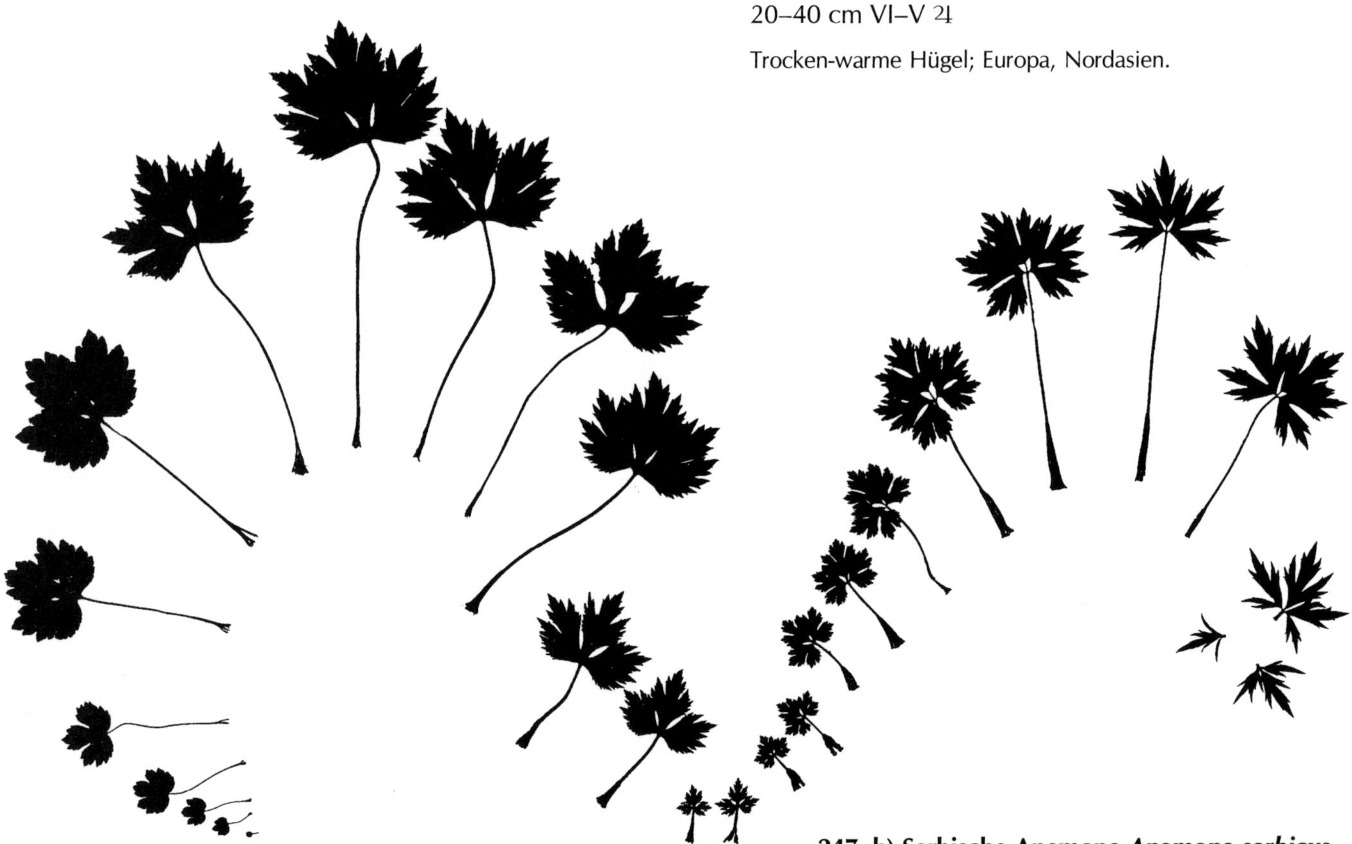

**247 b) Serbische Anemone *Anemone serbicus***

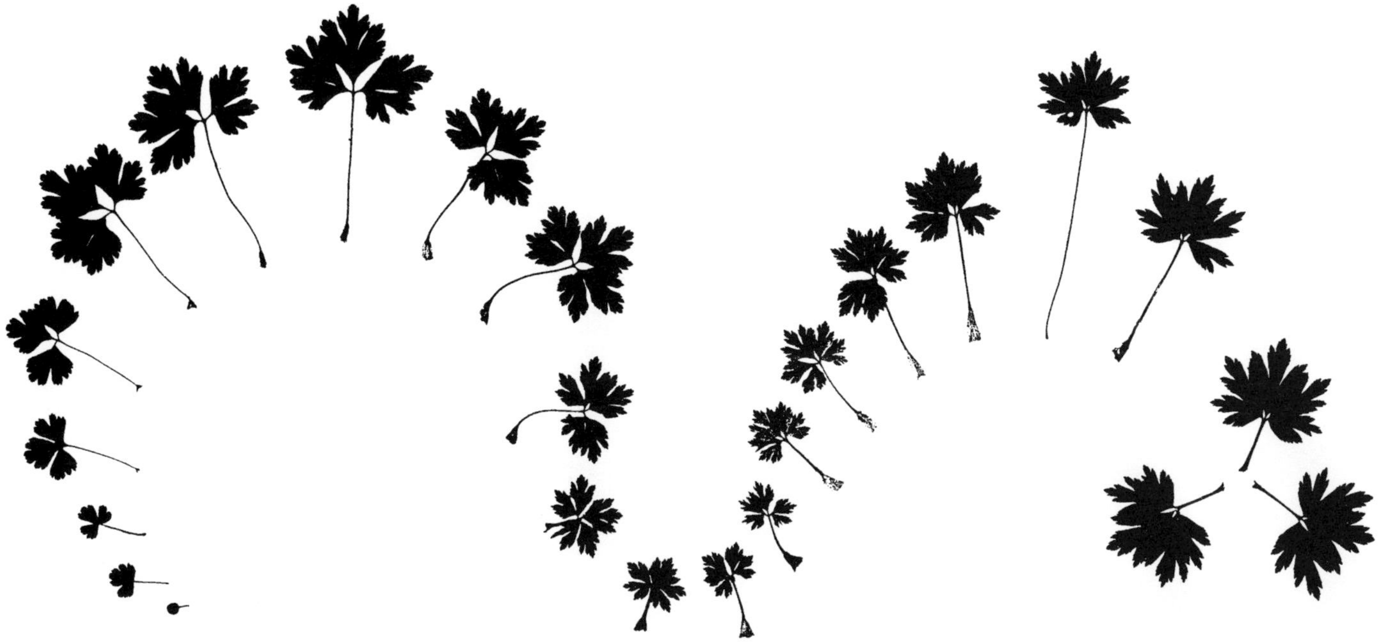

**247 c) Monte Baldo-Windröschen *Anemone baldensis* L.**
5–15 cm ♃ VII–VIII

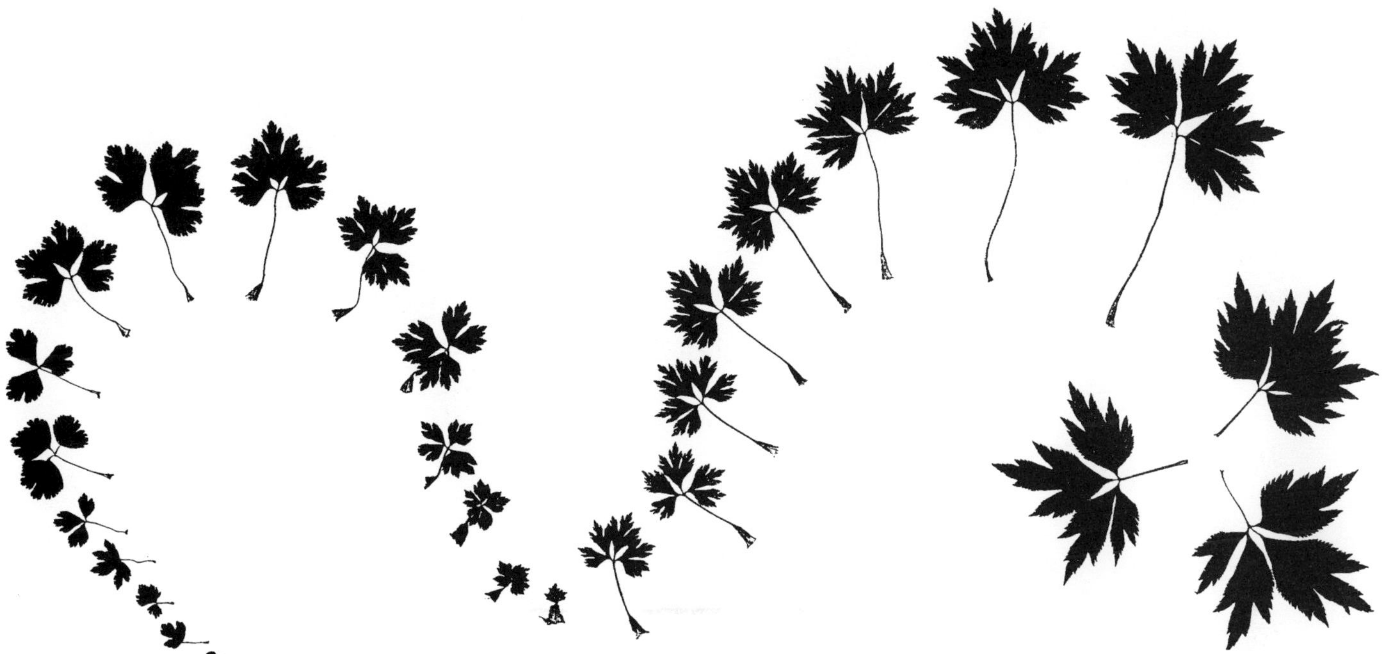

**247 d) Kanadische Anemone *Anemone canadensis***
20 cm ♃ V–VI

Indien, Südwestchina.

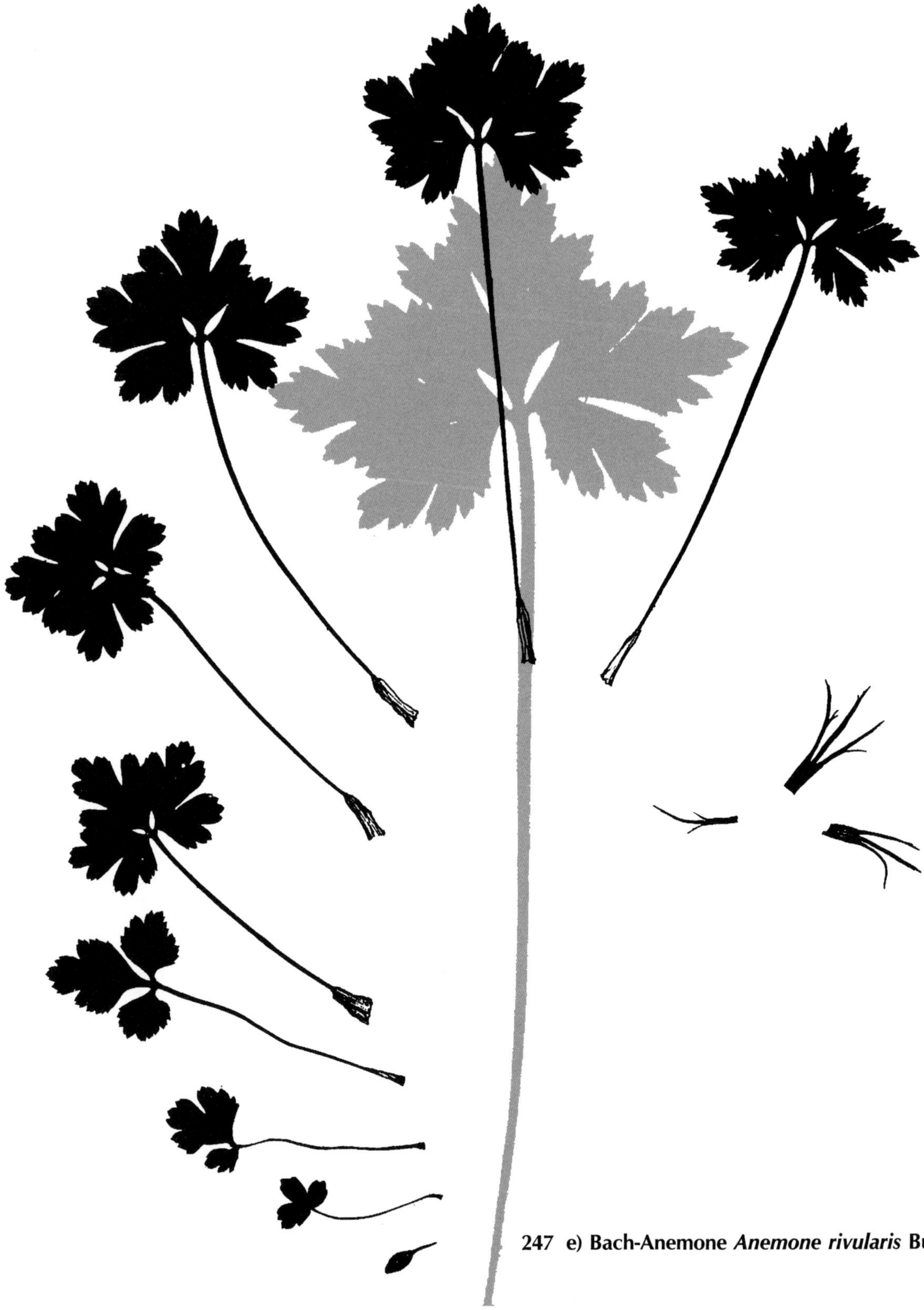

**247 e) Bach-Anemone *Anemone rivularis* Buch.-Ham. ex DC**

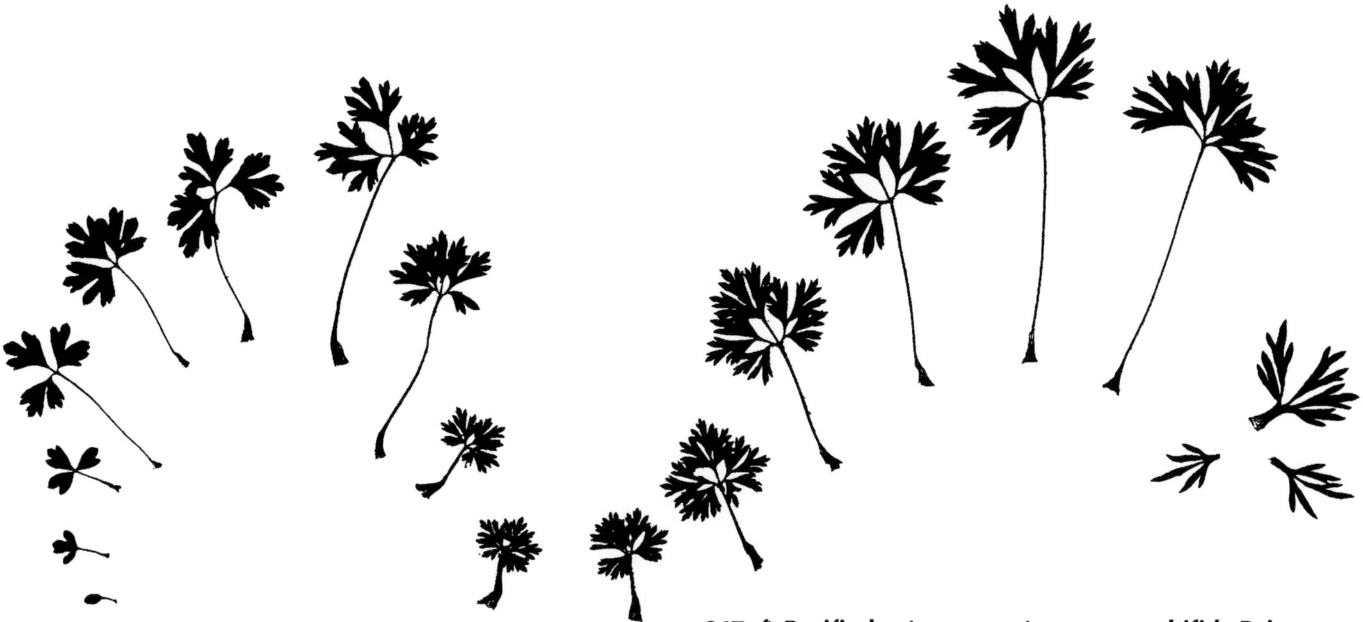

**247 f) Pazifische Anemone *Anemone multifida* Peir**
bis 20 cm ♃ V–VII

Nordamerika, Anden bis Südamerika.

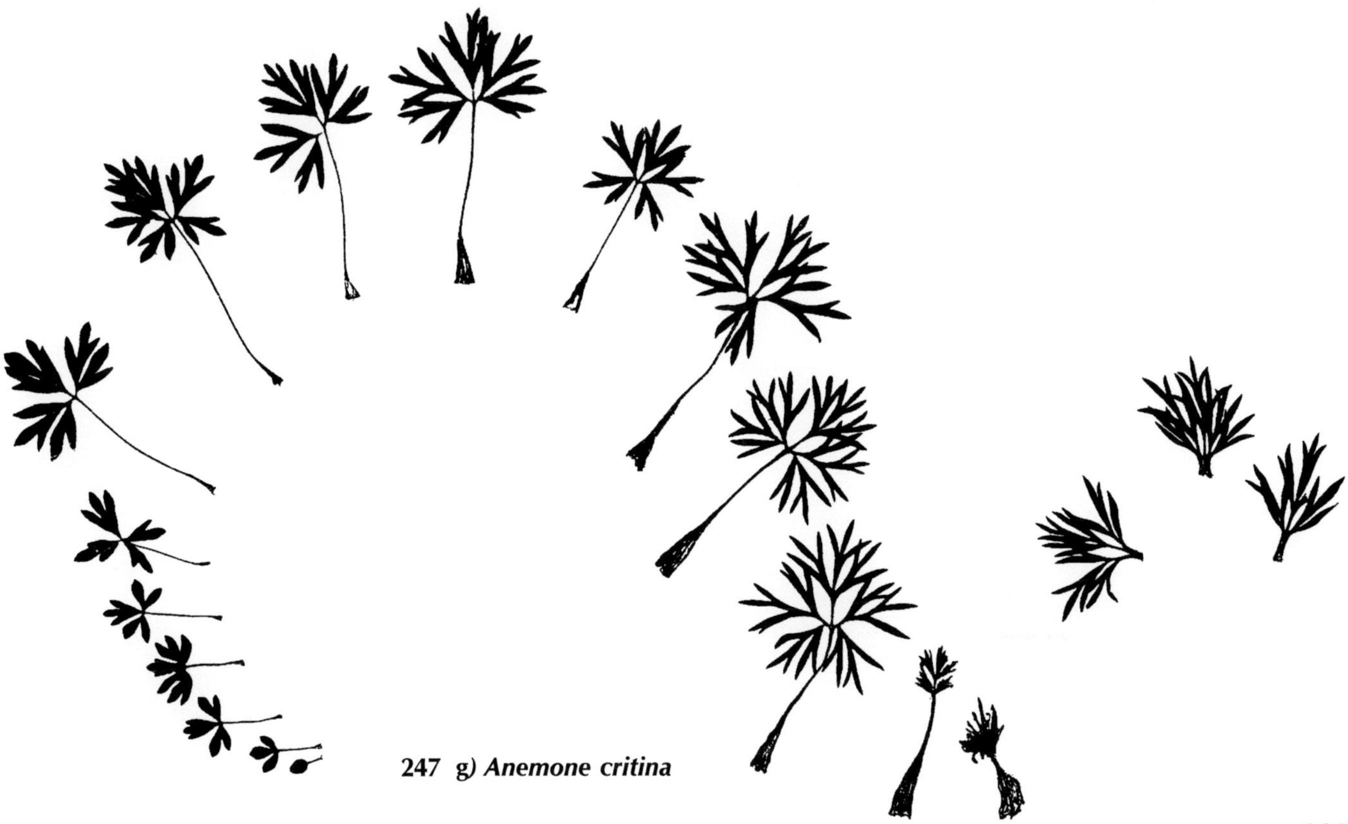

**247 g) *Anemone critina***

**248 Narzissenblütige Anemone *Anemone narcissiflora* L.**
20–50 cm ♃ VI–VII

Bergwiesen, kalkliebend; subalpin bis alpin; eurasisch-nordamerikanisch.

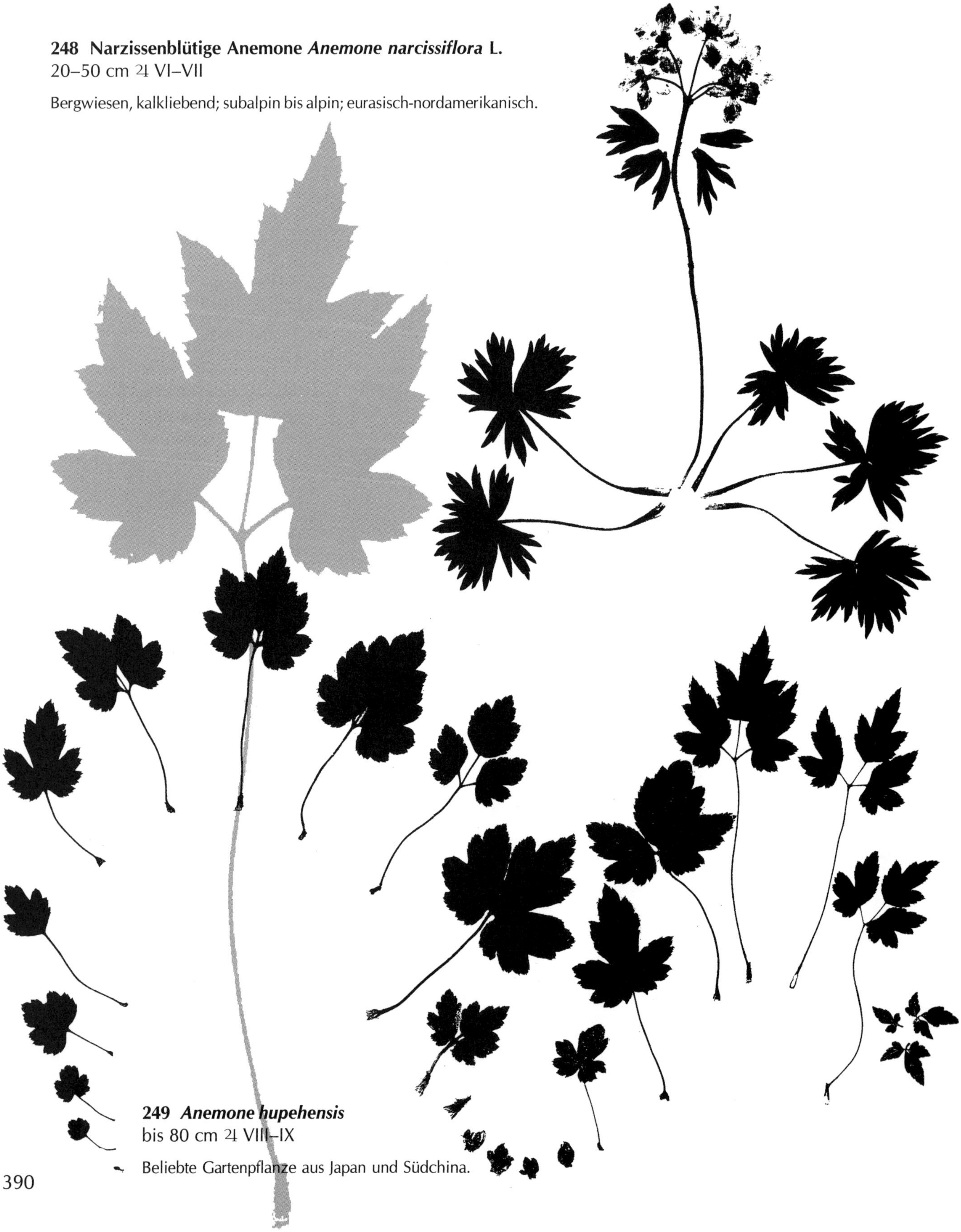

**249 *Anemone hupehensis***
bis 80 cm ♃ VIII–IX

Beliebte Gartenpflanze aus Japan und Südchina.

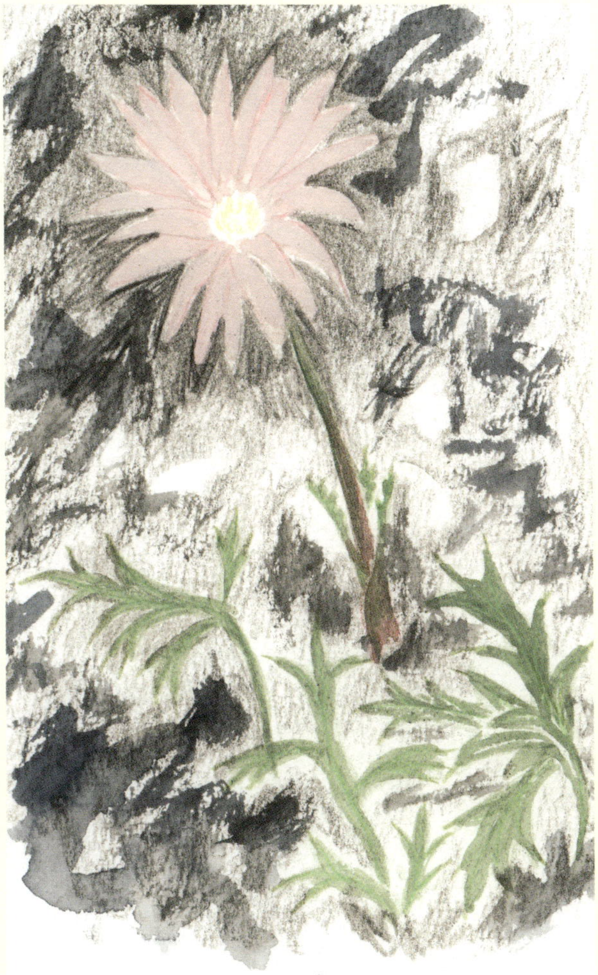

**250 a) Kap-Anemone *Anemone tenuifolia***
10–60 cm IV–IX

In Berglagen über 450 Meter; nur auf Südhemisphäre. Bemerkenswert sind die *Eryngium*-ähnlichen Blätter.

Die **Gattung *Anemone*** umfasst ca. 150 Arten über die ganze Erde verbreitet, aber mit Schwerpunkt auf der nördlichen Hemisphäre, besonders Süd- und Ostasien. Im Grunde viele potentielle Heilpflanzen in ähnlicher Weise wie das Busch-Windröschen und *Pulsatilla*.

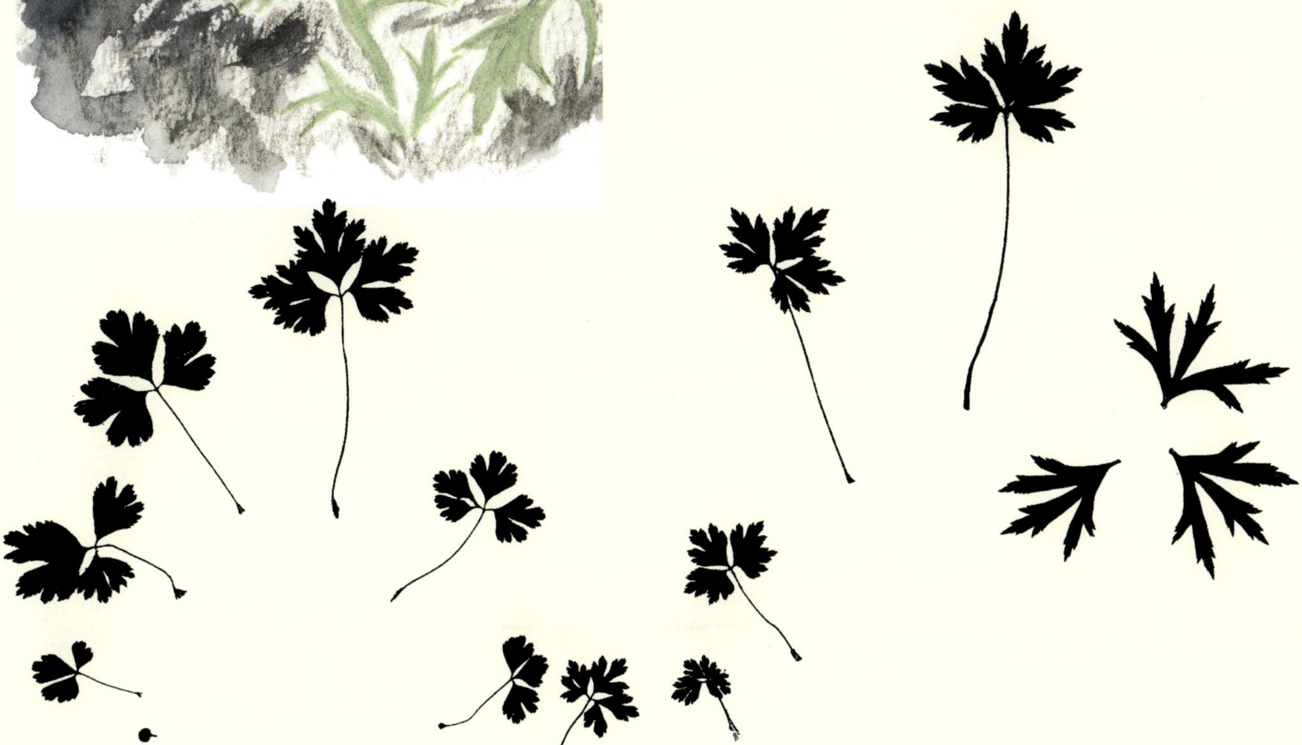

**250 b) Karolinische Anemone *Anemone caroliniana***

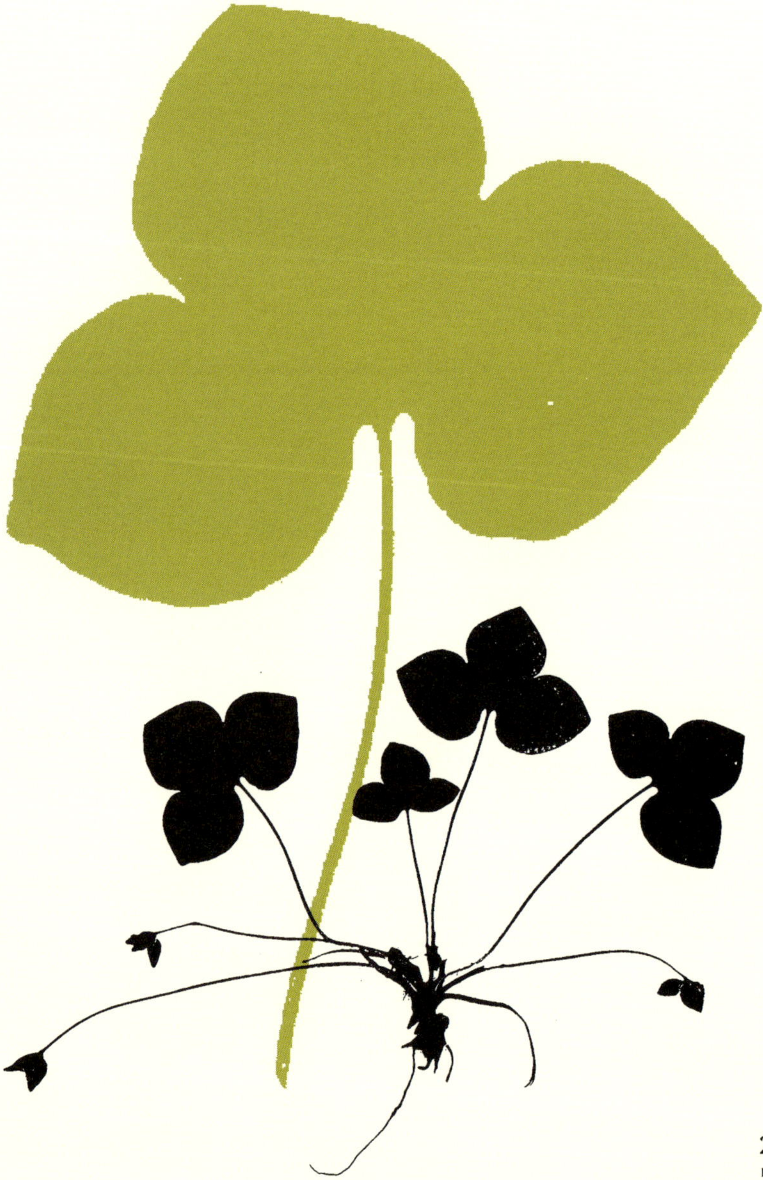

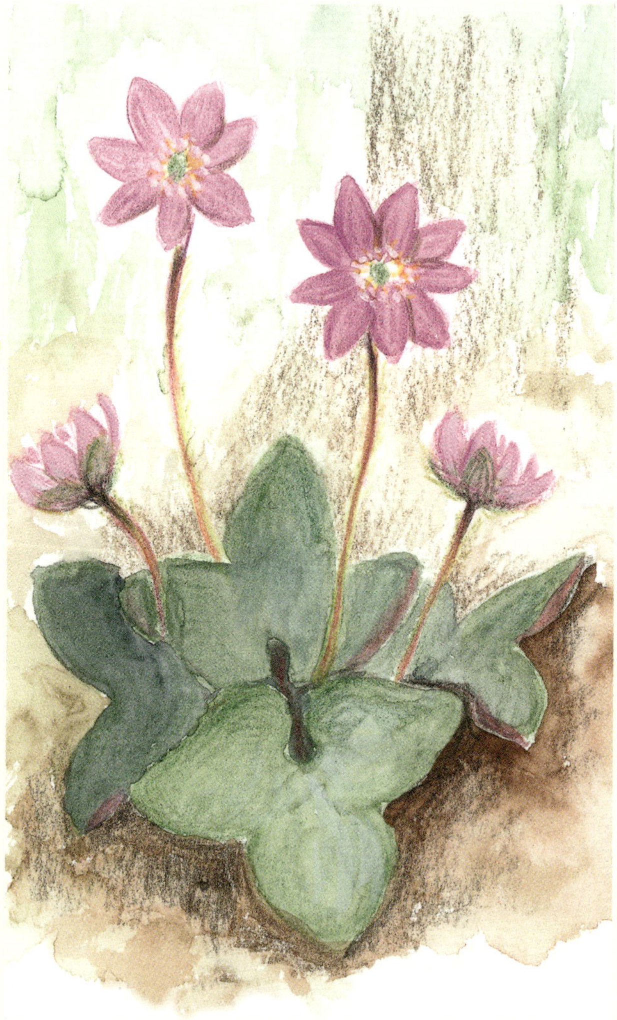

**251 Leberblümchen *Hepatica nobilis* (L.) Schneb.**
5–15 cm ♃ III–V

Wälder, buschige Hänge; kollin-montan(-subalpin), europäisch. Den Anemonen nahe verwandt; Stängelblätter der Anemone werden hier zu Kelchblättern.
Frisches, zerquetschtes Kraut auf Haut blasenziehend, als Wundmittel, innerlich bei Leber- und Gallenleiden, Steinleiden; als Diureticum bewährt; offenbar auch herzwirksam; homöopathisch bei Bronchitis mit starker Sekretion, chronischer Reizung von Pharynx und Luftröhre.

Zur **Gattung *Hepatica*** werden heute fünf bis acht nahe verwandte Arten in der nördlichen gemäßigten Zone, zirkumpolar gezählt.

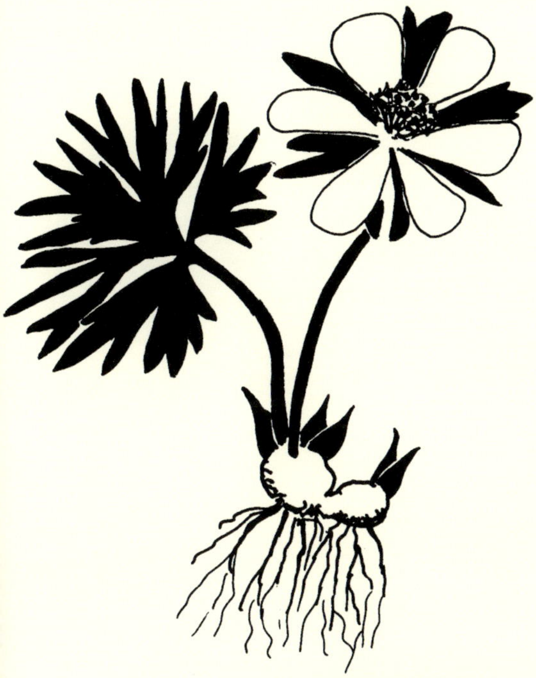

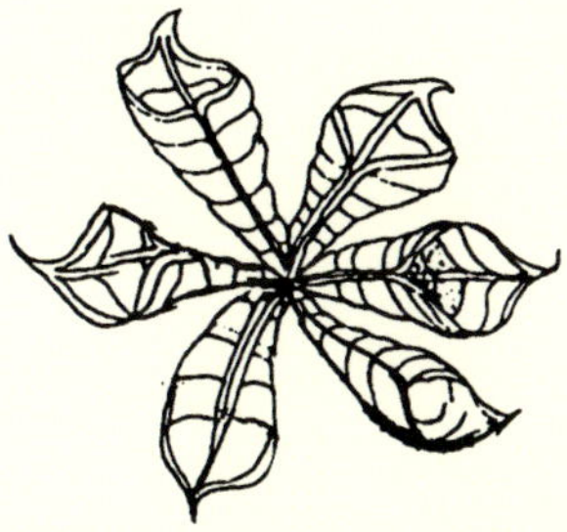

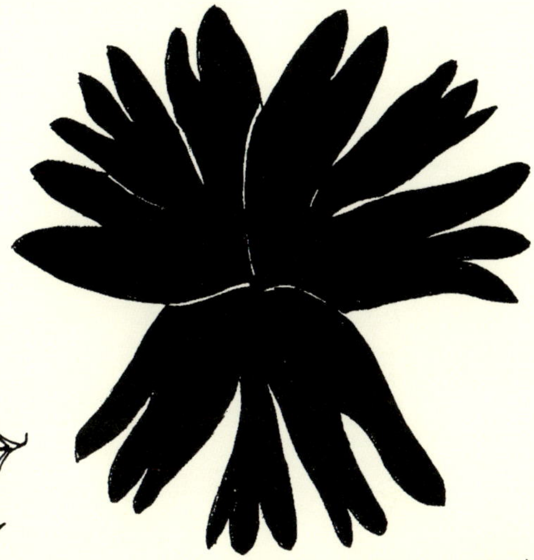

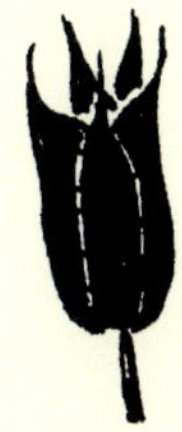

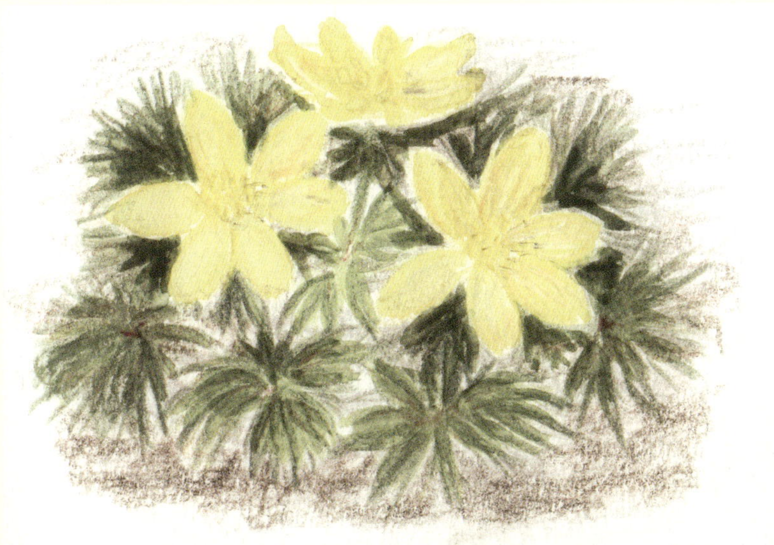

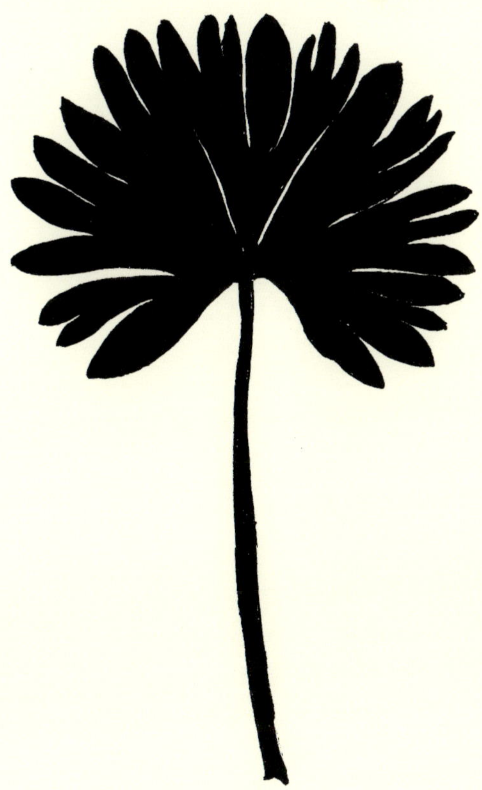

**252 Winterling *Eranthis hyemalis* (L.) Salisb.**
5–10 cm ♃ II–III

Herkunft ostmediterran; in Mitteleuropa verwildert, vor allem Weinberge. Wie bei den Anemonen nur drei Stängelblätter in gleicher Höhe unter der Blüte tief eingeschnitten; sechs bis zehn Blütenhüllblätter, Honigblätter trichterförmig, gelb wie die Krone.
Digitalisartig wirkende Glycoside in Knolle nachgewiesen.

Die **Gattung *Eranthis*** umfasst 80 Arten. Südeuropäisch bis Vorderasien.

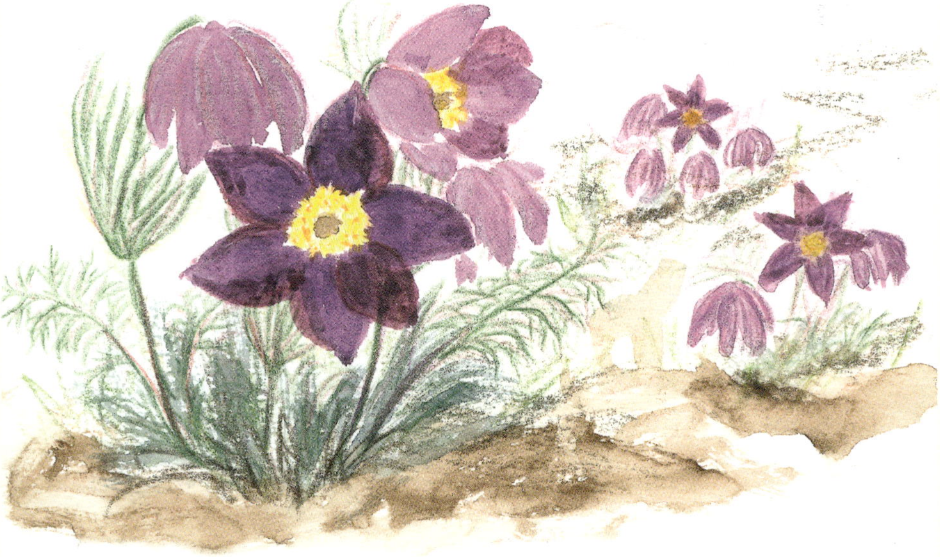

*Pulsatilla vulgaris*

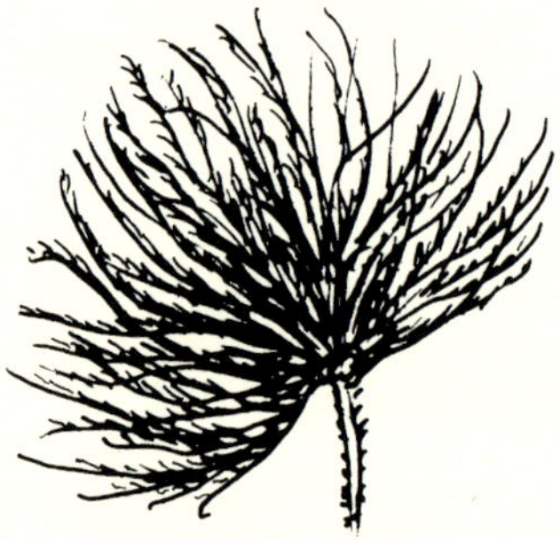

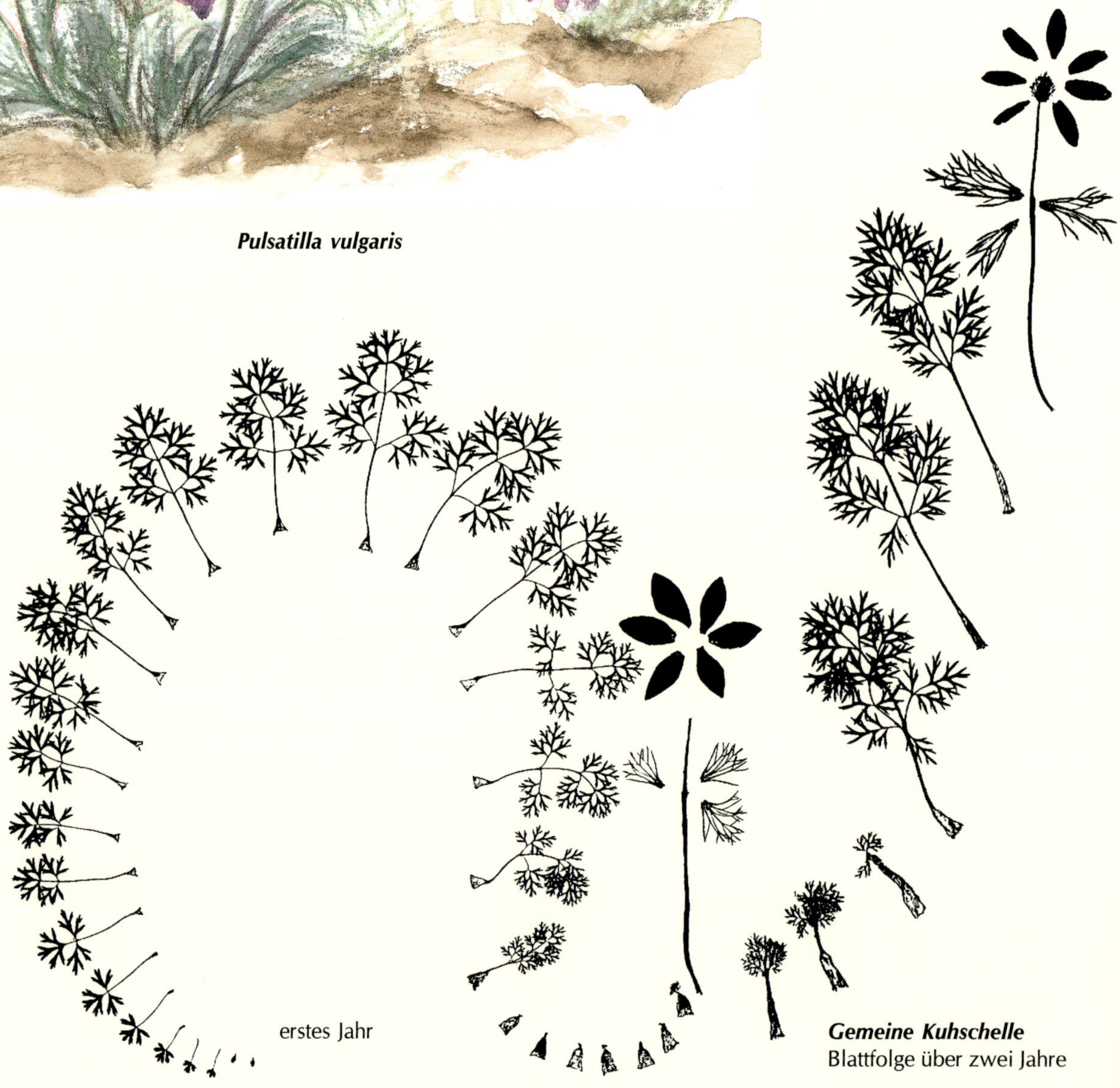


***Gemeine Kuhschelle***
Blattfolge über zwei Jahre

## 253 a) Gemeine Kuhschelle *Pulsatilla vulgaris* (L.) Mill.

## 253 b*) Pulsatilla pratensis* (L.) Mill.

5–40 cm ♃ III–V

Steinige, kalkreiche Trockenrasen; europäisch.
Einblütig mit sechs (oder manchmal mehr) Blumenblättern und häufig staubblattähnlichen Honigblättern sowie trockene, einsamige Früchte mit langem, fiederig behaartem Anhang, wie für Gattung typisch.
Zwei Vertreter der violettblütigen Arten, die heute in mehrere Arten aufgegliedert werden.
Frisches Kraut schmeckt und riecht beißend scharf; getrocknet geruchlos und bitter. Es ist frisch giftig, mit besonderer Reizwirkung auf die Haut. Erbrechen, Erregung und dann Lähmung des Zentralen Nervensystems.
Medizinische Anwendung: Spasmen im Genitalbereich, Migräne, Depressionen, Hautleiden, Nierenleiden.

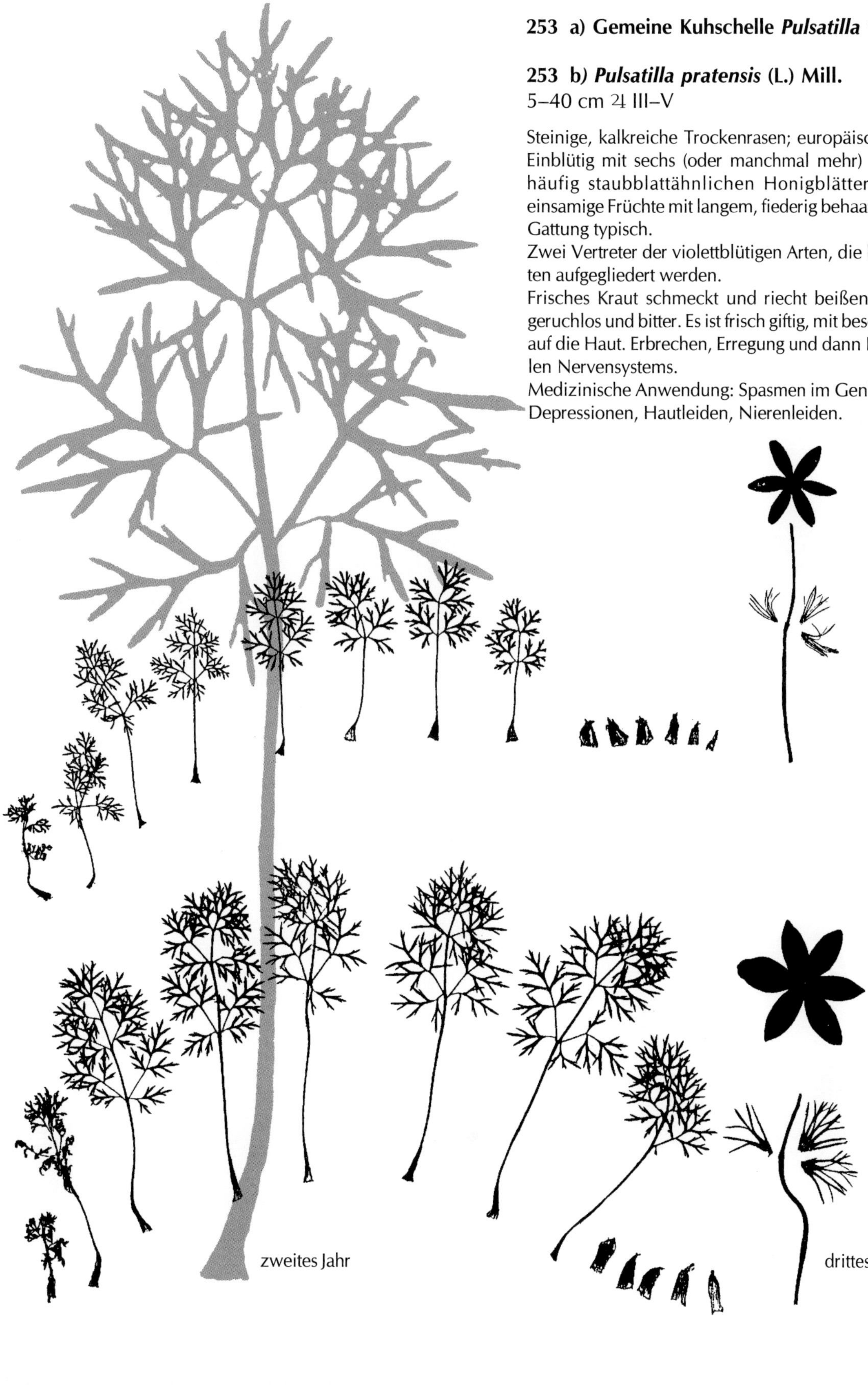

**253 c) Frühlings-Anemone *Pulsatilla vernalis* (L.) Mill.**

5–15 cm ♃ IV–VII (ohne Bild)

Weiden-Zwergstrauch-Heiden; subalpin, alpin.
Weißlich blühend, im Übrigen ähnlich den vorigen violettblütigen Arten.

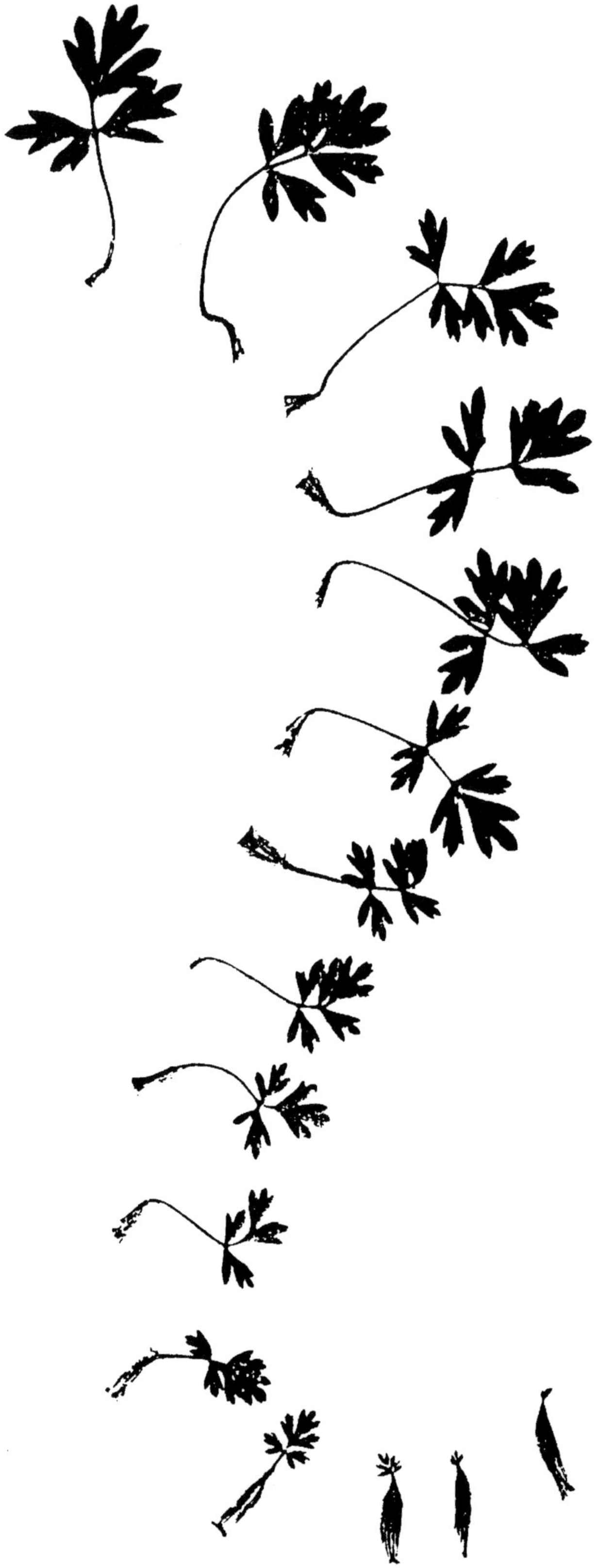

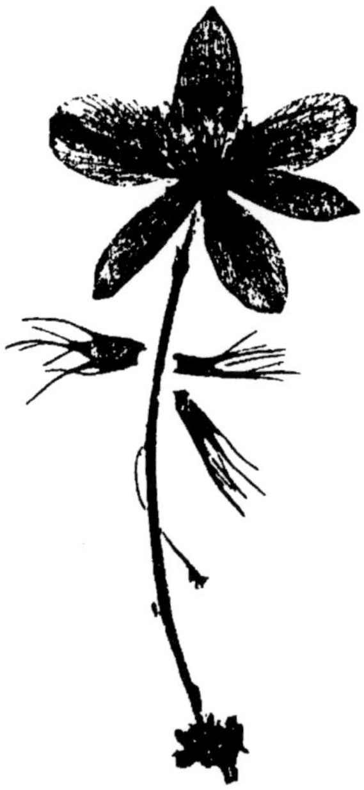

erstes Jahr zweites Jahr

## 254 Alpen-Anemone *Pulsatilla alpina* (L.) Mill.

20–50 cm ♃ V–II

Wiesen und Weiden; subalpin-alpin; mittel- bis südeuropäisch. Zwei Unterarten, die eine weißblühend auf Kalk, die andere (Schwefel-Anemone) gelbblühend auf saurem Boden. Blüten ohne Honigblätter.
Presssaft und Abkochung vom Kraut von ***Pulsatilla chinensis*** sollen ähnlich wie Streptomycin antibakteriell wirksam sein (ev. auch von anderen Arten).

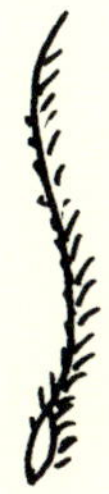

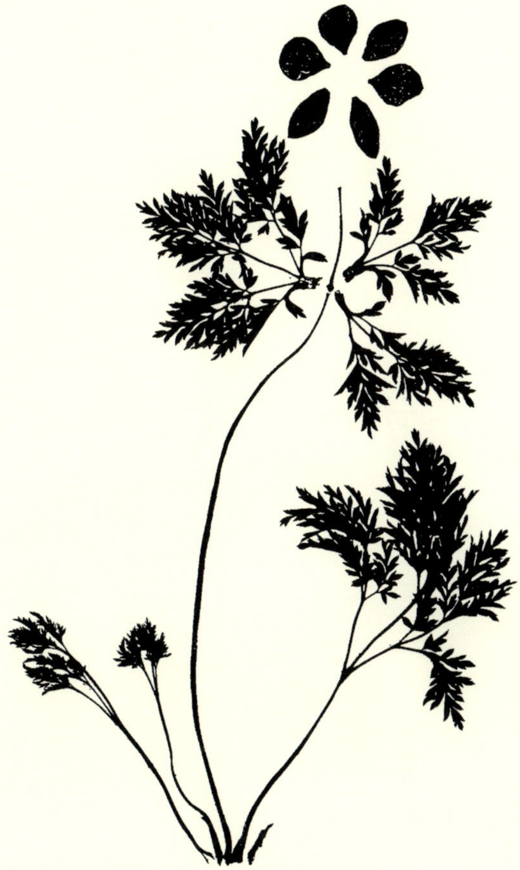

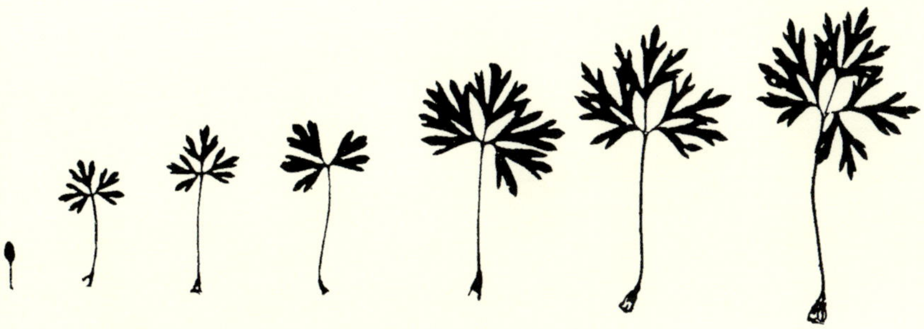

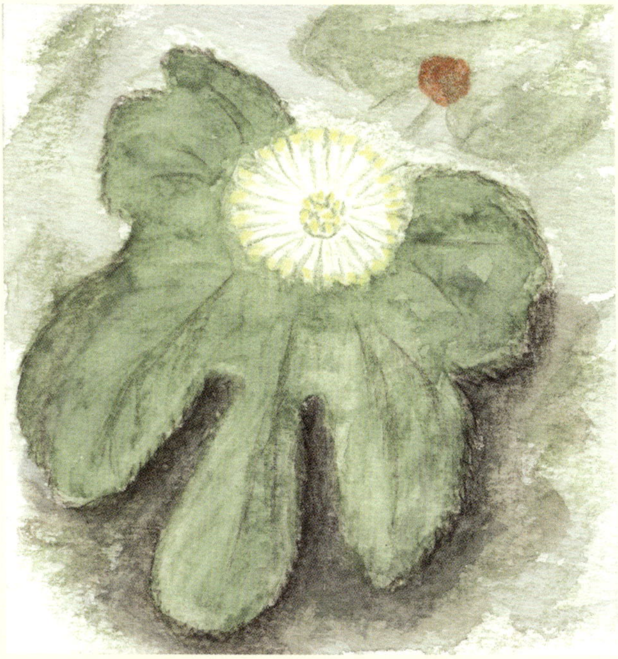

Die **Gattung *Pulsatilla*** umfasst rund 30 Arten, vorwiegend Berg- und Gebirgssippen. Zwischen 30 Grad nördlicher Breite und nördlichem Wendekreis über nördliche Hemisphäre verbreitet. Schwerpunkt Mittel- und Ostasien.
Siehe Hager, S. 313–325.

## 255 Golden Seal *Hydrastis canadensis*

30–40 cm ♃ IV–V

Reiche Wälder Nordostamerikas.
Frühjahrsblüher. Färberpflanze, gelb.
Wurzeln wurden von den Indianern als tonisch wirksames, zusammenziehendes Mittel verwendet. Heute auch in Mitteleuropa medizinisch verwendet.

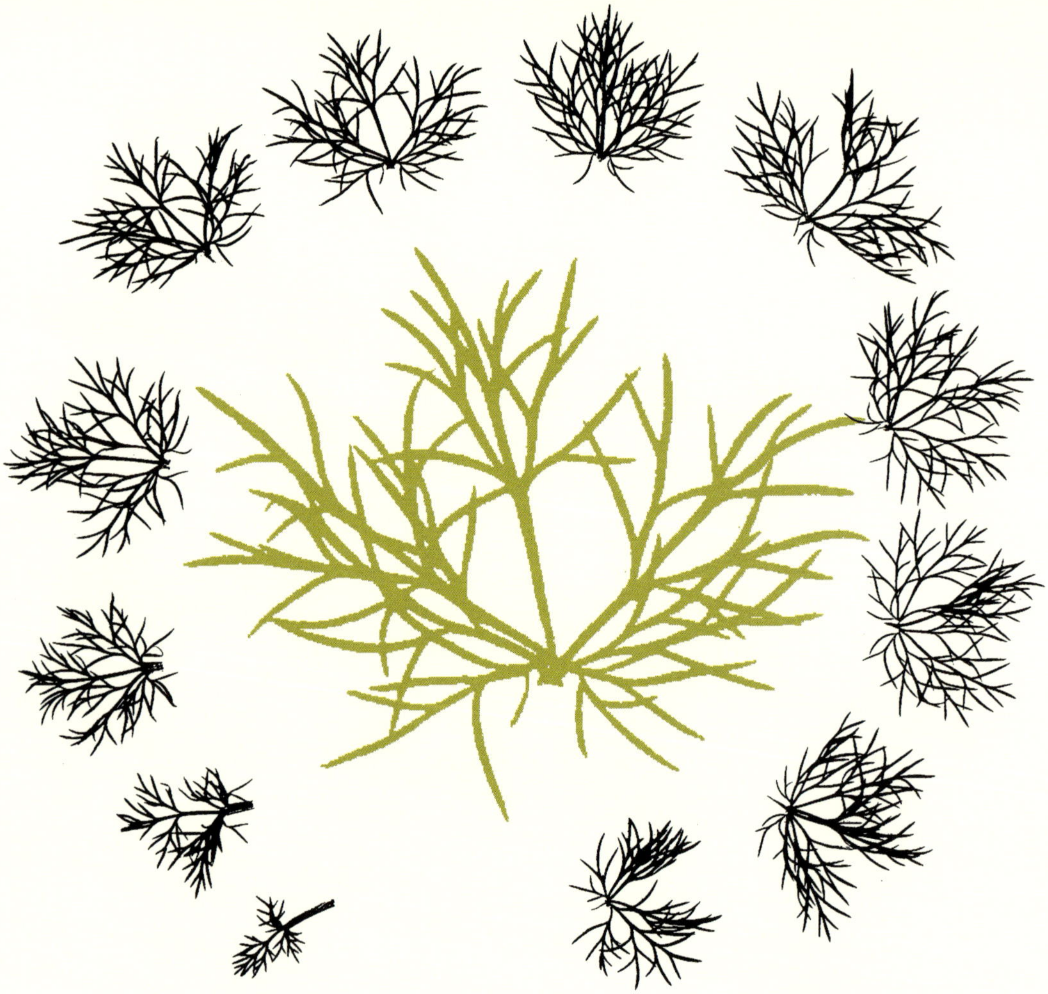

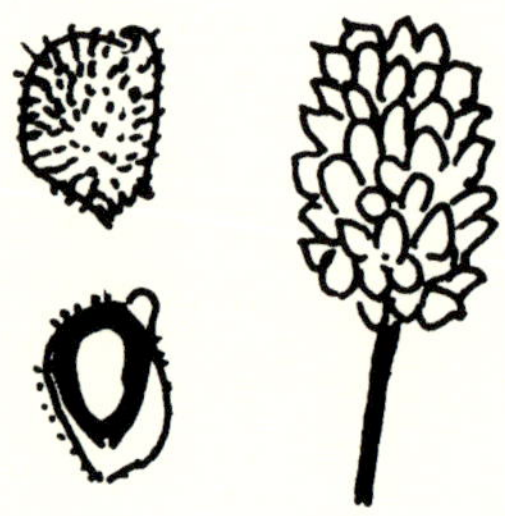

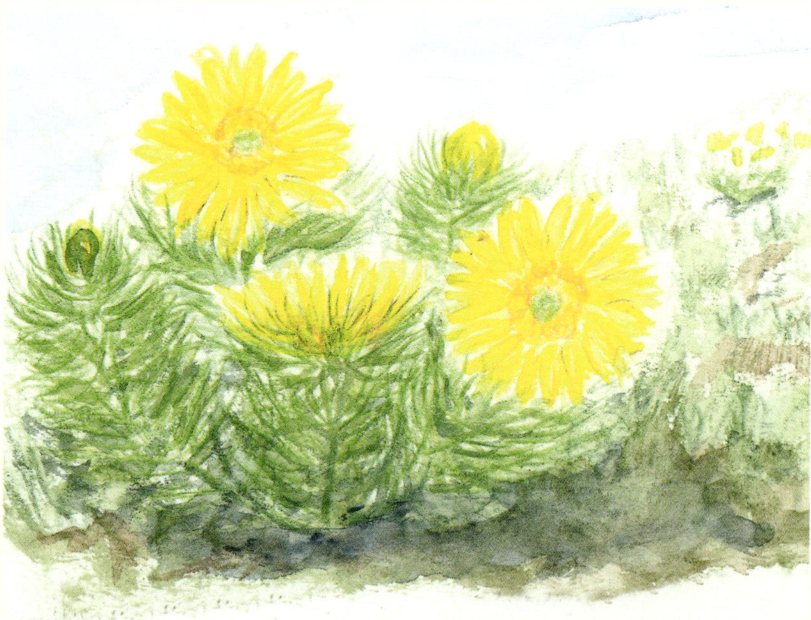

**256 Frühlings-Adonisröschen *Adonis vernalis***

10–30 cm ♃ IV–V

Trocken- und Steppenrasen, Kiefernwälder; osteuropäisch-sibirisch.
Gelbblühend, fünf grüne Kelchblätter und drei bis 20 Kronblätter, keine Honigdrüsen, viele Staubblätter und einsamige Früchte, wie für Gattung typisch.
Wirksamkeit des Krautes nimmt zur Blüte hin zu; muss schnell getrocknet werden, damit sie sich nicht verliert; medizinische Verwendung vor allem bei leicht eingeschränkter Herzleistung, besonders bei nervöser Begleitsymptomatik; Wirkung digitalisähnlich. Andere Anwendungen: Steinleiden, Wassersucht, Harnbeschwerden sowie Pneumonie und Rheumatismus.

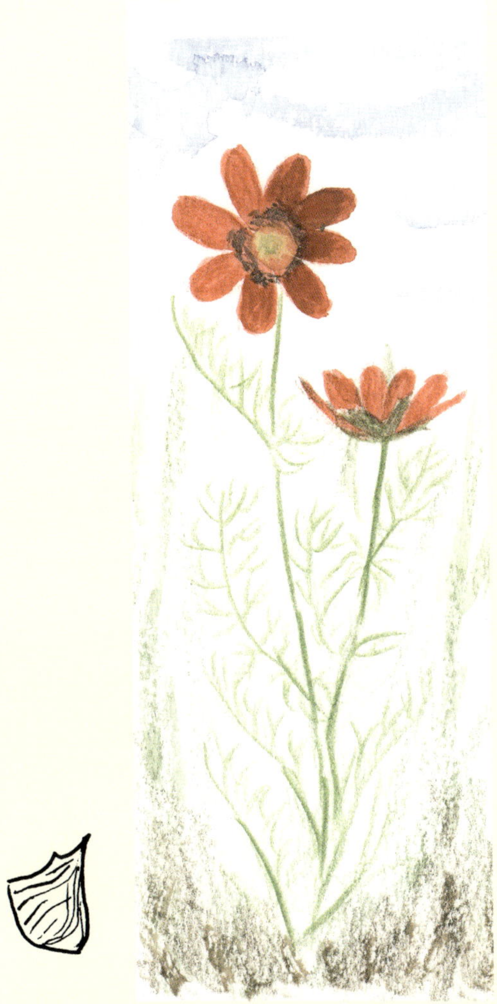

**257 a) Sommer-Blutströpfchen *Adonis aestivalis* L.**
10–50 cm ⊙

Sommerwarme Getreidefelder, kollin (montan); südeuropäisch-asiatisch.
Rotblühend, wie die beiden folgenden Arten.

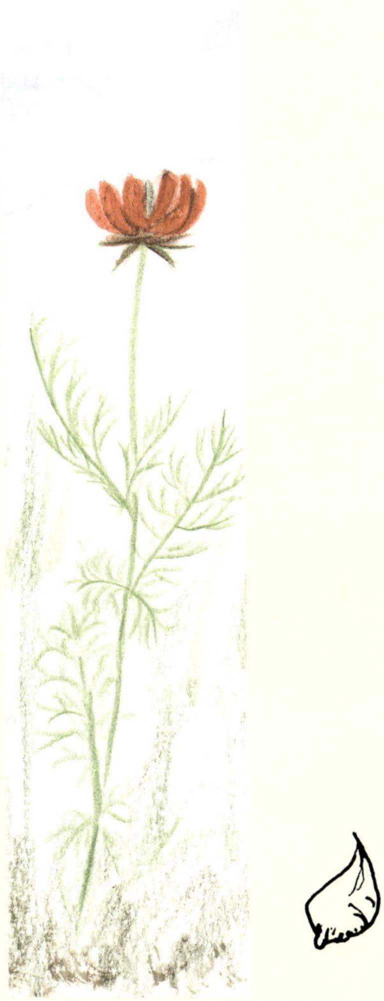

**257 b) Herbst-Blutströpfchen *Adonis annua***
10–50 cm ⊙ VI–VII

Getreidefelder, kollin (montan); südeuropäisch-westasiatisch.

**257 c) Feuerrotes Blutströpfchen *Adonis flammea***
(nicht abgebildet)

Dem Sommer-Blutströpfchen ähnlich.
Diese rotblühenden einjährigen Arten haben vermutlich ähnliche Wirkung auf Menschen wie Frühlings-Adonisröschen.

Die **Gattung *Adonis*** umfasst 40 Arten. Verbreitung: gemäßigtes Asien, Mitteleuropa und Mittelmeergebiet.
Siehe Hager, S. 92–98.

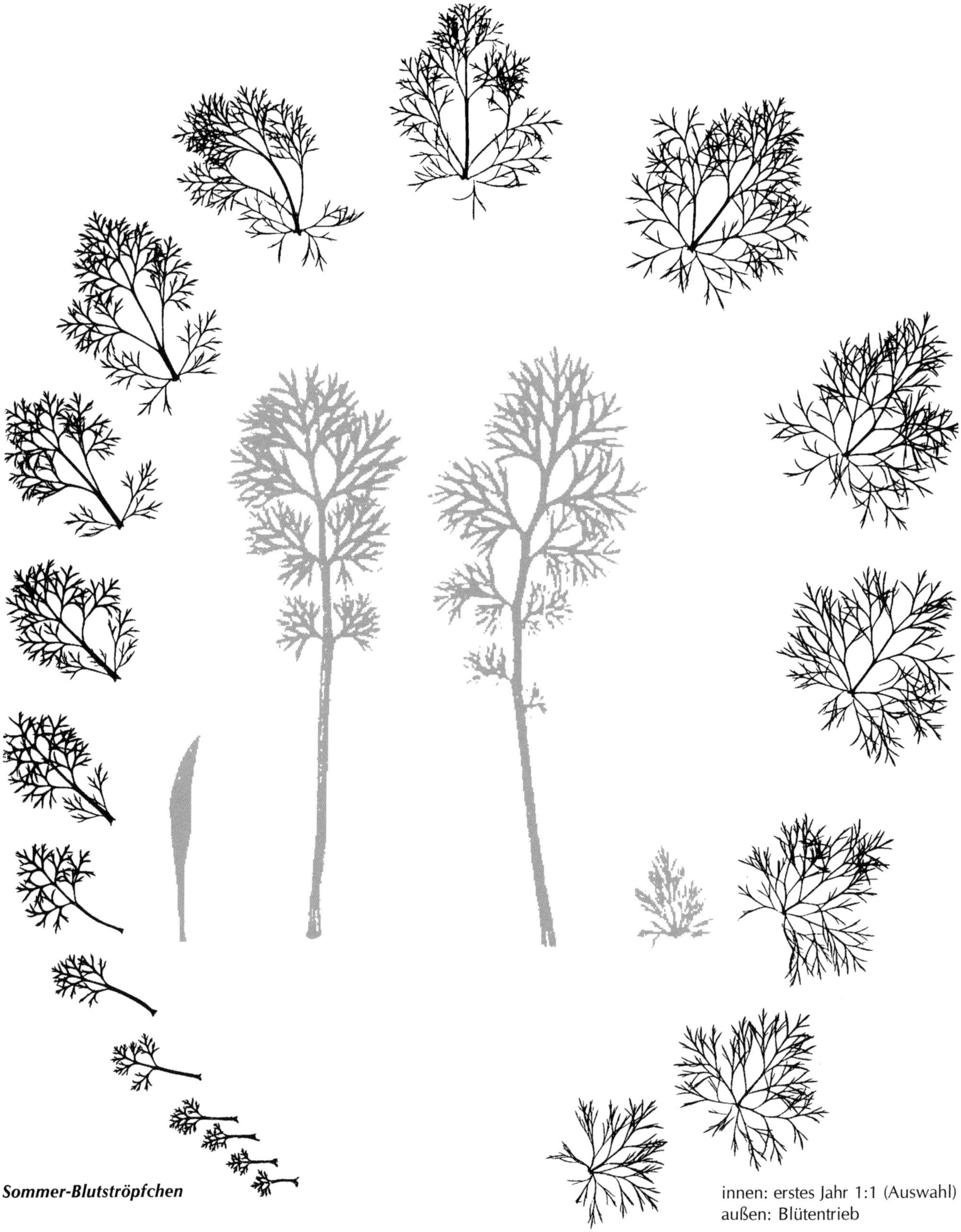

*Sommer-Blutströpfchen*

innen: erstes Jahr 1:1 (Auswahl)
außen: Blütentrieb

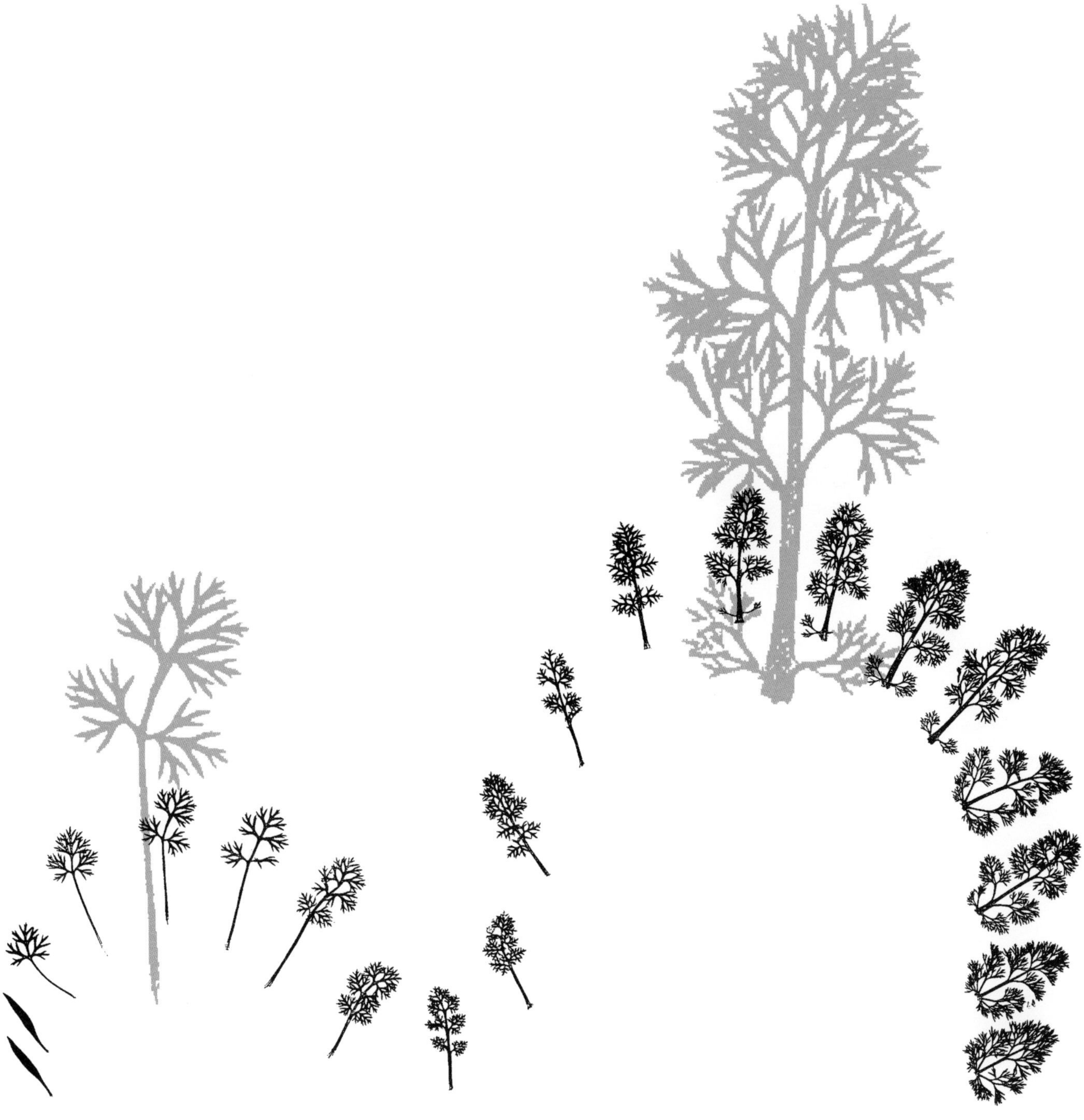

***Herbst-Blutströpfchen***
Blattfolge über zwei Jahre

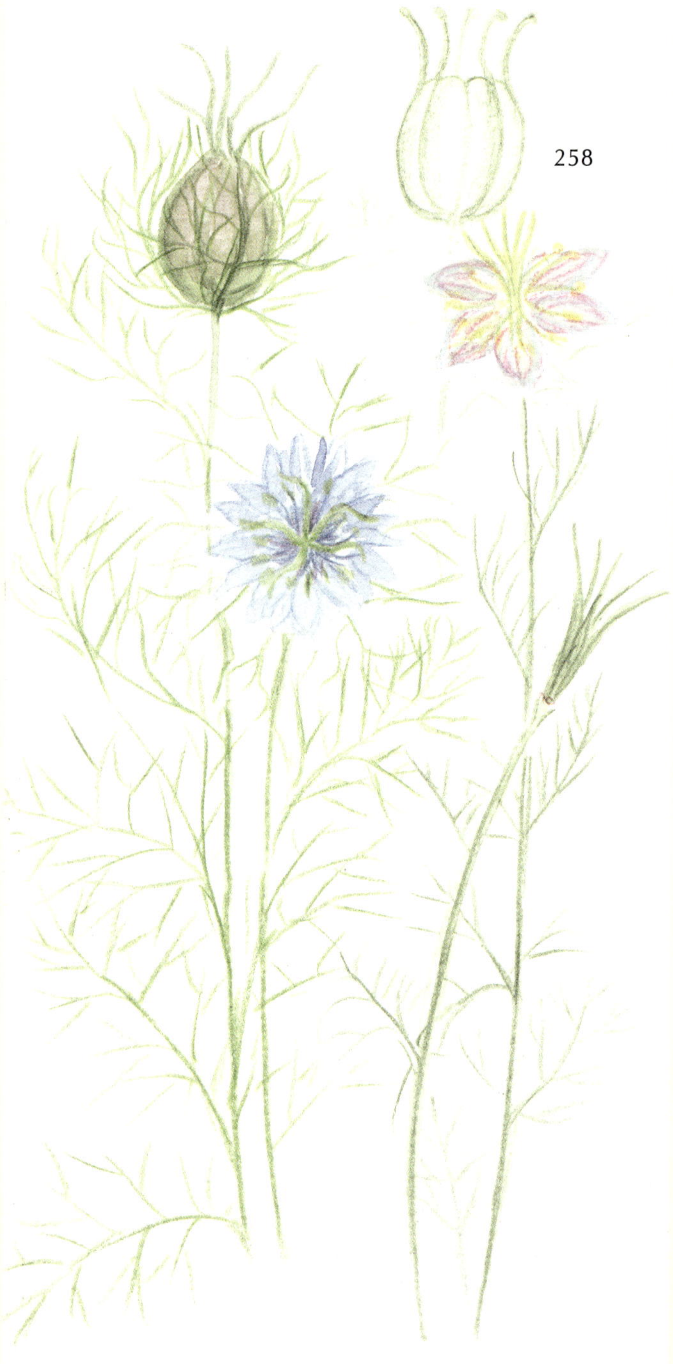


259 260

**258 Schwarzkümmel *Nigella sativa* L.**
10–50 cm ⊙ VII–IX

Aus westlichem Asien und Nordafrika.
Vor den fünf Perigonblättern stehen Honigblätter, wie für Gattung typisch. Staubblätter zahlreich, Fruchtblätter zwei bis zehn, z.T. verwachsen, z.T. aufgeblasen.
In Mitteleuropa früher angebaut. Die dunklen Samen riechen beim Zerreiben kampferartig, an Muskat erinnernd und schmecken anfangs bitter, später scharf, gewürzartig. Seit früher Zeit offizinell, heute vor allem als (Brot-)Gewürz verwendet.

**259 Kätchen im Grün *Nigella damascena* L.**
10–60 cm ⊙ VI–IX

Ursprünglich mediterran, schon 1599 im Klostergarten von St. Gallen erwähnt.
Kraut schmeckt süßlich-krautig; Samen riechen angenehm erdbeerähnlich; wirken harn-, blähungs- und milchtreibend.

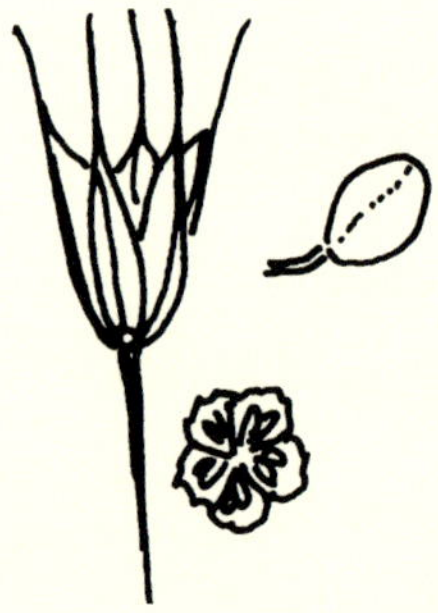

**260 Acker-Schwarzkümmel *Nigella arvensis* L.**
10–30 cm ⊙ VI–IX

Äcker, Brachfelder, kollin, mediterran.
Einzige in Mitteleuropa heimische Art.

Die **Gattung *Nigella*** umfasst ca. 25 Arten.

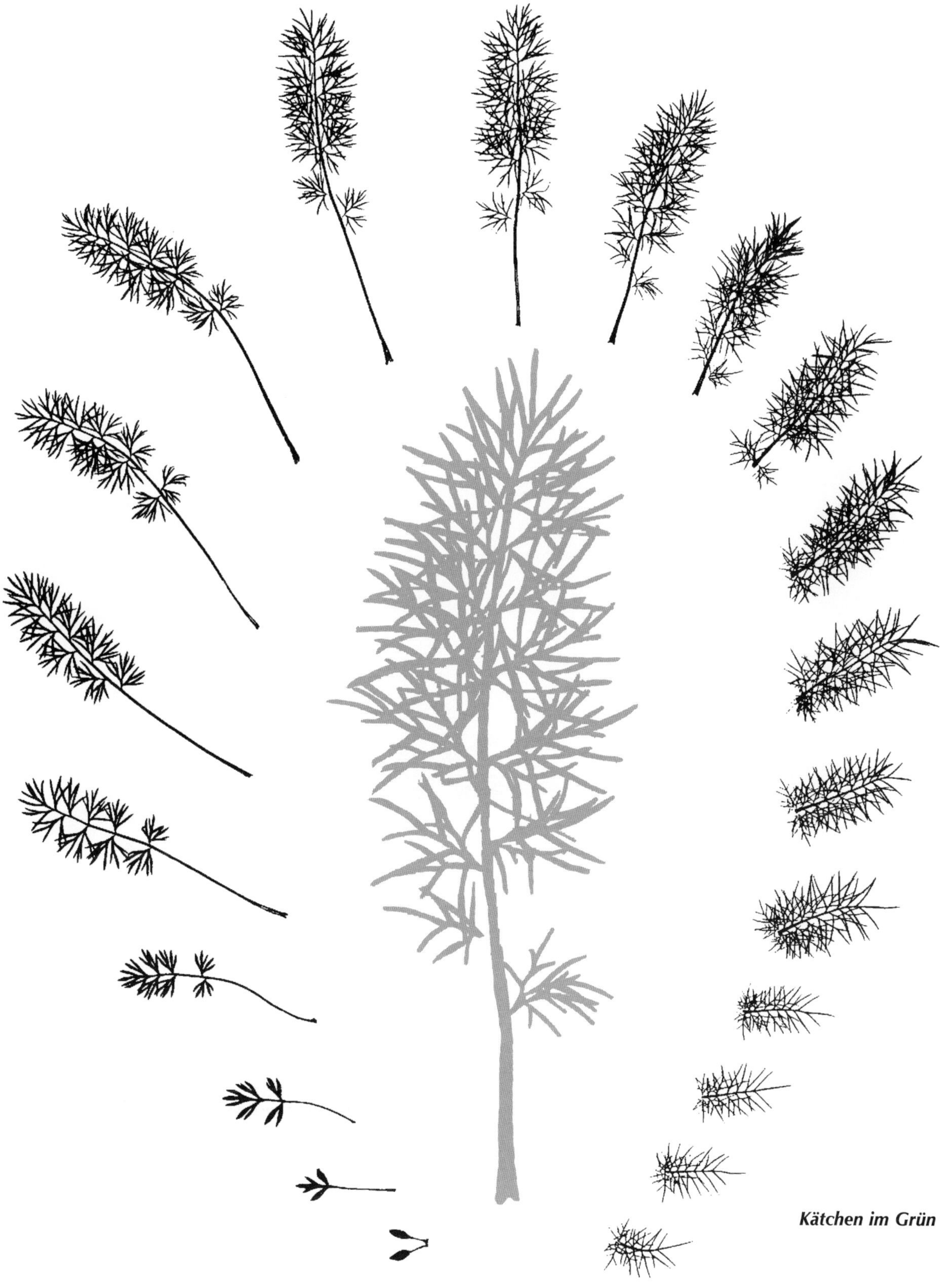

***Kätchen im Grün***

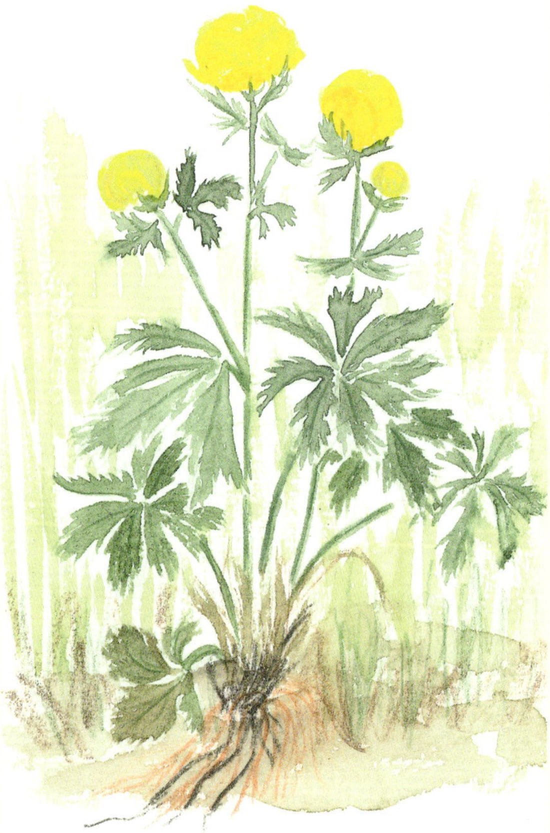

**261 Trollblume *Trollius europaeus* L.**
10–50 cm ♃ VI–VI

Feuchtwiesen, Bachuferfluren, Ebene bis Gebirge; kollin bis alpin. Formenreich. Fünf bis 15 kronblattartige Blütenblätter, keine Honigblätter, zahlreiche Staub- und vielsamige Fruchtblätter, wie für Gattung typisch.
Blättern fehlt scharfer Geschmack des Hahnenfußes.
Blüten früher bei Skorbut verwendet.

Die **Gattung *Trollius*** umfasst 29 Arten. Eurasisch-nordamerikanische Verbreitung mit Schwerpunkt in Ostasien.

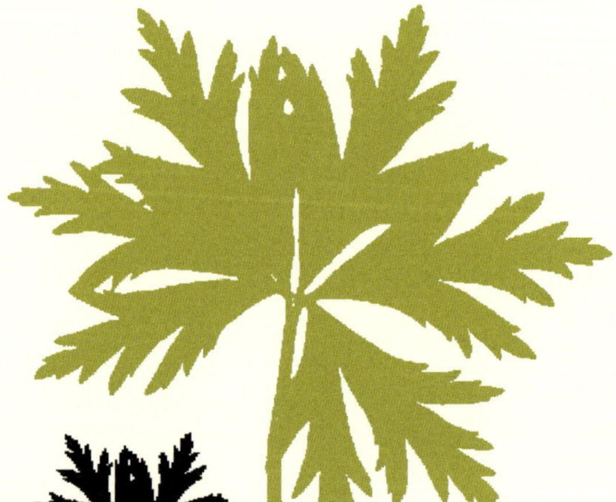

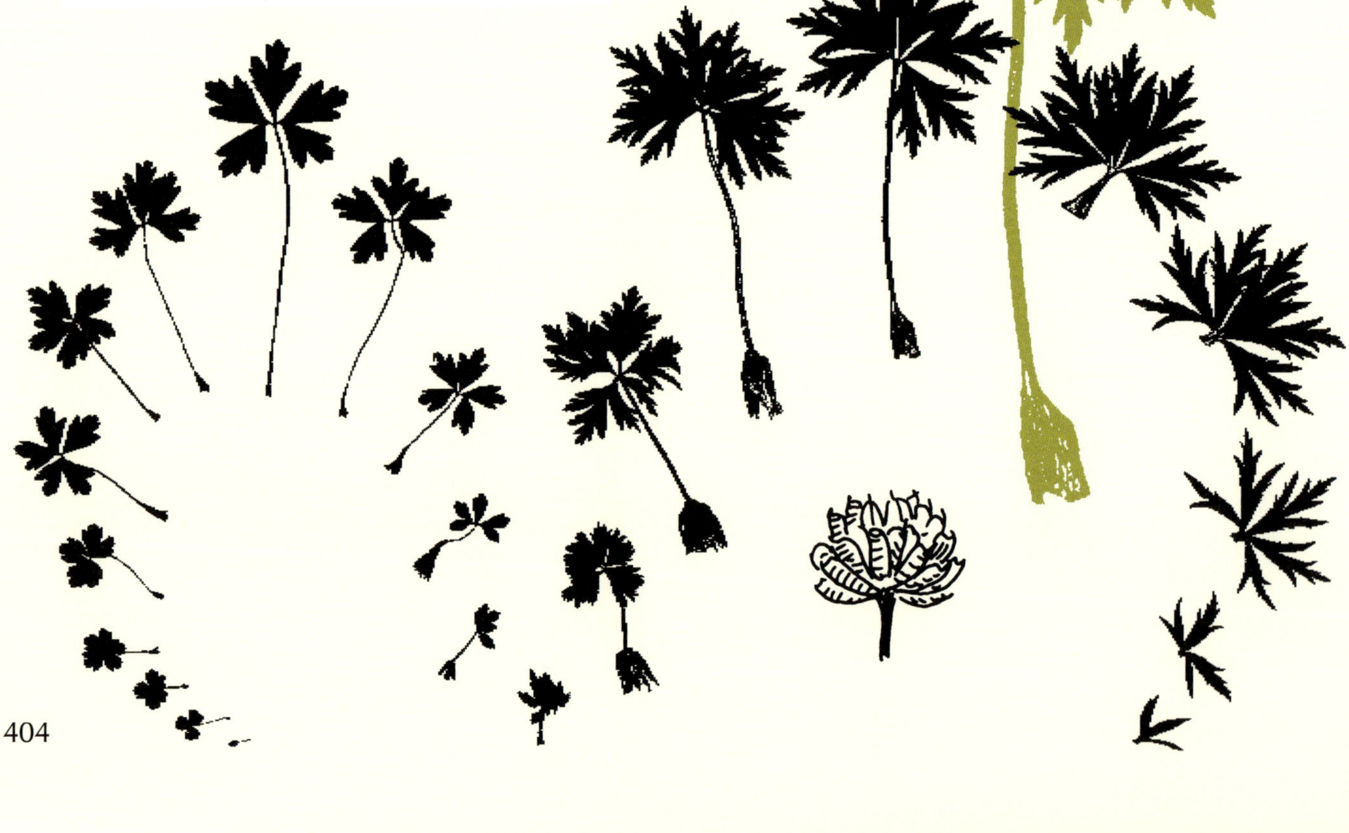

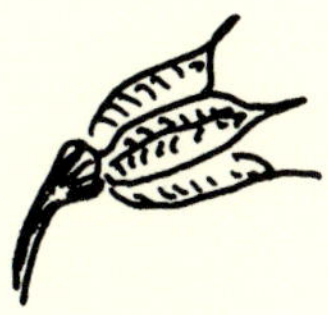

**262 a) Hoher Rittersporn *Delphinium elatum* L.**
50–150 cm ♃ VI–VII

Selten in Hochstaudenfluren, meist subalpin, eurosibirisch. Blütenhülle aus fünf Blumenblättern, das obere mit hohlem Sporn, wie für Gattung typisch. Vier Honigblätter, davon zwei mit Sporn im Sporn des Blumenblattes. (Blattreihe auf folgender Seite)

**262 b) *Delphinium staphisagria* L.**
50–150 cm ♃

Südeuropäisch.
Droge homöopathisch bei Erschöpfungszuständen. Früher Salben und Waschungen gegen Läuse. Auch äußerlich als Mittel gegen Insekten.
(Kein Farbbild, Blattreihe auf folgender Seite).

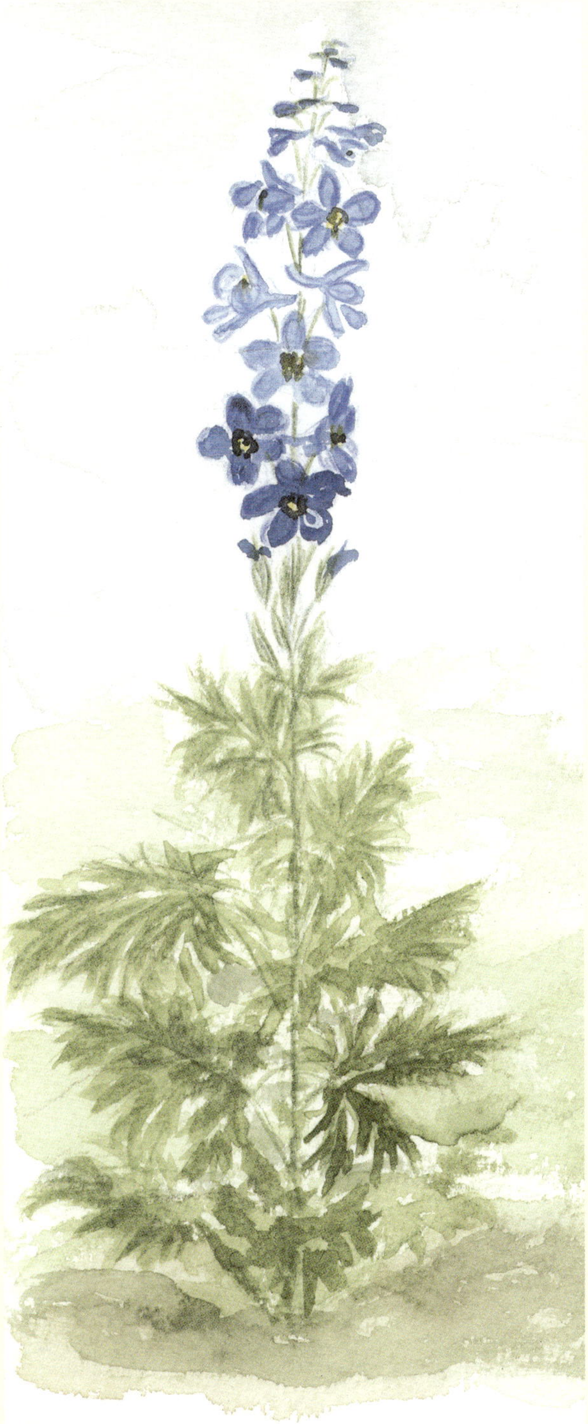

Hoher Rittersporn

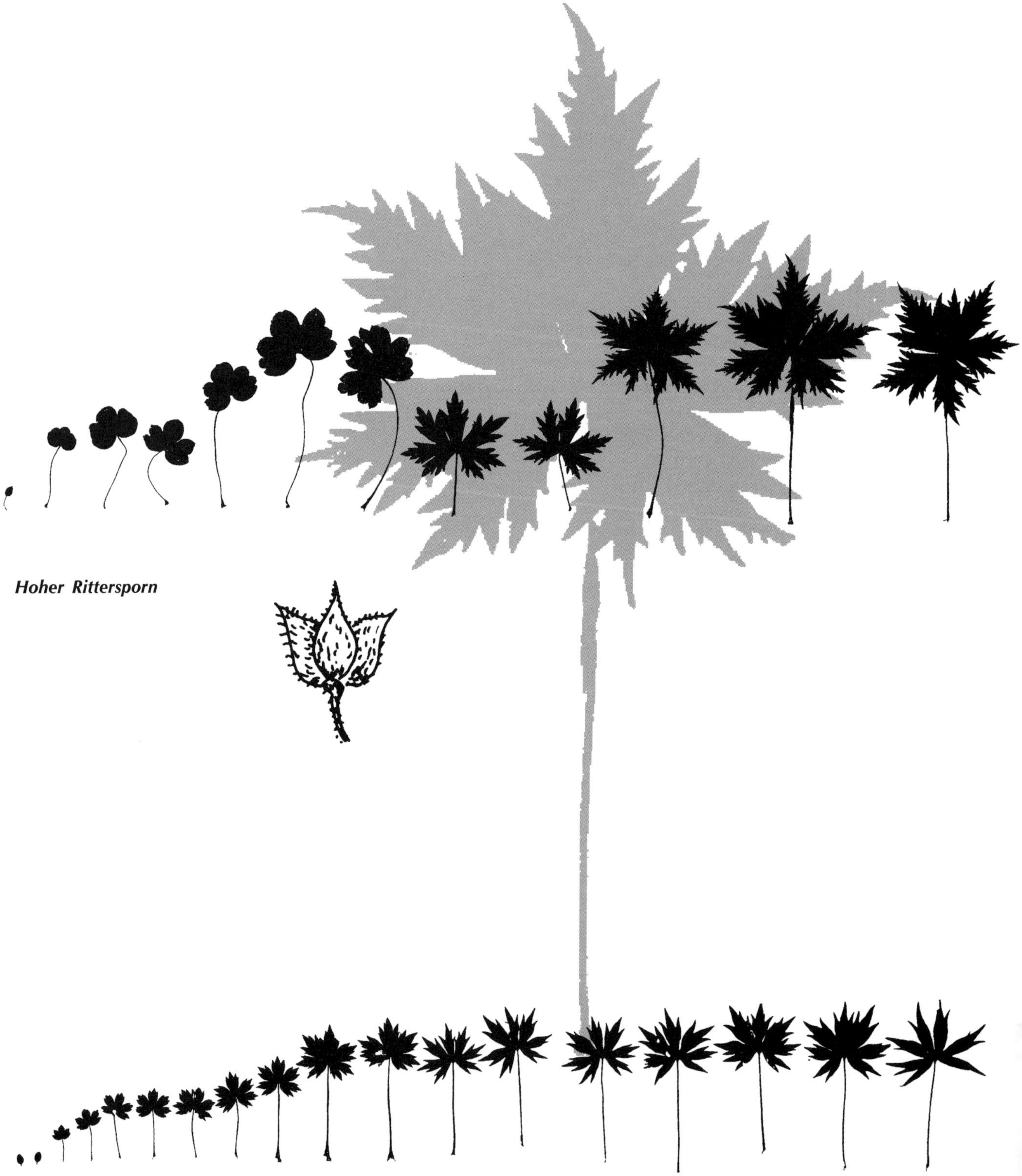

*Hoher Rittersporn*

*Delphinium staphisagria*

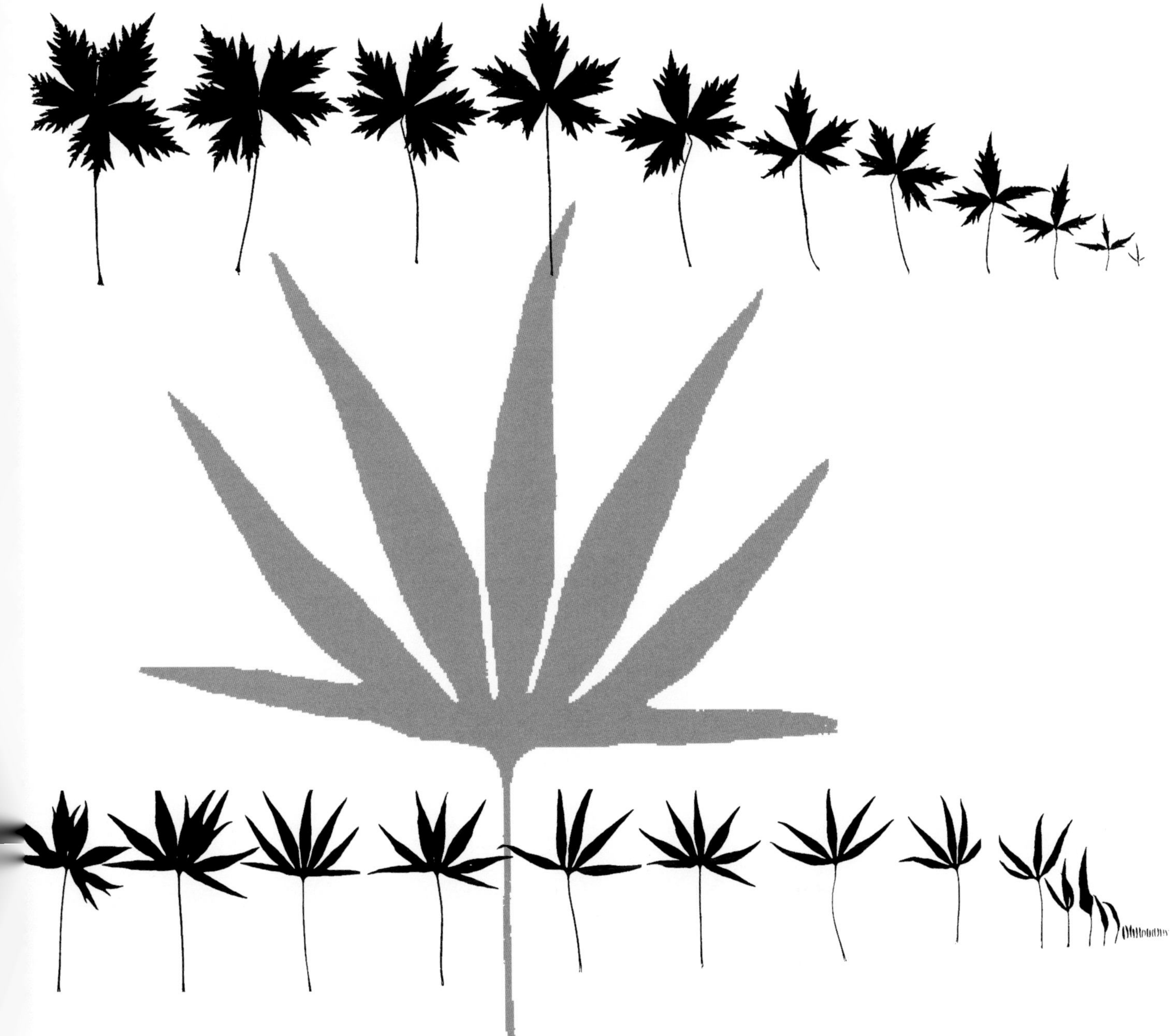

Zwei Arten als Beispiele für die Formenvielfalt:

**262 c) *Delphinium vestitum***

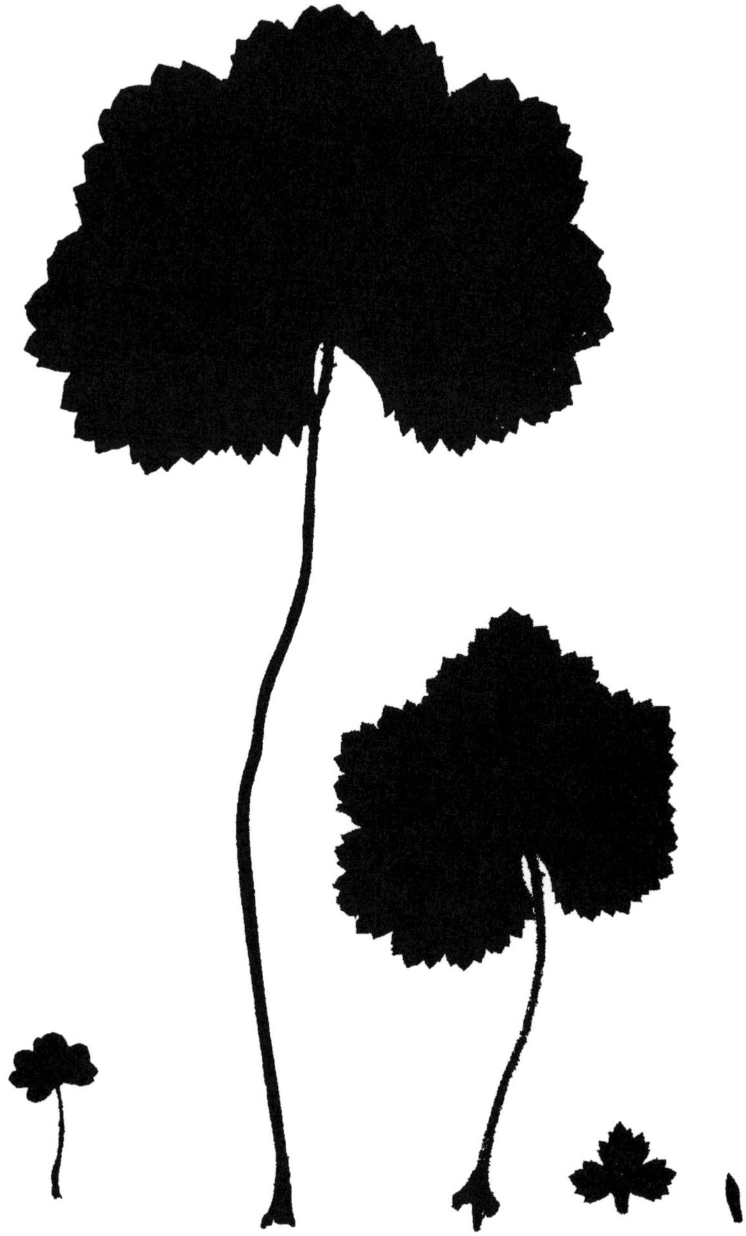

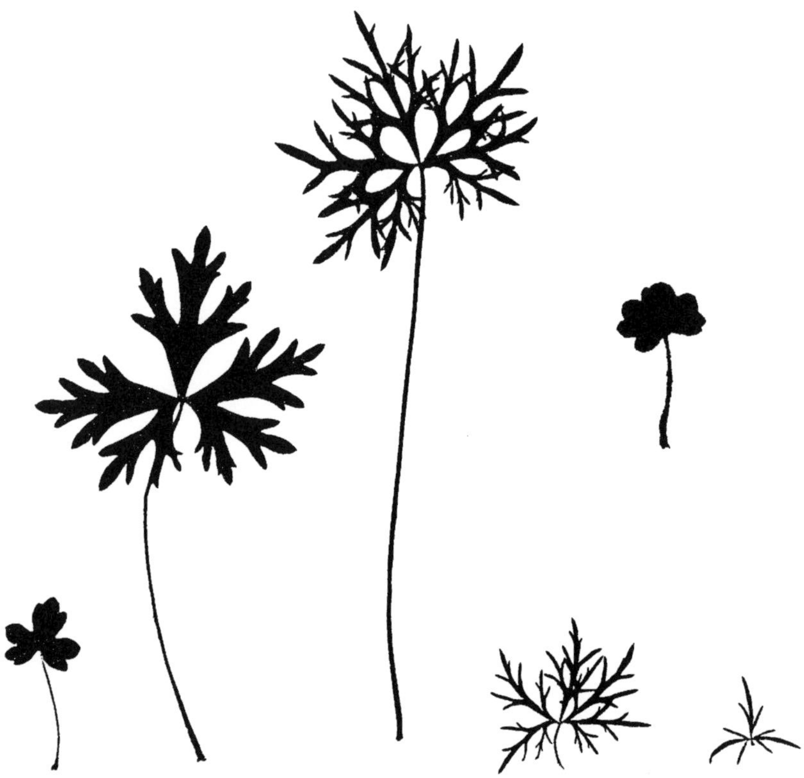

**262 d) *Delphinium jumanense***

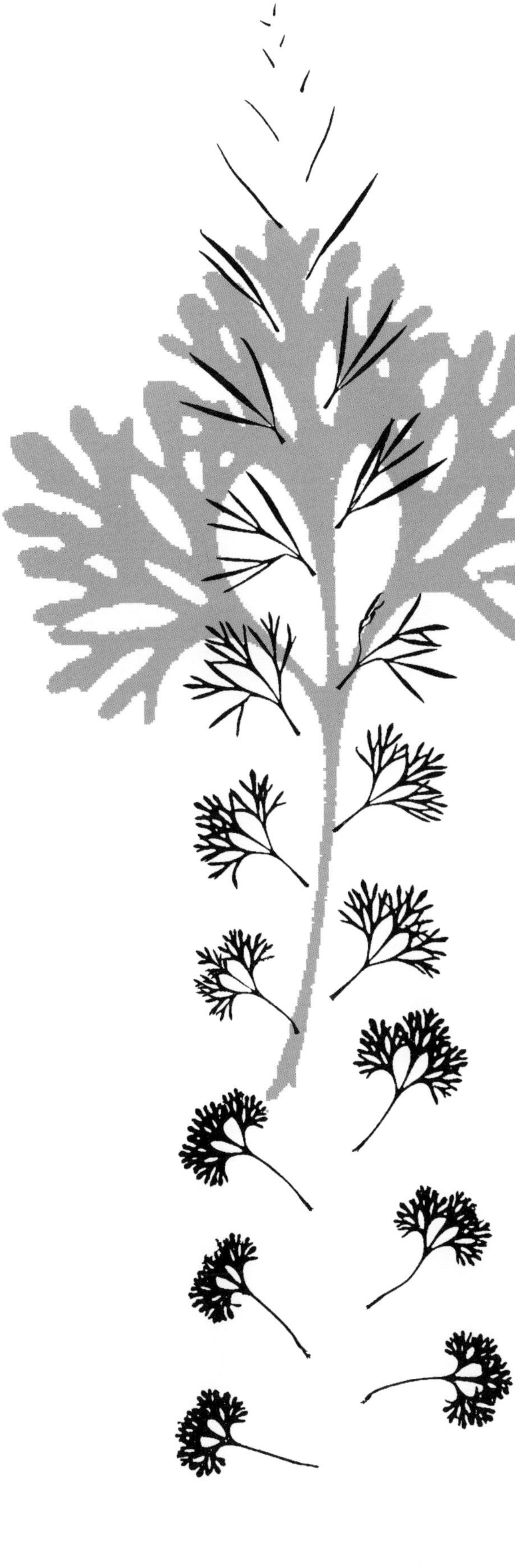

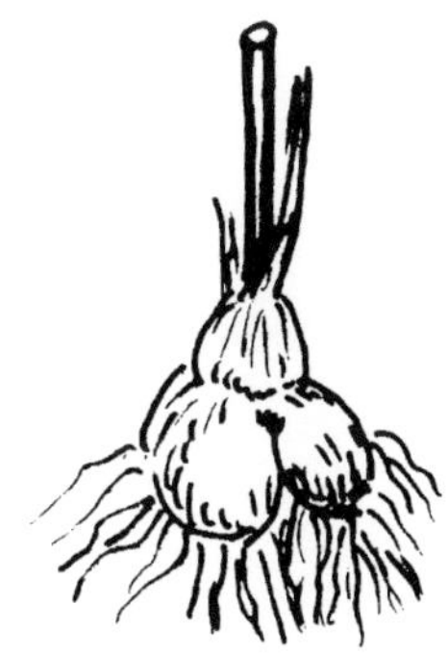

**263 Schlitzblättriger Rittersporn**
***Delphinium fissum*** **Waldst. et Kit.**
bis 100 cm ♃ VI–VIII

Steinige, sonnige Orte und lichte Wälder; Süd- und Südosteuropa.
Bildet eine Wurzelknolle wie Eisenhut.

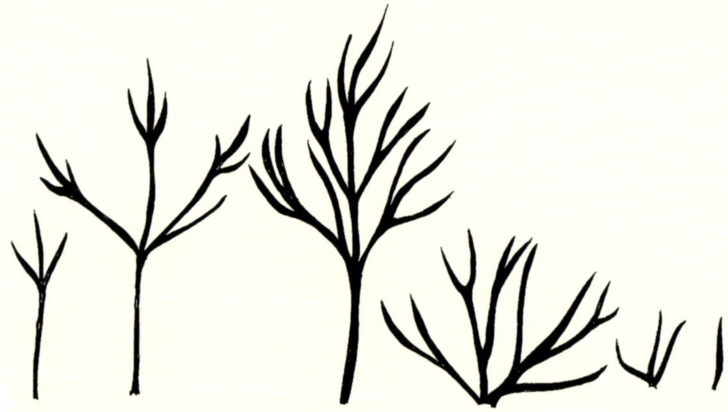

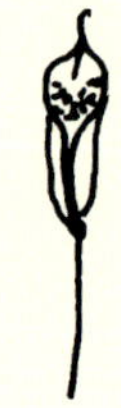

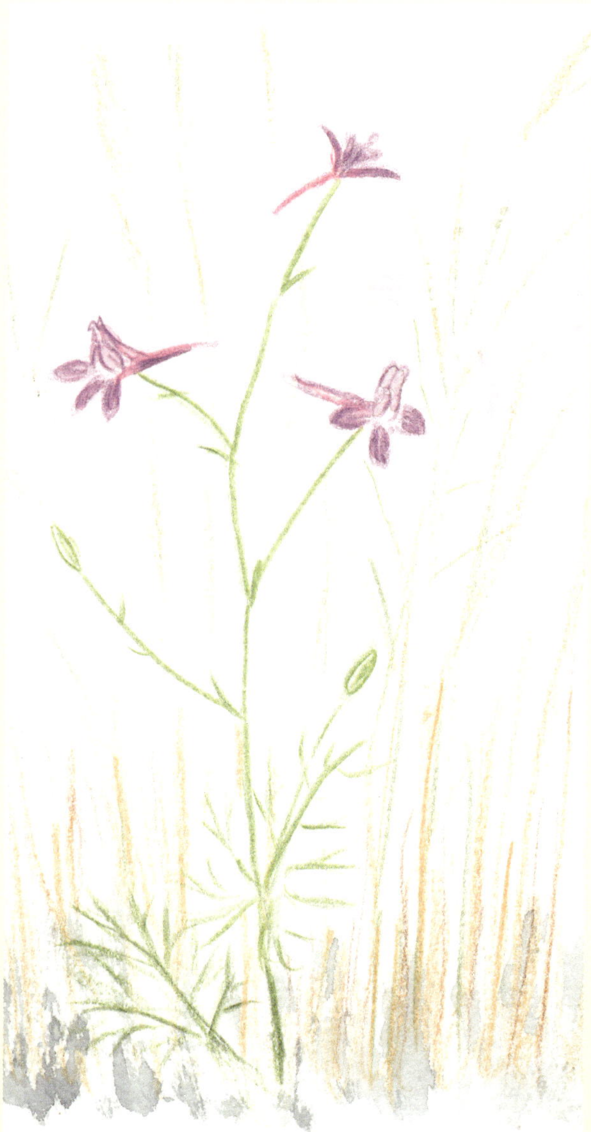

**264 Acker-Rittersporn *Consolida regalis* S.F. Gray**
20–50 cm ⊙ V–VIII

Kalk-Getreide-Unkrautfluren.
Blüten ohne Stiel gesammelt und getrocknet, nicht drücken.
Geruchlos, schwach bitter und zusammenziehend, leicht giftig.
Heute nur noch als Schönungsmittel verwendet, früher Heilpflanze zur Wundheilung, gegen Wurm- und Parasitenbefall bei Mensch und Tier. Auch zum Färben von Wolle.
Zierpflanze wie Garten-Rittersporn ***Consolida ajacis* (L.) Schur** u.a.
Drogenliefernde Arten: ***Consolida ambigua*** und ***Consolida regalis***.
Ein glycosidischer Farbstoff von gelbblühenden Formen wird in Indien zur Seidenfärberei verwendet.

Die **Gattungen *Delphinium*** und ***Consolida*** umfassen ca. 60 Arten, vom Mediterrangebiet über Kleinasien bis Zentralasien verbreitet; die meisten in der iranoturanischen Region Anatoliens. Sind einander sehr ähnlich, nur dass *Consolida*-Arten zwei verwachsene Honigblätter mit ihrem gemeinsamen Sporn im oberen gespornten Blumenblatt haben.
Siehe Hager, S. 416–421.

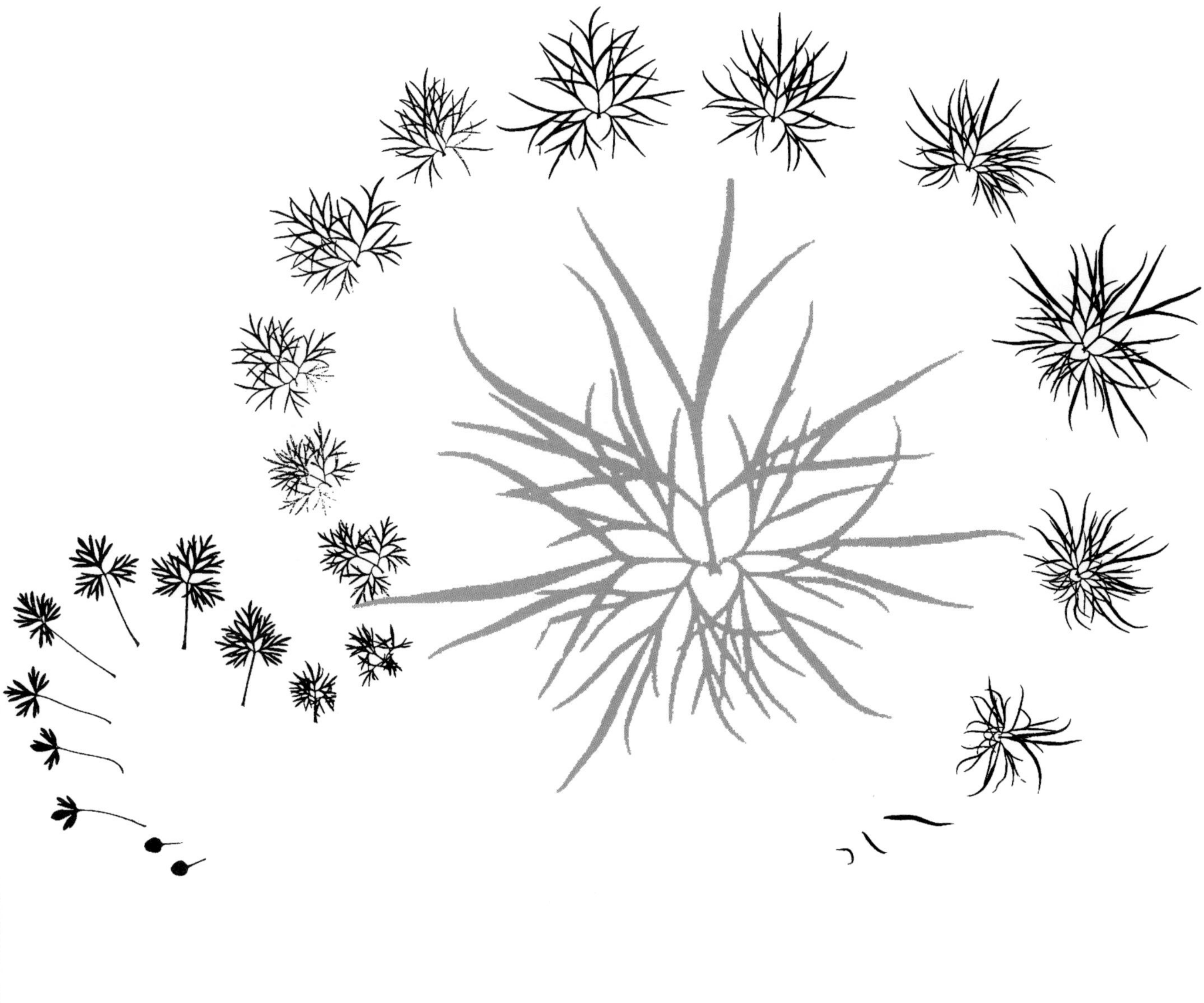

***Garten-Rittersporn*** über zwei Jahre (ohne Farbbild)

**265 a) Blauer Eisenhut *Aconitum napellus* L.**
50–200 cm ♃ VI–VIII (Bild übernächste Seite)

**265 b) *Aconitum compactum* (Rechb.) Gayer**
Gilt als Unterart des Blauen Eisenhuts. Farbbild Seite 416

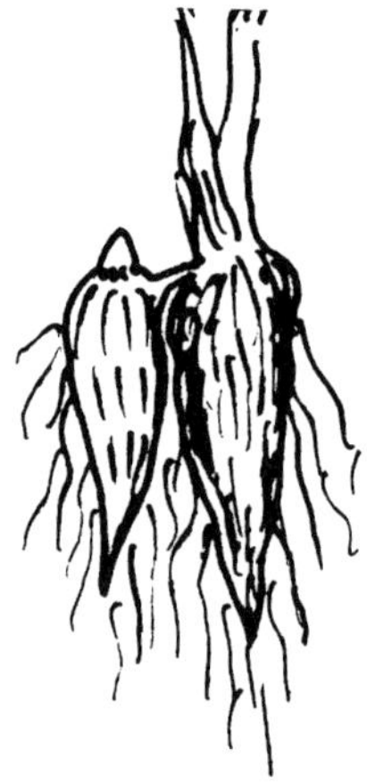

Feuchte Wiesen und überdüngte Weiden im Gebirge; (kollin-)montan-subalpin.
Viele Unterarten, verbreitet in allen europäischen Gebirgen bis zum Kaukasus; auch Arten des Himalaja werden z.T. als Unterarten aufgefasst.
Fünf Blütenblätter, zwei große Honigblätter, die nach oben in den Helm ragen, und zum Teil zahlreiche weitere kleine Staub- und drei bis fünf mehrsamige Fruchtblätter, wie für Gattung typisch.
Treibt jährlich einen kurzen Ausläufer, an dem eine neue Knolle (teils Spross, teils Wurzel) neben der alten entsteht.
Das besonders starke Gift des Eisenhutes vor allem in Kraut und Knolle wird schon beim Hantieren mit der Pflanze durch die Haut aufgenommen; Wirkung auf Herz, Kreislauf und Nervensystem.
Medizinische Anwendung zu Beginn fieberhafter Erkrankungen, innerlich und äußerlich bei Nervenschmerzen.

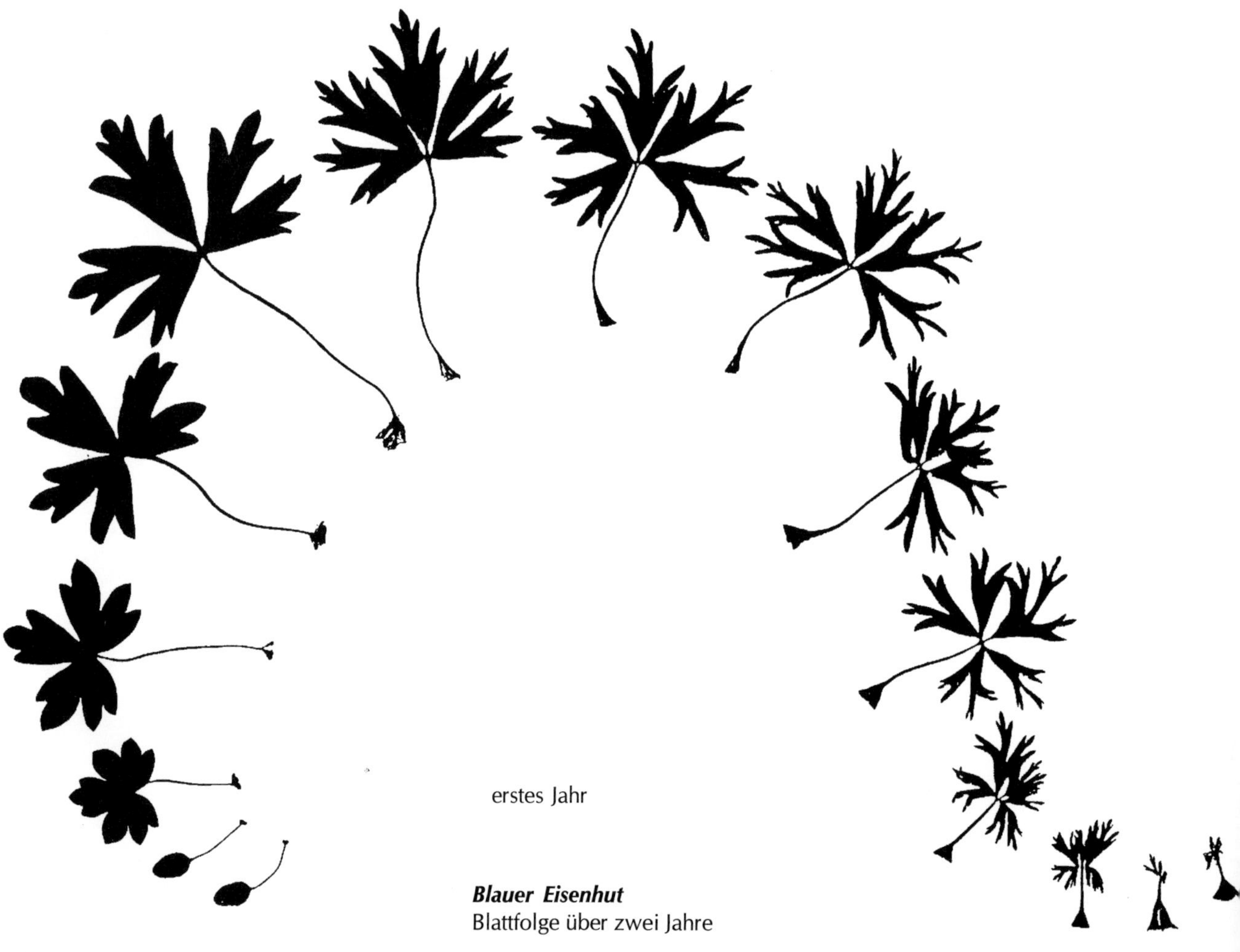


***Blauer Eisenhut***
Blattfolge über zwei Jahre

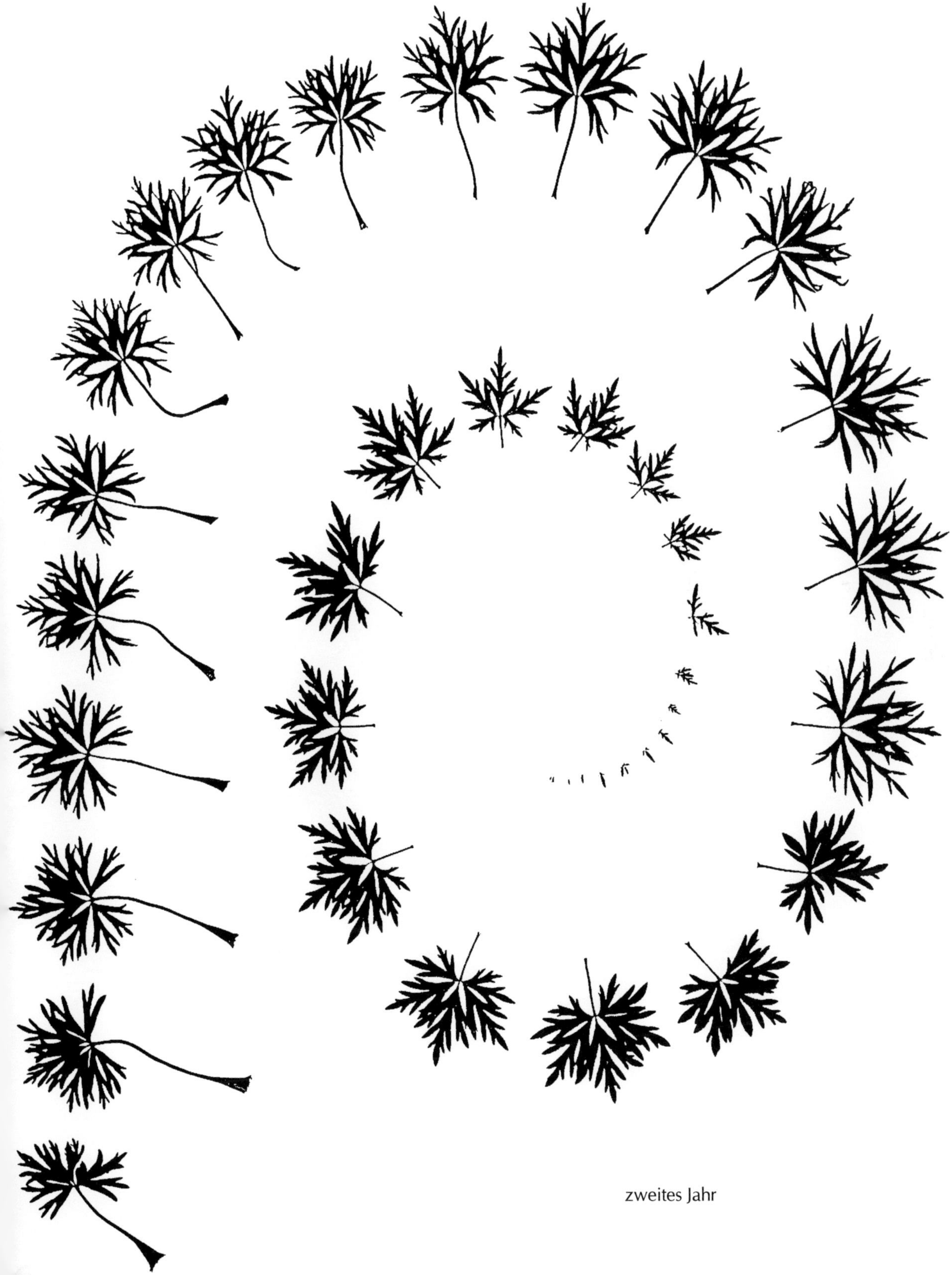

zweites Jahr

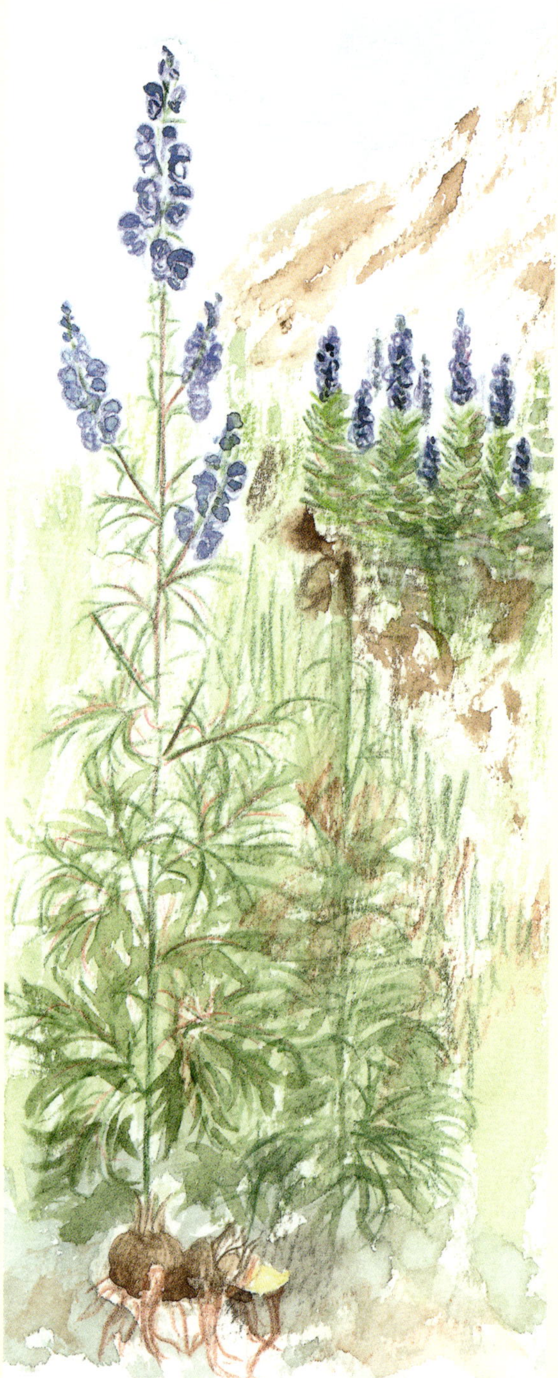

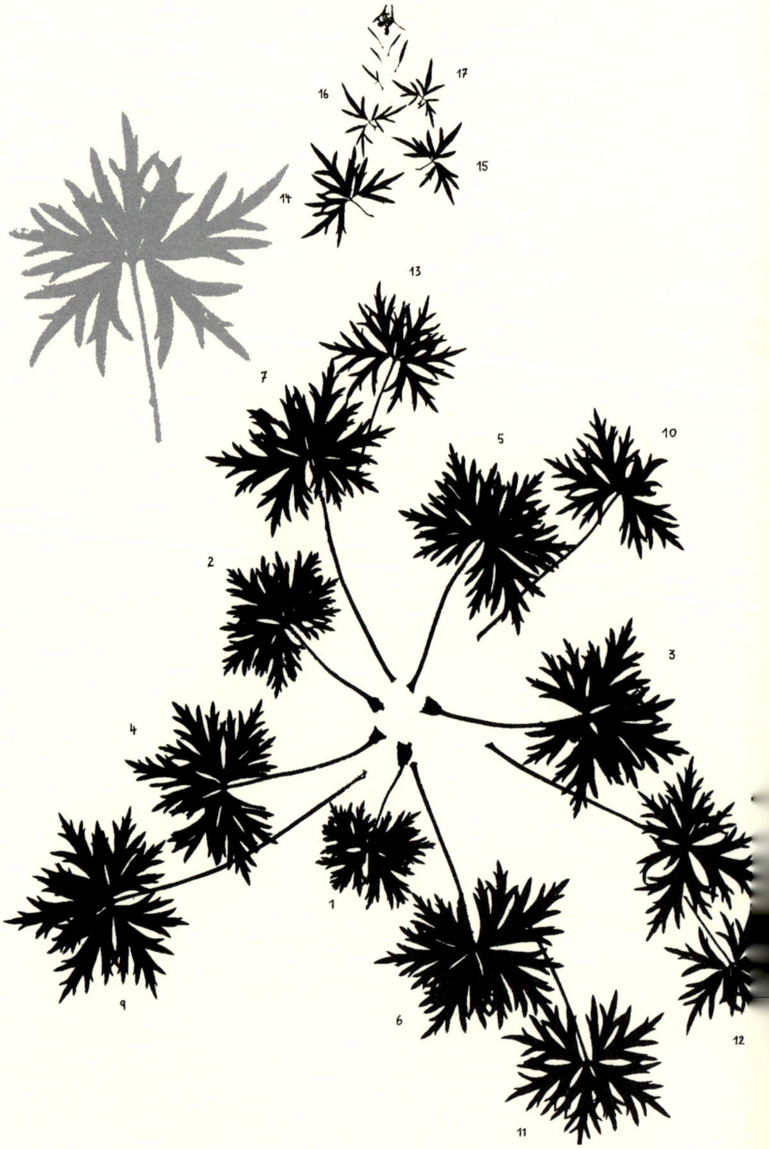

**265 c) Gescheckter Eisenhut *Aconitum variegatum***
40–180 cm ♃ VII–IX (ohne Farbbild)

Gebüsche, Hochstaudenfluren, ähnlich dem Blauen Eisenhut; montan bis alpin, mittel- bis südeuropäisch.
Blütenstand verzweigt, Blüten oft blau und grün gescheckt.

***Blauer Eisenhut***
(Blattfolge S. 412f.).
Im Bild oben rechts die Compactum-Form

Zwei Arten als Beispiele für die Formenvielfalt
(ohne Farbbild)

**265 d) *Aconitum violaceum***
aus dem Himalaja (ca. 4000 m)

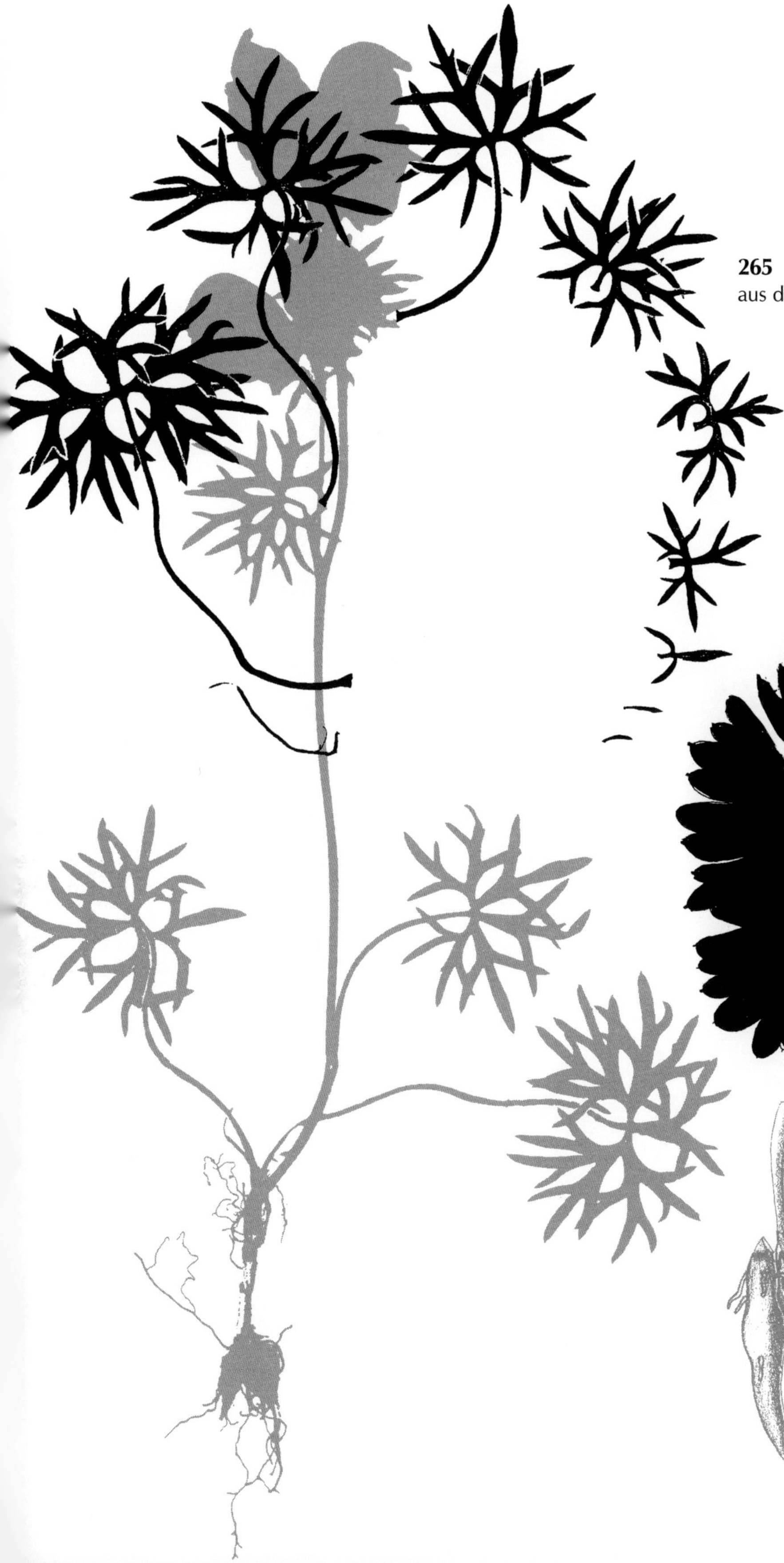

**265 e) *Aconitum heterophyllum* Wall.**
aus Indien

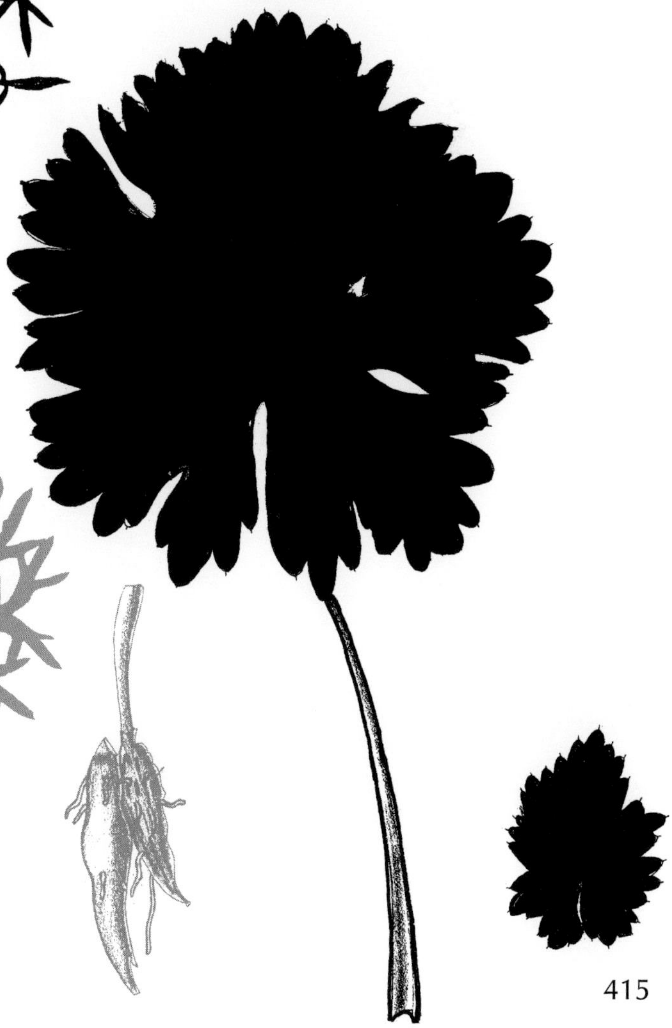

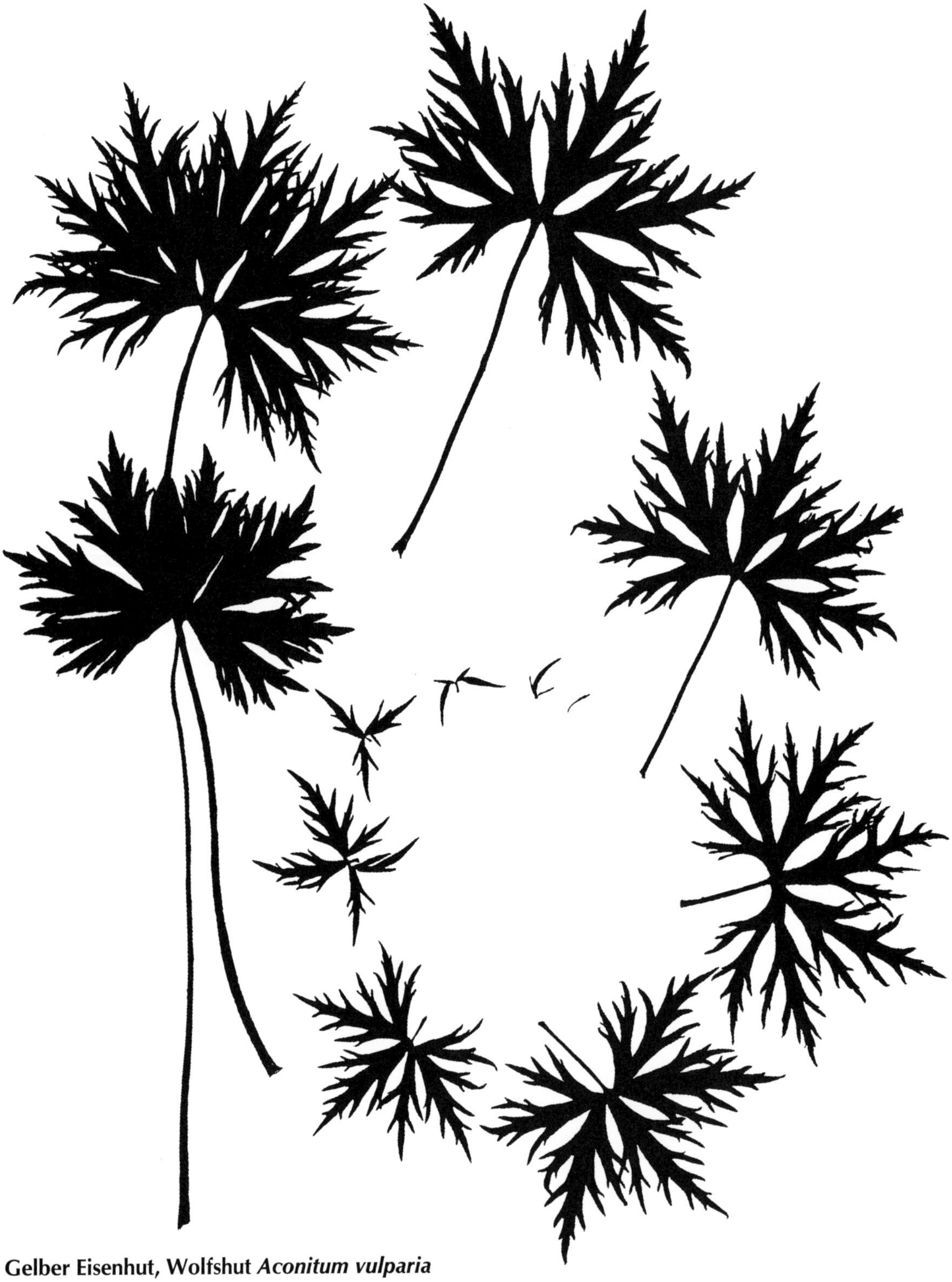

**266 Gelber Eisenhut, Wolfshut *Aconitum vulparia* Rechb. AGG**

30–180 cm VI–VIII (ohne Farbbild)

Bergwälder, Hochstaudenfluren, meist an schattigeren Orten als Blauer Eisenhut.

Umfasst mehrere mittel- bis südeuropäische Unterarten. Medizinische Verwendung entsprechend dem homöopathischen Arzneimittelbild. Dazu gehört Lymphdrüsenentzündung.

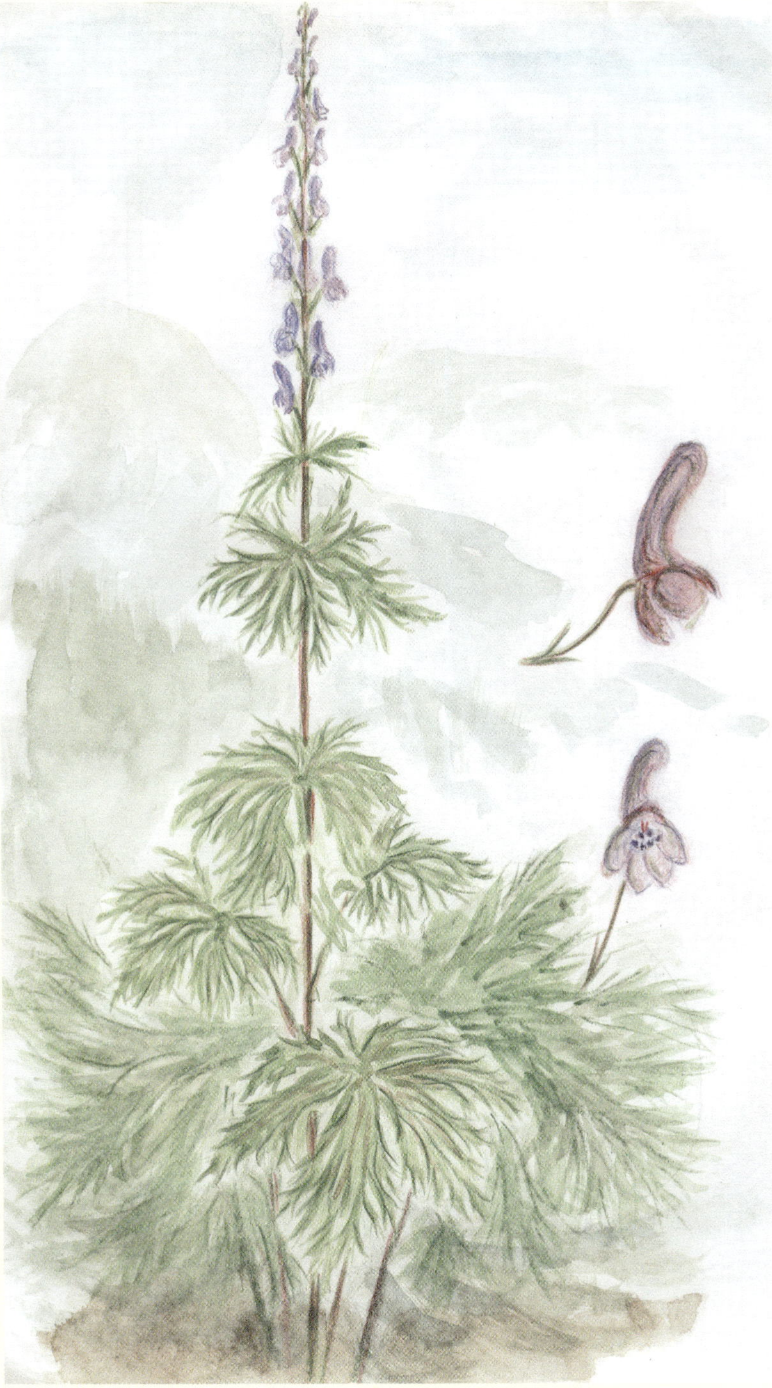

**267 Nordischer Eisenhut *Aconitum lycoctomum* L.**

100–200 cm ♃ VII–VIII

Blüten rosa bis blauviolett. Grundständige Blätter, langgestielt, bis zu 30–40 cm breit.
Diese skandinavische Art wurde von Linné zusammengefasst mit den gelblich blühenden Formen Mitteleuropas, die heute in viele Kleinarten aufgeteilt werden.

Die **Gattung *Aconitum*** umfasst ca. 300 Arten, auf der ganzen nördlichen Halbkugel, vor allem in Gebirgslagen verbreitet. Es besteht ein enger Lebenszusammenhang mit der Hummelgattung *Bombus*.

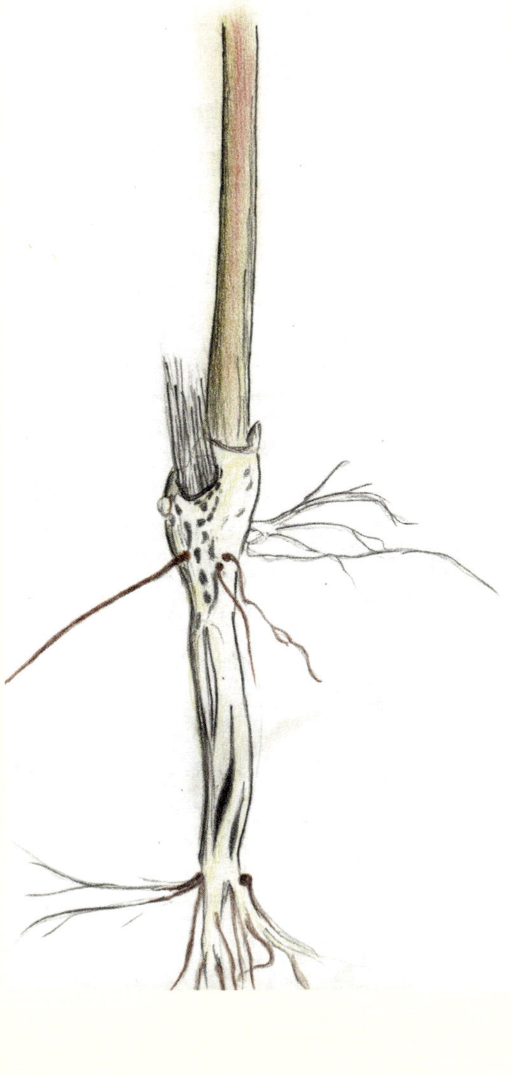

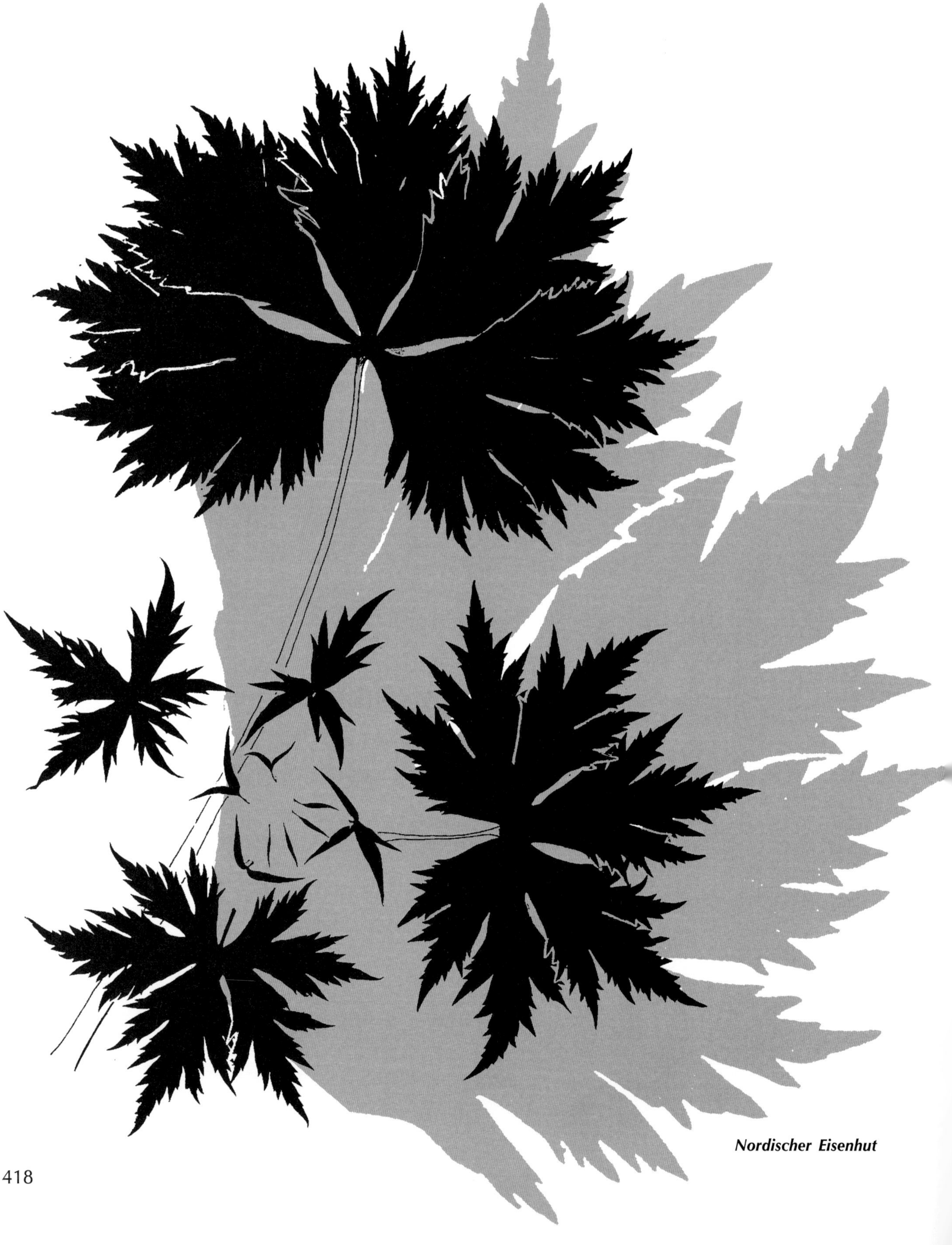

*Nordischer Eisenhut*

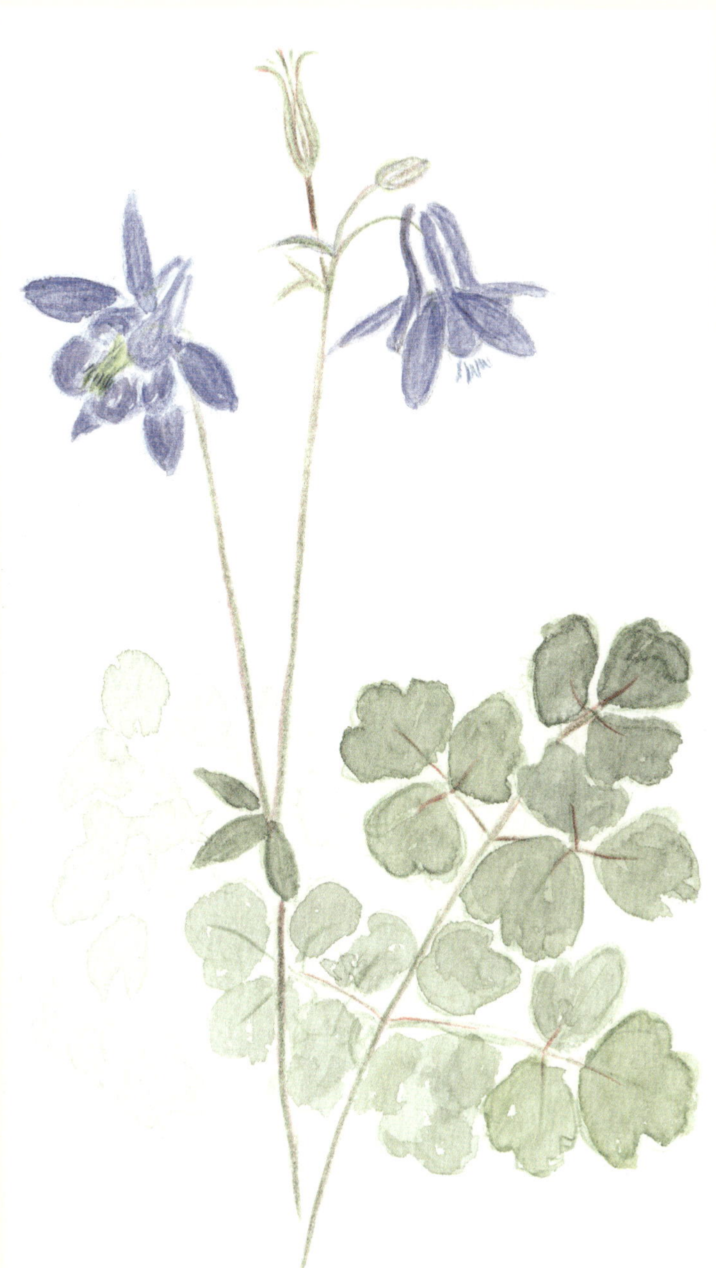

**268 Akelei *Aquilegia vulgaris* L.**
30–80 cm ♃ V–VI

Lichte, reichere Laubwälder, Gebüsche, etwas schattige Wiesen.
Fünf einfache Blütenblätter und fünf auch kronblattähnlich gefärbte, gespornte Blätter mit Honigdrüsen, wie für Gattung typisch; viele Staubblätter, innerste steril; meist fünf Fruchtknoten mit Drüsenhaaren, vielsamig.
Kraut mäßig giftig. Medizinische Verwendung von Kraut und Samen, früher zur Heilung von Wunden, Ausschlägen, Krebs, Geschwüren, später als Aphrodisiacum, auch homöopathisch.

Die **Gattung *Aquilegia*** umfasst 60–120 Arten. Verbreitung nördlich bis in die boreale Zone und südlich bis in die Berge von Nordmexiko und Nordafrika. In Mitteleuropa gibt es vier Arten.

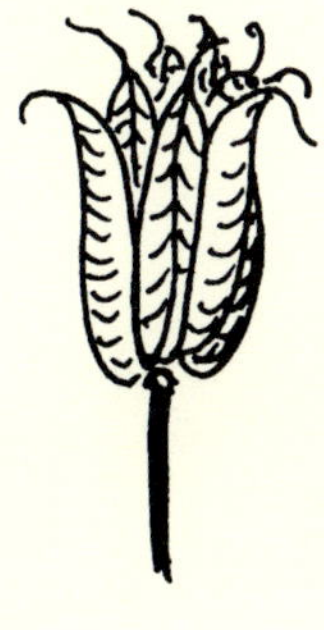

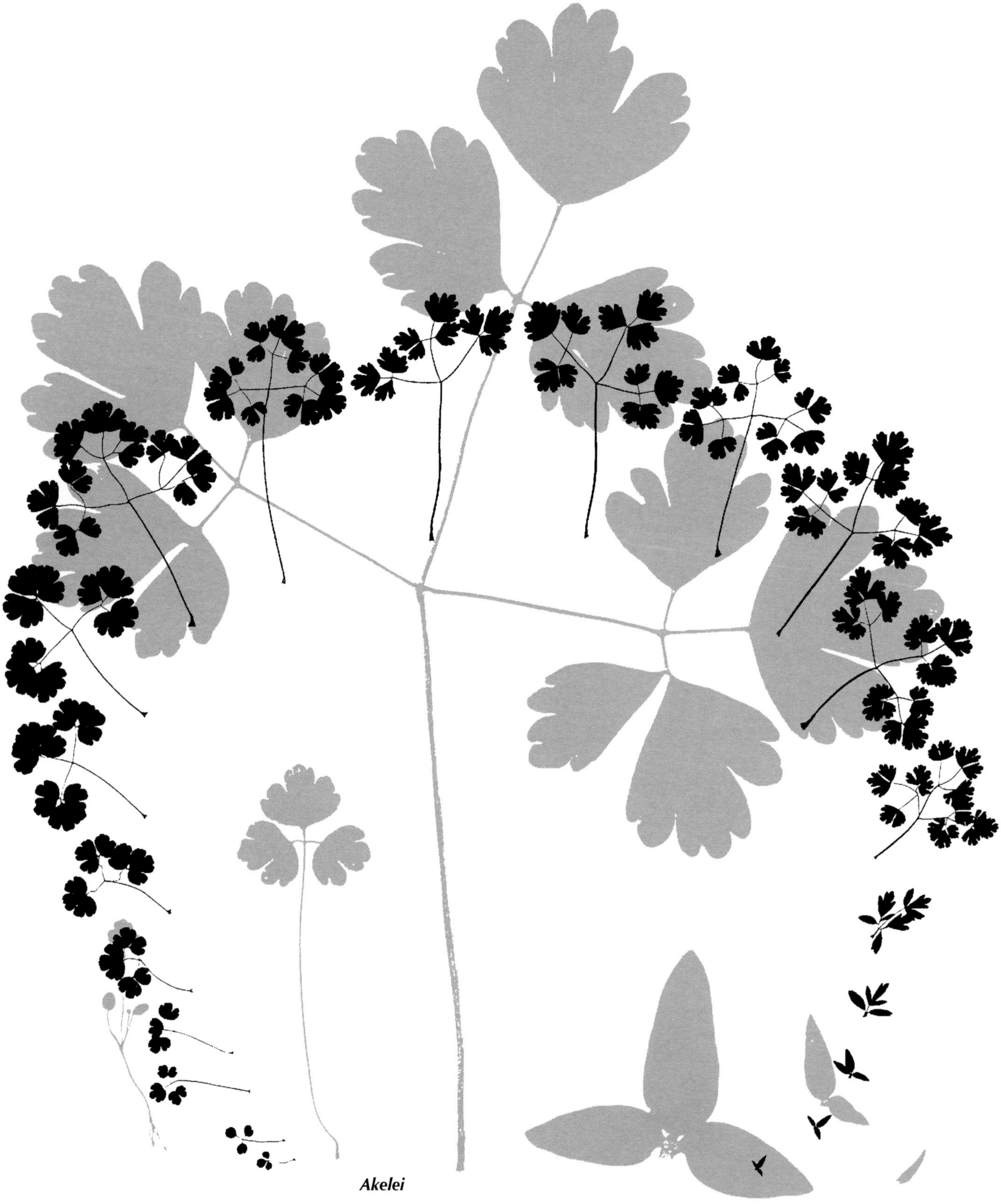

*Akelei*

**269 a) Akeleiblättrige Wiesenraute *Thalictrum aquilegifolium* L.**
40–140 cm ♃ V–VII

Auenwälder, Hochstaudenfluren, Erlengebüsche; kollin-subalpin bis alpin; europäisch, ostasiatisch.
Aufrecht wachsend mit zahlreichen Stängelblättern, anfangs akeleiähnlich; Blütenstand rispig, vier bis fünf winzige Blumenblättchen, die früh abfallen, sodass man nur noch die auffallenden lila bis rosa gefärbten Staubblätter sieht.
Blätter als Nierentonikum verwendet; ähnliche Verwendung der Blätter von ***Thalictrum tuberosum*** (siehe 270), ***Thalictrum dipterocarpum*** aus China und ***Thalictrum polygonum***.
Es gibt viele ähnliche Arten mit gleitenden Übergängen.

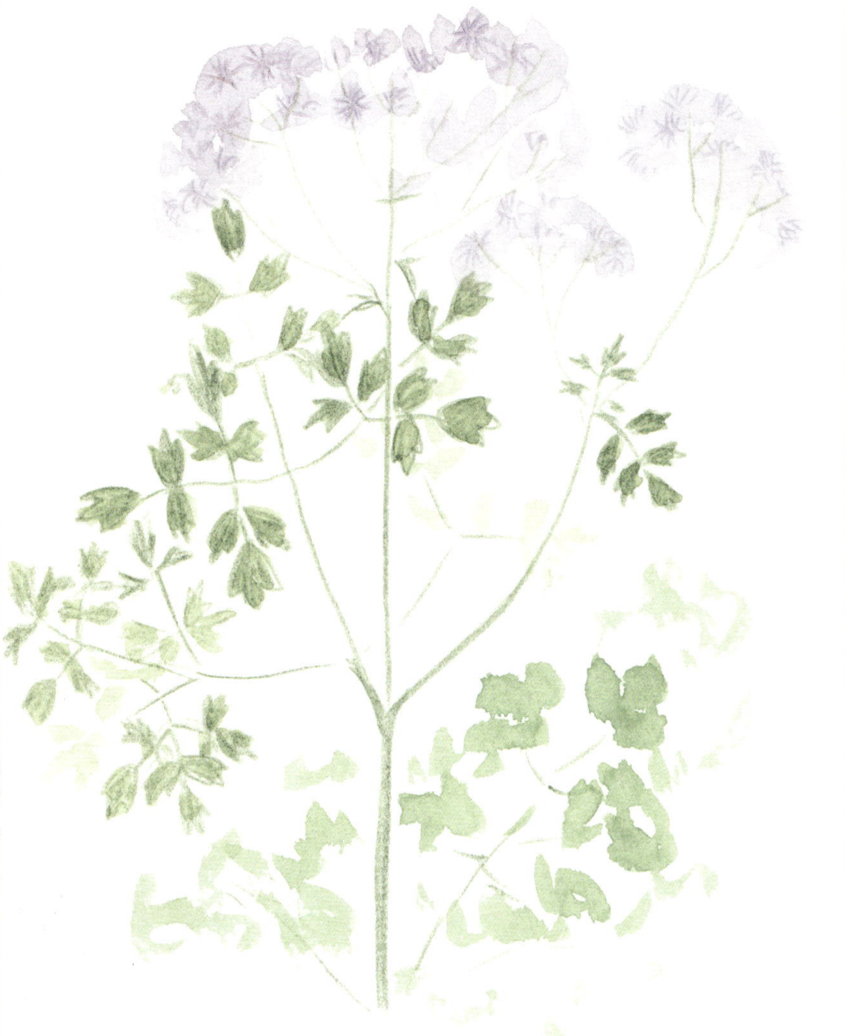

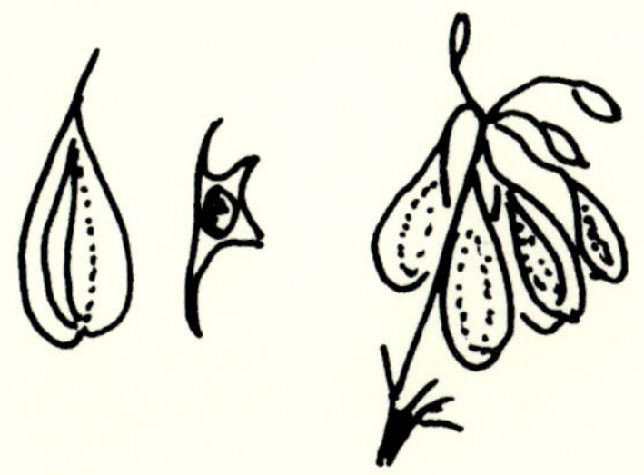

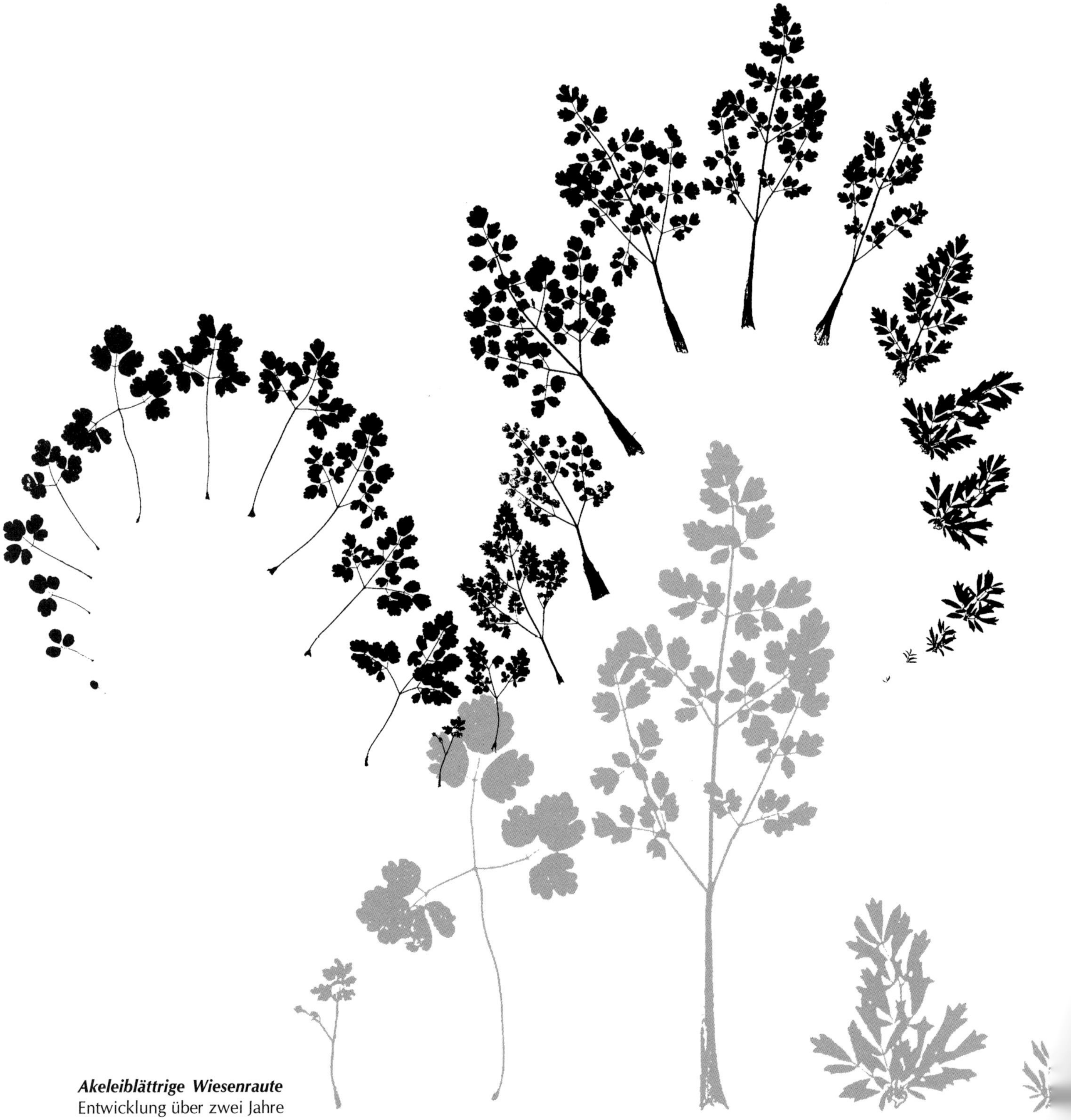

***Akeleiblättrige Wiesenraute***
Entwicklung über zwei Jahre

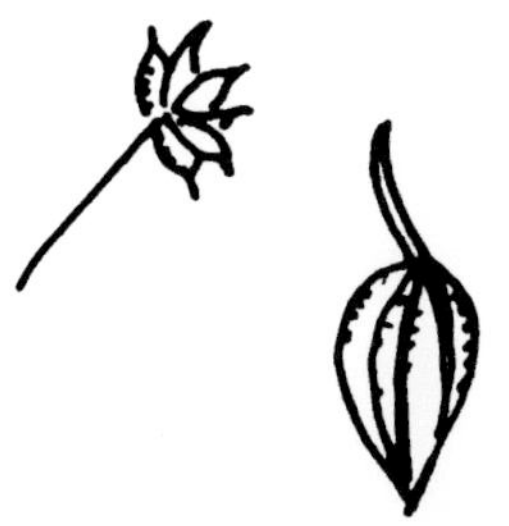

**269 b) Stinkende Wiesenraute *Thalictrum foetidum* L.**
20–70 cm ♃ VI–VIII

Gebüsche, Felsen; montan-subalpin(-alpin); eurasisch.
Name weist auf Geruch hin, da beim Zerreiben Blausäure entsteht (wie bei vielen Wiesenrautenarten).
Weitere Verwandte: ***Thalictrum squarosum, Thalictrum lucidum***.

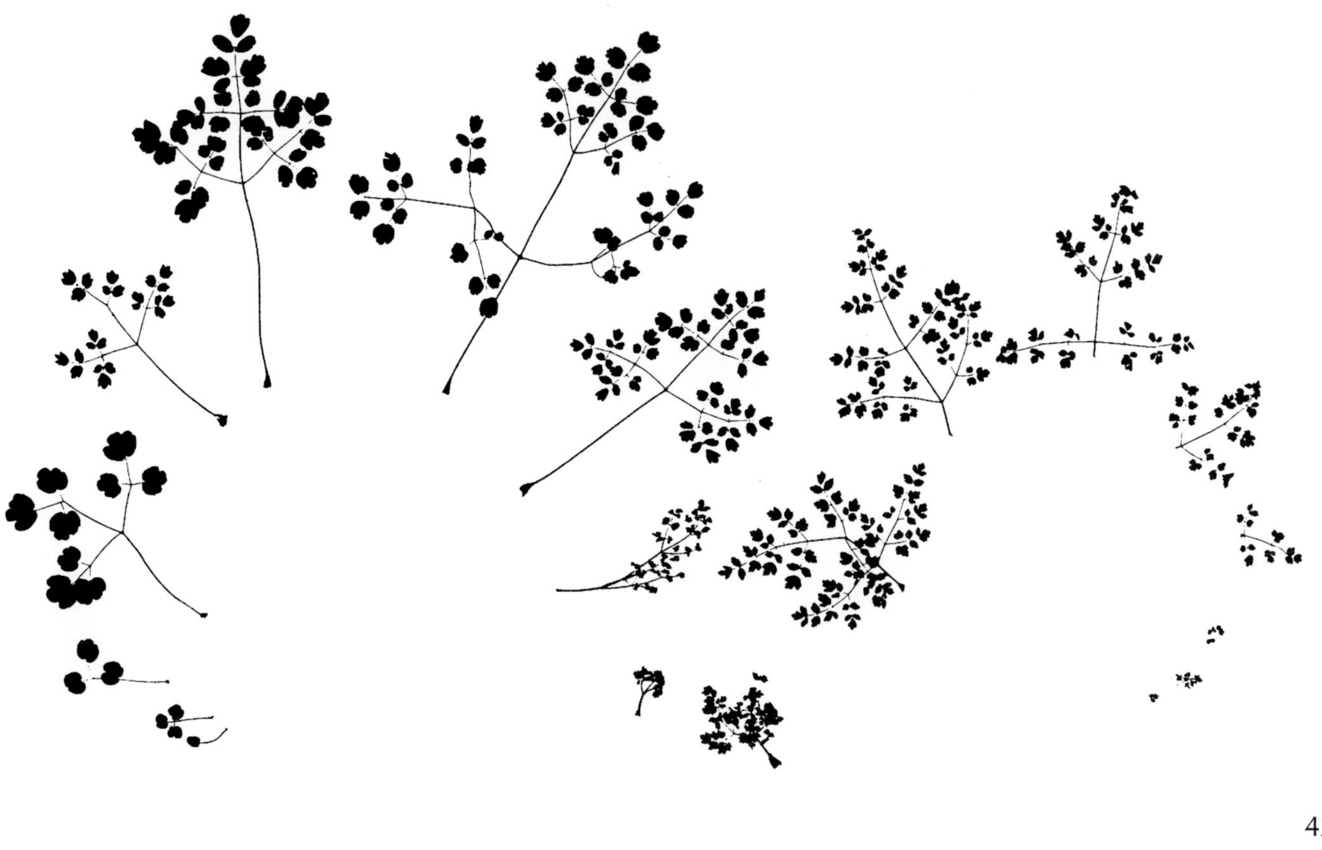

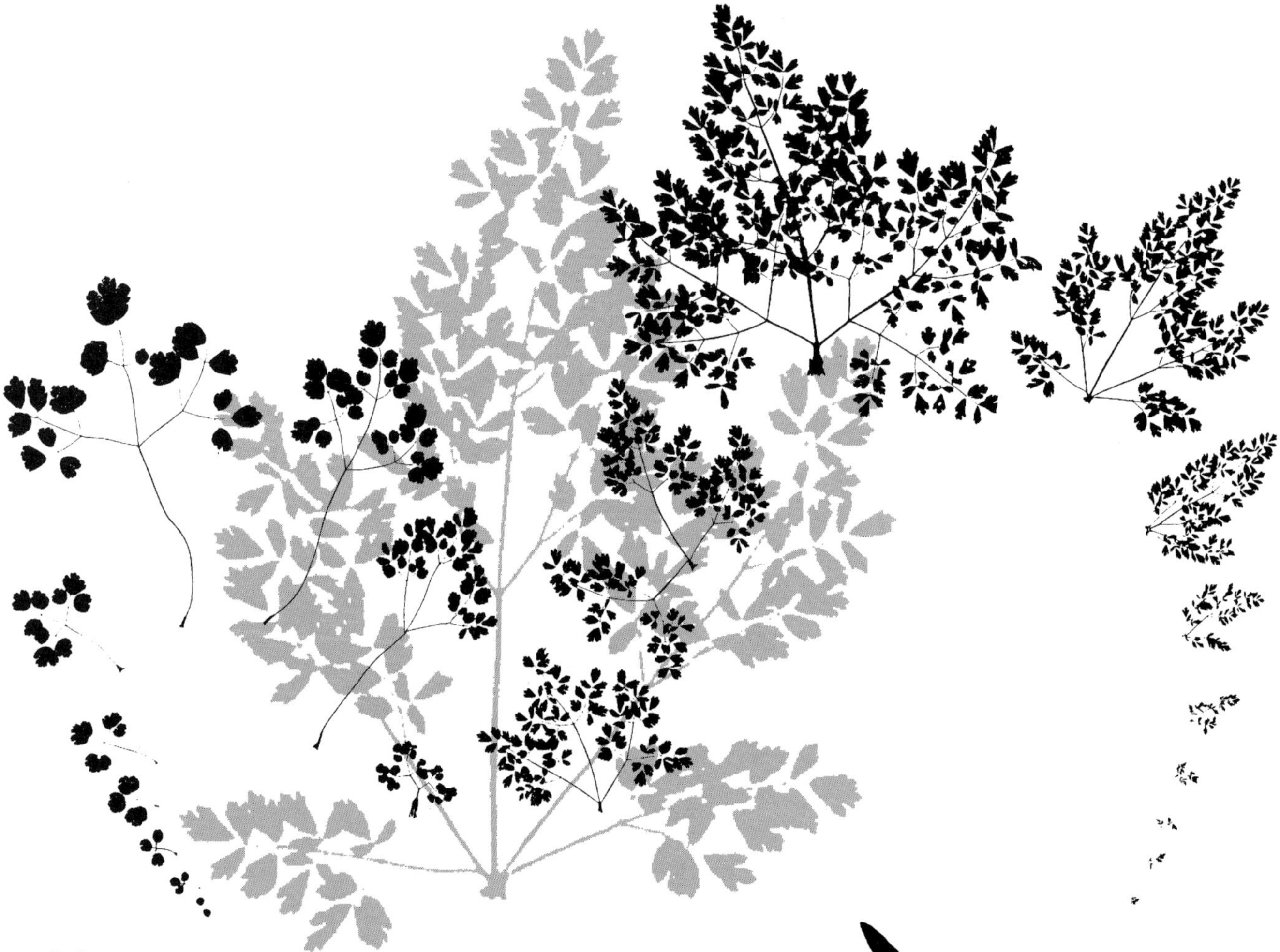

***Thalictrum squarosum***
Blattreihe über zwei Jahre

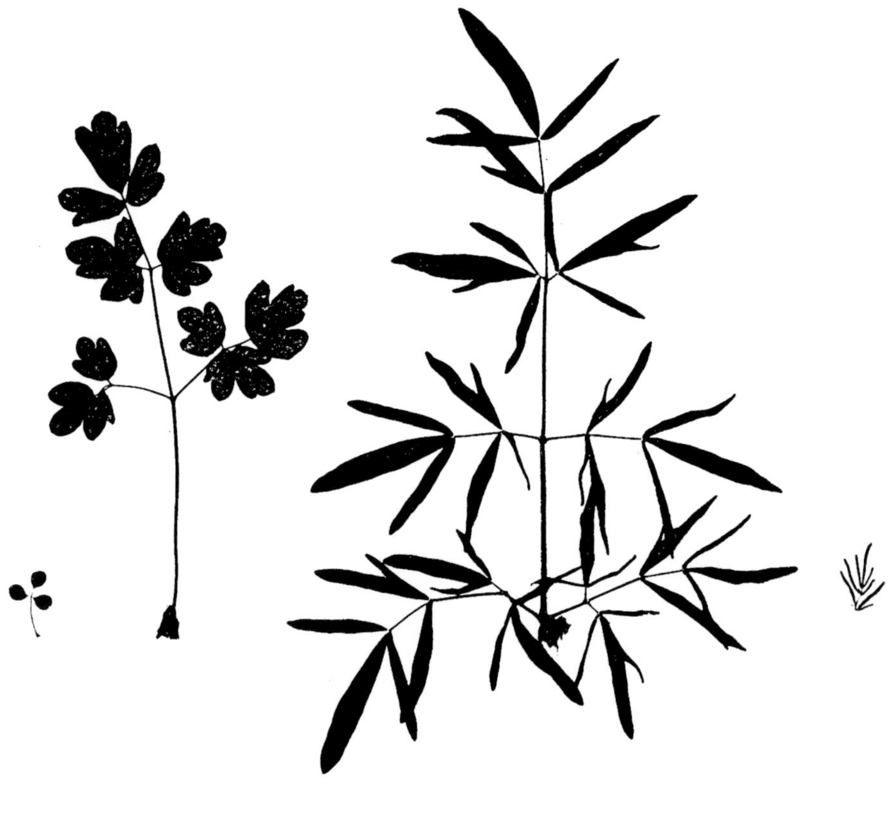

Drei Blätter von ***Thalictrum lucidum***

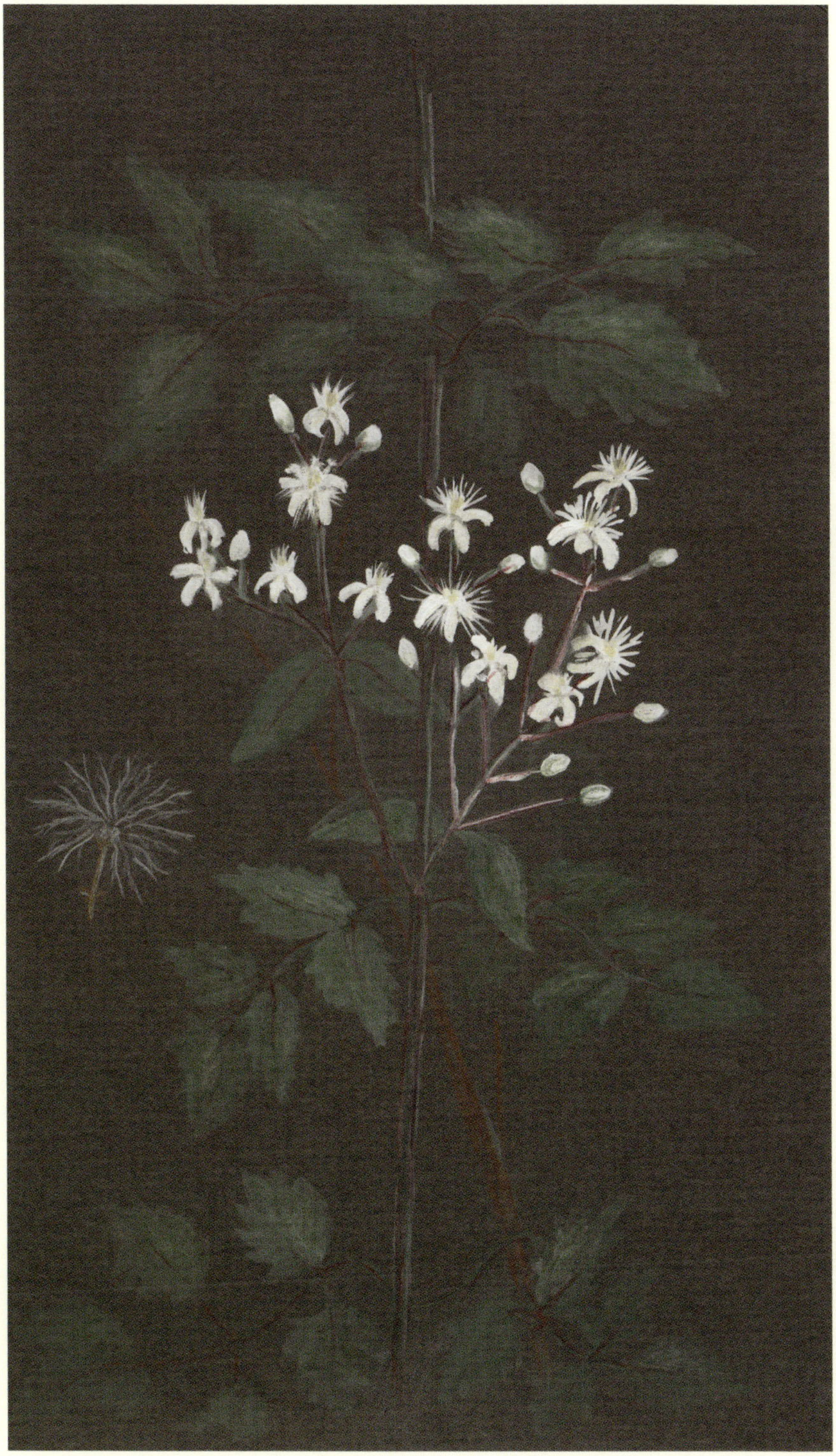

**270 Knollenbildende Wiesenraute *Thalictrum tuberosum* L.**

(ohne Bild)
Spanien, Südfrankreich.
Bildet größere, weiße Blütenblätter aus, die nicht wie bei den meisten anderen Arten abfallen.

**271 Gemeine Waldrebe *Clematis vitalba* L.**
300–700 cm ♄ VI–IX

Häufig in Auenwäldern und anderen Laubwäldern, vor allem Waldränder auf Kalk- und Tonböden; Ebene bis Gebirge.
Blütenhülle nur mit vier weißen Hüllblättern. Blüte riecht ähnlich dem Weißdorn (wie Heringslake); gegenständige Blätter, wie für Gattung typisch. Stängel verholzen und treiben aus Blattachseln jährlich wieder aus. Stängel oder Blätter als Tabakersatz geraucht, das Nervensystem reizend. Medizinische Verwendung wie *Clematis recta*.

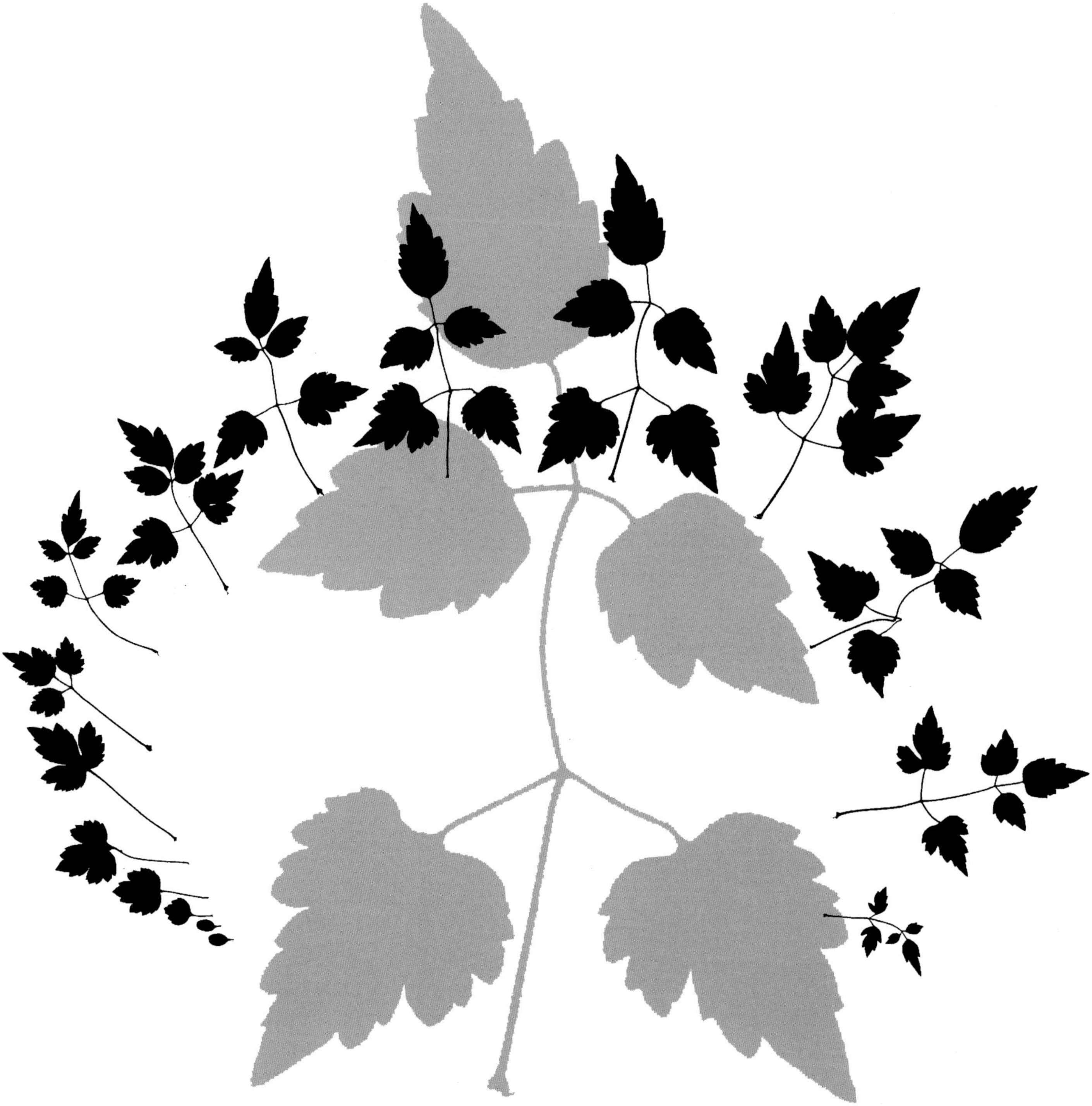

*Gemeine Waldrebe*

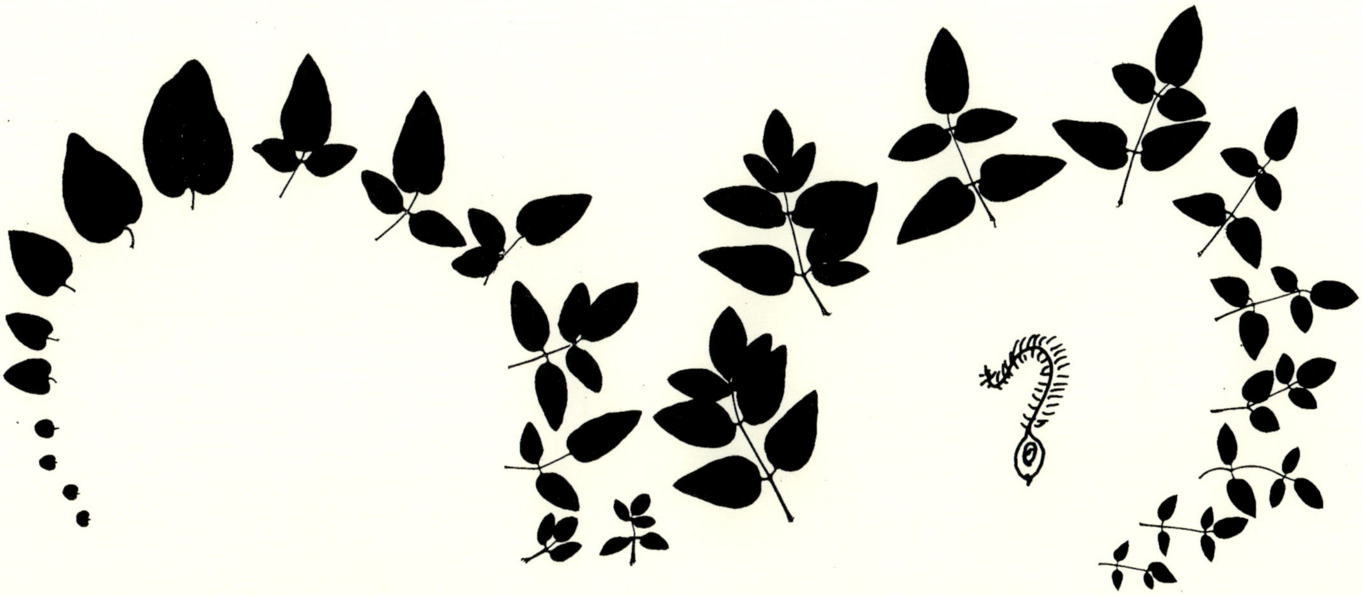

**272 Aufrechte Waldrebe *Clematis recta* L.**
Bis 150 cm ♃ V–VII

Laubmischwälder, Gebüsche, Ebene bis Gebirge; osteuropäisch, südliche Alpen.
Ähnlich der Gemeinen Waldrebe, aber nicht rankend.
Homöopathische Anwendung: als Diureticum, bei Erkrankungen der männlichen Genitalien, Drüsenerkrankungen und schlecht heilenden Wunden.

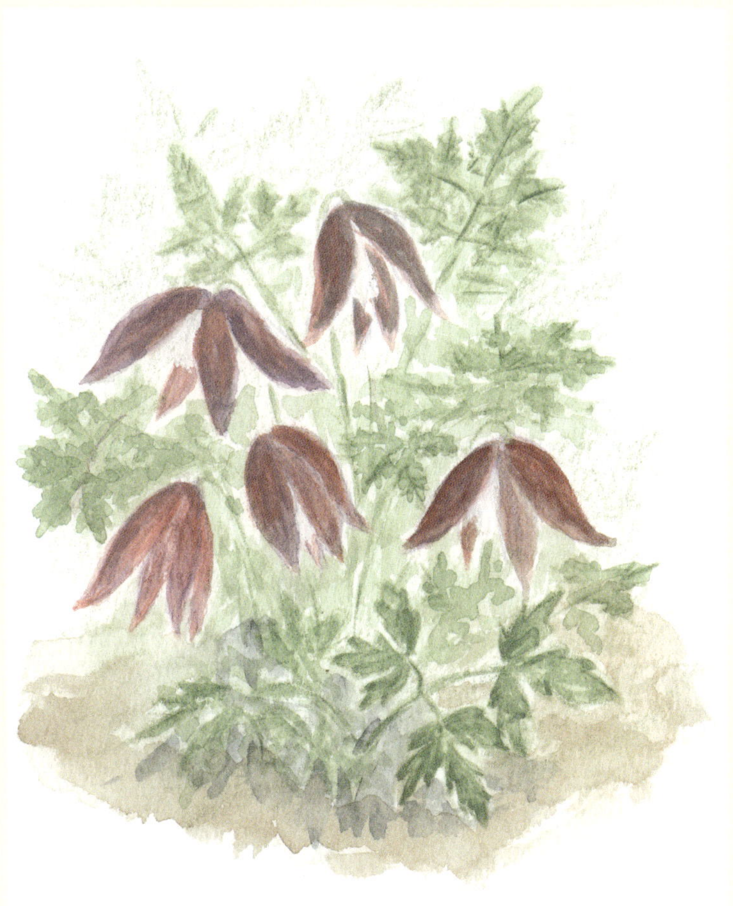

**273 Alpenrebe *Clematis alpina* (L.) Mill.**
100–200 cm hoch rankend, windend; ♃ V–VII

Wälder, Gebüsche, Felsen; vorwiegend subalpin; mittel- bis osteuropäisch.
Vier schmale, hell- bis violettblaue Blumenblätter, hängen glockig herab.
Einzige mitteleuropäische *Clematis*-Art, die etwas von der Schönheit der südlicher verbreiteten Arten zeigt, die z.T. auch in unseren Gärten zu sehen sind. Geschmack der Blätter ähnlich dem der Gemeinen Waldrebe.
***Clematis strans*** als Beispiel für die Blattformenvielfalt der Gattung (siehe nächste Seite).

Die **Gattung *Clematis*** umfasst 200–400 Arten, in gemäßigten und subtropischen Zonen aller Kontinente verbreitet, vorwiegend als Lianen mit z.T. prachtvollen Blüten, in denen die Vierzahl vorherrscht.

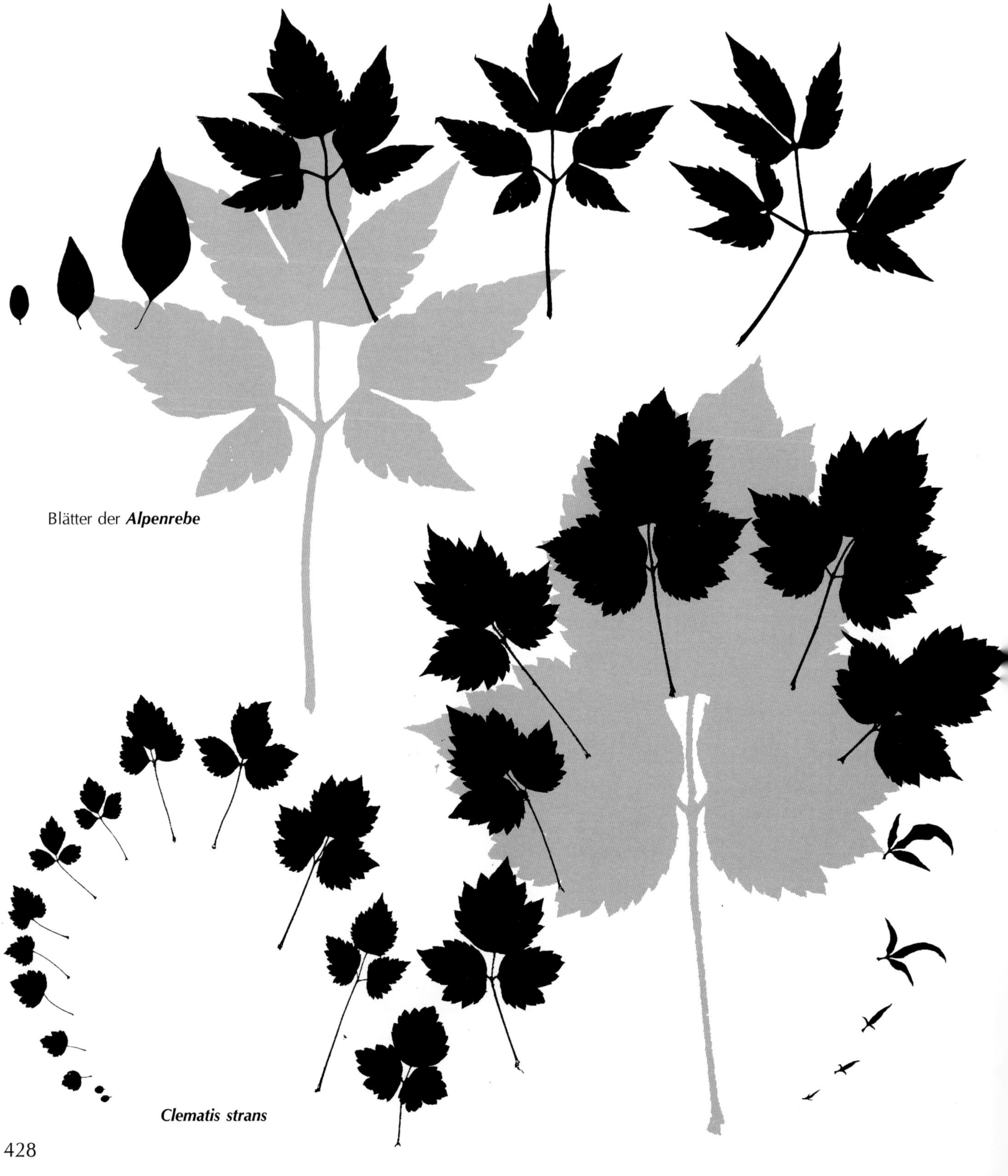

Blätter der ***Alpenrebe***

***Clematis strans***

**274 Christophskraut *Actaea spicata* L.**
30–65 cm ♃ V–VII

Edellaub-Mischwälder, fast ganz Europa (nördlich bis Norwegen, Schottland, im Süden nur im Gebirge), gemäßigtes arktisches Asien.
Blüten klein, zusammengefasst, weiß. Blätter riechen beim Zerreiben scharf. Früchte schwarze Beeren, giftig. Wurzel schwarz, giftig.
Früher als Wundkraut, bei Beschwerden in der Schwangerschaft, gegen Hautausschläge; fördert bei Kühen Nachgeburt.

Die **Gattung *Actaea*** umfasst acht Arten.
Siehe Hager, S. 35–38.

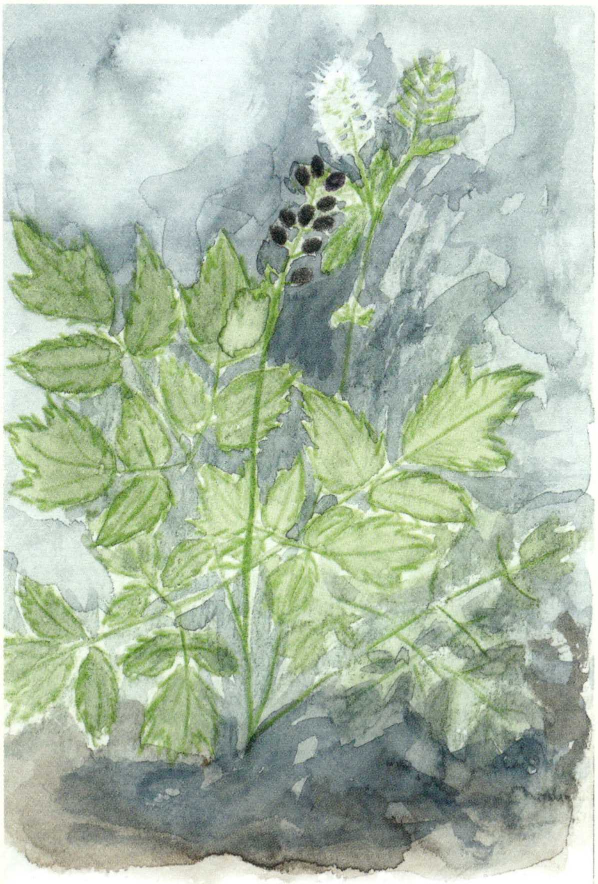

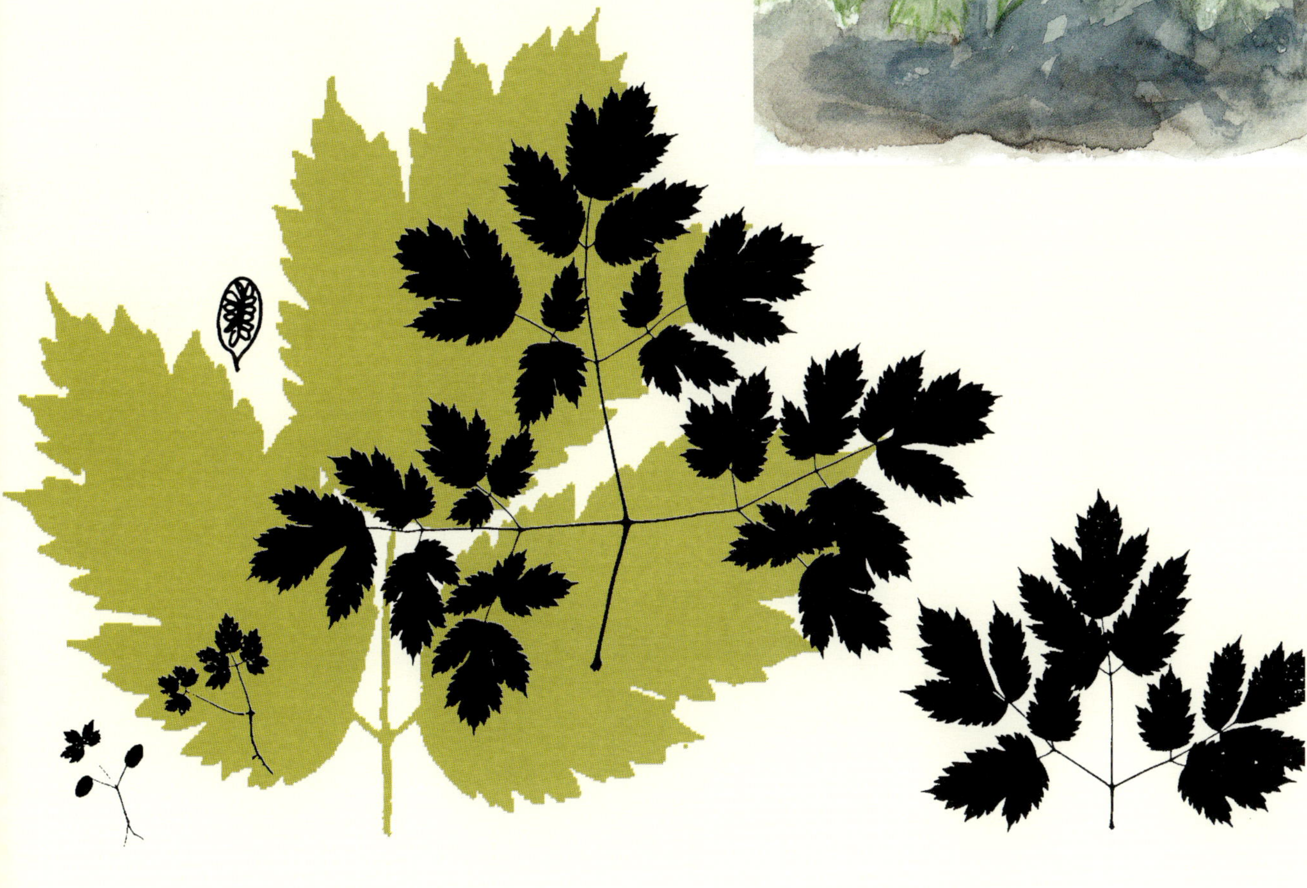

**275 Stinkendes Wanzenkraut *Cimicifuga europaea* Schipez. (= *C. foetida*)**

40–100(–200) cm VII–VIII

Waldstandorte, osteuropäisch.
Wuchs ähnlich Christophskraut (siehe 274). Blüten winzig, in einer Kerze zusammenstehend, Balgfrüchte.
Medizinische Anwendung bei grippalen Infekten, Fieber, Kopf- und Zahnschmerzen, Mundulcera, auch Herz-Kreislauf-Erkrankungen; homöopathisch als Sedativum, Antineuralgicum.

**276 Trauben-Silberkerze *Cimicifuga racemosa* (L.) Nut.**

50–120 cm ♃ VI–IX

In Europa angebaut, stammt aus Nordamerika.
Winzige Blütchen, bilden schmale Kerze an langem, kahlem, kaum beblättertem Stängel.
Medizinisch am häufigsten Wurzelstock verwendet: bei Beschwerden der Wechseljahre, Schwangerschaft, Periodenstörungen, Asthma, Rheuma.
Weitere drogenliefernde Arten: ***Cimicifuga dahusica***, ***Cimicifuga heracleifolia***, ***Cimicifuga simplex***.

Die **Gattung *Cimicifuga*** ist mit zehn bis 18 Arten von der warmen bis zur kalten Zone der Nordhemisphäre verbreitet, mit Schwerpunkt in Ostasien.
Siehe Hager, S. 369–381.

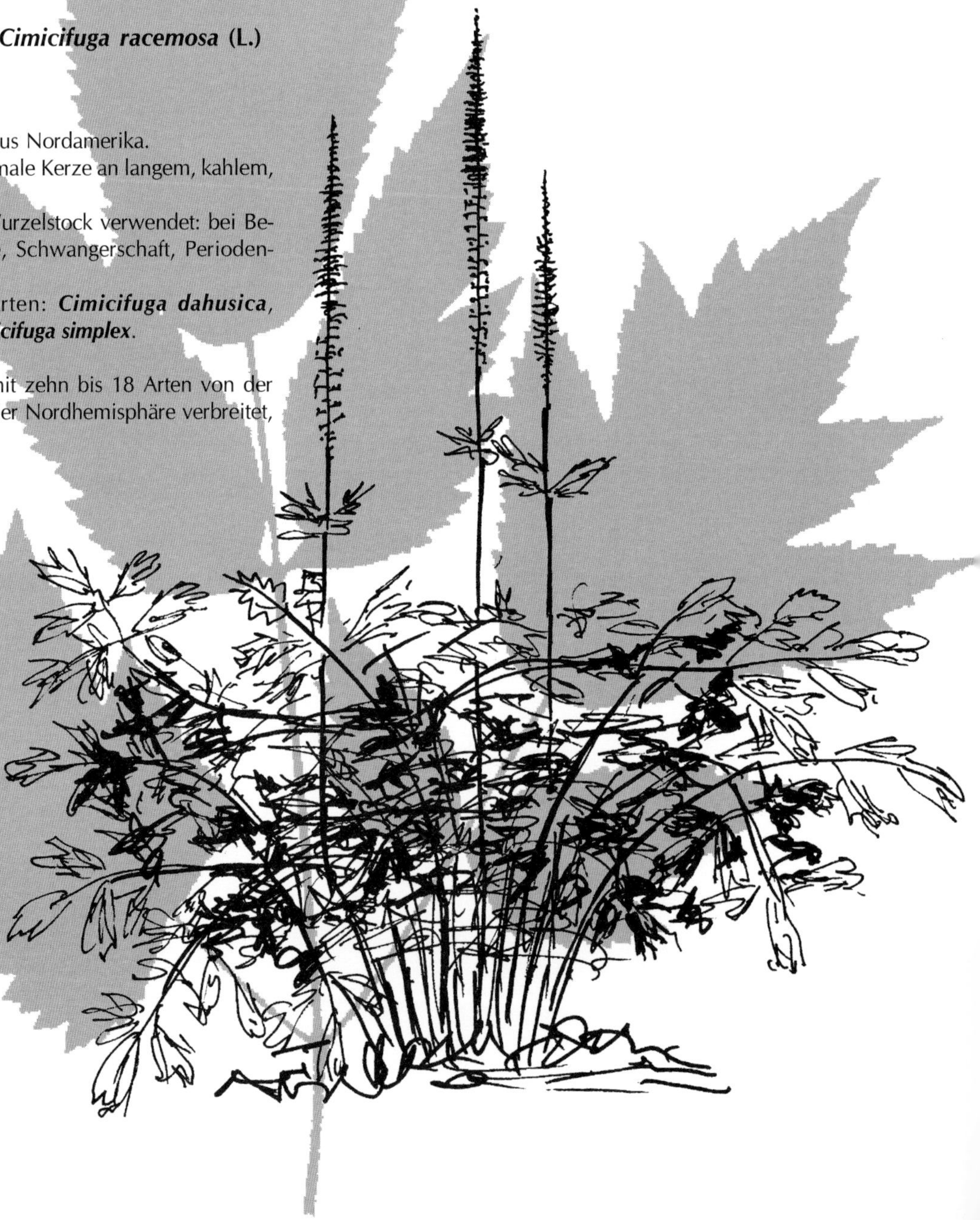

***Trauben-Silberkerze***

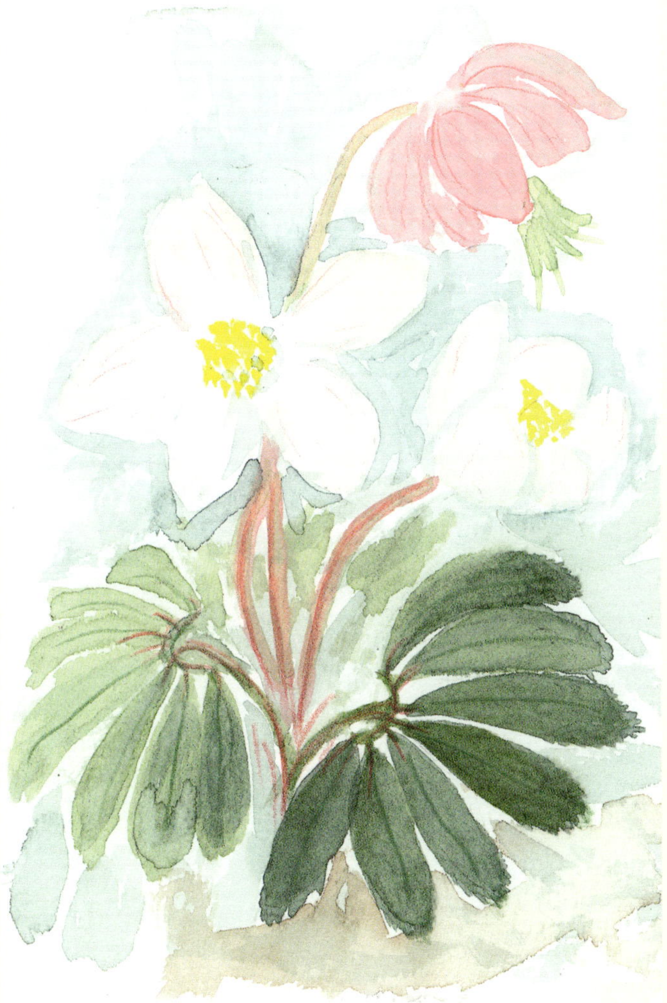

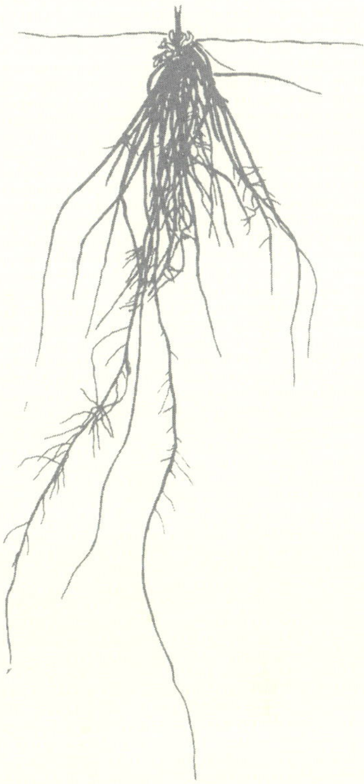

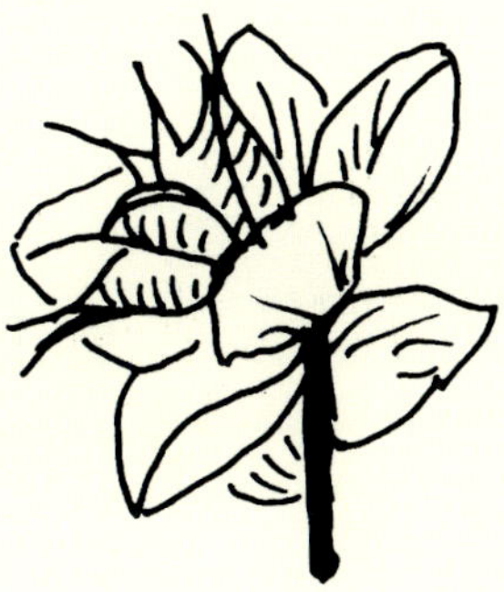

**277 Christrose (Schwarze Nieswurz)** ***Helleborus niger*** **L.**
10–30 cm ♃ I(–IV)

Rotbuchenwälder, Kiefernwälder; heimisch in den Gebirgen Südosteuropas: Alpen, Apennin, Karpaten und Teile des ehemaligen Jugoslawiens. Blattfolge auf Seite 434.
Beliebte Gartenpflanze.
Stark giftig.
Herzwirksam, ähnlich Digitalis, gut verträglich. Heute auch in Krebstherapie angewendet. Volksmedizinisch als Brech- und Abführmittel und zur Heilung von Geisteskrankheiten. Sonstige Verwendung in Veterinärmedizin (antibakteriell); früher auch als Schnupfenmittel, schleimhautreizend («Nieswurz»).
Blattfolge siehe S. 434.

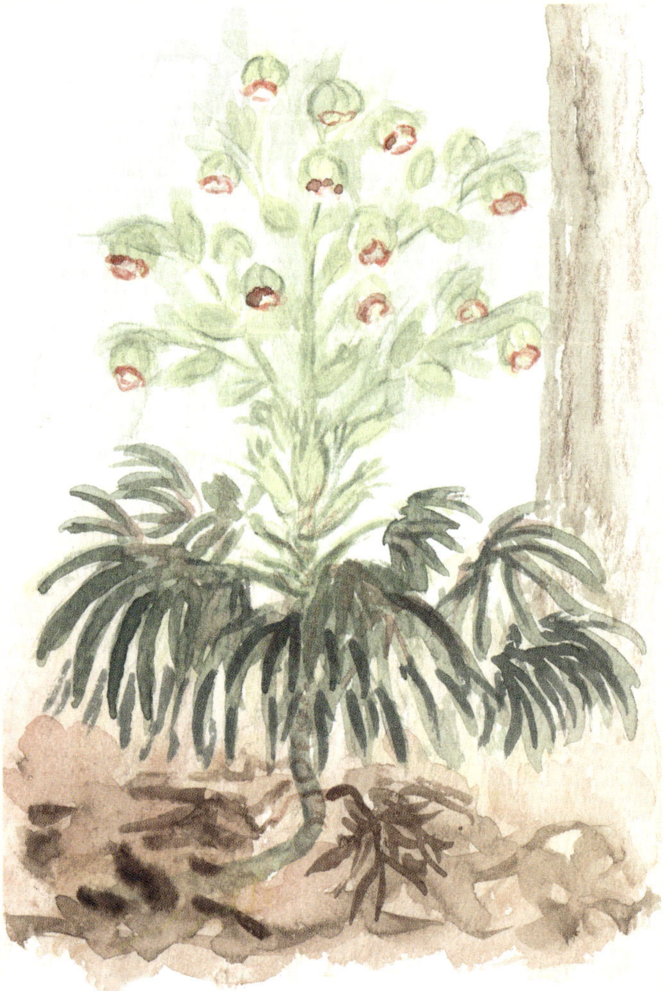

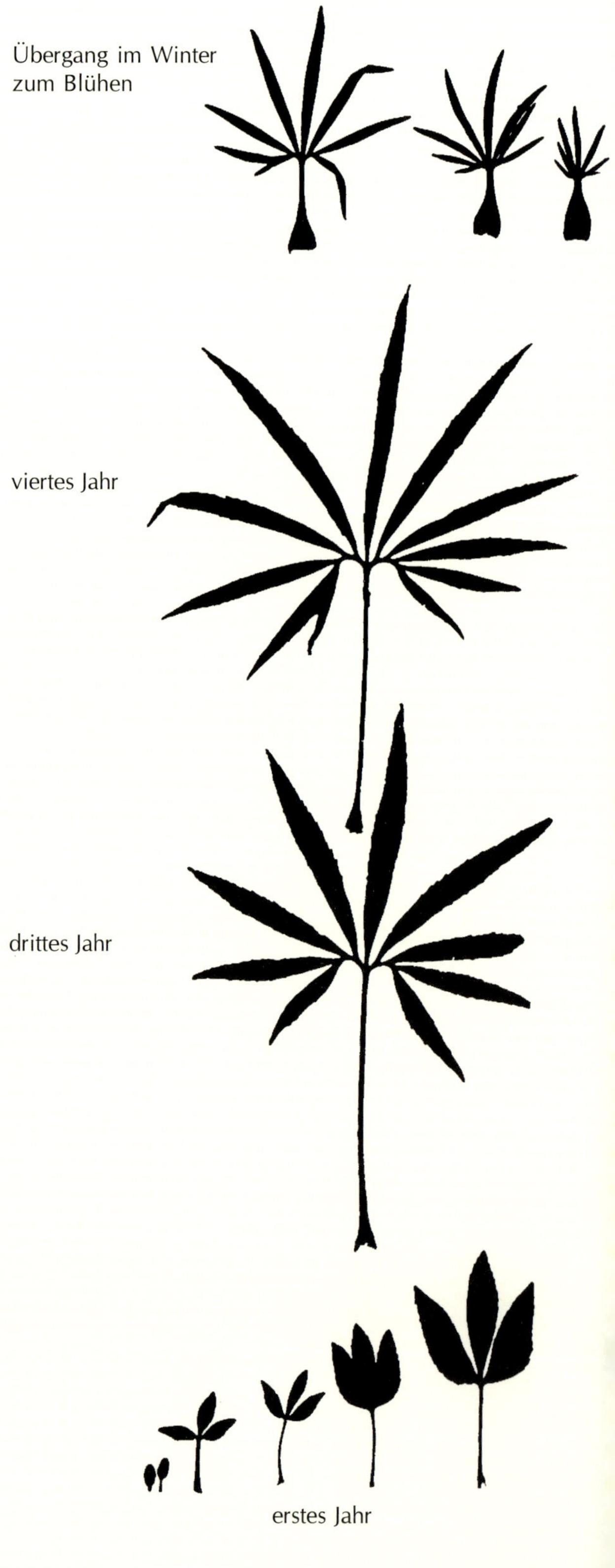


**278 Stinkende Nieswurz *Helleborus foetidus* L.**
30–60 cm ♃ II–IV

Trockene, lichte Buchen- und Eichenmischwälder Mitteleuropas, vorwiegend auf Kalk.
Anwendung ähnlich wie Christrose, heute besonders Krebstherapie. Früher in Landwirtschaft gegen Pflanzenschädlinge eingesetzt.

***Stinkende Nieswurz***
Blattfolge über vier Jahre (Auswahl)

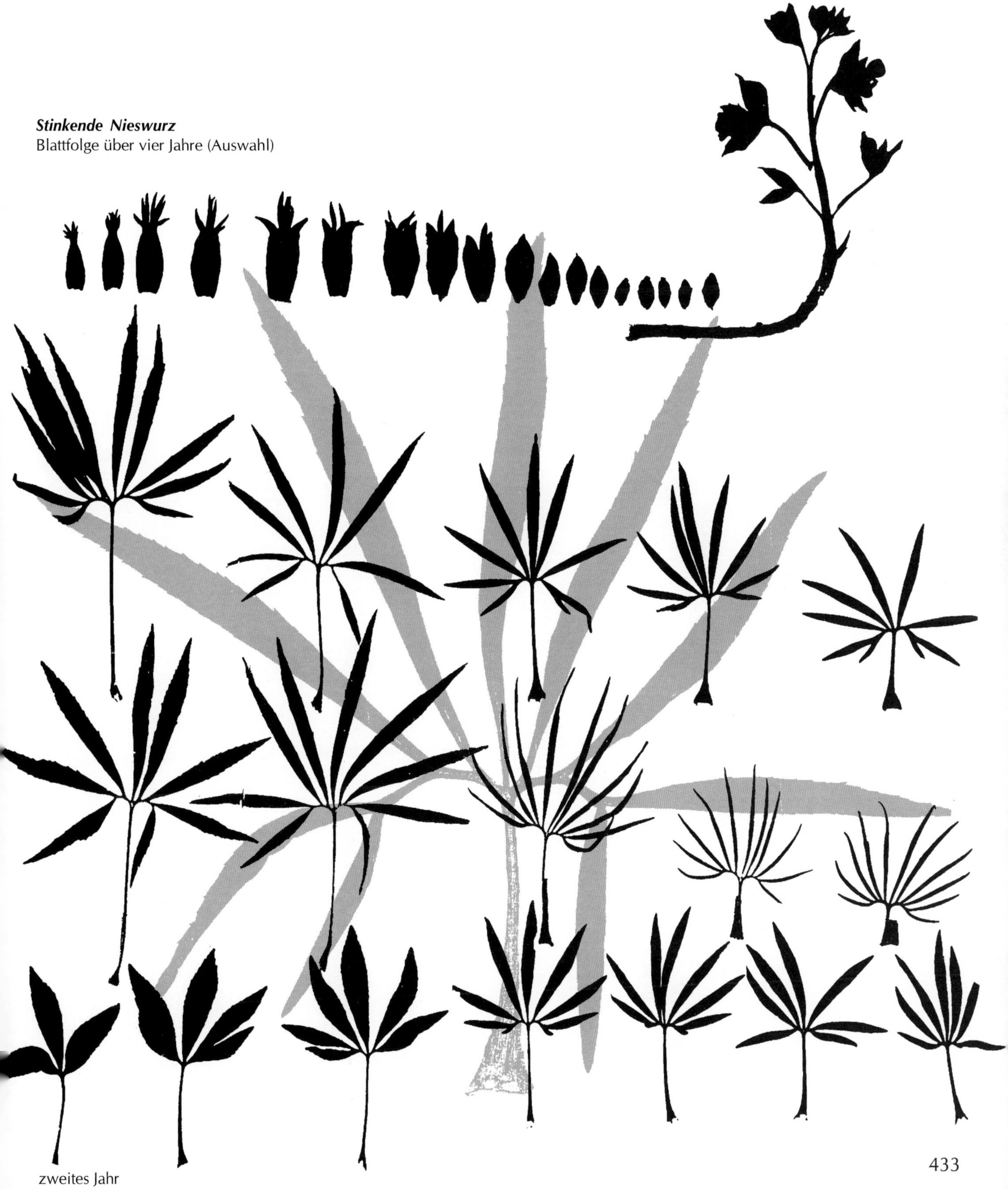

zweites Jahr

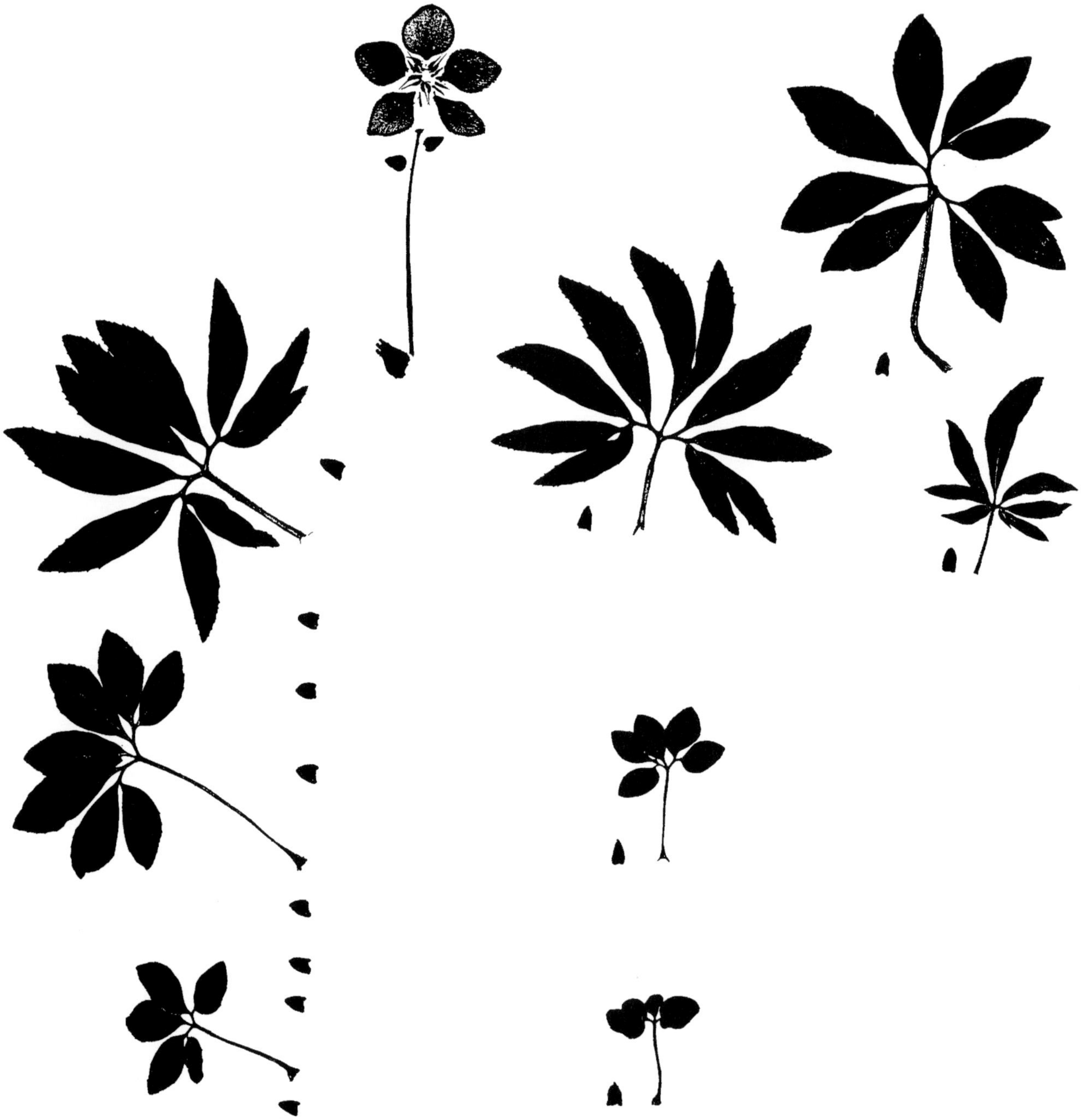

Blätter der Seitentriebe

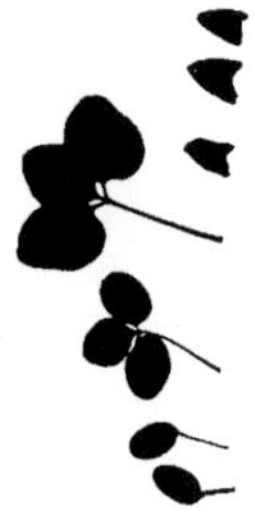

***Christrose***
Blattfolge über fünf Jahre
Die kleinen Niederblätter bleiben jeweils unter der Erde verborgen.

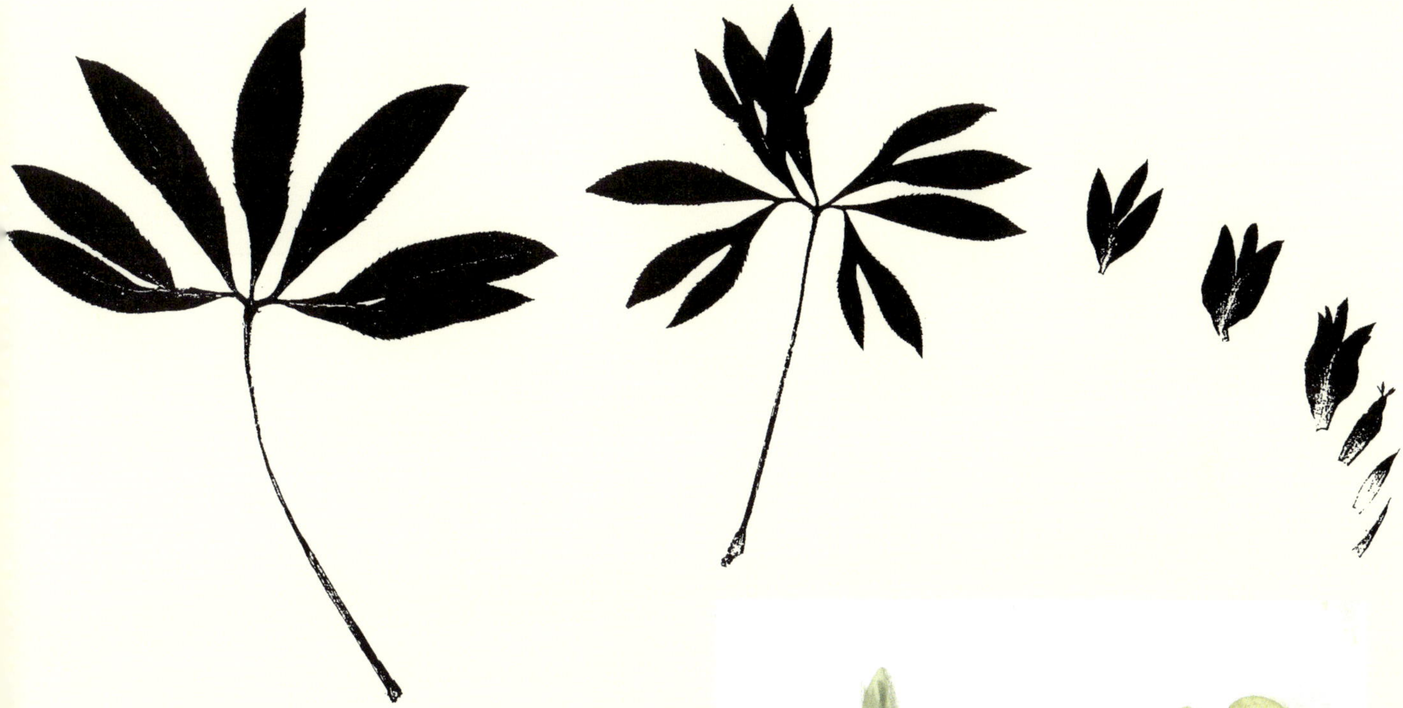

**279 Grüne Nieswurz *Helleborus viridis* L.**
15–30 cm ♃ III–IV

Früher in Mitteleuropa vielfach als Heilpflanze kultiviert, verwildert in Buchenwäldern; Ebene bis Gebirge. Formenreich.
Medizinische Verwendung ähnlich wie Christrose.

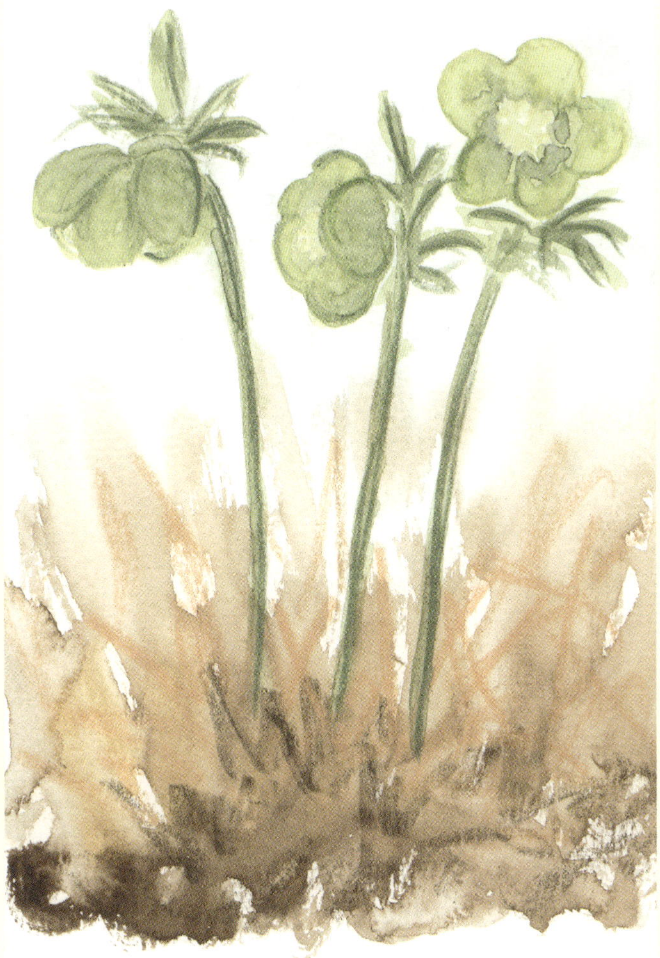

Die **Gattung *Helleborus*** umfasst ca. 20 Arten, Verbreitung in Mittel- und Südeuropa, Kleinasien, Nordamerika. Siehe Hager, S. 419–428.

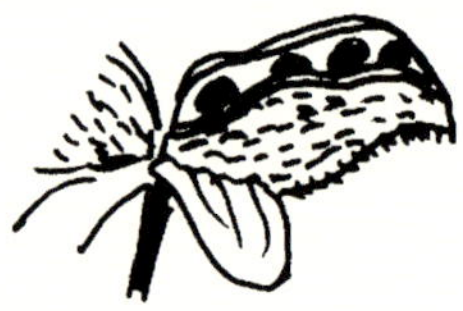

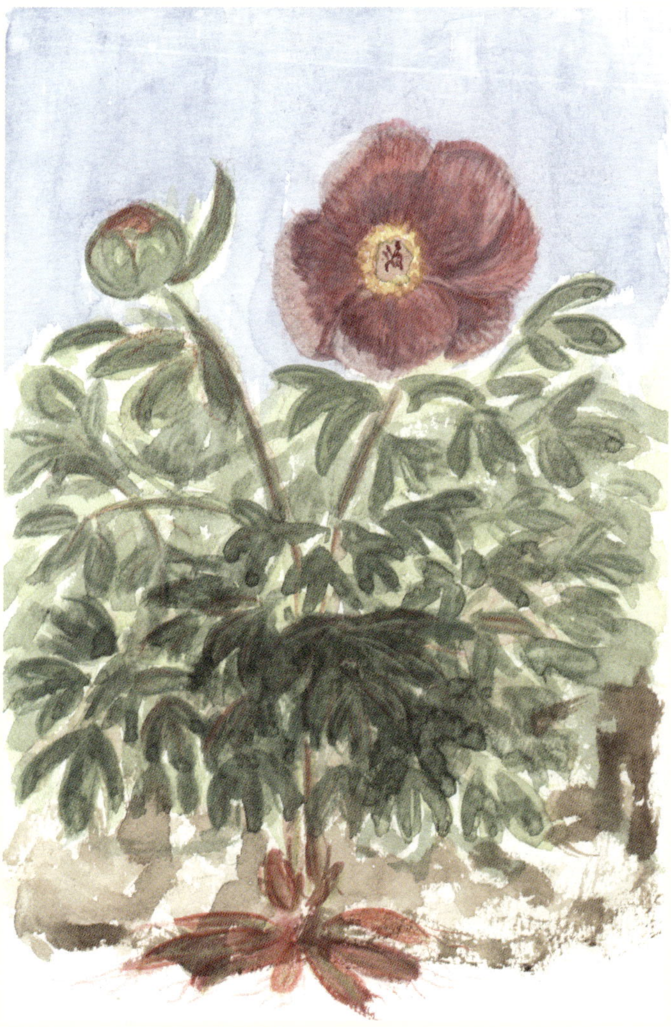

**280 Pfingstrose *Paeonia officinalis* L.**
60–150 cm ♃ (♄) IV–VI

Nicht zu trockene, kalkhaltige, nährstoffreiche Böden; mehrere ähnliche, rosa- oder weißblühende Arten in lichten Wäldern in Gebirgsgegenden des südlichen Europas; abgebildete rotblühende Form wild im Flaumeichen- und Hopfenbuchengebüsch der Südalpen (kalkreich).
Meist je fünf Kelch- und Kronblätter, keine Honigblätter, zahlreiche Staubblätter mit fleischigem, nektarabsondernden Ring verbunden und mehrsamige Früchte mit sitzender Narbe, wie für alle Wildformen der Gattung typisch.
Frische Blätter riechen widerlich, getrocknete honigartig süß; schmecken herb, zusammenziehend; Samen schmecken mild, ölig; Wurzel riecht scharf, meerrettichartig; wirkt zusammenziehend auf Flüssigkeitsorganismus.
Alte Heilpflanze. Volkstümliche Anwendung: Blüten bei Haut- und Schleimhauterkrankungen, auch Atemwegsbeschwerden. Wurzel bei Krämpfen und Schmerzen unterschiedlicher Art; Rheumatismus, Wassersucht; blutdrucksenkend.

Die **Gattung *Paeoniaceae*** umfasst ca. 33 Arten, davon zehn in den gemäßigten Breiten der Nordhalbkugel.
Drogenliefernde Arten: ***Paeonia officinalis, Paeonia lactiflora, Paeonia mascula, Paeonia suffruticosa, Paeonia veitschii***. Kultursorten der Gärten mit meist gefüllten Blüten vorwiegend ***Paeonia albiflora*** und ***Paeonia montana*** (strauchig).
Siehe Hager, S. 1–12.

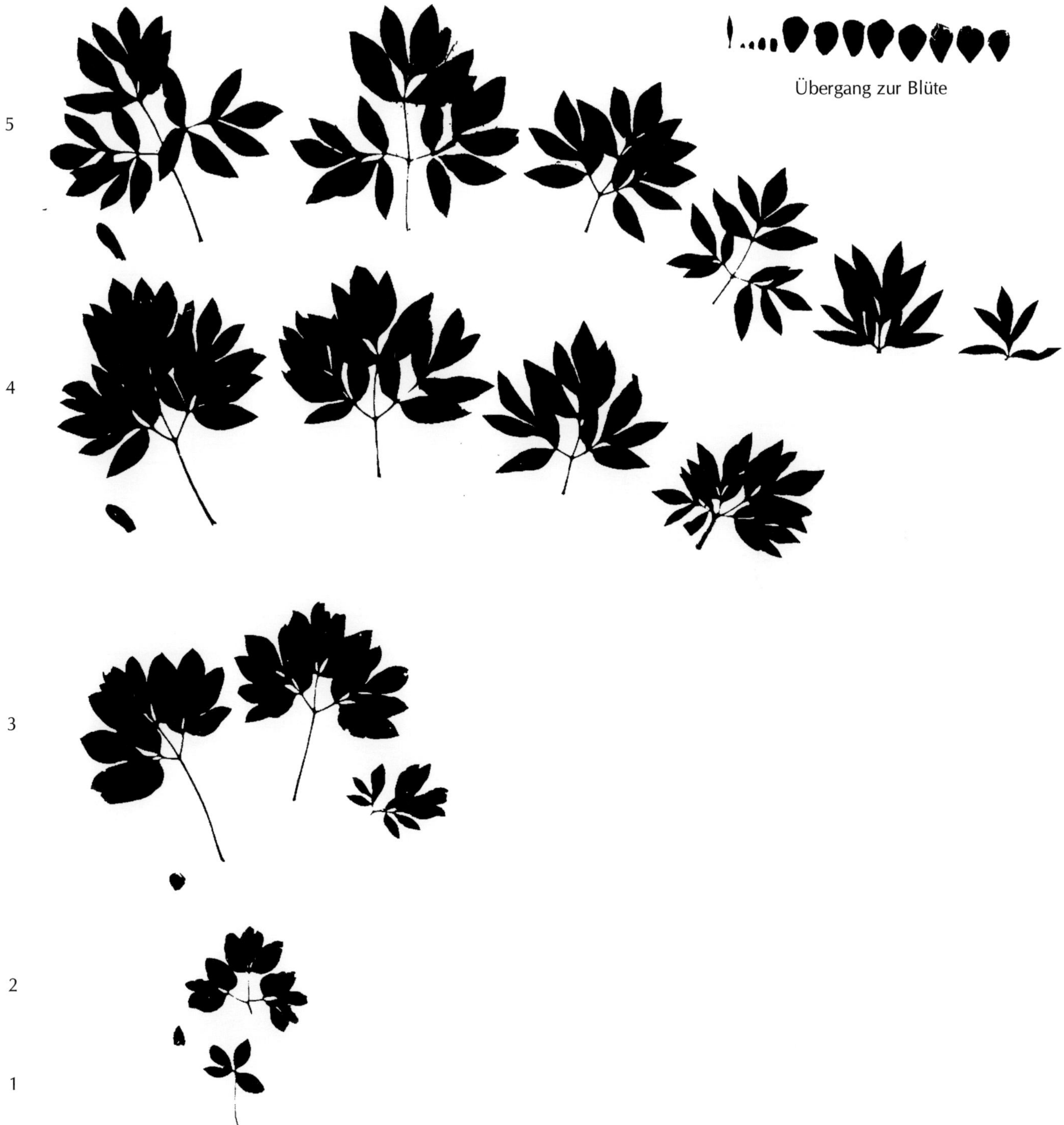


***Pfingstrose***
Blattfolge über fünf Jahre

## Phänologische Übersicht über heimische Ranunculaceen-Vertreter geordnet nach der Aufblühzeit im Jahreslauf

| Name D | Name L | Blatt-öffnung | Blüten-öffnung | Frucht-reife | Blatt-färbung | Generative Zeit (g) | Vegetative Zeit (v) | Q = g/v |
|---|---|---|---|---|---|---|---|---|
| **Leberblümchen** | *Hepatica nobilis* | 3.4. | 3.3. | 14.5. | 14.10. | 72 | 195 | 0,37 |
| **Scharbockskraut** | *Ranunculus ficaria* | 22.3. | 29.3. | 15.5. | 15.5. | 47 | 82 | 0,57 |
| **Sumpfdotterblume** | *Caltha palustris* | 9.3. | 5.4. | 16.6. | 16.10. | 60 | 221 | 0,32 |
| **Gold-Hahnenfuß** | *Ranunculus auricomus* | 25.3. | 14.4. | 17.6. | 27.6. | 62 | 92 | 0,67 |
| **Knolliger Hahnenfuß** | *Ranunculus bulbosus* | | 20.4. | | | | | |
| **Scharfer Hahnenfuß** | *Ranunculus acris* | 10.3. | 23.4. | 12.6. | 10.11. | 50 | 242 | 0,21 |
| **Wolliger Hahnenfuß** | *Ranunculus lanuginosus* | 21.3. | 4.5. | 23.6. | 8.11. | 50 | 292 | 0,21 |
| **Trollblume** | *Trollius europaeus* | 24.3. | 5.5. | 12.6. | 23.9. | 38 | 181 | 0,21 |
| **Kriechender Hahnenfuß** | *Ranunculus repens* | 71 | 12.5. | 29.6. | 7.11. | 50 | 239 | 0,21 |
| **Akelei** | *Aquilegia atrata* | 19.3. | 12.5. | 30.6. | 16.10. | 49 | 209 | 0,23 |
| **Garten-Rittersporn** | *Consolida ajacis* | 19.3. | 1.6. | 23.7. | 18.10. | 52 | 211 | 0,25 |
| **Blauer Eisenhut** | *Aconitum napellus* | 17.3. | 4.6. | 7.8. | 20.10. | 68 | 64 | 0,30 |
| **Gelber Eisenhut** | *Aconitum vulparia* | 26.3. | 4.6. | 12.8. | 22.10. | 73 | 69 | 0,33 |
| **Gelbe Wiesenraute** | *Thalictrum flavum* | 3.4. | 1.7. | 24.8. | 6.11. | 66 | 187 | 0,35 |

* Anmerkung 1: Die Aufblühdaten in der Tabelle und im Text beziehen sich auf den Raum Stuttgart. Es sind Mittelwerte der Beobachtungen von J. Nietzold aus Stuttgart/Ruit aus den Jahren 1960–2000 und J. Momsen aus Vaihingen/Enz (1996–2001). Hier betrachten wir zunächst nur die Folge der aufblühenden Pflanzen aus der Ranunculus-Verwandtschaft.

*Agnew, A. D. Q.* (1974): Upland Kenya Wild Flowers. Oxford University Press, London.

*Bockemühl, J.* (1977): Elemente der Äther-Betrachtungsweisen der Welt. In: J. Bockemühl (Hrsg.): Erscheinungsformen des Ätherischen. Freies Geistesleben, Stuttgart.

*Bockemühl, J.* (1996/2000): Ein Leitfaden zur Heilpflanzenerkenntnis, Bd. I und II, Verlag am Goetheanum, Dornach.

*Bockemühl, J.* (2000): Heimat als individuelle und kulturelle Aufgabe. In: B. Pedroli (Hrsg.): Landscape – Our Home / Lebensraum Landschaft. Indigo, Stuttgart/Zeist.

*Bonnier, G.* (1990): La Grande Flore en Couleurs, Bd. 1 und 2. Paul Parey, Hamburg/Berlin.

*Burman, L.* und *Bean, A.* (1985): Hottentots Holland to Hermanus. South African Wild Flower Guide, 5. Kirstenbosch, Kapstadt (Südafrika).

*Chevallier, A.* (2000): Die BLV Enzyklopädie der Heilpflanzen. 2. Auflage, BLV Verlagsgesellschaft, München.

*Fiori, A.* und *Paoletti, G.* (1970): Flora Italiana Illustrata. Neue, erw. Auflage von 1933. Edagricole, Bologna.

*Dörfler, H.* und *Roselt, G.* (1984): Heilpflanzen. Ferdinand Enke Verlag, Stuttgart.

*Jávorka, S.* und *Csapody, V.* (1979): Ikonographie der Flora des südöstlichen Mitteleuropa. Fischer, Stuttgart.

*Haeupler, H.* und *Muer, T.* (2000): Bildatlas der Farn- und Blütenpflanzen Deutschlands. Ulmer, Stuttgart.

*Hager, H.* (19XX): Handbuch der Pharmazeutischen Praxis. Diverse Hg. 16 Bde. Springer, Berlin. Auch als CD-ROM verfügbar.

*Hänsel, R.* und *Hölzl, J.* (1996): Lehrbuch der Pharmazeutischen Biologie. Ein Lehrbuch für Studenten der Pharmazie im zweiten Ausbildungsabschnitt. Springer, Berlin.

*Hegi, G.* (1958ff.): Illustrierte Flora von Mitteleuropa, verschiedene Bde. Hanser, München.

*Hess, H. E., Landolt, E.* und *Hirzel, R.* (1967ff.): Flora der Schweiz. Bd. 1-3, Birkhäuser, Basel und Stuttgart.

*Hermann, F.* (1956): Flora von Nord- und Mitteleuropa. Fischer, Stuttgart.

*Lauber, K.* und *Wagner, G.* (1998): Flora Helvetica. 2. Auflage, Haupt, Bern.

*Lauber, K.* und *Wagner, G.* (1998): Bestimmungsschlüssel zur Flora Helvetica. 2. Auflage, Haupt, Bern.

*Losch, F.* (1997): Kräuterbuch. Unsere Heilpflanzen in Wort und Bild. Bechtermünzverlag im Weltbild-Verlag, Augsburg.

*Le Roux, A.* und *Schelpe, T.* (1988): Namaqualand. South African Wildflower Guide, 1. Kirstenbosch, Kapstadt (Südafrika).

*Madaus, G.* (1938): Lehrbuch der Biologischen Heilmittel, Abteilung I, Heilpflanzen I, II und III sowie Registerband. Thieme, Leipzig.

*Mark, A. F.* und *Adams, N. M.* (1979): New Zealand alpine Plants. 2. Auflage, Reed, Wellington und London.

*Moore, L. B.* und *Irwin, J. B.* (1978): The Oxford Book of New Zealand Plants. Oxford University Press, Wellington und New York.

*Mossberg, B., Stenberg, L.* und *Ericsson, S.* (1992): Den Nordiska Flora. Wahlström & Widstrand, Stockholm.

*Maytham Kidd, M.* (1983): Cape Peninsula. South African Wild Flower Guide, 3. Kirstenbosch, Kapstadt (Südafrika).

*Niering, W. A.* und *Olmstead N. C.* (1979f.): Field Guide to North American Wildflowers, 2 Bde.: Eastern Region; Western Region. Hg. von National Audubon Society. Knopf, New York.

*Oberdorfer, E.* (1979): Pflanzensoziologische Exkursionsflora. Ulmer, Stuttgart.

*Pahlow, M.* (2002): Das große Buch der Heilpflanzen. 5. Auflage, Gräfe und Unzer, München.

*Pelikan, W.* (1956): Heilpflanzenkunde. Philosophisch-Anthroposophischer Verlag, Dornach.

*Rätsch, Ch.* (1998): Enzyklopädie der psychoaktiven Pflanzen. AT Verlag, Aarau.

*Schmithüsen, J.* (1968): Allgemeine Vegetationsgeographie. 3. Auflage, de Gruyter, Berlin.

*Schönfelder, I.* und *P.* (1994): Kosmos-Atlas, Mittelmeer- und Kanarenflora, Franckh-Kosmos, Stuttgart.

*Sitte, P., Ziegler, H., Ehrendorfer, F.* und *Bresinsky, A.* (1998): Strasburger, Lehrbuch der Botanik. Fischer, Stuttgart.

*Van Wyk, B.* und *Malan, S.* (1988): Field Guide to the Wild Flowers of the Witwatersrand & Pretoria Region. Struik, Kapstadt (Südafrika).

*Walter, H.* (1974): Die Vegetation Osteuropas, Nord- und Zentralasiens. Fischer, Stuttgart.

*Warburg, O.* (1923): Die Pflanzenwelt. Bd. 1–3. Bibliographisches Institut. Leipzig.

*Zander, R.* (2000): Handwörterbuch der Pflanzennamen. 16. Auflage, Ulmer, Stuttgart.

*Zimmerer, G. M.* (1896): Kräutersegen. Die Bedeutung unserer vorzüglichen heimischen Heilkräuter. Auer, Donauwörth.

# Register der Pflanzennamen

# Register der Pflanzennamen